国家科学技术学术著作出版基金资助出版

SURGICAL ATLAS
OF CEREBRAL GLIOMAS

主编·吴劲松

脑胶质瘤
手术技巧与图谱

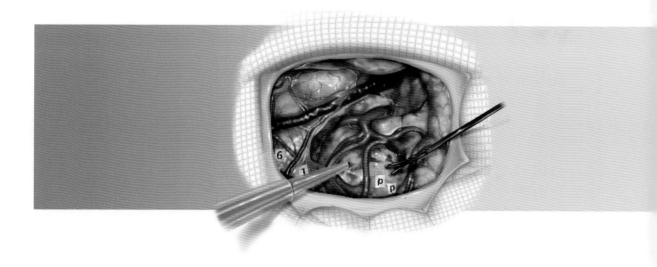

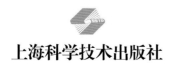

上海科学技术出版社

图书在版编目（CIP）数据

脑胶质瘤手术技巧与图谱 / 吴劲松主编. -- 上海：
上海科学技术出版社，2024.3
ISBN 978-7-5478-6504-0

Ⅰ. ①脑… Ⅱ. ①吴… Ⅲ. ①脑肿瘤－神经胶质瘤－
外科手术－图谱 Ⅳ. ①R739.41-64

中国国家版本馆CIP数据核字(2024)第026166号

——

本书出版获"复旦大学 2023 年地高建项目——高水平拔尖医学人才培养（本科）–
医科师生教与学能效提升计划 – 教材建设 [DGF8191016–2/028（子项目）]"资助

脑胶质瘤手术技巧与图谱
主编 · 吴劲松

上海世纪出版（集团）有限公司
上海 科 学 技 术 出 版 社　　出版、发行
（上海市闵行区号景路 159 弄 A 座 9F–10F）
邮政编码 201101　www.sstp.cn
上海雅昌艺术印刷有限公司印刷
开本 889×1194　1/16　印张 45
字数：1100 千字
2024 年 3 月第 1 版　2024 年 3 月第 1 次印刷
ISBN 978–7–5478–6504–0/R · 2942
定价：498.00 元

——

本书如有缺页、错装或坏损等严重质量问题，
请向承印厂联系调换

内容提要

　　本书是复旦大学附属华山医院脑胶质瘤诊疗团队过去二十余年脑胶质瘤研究和治疗的经验总结。书中结合 600 余幅精美插图、40 余个视频，全面阐述了胶质瘤的手术理念、方法和技术。

　　全书分为理论篇与实践篇。理论篇阐述了脑胶质瘤的手术原则，包括手术室布局及手术器械、唤醒手术、多模态神经导航技术、脑机结合技术、认知评估、电生理监测、多学科协作诊疗方面的经验，以及胶质瘤手术相关的应用解剖。实践篇展示了 29 个脑胶质瘤典型病例，详细介绍了额叶、颞叶、顶叶等各部位脑胶质瘤手术的要义、手术步骤、手术技巧，每个案例均附手术视频和点评。

　　本书呈现了脑胶质瘤手术的基本解剖知识及多种先进技术的融合应用，可作为各级神经外科医生开展脑胶质瘤手术的权威指导用书。

插画版权说明

本书中的医学插画除特别标注外，均由百羲医学插画传媒绘制。版权归吴劲松所有。

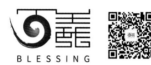

公众号：百羲医学插画传媒；邮箱：blessing6@126.com

编委会

序一

　　复旦大学附属华山医院吴劲松大夫主编的《脑胶质瘤手术技巧与图谱》，系统阐述了脑胶质瘤现代外科治疗的精准手术理念。该著作既立足于传统应用神经解剖学知识体系，也汇集了当前数字外科的最新技术，是国家神经疾病医学中心临床教材的扛鼎之作。

　　胶质瘤恶性程度高、生长快、病程短，术后易复发且高致残，被认为是神经外科治疗中最棘手的临床难题之一。既往对胶质瘤的手术治疗，特别是大脑半球功能区胶质瘤，常采取保守方式，如何平衡手术的肿瘤学预后和神经功能学预后，是最重要的临床思辨之一。在过去的二十余年间，吴劲松大夫及其团队在胶质瘤手术中创新性地引入了多模态技术，即通过多种手段定位大脑的重要功能区，实现数字化显示，在切除脑肿瘤的同时，尽最大可能保护大脑功能，以延长患者的有质量的生存时间。吴劲松大夫带领其团队在胶质瘤手术的多模态技术领域深耕多年，在本书中，他全面阐述了胶质瘤的手术理念，并以显微手术照片、精美手绘插图及高清音视频等多种媒体形式，展现各个脑叶的典型案例。迄今，手术治疗依然是改善胶质瘤预后的最主要的治疗手段。为了提高脑胶质瘤手术的安全性，改善临床疗效，我建议国内外同行参考吴劲松大夫的精巧手术技艺，采纳本书中提倡的多模态手术理念，以高质量手术造福广大脑肿瘤患者。

周良辅

中国工程院院士

复旦大学附属华山医院神经外科主任

序二

胶质瘤是最为常见的原发性颅内恶性肿瘤之一，其发病率为 5/10 万～ 8/10 万，5 年病死率在全身肿瘤中仅次于胰腺癌和肺癌，位列第三。由于大脑自身的复杂性，脑胶质瘤在诊疗发展上长期落后于其他器官的肿瘤。如何探索出适合中国人群的脑功能区胶质瘤手术策略及个体化综合诊疗模式，是我们神经外科医生密切关注和不懈努力的方向。

为了保护大脑功能，人类对新技术不断研究、创新，除了传统唤醒麻醉手术、电生理技术之外，现代功能磁共振成像、纤维束成像、神经导航等技术都被整合并不断更新演化，这就是现代的多模态技术。复旦大学附属华山医院脑胶质瘤中心是目前国内最大的脑胶质瘤个体化综合治疗中心之一，临床医疗水平居于国内领先、国际先进水平。吴劲松教授团队能够把他们二十余年的脑胶质瘤治疗经验编撰成书，向全世界展示，具有重要社会意义。《脑胶质瘤手术技巧与图谱》一书中，吴劲松教授团队不仅详细介绍了当前胶质瘤手术治疗的多模态技术，还将其融合到临床实际病例中，取得了极佳的治疗效果。

本书亦非常注重传统解剖知识，书中通过大量的手绘图，呈现了大脑基础解剖和手术入路解剖，提出的基于解剖边界的脑叶肿瘤切除，不仅可以达到最佳的手术治疗效果，也为缺少高新技术手段的基层医院开展胶质瘤手术指引了方向。本书具有相当高的学术水平及应用价值，还将出版英文版，在为国内同行提供参考的同时，也可为其他国家和地区的神经外科医生提供借鉴。

江涛

中国工程院院士
中国医学科学院学部委员
北京市神经外科研究所所长
首都医科大学附属北京天坛医院神经外科学中心主任

序三

　　神经外科发展至今，精准神经外科是大势所趋。经历了十年的发展和演变，现在已经发展到"精准神经外科 2.0"时代，强调通过医学和理工学科的交叉融合，整合最新的成像和导航技术，实现病变的最大化切除、神经功能的最小化损伤和患者的最佳术后康复。脑胶质瘤作为最常见的大脑原发恶性肿瘤，其复杂性和恶性程度构成了全球医学界的一大难题。在全球范围内，脑胶质瘤的治疗效果还远未达到理想状态，这对患者及其家庭带来了巨大的身心压力。

　　在吴劲松教授主编的《脑胶质瘤手术技巧与图谱》一书中，"精准神经外科"的理念得到了充分的体现。吴劲松教授将他多年来在脑胶质瘤治疗方面的丰富经验汇编成书，此书不仅全面阐述了目前脑胶质瘤手术治疗的最新技术，也强调了传统解剖学知识的重要性，将多种先进技术融合应用，最终降低手术致残率、改善患者术后生活质量，是精准神经外科理念在临床工作中的重要实践，为脑胶质瘤的治疗发展提供有力的学术支持。我衷心祝贺本书的顺利出版，并期望本书中的观点和临床经验能有助于各级医院神经外科医生开展胶质瘤诊治工作，推动我国神经外科的顺利发展。

许百男
中国人民解放军总医院神经外科医学部学术委员会主任
全军神经外科研究所所长

致读者

——主编前言

我们的一生在宇宙的尺度上只是沧海一粟，我们的征途面向星辰大海。

我曾经就读的上海医科大学的校训是"正谊明道"，其出自西汉大儒董仲舒之语"正其义不谋其利，明其道不计其功"。南宋理学家朱熹也引以为白鹿洞书院之学规，乃士人修身之要。千禧年以后，上海医科大学与复旦大学合并，"博学、笃志、切问、近思"的精神开始融入我们的血液。两则校训规范的治学要义交集于"治道、明道、诚道"，道命愈难，识道愈坚。士人做学问，唯精诚专一，殉之精义者，方可修习得法。

2008 年，受导师周良辅院士的指派，我们开始筹建脑胶质瘤亚专业团队。脑胶质瘤俗称"脑癌"，迄今依然是一个亟待攻克的恶性肿瘤。手术是脑胶质瘤个体化综合治疗的第一步，也是决定患者生存预后的关键。为了实现"最大限度安全切除"这一个基本手术目标，我们逐步建立了脑肿瘤精准外科技术体系。其间得到了 Dr. Mitchel S. Berger、Dr. Hugues Duffau、Dr. Roger Stupp、Dr. Edward Chang、Dr. Ian F. Parney、Dr. George Samandouras 等国际同行的支持和指导。解剖学是外科学发展的基石之一。在整合各类创新技术的同时，传统颅脑应用解剖学知识体系的完善，对于提高我们的手术质量起到了至关重要的作用。我们必须要感谢 Dr. Evandro de Oliveira 和他的解剖课程讲师团（Dr. Hung Tzu Wen、Dr. Paulo Kadri、Dr. Vicent Quilis Quesada、Dr. Niklaus Krayenbuhl、Dr. Sanford Chu、Dr. Shao Ching Chen、Dr. Chun Fu Lin 等）、Dr. Roberto Rubio，以及 Dr. Guiheme Carvalhal Ribas 和 Dr. Eduardo S. Carvalhal Ribas 父子。

当今社会正处于一个科技生产力爆发的奇点，各类创新技术层出不穷。一种疾病诊疗的技术体系一旦成熟，就迅速进入熵增状态。这意味着体系外各类新理论与新技术在叩门，不管你愿意还是不愿意，体系外的冲击都将不断解构、重建、升华现有体系。这就带来一个形而上的问题，作为原本职业稳态性较强的外科医生，我们如何面对新时代的挑战？创新是趋势，是动力，是星辰大海；守正是本源，是基础，是文化传承。守正创新是我们面对新时代挑战的根本态度。不敌步自封，不走马观花。一个时代的人，坚守一个时代的责任。没有什么技术是永恒不变的，我们唯一能做的就是将体会到的真谛注入笔尖之下。期待 10 年、20 年、50 年以后，这本书对下一代的神经肿瘤外科医生还有所启迪和借鉴。

这本书分为上下两篇，上篇侧重于脑胶质瘤精准外科相关的基础理论体系，下篇列举了 29 个具有代表性的大脑半球胶质瘤经典手术教案。这本书由我们团队 45 位医生共同撰写而成，每一个章节、每一例手术都凝聚了团队的亲历得失和心血，团队的每个人分享自己的努力、自己的坚持、自己的视角、自己的思考、自己的奉献、自己的收获。书稿编纂的时间比预想的长，前后历时超过五年。这本书的出版能够证明我们曾经拥有一段不悔的职业生涯。

在这本书的编纂期间，陈宏大夫提供了每一例手术教案的组织病理照片，王鹏博士制备了每一个解剖标本并摄影。百羲医学插画传媒指派了杰出的手绘师米央与我们通力合作，一起完成了 381 幅医学插画的绘制及解剖图片的标注。Laura Wu 参与了部分插图的手绘工作。本书将同时出版英文版并全球发行，英文版的编译得到了李彦（N.U. Farrukh Hameed）博士和医学翻译周伶慧（Natalia Zhou）女士的极大帮助。李彦博士还参与录制了多个手术视频的英文解说。

感谢"国家科学技术学术著作出版基金"对本书出版的资助。

我们恳请读者坦诚对待所读到的一切，包容可能存在的错误。著述不彰，学说可商，读者提出的每一条意见都极具价值，将助力我们进一步思考、探索和提高。

吴劲松

2023 年 12 月 10 日

于上海

常用术语缩略词英汉对照

ABC   aphasia battery in Chinese   汉语失语成套测验
AC   awake craniotomy   唤醒开颅术
ADC   apparent diffusion coefficient   表观弥散系数
AF   arcuate fasciculus   弓状束
AG   angular gyrus   角回
AI   artificial intelligence   人工智能
AQ   aphasia quotient   失语熵，失语指数
AR   augmented reality   增强现实

BA   Brodmann area   布罗德曼分区
BNT   Boston naming test   波士顿命名测试
BOLD   blood-oxygen-level-dependent   血氧水平依赖法
BRAF   B-Raf and V-Raf murine sarcoma viral oncogene homolog B1   小鼠肉瘤病毒癌基因同源物 B1

CBF   cerebral blood flow   脑血流量
CBT   corticobulbar tract   皮质脑干束
CC   corpus callosum   胼胝体
CCEP   cortico-cortical evoked potential   皮质-皮质间诱发电位
CEN   central executive network   中央执行网络
CEST   chemical exchange saturation transfer   化学交换饱和转移
CEUS   contrast-enhanced ultrasound   超声造影术
CMAP   compound muscle action potential   复合肌肉动作电位
$CMRO_2$ cerebral metabolic rate for oxygen   脑氧代谢率
CP   choroid plexus   脉络丛

CQ　cortical quotient　皮质熵，皮质指数
CS　central sulcus　中央沟
CST　corticospinal tract　皮质脊髓束
CT　computed tomography　计算机断层扫描
CUSA　cavitron ultrasonic surgical aspirator　超声吸引装置

dACC　dorsal portion of the anterior cingulate cortex　前扣带回的背侧部分
DAN　dorsal attention network　背侧注意网络
DCS　direct corticoelectrical stimulation　直接皮质电刺激
DES　direct electrical stimulation　直接电刺激
D-FPN　dorsal frontoparietal network　背侧额顶网络
DMN　default mode network　默认网络
dPrCG　dorsal precentral gyrus　背侧中央前回
DTI　diffusion tensor imaging　弥散张量成像
DWI　diffusion weighted imaging　弥散加权成像

ECoG　electrocorticography　皮质脑电图
EGFR　epidermal growth factor receptor　表皮生长因子受体
EOR　extent of resection　手术切除程度

FAT　frontal aslant tract　额斜束
FEF　frontal eye fields　额叶眼动区
FLAIR　fluid attented inversion recovery　液体衰减反转恢复
fMRI　functional magnetic resonance imaging　功能磁共振成像
FPN　frontoparietal network　额顶网络
FST　fronto-striatal tract　额纹状体束
FT　fiber tractography　纤维束示踪成像

GBM　glioblastoma multiforme　胶质母细胞瘤
GFAP　glial fibrillary acidic protein　胶质纤维酸性蛋白

ICP　intracranial pressure　颅内压
IDH　isocitrate dehydrogenase　异柠檬酸脱氢酶
iEEG　intracranial electroencephalography　颅内脑电图
IFOF　inferior fronto-occipital fasciculus　下额枕束
IFS　inferior frontal sulcus　额下沟
ILF　inferior longitudinal fasciculus　下纵束

IONM   intraoperative neurophysiological monitoring   术中神经电生理监测技术
IPL   inferior parietal lobule   顶下小叶
ITG   inferior temporal gyrus   颞下回
ITS   inferior temporal sulcus   颞下沟

KPS   Kanofsky performance score   卡诺夫斯基功能状态评分

LOG   lateral orbital gyrus   眶外侧回

MAC   monitored anesthesia care   监护麻醉
MCA   middle cerebral artery   大脑中动脉
MCI   mild cognitive impairment   轻度认知功能障碍
MEP   motor evoked potential   运动诱发电位
MMSE   mini mental state examination   简易精神状态检查（量表）
MR   mixed reality   混合现实
MRI   magnetic resonance imaging   磁共振成像
MRS   magnetic resonance spectroscopy   磁共振波谱成像
MTG   middle temporal gyrus   颞中回

NMA   negative motor area   负性运动区
NMR   negative motor response   负性运动反应

OS   overall survival   总体生存期

PET   positron emission tomography   正电子发射断层成像
PFS   progression-free survival   无进展生存期
PMA   positive motor area   正性运动区
pMFG   posterior middle frontal gyrus   额中回后部
PMR   positive motor response   正性运动反应
PNMA   primary negative motor area   初级负性运动区
PoCS   postcentral sulcus   中央后沟
PoG   postcentral gyrus   中央后回
PQ   performance quotient   操作熵，操作指数
PrCS   precentral sulcus   中央前沟
PrG   precentral gyrus   中央前回
PT   pyramidal tract   锥体束

RANO	response assessment in neuro-oncology	神经肿瘤反应评价
ROI	region of interest	感兴趣区，种子点

sEEG	stereotactic electroencephalography	立体脑电图
SERS	surface-enhanced raman scattering	表面增强拉曼散射
SF	sylvian fissure	外侧裂
SLF	superior longitudinal fasciculus	上纵束
SLF-TP	temporal parietal branch of superior longitudinal fasciculus	上纵束颞顶支
SMA	supplementary motor area	辅助运动区
SMG	supramarginal gyrus	缘上回
SNMA	supplementary negative motor area	辅助负性运动区
SPL	superior parietal lobule	顶上小叶
SEP	somatosensory evoked potentials	躯体感觉诱发电位
SSS	superior sagittal sinus	上矢状窦
STG	superior temporal gyrus	颞上回
STS	superior temporal sulcus	颞上沟

T1WI	T1-weighted imaging	T1 加权成像
T2WI	T2-weighted imaging	T2 加权成像
TcMEP	transcranial electric stimulation motor evoked potential	经颅刺激运动诱发电位
TERT	telomerase reverse transcriptase	端粒酶逆转录酶
TMS	transcranial magnetic stimulation	经颅磁刺激
TS	transverse sinus	横窦

UF	uncinate fasciculus	钩束

VLSM	voxel-based lesion–symptom mapping	基于体素的病灶–症状映射
vPMC	ventral premotor cortex	腹侧运动前区
VR	virtual reality	虚拟现实
vSMC	ventral sensory-motor cortex	腹侧感觉运动区
VWFA	visual word form area	视觉词形区

目录

上篇·理论篇

下篇 · 实践篇

视频目录

上篇

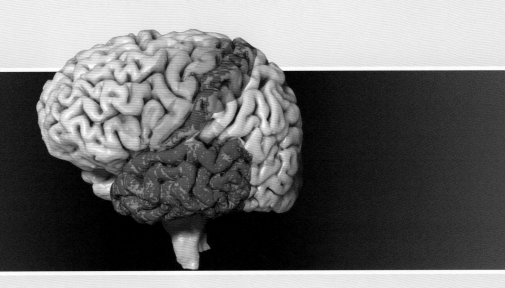

理论篇

第1章
脑胶质瘤手术概论

吴劲松

第1节·史海钩沉

一、显微镜革命

（一）显微镜概述

显微镜是一种由一个透镜或几个透镜组合构成的光学仪器，它能够借助物理办法产生物体放大后的影像，将微小物体放大到人类肉眼所能看到的程度。最早的显微镜是15世纪制造出来的，其原型是由两片透镜制作而成。显微镜的产生标志着人类开始进入细胞时代。17~19世纪是复式显微镜阶段；19世纪是光学显微镜时代；20世纪进入电子显微镜时代。光学显微镜现已广泛地应用于外科手术，尤其是神经外科手术中。

（二）显微镜与显微外科学的发展历程

显微镜的发展历程也是一部现代医学的发展简史。

1590年，荷兰人札恰里亚斯·詹森（Janssen）父子（眼镜商人）发明筒状显微镜 [另一说是荷兰科学家汉斯·利伯希（Hans）用一个凹镜和一个凸镜做成]，制作水平还很低。

1600年，有两位伟人开始在科学上使用显微镜，一位是伽利略（Galileo），他把望远镜反过

来，观察到一种昆虫后，第一次对它的复眼进行了描述。另一位是荷兰亚麻织品商人安东尼·范·列文虎克（Leeuwenhoek），他精于手工磨制各类镜片，第一次描述了许多肉眼所看不见的微小生物。由于列文虎克的勤奋及天赋，他磨制的透镜的数量和质量都远远超过同时代人。他磨制的放大透镜及简单的显微镜形式很多，透镜的材料有玻璃、宝石、钻石等。列文虎克一生磨制了500多个透镜，有一架简单的透镜，其放大率竟达275倍。

1665年，英国人罗伯特·胡克（Hooke）（英文cell由他定名）出版了《显微图谱》/《显微术》（*Micrographia*）。同时期，意大利马尔皮吉（Malpighi）利用显微镜最早观察发现了动物的毛细血管网及红细胞。

1761年，意大利莫尔加尼（Morgagni）——创立病理学和病理解剖学[1]，并出版了他一生中最重要的著作《疾病的位置与病因》（*De causis et sedibus morborum*），该书收载了几百个病例，其中不少病例对临床症状、死前情况及尸解发现，都做了详细记录。

1840年，德国病理学家鲁道夫·魏尔肖

（Virchow）系统论述了细胞病理学理论，他认为细胞是组成生命组织的基本单位，一切细胞来源于其他细胞，所有的疾病都是细胞的疾病，并用显微镜研究组织 / 细胞（组织病理学 / 细胞病理学）。Virchow 的细胞病理学理论与当时占统治地位的体液病理学决裂，极大地推动了病理学的发展，对疾病的诊断治疗具有不可估量的影响。1858 年，他的《细胞病理学》（*Cellularpathologie*）出版，成为现代医学史的经典[2]。

1848 年，德国机械师卡尔·蔡司（Zeiss）与物理学家恩斯特·阿贝（Abbe）共同发明了第一台双筒显微镜[3]。

1860 年，路易斯·巴斯德（Louis Pasteur，1822—1895）否定"自然发生学说"，通过纳切特复式显微镜下的观察，他认为万物都不是自然会发生的[4, 5]。

1900 年，Virchow 在巴黎索邦大学神学院观察一次脑部手术，这是外科史上较早的一次开颅手术记录。

1921 年，瑞典耳科医生卡尔·尼伦（Carl Nylen）发明了单筒手术显微镜用于治疗中耳炎[6]。

双筒手术显微镜此后逐渐用于眼科、血管外科、整形外科等。

20 世纪 30 年代，德国柏林弗利兹-哈伯学院的恩斯特·鲁斯卡（Ruska）设计了第一台电子显微镜（2 000~200 000 倍），可以用来观察病毒的超微结构，人类开始看见了生物细胞内的超微结构。

20 世纪 50 年代，可调倍、调焦、同轴照明手术显微镜开始出现，并用于显微外科手术。第一台手术显微镜原型机是蔡司公司的 OPMI® 1，该设备于 50 年代初期，由物理学家汉斯·雷曼（Hans Littmann）在外科医生霍斯特·乌尔斯坦（Horst Wullstein）的指导下研发。OPMI® 1 首先被应用于耳科领域，并取得突破（图 1-1-1）。Horst Wullstein 在阿姆斯特丹的世界学术大会上首次将手术显微镜介绍给公众[7]。此后，手术显微镜的使用迅速扩展到其他显微外科领域[8]。

1957 年，美国神经外科医生西奥多·库尔策（Theodore Kurze）教授第一个使用手术显微镜，他的第一台用显微镜的手术是面神经鞘瘤切除术[9]。

1958 年，美国神经外科医生 R. M. P 多纳吉（R. M. P Donaghy）在佛蒙特州伯灵顿建立了世界

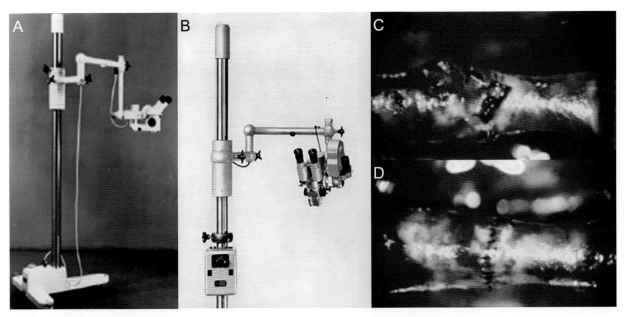

图 1-1-1　首台手术显微镜的首款原型机——OPMI® 1

A. OPMI 1 原型机；B. OPMI 1 带 16 mm 胶片摄像；1960 年雅各布森（Dr. Julius Jacobson）与苏亚雷斯（Dr. Ernesto Suarez）首次尝试使用 OPMI 1 手术显微镜吻合动脉（3.0 mm）；C. 不用 OPMI 1；D. 使用 OPMI 1

上第一个显微外科实验室。

1960 年，雅各布森（Jacobson）在手术显微镜下进行小血管吻合，并获得成功[10, 11]。

1963 年，上海市第六人民医院的陈中伟教授完成世界首例断肢再植手术[12]。

1966 年，杨东岳教授完成断指再植手术和第 2 足趾游离移植再造拇指[13]。

1966 年，瑞士苏黎世神经外科主任雨果·克拉恩布尔（Hugo Krayenbühl）教授派学生亚萨吉尔（Yasargil）去美国学习显微外科技术。1967 年，Yasargil 学习一年后回到苏黎世，完成了世界首例人的颞浅动脉-大脑中动脉吻合术[14]。1969 年，Yasargil 教授的《显微神经外科学》（*Microneurosugery*）出版。

1972 年，美国的哈里（Harii）完成世界首例吻合血管的游离皮瓣移植[15]。

1972 年，毕业于日本庆应大学的神经外科医师、爱国华侨杜子威教授回国加入苏州医学院附属医院（现为苏州大学附属第一医院）。杜子威教

授捐赠了第一台神经外科手术显微镜，并出资成立了国内最早的脑神经研究室，举办了神经外科学习班。1976 年，上海第一医学院附属华山医院（现复旦大学附属华山医院，下称华山医院）史玉泉教授在杜子威教授处参观后，对显微镜进行国产化仿制，并于 1976 年成功研制国内首台手术显微镜和相关显微外科器械。自此，显微神经外科学在包括中国在内的世界各国逐渐普及。

（三）当今的显微外科技术

当今显微外科日渐成熟，各学科逐渐发展出自己的显微外科手术技巧，比如显微神经外科学。显微镜的发展推动了学科的发展，而学科发展同时推动了显微镜的革新。显微外科逐渐发展到目前的超显微领域，可以缝合最小 0.3 mm 的血管。放大倍数更高、视野更清晰的一体化显微镜相继出现。光源的革新、网络化设计、机器人操控、虚拟现实、增强现实和混合现实技术的引入都推动着包括胶质瘤手术在内的显微外科技术的不断进步。

二、脑功能定位

（一）发展历程

脑功能定位技术是脑胶质瘤手术的安全性保障。在经典的语言模型中，法国外科领域先驱保罗·布罗卡（Paul Broca）基于 8 位患者的病灶学证据，提出大脑左侧额下回后部是言语输出的中枢[16, 17]。这项工作在 19 世纪 60 年代彻底改变了神经科学，布罗卡区（Broca's area）被用于运动性语言中枢的命名，也就是 BA 44 区的岛盖部和 BA 45 区的三角部，这催生了诸多新的理论（如局部定位学说、大脑半球偏侧性优势学说）、新的方法（如病灶-症状定位技术）和新的学科（包括语言神经生物学、失语学等）[18]。

众所周知，唤醒术中直接皮质电刺激（direct electrical stimulation，DES）是指在开颅手术中将患者唤醒，在患者配合执行行为学任务的同时，利用电刺激器直接刺激皮质，对患者的神经活动造成一个暂时性的、可重复的干扰，诱导患者行为学上的改变，从而精确定位脑功能区的技术[19-23]。这种技术可以为脑解剖结构和神经功能之间的映射关系提供因果证据，因此被认为是脑功能定位的"金标准"，广泛应用于医学实践和神经科学研究中[19]。

19 世纪 70 年代初期，古斯塔夫·弗里奇（Gustav Fritsch）和爱德华·希齐格（Eduard Hitzig）首次通过电刺激狗的大脑皮质诱导出了对侧的肢体运动[24]。随后，大卫·费里尔（David Ferrier）爵士等在实验动物身上通过一系列电生理实验探究脑功能定位[25]。值得一提的是，Ferrier 爵士也是 1878 年 *Brain* 杂志的创始编辑之一。

1874 年，罗伯茨·巴斯洛（Roberts Bartholow）

首次提出电刺激定位人脑功能区的概念[26, 27]，他在一例颅骨缺损患者的大脑皮质直接电刺激诱发对侧肢体收缩[26]。

1900 年前后，德国神经外科医生费奥多·克拉斯（Feodor Krause）首次在癫痫手术中运用 DES 精确定位了人脑中央前回运动带[27, 28]。1936 年，Krause 的学生奥特弗里德·福尔斯特（Otfrid Foerster）通过建立术中皮质脑电图（electrocorticography，ECoG）监测大脑表面的电活动，改进了 DES 技术。他还结合沃格特（Vogt）和布罗德曼（Brodmann）的细胞构筑学理论，通过在锥体细胞外区域中诱发组合运动及反向运动，扩大了运动皮质的范围[27, 29]。与此同时，哈维·库欣（Harvey Cushing）首次在两位清醒的患者身上，运用 DES 刺激中央后回定位感觉皮质[30]。

1937 年起，怀尔德·彭菲尔德（Wilder Penfield）创立蒙特利尔神经病学研究所（Montreal Neurological Institute，MNI）。他和同事贾斯珀（Jasper）等人一起，开始在癫痫外科手术中，系统性、大样本地开展 DES 人脑功能定位研究，被称为蒙特利尔流程（Montreal procedure）[27, 30, 31]（图 1-1-2）。Penfield 教授是最早将术中电刺激脑功能定位技术系统化的神经外科先驱。他成功应用 DES 技术绘制了躯体感觉运动皮质图谱，也就是著名的 Penfield 感觉运动小矮人图（Homunculus）[29]。在随后的一个世纪中，蒙特利尔流程被广泛地应用在癫痫外科、神经肿瘤外科中，用于脑语言区的定位和保护。Penfield 教授还在 1959 年出版了历史上第一部大样本的、系统性的语言区定位的研究专著，在他的这本具有里程碑意义的著作——《言语和大脑机制》（*Speech and Brain Mechanisms*）[27] 中，Penfield 教授详细描述了语言区定位的流程和技术细节、设计了一系列经典的术中语言任务范式，为后人的 DES 语言皮质定位工作奠定了坚实的基础[19-23]。

1958 年 8 月 30 日，上海市第一人民医院耳鼻喉科医生尹惠珠用针刺穴位的方法，在患者两手的合谷穴各扎一针，未用其他任何麻醉药物，即完成了扁桃体摘除术。这是有记录的现代首例针刺麻醉手术[32]。

1965 年 11 月，上海第一医学院陈公白、唐镇生、江澄川等成功实施了国内首例针刺麻醉下的颅脑手术[32]，此例颅脑手术也是陈公白教授在神经外科领域开创的国内首例清醒手术。针刺麻醉时患者意识清醒，便于术中动态观察其语言或肢体活动情况，避免手术损伤造成永久的神经功能障碍。之后，针刺麻醉较广泛地应用于颅脑病变的清醒手术[32]。

20 世纪 90 年代，周良辅院士团队在华山医院大力推广针麻下清醒开颅手术，效果良好[33, 34]。随后在 21 世纪初，广州军区总医院的王伟民团队、华山医院的吴劲松团队、首都医科大学附属北京天坛医院的江涛团队在中国率先开始进行唤醒麻醉下的术中电刺激脑功能定位，此后，该技术逐步推广至全国主要神经外科中心[20, 33-36]（图 1-1-3）。

（二）脑语言图谱

在 Penfield 教授之后，乔治·奥杰曼（George Ojemann）教授、米切尔·伯杰（Mitchel Berger）教授、于格·迪福（Hugues Duffau）教授和张复伦（Edward Chang）教授的团队均基于各自的母语发表了荟萃大样本临床数据的脑语言图谱[19-23, 27, 37, 38]（图 1-1-4）。

华山医院团队从 2011 年开始尝试采用唤醒术中 DES 技术绘制脑语言图谱，参照前辈们的方法逐渐建立了我们自己的唤醒手术标准流程，目前已积累 DES 脑功能定位临床病例 500 余例。

随后在 2012 年，我们开发了脑功能术中信息刺激系统（the brain mapping interactive stimulation system，Brain MISS）[39]，相较于传统的术中任务呈现方式，这个设备更适用于手术室环境，可以通过视频、音频记录电刺激的结果，集成了多种常用定位任务范式，也可以同时呈现多个屏幕的信息（图 1-1-5），极大地提高了唤醒手术的效率，

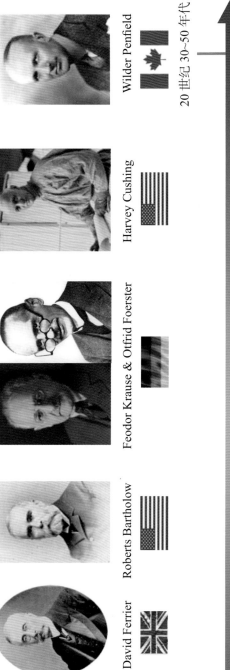
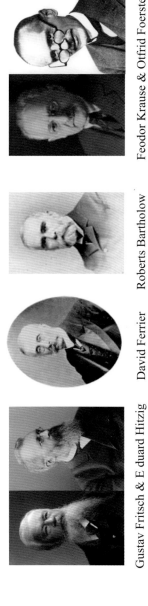
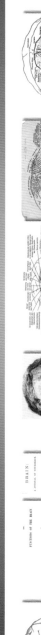
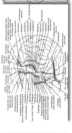
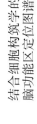
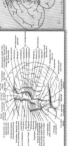
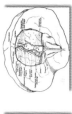
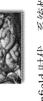

Gustav Fritsch & E duard Hitzig   David Ferrier   Roberts Bartholow   Feodor Krause & Otfrid Foerster   Harvey Cushing   Wilder Penfield

19 世纪 70 年代～20 世纪 20 年代   20 世纪 30～50 年代

首次电刺激狗运动皮质诱发运动反应

电生理动物实验系统研究脑功能；创办 *Brain* 期刊

首例电刺激人脑语言定位的骨窗

首次人脑皮质运动区定位

结合细胞构筑学的人脑功能定位图谱

首次人脑皮质感觉区定位

Penfield 时代，系统性大样本人脑功能研究

图 1-1-2　Penfield 时代之前的脑功能定位技术发展历程

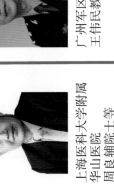

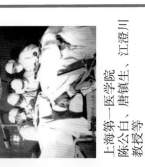

1958 年　　　　1965 年　　　　20 世纪 90 年代　　　　2002 年　　　　2003 年　　　　2004 年

上海市第一人民医院　　上海第一医学院　　上海医科大学附属　　广州军区总医院　　复旦大学附属　　首都医科大学附属
尹惠珠等　　　　陈公白、唐镇生、江澄川　　华山医院　　　　王伟民教授等　　华山医院　　　　北京天坛医院
　　　　　　　　教授等　　　　　　周良辅院士等　　　　　　　　　　吴劲松教授等　　江涛院士等

中国首例针刺麻醉手术记录　　中国首例针麻下清醒开颅手术　　中国首例针麻下清醒开颅手术　　推广针麻下清醒开颅手术　　中国率先开展全麻术中唤醒开颅手术的团队

图 1-1-3　**唤醒麻醉手术在中国的历史演变**

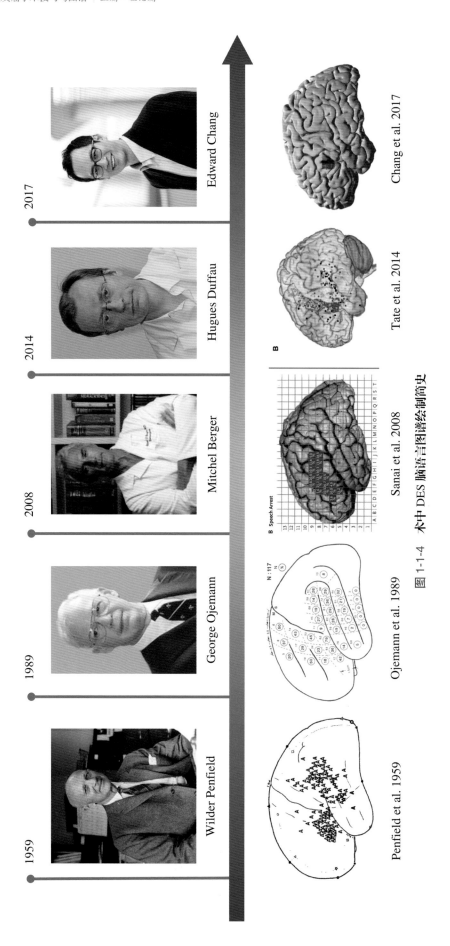

图 1-1-4　术中 DES 脑语言图谱绘制简史

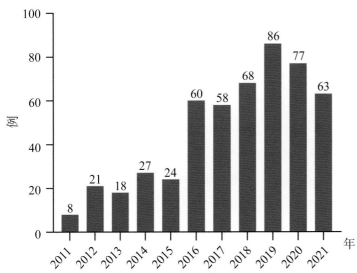

2011—2021 年合计 510 例

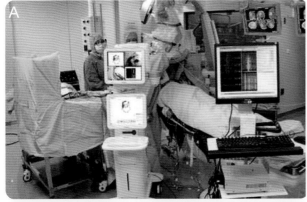

适用手术室环境

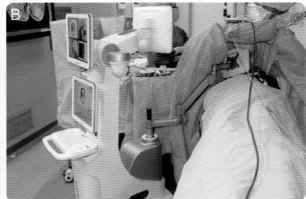

音频、视频记录电刺激结果

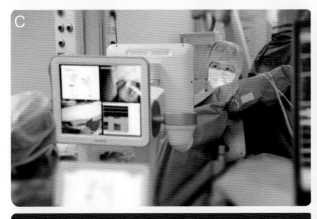

多屏幕同时呈现

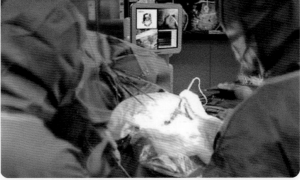

集成多种常用定位任务

图 1-1-5　华山医院团队唤醒术中脑语言功能定位与 Brain MISS 系统

缩短了唤醒手术时间，为 DES 定位工作的开展提供了便利。

我们团队采用的任务范式与 Penfield 教授、Duffau 教授、Berger 教授团队的类似，包括数数任务、图片命名任务、文字阅读任务。术中主要记录到五大类语言相关现象：言语中止、命名障碍、阅读障碍、发音器官运动和感觉[20, 40]（图 1-1-6）。

目前，尚不清楚不同语种的人群是否享有相同的语言皮质。"人类脑语言皮质是如何分布的？"这一科学问题仍然缺乏共识，这可能是由于潜在的电刺激参数的差异、肿瘤的占位效应、肿瘤和癫痫引起的脑功能重塑、不同单位间标准化方法的差别。因此，迫切需要整合世界范围内的大样本 DES 数据集来建立一个"共有语言皮质图谱"。

2021 年，我们团队与美国加州大学旧金山分校（University of California，San Francisco，UCSF）Mitchel Berger 和 Edward Chang 教授、法国居伊·德·肖利亚克医院（Hôpital Gui de Chauliac，GCH）Hugues Duffau 教授合作，开展了一项国际多中心回顾性研究，并纳入了加拿大蒙特利尔神经病学研究所（Montreal Neurological Institute，MNI）大脑语言定位先驱 Wilder Penfield 教授 20 世纪 30~50 年代的工作，绘制了全球最大样本量的跨语种 DES 语言皮质功能图谱[20]。

在这项研究中，一共有 598 名接受了左侧优势半球语言定位的受试者。其中包括，来自加拿大 MNI 的 90 名受试者，母语为印欧语系的英语或法语；来自 UCSF 的 98 名受试者，母语为英语；来自法国 GCH 的 155 名受试者，母语为法语；以及来自中国华山医院（HSH）的 255 名受试者，母语是汉藏语系的汉语普通话[20, 22, 23, 27]。

所有受试者均完成了两项最常用的语言任务：①数数任务，假如患者在电刺激过程中数数完全停止，并且没有明显的口、面、下颌、舌头运动，这种现象被称为言语中止。这本质上是电刺激干扰了正常的言语输出功能。②图片命名任务，假如患者在电刺激的过程中不能命名图片中的物品，或错误命名，这种现象被称为命名障碍。这本质上是电刺激干扰了语义 / 词汇处理过程[20]。

四家单位所有的语言位点被统一记录并标准化到同一个脑模版上（MNI 152，2009 模版），并

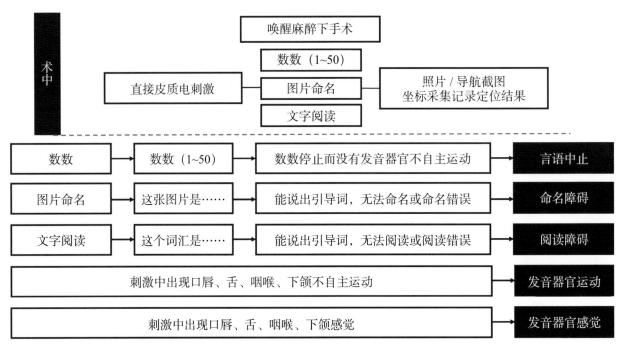

图 1-1-6　华山医院团队的术中语言任务范式

且根据同一个解剖图谱标记其解剖位置。我们总共纳入了 917 个言语中止位点（219 个位点来自 MNI，75 个位点来自 UCSF，198 个位点来自 GCH，425 个位点来自 HSH），Spearman 相关性检验显示 4 家单位的言语中止位点具有相似的分布模式，配对相关系数为 0.6~0.85（$P < 0.05$）。我们合并了四家单位的言语中止位点的数据，绘制了密度图谱和基于聚类分析的聚类图谱。左侧的条形图显示了每个聚类中各个脑区上的言语中止位点的密度分布。密度图谱显示言语中止的密度峰值点位于中央前回腹侧部，而非传统的 Broca 区三角部或者岛盖部。聚类图谱显示，言语中止位点可以划分为 4 个聚类：聚类 1 包括了中央前回腹侧部及其相邻的中央后回腹侧部、Broca 区；聚类 2 主要覆盖中央前回背侧部及前方的额中回后部；聚类 3 覆盖辅助运动区；聚类 4 则覆盖了颞顶交界处的皮质[20]（图 1-1-7）。这些聚类的脑区分布符合双通路模型中语音通路的皮质终点[41-43]。

我们总共纳入了 423 个命名障碍位点（68 个位点来自 MNI，99 个位点来自 UCSF，126 个位点来自 GCH，130 个位点来自 HSH），Spearman 的相关性表明，HSH 和 GCH 之间及 GCH 和 UCSF 之间存在显著一致性。但是，来自 MNI 的命名障碍位点的分布与其他三个数据集无相关性。这可以解释为 MNI 的电刺激强度、电刺激策略、所纳入的疾病种类与其他三家单位相比存在异质性。合并所有位点之后，命名障碍位点可以分为两个大类：一个峰值位于颞上回后部，另一个峰值位于额下回三角部[20]（图 1-1-8）。

最后，我们合并了言语中止和命名障碍功能图谱，并构建了跨语种"最小公共语言皮质"图谱（图 1-1-9）。此外，我们的结果也显示了从运动前区腹侧部到 Broca 区的三角部，存在一个语音输出功能到高级词汇 / 语义处理的渐进过渡模式[20]。

跨语种的"最小公共语言皮质"图谱突出了中央前回腹侧部在言语输出通路中的关键作用；揭示了两个彼此分离的语义 / 词汇处理的功能中心，一个位于颞上回后部，一个位于 Broca 区三角部。三种语言之间的语言区分布模式类似，为跨语言的公共语言网络提供了证据。这项研究不仅可以为临床神经内科医生和神经外科医生提供语言区功能边界的高级循证指南，还可以为语言的底层组织模式提供更好的见解。

三、立体定向与手术导航

（一）有框架立体定向神经外科手术阶段（图 1-1-10）

早在 15 世纪末，意大利科学家和画家列奥纳多·达·芬奇（Leonardo da Vinci）即首次描绘了人类头骨形态及脑部不同交叉截面图，并提出了立体定向构思。1908 年，英国维克托·霍斯利（Victor Horsley）医生与数学家罗伯特·克拉克（Robert Clarke）合作，采用三维直角坐标系统研制出首台立体定向头架，用于动物试验[44]。奥地利神经病学家欧内斯特·斯皮格尔（Ernest A. Spiegel）和美国神经外科医生亨利·怀基斯（Henry T. Wycis）于 1947 年在脑室造影数据的基础上共同发明出第一台适用于人体的有框架立体定向装置[45]，并用于亨廷顿病患者的手术治疗。他们于 1952 年发表了《人脑立体定向图谱和方法学》（*Human Brain Stereotactic Atlas and Methodology*）专著，奠定了立体定向技术领域的坚实基础。

在 1947—1972 年出现的有框架立体定位装置均是在笛卡尔坐标原理基础上改制而成，其基本类型分别为直角型（Spiegel-Wycis、Talairach 和 Schaltenbrand-Bailey）、球形（Kandel、Riechert）和圆柱形（Guiot-Gallingham、Asenjo-Imbernón）坐标定位仪[46]。但是，由于它们严重限制术中的

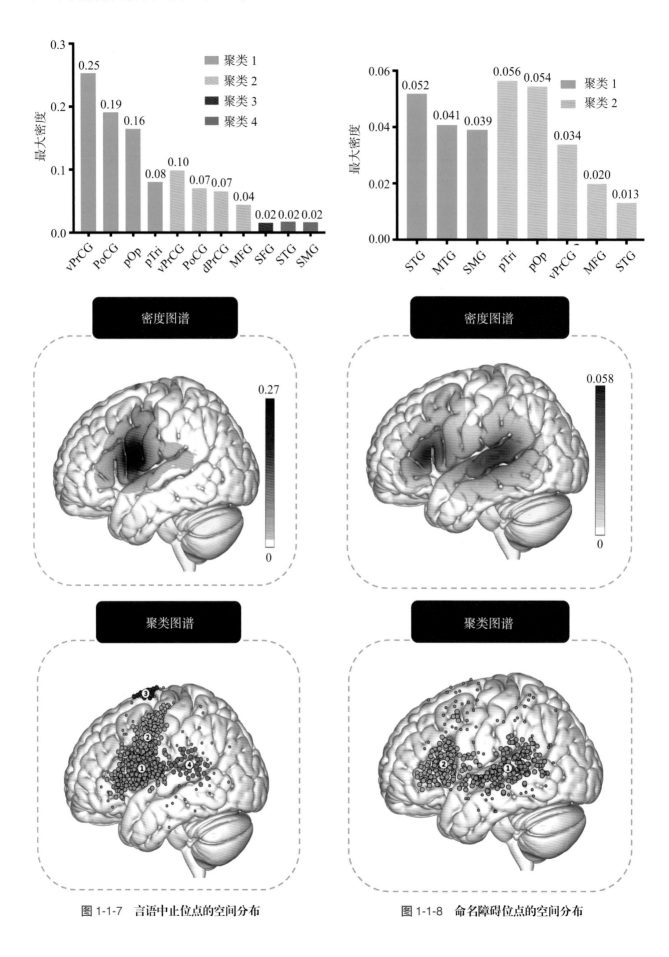

图 1-1-7　言语中止位点的空间分布

图 1-1-8　命名障碍位点的空间分布

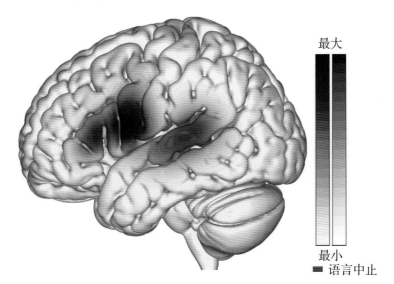

最大

最小

■ 语言中止　　■ 命名障碍

图 1-1-9　跨语种的"最小公共语言皮质"图谱

操作，且 x、y、z 坐标不能随意转动，故先后被淘汰。通过将直角坐标与球形坐标联合制成的混合定位仪则操作灵活方便，其中最为主流的是被誉为"神经外科立体定向之父"拉尔斯·雷克塞尔（Lars Leksell）教授于 1960 年设计出的平面直角与球极坐标相结合的复合立体定向系统及其改良版[47]。20 世纪 70 年代以前，功能神经外科将立体定位仪结合 X 线靶点定位开展微侵袭手术的探索。

中国的立体定向头架技术发展起源于 20 世纪 50 年代。1952 年，蒋大介教授同史玉泉、朱祯卿、杨德泰医师共同开创了上海第一医学院神经外科。蒋大介教授是我国神经外科立体定向功能的先驱者，他在 20 世纪 60 年代自行成功研制出国内第一台利用 X 线摄影的立体定向仪[48]。"蒋氏立体定向仪"定位准确，被他和他的学生潘力教授一直沿用了 20 余年。

（二）无框架立体定向神经外科手术阶段

1971 年，高弗雷·享斯菲尔德（Godfrey Hounsfield）基于自己设计的 CT 机完成了动物实验和人体实验，并于次年在英国放射学研究院年会上宣读论文，宣告了 CT 机的诞生[49]。

1977 年，雷蒙德·达马迪安（Raymond Dama-dian）建成了人类历史上第一台全身 MRI 仪，并获取了第一幅横断面质子密度图像[50]。飞速发展的影像技术实现了颅脑结构的可视化。

鉴于有框架立体定向技术的创伤性与复杂性，1986 年，大卫·罗伯茨（David Roberts）率先提出无框架定向导航技术，他利用 CT 影像与超声技术实现少数器械的实时追踪[48]。随着医用影像与计算机技术的快速发展，计算机导航技术在此之后获得迅速发展。

1988 年，彼得·海尔布隆（Peter Heilbrun）开发出计算机软件将术前影像信息与术中治疗设备兼容。由此，脑肿瘤手术迈进无框架影像引导神经外科阶段，即神经导航时代[51]。

近二十年，神经导航设备不断推陈出新，例如 1987 年，渡边英寿（Eiju Watanabe）设计了计算机技术的关节臂定向导航设备[52]。同年，17 岁的斯特凡·维尔斯迈尔（Stefan Vilsmeier）撰写出版了《立体定向 3D 影像》（*Stereotactic 3D Image*）一书[53]。2 年后，作为大学一年级新生，Stefan 用稿费在德国慕尼黑创立了 BrainLab 公司。公司于 1990 年推出第一款图形界面控制的手术导航软件 BrainScan®。

1991 年，来自美国圣路易斯大学医学院神经外科医生理查德·博赫兹（Richard Bucholz）希

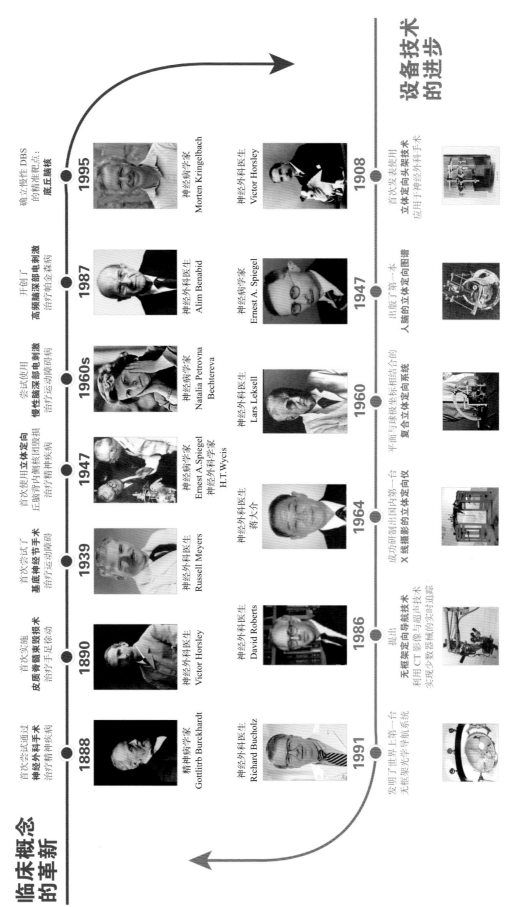

临床概念的革新

设备技术的进步

1888 首次尝试通过神经外科手术治疗精神疾病
精神病学家 Gottlitrb Burckhardt

1890 首次实施皮质脊髓束毁损术治疗手足徐动
神经外科医生 Victor Horsley

1939 首次尝试了基底神经节手术治疗运动障碍
神经外科医生 Russell Meyers

1947 首次使用立体定向丘脑背内侧核团毁损治疗精神疾病
神经病学家 Ernest A.Spiegel 神经外科学家 H.T.Wycis

1960s 尝试使用慢性脑深部电刺激治疗运动障碍病
神经病学家 Natalia Petrovna Bechtereva

1987 开创了高频脑深部电刺激治疗帕金森病
神经外科医生 Alim Benabid

1995 确立慢性 DBS 的精准靶点：底丘脑核
神经病学家 Morten Kringelbach

1908 首次发表使用立体定向头架技术应用于神经外科手术
神经外科医生 Victor Horsley

1947 出版了第一本人脑的立体定向图谱
神经病学家 Ernest A. Spiegel

1960 平面与球极坐标相结合的复合立体定向系统
神经外科医生 Lars Leksell

1964 成功研制出国内第一台 X 线摄影的立体定向仪
神经外科医生 蒋大介

1986 提出无框架定向导航技术 利用 CT 影像与超声技术实现少数器械的实时追踪
神经外科医生 David Roberts

1991 发明了世界上第一台无框架光学导航系统
神经外科医生 Richard Bucholz

图 1-1-10 在立体定向与手术导航设计方面，神经外科医生更具权威

望通过基于三维影像的数字化定位技术来提升手术效率与精准度，他尝试了使用超声波定位，但未取得理想的效果。时任神经外科主任的肯尼斯·史密斯（Kenneth R. Smith）介绍了他的侄子科特·史密斯（Kurt Smith）与 Richard Bucholz 见面，两人一拍即合，并使用红外线原理发明了世界上第一台光学导航系统 NeuroStation®（该系统成功投入神经外科临床使用），并于 20 世纪 90 年代初创立了 Stealth Technologies 公司。Stealth 导航技术的核心在于使用红外光学追踪技术实现空间定位与手术器械实时追踪[54]。随后，通过 4 年的努力，1995 年，Stealth Technologies 公司在 NeuroStation® 基础上实现技术突破，推出真正商业化的首台光学导航系统 Gen 1。Gen 1 率先将点注册配准技术应用于导航手术。同时，Gen 1 通过三维重建技术实现了术前影像和患者的配准方式。

之后，Stealth Technologies 与 Sofamor Danek 公司合并，后又被 Medtronic（美敦力公司）收购。2004 年，独立的电磁手术导航系统问世。2016 年，Medtronic 推出光磁一体的手术导航系统，可搭载

神经外科手术机器人与虚拟现实技术[55]。

1997 年，华山医院和北京天坛医院分别引进神经导航设备（图 1-1-11）。自此，神经导航逐步成为中国神经外科界脑胶质瘤手术的标准辅助技术。当今，神经外科导航系统涵盖了经典的立体定向技术、计算机医学影像学技术、人工智能机器人技术及导航技术。通过建立基于多模态影像的虚拟数字化头模与实际神经系统解剖结构之间的坐标转换关系，神经导航可提供脑胶质瘤手术的实时精准定位。

（三）术中实时影像导航阶段

基于术前影像的神经导航技术受脑组织变形的影响，随着脑胶质瘤切除进程的推进，脑移位误差加大，术中定位精度持续下降。术中实时成像技术结合非刚体配准技术是解决问题的关键。

为了实现术中实时成像，20 世纪 90 年代中期，波士顿的布林根妇女医院将术中磁共振成像（intraoperative MRI，iMRI）首次引入神经外科手术。iMRI 技术有助于纠正由于重力作用、脑

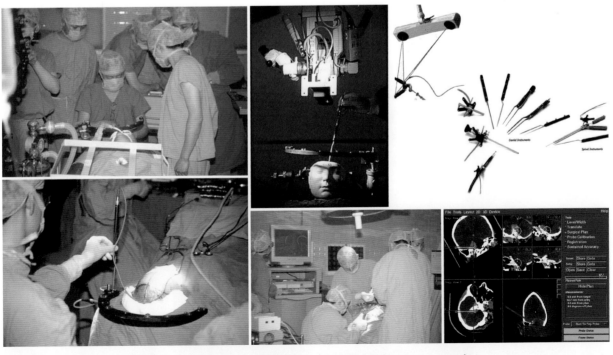

图 1-1-11　华山医院引进的国内第一台美敦力导航 Gen 2（1997 年）

左上图中间坐位者为周良辅院士，右侧是手术助手吴劲松医生

脊液丢失、脑水肿、肿瘤切除等因素作用而导致的脑移位误差，保证手术的精确性和安全性[56]。MRI 分为低场强 iMRI（0.15~0.5 T）和高场强 iMRI（1.5~3.0 T），早期为规避移动患者所带来的手术风险，多采用具有 0.12 T 和 0.15 T 的超低场强的开放式 iMRI，如美敦力在 2000 年推出了 PoleStar[57]。但在发展的过程中，神经外科专家们达成了对于最佳空间和时间分辨率的高质量成像优先的共识，因此从 21 世纪早期开始，封闭结构的高场强 iMRI 成为主流[58]。高场强 iMRI 不仅可提供 1.5 T 和 3 T 的强度，实现图像高分辨率和高清晰度，还能够提供多序列成像，包括扩散加权、灌注、波谱和扩散张量成像等[59]。西门子 Sonata 是一款 1.5 T MRI，2002 年首次引入手术室，其使用了一个旋转工作台，底座可将手术床从手术位置旋转到永磁体的孔径内[60]。2005 年推出的 1.5 T IMRIS 系统，通过安装的吊顶轨道将 MR 从检查室移送到手术室[61]。华山医院神经外科的周良辅院士、毛颖教授和吴劲松教授于 2006 年在 0.15 T PoleStar 实时影像导航下实施了中国首例

iMRI 脑胶质瘤切除术[62]（图 1-1-12）。2010 年，华山医院团队又在中国率先开展 3 T IMRIS iMRI 实时影像导航脑胶质瘤手术，目前已累计完成近 5 000 例。2023 年，团队与上海联影医疗以及武汉联影智融一起合作研发了基于 uMR Omega 3 T 75 cm 超大孔径的 iMRI 复合手术室（图 1-1-13），已投入临床使用，主要用于脑胶质瘤手术。

（四）磁兼容神经外科手术机器人

最早的神经外科磁兼容手术机器人是东京大学研发的 MR Conditional Biopsy Robot。该机器人由 3 个自由度、6 个关节组成，其中 2 个转动关节用于穿刺针的定向，1 个平动自由度用于插入目标[63]。在激光消融方面，美国 Monteris Medical Corporation 于 2010 年研发的用于脑肿瘤激光治疗的 Neuroblate 系统包括 1 个 3.2 mm CO_2 冷却激光探头和 1 个并联机械臂。术中 MR 成像不仅可以用于目标定位、入颅点识别和激光探针深度计算，还能够获得消融探针尖端周围的 MR 热图像以实时监测治疗效果[56]。美国范德堡大学开

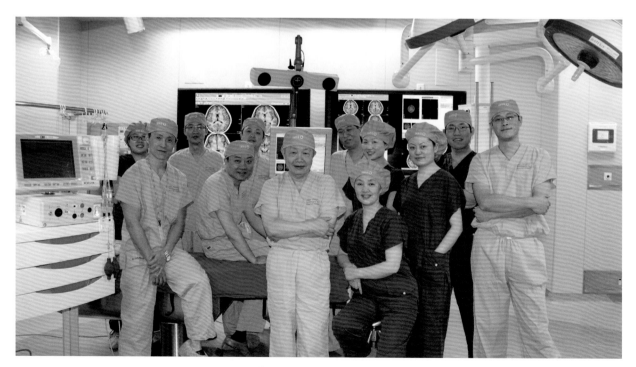

图 1-1-12　华山医院 iMRI 数字一体化手术团队

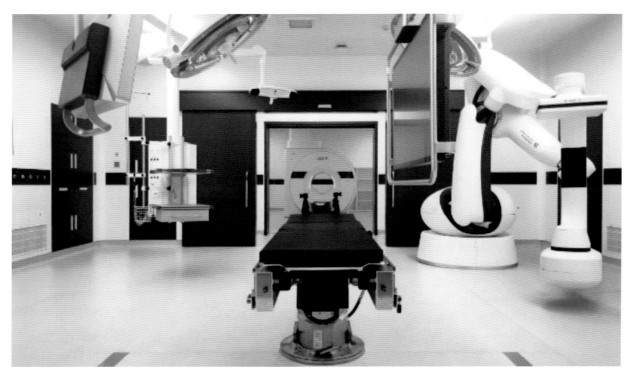

图 1-1-13　uMR Omega 3T 75 cm **超大孔径的** iMRI **复合手术室**

发的 MERLIN 机器人系统用于海马消融治疗癫痫。MERLIN 机器人由螺旋形的同心管输送结构和 2 个自由度的核磁兼容射频消融探头组成[64]，其旋转精度为 0.018°，平移精度为 0.013 mm。在显微神经外科手术领域，日本信州大学的远程显微外科手术机器人 Neurobot 在尸头上成功完成第三脑室底部开窗、透明隔开窗、丘脑活检及侧脑室脉络膜丛活检的脑室内手术[65]。加拿大卡尔加里大学萨瑟兰（Sutherland）教授团队所研发的 NeuroArm 是一款磁兼容-影像引导-计算机辅助的显微神经外科手术机器人系统。NeuroArm 包括 2 个工作臂、2 个高清外景摄像机、1 个远程工作站和 1 个系统控制箱等，制作材料以钛、聚醚醚酮和聚甲醛为主，远程工作站集视觉、触觉和听觉

信息于一体，操作者可以获得近乎手术现场的感官体验[66]。NeuroArm 采用实时 MRI 图像来引导手术，可完成组织切开分离、缝合、活检、电凝、吸引、刺激等操作，甚至能完成脑肿瘤切除等复杂性操作[67]。

目前，磁兼容神经外科手术机器人仍处于临床前研发阶段，有限的空间对机器人的体积大小和灵活程度提出苛刻的要求，材料选取和图像采集为符合磁兼容 / 磁安全的特性需要进一步探索。

未来，适用于脑胶质瘤手术的神经外科机器人的发展热点包括精密感知技术、人工智能技术、远程手术操控技术等。手术机器人将趋于小型化、自动化，以实现手术高精确性、高安全性及高智能化。

参考文献

[1] Sabat D, Dziembala A, Panasiewicz M. Rudolf Virchow and presentation of his scientific achievement in Polish medical magazines in the 19th century and the beginning of 20th century[J]. Pol J Pathol, 2002, 53(3):163-168.

[2] Reese D M. Fundamentals—Rudolf Virchow and modern medicine[J]. West J Med, 1998, 169(2):105-108.

[3] ZEISS history. https://www.zeiss.com/corporate/en/about-zeiss/past/history.html.

[4] Prescott L M, Willey J M, Sherwood L M, et al. Microbiologie[M].5ème ed. Louvain-la-Neuve: De Boeck Supérieur, 2018.

[5] Bonnet M, Lagier J C, Raoult D, et al. Bacterial culture through selective and non-selective conditions: The evolution of culture media in clinical microbiology[J]. New Microbes New Infect, 2020, 34:100622.

[6] Mudry A. The history of the microscope for use in ear surgery[J]. Am J Otol, 2000, 21(6):877-886.

[7] Schulze F. How the humble stereomicroscope found its way into modern surgery: The Zeiss operating microscope. http://www.microscopy-uk.org.uk/mag/artdec12/fs-Zeiss-Operating-Microscopes-1.pdf.

[8] Fang F, Chung K C. An evolutionary perspective on the history of flap reconstruction in the upper extremity[J]. Hand Clin, 2014, 30(2):109-122, v.

[9] Leaders in neuroscience. https://www.aans.org/cybermuseum/giftshop/abstract.html.

[10] Komune N, Suzuki T, Miyamoto Y, et al. Anatomy of small canals around the jugular foramen: Special reference to Jacobson's and Arnold's nerves[J]. Clin Anat, 2023, 36(4): 599-606.

[11] Jacobson J H, 2nd. Founder's lecture in plastic surgery[J]. Ann Plast Surg, 2006, 56(5):471-474.

[12] 陈中伟 . https://baike.so.com/doc/5660903-5873555.html.

[13] 顾玉东 . 缅怀手外科显微外科的开拓者杨东岳教授——纪念华山医院手外科成立六十周年 [J]. 中华手外科杂志 , 2021, 37(3):161.

[14] Wessels L, Hecht N, Vajkoczy P. Bypass in neurosurgery-indications and techniques[J]. Neurosurg Rev, 2019, 42(2):389-393.

[15] Glicenstein J. The history of facial paralysis[J]. Ann Chir Plast Esthet, 2015, 60(5):347-362.

[16] Geschwind N. Disconnexion syndromes in animals and man[J]. Brain, 1965, 88(3):585.

[17] Dronkers N F, Plaisant O, Iba-Zizen M T, et al. Paul Broca's historic cases: High resolution MR imaging of the brains of Leborgne and Lelong[J]. Brain, 2007, 130(Pt 5):1432-1441.

[18] Boraud T, Forkel S J. Paul Broca: From fame to shame?[J]. Brain, 2022, 145(3):801-804.

[19] Sanai N, Mirzadeh Z, Berger M S. Functional outcome after language mapping for glioma resection[J]. N Engl J Med, 2008, 358(1):18-27.

[20] Lu J, Zhao Z, Zhang J, et al. Functional maps of direct electrical stimulation-induced speech arrest and anomia: A multicentre retrospective study[J]. Brain, 2021, 144(8):2541-2553.

[21] Tate M C, Herbet G, Moritz-Gasser S, et al. Probabilistic map of critical functional regions of the human cerebral cortex: Broca's area revisited[J]. Brain, 2014, 137:2773-2782.

[22] Chang E F, Breshears J D, Raygor K P, et al. Stereotactic probability and variability of speech arrest and anomia sites during stimulation mapping of the language dominant hemisphere[J]. Journal of Neurosurgery, 2017, 126(1):114-121.

[23] Sarubbo S, Tate M, De Benedictis A, et al. Mapping critical cortical hubs and white matter pathways by direct electrical stimulation: An original functional atlas of the human brain[J]. Neuroimage, 2020, 205(1):116237.

[24] Fritsch G, Hitzig E. Electrical excitability of cerebrum [J]. Journal of Neurosurgery, 1963, 20(10):905.

[25] Penfield W G. Ferrier lecture-some observations on the cerebral cortex of man[J]. Proceedings of the Royal Society of London. Series B-Biological Sciences, 1947, 134(876):329-347.

[26] Harris L J, Almerigi J B. Probing the human brain with stimulating electrodes: The story of Roberts Bartholow's(1874) experiment on Mary Rafferty[J]. Brain Cogn, 2009, 70(1):92-115.

[27] Penfield W, Roberts L. Speech and brain mechanisms[M]. New Jersey, USA: Princeton University Press, 1959.

[28] Krause F. Surgery of the brain and spinal cord: Based on personal experiences[M]. New York: Rebman Co.: 1912.

[29] Penfield W, Boldrey E. Somatic motor and sensory representation in the cerebral cortex of man as studied by electrical stimulation[J]. Brain, 1937, 60:389-443.

[30] Leblanc R. Cushing, Penfield, and cortical stimulation[J]. Journal Of Neurosurgery, 2019, 130(1):76-83.

[31] Ladino L D, Rizvi S, Tellez-Zenteno J F. The Montreal procedure: The legacy of the great Wilder Penfield[J]. Epilepsy & Behavior, 2018, 83:151-161.

[32] Jin L, Wu JS, Chen G B, et al. Unforgettable ups and downs of acupuncture anesthesia in China[J]. World Neurosurg, 2017, 102:623-631.

[33] 吴劲松 . 融合功能磁共振影像的神经导航治疗运动区脑肿瘤 [D]. 上海 : 复旦大学 , 2003.

[34] 郎黎琴 , 徐启武 , 潘力 , 等 . BOLD 技术与皮质电刺激定位语言功能区的比较 [J]. 中国医学计算机成像杂志 , 2005, 11(3):156-160.

[35] 王伟民 , 施冲 , 李天栋 , 等 . 术中全麻唤醒下定位切除脑功能区病变 (附 5 例报告)[J]. 中国微侵袭神经外科杂志 , 2003, 8(6):245-249.

[36]　张忠 , 江涛 , 谢坚 , 等 . 唤醒麻醉和术中功能定位切除语言区胶质瘤 [J]. 中华神经外科杂志 , 2007, 23(9):643-645.

[37]　Ojemann G, Ojemann J, Lettich E, et al. Cortical language localization in left, dominant hemisphere. An electrical stimulation mapping investigation in 117 patients[J]. J Neurosurg, 1989, 71(3):316-326.

[38]　Wu J, Lu J, Zhang H, et al. Direct evidence from intraoperative electrocortical stimulation indicates shared and distinct speech production center between Chinese and English languages[J]. Hum Brain Mapp, 2015, 36(12):4972-4985.

[39]　Hameed NUF, Zhao Z, Zhang J, et al. A novel intraoperative brain mapping integrated task-presentation platform[J]. Oper Neurosurg(Hagerstown), 2021, 20(5):477-483.

[40]　Zhou Y, Zhao Z, Zhang J, et al. Electrical stimulation-induced speech-related negative motor responses in the lateral frontal cortex[J]. J Neurosurg, 2021, 1(aop):1-9.

[41]　Hickok G, Poeppel D. Dorsal and ventral streams: A framework for understanding aspects of the functional anatomy of language[J]. Cognition, 2004, 92(1-2):67-99.

[42]　Hickok G, Poeppel D. Opinion—The cortical organization of speech processing[J]. Nature Reviews Neuroscience, 2007, 8(5):393-402.

[43]　Hickok G. The architecture of speech production and the role of the phoneme in speech processing[J]. Language, Cognition and Neuroscience, 2014, 29(1):2-20.

[44]　Horsley V, Clarke R H. The structure and functions of the cerebellum examined by a new method[J]. Brain, 1908, 31:45-124.

[45]　Spiegel E A, Wycis H T, Marks M, et al. Stereotaxic apparatus for operations on the human brain[J]. Science, 1947, 106(2754):349-350.

[46]　汪业汉 . 立体定向技术发展史 [J]. 中国现代神经疾病杂志 , 2015, 15(09):696-702.

[47]　Bennett A M. A stereotaxic apparatus for use in cerebral surgery[J]. Br J Radiol, 1960, 33:343-351.

[48]　Roberts D W, Strohbehn J W, Hatch J F, et al. A frameless stereotaxic integration of computerized tomographic imaging and the operating microscope[J]. J Neurosurg, 1986, 65(4):545-549.

[49]　Hounsfield G N. Computerized transverse axial scanning(tomography): Part 1. Description of system[J]. Br J Radiol, 1973, 46(552):1016-1022.

[50]　Damadian R, Goldsmith M, Minkoff L. NMR in cancer: XVI. FONAR image of the live human body[J]. Physiol Chem Phys, 1977, 9(1):97-100, 108.

[51]　Smith J A, Jivraj J, Wong R, et al. 30 years of neurosurgical Robots: Review and trends for manipulators and associated navigational systems[J]. Ann Biomed Eng, 2016, 44(4):836-846.

[52]　Watanabe E, Watanabe T, Manaka S, et al. Three-dimensional digitizer(neuronavigator): New equipment for computed tomography-guided stereotaxic surgery[J]. Surg Neurol, 1987, 27(6):543-547.

[53]　3D-Konstruktion mit GIGA-CAD Plus auf dem C64/C128. https://www.c64-wiki.de/wiki/3D-Konstruktion_mit_GIGA-CAD_Plus_auf_dem_C64/C128.

[54]　Smith K R, Frank K J, Bucholz R D. The neurostation—a highly accurate, minimally invasive solution to frameless stereotactic neurosurgery[J]. Comput Med Imaging Graph, 1994, 18(4):247-256.

[55]　Ricciardi L, Della Pepa G M, Izzo A, et al. Use of neuronavigation system for superficial vein identification: Safe and quick method to avoid intraoperative bleeding and vein closure: Technical note[J]. World Neurosurg, 2018, 117:92-96.

[56]　Mohammadi A M, Schroeder J L. Laser interstitial thermal therapy in treatment of brain tumors—the NeuroBlate System[J]. Expert Rev Med Devices, 2014, 11(2):109-119.

[57]　Hushek S G, Martin A J, Steckner M, et al. MR systems for MRI-guided interventions[J]. J Magn Reson Imaging, 2008, 27(2):253-266.

[58]　Rogers C M, Jones P S, Weinberg J S. Intraoperative MRI for brain tumors[J]. J Neurooncol, 2021, 151(3):479-490.

[59]　Wu J S, Lu J F, Gong X, et al. Neuronavigation surgery in China: Reality and prospects[J]. Chin Med J(Engl), 2012, 125(24):4497-4503.

[60]　Fahlbusch R. Development of intraoperative MRI: A personal journey[J]. Acta Neurochir Suppl, 2011, 109:9-16.

[61]　Chicoine M R, Lim C C, Evans J A, et al. Implementation and preliminary clinical experience with the use of ceiling mounted mobile high field intraoperative magnetic resonance imaging between two operating rooms[J]. Acta Neurochir Suppl, 2011, 109:97-102.

[62]　吴劲松 , 毛颖 , 姚成军 , 等 . 术中磁共振影像神经导航治疗脑胶质瘤的临床初步应用 (附 61 例分析)[J]. 中国微侵袭神经外科杂志 , 2007, 12(3):105-109.

[63]　Masamune K, Kobayashi E, Masutani Y, et al. Development of an MRI-compatible needle insertion manipulator for stereotactic neurosurgery[J]. J Image Guid Surg, 1995, 1(4):242-248.

[64] Comber D B, Slightam J E, Gervasi V R, et al. Design, additive manufacture, and control of a pneumatic, MR-compatible needle driver[J]. IEEE Trans Robot, 2016, 32(1):138-149.

[65] Takasuna H, Goto T, Kakizawa Y, et al. Use of a micromanipulator system(NeuRobot)in endoscopic neurosurgery[J]. J Clin Neurosci, 2012, 19(11):1553-1557.

[66] Lang M J, Greer A D, Sutherland G R. Intra-operative robotics: NeuroArm[J]. Acta Neurochir Suppl, 2011, 109:231-236.

[67] Sutherland G R, Lama S, Gan L S, et al. Merging machines with microsurgery: Clinical experience with NeuroArm[J]. J Neurosurg, 2013, 118(3):521-529.

第 2 节 · 建立脑胶质瘤精准外科技术体系

众所周知，我国恶性脑胶质瘤的"防、筛、诊、治、康"形势严峻。流行病学数据显示，恶性脑胶质瘤的发病率占十大恶性肿瘤第九位，死亡率占第八位[1-3]。传统手术＋标准放化疗后，中位生存时间 14.6 个月，五年生存率仅 5%（图 1-2-1）[4-6]。与其他恶性实体肿瘤不同，恶性脑胶质瘤的靶向和免疫治疗始终未有突破，手术在恶性脑胶质瘤的整合医疗策略中仍是最关键的第一步[7, 8]。目前，胶质瘤手术的主要目标是最大限度地安全切除肿瘤，以减少肿瘤细胞负荷和提高辅助治疗的反应。脑结构精细、功能复杂，这决定了脑胶质瘤手术面临切除率低和致残率高的困境。因此，需要建立精准外科技术体系，以实现脑胶质瘤的精准切除与脑功能的精准保护，来平衡患者的生存预后与功能预后。精准外科技术体系的建立面临两大核心科学问题：一是如何个体化精准定量脑肿瘤的可切除边界；二是如何实现围手术期脑功能的精确定位与保护。解决上述两大科学问题的核心思想是基于多模态脑影像导航的精准手术切除和基于多模态脑功能监测的精准功能保护，建立"脑肿瘤精准外科技术体系"。我们团队在近十年整合了包含：①术前神经功能评估与个体手术规划；②术中脑结构、功能与代谢导航；③术后脑功能康复等技术；建立"脑肿瘤精准外科技术体系"。该技术体系覆盖了围手术期全流

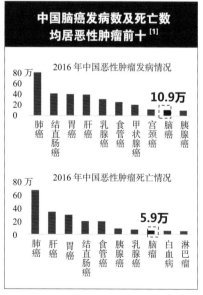

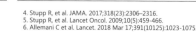

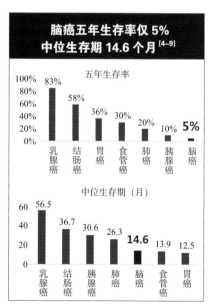

1. Zheng RS, et al. JNCC, 2022, 2(1): 1-9
2. Bray F, et al. CA Cancer J Clin. 2018 Nov;68(6):394-424.
3. China Globocan 2018 (https://gco.iarc.fr/)

4. Stupp R, et al. JAMA. 2017;318(23):2306–2316.
5. Stupp R, et al. Lancet Oncol. 2009;10(5):459-466.
6. Allemani C et al. Lancet. 2018 Mar 17;391(10125):1023-1075.

7. Loibl S, et al. Lancet. 2021;397(10286):1750-1769.
8. Thai AA, et al. Lancet. 2021;398(10299):535-554.
9. Park W, et al. JAMA. 2021;326(9):851-862.

图 1-2-1　中国恶性脑胶质瘤的防治形势严峻

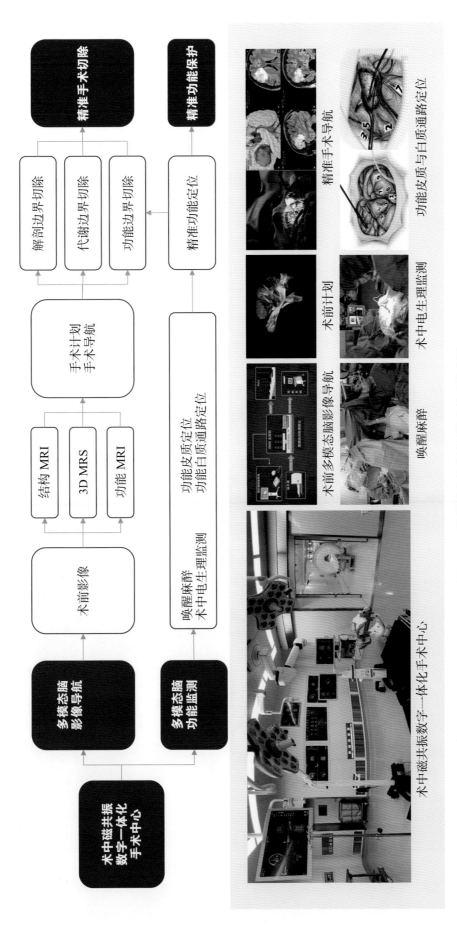

图 1-2-2 脑胶质瘤精准外科技术体系模式图

程（图 1-2-2）[9-27]。建立脑胶质瘤精准外科技术体系，实现围手术期脑功能的精确定位保护与康复是过去 25 年我们团队在脑胶质瘤手术技术最重要

的突破，目前已经成为脑胶质瘤手术的标准技术体系。

精准外科技术体系的构成如图 1-2-2。

一、脑胶质瘤手术解剖

和麻醉、无菌消毒及输血一样，应用解剖学知识也是现代显微外科的基石之一。以位于 Rolandic 叶的脑胶质瘤手术为例[28]：Rolandic 叶也称为中央叶，由中央前回和中央后回组成。初级运动皮质是布罗德曼区（Brodmann area，BA）4，由中央前回的大部分和额叶内侧的中央旁小叶前部组成。前 Rolandic 皮质和辅助运动区（supplementary motor area，SMA）构成次级运动皮质。岛叶皮质位于外侧沟深处，被岛盖覆盖，岛盖是重要的语言相关神经回路。对于手术入路的选择，我们首先需要了解 Rolandic 皮质应用解剖学中的脑沟、脑回和颅骨关键点投影间的相互

关系（图 1-2-3）。

脑功能的保护不仅在于皮质的保护，更在于皮质下神经通路的保护。因此，我们必须对白质纤维解剖有一个清晰的认识。运用克林格技术（Klinger technology）的经典白质纤维解剖，为我们理解起源于白质的肿瘤的生物学行为和雕刻式手术提供了基本理解力（图 1-2-4）。例如，运动通路-皮质脊髓束、感觉通路-丘脑皮质束、经典的背侧语音通路（包括弓状束、上纵束 II/III/TP 和额斜束）、经典的腹侧语义通路（包括下额枕束、钩束 和下纵束）、经典的视觉通路等。临床上，皮质脊髓束损伤可引起偏瘫；弓状束 / 上纵束

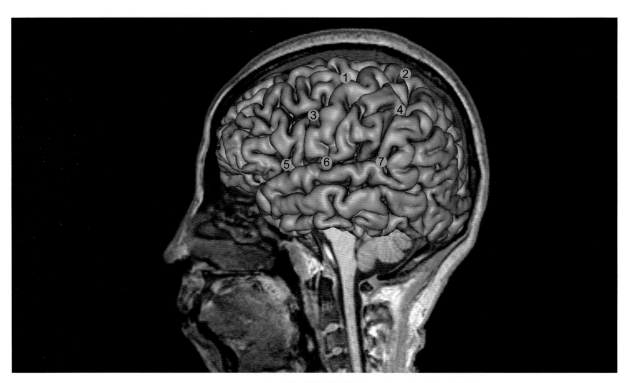

图 1-2-3 Rolandic 皮质应用解剖学中的脑沟、脑回和颅骨关键点

①额上沟 / 中央前沟交叉点（手结）；②上 Rolandic 点；③额下沟 / 中央前沟交叉点；④顶间沟 / 中央后沟交叉点；⑤前侧裂点（岛顶点）；⑥下 Rolandic 点；⑦后侧裂点

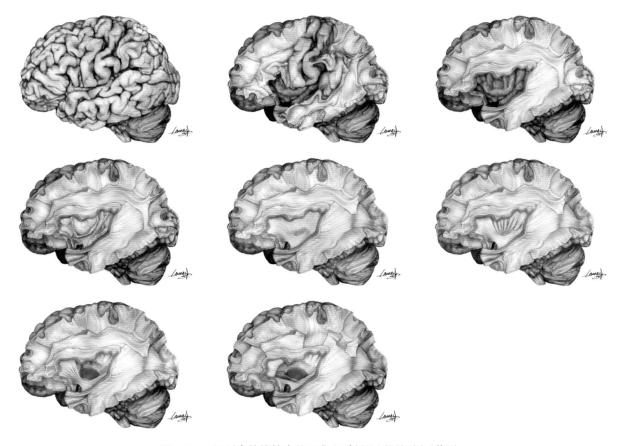

图 1-2-4　运用克林格技术的经典白质纤维逐层解剖示范图

损伤可引起传导性失语；钩束及下额枕束损伤可引起理解性失语；视束损伤可引起视野缺损，甚至失明。

二、脑功能的神经环路保护

以脑语言功能为例，语言功能的保护涉及整个神经环路中要素与连接的保护，同样语言功能的康复也是一个动态的网络协调与代偿过程。以图片命名为例，整个词的产生过程包括：①当看到这张山羊的图片时，枕叶最先被视觉信息激活。②接下来是梭状回激活视觉词形区（VWFA），完成图像的视觉识别。③之后，颞中回前中部被激活，完成概念准备和词条检索过程。概念准备过程的时间窗为 0~200 ms，负责将视觉信息转化为山羊的准确概念；词条检索过程的时间窗口为 200~275 ms，负责将概念进一步转化为"goat"的确切词汇。④接下来，颞中回和颞上回的后部被激活以完成语音密码检索过程。此步骤需要 275~390 ms，在此期间将单词"goat"编码成正确的音素。⑤在语音代码检索过程结束之前，布罗卡区被激活以完成语音编码过程。该步骤需要 355~455 ms，负责创建音节和节奏信息。⑥在语音编码过程结束之前，腹侧前运动皮质被激活以完成语音编码过程。此阶段的时间窗口为 410~600 ms，此步骤负责音节排序和发音器的协调运动。⑦最后，腹侧感觉运动皮质被激活以控制发音器官（口、唇、舌、咽、喉）的协调运动和完整的发音过程（图 1-2-5）（视频 1-1 言语产生过程）。

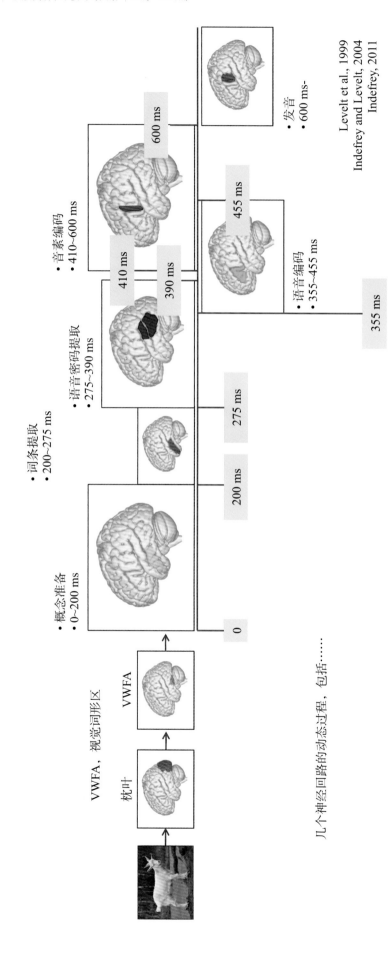

图 1-2-5 言语产生过程（LRM 模型）[29]

引自： Wang P，et al. Front Med 2021; 15（4）: 562-574

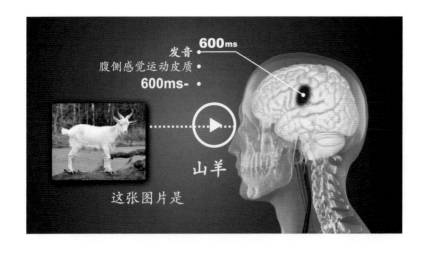

视频 1-1
言语产生过程

三、多模态技术

多模态技术（multimodality）包括：①术前神经功能评估与个体手术规划；②术中脑结构、功能与代谢导航；③术后脑功能康复等。是覆盖围手术期全流程技术体系[30-32]。

· 围手术期神经心理学评估量表　常用的围手术期神经心理学评估量表包括：爱丁堡惯利手评估（Edinburgh Handedness）、卡氏表现评分（Karnofsky Performance Score，KPS）、简易版心理状态检查（Mini Mental State Examination，MMSE）、波士顿命名测试（Boston Naming Test，BNT）和失语症量表测试（Aphasia Battery Test）等。所有患者都必须在术前和术后进行神经心理评估，因为在术前全面了解所有类型显性或隐性神经功能障碍，外科医生可以提供个体化治疗，预测可能的术后缺陷，制订康复计划，并为术后神经功能持续评估提供基线。

· 功能磁共振成像（functional MRI，fMRI）fMRI 是最常见的功能性神经影像学技术。考虑到技术本身的假阳性和假阴性率，fMRI 更合适用于：①术前手术计划和手术预演；②筛选需要通过术中直接电刺激验证的功能性脑区；③为无法进行清醒开颅手术的患者提供皮质运动和语言网络信息，例如初级运动皮质（手结）（图 1-2-6）。

· 经颅磁刺激（transcranial magnetic stimulation，TMS）　TMS 是一种较新的非侵入性术前皮质功能映射技术，涉及通过时变磁场改变皮质神经元的动作电位，并结合导航技术准确定位功能性皮质区域（图 1-2-7）。

· 磁共振弥散张量成像（diffusion tensor imaging，DTI）　DTI 基于水分子在白质纤维中扩散的各向异性成像，可用于形成皮质下神经传导束的 3D 模型。借此，我们可以识别各种不同的白质纤维（图 1-2-8）。

· 术中神经电生理监测技术（intraoperative neurophysiological monitoring，IONM）　fMRI 和 DTI 在定位大脑功能性要素和连接方面具有实用性，但目前脑功能标测的"黄金标准"技术依然是 IONM。IONM 对于确保术中脑功能定位的准确性和可靠性至关重要。我们团队回顾性分析了近千例脑胶质瘤临床资料，比较有或没有 IONM 的临床预后（图 1-2-9）。结果发现 IONM 不仅可以降低致残率，还可以延长患者的生存时间。因此 IONM 已经成为功能区脑胶质瘤切除术的"金标准"，可辅助术者根据个性化的皮质和皮质下功能边界，真正地最大安全切除肿瘤，为患者提供平衡的肿瘤学和功能学获益[21]。

IONM 包括四个部分：①用于定位中央沟的感觉诱发电位（somatosensory evoked potential，

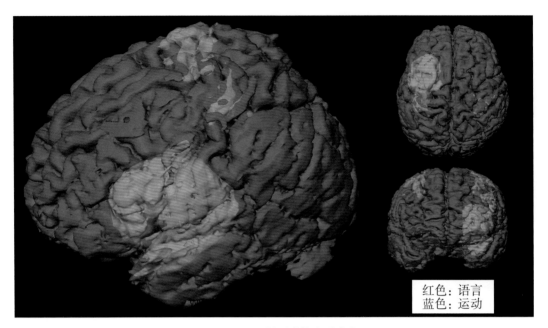

红色：语言
蓝色：运动

图 1-2-6 fMRI 用于功能皮质定位

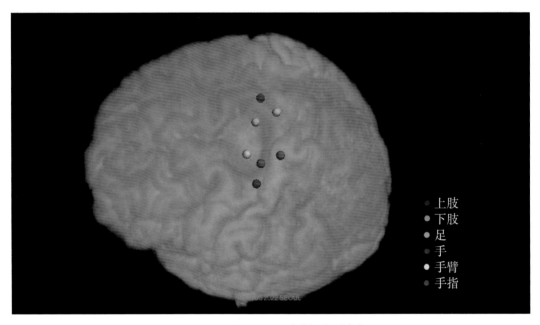

● 上肢
● 下肢
● 足
● 手
● 手臂
● 手指

图 1-2-7 TMS 用于运动功能皮质定位

SSEP）。②用于监测运动通路完整性的运动诱发电位（motor evoked potential，MEP）。③直接皮质刺激与肌电图（electromyogram，EMG）记录相结合以定位初级运动和语言皮质，以及直接皮质下刺激以描绘皮质下运动或语言通路。双极刺激器可以定位皮质下运动和语言通路，而单极刺激器仅检测运动通路。

感觉运动功能定位的一个重要初始步骤是通过 SSEP 相位反转技术识别中央沟。将条形电极放置在假定的中央沟表面，通过刺激正中神经来记录 SSEP。虽然可以通过分析神经影像学上的解剖学标志来识别中央沟，但解剖学和神经生理学的差异可能会导致较大的定位误差。

临床上常用复合肌肉动作电位（compound

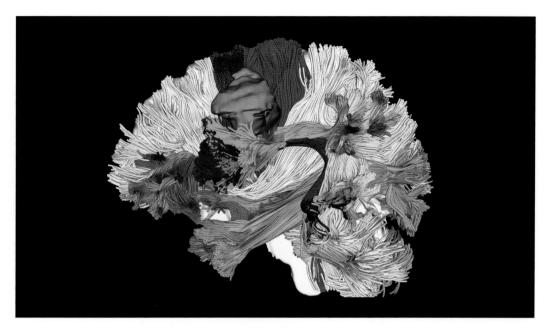

图 1-2-8　DTI 用于皮质下神经传导束的 3D 建模

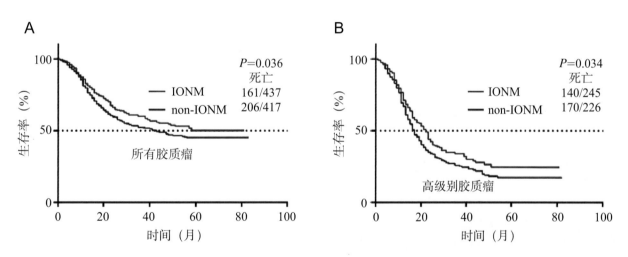

图 1-2-9　比较有或没有术中神经生理学监测（IONM）的临床预后
引自：Zhang，N. et al. World Neurosurg. 2018

muscle action potential，CMAP）的潜伏期和振幅作为 MEP 的监测指标。连续经颅/经皮质 MEP 广泛用于脑胶质瘤手术，以监测运动通路的完整性，从而在保留运动功能的同时最大限度地切除病灶。EMG 记录比肌肉收缩更敏感，并受到监测以降低刺激阈值和术中癫痫的风险。已识别的功能皮质区域及皮质下功能边缘均标

有无菌标签（图 1-2-10）。

· 唤醒脑功能定位（awake brain mapping）与全身麻醉下的脑功能定位相比，清醒状态下的直接皮质和皮质下电刺激具有许多优势，例如：①唤醒状态下允许更多需要患者主动配合的神经功能测试，如语言、感觉、视觉、空间和韵律等；②与全身麻醉相比刺激电流强度更低，降低术中

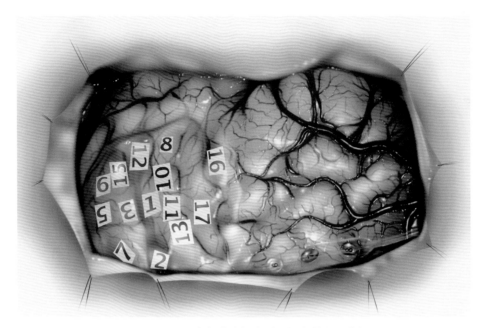

图 1-2-10　IONM 定位脑功能皮质（标有数字无菌标签）

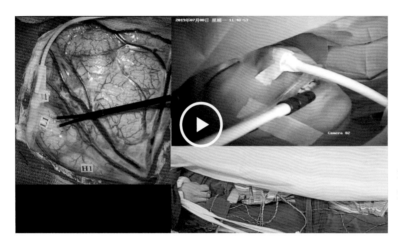

视频 1-2
Mapping 过程演示

1. NMA
2. 发音器官运动
3. 构音障碍
4. 命名性失语
5. 手运动
6. 眼运动

癫痫发作的风险，提高脑功能定位准确性；③定位辅助运动区（SMA）和顶叶皮质中的负性运动区和感觉区；④监测高级认知功能，如注意力、判断力、计算能力、精神状态和自我意识等。

由于儿童大脑语言网络不成熟、可塑性强，不需要进行唤醒脑功能定位。其他禁忌证包括：精神状态不稳定（焦虑）；较高的颅内压力；睡眠呼吸暂停综合征；困难气道；病态肥胖；幽闭恐惧症等。

唤醒术中脑功能定位的并发症防治策略见表 1-2-1。

· 正性与负性反应　在术中大脑功能定位过程中，我们必须同时关注正性与负性反应。两者在临床上也很重要。我们依次检测到正性运动反应、负性运动反应和图片命名反应，见视频 1-2 Mapping 过程演示[33]。

表 1-2-1　唤醒术中脑功能定位的并发症防治策略

- 癫痫发作的预防和治疗：
  - ☐ 冰林格溶液／盐水冲洗；丙泊酚（异丙酚）30~50 mg 静脉注射；咪达唑仑 1~2 mg 静脉注射
  - ☐ 如有低氧血症，面罩正压通气
  - ☐ 体外除颤

- 紧急气道（阻塞）管理：
  - ☐ 术前插鼻管（贴于双颊），带 $EtCO_2$ 采样通道，用于术前给氧和监测呼吸
  - ☐ 停止麻醉：丙泊酚／瑞芬太尼输注
  - ☐ 如有低氧血症，适当推颌；正压面罩通气
  - ☐ 如果低氧血症严重，喉罩／气管插管（视频喉镜／支气管纤维镜）

- 升高的颅内压控制：
  - ☐ 检查原因：肿瘤？血流动力学？过度镇静？
  - ☐ 由过度镇静（停用丙泊酚）或瑞芬太尼引起的呼吸暂停／胸部强直（停用瑞芬太尼）引起
  - ☐ 肿瘤引起：抬头；甘露醇输液；让患者做更多的呼吸（换气过度）；减瘤
  - ☐ 出血原因：CT 扫描及手术控制出血

- 出现躁动和谵妄管理：
  - ☐ 丙泊酚推注 20~30 mg 静脉注射
  - ☐ 芬太尼 25 μg 或舒芬太尼 5 μg 静脉注射

- 恶心和呕吐：
  - ☐ 昂丹司琼 0.1 mg/kg 术前用药
  - ☐ 地塞米松 0.1 mg/kg 预处理
  - ☐ 吸引器待机

四、其他手术操作细节

· **手术体位**　在我们团队的手术中，所有唤醒麻醉的患者都是仰卧位，主要有两个原因：①患者感觉更舒服；② iMRI 扫描要求。患者肩下垫枕，头部向右侧旋转，对应手术操作过程中的不同区域。例如 0°：额上回、扣带回；30°：额中回、额下回、内侧颞叶、边缘系统和旁边缘系统；45°：岛叶、环外侧裂区、中央叶腹侧和外侧、前颞叶；60°：后颞叶、颞枕区、缘上回、角回、顶叶盖（图 1-2-11）。

· **切口缝合**　完美的手术必须善于始终。切口的缝合细节同样影响手术预后。帽状腱膜应反针缝合，确保线结埋藏在帽状腱膜缝合面深部，这可以减少放疗后因头皮萎缩导致皮下线结外露的风险（图 1-2-12）。绝大多数情况，皮瓣下不需要置负压引流管，这可以减少术后皮下积液的概率（图 1-2-13）。止血时避免烧灼真皮层。头皮可以用皮钉（stapler）吻合，这有利于伤口干燥愈合，并减轻术后切口瘢痕，利于美容（图 1-2-14）。

· **最大限度安全切除**（maximal safe resection）脑胶质瘤综合治疗的第一步是最大限度安全切除。根据病灶部位不同（side and site）、肿瘤组织分类或分子分型不同，最大限度安全切除的定义不同，包含了：① T1W 增强边界切除（图 1-2-15）；② T2W FLAIR 边界切除（图 1-2-16）；③脑功能边界切除（图 1-2-17）；④次脑叶解剖性切除（图 1-2-18、图 1-2-19）。在优势半球和功能区的脑胶质瘤手术面临术后运动和语言功能缺陷的重大风险。根据我们的临床实践经验，脑胶质瘤精准外科技术体系可为神经肿瘤手术提供最佳疗效保证。

脑胶质瘤精准外科技术体系的临床应用，显著提升了恶性脑胶质瘤患者的生存预后，中位生存时间从 14.6 个月延长至 22 个月，5 年存活率从 5%

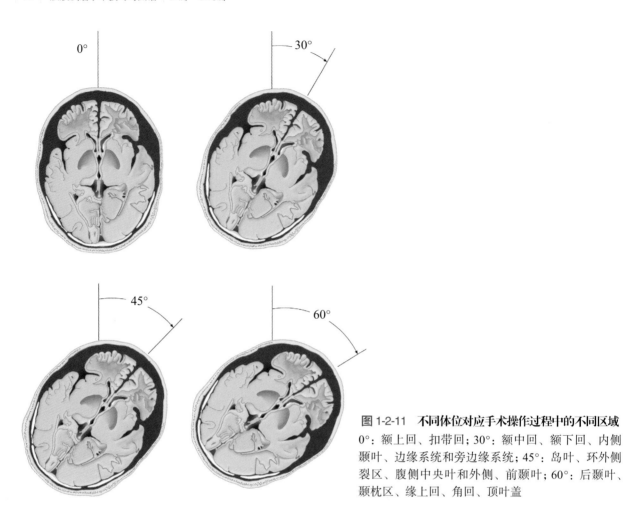

图 1-2-11　不同体位对应手术操作过程中的不同区域
0°：额上回、扣带回；30°：额中回、额下回、内侧颞叶、边缘系统和旁边缘系统；45°：岛叶、环外侧裂区、腹侧中央叶和外侧、前颞叶；60°：后颞叶、颞枕区、缘上回、角回、顶叶盖

延长至 15.5%。脑胶质瘤精准外科技术体系的临床应用，不仅带来患者生存获益，同时也显著降低了恶性脑胶质瘤患者的远期致瘫率（由 71.4% 降至 4.3%）。脑胶质瘤精准外科技术体系同样可用于脑语言甚至音乐功能的保护，但仍有 1/3 以上的患者术后出现语言功能障碍，7.7% 的患者术后永久性失语。失语症极大影响了患者的社会生活，给家庭造成巨大负担（视频 1-3 失语症典型案例，包括完全性失语、Broca 失语、传导性失语＋命名性失语、经皮质感觉性失语、经皮质运动性失语、Wernicke 失语）。

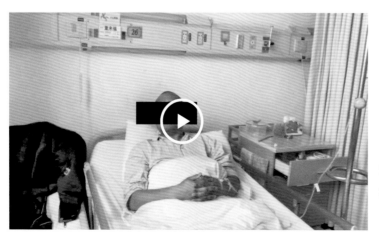

视频 1-3
失语症典型案例

1. 完全性失语　　4. 经皮质感觉性失语

2. Broca 失语　　5. 经皮质运动性失语

3. 传导性失语＋　6. Wernicke 失语
   命名性失语

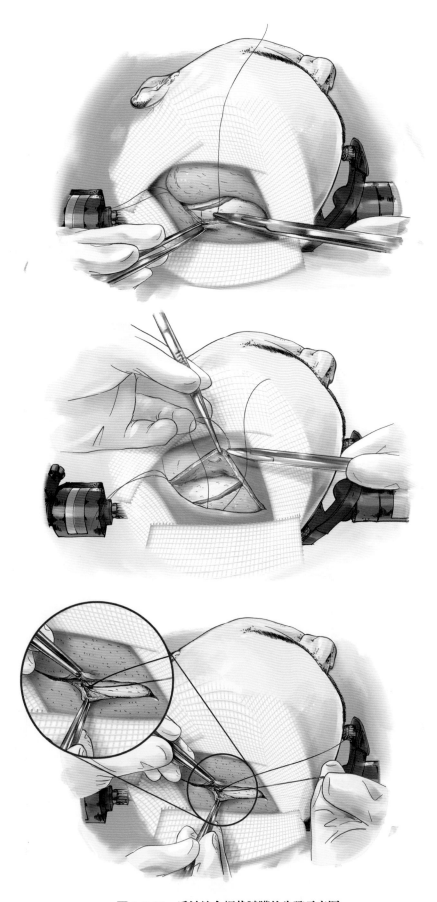

图 1-2-12　反针缝合帽状腱膜的步骤示意图

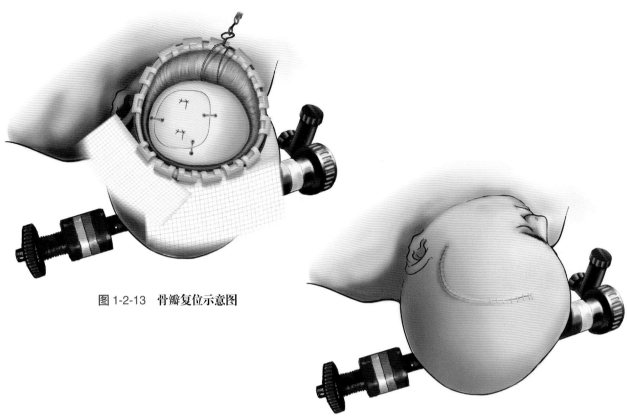

图 1-2-13 骨瓣复位示意图

图 1-2-14 头皮切口用皮钉吻合

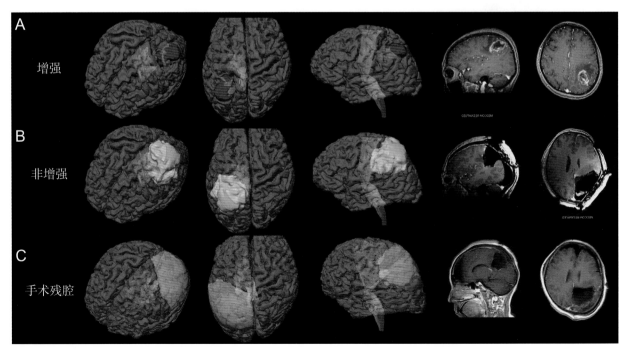

图 1-2-15 左侧顶上小叶胶质母细胞瘤（IDH 野生型，TERT 突变型，WHO 4 级）行最大限度安全切除术
切除范围含 T1W 增强灶和周边非增强区域，保留前方的 Rolandic 叶（感觉-运动区）、深面的皮质脊髓束（运动通路）及下方的顶下小叶（语言区）。A. 术前 T1W 增强影像显示：肿瘤增强灶（红色区域）位于右侧顶上小叶；B. 术中 iMRI 显示肿瘤切除范围（黄色区域）含增强病灶周围非增强区域，覆盖整个顶上小叶；C. 术后早期 MR T1W 增强影像证实肿瘤达最大范围安全切除。A~C 图中紫色为皮质脊髓束

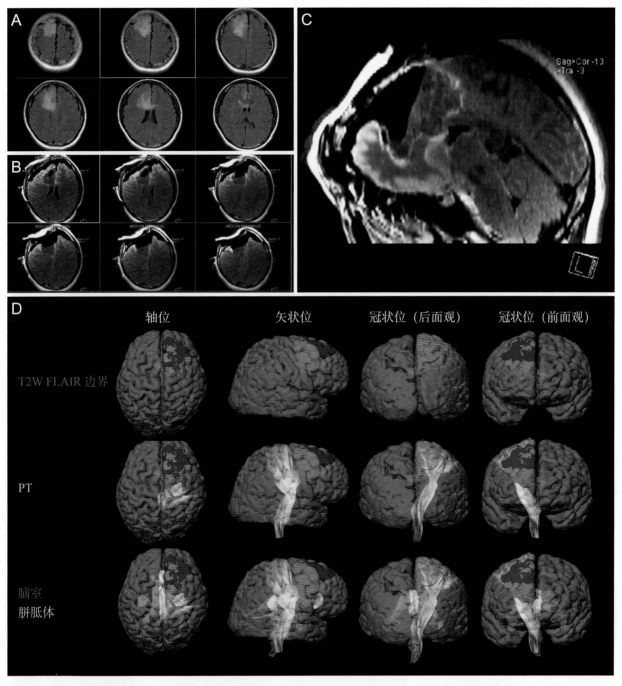

图 1-2-16　右侧额叶星形细胞瘤（IDH 突变型，WHO 2 级）行最大限度安全切除术

切除范围按 T2W FLAIR 边界，包括：右侧额叶、右侧扣带回前部和胼胝体体部受累处。保留右侧眶回、直回和胼胝体膝部等结构。A. 术前 T2W FLAIR 影像显示：肿瘤涉及右侧前额叶和扣带回前部，胼胝体的体部有少量受累；B. 术中 iMRI 扫描证实：按 T2W FLAIR 边界，肿瘤达到最大限度安全切除；C. 术中 iMRI 矢状位 T2W FLAIR 影像；D. 术前多模态三维重建影像，红色为肿瘤，黄色为皮质脊髓束，紫色为脑室，绿色为扣带束

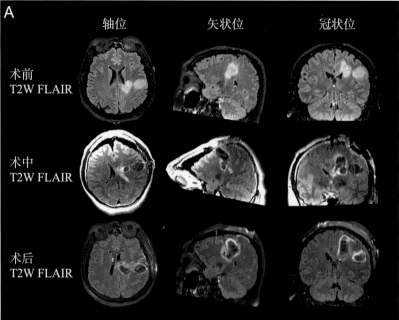

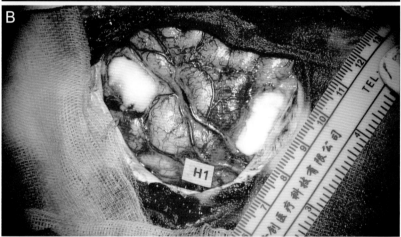

图 1-2-17 左侧中央叶胶质母细胞瘤精准切除手术前后的 MRI 及多模态三维重建影像比较

切除范围以肿瘤 T2W FLAIR 边界为依据，结合皮质下电刺激定位运动通路，采用皮质造瘘技术（transcortical）分别切除中央前回腹侧部和旁中央叶的肿瘤病灶，而夹在两个病灶中间的锥体束（感觉运动通路）和弓状束（语言通路）保护良好。A. 围手术期 T2W FLAIR 影像显示：肿瘤涉及左侧中央叶腹侧和旁中央叶，按照 T2W FLAIR 边界，肿瘤精准切除；B. 术中照片显示两个皮质造瘘口长径均不超过 2 cm；C. 围手术期多模态三维重建影像，红色为肿瘤，黄色为皮质脊髓束，海蓝色为弓状束，蓝色为手术计划切除范围，紫色为红色和蓝色重合处

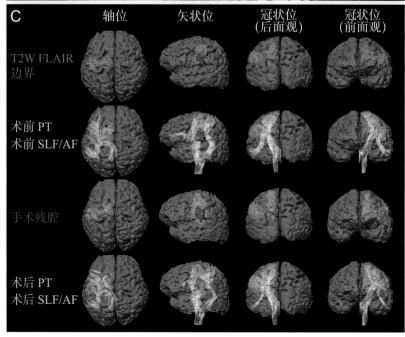

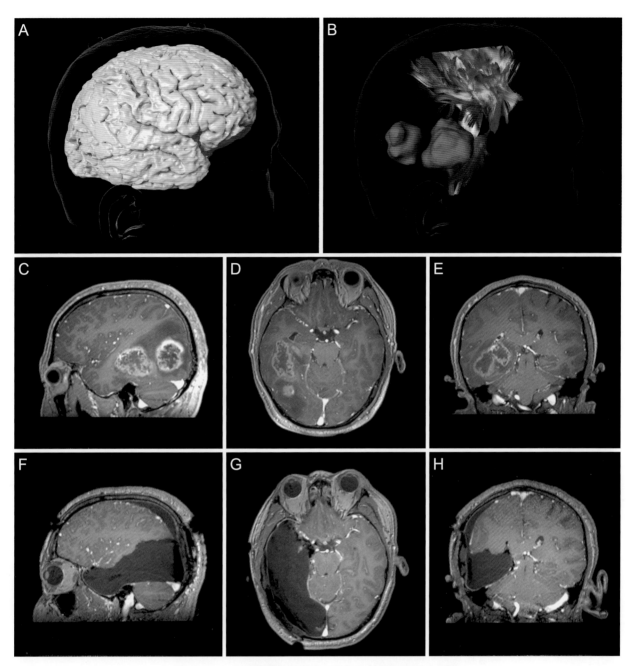

图 1-2-18　右侧颞枕叶胶质母细胞瘤行颞枕叶联合切除

A. 术前皮质三维重建（棕色）；B. 术前病灶和皮质脊髓束（紫色）三维重建；C~E. 术前 MRI T1W 增强显示颞枕叶两个强化核心的肿瘤病灶（橙色）；F~H. 术后 MRI 显示颞枕叶解剖性切除

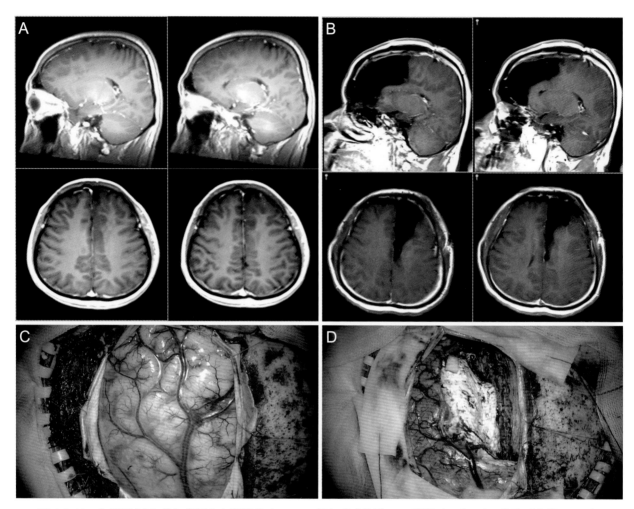

图 1-2-19　左侧额上回-前扣带回少突胶质瘤（WHO 2 级）手术前后 MRI 影像（A 和 B），以及手术前（C）与手术后（D）照片证实肿瘤达次脑叶解剖性切除

切除范围含左侧额叶的：额上回、额中回、直回、眶回；左侧扣带回的膝下区、膝部和前部。保留左侧胼胝体、胼胝体小钳、左侧额下回（语言区）及中央基底核

参考文献

[1] Zheng R, Zhang S, Zeng H, et al. Cancer incidence and mortality in China, 2016[J]. Journal of the National Cancer Center, 2022, 2(1):1-9.

[2] Bray F, Ferlay J, Soerjomataram I, et al. Global cancer statistics 2018: GLOBOCAN estimates of incidence and mortality worldwide for 36 cancers in 185 countries[J]. CA Cancer J Clin, 2018, 68(6):394-424.

[3] China Globocan 2018. https://gco.iarc.who.int/media/globocan/factsheets/populations/160-china-fact-sheet.pdf.

[4] Thai A A, Solomon B J, Sequist L V, et al. Lung cancer[J]. Lancet, 2021, 398(10299):535-554.

[5] Loibl S, Poortmans P, Morrow M, et al. Breast cancer[J]. Lancet, 2021, 397(10286):1750-1769.

[6] Park W, Chawla A, O'Reilly E M. Pancreatic cancer: A review[J]. JAMA, 2021, 326(9):851-862.

[7] Stupp R, Taillibert S, Kanner A, et al. Effect of tumor-treating fields plus maintenance temozolomide vs maintenance temozolomide alone on survival in patients with glioblastoma: A randomized clinical trial[J]. JAMA, 2017, 318(23):2306-2316.

[8] Allemani C, Matsuda T, Di Carlo V, et al. Global surveillance of trends in cancer survival 2000-14(CONCORD-3): Analysis of individual records for 37 513 025 patients diagnosed with one of 18 cancers from 322 population-based registries in 71 countries[J]. Lancet, 2018, 391(10125):1023-1075.

[9] Wu J S, Gong X, Song Y Y, et al. 3.0-T intraoperative magnetic resonance imaging-guided resection in cerebral glioma

surgery: Interim analysis of a prospective, randomized, triple-blind, parallel-controlled trial[J]. Neurosurgery, 2014, 61 (Suppl 1):145-154.

[10] Wu J S, Zhou L F, Tang W J, et al. Clinical evaluation and follow-up outcome of diffusion tensor imaging-based functional neuronavigation: A prospective, controlled study in patients with gliomas involving pyramidal tracts[J]. Neurosurgery, 2007, 61(5):935-948;discussion 948-939.

[11] Gong X, Yao C J, Yuan S W, et al. 3.0T iMRI-guided resection of eloquent high-grade gliomas: Preliminary results of a randomised controlled trial[J]. Lancet, 2015, 386(S11):11.

[12] 吴劲松. 功能神经导航技术在运动区脑肿瘤手术中的应用 [M]// 周良辅. 神经导航外科学. 上海：上海科技教育出版社, 2008.

[13] 吴劲松，周良辅，洪汛宁，等. 磁共振弥散张量成像在涉及锥体束的脑肿瘤神经导航术中的应用 [J]. 中华外科杂志, 2003, 41(9):662-666.

[14] 吴劲松，周良辅，高歌军，等. 融合功能磁共振影像的神经导航在脑皮质运动区肿瘤术中的应用 [J]. 中华医学杂志, 2004, 8(5):632-636.

[15] 吴劲松，周良辅，高歌军，等. 多影像融合技术在神经导航手术的临床应用 [J]. 中华神经外科杂志, 2005, 21(4):227-231.

[16] 吴劲松，朱凤平，庄冬晓，等. 3T iMRI 导航在神经外科手术应用的初步经验 [J]. 中华外科杂志, 2011, 49(8):683-687.

[17] 吴劲松，毛颖. 脑胶质瘤手术理念和研究热点 [J]. 中国神经精神疾病杂志, 2009, 35(6):376-377.

[18] 吴劲松，毛颖，姚成军，等. 术中磁共振影像神经导航治疗脑胶质瘤的临床初步应用 (附 61 例分析)[J]. 中国微侵袭神经外科杂志, 2007, 12(3):105-109.

[19] 吴劲松，洪汛宁，周良辅，等. 白质纤维束的弥散张量成像在脑胶质瘤外科的应用 [J]. 中国临床神经科学, 2007, 15(3):253-259.

[20] Hameed N U F, Qiu T, Zhuang D, et al. Transcortical insular glioma resection: Clinical outcome and predictors[J]. J Neurosurg, 2018, 131(3):706-716.

[21] Zhang N, Yu Z, Hameed N U F, et al. Long-term functional and oncologic outcomes of glioma surgery with and without Intraoperative neurophysiologic monitoring: A retrospective cohort study in a single center[J]. World Neurosurg, 2018, 119:e94-e105.

[22] Wang P, Luo C, Hong P J, et al. The role of surgery in IDH-wild-type lower-grade gliomas: Threshold at a high extent of resection should be pursued[J]. Neurosurgery, 2021, 88(6):1136-1144.

[23] Luo C, Song K, Wu S, et al. The prognosis of glioblastoma: A large, multifactorial study[J]. Br J Neurosurg, 2021, 35(5):555-561.

[24] Xiong Z, Luo C, Wang P, et al. The intraoperative utilization of multimodalities could improve the prognosis of adult glioblastoma: A single-center observational study[J]. World Neurosurg, 2022, 165:e532-e545.

[25] Zhu F P, Wu J S, Song Y Y, et al. Clinical application of motor pathway mapping using diffusion tensor imaging tractography and intraoperative direct subcortical stimulation in cerebral glioma surgery: A prospective cohort study[J]. Neurosurgery, 2012, 71(6):1170-1184.

[26] Lu J F, Zhang H, Wu J S, et al. 'Awake' intraoperative functional MRI(ai-fMRI)for mapping the eloquent cortex: Is it possible in awake craniotomy?[J]. Neuroimage Clin, 2012, 2:132-142.

[27] Ghinda D, Zhang N, Lu J, et al. Contribution of combined intraoperative electrophysiological investigation with 3-T intraoperative MRI for awake cerebral glioma surgery: Comprehensive review of the clinical implications and radiological outcomes[J]. Neurosurg Focus, 2016, 40(3):E14.

[28] Hameed N U F, Wang P, Geng X, et al. Motor mapping(rolandic, pre-Rolandic, and insular cortex)[M]//Brain mapping: Indications and techniques. Alfredo Q H, Kaisorn C, Mahoto D, eds. New York, NY, USA: Thieme Medical Publishers, Inc, 2020:153-163.

[29] Wang P, Zhao Z, Bu L, et al. Clinical applications of neurolinguistics in neurosurgery[J]. Front Med, 2021, 15(4):562-574.

[30] Carter B S, Das S, Lesniak M S, et al. Left occipital high-grade glioma[M]//Intrinsic and skull base tumors. Chaichana K L, Quiñones-Hinojosa A, eds. Philadelphia, PA, USA: Elsevier, 2020:140-144.

[31] Lang F F, Liau L M, Price S T, et al. Left insular high-grade glioma[M]//Intrinsic and skull base tumors. Chaichana K L, Quiñones-Hinojosa A, eds. Philadelphia, PA, USA: Elsevier, 2020:127-130.

[32] Bruce J N, Kim C Y, Rao G, et al. Broca area high-grade glioma[M]//Intrinsic and skull base tumors. Chaichana K L, Quiñones-Hinojosa A, eds. Philadelphia, PA, USA: Elsevier, 2020:107-111.

[33] Zhou Y, Zhao Z, Zhang J, et al. Electrical stimulation-induced speech-related negative motor responses in the lateral frontal cortex[J]. J Neurosurg, 2021:1-9.

第 3 节 · 面对未来

一、语言脑机接口

攻克失语症的策略有两条，一是发展康复医疗，这需要我们在康复机制上寻求突破；二是创新语言脑机接口科技。语言脑机接口（brain computer interface，BCI）的实现，包括三个核心步骤：①大脑意念语言神经活动的信号采集；②解析神经编码机制，即将句法、语义、语音等语言特征与所记录的神经活动建立相关关系；③神经解码合成语言，依据前述编码机制构建工程系统，从神经电活动合成语言。国际上，发声状态下构音器官的神经编码机制已揭示，基于发声过程的语言脑机接口已实现。美国 UCSF Edward Chang 教授团队的研究成果帮助一名脑干损伤导致构音障碍的患者恢复部分口语表达能力，语速可以达到 15 个单词 / 分钟 [1-5]。人类语言的形成包括听觉获取、句法语义处理、语音处理和发音运动控制等关键步骤。未来研究聚焦的科学问题是不发声状态下（图 1-3-1），即意念语言（mentalese）情境下汉语语言的神经编码机制 [6, 7]。

相较于传统的头皮脑电及功能磁共振等技术，高密度皮质脑电（elctrocorticography，ECoG）可兼具毫米级空间分辨率及亚毫秒级时间分辨率，是人脑在体研究最前沿的技术之一。未来研究结合唤醒开颅手术，将开展：①基于高密度 ECoG 的意念语音编码机制，探索运动前区、Broca 区、额中回后部等脑区神经电活动跟语音特征之间的相关关系，解析大脑在不发音状态下的编码特征；②基于高密度 ECoG 的句法和语义编码机制，解析人类在执行句法、语义任务时大脑额叶、颞叶皮质的神经活动交互，探索句法、语义的时间和空间表征，揭示其编码规律。可以预见，不发音状态下（意念语言）汉语语言神经编码机制的突破，对失语症的康复理论创新及语言脑机接口的实现具有理论指导意义。

二、机器人手术

机器人辅助手术最早应用于神经外科。1985 年，Kwoh 教授使用 PUMA 200 完成第一例脑部病变活检手术。从头皮颅骨到脑神经脑血管的多层次解剖结构决定了神经外科手术流程的复杂性，这对机器人手术的灵活性、精确性、安全性及稳定性均提出了极高的要求。近年来，全球神经外科手术机器人技术不断突破，手术精准度、追踪灵敏度、自动化程度及风险防控性能均显著提升，实现了图像自动配准、机械臂自动定位、安全风险自动感知等功能。手术机器人已广泛用于脑出血、脑脓肿和颅内异物的精准穿刺，脑组织活检术，颅内肿瘤间质内放疗、化疗和热疗，脑内核团或组织毁损术，脑深部电刺激术电极植入，立体脑电图电极植入术，辅助显微外科手术，辅助神经内镜手术，神经脊柱手术等多类医疗场景。

根据术者和机器人的交互程度，神经外科手术机器人可以分为自主控制型、主从控制型和共享控制型三类。自主控制型机器人通过再现已编

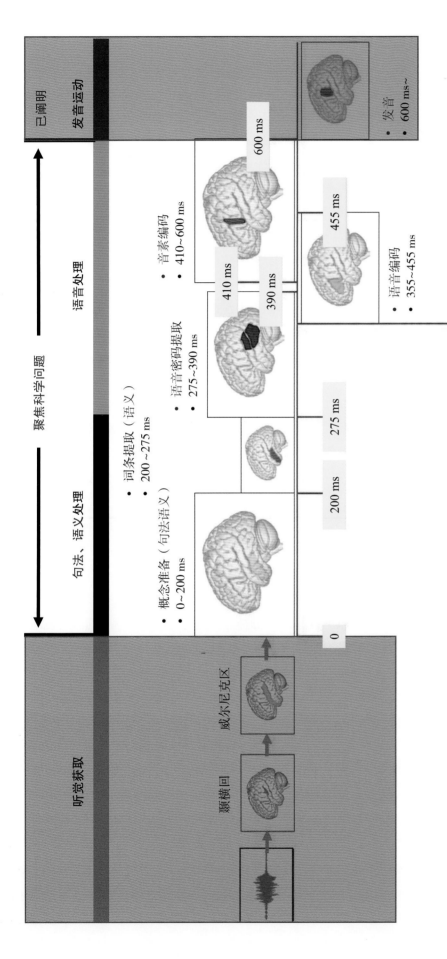

图 1-3-1　不发声状态（默念 / 意念语言 / 心语），汉语语言的神经编码机制

[1] Lu J, Zhao Z, Zhang J, et al. Functional maps of direct electrical stimulation-induced speech arrest and anomia: A multicentre retrospective study[J]. Brain, 2021, 144(8): 2541-2553.
[2] Li, Yuanning, et al. Human cortical encoding of pitch in tonal and non-tonal languages[J]. Nature communications, 2021, 12(1): 1-12.
[3] Wang P, Zhao Z, Bu L, et al. Clinical applications of neurolinguistics in neurosurgery[J]. Frontiers of Medicine, 2021, 15(4): 562-574.

程的计划或自主移动机械臂来完成手术操作，该类机器人常见于神经外科立体定向手术中。在主从控制型机器人辅助的手术中，术者始终保持对机器人系统的完全控制，该类型机器人允许外科医生进行远程遥控手术。共享控制型是介于上述两种类型之间，术者可以控制机器人的机械臂进行操作。一般认为，外科医生手部震颤的幅度在50 μm级别，机器人系统可帮助过滤术者手部震颤导致的误差，提高操作精度。

未来，脑胶质瘤手术机器人将融合：①空间、材料、驱动和图像的MR兼容技术；②末端执行器的精密感知技术；③虚拟现实技术；④人工智能技术；⑤基于5G通信的远程医疗。手术机器人将帮助我们实现更高效、更精准、更微创、更安全的脑胶质瘤手术。

三、AI在医学的应用

中枢神经系统相较于周围神经系统而言，具有较为复杂的解剖、生理、病理生理机制，疾病种类繁多，临床诊疗困难。其中，大家熟知的疾病类型包括脑血管病、神经退行性疾病及脑肿瘤等[8, 9]。人工智能（AI）在神经系统疾病的应用场景首推神经影像。脑血管病中AI应用的代表就是脑卒中的智能管理，包括卒中后风险评估、脑血管血流动力学监测、CT颅内出血与缺血的定量分析等多种AI应用。因此，AI可以有效地实现脑卒中的早期筛查、急诊急救、健康管理等全流程服务。神经退行性疾病中AI的应用主要体现在脑结构的智能分析，基于MR的脑区分割进行精准量化计算、细化分析及颞叶内侧结构萎缩评分（mesial temporal atrophy，MTA）等，目前已建立了例如阿尔茨海默病、帕金森病等神经退行性疾病的多模态深度学习模型。神经肿瘤中代表性的AI相关研究主要集中在基于多模态影像的各类预测模型，包括肿瘤组织学分类分级、分子生物标记预测、患者预后评估和治疗预测等。

AI技术在神经影像领域的产学研医发展比较集中。复旦大学附属华山医院团队联合企业，另辟蹊径，开展了AI技术在神经病理诊断中的研究[10]。首先是采用高通量切片扫描技术实现病理切片数字化，然后再将AI的深度学习算法赋能到病理诊断上。深度学习的模型由三部分组成：第一部分是密度网络（densenet），也就是基础的结构性分类网络；第二部分是压缩激发区块（SE block），用于多通道的图像特征提取；第三部分是权重交叉熵损（weighted cross-entropy loss），用于解决胶质瘤亚型之间的数据不平衡问题。该部分研究结果显示，在独立测试集中，小图（patch）级AI诊断准确率达86.5%，切片级AI诊断准确率达87.5%。

研究建立了一站式的数字化AI脑肿瘤病理诊断系统（图1-3-2），实现了组织病理切片的数字化自动扫描、自动图像拼接与浏览、多类型脑肿瘤的分类和分级诊断，以及图像的自动存储。系统可在7分钟左右的时间内完成单张切片的诊断，诊断范围为神经上皮肿瘤的9分类，切片级的诊断准确率达到93%。

下一步研究的方向是：①不断扩充目标肿瘤类型，覆盖罕见肿瘤类型；②减少人工干预；③纳入全切片图像信息；④减少AI诊断用时；⑤对接最新的2021年《第五版WHO中枢神经系统肿瘤分类》（*WHO Classification of Tumours 5th Edition-Central Nervous System Tumours*，WHO CNS 5）标准；⑥采用非监督学习或主动学习的模型，训练出更全面的AI病理诊断系统。

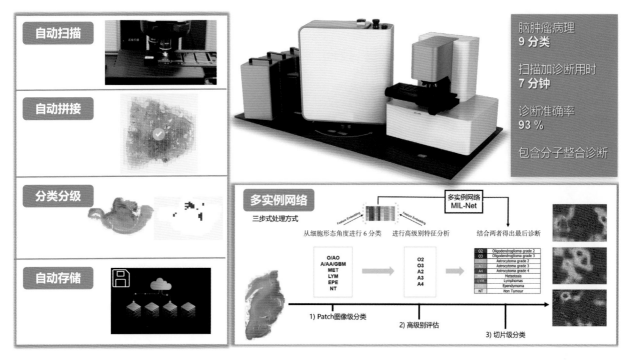

图 1-3-2　一站式数字化 AI 脑肿瘤病理诊断系统研发与应用转化

四、医疗元宇宙

元宇宙是运用数字技术构建的，由虚拟世界映射或超越现实世界，可与现实世界交互的虚拟世界，或者称为数字生活空间。目前有多项政策支持元宇宙场景的建设。医疗元宇宙正是下一代数字医疗场景[11, 12]，包含了：① AR（增强现实）/VR（虚拟现实）/XR（混合现实）沉浸式的规划与治疗；②数字孪生的新医疗生态；③各类人工智能应用；④精准的个性化诊疗。

医疗元宇宙通过需求驱动应用，组成数据为中心的元宇宙生态。首先，需要各类数字诊疗设备、通信、物联网等硬件支持。其次，需要通信、AI、虚拟现实、区块链等技术的综合应用才能实现元宇宙的高效高质运作。医疗元宇宙是包含应用、硬件、技术等在内的多项数字创新科技"连点成线"的综合应用，希望通过元宇宙的多结构属性，打造出一个虚实联动、多模融合、智能协作的下一代"元医院"平台。"元医院"的生态包含预防、评估、诊断、治疗及康复，具体内容涵盖科普、医患沟通、围手术期 AR/VR/XR 可视化、智能手术机器人、居家康复、医疗大数据中心池管理等。

元宇宙是未来虚拟世界和真实世界交互的关键端口，是数字医疗发展的关键赛道。目前，元宇宙的概念多，落地应用局限于游戏产业、娱乐行业及虚拟导购服务等。医疗元宇宙将与脑机接口、手术机器人和人工智能诊断高度融合，是未来最值得期待的应用场景。未来，医学元宇宙将在数字克隆医生、患者数字孪生、沉浸式互联网医疗、医学大数据、算法算力、可穿戴设备、数字终端、数据中心、伦理及法律等领域面临更多挑战，寻求突破。

五、科技向善，伦理先行

脑-机接口（brain-computer interface, BCI）技术是否会将人打造成为"人机嵌合体"，也就是所谓的"赛博格（Cyborg）"？Cyborg 是控制论（cybernetics）和有机体（organism）两个单词构成的新名词。Cyborg 的定义是通过医学和机械手段拓展极限的人体。医疗性和非医疗性 BCI 的技术边界在哪里？非医疗性 BCI 技术旨在用意识控制电子设备或机械装置，从而获得超越人体自然属性的能力。而此时，人体是否也会存在被程序反噬的风险，失去思维的隐私性，甚至失去独立的自我意识？AI 技术发展的基石是医疗大数据共享，然而患者隐私如何确保？AI 医疗的安全性和有效性如何确保？AI 医疗的责任主体如何界定？医疗元宇宙技术是否会将人体视为"缸中之脑"？客观物质时空和主观意识世界是否会混淆？生命体的结构是否还决定功能？数字孪生体将无限接近于真实人体，那 TA 的法律和道德属性如何界定？

以上这些疑问都亟待我们依据医学伦理学的四项基本原则——"有利原则、不伤害原则、尊重原则、公正原则"展开探讨，从道德和法律层面，对技术的进步提出约束和保障策略。

参考文献

[1] Moses D A, Metzger S L, Liu J R, et al. Neuroprosthesis for decoding speech in a paralyzed person with anarthria[J]. N Engl J Med, 2021, 385(3):217-227.

[2] Dichter B K, Breshears J D, Leonard M K, et al. The control of vocal pitch in human laryngeal motor cortex[J]. Cell, 2018, 174(1):21-31 e29.

[3] Chang E F, Anumanchipalli G K. Toward a speech neuroprosthesis[J]. JAMA, 2020, 323(5):413-414.

[4] Bouchard K E, Mesgarani N, Johnson K, et al. Functional organization of human sensorimotor cortex for speech articulation[J]. Nature, 2013, 495(7441):327-332.

[5] Anumanchipalli G K, Chartier J, Chang E F. Speech synthesis from neural decoding of spoken sentences[J]. Nature, 2019, 568(7753):493-498.

[6] Wang P, Zhao Z, Bu L, et al. Clinical applications of neurolinguistics in neurosurgery[J]. Front Med, 2021, 15(4):562-574.

[7] Li Y, Tang C, Lu J, et al. Human cortical encoding of pitch in tonal and non-tonal languages[J]. Nat Commun, 2021, 12(1):1161.

[8] Yu B, Wang Y, Wang L, et al. Medical image synthesis via deep learning[J]. Adv Exp Med Biol, 2020, 1213:23-44.

[9] Zhang Y D, Morabito F C, Shen D, et al. Advanced deep learning methods for biomedical information analysis: An editorial[J]. Neural Netw, 2021, 133:101-102.

[10] Jin L, Shi F, Chun Q, et al. Artificial intelligence neuropathologist for glioma classification using deep learning on hematoxylin and eosin stained slide images and molecular markers[J]. Neuro Oncol, 2021, 23(1):44-52.

[11] Yang D, Zhou J, Chen R, et al. Expert consensus on the metaverse in medicine[J]. Clinical eHealth, 2022, 5:1-9.

[12] Yang D, Zhou J, Song Y, et al. Metaverse in medicine[J]. Clinical eHealth, 2022, 5:39-43.

第 2 章
神经外科手术室布局及手术器械

第 1 节 · 手术室的要求与整体布局

宋秋蔚　马成鑫　章捷　吴劲松

随着医疗信息技术的发展和人们对医疗环境的要求提高，现代数字化医院建设数字化手术室是必然的发展趋势。在探讨当前数字化手术室系统在医院洁净手术部建设中的重要性的同时，还应结合医院医疗科室的专科性，更好地为医患人员服务，集网络技术、自动控制技术、图像信号处理技术、综合布线技术于一体，使手术过程中的各相关系统有机地协调结合在一起，从多个方面保证和实现数字化手术室建设中对洁净手术部门的高效、安全、舒适、环保的要求。因此，为满足神经外科在其重点诊治中枢神经系统疾病的需求，以及当前采取显微和微创技术的发展趋势，应用辅助及特殊器械和采用具有信息、视频功能的手术设备，可通过清晰的手术视野影像，使疾病的诊断和治疗拥有最为先进的技术，严密监测手术全过程，以求最大限度地消除或避免病原微生物侵入，保障患者的神经功能和安全（图 2-1-1）。

首先，手术室的设计为不等边八边形，面积最好能达到 80~100 m²，以便放置术中所需众多先进仪器设备。主控板中央控制面板具有照明动力控制、气体压力检测、时间显示、温度和湿度显示，以及手术计时、麻醉计时、空调系统控制、

通信、背景音乐控制等功能。其中，温度控制在 23~25℃，湿度保持在 40%~60%。第二，必须具备独立空气净化设备，其净化程度应达到 I ~ II 级标准洁净手术的要求，净化方式为垂直空气流型，气体从上方垂直吹向手术区域，然后向四周扩散，同时将等量的气体从回风口排出，使室内空气不断得到稀释，达到空气洁净平衡状态。单位时间内换气次数和自净功能，有效地稀释手术人员和患者带入手术室的微生物，以达到院感防控要求，提高手术质量。第三，室内供电、供气要求有两个以上独立系统，它们除可以安装在房间墙壁外，多安装在可移动式吊塔上，在手术床 2 m 左右开外地面贴警示线，以便各种电源线及管道有效避开手术区域，减少地面各种连线杂乱通过，保持房间整洁度。这不仅能保证手术室人员和物流的畅通，也可避免垂直气流在地面上遇到阻力而形成涡流，影响空气层流的质量。所供气体除氧气、压缩空气、中心负压吸引终端等外，还必须配备氮气装置，供气动手术工具气钻的使用。最后，手术室层流系统的维护应配有专人维护和保养，定期检查硬件设施，房间回风口每天清洁 1 次，回风过滤网每月更换，初效过滤器每 2 个月更换，中效 3 个月更换，高效过滤器 1

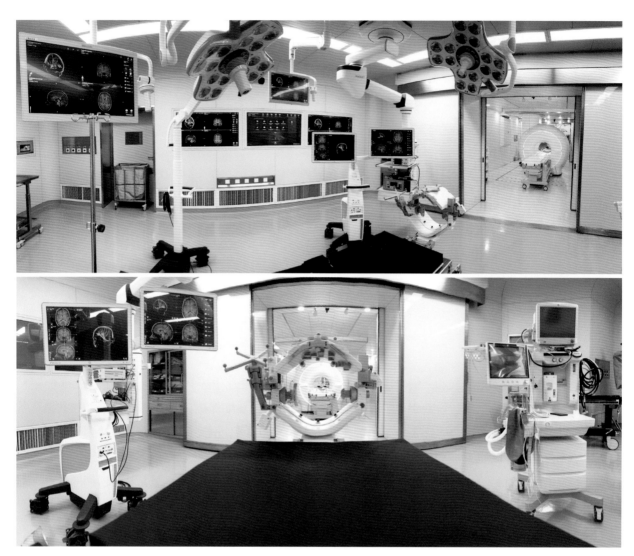

图 2-1-1　集成了 3.0T 术中磁共振系统的数字一体化手术室

年更换 1 次，保证设备使用完好。手术中需注意仪器设备不能遮挡回风口，连台手术之间需要 30 min 的空气净化时间，以达到 100% 的净化换气作用。并且采用洁、污双通道布局，洁净手术通道：医务人员、无菌物品、患者；非洁净通道：术后器械、敷料。

　　合理的手术室布局是加强无菌技术、降低手术感染率的先决条件（图 2-1-2、图 2-1-3）。神经外科辅助仪器设备多，应根据实际情况，进行合理安排。手术床应放于房间中央的送风区域内，保证手术部位、手术者和洗手护士在房间顶部的送风区域内（此区域相对洁净度较高）。手术部位

应远离手术门。手术室人员的站位做到既能相互配合又不相互干扰，洗手护士位于患者患侧，与麻醉医生相对；主刀与助手因手术部位不同，而有所不同。如有参观人员，每间手术间最多不超过 3 人。不仅要控制手术间人数，还要减少不必要的人员走动。四脚架（可根据患者体位等情况调节高度）固定于患者胸部两侧手术床的横杆上，升降桌从手术床尾插入，距离四脚架 40~70 cm，高度调节到与四脚架、器械台平行。麻醉机放于患者健侧，将 2 个输液架分别放于麻醉机一侧的床头和床尾，用于手术消毒铺单后将无菌头单固定在撑起高度为 40~50 cm 处，将手术区域和麻醉

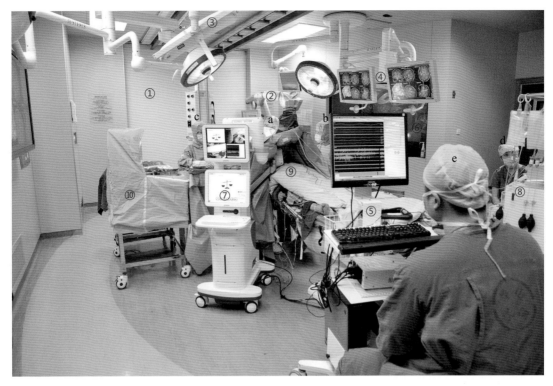

图 2-1-2　手术室布局细节

a：主刀；b：一助；c：洗手护士；d：麻醉医生；e：电生理监护技术人员

① iMR 屏蔽门；②手术显微镜；③导航仪；④导航屏幕；⑤术中电生理监护仪；⑥控制室；⑦唤醒术中脑功能刺激器；⑧ MR safe 的麻醉机和生理监护仪；⑨手术患者；⑩手术器械台

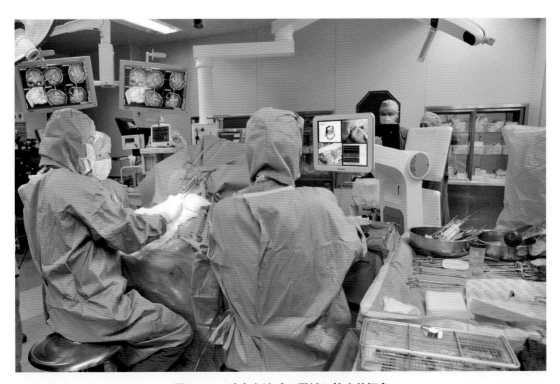

图 2-1-3　手术室洗手（器械）护士的视角

区域隔开，扩大并保证无菌区域，使无菌操作更可靠。显微镜通常放于麻醉机同侧，导航居中偏多，电刀、双极放于吊塔上，吸引器放置在床尾，其他特殊的仪器设备，如超声吸引刀、神经监测仪及内镜监视系统等，如术中需要，应根据实际情况进行合理安排放置。尿袋悬挂在患者健侧床边，便于麻醉医生观察记录出入量，避免术中观察尿量时掀起铺巾，造成手术台的污染。

第 2 节 · 脑胶质瘤手术常用仪器设备及器械

一、常用仪器设备

· 手术床　神经外科专用手术床除具有一般手术床的功能外，床面上的上半部分中央需留有长 20 cm、宽 15 cm 左右的椭圆形孔，供手术中留置腰穿时使用。另外，手术床可灵活升降、倾斜等。床面距地面高度最低可达到 50 cm 左右，保证在摆放特殊体位或使用显微镜时尽可能满足手术医生坐位的要求，同时配有床头转换器、头架、头托、腰托等附件。

· 器械台　用于放置手术器械。长 98 cm，宽 65 cm，高 118 cm。

· 四脚架　用于放置手术器械的同时还具有固定并保护患者的作用。四脚架原始长 50 cm，宽 35 cm，高 58 cm，可根据患者体位等情况调节高度，4 个脚上有螺旋手柄可固定。

· 升降桌　上层托盘放置手术器械，下层安装托盘，充分利用空间。升降桌长 65 cm，宽 42 cm，高度可调节。托盘分上下 2 层，上层高度调节到与四脚架、器械台平行，下层调节与手术床的底座同高，以免影响手术中床的升降。

· 头架　用于手术中各种体位的安放及头部的固定，基本套包括：①基座；②万向轴；③可调节头夹；④颅骨钉；⑤龙门架；⑥头圈全套（头圈、蛇形固定器、固定夹、支撑杆、常规脑压板、工具、消毒盒）。

· 气钻　用于开颅及磨除颅底骨质，基本套包括：①手柄气管马达；②自停开颅钻；③铣刀接口；④短直接口；⑤中直接口；⑥长直接口；⑦渐细弯接口；⑧气压表；⑨脚踏开关；⑩消毒盒。

· 手术显微镜　应具有除一般手术显微镜的三维空间移动功能外，还需带有双卡口 CCD/ 数码相机接口、数码单反相机的摄像系统，以便于手术中获取资料（图 2-2-1）。

· 超声吸引刀　用于各类脑肿瘤的切除，通过纵向震动作用选择性地捣碎含水量高的肿瘤，通过冲洗，使捣碎的肿瘤组织悬浮并吸出（图 2-2-2）。

· 电生理监护仪　如诱发电位（感觉或运动）脑电图、脑神经监护仪等。主要用于手术过程中监测神经功能。

二、常用常规及显微器械

· 双极电凝镊　有滴水双极和柔性显微手术双极电凝镊 2 种。

滴水双极电凝镊（图 2-2-3）常用于开颅手术，呈枪状，长 20~ 25 cm；镊肩宽 1.1 cm，在其镊尖端内侧有出水口，手柄衔接硅胶管滴水装置，滴数大小可调节。除具有普通双极的止血、牵拉组织、夹持脑棉、分离组织等功能外，滴水双极最大的优点是在止血的同时进行滴水，可最大限度地减少镊尖粘着和焦痂的产生。手术护理中洗手护士要合理控制滴水的滴数，并及时用生理盐水纱布擦拭电凝

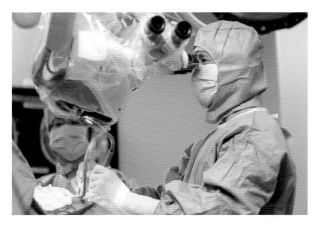

图 2-2-1　术者在手术显微镜下切除肿瘤病灶

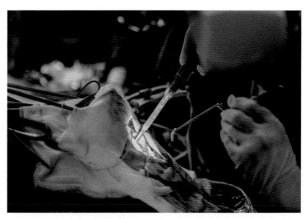

图 2-2-2　术者用超声吸引刀（CUSA）雕刻式、等体积切除肿瘤组织送检病理

尖端焦痂、血迹，保持滴水的畅通和清洁，以发挥有效的止血作用。冲洗液体为 35℃生理盐水。

柔性显微手术双极电凝镊（图 2-2-4）常用于深部肿瘤切除手术，镊肩宽度比滴水双极小，镊尖端尤为细长。具有除滴水外的其他显微操作功能。

作用原理：双极电凝镊除了镊尖外，其余部分都是绝缘的，通电以后，仅镊间有电流传导，在两镊尖的组织受到电流的热效应而凝固，达到止血的目的。

· 吸引器头　有普通脑用吸引器头、柔性吸引器头和微创吸引器头 3 种（图 2-2-5）。

作用：主要用于手术中吸除脑脊液、血液及冲洗液。同时也可用于游离、牵拉支撑组织，并协助双极电凝镊止血。

结构：3 种吸引器头都是侧孔为泪滴状的单管式吸引器头（普通脑用吸引端为锥形，另 2 种为平头），可通过关闭或开放吸引器侧孔的方法，来调节吸引力的大小。

手术中一定要注意保持吸引器头畅通，如有堵塞需立即予以更换、疏通。不同的手术应用不同种类、直径和长度的吸引器头。

（1）普通脑用吸引器头：适用于开颅颅外使用。

直径：分大、中、小 3 种。大号：4~5 mm（用于开颅时大出血）。中号：2.6~4 mm（常规用于开颅手术）。小号：1.6~2.6 mm（使用概率小）。

长度（指手柄以下至吸引管端的距离）：10 cm（3 种型号相同）。

（2）柔性吸引器头：适用于经鼻蝶垂体瘤切除手术。

直径：分大、中、小 3 种。大号：4~5 mm（用于鼻腔内大出血时）。中号：2.6~4 mm（常规用于经鼻蝶垂体瘤切除手术）。小号：1.6~2.6 mm（使用概率小）。

长度：16 cm（3 种型号相同）。

（3）微创吸引器头：适用于开颅颅内使用。

直径、长度：各组医生根据自己手术习惯定制各种大小、长短不一的吸引器头。

· 各种咬骨钳

（1）枪状咬骨钳（图 2-2-6）：用于咬除和修整骨质。

（2）椎板咬骨钳（45°、90°）（图 2-2-7）：用于咬除较厚的颅骨、椎板等。

· 剪刀

（1）脑膜剪（图 2-2-8）：用于开颅后剪开硬脑膜。

（2）显微弹簧剪（图 2-2-9）：一般长 22~25 cm，用于打开硬脑膜后，对颅内精细、较深部位的组织进行剥离，以及处理血管。

（3）微型枪剪（图 2-2-10）：长 22~25 cm，方

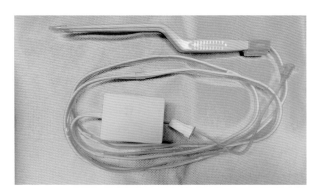

图 2-2-3　滴水双极电凝镊

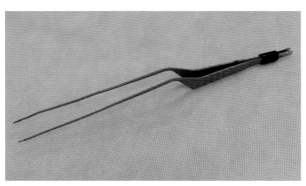

图 2-2-4　柔性显微手术双极电凝镊

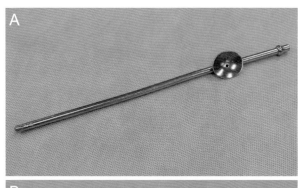

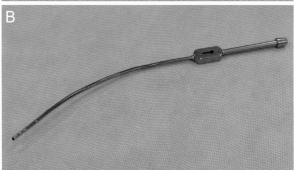

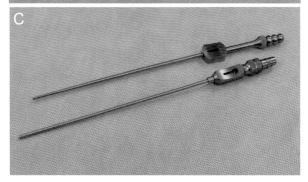

图 2-2-5　吸引器头

A. 普通脑用吸引器头；B. 柔性吸引器头；C. 微创吸引器头

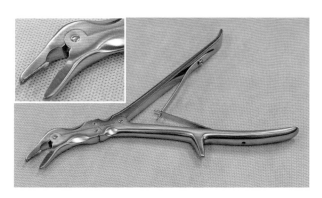

图 2-2-6　枪状咬骨钳

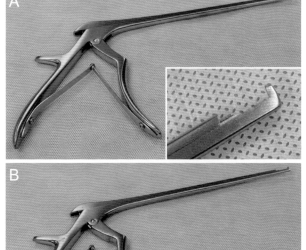

图 2-2-7　椎板咬骨钳

A. 90°；B. 45°

向有直头、左、右、上、下 5 种，用于经鼻蝶垂体瘤切除手术及显微手术中较深部位的组织和血管的处理。

· 息肉钳（取瘤钳）

（1）弹簧取瘤钳：各组医生根据自己手术习惯定制各种大小、长短不一的弹簧取瘤钳，术中依据肿瘤大小、性质使用合适的取瘤钳。

（2）微型枪状取瘤钳（图 2-2-11）：长 22~25 cm，方向有直头、左、右、上、下 5 种，用于经鼻蝶垂体瘤切除手术及显微手术中较深部位的肿瘤的夹取。

· 蛇形自动固定器（图 2-2-12）用于显微手术中。通过对蛇形节段内钢丝的调节，可任意选择最佳角度固定脑压板，使手术野得到充分暴露的同时又不遮挡主刀医生的视野。

· 脑压板 主要用于牵拉并保护脑组织，暴露手术野。根据不同的手术需要，分为常规和显微脑压板 2 种（图 2-2-13）。常规有 5 种不同宽度的尺寸，分别为 2 cm、1.8 cm、1.6 cm、1.4 cm 和 1.2 cm。

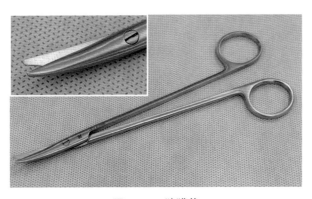

图 2-2-8　脑膜剪

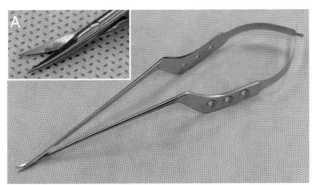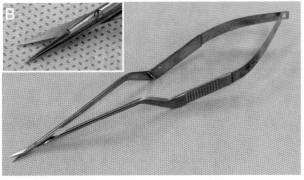

图 2-2-9　显微弹簧剪
A. 弯剪；B. 直剪

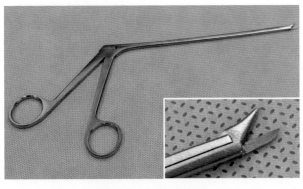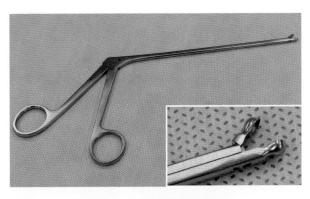

图 2-2-10　微型枪剪　　　　　　　　图 2-2-11　微型枪状取瘤钳

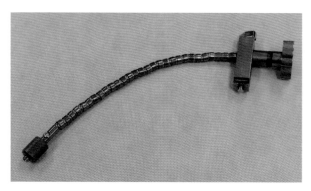

图 2-2-12　蛇形自动固定器

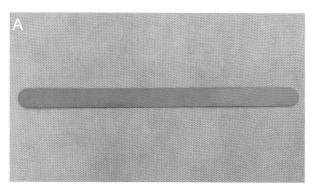

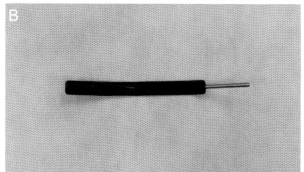

图 2-2-13　脑压板

A. 常规脑压板；B. 显微脑压板

第 3 章
脑胶质瘤手术的麻醉特点及基本流程

邓萌

第 1 节 · 全身麻醉需要考虑的问题及相应麻醉流程

对颅内压增高的严重程度、神经系统的功能状态、占位性病变的位置及患者的身体状况进行全面评估，对于手术中最大限度地减少神经损伤至关重要。

颅内占位性病变手术的麻醉目标包括：保证麻醉诱导和手术过程中患者的镇静、遗忘、无体动及血流动力学稳定；维持足够脑灌注的基础上降低脑血流量、脑代谢率及颅内压，实现最大程度术野暴露和脑松弛，为手术提供理想条件；并维持正常神经生理功能和内环境稳定（水、电解质和葡萄糖）；确保患者术后快速苏醒，在呼吸循环稳定和无呛咳的情况下为其拔除气管内导管，以便术后早期行神经功能评估[1]。

一、术前麻醉评估相关问题与处理

颅内胶质瘤可因为肿瘤的占位效应及其对脑组织的浸润与破坏引起相应的临床症状。由于血脑屏障的破坏，毛细血管的通透性增加，导致水分在神经细胞和胶质细胞间隙潴留，从而引起瘤周水肿（血管源性脑水肿）。瘤周水肿可降低周围神经元的脑血流灌注，有增加脑缺血的风险。此外，肿瘤床的脑血管自动调节功能通常也受到损害，因此高血压可导致脑水肿的恶化并引起出血。

术前的麻醉评估相关问题与处理措施见表 3-1-1。

表 3-1-1　术前麻醉评估相关问题与处理

术前评估	处理
焦虑	苯二氮䓬类药物和阿片类药物（使用时需谨慎滴定以避免通气量不足）
体位	头正位
	头抬高 15°~30°
脑水肿	地塞米松 4 mg
颅内压增高	避免肺通气不足
	避免术前使用大剂量阿片类或苯二氮䓬类药物
减小脑细胞外容积	给予甘露醇 0.75~1 g/kg，或按需给予呋塞米

二、术中麻醉管理相关问题与处理

术中麻醉管理的目标包括：避免手术相关的二次脑损伤；优化手术操作条件；不干扰术中神经电生理监测；确保术后快速苏醒，以便早期行神经功能评估。

麻醉药物的选择，尤其是选择静脉麻醉药还是吸入麻醉药，一直是神经麻醉领域中广受争议的问题。目前，神经外科手术中最常用的是丙泊酚-阿片类药物和七氟烷-阿片类药物这两种组合。有研究认为，与吸入麻醉药（如七氟烷）相比，丙泊酚在正常或轻度低碳酸血症（$PaCO_2$ 30~40 mmHg）时，对脑血流动力学［颅内压（ICP）、脑灌注压（CPP）和动静脉氧差（$AVDO_2$）等］的影响方面更具优势。吸入麻醉药（N_2O 除外）和静脉麻醉药（氯胺酮除外）均可降低脑氧代谢率（cerebral metabolic rate of oxygen，$CMRO_2$）。与巴比妥类药物类似，丙泊酚降低脑血流量（cerebral blood flow，CBF）的作用是继发于它对 $CMRO_2$ 的抑制作用。而吸入麻醉药从两方面对脑血流量产生影响：一方面，它以剂量依赖性的方式降低 $CMRO_2$，进而产生脑血管收缩效应，降低脑血流量；另一方面，它通过直接作用于血管平滑肌而扩张脑血管，增加脑血流量（过度通气可削弱此效应）。因此，吸入麻醉药对脑血流量的最终影响取决于上述两种效应的综合。尽管吸入麻醉药具有扩张血管的效应，但在临床中常与阿片类药物联用，其吸入浓度通常低于 1 MAC（minimal alveoli concentration，最低肺泡有效浓度），因此能提供与静脉麻醉药相似的手术条件。但当存在颅内压持续增高或脑松弛效果不佳的情况时，应避免使用吸入麻醉药，建议选用静脉麻醉药为主的麻醉技术；此外，在唤醒开颅手术，使用丙泊酚相较于使用七氟烷，患者在清醒前期与清醒状态间的过渡会更平稳。

术中保证理想的脑松弛状态（slack brain）可改善手术条件，最大限度地减小因术中牵拉和压迫造成的脑组织损伤，这是神经外科医生和麻醉医生的共同目标，更是手术成功的重要保障[2]。因此，我们在胶质瘤手术的任何时刻都应尽可能避免和降低脑水肿或脑肿胀的发生及其造成的影响。实现脑松弛的方法很多，其中甘露醇高渗疗法仍然是最主要的治疗手段。一些高质量的临床试验提示，在切开皮肤时使用 1.0 g/kg 甘露醇可实现在幕上肿瘤切除术中较满意的脑松弛与较低的不良反应发生率。而最新的一项临床研究确立了幕上肿瘤择期手术中使用甘露醇的最佳时间[3]。研究表明，与常规切开皮肤时给药相比，在麻醉诱导后立即开始输注甘露醇更有助于脑松弛与降低颅内压（两者从开始输注甘露醇至切开硬脑膜的中位时间间隔分别为 66 min 与 40 min）。迄今为止，甘露醇仍然是治疗颅内压增高的首选药物。然而，近期研究也发现，在治疗颅内压增高方面，高渗盐水的疗效至少不劣于甘露醇；此外，与高渗盐水相比，甘露醇由于有明显的利尿作用，更容易引起液体负平衡。因此，高渗盐水可作为甘露醇的替代药，甚至可能更适合于神经外科。麻醉中还应避免通气不足，因为它可导致缺氧和高碳酸血症，增加脑血流量，进而促使颅内压增高。而短暂地过度通气（$PaCO_2$ 25~30 mmHg）能使脑血管收缩，减少脑血流，改善脑松弛度，从而改善手术条件。当然必须考虑到这也可能带来脑灌注不足的风险，不宜长时间采用过度通气的方法，以免发生脑缺血。任何导致大脑 $CMRO_2$ 增加的因素，如癫痫和疼痛，都会增加脑血流，不利于脑松弛。若术中出现脑肿胀，可采用过度通气、抬高头部，并给予利尿剂、阿片类药物和静脉推注丙泊酚等措施。此外，预防性抗癫痫治疗也非常重要，如静脉注射丙戊酸钠，通常用于减少术中和术后癫痫发作的可能性。是否需要采用高渗疗法或其他改善脑松弛的方法，应提前与神经外科医生沟通，特别是当病灶很小和（或）使用神经导航系统。

术中神经电生理监测已被确立为现代神经外科中可改善手术预后、降低致残率的重要途径之一，是否使用神经电生理监测主要取决于肿瘤的部位。麻醉方式的选择和肌松药的应用必须建立在对监测干扰最小的原则上。目前大量的证据支持这样的观点，即吸入麻醉药如七氟烷和地氟烷，以剂量依赖的方式可抑制经颅电刺激运动诱发电位（transcranial electric stimulation motor evoked potential，TcMEP）的振幅并延长潜伏期。此外，与全凭静脉麻醉相比，吸入麻醉伴随着更高的假阳性变化率。因此，在术中神经电生理监测方面，丙泊酚全凭静脉麻醉较吸入麻醉药具有明显优势。肌松药对 TcMEP 的影响显著，因此气管插管后可不给予额外剂量的肌松药。也有学者提出可在部分神经肌肉阻滞下完成术中神经电生理监测，同时预防患者术中体动，通过持续输注非去极化肌松药来维持 T1（肌松监测仪中四个成串刺激的第一个肌颤搐反应）波幅达到其基线水平的 20%。

术中麻醉管理相关问题与处理见表 3-1-2。

表 3-1-2　术中麻醉管理相关问题和处理

术中麻醉问题	处理
出血	开放足够的静脉通路：留置 2 个大口径静脉留置针
	推荐有创动脉血压监测；中心静脉压监测可选
	备血液制品
低血压	评估容量状况：失血、过度利尿
	血气分析；液体复苏；血液替代治疗；血管活性药物
	监测静脉空气栓塞：呼气末 CO_2 分压（$EtCO_2$）、$PaCO_2$、经食管超声心动图（TEE）
	及时通知手术医生冲洗术野；从中心静脉导管回抽空气栓子；加强血流动力学支持-血管活性药物纠正低血压（去氧肾上腺素、去甲肾上腺素、肾上腺素）
	检查心血管：严重的心动过缓、心律失常或心肌缺血
	警示手术医生；阿托品或肾上腺素治疗心动过缓；如考虑 ICP 增高是引起心血管事件的原因，治疗颅内高压
脑水肿或脑肿胀加重（脑松弛度欠佳）	检查患者体位：避免颈部过度屈曲，头部抬高 15°~30°
	评估癫痫发作：咪达唑仑或丙泊酚静脉推注
	提高 FiO_2，降低 / 避免 PEEP，过度通气，加深麻醉
	静脉注射甘露醇、呋塞米或高渗盐水
	如果持续脑肿胀，应怀疑手术并发症的可能性，如颅内血肿
电解质失衡（Na^+、K^+ 和葡萄糖）	每 1~2 小时监测血电解质
	血糖如 > 10 mmol/L（180 mg/dL），用胰岛素治疗，每小时监测血糖
	使用大剂量甘露醇 / 高渗盐水或怀疑尿崩时，查血浆渗透压

三、术后麻醉复苏室内相关并发症与处理

患者在术后麻醉苏醒期可出现以下并发症：苏醒延迟（无法唤醒）、新发神经功能障碍和意识水平下降。因此，术后快速的麻醉苏醒有助于神经外科医生尽早评估患者的神经功能状态和手术效果，筛查潜在的术后并发症，如颅内血肿形成、脑疝和脑缺血。平稳的麻醉苏醒和拔除气管插管是保障肿瘤床止血效果的关键。患者在停用麻醉药后 10~15 min 内应尽可能恢复简单的神经功能活动，如根据指令移动肢体、睁眼、气道保护性反射。否则，应保留患者气管内插管，同时排查可能的原因，如麻醉药残余作用、脑水肿、颅内血肿、深静脉血栓、脑缺血、张力性气颅、癫痫、代谢或电解质紊乱等。

无论使用吸入全麻药还是静脉全麻药，特别是当使用靶控输注（TCI）技术时，都可以实现术后麻醉快速苏醒。临床研究报道，术中使用丙泊酚或七氟烷维持麻醉对患者术后睁眼时间和拔除气管插管时间上无显著差异。阿片类药物是控制手术应激的常用药物，且可影响术后的麻醉恢复。超短效阿片类药物瑞芬太尼与其他阿片类药物相比，由于其镇痛作用起效快、消退快，理论上可更有利于患者术后快速苏醒。但也有研究报道，使用瑞芬太尼 TCI 靶控输注与中长效阿片类药物（舒芬太尼）相比，在患者术后拔管时间上并无差异。考虑到瑞芬太尼在停止静脉输注后，可能发生术后痛觉过敏。因此，在术中仅使用瑞芬太尼持续输注来实现镇痛时，可在手术结束前及时应用合适的药物或措施来桥接镇痛。

在麻醉苏醒和拔管期间可能发生的不良事件包括但不限于高血压、呛咳和术后寒战。麻醉苏醒阶段的高血压，可能与脑水肿和颅内出血相关。血管活性药物（β 受体阻滞剂、α 受体阻滞剂、钙通道阻滞剂、硝普钠）和镇静药物（如右美托咪定）可有效控制和预防麻醉苏醒期高血压的发生。虽然患者在麻醉苏醒期发生呛咳提示患者气道反射恢复，但在神经外科，术后呛咳可导致胸内压突然升高，进而引起静脉回流受阻和颅内压增高。术后寒战主要是由于术中体温过低所致，这种潜在的严重并发症会增加氧耗、乳酸和 CO_2 的生成，并使 ICP 增高。静脉注射阿片类和镇静药物可有效缓解麻醉复苏和拔管期间的呛咳与寒战。对于寒战患者，采用保温毯等经皮加温措施也是必要的。

如患者未按预期苏醒，应及时进行神经系统检查，这些检查可提示一些特定情况。单侧瞳孔散大可能是脑疝的征兆，应紧急行颅脑 CT，有助于明确病因，如血肿、气颅或快速进展的脑水肿。双侧瞳孔缩小可能是阿片类镇痛药引起，可考虑使用纳洛酮或纳美芬拮抗；然而，快速逆转也存在一定风险，可引发高血压、心律失常、心肌梗死和肺水肿等。如果患者在纳洛酮滴定给药后恢复意识，需警惕当纳洛酮作用消退后可出现再次麻醉的可能性。

麻醉复苏室（postanesthsia care unit，PACU）内常见的术后并发症及相关处理见表 3-1-3。

表 3-1-3　PACU 术后并发症及处理

PACU 术后并发症	处理
苏醒延迟	需筛查：癫痫、缺氧、高碳酸血症、低血糖、低体温、麻醉药物（吸入或静脉麻醉药、肌松药、阿片类镇痛药）的残余作用、颅内血肿（紧急脑 CT 扫描）、脑水肿、血栓、气颅
脑水肿	合适的头位，使用类固醇激素、利尿剂，避免过量静脉补液

（续表）

PACU 术后并发症	处理
术后颅内血肿	确保平稳的苏醒过程：避免高血压、呛咳、应激
	处理高血压（β 受体阻滞剂、血管扩张剂）
	防止呛咳、应激（阿片类镇痛药，利多卡因 1~1.5 mg/kg）
	去除头架后再使用肌松拮抗剂
	逐步调整 $PaCO_2$ 至正常
镇痛不足	长效阿片类药物滴定，头皮神经阻滞
恶心和呕吐	地塞米松 4 mg
	$5-HT_3$ 受体拮抗剂，NK-1 受体拮抗剂
术后伤口感染	切皮前 1 小时使用预防性抗生素（万古霉素需提前 2 小时）

第 2 节·术中唤醒开颅术的麻醉特点和流程

随着神经电生理学和神经麻醉技术的迅速发展，唤醒开颅术（awake craniotomy，AC）使得神经外科医生可以在术中对患者的神经功能进行评估，实现脑深部刺激电极的精确定位，涉及脑功能区的病灶（肿瘤、癫痫灶等）得以精准、最大限度地切除，同时避免神经功能损伤[4]。唤醒开颅术常伴随患者术后神经功能的更好保护、护理依赖程度的降低、术后恶心呕吐的减少，从而缩短住院天数，减少医疗花费，促使患者术后更快地恢复，因此已成为一种广受认可的手术方式。

唤醒开颅术使得神经外科医生可在保留患者功能完整性的基础上，最大范围地切除脑功能区周围的肿瘤，这对麻醉管理也带来了挑战。理想的唤醒开颅术麻醉目标应该满足神经外科手术、电生理监测和麻醉本身的多种要求，包括减少手术过程中由疼痛或长时间活动限制引起的不适，可靠的气道管理以保证足够的通气，血流动力学平稳，合适的手术条件，并使患者可以在语言、记忆、运动、感觉等神经功能定位时充分配合。

尽管唤醒开颅术麻醉方案已初步建立，但实际工作中仍面临大量挑战。目前，唤醒开颅术主要有以下麻醉管理方法：①睡眠-唤醒-睡眠（asleep-awake-asleep，AAA）技术，即在清醒前/后期予患者全身麻醉，通过喉罩或气管内插管等气道装置进行通气。②睡眠-唤醒-唤醒（asleep-awake-awake）技术，患者自术中功能定位至手术结束均保持清醒状态。③监护麻醉（monitored anesthesia care，MAC）技术，即在清醒前/后期给予患者轻至中度的镇静，保持自主呼吸。④镇静-清醒-镇静（sedation-awake-sedation，SAS）技术，即在清醒前/后期给予患者中度镇静，保持自主呼吸。⑤全程清醒（fully awake）技术，即在整个过程仅给予患者局部或区域麻醉（表 3-2-1）[5]。迄今，唤醒开颅手术的最佳麻醉方式尚未达成共识。AAA 技术的优点是可提供气道保护并减少患者体动，但是术中拔除或者插入喉罩/气管插管时可能引起突然的呛咳、恶心及颅内压增高，由于睡眠和清醒状态过渡时间的长短无法预测，可能会延长整个麻醉手术的时间，且喉罩在头侧位的情况下可能导致漏气和无效通气。由于常用的麻醉药物（包括丙泊酚、瑞芬太尼和右美托咪定）都会呈剂量依赖性地引起上呼吸道肌肉张力和中枢呼吸驱动力的变化，因此在 MAC 或 SAS 方案，如果没有有效的气道管理，患者容易面临上呼吸道梗阻、中枢性呼吸抑制等潜在危险。

表 3-2-1　唤醒开颅术的麻醉技术

麻醉技术	清醒前期	清醒期	清醒后期
全程清醒 awake-awake-awake	局麻 / 神经阻滞 + 小剂量静脉镇痛药，不使用镇静药		
睡眠-唤醒-睡眠 asleep-awake-asleep	全麻，机械通气 （气管内插管 / 喉罩）	无 / 最少的静脉镇静、镇痛	全麻，机械通气 （气管内插管 / 喉罩）
睡眠-唤醒-唤醒 asleep-awake-awake	全麻，机械通气 （气管内插管 / 喉罩）		轻度镇静 （OAA/S = 3~4） 自主呼吸
监护麻醉 / 清醒镇静 monitored anesthesia care/ conscious sedation（MAC）	轻度镇静 （OAA/S = 3~4） 自主呼吸		轻度镇静 （OAA/S = 3~4） 自主呼吸
镇静-唤醒-镇静 sedation-awake-sedation	中度镇静 （OAA/S = 2~3） 自主呼吸		中度镇静 （OAA/S = 2~3） 自主呼吸

一、唤醒开颅手术的麻醉挑战

总体而言，唤醒开颅术是安全且耐受性良好的，但对麻醉医生和外科医生是具有挑战的。唤醒开颅术的关键是合理地选择患者，制订个体化麻醉方案，充分关注细节并及时处理并发症。表 3-2-2 中列出了可能的并发症，灾难性并发症是非常罕见的。由于诊断标准的差异性和麻醉技术的多样性，既往研究所报道的并发症的发生率差异较大。神经外科医生和麻醉医生都应具有丰富的唤醒开颅手术经验，并熟悉所选择的技术。并发症的预防比治疗更重要且相对容易处理。

表 3-2-2　唤醒开颅术麻醉的并发症

呼吸系统：气道梗阻、呼吸抑制、呛咳

心血管系统：低血压、高血压

神经系统：癫痫、神经功能障碍、脑肿胀

其他：疼痛；恶心、呕吐；局麻药毒性作用；过度镇静 / 不配合；空气栓塞

（一）患者的选择和准备

合理地选择患者和良好的术前准备是成功进行唤醒开颅手术的重要条件。手术医生和麻醉医生应在术前尽可能详细地向患者及家属交代唤醒开颅术中相关事宜，使他们理解手术过程，在术

中保持不动并配合神经功能定位。术前的良好沟通有助于增加患者满意度、减少患者疼痛和焦虑。术前心理评估则有助于筛选合适的患者。患者无法配合是手术唯一的绝对禁忌证，相对禁忌证包括病态肥胖、胃食管反流病、困难气道或富含血管的肿瘤。若患者有上述危险因素或合并症，发生术中并发症的风险增加，因此需要仔细考虑与评估实行唤醒开颅术的利与弊。患者的合并症应在术前得到合理的治疗与优化，常规用药可服用至手术当天。

（二）局部麻醉

考虑麻醉药物的呼吸抑制作用，唤醒开颅手术不能使用与普通全麻手术剂量相当的静脉镇痛药来缓解疼痛。因此，无论选择何种麻醉方法，有效的局部麻醉都是必不可少的。为确保患者术中镇痛完全，目前多采用头皮神经阻滞或切口局部浸润麻醉的方法进行镇痛。通常建议给予两种混合的局麻药（罗哌卡因和利多卡因）对眶上神经、滑车上神经、颧颞神经、枕大神经、枕小神经、耳颞神经共 6 组神经进行阻滞，麻醉药中还可加入 1 : 200 000 肾上腺素，这样的配比既能使局麻药作用快速起效，又能延长其阻滞时间。头皮切口和固定架头钉处也可进行局部浸润麻醉。对老年人和肥胖人群，由于他们往往对镇静药物的镇静或呼吸抑制作用非常敏感，因此局部麻醉的实施可以降低镇静药物引起的过度镇静、发生气道并发症的风险。

（三）镇静

精确地控制镇静深度是具有挑战的，特别是需要在镇静状态和清醒状态之间快速平稳地转换时。在一些患者，镇静可能会导致其脑功能状态的改变，因此可影响脑功能定位的准确性，而最终影响神经功能预后。

使用短效且容易滴定的药物可帮助实现不同镇静深度之间的灵活切换。在唤醒开颅手术的麻醉方案中，丙泊酚、瑞芬太尼和右美托咪定是最常使用的麻醉药物。在镇静药物的选择方面，丙泊酚是目前最常使用的药物，具有起效快、作用时间短、对神经电生理监测影响小等特点。丙泊酚常与超短效镇痛药瑞芬太尼以靶控输注的方式联合使用，可使患者在接受长时间输注后仍能够较快苏醒[6]。右美托咪定作为新型高选择性 α_2 肾上腺素能受体激动剂，具有镇静、镇痛、抗焦虑和抗交感兴奋作用，且适当剂量下无循环抑制作用。在术中唤醒开颅术的麻醉中，右美托咪定可作为单一药物使用，也可与其他药物联合使用。

（四）气道管理

无论使用何种镇静技术，都有发生通气量不足或气道梗阻的风险。这些呼吸系统不良事件一旦发生，将导致患者低氧血症、高碳酸血症，伴随颅内压增高和手术条件恶化。由于唤醒开颅手术中患者体位、手术铺巾的限制，可能会影响气道安全性管理，因此应确保有保证气道安全的计划。如表 3-2-3 所示，一旦患者出现发绀、吸气性喘鸣、胸壁运动减弱等迹象，应立即检查可能的原因并紧急采取干预措施。

气道辅助装置包括鼻咽通气道和气管内插管。在 AAA 技术中，喉罩通气是最常用的气道控制方法，在插入和拔出时对气道刺激小，患者易耐受，可在患者全麻期间（清醒前 / 后）实施机械通气，以提供理想的手术条件。单侧或双侧鼻咽通气道常被用于保留自主呼吸的唤醒开颅术，维持气道开放以保证足够的通气量。此外，在阻塞性睡眠呼吸暂停综合征患者，无创正压通气［双相气道正压（BIPAP）］与成比例辅助通气（PAV）也被成功用于唤醒开颅术中的压力支持通气。

表 3-2-3 低氧血症 / 气道梗阻

原因	评估	治疗 / 干预
氧气输送减少 呼吸抑制（过量镇静药或阿片类药物） 气道梗阻 误吸 喉痉挛 支气管痉挛 危险因素包括肥胖、胃食管反流症或既往有肺部疾病	检查气道、呼吸频率、潮气量、$EtCO_2$ 和 FiO_2 评估患者是否有发绀，排除测量错误（如血氧仪的位置是否正确） 检查氧气输送或呼吸通路是否断开 听诊气流进入音，是喘鸣或捻发音 评估镇静情况 测量动脉血气，关注 $PaCO_2$ 或 PaO_2	给予 100% 纯氧 解除气道梗阻（必要时给予喉罩或气管插管） 如果出现呼吸抑制，减少 / 停止镇静或阿片类药物 如果出现喉痉挛，增加镇静深度、CPAP 模式通气，必要时使用琥珀胆碱 治疗误吸或支气管痉挛

（五）术中躁动和不合作

术中患者（头钉、头架固定头部）出现躁动和不合作，将是非常危险的，且可导致术中电生理监测的失败或结果不准确。表 3-2-4 总结了可能的原因、患者评估和相应的管理措施。

表 3-2-4 躁动或不合作

原因	评估	治疗 / 干预
焦虑 不适当的镇静深度 疼痛 / 体位不适 尿潴留 缺氧或高碳酸血症 癫痫发作 神经功能恶化	患者是否安全 该手术阶段的镇静深度和镇痛是否足够 检查气道 排除缺氧或高碳酸血症 是否有癫痫发作或新发神经系统损害的证据	安抚 供氧 通过调整头部 / 身体位置，处理可补救的原因，如疼痛、尿潴留、癫痫 减少或增加镇静作用（根据手术阶段处理？）

（六）术中恶心、呕吐

术中恶心和呕吐往往会引发患者的不适、躁动和不合作，影响术中脑电生理监测的质量，降低患者的满意度。可以常规预防性给予止吐药［昂丹司琼和（或）地塞米松］。丙泊酚和右美托咪定具有止吐特性，应用后也可起到降低恶心和呕吐发生率的作用。表 3-2-5 总结了术中发生恶心呕吐常见的原因、患者评估和管理措施。

表 3-2-5 恶心、呕吐

原因	评估	治疗 / 干预
手术操作（特别是在剥离硬脑膜、处理颞叶和硬膜血管操作时） 疼痛 低血压 药物（阿片类药物） 颅内压增高	检查气道 寻找手术原因，如牵拉硬脑膜 有没有颅内压增高的表现 有没有给予预防性止吐药	安抚患者 停止手术刺激 纠正低血压，如静脉补液或使用血管升压药物 给予足够的镇痛 必要时联合使用不同种类的止吐药 更换麻醉药物

（七）术中癫痫

术中癫痫是一种相对常见的并发症，通常由皮质或皮质下定位时的直接电刺激引起。它可能表现为突然的意识丧失、局部或全身强直 / 阵挛性活动或出现新发神经功能障碍。麻醉状态下的患者可表现为不明原因的心动过速、高血压或呼吸末 CO_2 浓度突然升高。一旦术中发生癫痫，快速检查气道通畅是最重要的。皮质电刺激引起的癫痫发作，可以通过使用冰冷的生理盐水冲洗局部脑皮质、静脉推注丙泊酚或咪达唑仑来终止发作。值得注意的是，使用咪达唑仑会影响接下来的术中脑功能定位。表 3-2-6 总结了术中癫痫发作的可能原因、患者评估和处理措施。

表 3-2-6 癫痫

原因	评估	治疗 / 干预
皮质电刺激（皮质功能定位） 围手术期抗癫痫药剂量不足 局麻药的毒性反应	检查气道、呼吸和循环 如果患者的头部已被头架固定，确保安全性 检查患者是否预防性使用抗癫痫药物	确保气道安全，供氧 停止皮质电刺激，使用冰冷生理盐水冲洗皮质 如癫痫持续发作，给予丙泊酚 0.5~1 mg/kg 对于长时间癫痫发作，给予咪达唑仑 1~2 mg（反复服用，直到发作停止）

（八）急性脑肿胀

开颅手术中移除骨瓣时发生硬脑膜膨出，其常见原因系瘤周水肿。表 3-2-7 总结了可能原因、患者评估和管理措施。

表 3-2-7 急性脑肿胀

原因	评估	治疗 / 干预
糖皮质激素使用剂量不足 气道梗阻 高碳酸血症 低氧血症 高血压 静脉压升高	检查气道 检查 SaO_2 和 $EtCO_2$（检查动脉血气） 评估镇静程度 评估是否有呛咳或躁动 检查心率和血压 评估患者是否用过类固醇激素 静脉回道受阻	建立开放气道 通过增加通气量提升 FiO_2，降低 $PaCO_2$ 控制血压 尝试头抬高 30°；考虑调整为头中立位；考虑拔除颈内静脉置管 给予地塞米松 8~12 mg 给予甘露醇 0.25~0.5 g/kg 或呋塞米 0.25~0.5 mg/kg

（九）静脉空气栓塞

当开放静脉的压力低于外界大气压时就会发生静脉空气栓塞（venous air embolism，VAE）。无论采取何种手术体位，只要手术切口高于心脏水平都可能发生，因此任何程度的头高位发生静脉空气栓塞的风险都比其他体位高。唤醒手术麻醉中患者自主呼吸时，因伴随间歇性胸内负压，空气逸入的风险会增加。在唤醒开颅手术中发生静脉空气栓塞的病例已有报道，患者表现为呼吸急促、难治性咳嗽或胸痛，或麻醉状态下的 $EtCO_2$ 浓度突然下降。表 3-2-8 列出了急性静脉空气栓塞事件的可能原因、患者评估和处理措施。

表 3-2-8 静脉空气栓塞

原因	评估	治疗 / 干预
头高位 自主呼吸 气道梗阻	$EtCO_2$ 低氧血症 低血压 心律失常 心前区多普勒超声	告知手术医生 生理盐水冲洗手术野 将手术部位降至心脏水平以下 保护气道，增加 FiO_2 用液体或升压药物维持血压 必要时给予其他支持性治疗

二、华山医院术中唤醒开颅手术的麻醉管理特点和流程

在本中心，我们更倾向于使用镇静-清醒-镇静（sedation-awake-sedation）麻醉方案完成术中唤醒开颅手术，该技术是在患者清醒前/后期给予中度镇静［患者警觉与镇静评估（OAA/S）评分达到2~3分］，术中患者保留自主呼吸，清醒前期和清醒阶段的过渡较为平稳，时效性较高。如上所述，在这种情况下需要有效的气道干预手段，以降低呼吸系统不良事件如上呼吸道梗阻（upper airway obstruction，UAO）和呼吸抑制的风险。

研究表明，舌、软腭及会厌平面软组织的松弛，继而在重力作用下导致的软组织塌陷，是无鼻咽部解剖异常的患者在镇静期间出现上呼吸道梗阻的主要原因。常用的鼻咽通气道，其尖端通常会超出软腭游离缘，但不到达会厌，约至会厌上方1 cm处，理论上可以通过支撑起咽后壁从而缓解软腭和舌平面的上呼吸道梗阻，但不能解决会厌平面的梗阻问题。因此，我们提出了一

种新的气道管理策略：经鼻置入异型气管导管至会厌下、声门上（below-epiglottis transnasal tube insertion），即将经鼻插入的异型气管导管的尖端置于略低于会厌且高于声带1~1.5 cm位置处（图3-2-1）。我们通过临床实验证明了这种方法与既往的鼻咽通气道相比，能更有效地解决舌、软腭及会厌三个平面造成的上呼吸道梗阻，并且在术中定位过程中不会影响患者的说话能力，也未引起其他并发症的发生[7]。

（一）麻醉管理流程

患者常规禁食、禁饮，入室后建立外周静脉通路，监测ECG、SpO_2和有创动脉血压。常规鼻导管以4 L/min的流量给氧，术前用药予丙戊酸钠20~30 mg/kg、昂丹司琼4 mg（或托烷司琼5 mg）、地塞米松4 mg预防术中癫痫及恶心呕吐。右美托咪定初始输注负荷量0.6~0.8 μg/kg（超过

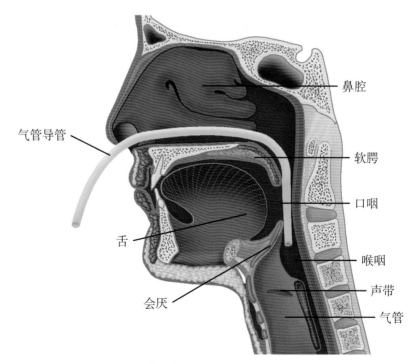

气管导管

鼻腔

软腭

口咽

舌

喉咽

会厌

声带

气管

图3-2-1 经鼻置入导管至会厌下、声门上技术示意图

经鼻插入的气管导管的尖端在纤维镜引导下置于会厌下方及声带上方

15 分钟），后下调至 0.1~0.2 μg/（kg·h）的维持速率。随后采用镇静-清醒-镇静方案：丙泊酚、瑞芬太尼均采用靶控输注（TCI）给药，分别以 0.5 μg/mL（Marsh 模型，血浆靶浓度）和 0.5 ng/mL（Minto 模型，效应室浓度）的起始浓度持续输注。再根据解剖定位行头皮神经阻滞用于术中镇痛，局麻用药：30~40 mL 的 0.5% 罗哌卡因、0.5% 利多卡因和 1∶200 000 肾上腺素。每 2 分钟增加 0.1 μg/mL 丙泊酚的靶浓度，直至达到中度镇静，患者警觉与镇静（OAA/S）评分达到 2~3 分。

为方便经鼻异型气管导管顺利插入至会厌下、声门上，可在纤维支气管镜的引导下，予 2% 利多卡因行鼻腔黏膜麻醉的同时，采用"边喷边进"的方法推进经鼻气管导管。气管导管的尖端置于略低于会厌、声带上 1~1.5 cm 处。然后将气管导管连接到呼吸机管路，进行给氧（4 L/min）和呼吸监测。

患者的体位对于提高患者配合度也至关重要。在本中心，患者通常保持仰卧位，头部向病灶对侧旋转 15°~60°，以便于术中磁共振成像和手术入路。颈部避免过度旋转或伸展，确保静脉回流通畅。在患者肩下垫枕，提高患者体位耐受。头位固定后再次确认经鼻异型气管导管的尖端位置。

静脉滴注甘露醇 0.75~1 g/kg 用于降低颅内压及改善脑松弛。术中可根据患者呼吸监测和血气的结果调整丙泊酚和瑞芬太尼的输注剂量，通常瑞芬太尼的效应室浓度（Ce）在不超过 0.8 ng/mL 时，可保留患者的自主呼吸。

在去除骨瓣时停止输注丙泊酚，将右美托咪定输注速度降至 0.05~0.1 μg/（kg·h），瑞芬太尼的靶控浓度（Ce）降至 0.5 ng/mL。在打开硬脑膜之前，神经外科医生通过对硬脑膜张力的触感来评估脑松弛的情况，并根据需要嘱患者做深呼吸，抬高头位以改善脑松弛。在术中脑功能定位时，需警惕癫痫的发生。待定位和肿瘤切除完成后，调节丙泊酚、瑞芬太尼、右美托咪定的输注速度，以维持患者中度镇静状态并直至手术结束。

总体流程图如图 3-2-2 所示。

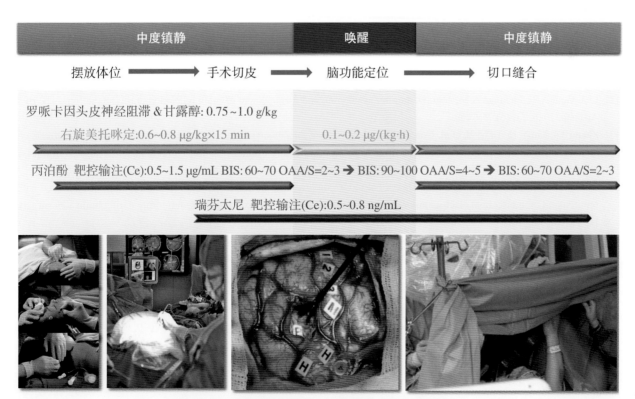

图 3-2-2　唤醒开颅手术的"镇静-清醒-镇静"麻醉方案

（二）患者耐受性及安全性评价

在患者清醒期进行脑功能定位时，原则上所使用的气道干预措施不应妨碍患者的语音功能。目前，我中心运用上述镇静-清醒-镇静（sedation-awake-sedation）结合经鼻置入异型气管导管至会厌下、声门上的麻醉方案，已安全完成 1 000 例术中唤醒开颅手术。所有患者无论处于中度镇静还是清醒状态，都可耐受该会厌下、声门上置管，且患者正常发音功能均未受到影响。我们认为在喉部喷洒利多卡因进行局部麻醉及持续输注的麻醉药可能改善了患者对该导管的耐受性。严重的意外情况下需要立即完成气管内插管时，还可在纤支镜的引导下将该经鼻异型气管导管顺势通过声门插入气管内。因此，本中心的术中唤醒开颅术中的气道管理方案在这种情况下，可能成为一种快速、有效确保气道通畅并提供通气支持的方法。

由于该会厌下、声门上置入导管方案会阻碍会厌的完全闭合，因此可能存在患者呕吐后发生误吸的风险。但是在理论上，声带的闭合才是预防误吸的最重要因素。由于我们置入的导管顶端距离声带至少 1 cm，因此声带关闭功能是不受影响的。喉痉挛也是一个潜在风险，为避免其发生，我们对喉黏膜进行局部喷洒局麻药。并且由于我们是经鼻置入该导管，因此导管在鼻腔中相对固定，可保证导管顶端和声门之间的距离（1~1.5 cm）保持不变。总之，上述处理的综合作用是避免该置入导管对喉部及声门结构的直接刺激，这可以用来解释本中心自使用该管理方案以来，并未在术中发生反流误吸或喉痉挛。我们认为，经鼻置入异型气管导管至会厌下、声门上是解决上呼吸道梗阻的有效方法，可以安全地应用于术中唤醒开颅术的"镇静-清醒-镇静"麻醉方案中。

唤醒状态下切除脑功能区胶质瘤的手术已被国内外神经外科视为最大限度安全切除脑功能区胶质瘤的重要技术。无论选择何种麻醉管理，保证有效的头皮神经阻滞和维持气道通畅是成功完成手术的先决条件。而根据患者的特定情况制订个体化麻醉方案、注重细节、妥善处理并发症则是手术麻醉成功的关键。

参考文献

[1] Gropper M A, Eriksson L I, Fleisher L A, et al. Miller's anesthesia [M]. 9th ed. Philadelphia Elsevier, 2020.

[2] Li J, Gelb A W, Flexman A M, et al. Definition, evaluation, and management of brain relaxation during craniotomy [J]. Br J Anaesth, 2016, 116(6):759-769.

[3] Zhang J J, Liu Y H, Tu M Y, et al. Comparison of 1.0 g/kg of 20% mannitol initiated at different time points and effects on brain relaxation in patients with midline shift undergoing supratentorial tumor resection: A randomized controlled trial [J]. J Neurosurg, 2022, 136(2):350-357.

[4] Hernandez-Palazon J, Izura V, Fuentes-Garcia D, et al. Comparison of the effects of propofol and sevoflurane combined with remifentanil on transcranial electric motor-evoked and somatosensory-evoked potential monitoring during brainstem surgery [J]. J Neurosurg Anesthesiol, 2015, 27(4):282-288.

[5] Natalini D, Ganau M, Rosenkranz R, et al. Comparison of the asleep-awake-asleep technique and monitored anesthesia care during awake craniotomy: A systematic review and meta-analysis [J]. J Neurosurg Anesthesiol, 2022, 34(1):e1-e13.

[6] Hans P, Bonhomme V. Why we still use intravenous drugs as the basic regimen for neurosurgical anaesthesia [J]. Curr Opin Anaesthesiol, 2006, 19(5):498-503.

[7] Deng M, Tu M Y, Liu Y H, et al. Comparing two airway management strategies for moderately sedated patients undergoing awake craniotomy: A single-blinded randomized controlled trial [J]. Acta Anaesthesiol Scand, 2020, 64(10):1414-1421.

第4章
脑胶质瘤手术相关应用解剖

王鹏　樊文科　朱克明　李文生　吴劲松

脑解剖是脑部手术的基础，掌握重要的解剖结构定位标志，可以对脑组织病变进行定位，并确定手术入路。另外，对重要脑功能区的定位则有助于术中保护脑组织的功能，减轻或避免后遗症的发生。

脑解剖是古老的知识，也是神经外科最基础的知识。在当前的神经外科解剖培训中，颅底外科和内镜外科比较流行，脑解剖多被忽视，特别是随着导航技术的发明与应用，神经外科医生对仪器的依赖增多，更容易忽视脑解剖知识的学习。脑解剖是神经外科手术的路标，是仪器所无法替代的知识，仍需要我们在实践中不断学习和应用。

第1节·颅骨解剖及颅骨定位点

颅骨是保护大脑的骨性结构，分为面颅和脑颅，脑颅又分为颅盖部和颅底部。脑颅是大脑半球开颅术的通道，其解剖标志在神经外科手术定位中有重要作用。参见图 4-1-1~ 图 4-1-4。

脑颅组成颅腔，由额骨、顶骨、颞骨、枕骨、蝶骨、筛骨所组成。颅盖骨及面颅中的鼻骨、颧骨是脑部开颅手术最为相关的颅骨。上述颅骨之间形成交错走行的骨缝，骨缝结构常被用于颅内结构的定位。

（一）颅骨骨缝解剖

·冠状缝　冠状缝是位于额骨与顶骨及蝶骨大翼之间的骨缝，近乎呈冠状面走行，从而得名冠状缝。其上段介于额骨与顶骨之间，下段介于额骨与蝶骨大翼之间。在颅骨发育过程中，额骨向后方推挤顶骨，致使额骨略高于顶骨，这有助于在体表扪及冠状缝。

冠状缝上有两个交点可用于颅内结构定位，分别是前囟和冠状缝与颞上线的交点。前囟是冠状缝和矢状缝的交点，多数情况下可以在体表扪及，该点常用于脑室额角穿刺点及大脑运动皮质的体表定位。冠状缝与颞上线的交点也可以在体表被扪及，该点可用于定位额下沟与中央前沟的交点，额下沟的后端位于该点略后方。在该点下方，额骨的外表面常略凸起，该部位对应额下回的眶部。

冠状缝与中央前沟都呈前下方向走行，越靠近外侧裂，两者的间距越小。因此冠状缝的下段与中央前沟非常接近，可用于估计中央前沟及中央前回的位置。

·矢状缝　矢状缝是双侧顶骨之间的骨缝，位于颅顶中线，呈矢状面走行。其前端为前囟，是与冠状缝所形成的交点，后方为人字点，为双侧顶骨与枕骨形成的人字缝与矢状缝的交点。该骨缝是大脑纵裂和上矢状窦的定位标志，但在定位上矢状窦时应谨慎，上矢状窦常不位于正中线，而偏向右侧，这与横窦多为右侧优势有关。

·人字缝　人字缝是枕骨鳞部与双侧顶骨形成的骨缝，在中线部位，人字缝与矢状缝的交点称为人字点，该部位是胎儿期后囟的位置。人字缝从中线向前下走行，到达颞骨后延续为枕乳缝，即枕骨与颞骨乳突部之间的骨缝。

人字点可用于定位顶枕沟与大脑正中线的交点，从而确定顶叶的后界。人字缝及人字点在体表不容易被扪及，需要通过前囟、枕外隆凸等解剖结构辅助确定其位置。

·颞鳞缝　颞鳞缝为颞骨鳞部与蝶骨、顶骨所形成的骨缝，其前段介于颞骨鳞部与蝶骨大翼之间，也称为颞蝶缝；后段介于颞骨鳞部与顶骨之间，也称为颞顶缝。颞骨鳞部后方延续为颞骨乳突部，颞鳞缝后方与人字缝及枕乳缝相交，形成星点。颞鳞缝的前部与外侧裂的走行非常接近，可用作外侧裂的体表定位标志。

（二）颅骨表面重要解剖标志及其测量

颅骨及相关骨缝所形成的解剖结构，可用于大脑及其深部结构在体表的定位标志。这些定位点可分为中线组和外侧组。

1. 中线组颅骨定位标志

·鼻根点　鼻根点，即 naison，是双侧鼻骨与额骨在中线处的交点，该点可在体表被扪及，是测量前囟位置的重要结构。前囟位于鼻根点上方约 13 cm 处，当无法在体表扪及前囟时，此测量点可确定前囟的位置。

眉间是双侧眉弓在中线处汇集形成的结构，可在体表扪及。在临床上，也常将该点作为确定前囟位置的测量点。但眉间稍高于鼻根点，因此前囟位于眉间上方 12~12.5 cm 处。

·前囟　前囟是冠状缝和矢状缝的交点，可在体表扪及。该点被用于定位中央前回，在正中线上，中央前回位于前囟后方 2~5 cm 处。该点还被用作侧脑室额角穿刺点的定位，旁开中线 2~3 cm、冠状缝前方 1~2 cm 处作为额角穿刺点。

·头顶点　该点是脑颅正中线在矢状面上的最高点，很容易被扪及，该点近乎位于鼻根点和枕外隆凸顶点之间的中点处，可用于估计中央沟顶点的位置，中央沟顶点位于头顶点后方约 2 cm 处。

·Obelion　该点是双侧顶骨孔连线与矢状缝的交点。顶骨孔位于顶骨后方靠近中线处，也邻近人字缝，是顶骨导静脉在顶骨外表面的出口。Obelion 也可以用于估计顶枕沟及顶叶后界的位置，特别是无法在体表扪及人字点的情况下。但顶骨孔无法在体表被扪及，该点只有在切开顶部皮肤暴露顶骨孔时才能被观察到，而且在部分人体，顶骨孔也可以是缺失的，因此在通过体表定位颅内结构时其应用价值有限。

·人字点　人字点为人字缝与矢状缝的交点，人字缝是双侧顶骨与枕骨鳞部形成的骨缝。人字点可用于定位顶枕沟与正中线的交点，即顶叶和枕叶的分界点，其前方为顶叶，后方为枕叶。人字点处骨缝在发育过程中，可存在缝间骨，从而导致人字点在体表通常难以被准确扪及，因此常以枕外隆凸为标志以测量和确定其位置，人字点在正中线上位于枕外隆凸上方 6~7 cm 处。

·枕外隆凸及其最高点　枕外隆凸是枕骨外表面在正中线上形成的骨隆起，枕外隆凸向两侧形成上项线，并作为斜方肌的附着点。枕外隆凸对应的颅骨内侧为枕内隆起，后者对应窦汇。

枕外隆凸最高点，也被称为 inion，是在正中线上测量相关解剖标志的重要位点。在确定中央沟等脑功能区时，鼻根点和枕外隆凸最高点作为正中线的两个端点，由此进一步测量其他解剖结构。

2. **外侧组颅骨定位标志**　在颅盖部的外侧面，颧弓、外耳孔、乳突等结构是重要的颅底解剖标志，在各个颅底手术入路中有重要应用。本书主要关注颅骨侧方的主要骨缝及其交点，这些解剖标志可用于定位大脑半球外侧面的解剖结构，在大脑半球及其深部病变的手术定位中有重要作用。

· 关键孔（keyhole） 关键孔位于额骨颧突后方与颞上线前端移行处，该点可用于确定前颅底的位置。关键孔是翼点开颅时暴露前颅底和额叶底面的重要解剖部位，通常在此处进行颅骨钻孔。在关键孔对应的颅骨内侧面，额骨眶板与蝶骨小翼组成前颅底，前颅底外侧为眼眶，因此在关键孔处做颅骨钻孔也可能进入眶内，暴露眶筋膜。

· 翼点 翼点并不是一个点，而是由额骨、顶骨、蝶骨及颞骨所组成的区域，三条骨缝形成一个 H 形的外观。前方的骨缝为冠状缝，冠状缝的上段分隔额骨与顶骨，下段则分隔额骨和蝶骨大翼。后方的骨缝为颞鳞缝，颞鳞缝的上段分隔顶骨与颞骨鳞部，下段则分隔颞骨鳞部与蝶骨大翼。蝶顶缝分隔顶骨与蝶骨大翼，并连接冠状缝和颞鳞缝。

翼点区域骨质较薄，其颅骨内侧为脑膜中动脉主干。翼点部位颅骨易骨折，且容易发生硬膜外血肿，这是翼点区域的病理学意义。翼点在解剖学上也具有重要的定位意义，其颅内对应蝶骨小翼，蝶骨小翼后方为外侧裂水平段。翼点开颅是神经外科最重要的开颅部位之一，其核心原则即为显露外侧裂，通过分离外侧裂水平段，可以显露大脑中动脉 M1 段，并可以显露颈动脉池，从而可以显示鞍区结构、Willis 动脉环，并可以进一步显露脚间窝及基底动脉分叉处的结构。翼点开颅以外侧裂为中心还可以显露额叶、中央叶及颞叶的结构及病变。如上所述，以外侧裂为中心，前方冠状缝与颞上线的交点可定位额下沟与中央前沟的交点，从而可以定位额叶的各个脑回；颞鳞缝的前段可以定位外侧裂的外侧支前段，颞鳞缝最高点可以定位中央后回的下端。因此翼点可以定位额下回、中央叶下部、缘上回及颞上

回，从而可以进一步定位大脑半球各个脑回及其病变。

翼点是无法在体表扪及的，通过体表定位的方法包括：①颧弓中点做垂直线，位于颧弓上方 4 cm 处；②沿额骨颧突做颧弓平行线，位于额骨颧突后方 2~3 cm 处为翼点的定位点。

· 星点 星点是顶骨、颞骨乳突部及枕骨所形成的交界区，由枕乳缝、顶乳缝和人字缝会合所形成。星点是确定横窦与乙状窦转折点的解剖标志，横窦在星点部位或星点稍上方弯折移行为乙状窦，是后颅窝侧方入路，即乙状窦后入路和乙状窦前入路的重要解剖定位标志。星点在颅内对应部位为颞骨岩部上缘的后端，岩上窦沿颞骨岩部上边缘向后方走行并汇入横窦或乙状窦。颞骨岩部上边缘也是天幕的附着处，也作为中颅窝和后颅窝的分界线。Labbe 静脉引流颞叶外侧面及底面的静脉回流，并在星点附近汇入横窦。因此星点也可定位枕前切迹，即颞叶和枕叶的边界。

· 顶结节 顶结节为顶骨最凸起的部位，在体表可以扪及，但无法精确地进行限定。该区域对应顶下小叶，进而可以定位侧脑室房部。

（三）通过颅骨解剖标志定位大脑结构

颅骨骨缝及其交点等解剖知识的重要作用是确定大脑功能区的定位，特别是中央沟前方的中央前回，即运动皮质的定位。确定中央沟体表投影的常用方法有两种：

（1）以鼻根点和枕外隆凸最高点为两个端点，将正中线分为四等分。从 3/4 等分点向翼点做连线，该连线作为外侧裂及其延长线的体表投影。以 1/2 等分点向后方 2 cm 处，作为中央沟在正中线交点的体表投影，即中央沟上端的体表投影，进而以此点向颧弓中点做连线，该连线与外侧裂体表投影线的交点作为中央沟下端的体表投影，以此确定中央沟的体表投影。

（2）同样以前述方法将正中线进行四等分，并以 3/4 点向翼点做连线，以此作为外侧裂的体

表投影。以眶下缘和外耳孔上缘做连线，该连线也称为 Frankfurt 线，是人体平视前方的一条标志线。以颧弓下颌窝的中点向 Frankfurt 线做垂直线，该线与外侧裂投影线的交点作为中央沟下端的投影点。以乳突中点向 Frankfurt 线做垂直线，该线与正中线的交点作为中央沟上端的投影点。以此方法确认中央沟的体表投影线。

综上所述，颅骨的解剖标志可以指示大脑脑区及其病变的定位，因此在神经外科手术定位中有重要作用。

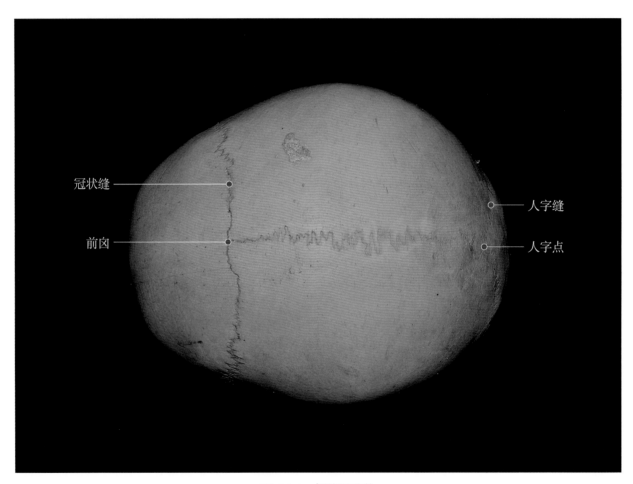

图 4-1-1　颅骨顶面观

颅骨的顶面由额骨及顶骨组成，中线为矢状缝，额骨与顶骨的骨缝为冠状缝，矢状缝与冠状缝的交点为前囟，前囟定位为中线上鼻根点上方 13 cm

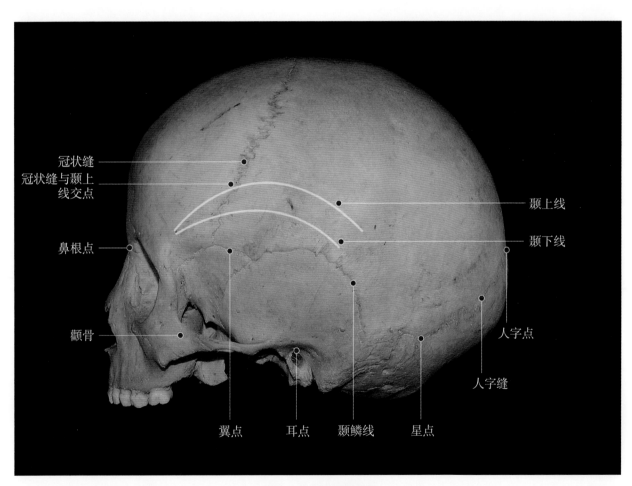

冠状缝

冠状缝与颞上
线交点

颞上线

颞下线

鼻根点

颧骨

人字点

人字缝

翼点　　　耳点　　颞鳞线　　星点

图 4-1-2　颅骨侧面观

颅骨侧面主要的骨结构包括额骨、顶骨、蝶骨、颧骨、颞骨及枕骨。颅骨中线的前方起点为鼻根点（nasion）。颅骨侧面前方的重要结构为翼点，是由额骨、顶骨、蝶骨大翼和颞骨组成的 H 形结构，其中心部位称为翼点。翼点的体表定位方法有两种，一种是颧弓中点上方 4 cm 处，另一种是颧弓上方 4 cm 与额骨颧突后方 3 cm 的交点处。颞骨鳞部与蝶骨及顶骨组成的骨缝为颞鳞缝，顶骨与蝶骨大翼组成蝶顶缝，额骨与顶骨之间为冠状缝。颞鳞缝的前段与外侧裂的走行非常接近。翼点上方为颞肌附着点形成的颞上线和颞下线。在颅骨侧面后方，枕骨与顶骨之间形成的骨缝称为人字缝，人字缝的前下端，即顶骨与颞骨乳突部的交点为星点。人字缝与中线的交点称为人字点，其定位为枕外隆凸上方 6~7 cm

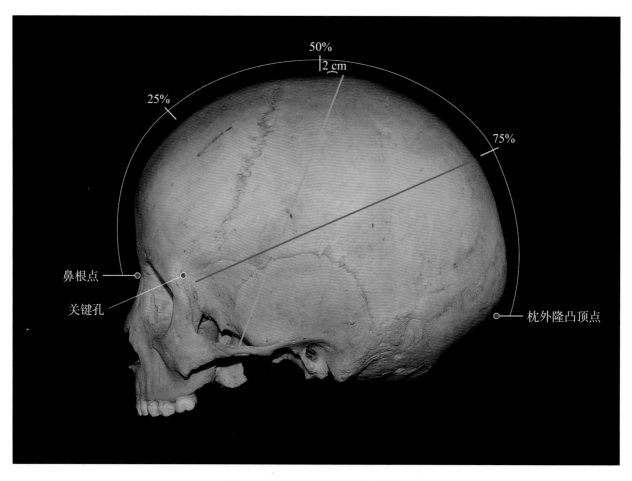

图 4-1-3　大脑结构的颅骨体表定位

鼻根点位于额骨底部，为额骨与鼻骨所形成的额鼻缝中点。枕外隆凸的顶点（inion）是枕骨外表面最隆起处，是上项线在中线处的隆起，对应颅骨内侧的窦汇。将鼻根与枕外隆凸顶点沿着中线的连线进行四等分，3/4 等分处与翼点做连线，该连线前段为外侧裂在颅骨表面的投影，其与额骨交界处为关键孔的位置。在鼻根与枕外隆凸顶点连线中点后方约 2 cm 处，确定中央沟上端在中线的投影点，以此点向颧弓中点做连线，与外侧裂交点之间的连线即中央沟的体表投影

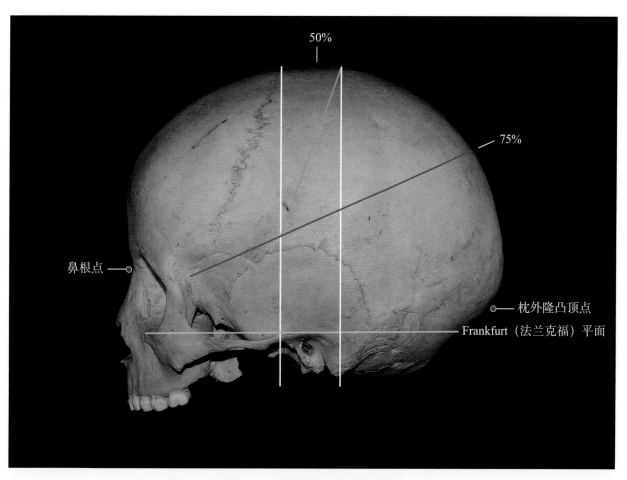

图 4-1-4 大脑结构的颅骨体表定位

另外一种常用的确定中央沟体表投影的方法是基于 Frankfurt 平面，外侧裂的定位方法与前述相同。Frankfurt 平面也称为眼耳平面，是由左侧眼眶下缘和双侧外耳道上缘组成的平面，是人体直立时平视的状态。由乳突尖向 Frankfurt 平面做垂直线，也称为耳后线，其与颅骨中线的交点为上 Rolandic 点的投影，即中央沟上端与中线的交点。在下颌窝中点做垂直于 Frankfurt 平面的垂直线，该线与外侧裂投影的交点为下 Rolandic 点的投影，即中央沟下端的投影，由此确定中央沟的体表定位

第 2 节 · 大脑的解剖

中枢神经系统自头端向尾端分别由端脑、间脑、中脑、脑桥、小脑、延髓及脊髓组成。中脑、脑桥及延髓组成脑干（图 4-2-1、图 4-2-2）。

大脑由端脑和间脑组成，占据了天幕上颅腔。端脑由双侧大脑半球组成，两者之间由大脑纵裂分割，双侧半球之间由胼胝体、前联合等联合纤维相连接。每侧大脑半球含有三个表面，即内侧面、底面及背外侧面。大脑半球内侧面面对大脑镰，大脑镰前方终止于筛骨鸡冠，因此双侧额叶内侧面位于胼胝体下方的部分之间不被大脑镰分割。大脑底面则面对前颅窝、中颅窝及天幕，背外侧面面对颅骨。

大脑半球的表面由众多脑沟和脑回所组成，一些重要的脑沟和脑回的位置及形态相对恒定，从而可以作为重要的解剖定位标志。在背外侧面，最重要的脑沟为外侧裂和中央沟，也是脑叶的分界标志。大脑半球背外侧面分为四个脑叶，中央沟前方为额叶，额叶下界为外侧裂。顶枕沟在大脑上缘形成的切迹与大脑下缘的枕前切迹组成的连线（外侧颞顶线）构成了枕叶的前界。外侧裂末端向枕叶前界做一假想的垂直线（外侧颞枕线），上方为顶叶，下方为颞叶。岛叶位于外侧裂深面，由额叶、颞叶和顶叶的岛盖所覆盖。

一、额叶（图 4-2-3~ 图 4-2-16）

（一）额叶的表面形态

在额叶的外侧面，中央沟构成其后界，外侧裂为其下界。中央前沟与中央沟平行，但通常不连续，两者之间为中央前回。在中央前回的前方，额叶有两条平行于大脑上缘的通常不连续的脑沟，即额上沟和额下沟，分为三个脑回，由上向下依次为额上回、额中回和额下回，三个脑回在额极处汇聚。大脑的表面由脑沟分为脑回，但脑回是相互延续的结构。相邻的脑回之间在脑沟深处可由脑回连接相联系，在某些区域，脑回连接可在大脑表面被观察到。

额上回位于额叶背外侧面上部，跨越大脑半球上缘与额叶内侧面相延续。额中回介于额上沟和额下沟之间，可由二级脑沟分为两条脑回。外侧裂在水平段转为外侧段时发出外侧裂前水平支、前升支和外侧支，上述脑沟汇合处脑沟较宽，形

成较易识别的结构，即前外侧裂点，是辨认大脑半球外侧面脑回的重要标志。额下回介于额下沟和外侧裂之间，由外侧裂前水平支和前升支分为眶部、三角部和岛盖部。额下回眶部与额叶眶面的眶外侧回相延续。额下回三角部呈尖部朝向颞叶的三角形，其头端与颞叶之间存在窄隙即前外侧裂点，该结构在脑表面易于识别，是分离外侧裂的起点，也是辨认外侧裂周围脑回的重要解剖标志点。额下回岛盖部与中央前回下部相延续，两者之间形成 U 形的脑回形状，是辨认中央前回的解剖标志。

额叶底面也称为眶面，对应于前颅底，该脑面由嗅沟分为内侧的直回和外侧的眶回，后方以嗅束所发出的内侧嗅纹和外侧嗅纹为界与前穿质相邻。眶回表面有标志性的 H 形脑沟，即眶沟，进而将眶回分为眶前回、眶内侧回、眶后回和眶外侧回。眶外侧回与眶后回外侧端融合处称为眶

后外侧极。眶内侧回与眶后回内侧端相延续，两者融合处称为眶后内侧极（眶后内侧小叶）。

额叶内侧面的脑沟、脑回主要与胼胝体相平行，两条最主要的脑沟为胼胝体沟和扣带沟，两者之间为扣带回。胼胝体沟位于胼胝体上缘，介于胼胝体和扣带回之间，环绕胼胝体走行。扣带沟前段与胼胝体沟近乎平行，后端的边缘支向上弯曲并终止于大脑上缘。在边缘支前方，中央前回和中央后回在大脑内侧面相互延续，组成旁中央小叶。在胼胝体嘴部下方，扣带回延续为胼胝体下回，在终板前方有新月形的脑回称为终板旁回。在终板旁回前方，胼胝体下回延续为嗅旁回，两者融合处呈尖部朝向终板旁回的 U 形，此处也称为扣带极。嗅旁回与额叶底面的直回相延续。额上回的内侧面位于大脑内侧面，也称为额内侧回。

额叶的主要功能区包括中央前回和优势侧大脑半球的额下回后部。前者是主要运动区，中央前回的上端支配对侧下肢的运动，下端支配面部运动，中段支配手及上肢的运动。中央前沟与额上沟的交点处，中央前回向后方突出，形成 Ω 形，该处为手运动支配区。优势侧半球额下回后部，即三角部与岛盖部为语言运动区，即 Broca 区。额上回后部为辅助运动区。

（二）额叶深部结构及纤维结构

额叶深部结构可以通过大脑表面的脑沟和脑回进行定位。额上沟和额下沟深部都指向侧脑室额角，额下沟深部邻近岛叶的环岛上沟。岛叶是大脑核心结构的外表面，大脑核心结构主要是基底核及其邻近结构所组成，即尾状核、壳核、苍白球、内囊、丘脑等结构。尾状核、丘脑组成了侧脑室的外侧壁。了解额下沟、岛叶、基底核的结构对应关系，即可以通过额叶外表面的脑沟和脑回定位侧脑室额角。额下沟的水平切面大致对应于侧脑室额角的上壁，即胼胝体下缘。外侧

裂的前水平支深面为岛叶的环岛前沟，环岛前沟深部指向侧脑室额角，因此外侧裂的前水平支可以定位侧脑室额角的前界。额上回和额中回均位于侧脑室上方，侧脑室额角的外侧壁由尾状核头部组成，尾状核头部与豆状核相融合，形成腹侧纹状体。腹侧纹状体位于前穿质深部，因此前穿质可以作为额叶底面定位侧脑室额角的标志。

额叶的联络纤维分为内侧组和外侧组。内侧组主要为扣带束，位于额叶内表面，是边缘系统的重要联络纤维，其前方到达胼胝体嘴部下方的胼胝体下回，其主干环绕胼胝体走行于扣带回内。外侧组主要包括走行于外侧裂背侧的上纵束系统和走行于外侧裂腹侧的纤维束。额下回深部主要是上纵束的第三支，连接额下回岛盖部、中央前回腹侧部及缘上回。额中回后部是上纵束第二支及弓状束纤维的主要分布区，上纵束第二支位于弓状束浅部，主要连接额叶后部与顶下小叶，弓状束则绕过外侧裂后终止于颞叶后部，是额颞叶之间的重要联络纤维。额上回深部的联络纤维束也被称为上纵束第一支，主要连接额上回和顶上小叶。额叶前部脑区的联络纤维主要通过钩束和下额枕束与颞叶相连接，钩束主要连接额叶眶面及颞极，下额枕束是连接额叶、颞叶及枕叶的重要纤维，其在额叶的连接脑区主要为额下回三角部及额叶的前外侧面脑区。

额叶的投射纤维构成放射冠的前部。额叶放射冠由额桥束和皮质脊髓束所组成。额桥束连接额叶背侧面皮质与脑干的核团，额桥束深部延续为内囊前支、膝部和内囊后支前部。皮质脊髓束主要起源于中央前回，是运动通路的主要传出纤维，并行经内囊后支中部。额叶的联合纤维主要为胼胝体膝部及体部前部的纤维束组成，胼胝体膝部发出的纤维主要连接双侧额叶内侧面，形成 U 形的外形，也称为胼胝体小钳。

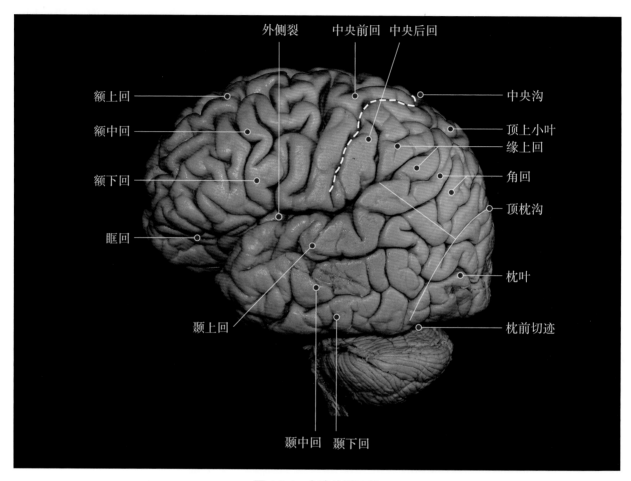

图 4-2-1 大脑外侧面观

大脑外侧面分为额叶、颞叶、顶叶和枕叶。额叶的后方边界为中央沟，下方边界为外侧裂，其背外侧面分为额上回、额中回和额下回，以及后方的中央前回。顶枕沟上端与枕前切迹的连线，也称为外侧颞顶线，构成了枕叶的前界。外侧裂末端向外侧颞顶线做垂直线，即外侧颞枕线，分隔了颞叶和顶叶。顶叶外侧面由中央后回、顶上小叶、缘上回和角回组成。颞叶外侧面由颞上回、颞中回和颞下回组成

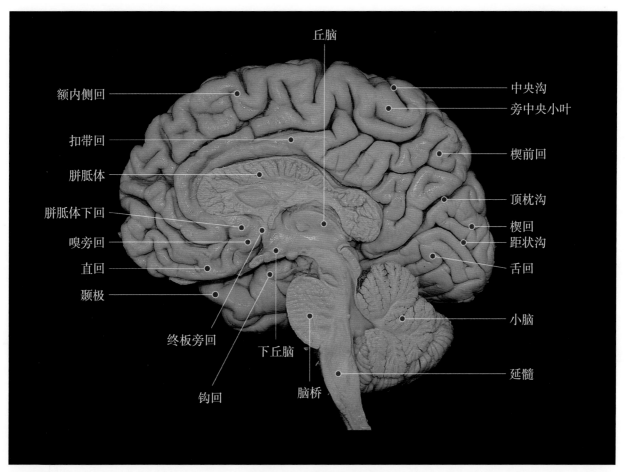

丘脑

额内侧回

中央沟

扣带回

旁中央小叶

胼胝体

楔前回

胼胝体下回

顶枕沟

嗅旁回

楔回

直回

距状沟

颞极

舌回

终板旁回

小脑

下丘脑

延髓

钩回

脑桥

图 4-2-2 大脑内侧面观

额叶内侧面主要由额内侧回和扣带回组成，中央前回和中央后回在内侧面相互融合，形成旁中央小叶。顶枕沟分隔前方的楔前叶和后方的楔叶，楔前叶是顶上小叶在内侧面的延续。枕叶内侧面有明显的脑沟，即距状沟，是视觉皮质区，距状沟下方为舌回。扣带回环绕胼胝体，后方与海马旁回延续，前方在胼胝体嘴部下方与嗅旁回后端融合，形成扣带极。间脑由背侧丘脑和下丘脑组成。脑干由头端向尾端分为中脑、脑桥和延髓

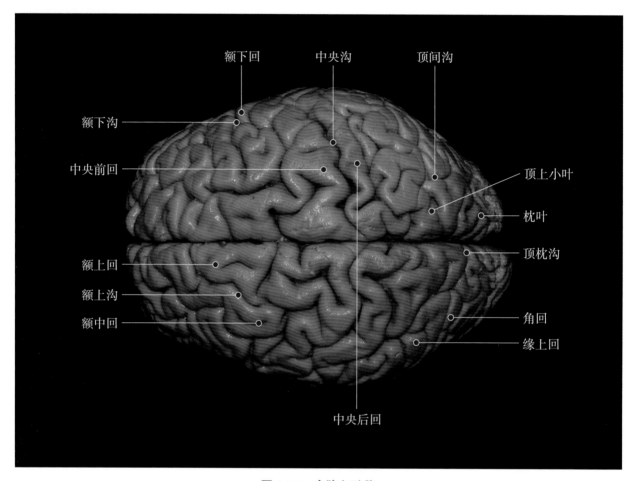

图 4-2-3 大脑上面观

大脑由纵裂分为左右半球，中央沟分隔额叶和顶叶，顶枕沟分隔顶叶和枕叶。额叶的额上沟与大脑纵裂大致平行，分隔了额上回和额中回。顶间沟分隔了顶上小叶和顶下小叶，顶间沟的上后部与纵裂大致平行，其前部向前下走行并汇入中央后沟

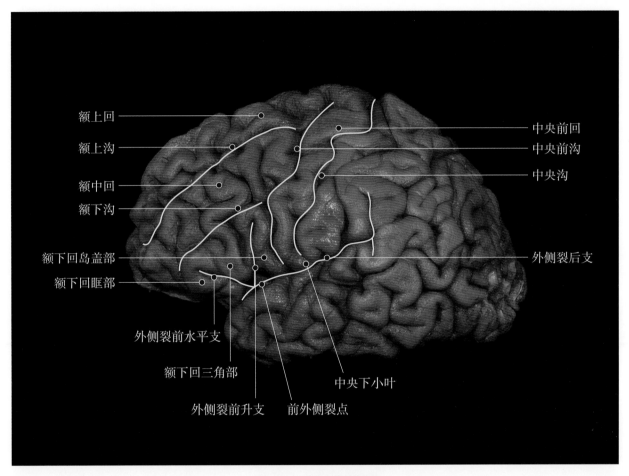

图 4-2-4　额叶背外侧面

额叶的后界为中央沟，下界为外侧裂。额叶在中央前沟前方由额上沟和额下沟将其分为额上回、额中回和额下回。外侧裂发出水平支和升支，从而将额下回分为三部分，从前往后依次为眶部、三角部和岛盖部。额下回三角部的尖端处外侧裂扩大形成前外侧裂点，该部位也是外侧裂水平支和升支的交点

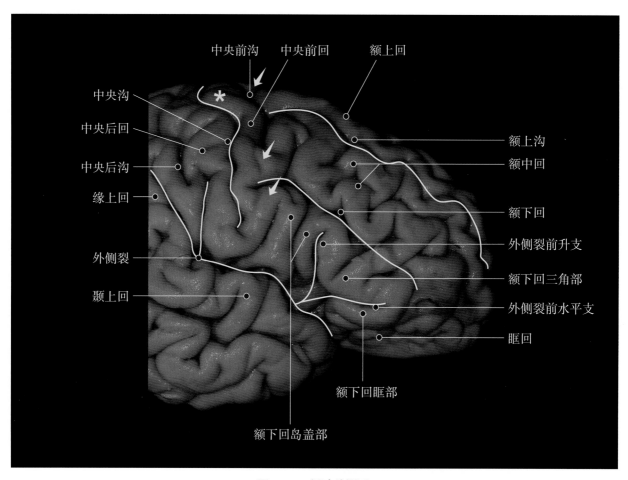

图 4-2-5　额叶外侧面

大脑半球外侧面脑回的辨认主要是围绕外侧裂进行的，外侧裂分出前水平支、前升支及后支，外侧裂上方的脑回从前往后依次为额下回眶部、三角部、岛盖部、中央前回、中央后回及缘上回。额上沟及额下沟通常都是不连续的脑沟，额上沟的后端相对应的中央前回为手运动区（*）。额上回、额中回及额下回与中央前回均有脑回连接相联系，此类连接多位于脑沟深部，也可在脑皮质表面观察到（黄色箭头）

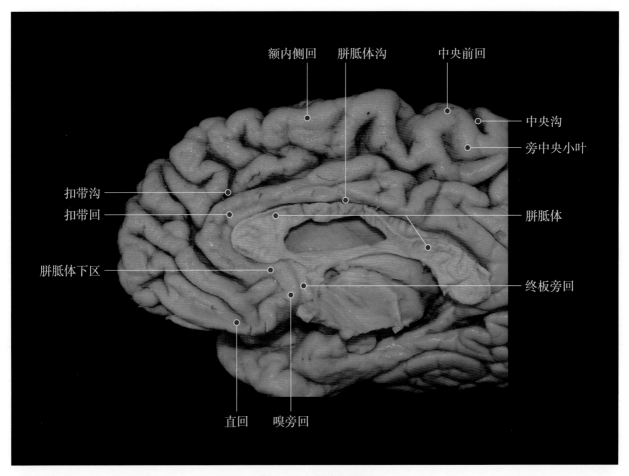

图 4-2-6　额叶内侧面

额叶内侧面为额上回和直回在半球内侧面的延续，以扣带沟与边缘叶的扣带回相邻。额上回在半球内侧面也称为额内侧回，其后部边界为旁中央小叶，即中央前回和中央后回顶端相融合在半球内侧面形成的结构。扣带回环绕胼胝体至胼胝体嘴部下方，该区域称为胼胝体下区（或称为胼胝体下回），随后向前方弯折并与直回相延续

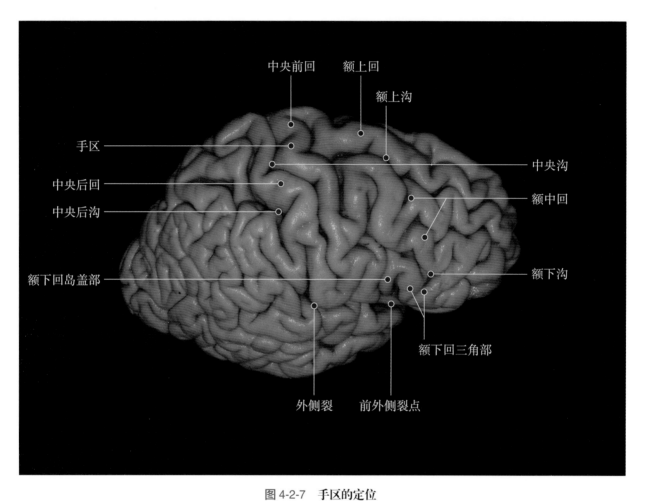

图 4-2-7 手区的定位

中央前回手运动区具有稳定的形态特征，即 Ω 征，该部位中央前回向后方突出且对应额上沟

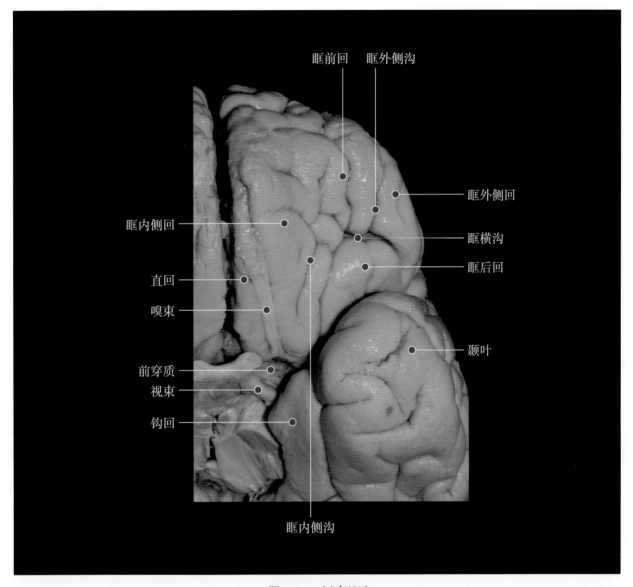

眶前回　眶外侧沟

眶外侧回

眶内侧回

眶横沟

直回

眶后回

嗅束

颞叶

前穿质

视束

钩回

眶内侧沟

图 4-2-8　额叶眶面

额叶眶面由嗅束及其深面的嗅沟分隔为内侧的直回和外侧的眶回。眶回具有特征性的 H 形脑沟，由眶内侧沟、眶横沟和眶外侧沟组成，将眶回分隔为眶前回、眶内侧回、眶后回和眶外侧回。眶内侧回与直回相邻，眶外侧回与额下回眶部相邻。眶后回为额叶眶面后界，后方为前穿质及岛叶

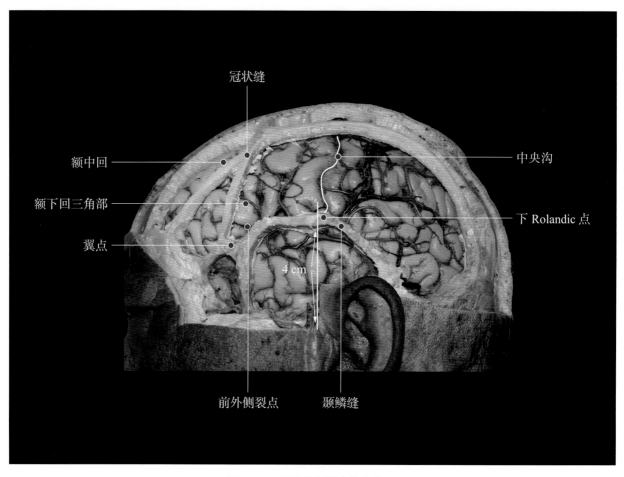

图 4-2-9   额叶的颅骨定位方法一

前外侧裂点是识别外侧裂周围脑回的重要标志点，位于翼点稍后上方，翼点的中心区域为蝶骨和顶骨形成的蝶顶缝，蝶顶缝与颞鳞缝的交点可作为前外侧裂点的定位点。颞鳞缝的前部与外侧裂基本对应。下 Rolandic 点为中央沟的下端点，于耳前切迹做颧弓垂直线，颧弓根上方 4 cm 处与颞鳞缝的交点即作为下 Rolandic 点的定位点。颞上线为颞肌附着于颅骨形成的结构，颞上线的前段与额下沟对应

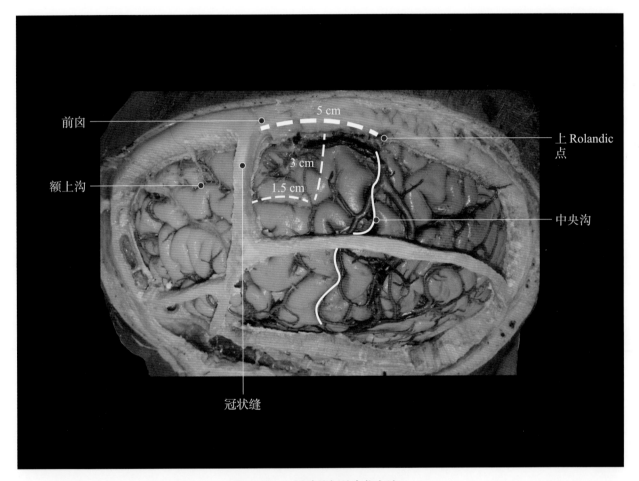

前囟

额上沟

冠状缝

上 Rolandic 点

中央沟

图 4-2-10　额叶的颅骨定位方法二

上 Rolandic 点是中央沟上端与纵裂的交点，是定位中央沟的重要标志，该点位于正中线上、前囟后方约 5 cm 处。额上沟与中央前沟的交点是定位手运动区的重要标志，额上沟后端对应的中央前回向后方凸起，形成特征性的 Ω 形，该部位为手运动区，额上沟与中央前沟的交点位于冠状缝后方约 1.5 cm、旁开中线约 3 cm 处

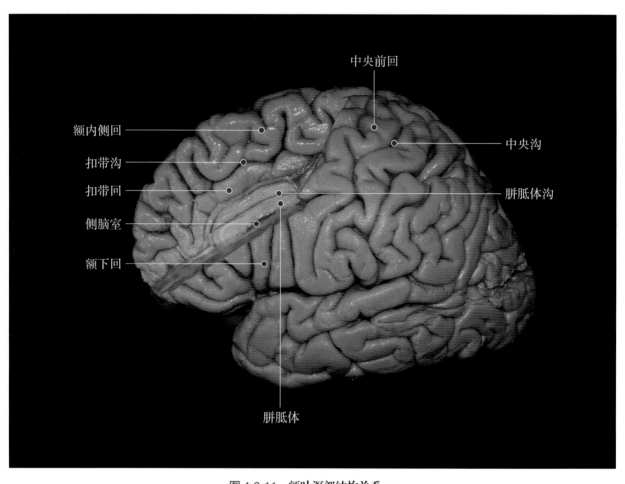

中央前回

额内侧回

扣带沟

扣带回

侧脑室

额下回

中央沟

胼胝体沟

胼胝体

图 4-2-11　额叶深部结构关系一

额下沟平面深部对应胼胝体下缘及侧脑室的顶壁，在此断面上可以观察到胼胝体膝部及体部的前部

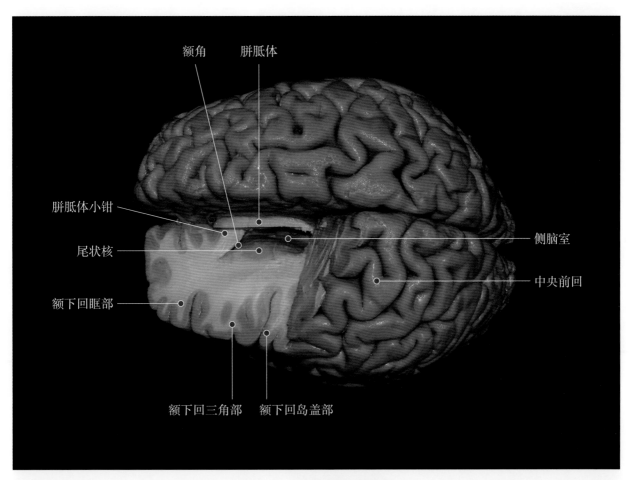

图 4-2-12 额叶深部结构关系二

额下沟水平切面上可以观察到深部对应的侧脑室顶壁的结构。侧脑室额角的前壁由胼胝体小钳所组成，对应胼胝体膝部。额角的外侧壁为尾状核头部，尾状核外侧对应岛叶。在此切面可以观察额叶的额下回从前到后依次为额下回眶部、三角部和岛盖部

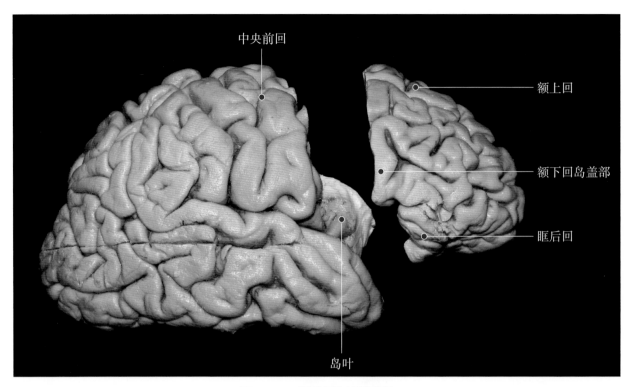

图 4-2-13　额叶切除外侧面观

在大脑背外侧面，额叶切除的后界为中央前沟，保留中央前回。下方沿着环岛上沟和环岛前沟分离额叶及岛叶，在额叶眶面，沿着前穿质前缘，即嗅束所形成的内侧嗅纹和外侧嗅纹前方离断额叶

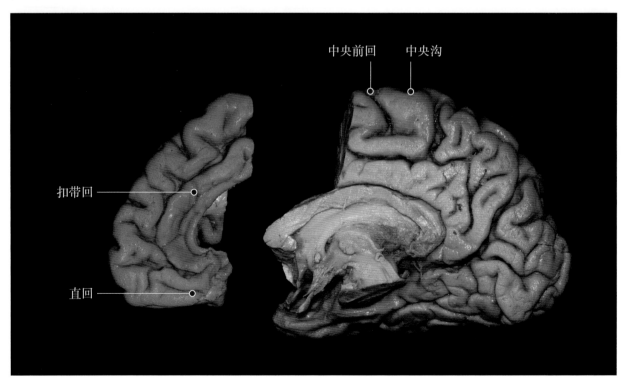

图 4-2-14　额叶切除内侧面观

在大脑半球内侧面，额叶切除的后部边界为旁中央小叶前缘，向深部切除至胼胝体沟，即胼胝体上缘，沿胼胝体沟离断额叶与胼胝体体部前部、膝部及嘴部。在胼胝体嘴部下方，额叶切除的后边界可达扣带极。在额叶眶面，额叶切除的后界为前穿质前缘

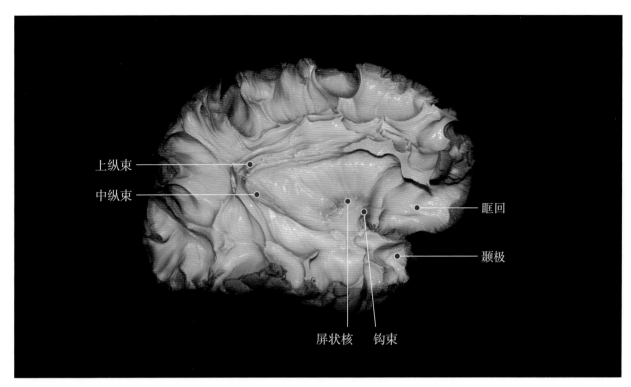

图 4-2-15 额叶外侧面纤维结构一

上纵束系统环绕外侧裂，分布于颞叶及枕叶前部。岛叶皮质及 U 形纤维被剥除，显露屏状核，其上方为外囊，前下方为下额枕束和钩束的浅层纤维

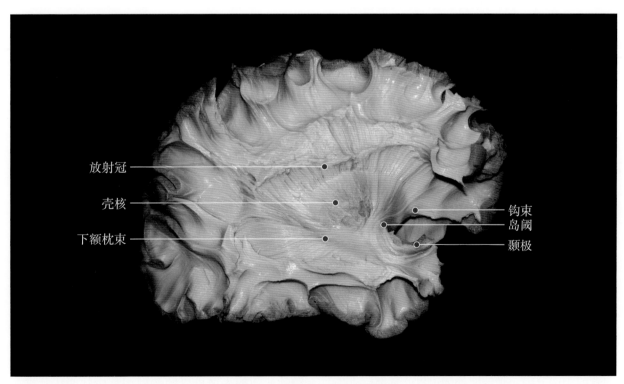

图 4-2-16 额叶外侧面纤维结构二

上纵束被剥除，显露其深面的投射纤维，即放射冠。放射冠前方到达额叶，后方到达顶叶，在壳核处延续为内囊。放射冠向枕叶延续的结构为矢状层，主要由下额枕束、前联合及视辐射所组成

二、颞叶（图 4-2-17~ 图 4-2-36）

（一）颞叶的表面结构

颞叶分为上、外、底、内四个面。颞叶上表面位于外侧裂内，主要为颞上回所构成的颞叶岛盖，其前半部分向内下方倾斜并面向岛叶，表面缺乏脑回结构，称为颞极平台；后半部分始自与中央后回相对应的脑回，其表面由 2~3 条脑回所组成，即颞横回，颞横回近乎水平走行，也称为颞叶平台。颞横回的第一支也称为 Heschl 回，是听觉中枢所在的皮质。颞横回在外侧裂表面与缘上回的脑回相对应，自外侧裂表面向后上方走行，深部向岛后点处汇聚。颞横回深部介于岛叶和缘上回之间，也被称为岛后区。

颞叶外侧面的上界为外侧裂，下界为大脑下缘，后界为外侧颞顶线，即枕前切迹与顶枕沟上端在大脑外侧面的连线。颞叶外侧面主要有两个脑沟，分别为颞上沟和颞下沟，将颞叶外侧面分为颞上回、颞中回和颞下回。颞上回和颞下回在颞叶前端汇聚形成颞极。

颞叶底面面向中颅窝底及天幕，外侧界为大脑下缘，前界自颞极至钩回前缘，内界由钩回至扣带回峡部，后界为顶枕沟与距状沟交点至枕前切迹的连线，此线也称为内侧颞枕线。颞叶底面主要有两个脑沟，分别为内侧的侧副沟和外侧的颞枕沟，两者将颞叶底面分成由内至外排列的三个脑回，即海马旁回、梭状回和颞下回。侧副沟深部指向侧脑室颞角，在侧脑室底面形成侧副隆起。侧副沟内侧为海马旁回，外侧为梭状回，也称为颞枕回，是颞叶底面的主要脑回。颞叶底面前缘在颞极内侧有一脑沟，称为嗅裂，将颞极与内侧的钩回分隔，是钩回外侧边界的解剖标志。

颞叶内侧结构是边缘系统的主要组成部分，主要由杏仁核和海马结构组成。三角形的钩回的

前部对向前穿质，后部对向中脑的大脑脚。钩回前半部分的深部为杏仁核，并与其上方的基底核相延续；后半部分深部为海马头。海马结构由底面向上依次为海马旁回及其翻折形成的下托、齿状回、穹窿伞。穹窿伞起始于钩回后半部分的海马头上表面，向后方延续为穹窿脚，双侧穹窿脚在胼胝体体部下方融合形成穹窿体，并与胼胝体纤维融合，前方至室间孔延续为穹窿柱，并最终终止于三脑室底部的乳头体。齿状回后部环绕胼胝体压部延续为灰被，即胼胝体上方的薄层灰质。钩回的表面皮质与海马旁回相延续，海马旁回后部与舌回和扣带回相延续。

颞叶的主要功能区为颞横回，即听觉中枢。优势侧半球颞上回的后部，即 Wernicke 区，也称为语言理解中枢，与语言的理解感知有关。前颞叶在传统上被认为是脑功能静默区，但其深部走行的下额枕束等纤维，在优势侧半球参与语义功能，是语言网络的组成部分，因此前颞叶切除的范围不宜超过颞极后方 5 cm，以减少语言功能的损伤风险。视辐射自外侧膝状体发出后进入颞叶外侧面深部，向后方走行进入枕叶，因此颞叶的损伤可导致视野缺损。

（二）颞叶的深部结构及纤维结构

颞叶深部的脑室结构主要为颞角，是侧脑室房部向颞叶内的延续，其脑表面的投影大致与颞中回重合。颞上沟、颞下沟、侧副沟等颞叶脑沟的深部都指向侧脑室颞角。对于颞叶的手术而言，颞叶外侧面是显露侧脑室颞角的常用入路，可以经颞上沟、颞中回和颞下沟进入侧脑室颞角。经颞叶底面的入路可以经侧副沟及梭状回切开进入侧脑室颞角。

颞叶内侧面与中脑相对应，颞叶与中脑之间

的蛛网膜间隙为脚池和环池。颞叶内侧面的海马结构与间脑的丘脑之间存在一个裂隙结构，自侧脑室颞角隐窝处的下脉络点，环绕丘脑后终止于室间孔，此间隙为侧脑室脉络丛的附着点。脉络裂是术中辨别丘脑的重要标志，在颞叶内侧部位的手术中，通过识别脉络裂可以确定切除的范围，避免损伤丘脑。

颞叶的联络纤维主要分布于外侧面及底面。颞叶外侧面的联络纤维包括颞叶后部的弓状束及上纵束颞顶支，颞叶下缘的下纵束及颞叶前外侧部的钩束和下额枕束。上纵束颞顶支是连接顶下小叶和颞叶后部的短联络纤维，广义上可被视为上纵束系统的一部分。顶下小叶与额叶后部通过上纵束相联系，因此额叶与颞叶之间经过顶下小叶的中继发生连接，可以将此纤维通路视为额叶与颞叶之间的间接通路。弓状束连接额叶后部，绕过外侧裂后终止于颞叶的中后部，是额叶与颞叶之间的重要联络纤维。钩束和下额枕束则连接额叶的眶面及前外侧面，两者在经过岛阈处发生共干，共同经过岛叶前部后分离，钩束连接颞极及前颞叶，下额枕束则连接颞叶中后部及枕叶。钩束和下额枕束走行于外侧裂前部，上纵束系统（含弓状束）走行于外侧裂背侧，所以在语言网络的纤维束构成中依据两组纤维束的位置分类，钩束和下额枕束被称为腹侧通路，上纵束系统被称为背侧通路。在颞叶解剖层次上，上纵束系统位于下额枕束浅层。下纵束是连接颞叶及枕叶的联络纤维，起自颞极，主要走行于颞下回水平，后方终止于枕叶下外侧及枕叶外侧面。

颞叶的投射纤维主要由视辐射和颞桥束组成。视辐射分为三部分，前部自外侧膝状体发出后，向颞叶前部走行于颞角上壁，在颞角前端处反折后向后方走行，此处也称为 Meyer 襻。Meyer 襻的纤维束走行于颞叶外侧面的下部，在到达胼胝体压部平面后，部分纤维束向颞枕叶底面弯折，在侧脑室房部及枕角底面走行至距状沟下方的视觉皮质。视辐射的中部及后部则是从外侧膝状体发出后，分别沿侧脑室颞角和房部侧方向枕叶外侧面走行，并终止于距状沟上方的视觉皮质。

颞叶的联合纤维主要是前联合。前联合主干位于室间孔前方，向侧方走行，在岛叶前部进入下额枕束及钩束深面，进入颞叶后呈扇形散开。前联合纤维束与下额枕束等纤维束平行走行且紧密，在解剖上较难分离。

颞干是连接颞叶及大脑中央核心的白质结构，大致平行于环岛下沟，介于侧脑室颞角与环岛下沟之间。颞干的浅层为连接岛叶和颞上回的 U 形纤维，其下方为钩束及下额枕束。钩束及下额枕束在岛阈处共干，此后钩束向颞叶前方走行并终止于颞极，下额枕束经环岛下沟进入颞叶外侧面后向枕叶走行。下额枕束深部为前联合纤维，其深部为视辐射。视辐射前部纤维在颞叶形成 Meyer 襻，中部及后部纤维自外侧膝状体向后方经颞叶到达枕叶。下额枕束、前联合及视辐射在颞叶后部及枕叶外侧面处形成纤维板，彼此之间缺乏清楚的边界，称为矢状层。视辐射深面为毯，是胼胝体大钳发出的经侧脑室外侧壁走行至颞叶前部的纤维束，与视辐射纤维走行的方向相反，在纤维解剖过程中可由此与视辐射相鉴别。神经毡深面为侧脑室室管膜。

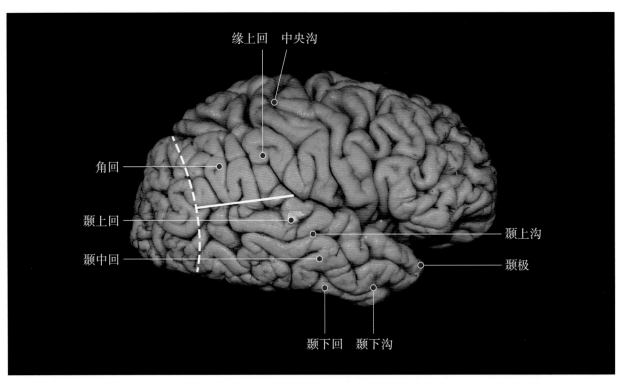

图 4-2-17 颞叶外侧面

颞叶的外侧面上边界为外侧裂，后界为顶枕沟上端与枕前切迹的假想线，称为外侧顶枕线。外侧裂末端向外侧顶枕线做垂直线，称为外侧颞枕线，以区分顶叶及颞叶。颞叶外侧面由颞上沟和颞下沟分为颞上回、颞中回和颞下回

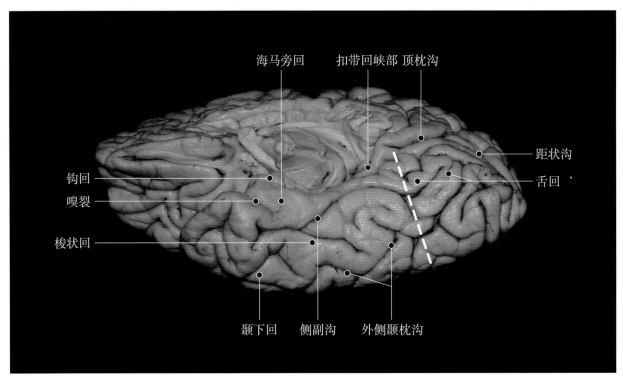

图 4-2-18 颞叶底面观

在大脑底面，颞叶与枕叶相互延续，以顶枕沟与距状沟交点和枕前切迹做假想连线，称为内侧颞枕线，以此作为枕叶和颞叶在脑底面的分界线。颞叶底面最内侧的结构为钩和海马旁回，其外侧为嗅裂及侧副沟，两者有时可以相连续。侧副沟外侧的脑回为梭状回，也称为颞枕回，梭状回外侧为外侧颞枕沟，分隔了梭状回和颞下回

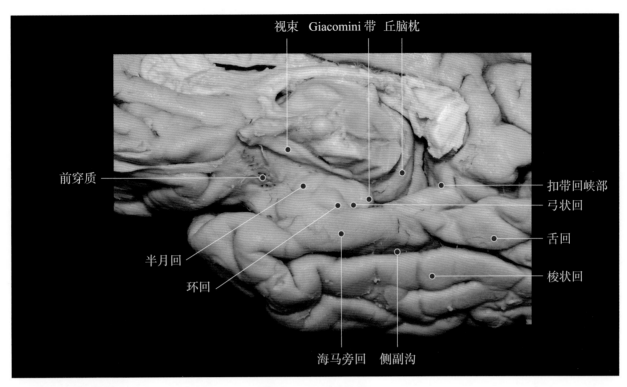

图 4-2-19　钩回解剖

钩回为颞叶内侧的重要结构，呈尖端朝向内侧的三角形，其前部深面为杏仁核，后部深面为海马头。钩回前缘与前穿质相邻，内上方为视束，钩回翻折处与海马旁回形成钩切迹。钩回由前至后分为半月回、环回、弓状回及 Giacomini 带。钩回与海马旁回相延续

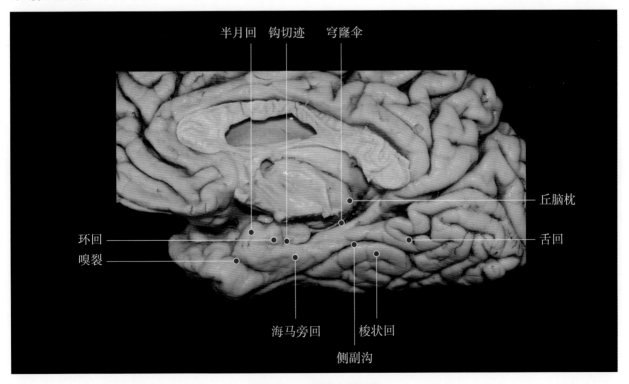

图 4-2-20　颞叶内侧面观

嗅裂分隔了颞极与钩回，侧副沟分隔了海马旁回和梭状回。嗅裂可以与侧副沟相接形成延续的脑沟。海马旁回后方与舌回相延续。钩回尖端向后方形成穹窿的伞部，这是海马结构的传出纤维，经穹窿环绕丘脑后经前联合后方进入下丘脑，并终止于乳头体

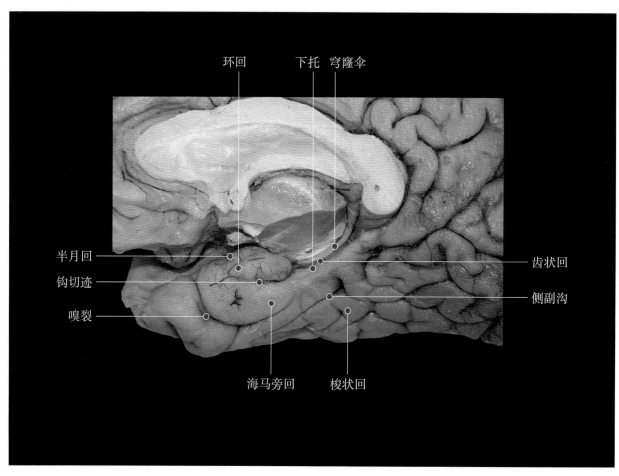

图 4-2-21 颞叶内侧面结构

颞叶内侧结构主要为海马结构的组成部分，上方经脉络膜裂与丘脑相分隔。海马结构的传出纤维主要为穹窿，由海马头形成穹窿伞部，后方延续为穹窿脚，环绕丘脑呈 C 形走行。齿状回介于穹窿与海马旁回之间，与穹窿并行走行至胼胝体压部后分开，延续为覆盖于胼胝体压部上表面的灰被。海马旁回前方与钩回相延续，后方与舌回及扣带回相延续，其与扣带回相延续的部位缩窄，形成扣带回峡部。海马旁回的上表面称为下托

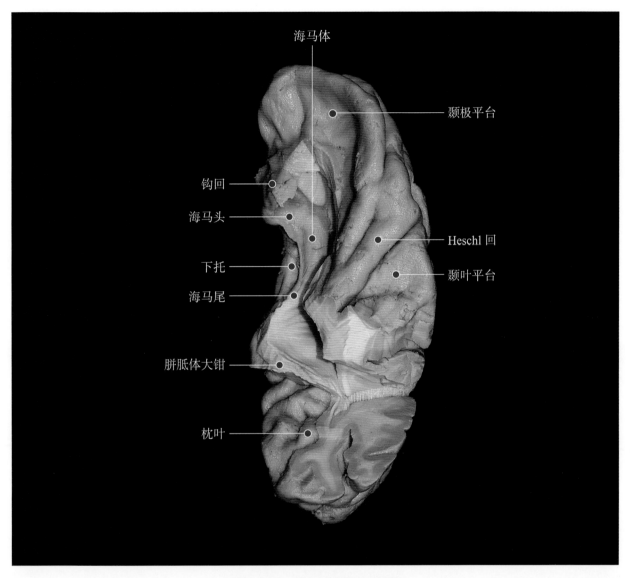

海马体

颞极平台

钩回

海马头

Heschl 回

下托

颞叶平台

海马尾

胼胝体大钳

枕叶

图 4-2-22　颞叶切除后的上面观

沿环岛下沟离断岛叶和颞叶，在钩回与视束之间离断杏仁核。内侧的下脉络点为侧脑室脉络丛在颞角的起点，杏仁核位于海马头前上方，两者之间为侧脑室颞角向内侧突出形成的隐窝。后方在海马尾部离断胼胝体大钳，即胼胝体压部的纤维。在外侧面沿着缘上回离断顶叶与颞叶的连接。颞叶的上表面主要由颞上回组成，颞上回形成颞盖，其由前至后可分为颞极平台、Heschl 回及颞叶平台

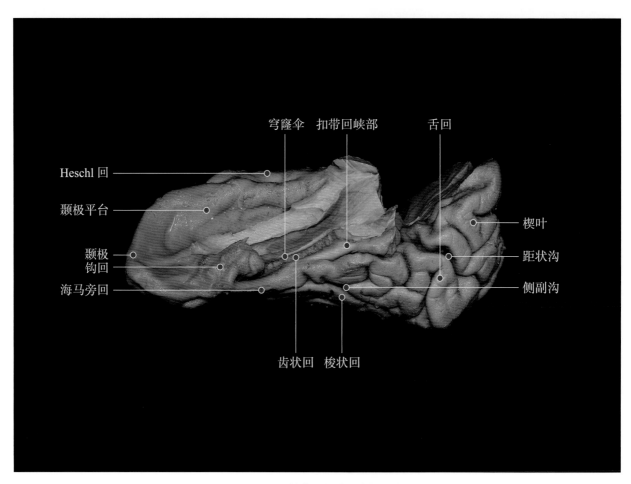

图 4-2-23 颞叶切除后的内侧面观

颞上回前部为颞极平台，是颞上回对应岛叶的部分，该区域无明显的脑回结构。颞上回中后部由颞横回组成，后部也称为颞叶平台，主要与中央后回及缘上回相对应，其深面为岛后区。颞叶内侧结构则主要由钩回及海马结构所组成

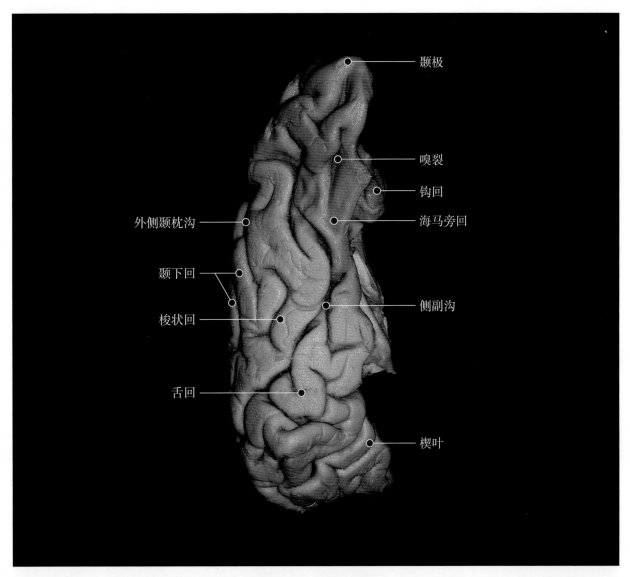

图 4-2-24 颞叶底面观

颞叶底面的重要脑沟由外侧至内侧为外侧颞枕沟和侧副沟。外侧颞枕沟多不延续，分隔了外侧的颞下回和内侧的梭状回。侧副沟分隔了梭状回和海马旁回，后方分隔了梭状回和舌回。侧副沟前方可与嗅裂相延续，嗅裂为颞极与钩回的分界线。颞上回与颞下回在颞叶前端会合形成颞极

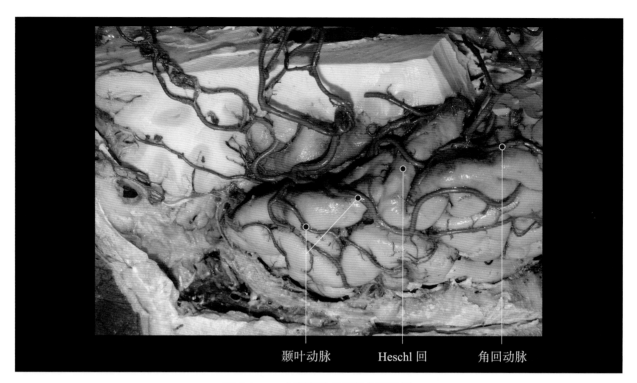

颞叶动脉　　Heschl 回　　角回动脉

图 4-2-25　左侧颞叶岛盖的血管解剖

大脑中动脉在外侧裂内分为上干和下干，下干是其主要分支，下干发出颞叶动脉，可分为颞前动脉、颞中动脉和颞后动脉，颞叶动脉经颞叶岛盖分布至颞叶外侧面。下干的末端分支为角回动脉，经外侧裂末端穿出外侧裂后分布至顶叶及邻近的颞叶后部区域

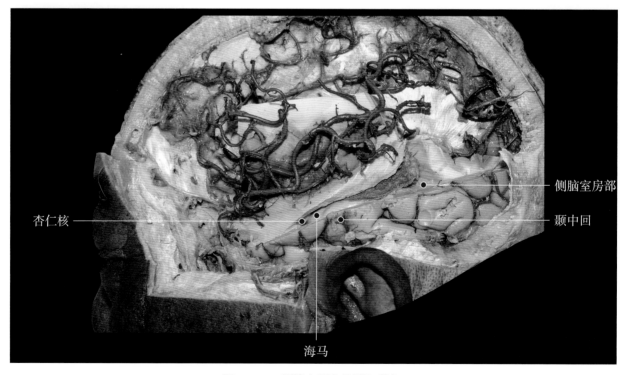

杏仁核

侧脑室房部

颞中回

海马

图 4-2-26　侧脑室颞角的侧方观察

侧脑室颞角内的主要结构为前上方的杏仁核和后方的海马结构，海马上方被脉络丛覆盖，脉络丛附着处为脉络裂，分隔海马结构及上方的丘脑。海马结构上方的脑组织为颞干，颞干介于环岛下沟和侧脑室颞角之间

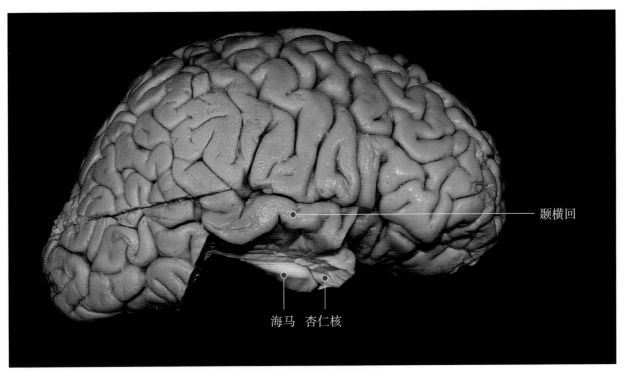

图 4-2-27　颞叶切除术的范围一

颞上回的中后部为颞横回，是主要的听觉皮质。左侧颞上回后部为语言理解区，颞上回的切除应保留颞横回。颞中回及颞下回的皮质切除范围可达颞叶后界，但其深部的纤维束切除会损伤视辐射而导致视野缺损。此图片保留了颞叶内侧的杏仁核和海马结构

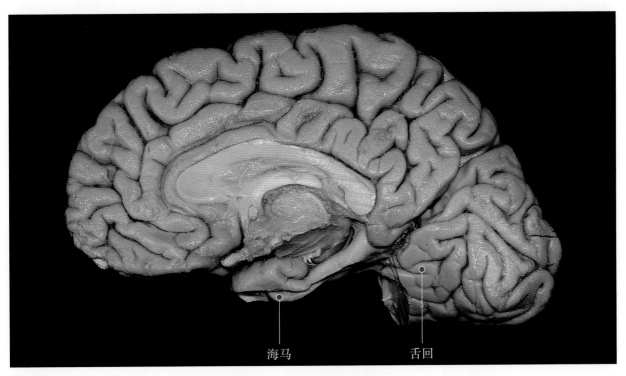

图 4-2-28　颞叶切除术的范围二

此图片保留了颞叶内侧的钩、杏仁核和海马结构。海马旁回被切除以暴露侧脑室，梭状回的前部、颞下回被切除。此图用于展示颞叶的范围，但切除颞叶深部的白质会引发视野缺损等功能障碍

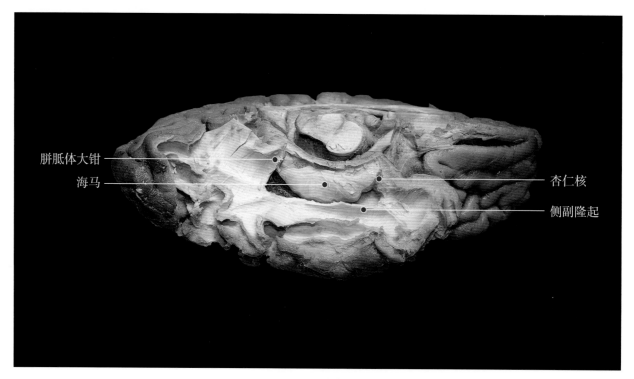

图 4-2-29　颞叶底面解剖

颞叶底面主要由梭状回组成，其内侧为侧副沟。侧副沟突向侧脑室颞角，形成侧副隆起。沿侧副沟切除海马旁回，暴露海马结构。杏仁核和海马头之间为侧脑室的颞角隐窝，海马结构上方为脉络丛，脉络丛附着于脉络裂

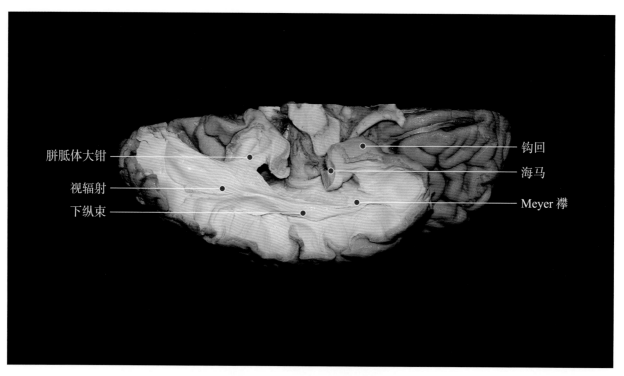

图 4-2-30　颞叶底面纤维解剖一

切除部分海马结构，其深面为丘脑，两者之间的裂隙为脉络裂。脉络裂的前下方终点位于海马头前方，是脉络膜前动脉进入侧脑室颞角的位置，该处称为下脉络点。剥离梭状回的 U 形纤维，可以暴露下纵束，该纤维束由颞极向颞叶后部及枕叶走行。下纵束深面覆盖着的纤维束为视辐射，视辐射前端由外侧膝状体走行至颞角前端，转向后下，在胼胝体压部层面由侧脑室侧壁转入侧脑室底面，并终止于距状沟下缘皮质

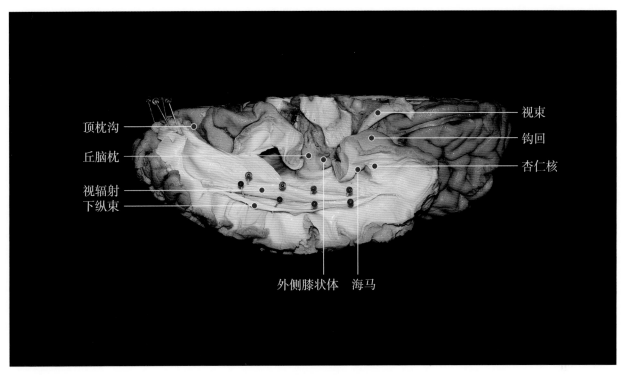

顶枕沟

丘脑枕

视辐射
下纵束

视束

钩回

杏仁核

外侧膝状体　海马

图 4-2-31　颞叶底面纤维解剖二

将下纵束与视辐射分离，可显示视辐射自 Meyer 襻向侧脑室底面走行，并止于距状沟。下纵束走行于视辐射外侧，连接颞叶与枕叶

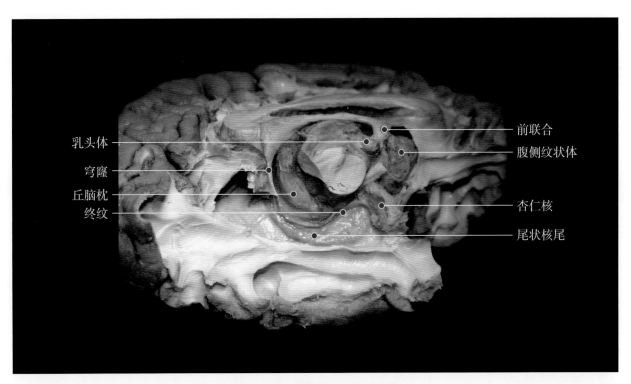

乳头体

穹窿

丘脑枕

终纹

前联合

腹侧纹状体

杏仁核

尾状核尾

图 4-2-32　侧脑室颞角顶壁结构

海马结构被切除以显示侧脑室颞角顶壁，尾状核尾部环绕丘脑，向颞极方向走行，到达杏仁核。穹窿环绕丘脑，至胼胝体下方并与其融合。脉络裂内侧可见丘脑枕、外侧膝状体及视束

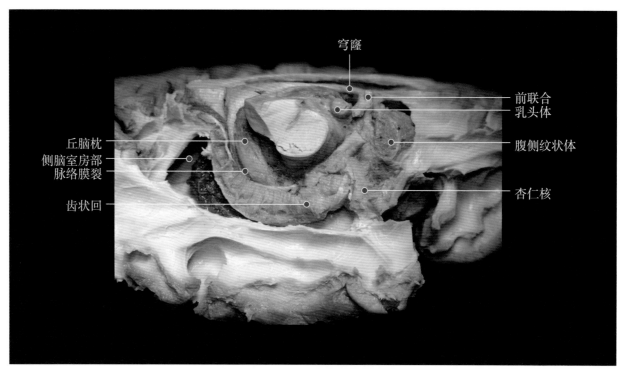

图 4-2-33　颞叶内侧结构

从颞叶底面暴露侧脑室颞角，海马结构的下部已被切除，此处显示齿状回，齿状回为海马结构的灰质部分，向后绕过胼胝体压部，延续为胼胝体上表面的薄层灰质，称为灰被。齿状回上方为穹窿伞。颞叶内侧可见丘脑枕、视束，两者内侧为中脑。海马结构前方的灰质结构为杏仁核

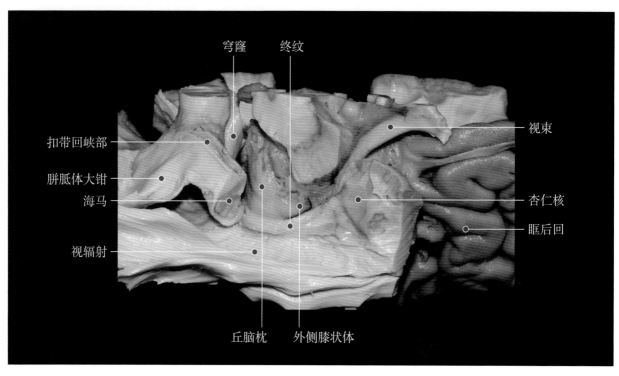

图 4-2-34　杏仁核

此标本中海马结构被切除以显示杏仁核，杏仁核位于颞叶钩回的前半部分，在其后方，终纹起自杏仁核，环绕丘脑，沿丘脑尾状核沟到达隔区。杏仁核前方为前穿质，内侧为视束

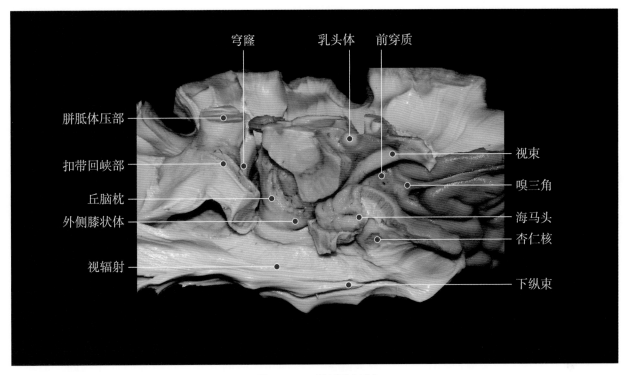

图 4-2-35　钩回的解剖

钩回的皮质被剥除，同时切除海马结构的底层。钩回呈尖端朝向内侧的三角形，前半部分由杏仁核组成，后半部分为海马结构的头部。内侧缘前半部分对向前穿质，后半部分对向大脑脚

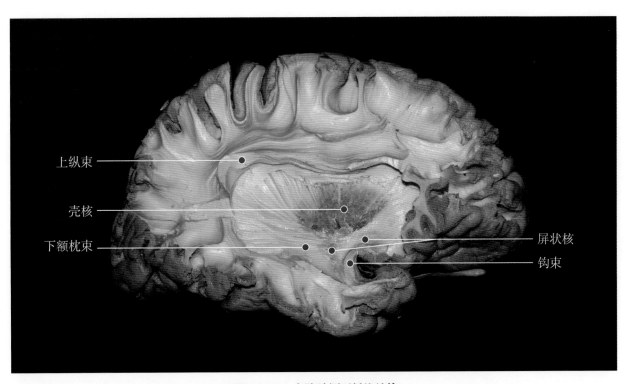

图 4-2-36　大脑外侧面纤维结构

在此标本中，下额枕束和钩束的浅层被剥除，以显露上述纤维束的深层部分，下额枕束及钩束处可见灰质结构，即屏状核的前下部。屏状核的后上部及外囊被切除，显露壳核

三、顶叶（图 4-2-37~ 图 4-2-41）

（一）顶叶的表面结构

顶叶分为背外侧面和内侧面。背外侧面的前界为中央沟，上界为大脑上缘，后界是顶枕沟在大脑上缘的切迹与枕前切迹组成的连线（外侧颞顶线），下界前部为外侧裂，后部为外侧裂末端至顶枕沟上端和枕前切迹连线的垂线（该垂线也称为外侧颞枕线）。顶叶外侧面主要有两条脑沟，分别为中央后沟和顶间沟，将顶叶分为中央后回、顶上小叶和顶下小叶。中央后沟通常与中央沟平行，两者之间为中央后回，中央后沟多数情况下不是延续的脑沟。中央前回和中央后回在大脑上缘是相互融合的，组成旁中央小叶，在侧裂处，两者也是相互融合，组成中央下回。顶叶的顶间沟将顶叶分为顶上小叶和顶下小叶，顶间沟是大脑半球除外侧裂之外最深的脑沟。顶下小叶由前方的缘上回和后方的角回组成。外侧裂的末端分为上升支和下降支，形成 Y 形。颞上回末端环绕外侧裂末端，进而与中央后回相连续，所形成的脑回即缘上回。颞中回末端与顶叶的脑回延续，并环绕颞上沟的末端，由此形成的脑回称为角回。

顶叶内侧面前方以中央沟为界，下界为胼胝体沟和胼胝体，后界为顶枕沟。顶枕沟是大脑内侧面非常显著的脑沟，是顶叶和枕叶的分界，大脑后动脉的远段即走行于顶枕沟内。顶叶内侧面分为上方的楔前叶和下方的扣带回，扣带回在顶叶环绕胼胝体压部后在其下方处缩窄，称为扣带回峡部，在扣带回峡部下方，扣带回与海马旁回相延续。楔前叶是顶叶内侧面的主要脑回，其后界为顶枕沟，前界为扣带沟边缘支。扣带沟边缘支前方为旁中央小叶，中央后回在大脑内侧面占据了旁中央小叶的后部。

顶叶的主要功能区为中央后回，为主要的感觉功能区，负责躯干及肢体的感觉功能。与中央前回一样，中央后回上部对应对侧下肢的感觉，下部对应对侧面部及上肢的感觉。优势侧半球的顶下小叶与语言功能相关，其中缘上回与发音功能相关，角回则参与阅读及计算等功能。

（二）顶叶的深部结构及纤维结构

顶叶的深部结构主要为侧脑室房部。在大脑内侧面，经胼胝体压部的中心点做垂直线，其与大脑上缘的交叉点为中央沟的上端，胼胝体压部下方为丘脑枕，因此该垂直线还可以指示侧脑室房部和体部的分界。在顶叶的背外侧面，顶间沟的深部指向侧脑室房部，因此顶间沟也是经脑沟进入侧脑室房部的重要入路。缘上回包绕外侧裂末端，其深部脑回和相对应的颞横回均自外侧裂表面略向后上走行，上述脑回及外侧裂的末端指向侧脑室房部，该部位的皮质下结构为内囊后支的后段。角回也是经皮质造瘘显露侧脑室房部的重要入路，由于角回包绕颞上沟的末端，邻近外侧裂的末端，因此其深部亦对应于侧脑室房部。

顶叶的联络纤维主要由内侧的扣带束和外侧的上纵束系统组成。扣带束主干走行于扣带回内，其分支连接楔前叶。外侧面的上纵束系统以顶间沟为界，上方为上纵束第一支，连接额上回后部与顶上小叶；下方的上纵束系统分为浅部及深部，浅部由上纵束第二支及第三支组成。上纵束第二支连接额叶后部，主要为额中回和额下回岛盖部，其连接的顶叶结构主要为顶下小叶后部的角回。上纵束第三支主要位于额顶叶的岛盖内，连接额下回后部与缘上回。深部的上纵束主要为弓状束，连接额叶后部，经顶下小叶环绕外侧裂末端后，进入颞叶后部及枕叶前部。顶叶的联合纤维由胼胝体纤维组成，主要是由胼胝体体部后部及压部的纤维组成，连接双侧顶叶。顶叶的投射纤维是由放射冠的后部组成，其中中央后回的纤维束主要是由丘脑发出的感觉纤维，其他顶叶区域发出的纤维也加入放射冠，称为顶桥束。

处理侧脑室房部病变时，经顶下小叶皮质造瘘是距离最短的路径，但经此皮质入路，会损伤上纵束的第二支及弓状束，以及视辐射的上部纤维，在优势侧半球顶下小叶皮质入路可造成失语

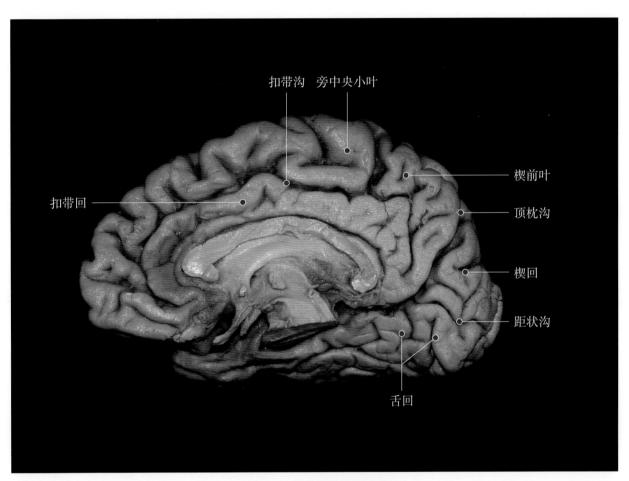

图 4-2-37　顶枕叶内侧表面观

顶叶内侧皮质主要由楔前叶和扣带回后部的部分所组成，其前方边界为扣带沟边缘支，后部边界为顶枕沟。顶枕沟为恒定出现的脑沟，也是顶叶和枕叶在大脑内侧面的分界线。枕叶内侧是由楔叶和舌回后部所组成。距状沟是枕叶内侧面恒定出现的脑沟，距状沟与顶枕沟之间的脑叶为楔叶。舌回借侧副沟与梭状回分隔，前方与海马旁回后部相连接。半球内侧面顶枕沟下端和距状沟的交汇点与枕前切迹的虚拟连线是枕叶和颞叶的分界线，也称为内侧颞枕线

等语言功能障碍及对侧下部视野的部分缺损。为保护上述纤维束，可采用经顶间沟入路或经顶上小叶入路，此两种入路可以减少纤维束损伤，但手术路径增长。另外一种替代入路为经顶叶内侧皮质造瘘或经顶枕沟进入侧脑室房部，但此入路经大脑纵裂，顶叶常有引流皮质静脉的桥静脉注入上矢状窦，因此可能限制顶叶向侧方的暴露范围。

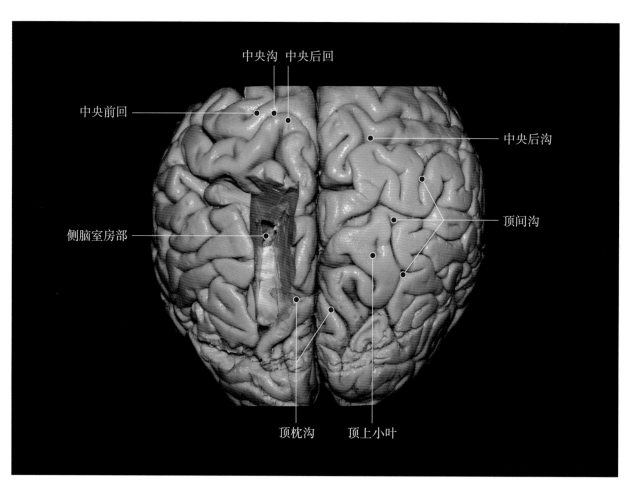

图 4-2-38 顶上小叶的切除观察

顶叶外侧面由顶上小叶和顶下小叶组成。顶上小叶前方借中央后沟与中央后回相邻，后方以顶枕沟与枕叶相隔，外侧借顶间沟与顶下小叶相隔，内侧为大脑纵裂。沿顶间沟切开顶叶皮质可进入侧脑室房部

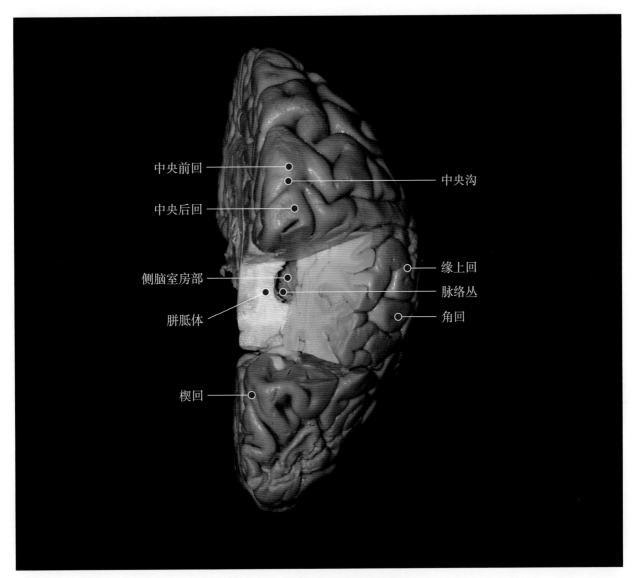

中央前回 ——

中央后回 ——

—— 中央沟

侧脑室房部 ——

胼胝体 ——

—— 缘上回

—— 脉络丛

—— 角回

楔回 ——

图 4-2-39 顶上小叶全切除的顶面观

此处切除了楔前叶及扣带回后部。经此切面可以更全面地观察顶上小叶深面的侧脑室房部，侧脑室房部内侧面为胼胝体，以及胼胝体压部向侧方发出的纤维形成的胼胝体大钳

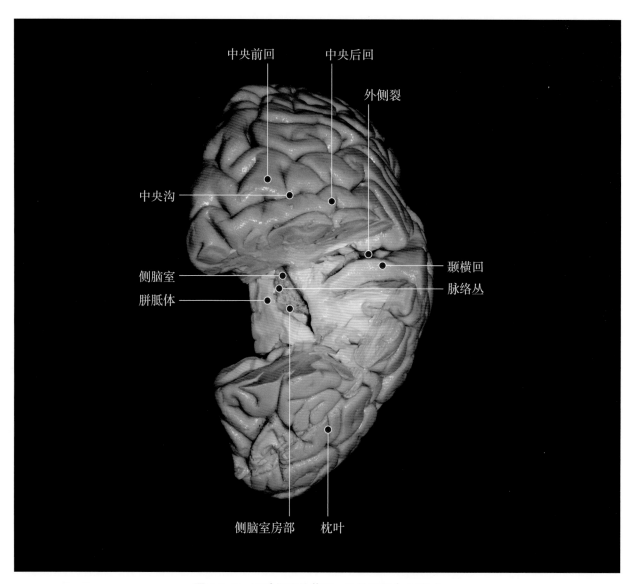

中央前回　　中央后回

外侧裂

中央沟

颞横回

侧脑室

脉络丛

胼胝体

侧脑室房部　　枕叶

图 4-2-40　顶叶切除的范围，此处保留中央后回

顶叶深部为侧脑室房部，内后方为胼胝体大钳，外侧为中央核心的后部。经此切面可暴露顶叶岛盖深部的岛后区。岛后区由外侧裂深部的颞横回构成

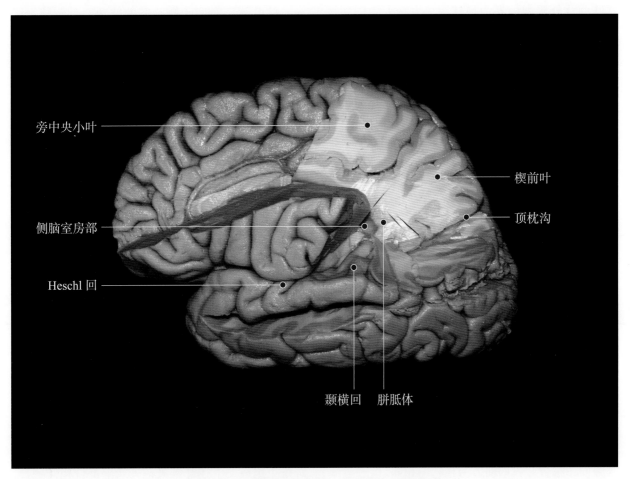

旁中央小叶

侧脑室房部

Heschl 回

楔前叶

顶枕沟

颞横回　胼胝体

图 4-2-41　额顶叶部分切除，显示顶叶内侧面结构

顶下小叶的缘上回构成顶叶岛盖，其深部为颞横回及其深部的侧脑室房部。侧脑室房部的顶壁由胼胝体组成，其后上方为扣带回和楔前叶

四、枕叶（图 4-2-42、图 4-2-43）

（一）枕叶的表面结构

枕叶分为背外侧面、内侧面和底面。内侧面面向大脑镰，至天幕处移行为底面，面对天幕。枕叶的背外侧面前界为顶枕沟在大脑上缘的切迹与枕前切迹的连线，后方达枕极，下方达到大脑下缘。枕叶背外侧面的脑沟变异很大，缺乏恒定且便于辨认的脑沟，较为常见的脑沟为枕上沟和枕下沟。枕上沟大致与顶间沟相延续，枕下沟大致与颞下沟相延续。两个脑沟将枕叶背外侧面分为枕上回、枕中回和枕下回；枕上回大致对应于顶上小叶，枕中回位于角回后方，与角回相延续；枕下回则位于枕叶靠近大脑下缘处，与颞下回相延续。

枕叶内侧面前界为顶枕沟，内侧面与底面沿着天幕形成较平滑的过渡，没有明显的边界。枕叶内侧面存在一个明显的脑沟，即距状沟，该脑沟后方始于枕极，基本平行于天幕，前方与顶枕沟呈 Y 形相交，两者汇合后继续向前方走行，终止于扣带回峡部前方。顶枕沟和距状沟之间的脑回为楔回。紧靠距状沟的脑回为视觉皮质。距状沟下方的脑回为舌回，舌回的前界为颞叶底面的侧副沟，舌回向前方延续至扣带回峡部前方与海马旁回相融合，舌回前方与梭状回相邻。

枕叶的主要功能区为距状沟上下方的枕叶皮质，为视觉感觉区。视觉皮质与视网膜及视野有恒定的对应关系，距状沟上方的视觉皮质感应双眼下方的视野，距状沟下方的皮质感应双眼上方的视野。距状沟后部对应黄斑部位，即中心视野，距状沟前部则对应外周视野。

（二）枕叶的深部结构及纤维结构

枕叶深部对应于侧脑室的枕角，是侧脑室房部向枕叶突出的部分。枕角发育的变异很大，部分人群可无枕角。

枕叶的联络纤维由浅层的弓状束、下纵束、枕纵束和深层的下额枕束组成。弓状束的末端连接颞叶后部及枕叶背外侧面前部。下纵束是连接颞叶及枕叶的联络纤维，主要位于颞下回和枕下回深部。弓状束末端的纤维束与下纵束纤维存在交叉。枕叶背外侧面后部的浅层为枕纵束，系短联络纤维，主要连接枕叶背外侧面的脑回。

枕叶的投射纤维主要为视辐射，也是枕叶最重要的功能结构。视辐射自外侧膝状体发出后，经颞叶进入枕叶，主要分布于枕叶背外侧面和底面，并终止于距状沟皮质。视辐射是视觉通路的重要组成部分，其损伤会造成不同程度的视野缺损。枕叶的纤维束还经内囊后支走行至脑干，这些纤维束也称为枕桥束，走行于矢状层内，并进入内囊。矢状层是与放射冠相延续的纤维板状结构，由下额枕束、前联合、颞枕桥束及视辐射等纤维束组成，上述纤维束在矢状层部位相互融合，很难通过纤维解剖将各纤维束进行分离。

枕叶的联合纤维主要是胼胝体压部的纤维束，连接双侧枕叶，这部分胼胝体纤维也称为胼胝体大钳。

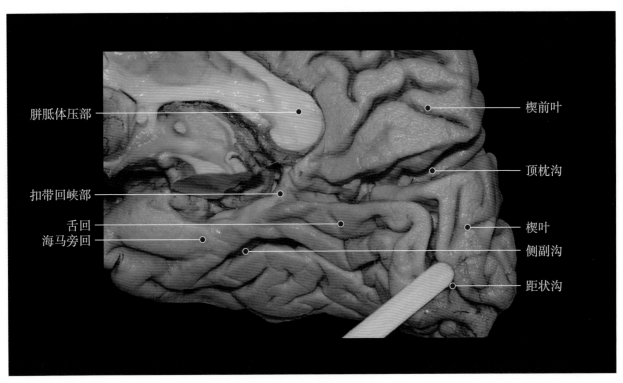

图 4-2-42 枕叶内侧面观

顶枕沟分隔了楔前叶和楔叶，距状沟前部与顶枕沟融合，距状沟分隔了楔叶和舌回，舌回前部与海马旁回相延续

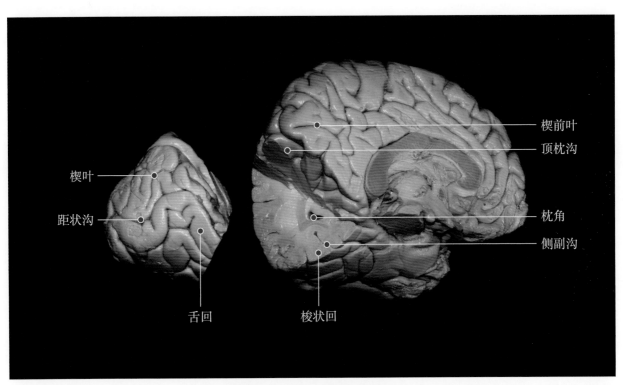

图 4-2-43 枕叶切除标本观察

枕叶切除的前界为顶枕沟、顶枕沟上端与枕前切迹在大脑外侧面的连线，以及顶枕沟下端与枕前切迹在脑底面的连线。切除枕叶可暴露枕角，枕角周围的白质包括视辐射、下额枕束和下纵束

五、岛叶（图 4-2-44~ 图 4-2-52）

（一）岛叶的表面结构

岛叶位于外侧裂深部，被额叶、颞叶和顶叶的岛盖所覆盖，从大脑表面无法观察到岛叶，必须分离外侧裂之后才能显露。岛叶表面呈三角形，由环岛前沟、环岛上沟和环岛下沟构成与邻近脑叶的边界。环岛上沟介于岛叶和额下回之间，环岛下沟介于岛叶和颞上回之间，环岛上沟与环岛下沟的交点称为岛后点，岛后点后方为颞横回深部汇聚形成的结构，也称为岛后区，岛后点和岛后区深部指向侧脑室房部。环岛前沟是岛叶和额叶眶面之间的脑沟，与外侧裂前水平支相延续，环岛上沟和环岛前沟的交点称为岛前点，环岛前沟与环岛下沟的交点位于岛阈下端，称为岛下点。环岛前沟深部指向侧脑室额角。环岛下沟深面为颞干，颞干深面为侧脑室颞角。

岛叶表面最为明显的脑沟为岛中央沟，与大脑中央沟大致平行，岛中央沟将岛叶分为前部的岛短回和后部的岛长回。岛短回又分为 2~3 支，岛短回在岛叶前部汇集形成岛叶表面的突起，也称为岛尖，岛尖对应于外侧裂的前侧裂点。岛长回也可分为 2~3 支，在岛尖前下方汇集形成岛阈。岛阈是环岛前沟下端的略向后方凹陷的区域，大脑中动脉的 M1 段在岛阈处进入外侧裂的外侧支，移行为 M2 段。岛阈内侧为前穿质，为外侧豆纹动脉穿入脑实质的位置，是岛叶病变手术时重要的解剖标志。

（二）岛叶的深部结构及纤维结构

岛叶是大脑中央核心的外表面，中央核心是由基底核、丘脑及其相邻近的白质结构所组成的一个区域。岛叶深部的神经核团分为三层，浅层为屏状核，中层为壳核和苍白球，两者合称豆状核，深层为尾状核和丘脑。岛叶与屏状核之间的白质结构称为最外囊，主要纤维为岛叶的 U 形纤维，最外囊的前下部为钩束和下额枕束的浅层。屏状核的前下部穿插入钩束和下额枕束内，将两者分为浅层和深层。屏状核与壳核之间的纤维束为外囊，主要由连接屏状核和壳核与大脑皮质的纤维束所组成，外囊的前下部为钩束和下额枕束的深层。豆状核与尾状核及丘脑之间为内囊，内囊呈尖端朝向脑室的 V 形，分为内囊前支、膝部及后支。内囊是放射冠向大脑深部延续所形成的结构，内囊前支介于豆状核和尾状核之间，主要由额桥束和连接额叶与丘脑的丘脑前辐射所组成，内囊后支介于豆状核与丘脑之间，主要由皮质脊髓束、顶枕颞桥束和丘脑上辐射、丘脑后辐射所组成。

岛叶的边界可以定位基底核团，而基底核团组成了侧脑室的侧壁，因此岛叶的边界可以指示侧脑室的体表投影。尾状核组成了侧脑室体部的侧壁，因此环岛上沟可以作为侧脑室体部上壁的解剖标志。环岛前沟指向侧脑室额角，因此环岛前沟可以定位侧脑室额角的前界。侧脑室环绕丘脑，其体表投影也环绕岛叶，岛后区作为侧脑室房部前界的标志，因此岛叶位于侧脑室房部前方。环岛下沟是连接颞叶与中央核心的颞干的解剖标志，其深部为颞干的各层纤维束，颞干深部为侧脑室颞角的上壁，因此环岛下沟也是侧脑室颞角的解剖标志。

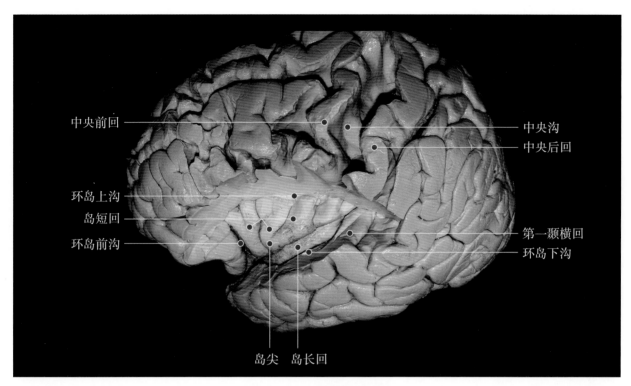

图 4-2-44　岛叶的表面形态

岛叶由额叶、顶叶和颞叶的岛盖所覆盖，岛叶与额叶眶面之间为环岛前沟，岛叶与额叶及顶叶岛盖之间为环岛上沟，岛叶与颞上回之间为环岛下沟，岛叶表面由岛中央沟分为岛短回和岛长回

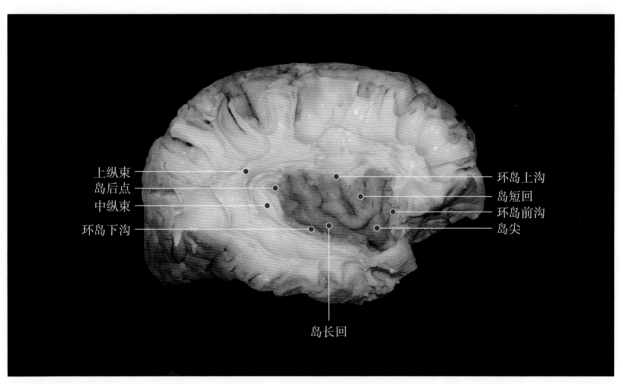

图 4-2-45　岛叶及岛叶周围纤维结构

岛盖被切除，以显露岛叶。岛叶由岛中央沟分为岛短回和岛长回。岛短回汇聚于岛尖，对应前侧裂点。岛长回汇聚于岛阈，该处是大脑外侧裂水平支和外侧支的分界点。上纵束环绕岛叶，自额叶绕过外侧裂后分布于颞叶及枕叶前部

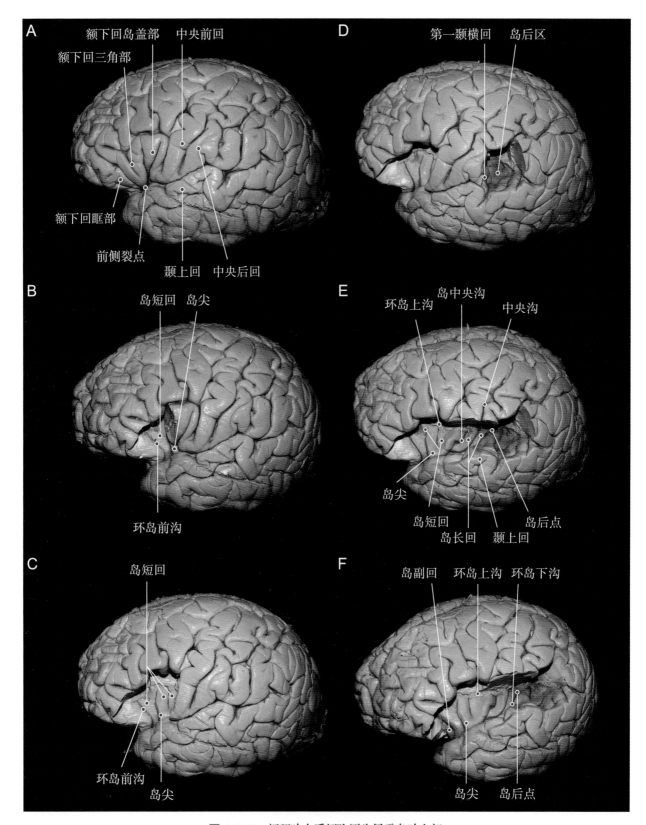

图 4-2-46 额顶叶皮质切除逐步暴露岛叶上部

A. 显示岛叶表面的脑沟及脑回；B. 显示切除额下回三角部暴露前部的岛短回；C. 显示进一步切除额下回岛盖部，可暴露大部分岛短回；D. 显示切除缘上回前部，暴露岛后区；E. 显示切除中央前回及中央后回的下部后，可暴露岛叶上半部，包括全部岛短回和岛长回的后部；F. 显示切除额下回眶部后，暴露环岛前沟及岛副回

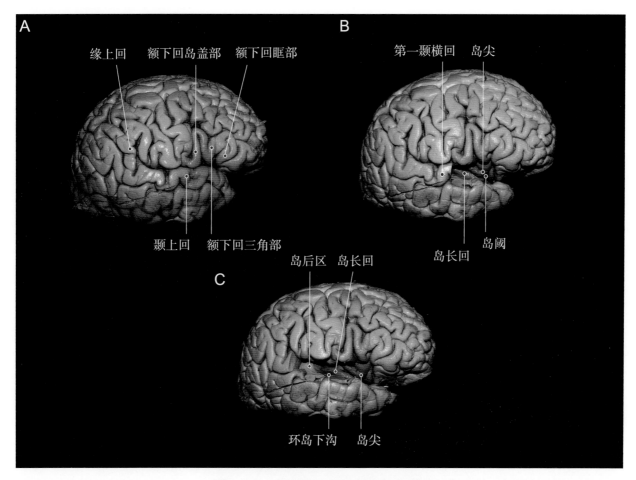

图 4-2-47 切除颞上回逐步暴露岛叶下部

A. 显示岛叶表面的脑沟及脑回；B. 显示切除 Heschl 回前方的颞上回暴露岛长回前部；C. 显示进一步切除颞横回，可暴露全部岛长回及岛后区结构

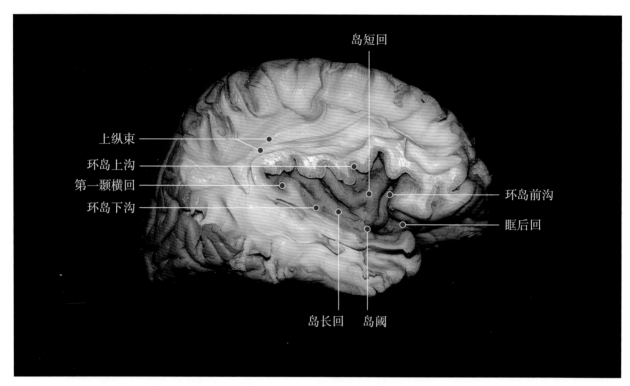

图 4-2-48　岛叶毗邻结构

岛叶上部的岛盖自前向后依次为额下回眶部、三角部、岛盖部、中央前回、中央后回和缘上回。缘上回至额下回三角部对应的是环岛上沟，额下回三角部与额下回眶部之间的脑沟对应深部的环岛前沟。岛叶下部的岛盖为颞上回，颞上回与岛叶之间为环岛下沟

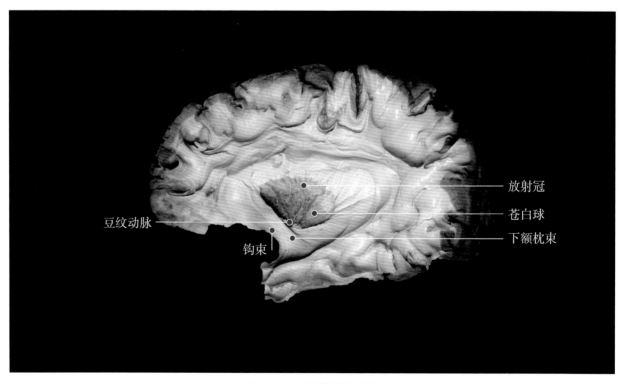

图 4-2-49　外侧豆纹动脉

外侧豆纹动脉是基底核团的主要穿支血管，在前穿质外侧部进入脑内，此标本显示外侧豆纹动脉在基底核的前下方、前联合前方进入基底核，穿过壳核后进入内囊

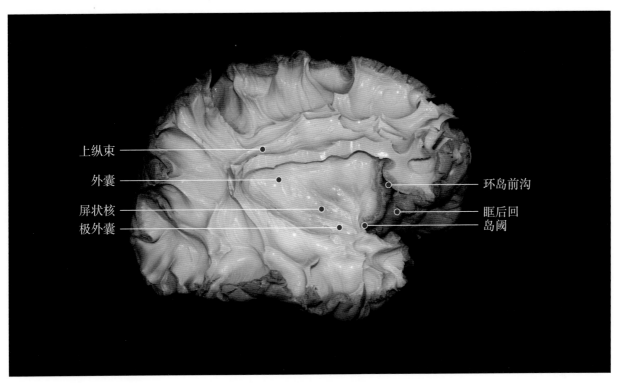

图 4-2-50　岛叶相关纤维结构一

岛叶皮质深面为极外囊，下额枕束和钩束的浅层即走行于极外囊中。极外囊深面为屏状核，屏状核深面为外囊

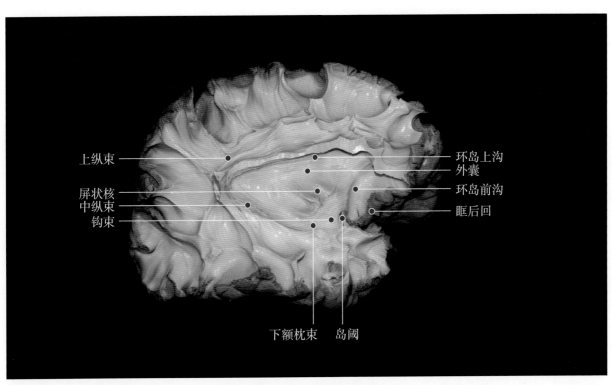

图 4-2-51　岛叶相关纤维结构二

环岛前沟深部为下额枕束和钩束，钩束连接额叶眶面，下额枕束连接额叶背外侧面。环岛上沟深面为上纵束和外囊，外囊深面为壳核。环岛下沟深面为颞干，此处显示颞干浅层的下额枕束

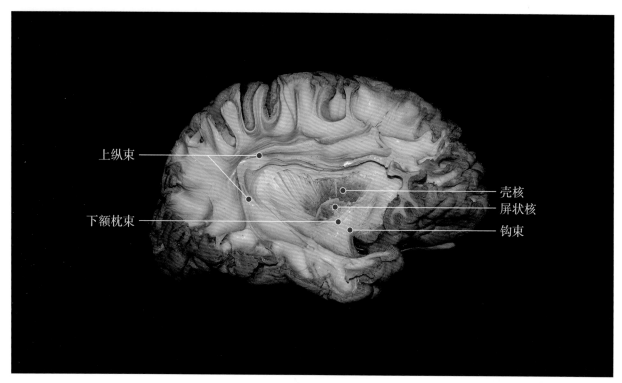

上纵束

下额枕束

壳核

屏状核

钩束

图 4-2-52　岛叶相关纤维结构三

屏状核分隔极外囊及外囊，此标本中屏状核前下部为下额枕束和钩束的浅层，属于极外囊。屏状核上方的外囊纤维被剥除，显露壳核及其深面的放射冠纤维

六、边缘叶（图 4-2-53~图 4-2-56）

边缘叶是由额叶、顶叶、枕叶和颞叶内侧面的部分结构所组成，包括扣带回、海马旁回及钩回。上述结构在解剖形态上构成了端脑的边缘，其内侧为间脑，即端脑与间脑的分界。扣带回在胼胝体嘴部下方以终板为界与下丘脑相邻，扣带回环绕胼胝体后延续为海马旁回及钩回，两者深部为神经核团，即海马结构和杏仁核。杏仁核上方与纹状体相延续，海马结构则以脉络裂为界与丘脑相邻。边缘叶是由环绕间脑的端脑结构所组成，这些结构环绕胼胝体和丘脑形成环状的形态，因此而得名边缘叶，其英文名称"limbic"即为环的意思。

边缘叶的纤维结构主要包括扣带束及穹窿。扣带束属于联络纤维，主要走行于扣带回内，联系额叶、顶叶及颞叶内侧面的结构，是大脑内侧面的主要联络纤维。海马结构的传出纤维为穹窿，属于投射纤维。穹窿始自钩回尖端，起始段称为穹窿伞，在齿状回上方向后方走行，在齿状回末端延续为穹窿脚。穹窿脚环绕丘脑并向胼胝体压部走行，双侧穹窿脚在胼胝体体部下方汇聚并与胼胝体相融合。双侧穹窿脚汇聚处发生纤维交叉，称为海马联合。双侧穹窿在海马联合前方与胼胝体分离，并形成透明隔下缘，继续向前方走行至室间孔前方，形成室间孔前缘。穹窿介于室间孔及海马联合的部分被称为穹窿体。穹窿自室间孔延续为穹窿柱，走行于下丘脑侧方，并终止于第三脑室底部的乳头体。边缘系统的重要神经环路为 Papez 环路，是与记忆功能相关的重要神经通路，该环路起自海马，由穹窿连接至乳头体，乳头体发出乳头体丘脑束至丘脑前核，丘脑前核经丘脑前脚连接扣带回，进而经扣带束至海马旁回，并连接至海马结构。边缘叶的杏仁核发出终纹，沿着丘脑尾状核沟，环绕丘脑并在室间孔前方终止于隔区。

边缘叶在发育上属于较古老的结构，其中杏仁核和海马结构属于古皮质，海马旁回、钩回及扣带回靠近胼胝体的部分属于旧皮质。边缘叶在功能上也与较为原始的大脑功能相关，杏仁核及

邻近的钩回皮质也称为内嗅皮质，是感知嗅觉的中枢，海马结构及其相关的间脑结构则与记忆功能密切相关。边缘叶的结构及功能都与间脑，特别是下丘脑关系密切，通过下丘脑与脑干的网状结构等发生联系，因此派生出边缘系统的概念。边缘系统是根据功能进行的定义，其范围不仅仅局限于边缘叶。

七、间脑（图 4-2-53~ 图 4-2-56）

间脑主要由丘脑组成，位于第三脑室外侧壁和侧脑室的部分内侧壁及底壁。在第三脑室的外侧壁上有一条浅沟，称为下丘脑沟，自室间孔走行至中脑导水管，并将间脑分为背侧丘脑和腹侧的下丘脑。下丘脑是位于第三脑室侧壁的神经核团，其前下壁由终板、视交叉隐窝、漏斗隐窝、灰结节和乳头体所组成，前壁上方至室间孔。

背侧丘脑也称丘脑，其内侧构成第三脑室侧壁，双侧丘脑通过丘脑中间块相连接。丘脑的上表面分为脑室内和脑室外两部分。丘脑上表面的脑室内部分介于穹窿和尾状核之间，构成侧脑室体部下壁和房部前壁，前方到达室间孔。丘脑与穹窿之间以脉络裂为分隔，侧脑室脉络丛的系带分别附着于穹窿及相对应的丘脑表面。丘脑上表面的脑室外部分由中间帆覆盖，是第三脑室脉络丛的附着点，下界为缰三角向室间孔所发出的髓

纹，上界为穹窿。中间帆是第三脑室顶壁的脉络膜结构，后方与四叠体池相沟通。背侧丘脑后部为丘脑枕，主要位于侧脑室外，是四叠体池向侧方的延伸部。丘脑枕外下方为两个结节样结构，即内侧膝状体和外侧膝状体，分别属于听觉和视觉的传导核团。

间脑背侧为松果体及其邻近结构，并构成了第三脑室的后壁。在第三脑室内观察松果体，其腺体通过上臂和下臂与丘脑及中脑相连接，两个连接臂之间的凹陷称为松果体隐窝。松果体与丘脑之间的神经核团结构称为缰三角，双侧缰三角的联系纤维形成了松果体的上臂，也称为缰联合。缰三角向前方发出髓纹至室间孔，双侧髓纹及缰联合组成了第三脑室顶壁，由中间帆的脉络膜封闭。松果体通过下臂与上丘相连接，下臂是由连接双侧丘脑枕部、中脑的纤维组成，也称为后联合。

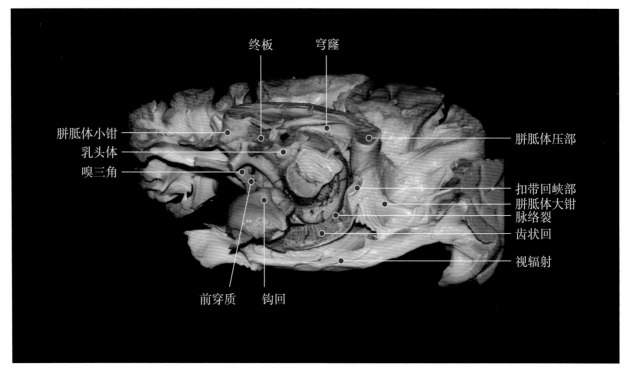

图 4-2-53 中脑与间脑周围结构一

大脑脚前方由视束分为前穿质和第三脑室底部，前穿质的外侧为钩回。大脑脚外侧为杏仁核和海马结构，此处海马结构底部被切除以显示齿状回。脉络裂分隔了丘脑和海马结构

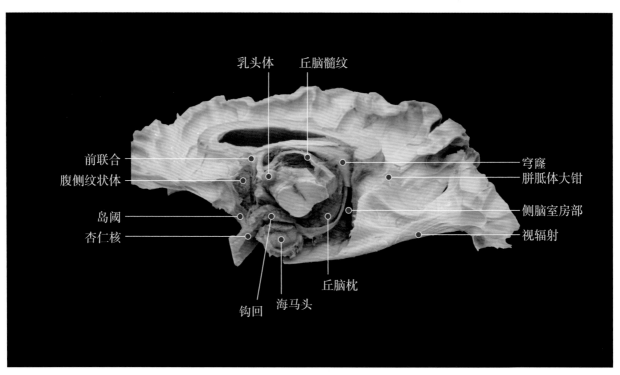

图 4-2-54 中脑与间脑周围结构二

钩回呈朝向内侧的三角形，前半部由杏仁核组成，后半部分为海马头。在此标本中，齿状回被剥除，以显示穹窿。穹窿与丘脑之间为脉络裂前穿质的浅层被剥除，以显示腹侧纹状体

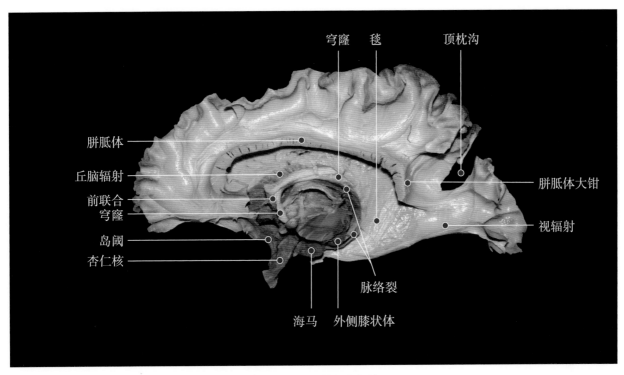

图 4-2-55　间脑周围结构

胼胝体被切除以显示间脑周围的深部结构。穹窿环绕丘脑,在室间孔前方延续为穹窿柱,并经过下丘脑后终止于乳头体,后者经乳头体丘脑束连接丘脑前部。尾状核剥除之后显示丘脑前部及上部辐射纤维。前穿质深部为尾状核头及豆状核,两者之间的纤维束为内囊前支。前穿质后外侧为钩回

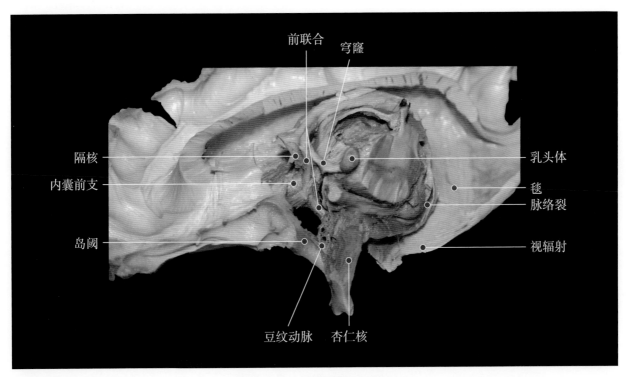

图 4-2-56　前穿质的深部结构

前穿质外侧为岛阈和杏仁核,两者的夹角为外侧豆纹动脉进入脑实质的部位。前穿质深部的纤维结构主要为左右走行的前联合,以及前后走行的内囊前支。内囊前支分隔尾状核头部和豆状核,两者在前穿质区相互融合形成腹侧纹状体(此标本中腹侧纹状体已切除)

第 3 节 · 第三脑室与侧脑室解剖（图 4-3-1~ 图 4-3-10）

一、第三脑室

第三脑室是单一的腔室，位于双侧下丘脑及丘脑之间，头端借室间孔与双侧侧脑室相连通，尾端以中脑的导水管与第四脑室相通。第三脑室的前缘由终板组成，起自室间孔向前下至视神经。第三脑室底部连接视神经及垂体。第三脑室前缘在视神经处向前下突出形成隐窝，称为视神经隐窝。视神经后方为漏斗，连接神经垂体，漏斗的内侧面形成漏斗隐窝。漏斗与乳头体之间的第三脑室底较薄弱，称为灰结节，该部位是第三脑室造瘘的位置。乳头体后方为脚间窝顶壁，也称为后穿质。第三脑室后缘由松果体组成，松果体与丘脑相联系的两条横向纤维结构分别为缰联合和后联合。

第三脑室顶壁由脉络膜结构组成，称为中间帆，是经中线进行第三脑室及侧脑室手术的重要入路。中间帆是三角形的裂隙，其下层由脉络膜组成，前方至室间孔，后方至松果体，侧方下界为双侧缰三角及其发出的延伸至室间孔的髓纹。中间帆的顶壁前部为穹窿体，后部为胼胝体后部及压部。中间帆的后缘由介于松果体和胼胝体压部之间的蛛网膜封闭。中间帆的内容物主要为大脑内静脉及脉络膜后内侧动脉。大脑内静脉有两条，在胼胝体压部下方汇聚形成大脑大静脉并向后注入直窦。大脑内静脉是由透明隔静脉及丘纹静脉汇聚形成，两条分支静脉在室间孔处会合，其中丘纹静脉走行于尾状核与丘脑之间的脑沟内，引流两个核团的静脉血。丘纹静脉向室间孔方向走行，在室间孔处向后方翻折后汇入大脑内静脉。丘纹静脉在室间孔处的翻折角也称为静脉角，是血管造影检查中指示室间孔的解剖标志。

二、侧脑室

侧脑室是双侧大脑半球内的脑脊液循环腔室，以室间孔与第三脑室相通。侧脑室可分为额角、体部、房部、颞角及枕角。

侧脑室额角与体部的分界线为室间孔，其顶壁、前壁和下壁都由胼胝体组成，前壁由胼胝体膝部组成，也称为胼胝体小钳。额角内侧壁为透明隔，外侧壁为尾状核头组成。

侧脑室体部前界为室间孔，后界为丘脑后缘，顶壁为胼胝体纤维，内侧壁前部为透明隔及穹窿，外侧壁为尾状核，底壁为丘脑的脑室面。丘纹静脉走行于尾状核与丘脑之间的脑沟内，脉络丛附着于分隔丘脑和穹窿的脉络裂。

侧脑室房部也称为三角部，位于丘脑后缘后方，其顶壁由胼胝体纤维组成，胼胝体压部形成大钳，内侧壁由穹窿脚及顶枕叶内侧部组成，外侧壁为顶叶。侧脑室房部向枕叶的突出部称为枕角，距状沟在枕角内侧壁形成隆起，称为禽距。侧脑室房部向颞叶延伸形成颞角，颞角内侧壁由脉络裂及脉络膜组成。脉络裂介于海马结构及丘脑之间，脉络裂内侧为环池及中脑。颞叶底面的侧副沟深部指向颞角，在颞角底壁形成隆起，称为侧副隆起。侧脑室颞角底壁的内侧部由海马组成，海马头的脑室面有 2~3 个隆起，称为海马趾。侧脑室颞角在海马头前方突入内侧，在杏仁核及海马头之间形成的隐窝称为颞角隐窝，颞角隐窝后方为海马头，前方为杏仁核。侧脑室颞角的顶壁由颞干组成。

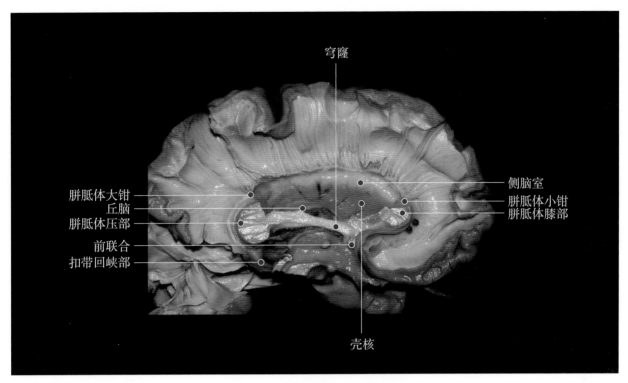

图 4-3-1　侧脑室体部的内侧面观

在此标本中，透明隔及胼胝体体部被切除，以显示侧脑室结构。侧脑室体部外侧壁主要由尾状核组成，底壁主要由丘脑组成。侧脑室体部经穹窿与第三脑室及四叠体池相邻

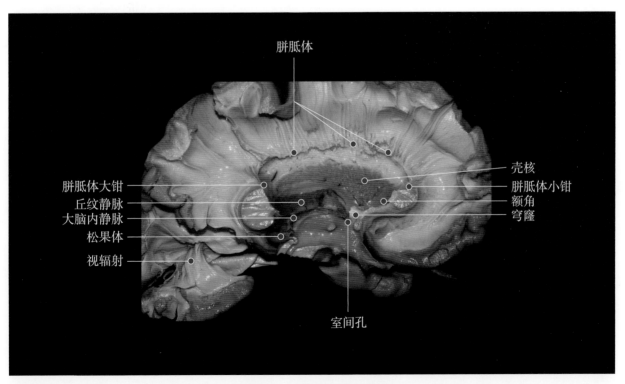

图 4-3-2　第三脑室顶壁结构

穹窿体与双侧丘脑之间的裂隙构成第三脑室顶壁，也称为中间帆。中间帆的内侧缘附着于丘脑髓纹，外侧缘附着于分割穹窿和丘脑的脉络裂。中间帆的内侧缘和外侧缘在室间孔处融合。中间帆的顶壁为穹窿及胼胝体。中间帆内部主要为大脑内静脉和脉络膜后内侧动脉

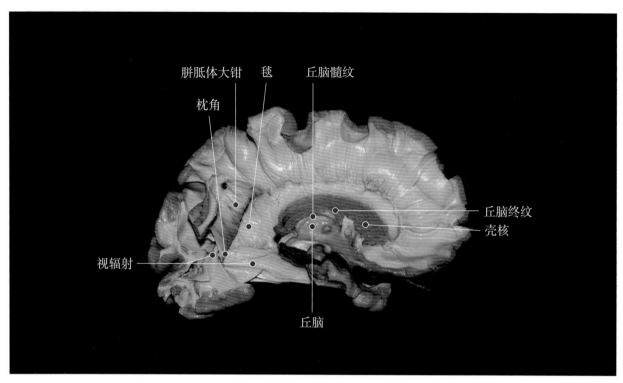

图 4-3-3 侧脑室外侧壁

侧脑室外侧壁的主要核团为尾状核，也呈 C 形环绕丘脑，其尾部位于侧脑室颞角上壁。胼胝体压部纤维束沿侧脑室房部外侧壁走行至颞叶，称为毯。在毯的深层为丘脑下脚和后脚，视辐射即丘脑下脚的主要纤维

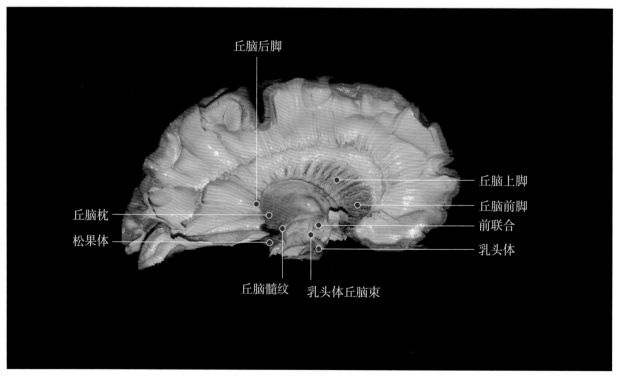

图 4-3-4 丘脑的纤维结构

切除尾状核及侧脑室室管膜可显示丘脑的纤维，即丘脑脚。尾状核头部深面为丘脑前脚，走行于内囊前支内。尾状核体部深面为丘脑上脚，走行于内囊后支内。丘脑后脚和下脚位于丘脑的后方及下方，主要由听辐射和视辐射组成

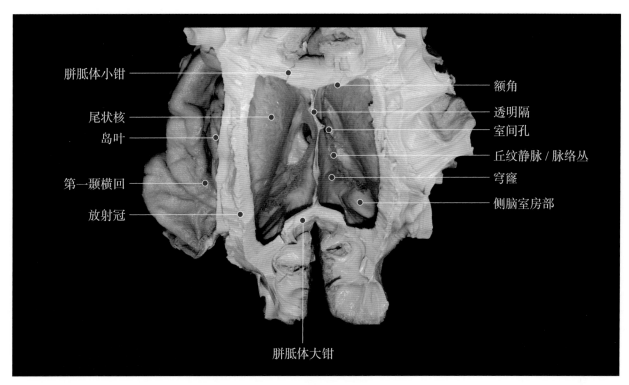

图 4-3-5　侧脑室内部结构

双侧侧脑室以透明隔相分隔,并通过室间孔与第三脑室相通。透明隔位于胼胝体和穹窿之间。尾状核组成侧脑室外侧壁。侧脑室底壁主要由丘脑组成。丘脑和穹窿之间为脉络裂,并可见附着于此的侧脑室脉络丛

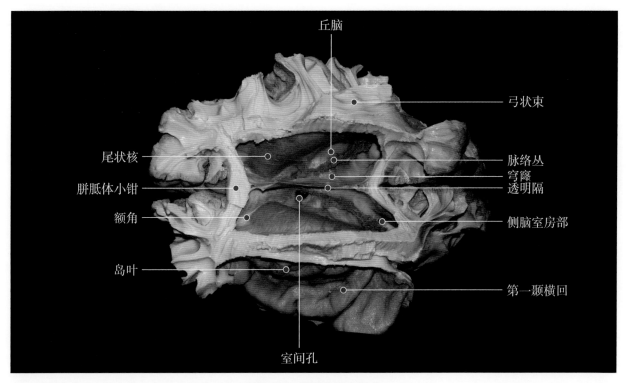

图 4-3-6　侧脑室内部结构

侧脑室额角的前壁由胼胝体小钳组成。胼胝体压部的纤维束组成侧脑室房部内侧壁。岛叶位于中央核心的外表面,环岛前沟的深面对应侧脑室额角。环岛下沟后端指向侧脑室房部

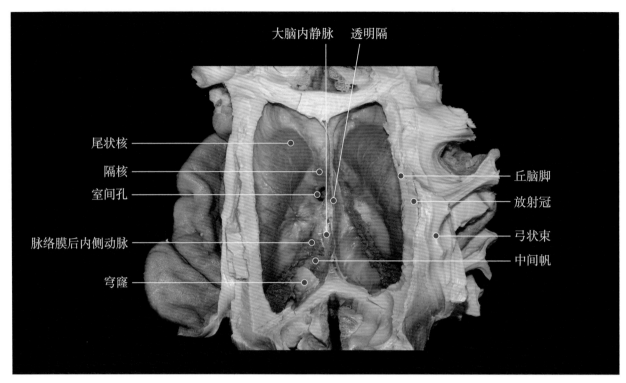

图 4-3-7　侧脑室解剖一

左侧穹窿体被切除，显示穹窿与丘脑之间的中间帆。中间帆是由蛛网膜结构组成的第三脑室顶壁，其内主要为大脑内静脉及脉络膜后内侧动脉。在右侧尾状核上部，可见大脑半球侧方的纤维束层次，由深至浅分别为丘脑脚（丘脑辐射）、放射冠及弓状束

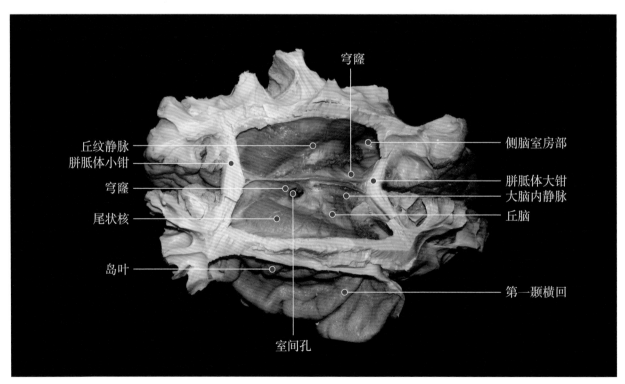

图 4-3-8　侧脑室解剖二

左侧穹窿体被切除，显示中间帆。双侧穹窿绕过丘脑后部后向中线汇聚，并相互融合，上方与胼胝体相融合，双侧穹窿汇聚形成的结构被称为海马联合。穹窿与丘脑之间的裂隙称为脉络裂，是侧脑室脉络膜的附着点

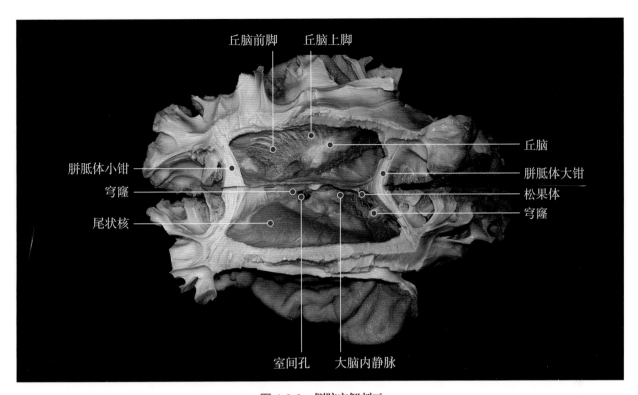

图 4-3-9　侧脑室解剖三

右侧尾状核被剥离，以显示丘脑前脚及丘脑上脚。丘脑脚走行于放射冠深面，两者共同组成内囊

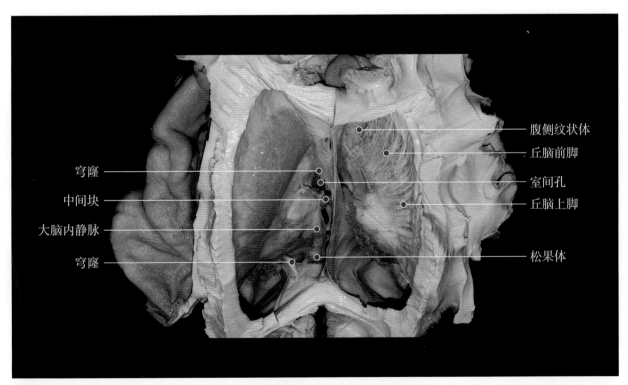

图 4-3-10　侧脑室及第三脑室顶壁解剖

沿中线离断中间帆，前方显露至室间孔，可显示第三脑室内结构。连接双侧丘脑的结构为中间块。第三脑室后部可见蛛网膜所覆盖的松果体，松果体上方为胼胝体压部

第 4 节 · 脑干、小脑及第四脑室解剖（图 4-4-1~ 图 4-4-9）

一、脑干

脑干介于间脑和颈髓之间，由头端至尾端分为中脑、脑桥和延髓。脑干主要包含脑神经核团及大脑皮质至脑干及脊髓的纤维束。对于脑干病变的手术治疗，由于脑干不同节段具有明显不同的形态，其定位较端脑更为直接，但表面解剖标志对于选择手术入路和减轻脑干损伤同样重要。

中脑位于脑干头端，沿第三脑室底与间脑相连续，下方以中脑脑桥沟与脑桥相分隔。中脑背侧以中脑导水管分为背盖和顶盖。中脑的腹侧面为双侧大脑脚之间的脚间窝，脚间窝顶壁是基底动脉分叉部的穿支动脉进入间脑的部位，主要对丘脑进行供血，也称为后穿质。动眼神经在脚间窝穿出中脑，走行于大脑脚内侧，并进入海绵窦顶壁。大脑脚由皮质脊髓束和皮质脑干束组成，大脑脚后方的薄层灰质为黑质，黑质后方的圆形核团为红核。红核是小脑上脚的终止核团，小脑上脚经红核与大脑皮质和脊髓相联系。中脑背侧为上丘和下丘，为两对核团结构，总称为四叠体。上丘通过上丘臂与外侧膝状体相联系，与眼球运动反射相关。下丘通过下丘臂与内侧膝状体相连接，参与听觉有关的脑干反射。滑车神经在下丘下方穿出中脑背侧，并环绕中脑走行，在天幕前缘进入天幕后走行于海绵窦侧壁。中脑侧方的脑沟称为中脑侧沟，介于大脑脚和中脑背盖部之间，中脑侧沟的头端为内侧膝状体。中脑的背侧下部以中脑小脑裂与小脑前中央小叶相分隔，该脑裂深部为双侧小脑上脚及两者之间的前髓帆。小脑上脚是由小脑齿状核发出的纤维，是小脑半球的传出纤维，终止于红核。

脑桥位于脑干中段，头端以中脑脑桥沟与中脑相邻，尾端以延髓脑桥沟与延髓相邻。脑桥分为基底部和背盖部，脑桥后表面为第四脑室底的上部，脑桥侧方以小脑中脚与小脑半球相联系。脑桥腹侧面正中有一浅沟，称为脑桥基底沟，两侧的凸起为脑桥基底部，在其表面可见横行的纹路，这是脑桥基底部桥横纤维的形态。桥横纤维向侧方走行延续为小脑中脚，皮质脊髓束穿行于桥横纤维内，从而在脑桥腹侧面的表面形成高于正中沟的凸起。脑桥的侧方有一很浅的脑沟，大致位于三叉神经穿出脑桥的层面，此脑沟作为脑桥基底部与小脑中脚的分界。三叉神经是脑桥部发出的脑神经，包括外侧的较粗大的感觉根及前内侧的较细小的运动支。

脑桥部侧方的重要纤维束为小脑中脚，小脑中脚与小脑半球连接处形成尖端向外侧的三角形，对应颞骨岩部的后表面，构成桥小脑角。小脑中脚与小脑半球之间的脑沟称为小脑脑桥裂，包括上支和下支，分别对应小脑半球的上部和下部。

延髓位于脑干尾端，借延髓脑桥沟与脑桥相邻，下方于枕骨大孔开口处与颈髓相延续。延髓腹侧面正中为延髓正中沟，下方与脊髓前沟相延续。延髓上段正中沟两侧的凸起为延髓锥体，是皮质脊髓束在延髓内的位置。皮质脊髓束在延髓下段发生锥体交叉，主干进入对侧延髓，并向下方走行于脊髓侧索后按脊髓节段终止于脊髓前角。延髓侧方有两个脑沟，两个脑沟之间的凸起是延髓橄榄核的位置。橄榄核前方的脑沟为延髓前外侧沟，也称为橄榄前沟，与脊髓的前外侧沟相延续，是运动神经根的传出位置，橄榄前沟内发出的神经根为舌下神经，橄榄前沟与延髓脑桥沟的交点为展神经穿出脑桥的位置。橄榄后方的脑沟为延髓后外侧沟，也称为橄榄后沟，与脊髓的后外侧沟相延续，该脑沟内发出的神经根为舌咽神经、迷走神经和副神经，自橄榄后沟发出后走行至颈静脉孔后穿出后颅窝。橄榄后沟头端后方为桥延三角，是面神经和听神经穿出脑桥的位置。延髓后方组成了第四脑室底部的下部，第四脑室的下部边界从延髓脑桥沟外侧端向内下走行至后正中线处会合，形成 V 形，其尖端称为闩。延髓背侧的第四脑室外部分自正中线向侧方各有两对凸起，是感觉通路在延髓的中继核团，内侧为薄束核，外侧为楔束核。

二、小脑的形态解剖及纤维结构

小脑位于脑干后部，包括中线的蚓部及两侧的小脑半球，根据相邻的结构，小脑半球又分为天幕面和枕下面。小脑是由许多小叶所组成的，在小脑的表面有数条重要的脑沟将小脑分为 7 个较大的脑叶。

水平裂大致位于小脑中脚末端，是小脑天幕面和枕下面的分界线。小脑的舌叶和中央小叶隐藏于小脑延髓裂内。在小脑天幕面有两个脑裂，即上方的原裂和下方的后斜裂。小脑延髓裂和原裂之间为前四方小叶，对应的中线结构称为山顶。原裂和后斜裂之间为后四方小叶，对应的中线结构称为山坡。后斜裂和水平裂之间为上半月小叶，对应的中线结构为蚓叶。小脑枕下面主要有两个脑裂，分别为枕下裂和扁桃体裂。枕下裂和水平裂之间为下半月小叶，对应的中线结构称为结节部，下半月小叶内有时可存在一个斜行的二级脑沟，将下半月小叶下内侧分为楔小叶。枕下裂和扁桃体裂之间为二腹小叶，对应的中线结构为锥体。扁桃体裂与延髓之间为小脑扁桃体，对应的中线结构为小脑悬雍垂。扁桃体与小脑中脚之间为绒球小结叶。

小脑与中脑、脑桥及延髓之间以脑沟相分隔。

小脑上表面与中脑之间为小脑中脑裂，由小脑的中央小叶与脑桥后方的前髓帆及小脑上脚组成。小脑上表面的侧方边缘与小脑中脚之间为小脑脑桥裂的上支，上端延续为小脑中脑裂，下端延续至小脑水平裂。小脑下表面的侧方边缘与小脑中脚之间为小脑脑桥裂的下支，自小脑水平裂延伸至小脑延髓裂的外侧端。小脑扁桃体与延髓之间为小脑延髓裂，该脑沟自小脑后正中线向侧方延伸至小脑的绒球小叶。

小脑的深部核团最重要的是发出小脑上脚的齿状核，位于邻近小脑扁桃体头端的小脑上部半球的脑室顶壁内且邻近正中线。小脑的纤维结构主要由小脑上脚、小脑中脚和小脑下脚组成。如前所述，小脑上脚是小脑的传出纤维，自小脑齿状核发出后终止于中脑的红核，小脑上脚隐藏于小脑中脑裂内。小脑中脚是脑桥侧方的粗大纤维，由脑桥的桥横纤维形成，主要为大脑皮质对小脑的传入纤维。小脑下脚纤维主要来自脊髓，在延髓侧方进入小脑中脚内侧，在小脑中脚上方穿出，在小脑中脚与小脑上脚之间向中线弯折，并终止于小脑蚓部。

三、第四脑室

第四脑室位于脑干背侧面和小脑之间，头端以中脑导水管与第三脑室相通，尾端在延髓背侧的闩处以后正中孔与枕大池相通，在侧方绒球小结叶处以侧孔与桥小脑角的蛛网膜下腔相通。第四脑室底为狭长的菱形，由脑桥和延髓的背侧面组成，两者之间以横行的髓纹为界。第四脑室底中线处为后正中沟，脑桥背侧面下部中线两侧的凸起为面神经丘，是面神经核在第四脑室底面形成的突起。延髓背侧面在后正中沟侧方有两个三角形区域，内侧为舌下神经三角，外侧为迷走神经三角，分别为舌下神经核和迷走神经背侧核在第四脑室底面形成的突起。

第四脑室顶壁由小脑半球组成，其截面呈尖端朝向小脑的三角形。第四脑室顶壁上部由小脑半球及其结构组成。小脑半球上部发出小脑上脚，连接中脑，双侧小脑上脚之间的纤维束变薄，称为上髓帆。第四脑室顶壁下部由下髓帆组成，下髓帆分为帆部和膜部。下髓帆附着于第四脑室下外侧壁，自后正中线的正中孔延续至第四脑室侧孔处，下髓帆沿小脑扁桃体前方向上至小脑扁桃体上方后走行至扁桃体头端后方的后缘处附着于小脑半球内侧面。下髓帆在小脑扁桃体上方处增厚，也称为下髓帆的膜部。下髓帆与小脑扁桃体之间的裂隙称为小脑延髓裂。第四脑室手术时所采用的膜髓帆入路的解剖基础即下髓帆的解剖，在第四脑室后正中孔处切开下髓帆可以显露第四脑室底，向侧方进一步分离膜部可以增加第四脑室底侧方的暴露。

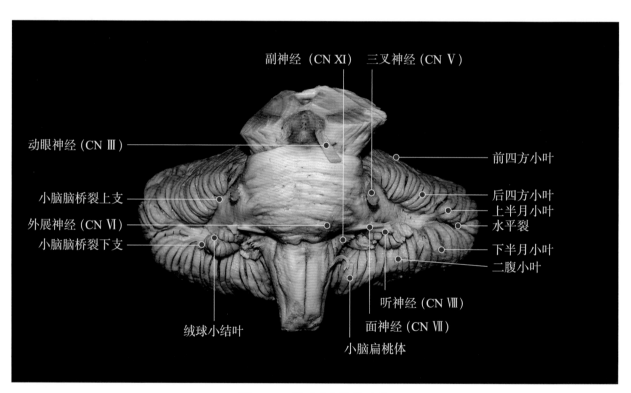

图 4-4-1 脑干及小脑前面观

脑干分为中脑、脑桥和延髓。中脑包括大脑脚及脚间窝，大脑脚内侧发出的是动眼神经。脑桥侧方为小脑中脚，小脑中脚与小脑之间的脑沟为小脑脑桥裂。小脑由水平裂分为上下两个半球

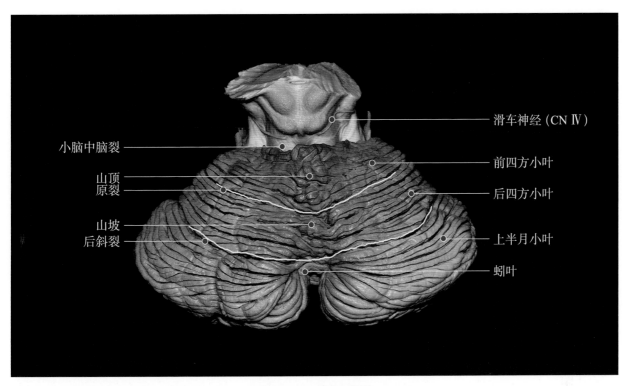

图 4-4-2　小脑上表面

小脑上缘与中脑之间的脑沟为小脑中脑裂。小脑上表面由原裂、后斜裂分为前四方小叶、后四方小叶和上半月小叶，小脑半球中间的蚓部则依次为山顶、山坡和蚓叶。中脑的背部为四叠体，由上丘和下丘组成

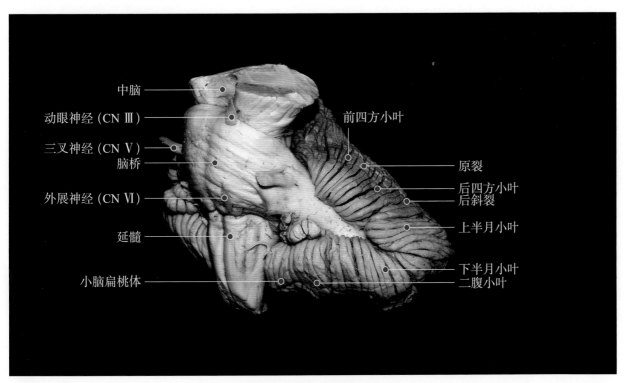

图 4-4-3　脑干及小脑侧面观

脑桥侧方的脑桥臂发出三叉神经。脑桥与延髓之间为脑桥延髓裂，该脑沟向外侧到达第四脑室侧孔，在此部位与下方的小脑延髓裂相延续。小脑上半球的脑叶主要是前四方小叶、后四方小叶和上半月小叶，下半球的脑叶主要为下半月小叶、二腹小叶和扁桃体叶

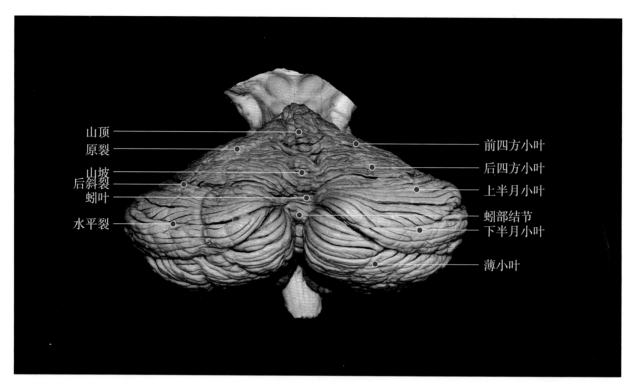

图 4-4-4 小脑后面观

小脑上下半球的分界线为水平裂，水平裂上方和下方分别为上半月小叶和下半月小叶。下半月小叶对应的蚓部为结节。
下半月小叶与二腹小叶之间为薄小叶

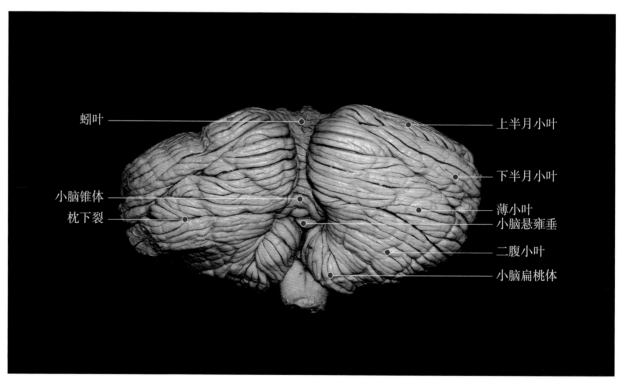

图 4-4-5 小脑下面观

小脑下表面的脑叶主要是下半月小叶、楔小叶、二腹小叶和扁桃体叶。薄小叶与二腹小叶之间的脑裂为枕下裂。二腹小
叶对应的蚓部为锥体。扁桃体叶对应的蚓部为蚓垂。两侧扁桃体叶之间深部为第四脑室正中孔，扁桃体叶与延髓之间为
小脑延髓裂

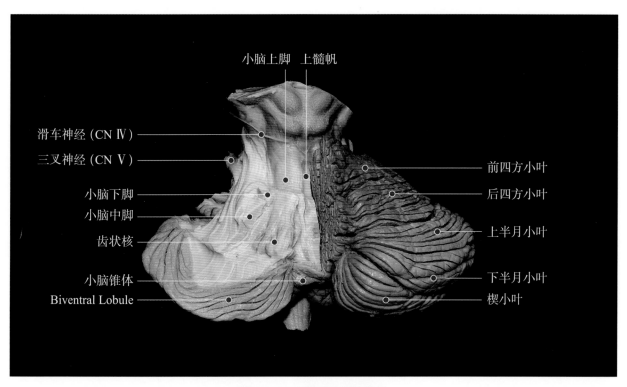

图 4-4-6　小脑半球深部结构

小脑半球深部主要核团为齿状核，位于中线侧方，小脑上脚由该核团发出，进入中脑。小脑中脚是由脑桥的桥横纤维延续而来，主要终止于小脑半球。小脑下脚在小脑中脚和小脑上脚之间穿出，终止于小脑蚓部。双侧小脑上脚之间为上髓帆

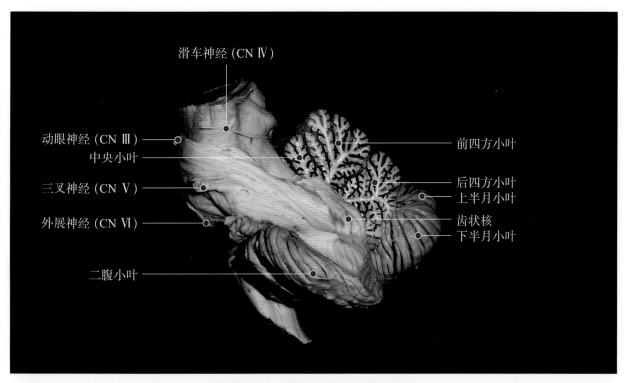

图 4-4-7　小脑半球深部结构侧面观

小脑中脚是脑桥的桥横纤维向小脑半球的延续。小脑齿状核位于后四方小叶的深部，并发出小脑上脚进入中脑。小脑的中央小叶隐藏于小脑中脑裂内

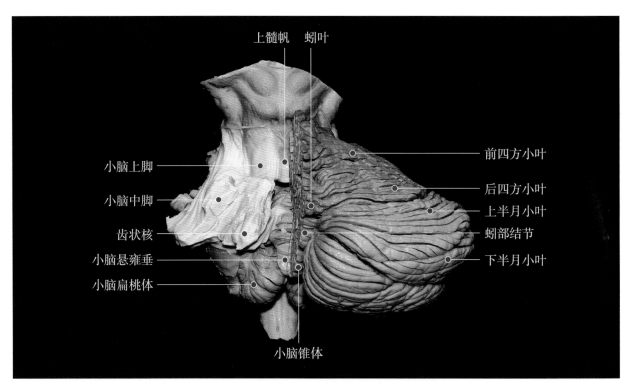

图 4-4-8　小脑深部结构

小脑左侧半球被剥除，显示左侧小脑齿状核与第四脑室的关系。齿状核位于第四脑室顶壁靠近尖端处，邻近中线。小脑中脚是小脑最大的纤维束，小脑上脚由齿状核发出后在前髓帆侧方进入中脑，小脑下脚介于小脑中脚和小脑上脚之间

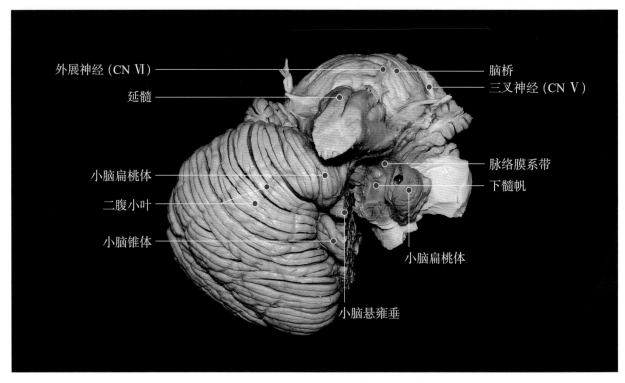

图 4-4-9　小脑延髓裂

小脑半球下部的扁桃体与延髓之间形成的裂隙称为小脑延髓裂，第四脑室下部由下髓帆封闭，下髓帆上部环绕小脑扁桃体头端，该处也被称为下髓帆膜部

第 5 节 · 纤维束解剖（图 4-5-1～图 4-5-13）

白质纤维是重要的中枢神经系统结构，是不同脑区之间发生结构连接的基础。在脑解剖学发展的早期，上纵束等重要的纤维束结构就已被研究者认识到，较粗大的纤维束在经过固定的脑标本上就可以被解剖。目前所使用的纤维束大体解剖方法是 Klingler 发明的冻融法，是将脑标本以福尔马林固定后进行冰冻，纤维束之间的水发生结晶膨胀，使得纤维束分离，进而有助于解剖纤维束。19 世纪后半叶，组织染色技术也被用于脑白质的形态研究，对连续的组织切片染色后进行比对追踪，还可以显示神经核团及白质纤维的结构。20 世纪 90 年代，现代磁共振 DTI 技术的出现，使得在活体上观察纤维束成为可能，DTI 技术是根据水分子弥散的各向异性来重建大脑纤维束，虽然是计算机重建的影像技术，并不能显示真实的大脑纤维结构，但极大地促进了对纤维束的认识。

纤维束按照走行方向进行分类，可分为联络纤维、联合纤维和投射纤维。联络纤维为同一半球内不同脑区之间的联系纤维，根据长度又分为长联络纤维和短联络纤维。长联络纤维联系不同的脑叶，主要包括上纵束/弓状束、下额枕束、钩束等。短联络纤维主要联系同一脑叶内的脑回，U 形纤维即典型的短联络纤维，连接相邻的脑回，额叶的额斜束和枕叶内的枕纵束也均属于短联络纤维。联合纤维则是连接双侧大脑半球的纤维，主要包括胼胝体、前联合和后联合等纤维束。投射纤维则是连接大脑半球和脑干、脊髓等低位结构的纤维，比如皮质脊髓束、视辐射等。

一、大脑半球外侧面纤维

大脑表面的灰质被剥除后可显示遍布全脑的 U 形纤维。U 形纤维是连接相邻脑回的短联络纤维，仔细剥离 U 形纤维之后即可显露大脑半球外侧面的长联络纤维。在岛叶和外侧裂背外侧所显露的纤维束结构为上纵束系统。该纤维束在传统上被称为上纵束或弓状束，是由不同的分支所组成，现代磁共振技术将上纵束系统进一步区分为上纵束及弓状束。上纵束系统连接额叶后部、顶叶、颞叶中后部及枕叶背外侧面前部，在冠状面上呈尖端朝向皮质的三角形，其不同分支的规律为连接的脑区距离越远，纤维束的位置越深，因此连接额叶和顶叶的纤维束（上纵束 I、II、III 分支）位置相对较浅，而连接额叶和颞叶的纤维束（弓状束）位置更深。

岛叶的皮质被剥离后所显示的是最外囊，主要由岛叶的 U 形纤维所组成。在岛阈处剥除 U 形纤维可显露钩束及下额枕束的浅层纤维，两个纤维束均为联络纤维，在岛阈处共干，屏状核的前下方穿插其中，将其分为浅层和深层纤维束，沿两者的主干可向额叶及颞枕叶追踪其走行。钩束主要连接额叶眶面及颞极，下额枕束连接额下回的三角部及前额叶的背外侧部，后方连接颞叶及枕叶。钩束及下额枕束是额叶与颞枕叶的主要联络纤维，与上纵束系统相比，位于外侧裂的前下部，因此在现代语言双通路模型中，分别被称为腹侧通路和背侧通路。

上纵束系统被剥离之后，其深面暴露的是一层纤维板，该纤维结构分布广泛，自额叶延伸至颞叶后部及枕叶，主要由放射冠和矢状层组成，两者之间没有明确的解剖界限。放射冠是由大脑背外侧面各脑叶发出的投射纤维所组成，主要连接大脑皮质与脑干及脊髓等下位中枢结构。皮质脊髓束及皮质脑干束是放射冠的一部分，是由中央前回发出的纤维束组成，向尾端走行于内囊后支。

在岛叶部位，最外囊被剥除后可显示屏状核，以及介于屏状核和壳核之间的外囊。外囊的前下部为钩束及下额枕束的深层纤维，后部主要由连接壳核与大脑皮质的纤维组成。剥除外囊即可显示壳核的轮廓，壳核上方可见放射冠的纤维束。放射冠纤维至壳核上缘后向基底核团内延续为内

囊。壳核及苍白球被剥除可显示内囊。在壳核与苍白球的前下方可以暴露前联合的主干，前联合主干向侧方走行进入颞干。在前联合与颞干交汇处，可见外侧豆纹动脉，该动脉由此进入壳核，穿过壳核后进入内囊，这也是自发性脑出血最易发生于壳核的解剖基础。

二、大脑半球内侧面纤维

半球内侧面的皮质被剥除之后，显露半球内侧面的主要联络纤维为扣带束，扣带束走行于扣带回内，广泛连接半球内侧面的脑叶。扣带回下方可以观察到胼胝体的主干，分为嘴部、膝部、体部和压部。

在第三脑室的外侧壁，沿着前联合后方的穹窿剥除下丘脑的核团至乳头体，显示穹窿柱，沿着乳头体可继续追踪至丘脑前核，显露乳头体丘脑束。

在侧脑室外侧壁，将尾状核剥除之后，在其深面所暴露的纤维结构为丘脑脚，是丘脑所发出的到达大脑半球的纤维束，也称为丘脑辐射，可分为丘脑前脚、丘脑上脚、丘脑后脚和丘脑下脚。丘脑前脚主要为连接额叶和丘脑的纤维束，丘脑上脚为连接丘脑和额叶后部及顶叶的纤维束，丘脑后脚连接丘脑与枕叶，而丘脑下脚主要连接丘脑与颞叶及枕叶，其中视辐射是丘脑下脚的主要纤维。

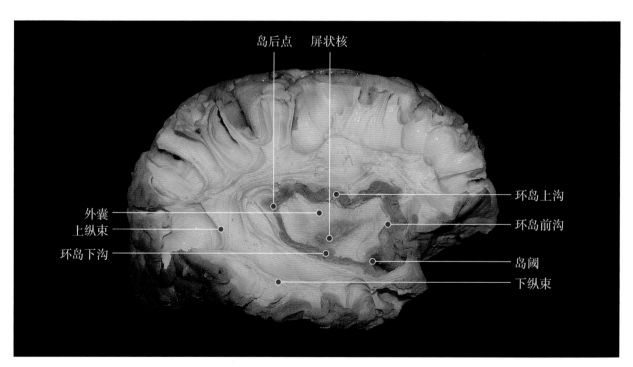

图 4-5-1　大脑外侧面纤维解剖一

上纵束 / 弓状束系统位于外侧裂后方及上方，连接额叶、顶叶及颞叶，其中呈 C 形环绕侧裂的纤维分支称为弓状束。颞叶下部从颞极向颞叶后部及枕叶走行的是下纵束。岛叶皮质及 U 形纤维深面为屏状核及外囊，在屏状核前下方为钩束和下额枕束的纤维，两者在岛阈部位走行非常接近。环岛下沟深面为颞干，其浅层结构为连接岛叶和颞叶岛盖的 U 形纤维，其深部为钩束及下额枕束

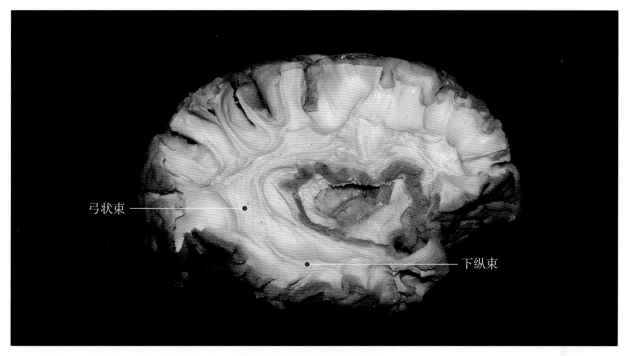

图 4-5-2　岛叶深部纤维及核团

岛叶皮质及 U 形纤维深部为屏状核，屏状核的深面为外囊，外囊深面为壳核。在壳核深面，放射冠向下延续为内囊

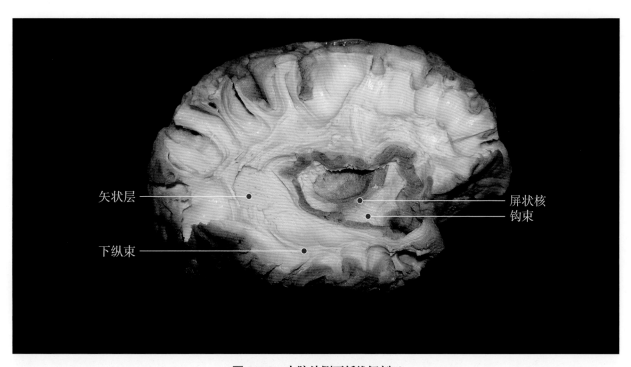

图 4-5-3　大脑外侧面纤维解剖二

将外侧裂下方的上纵束剥离，暴露其深面的矢状层。下额枕束纤维在穿过环岛下沟后进入矢状层，构成矢状层最浅层的纤维束。下纵束走行于颞叶外下缘及其底面，其后部与上纵束有交叉

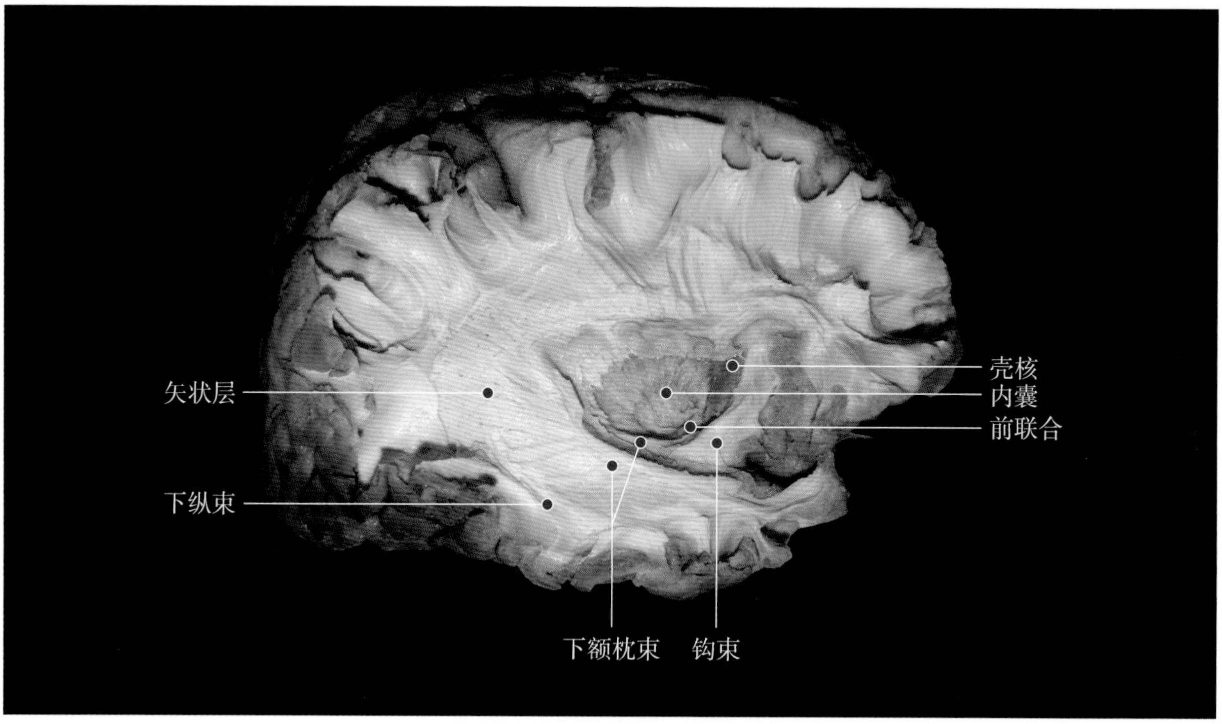

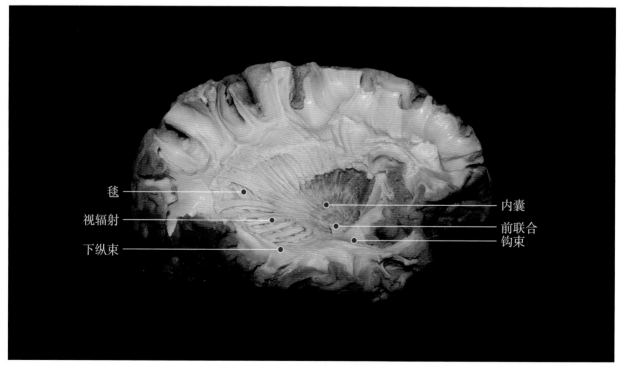

图 4-5-4 大脑外侧面纤维解剖三

更广泛地剥离上纵束系统后，暴露其深面的放射冠和矢状层。矢状层是位于枕叶和颞叶后部深面的纤维板，此处不同来源的纤维束平行走行，相互之间缺乏明确的界面。屏状核前下部插入钩束及下额枕束纤维之内，进一步剥除豆状核，可以暴露前联合的主干。前联合纤维走行至外侧，在下额枕束深面进入颞叶

图 4-5-5 颞叶深部纤维解剖

在颞干前端，下额枕束和钩束逐渐分离。钩束联系颞叶前端与额叶眶面。下额枕束向颞叶后方加入矢状层。下额枕束深面为前联合，前联合的纤维连接颞叶，并且向后方走行加入矢状层。将前联合及下额枕束纤维剥离之后，暴露的纤维束为视辐射。视辐射的侧方和下方由下纵束覆盖，视辐射深面为胼胝体大钳纤维束组成的毯，毯深面为侧脑室壁室管膜

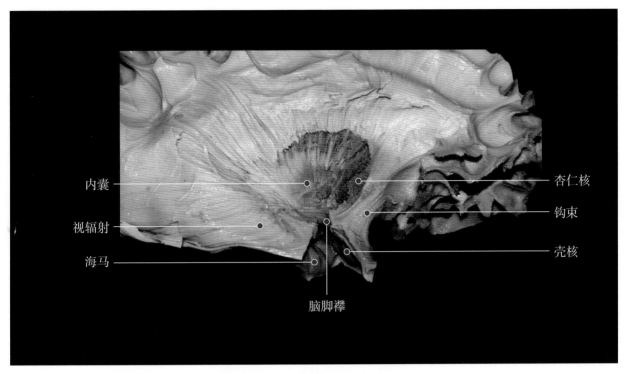

图 4-5-6　大脑外侧面纤维解剖四

壳核及苍白球均被切除，显露内囊。视辐射前方的白质纤维被切开，以显露侧脑室颞角、海马结构和海马前方的杏仁核。杏仁核上方的薄层纤维也称为脑脚襻，由连接杏仁核至下丘脑的纤维所组成

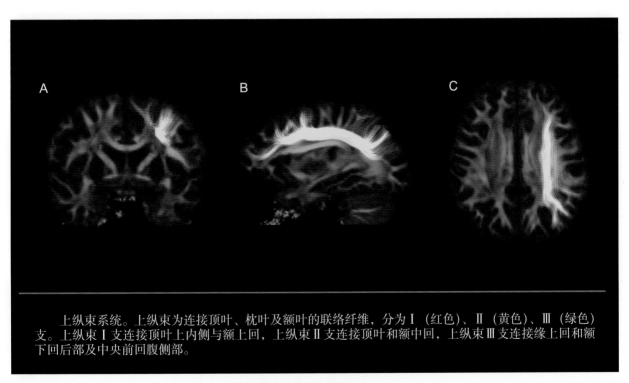

上纵束系统。上纵束为连接顶叶、枕叶及额叶的联络纤维，分为Ⅰ（红色）、Ⅱ（黄色）、Ⅲ（绿色）支。上纵束Ⅰ支连接顶叶上内侧与额上回，上纵束Ⅱ支连接顶叶和额中回，上纵束Ⅲ支连接缘上回和额下回后部及中央前回腹侧部。

图 4-5-7　上纵束系统

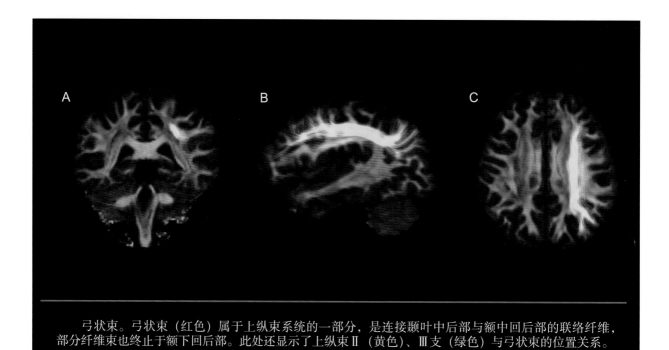

　　弓状束。弓状束（红色）属于上纵束系统的一部分，是连接颞叶中后部与额中回后部的联络纤维，部分纤维束也终止于额下回后部。此处还显示了上纵束Ⅱ（黄色）、Ⅲ支（绿色）与弓状束的位置关系。

图 4-5-8　弓状束在上纵束系统内的位置关系

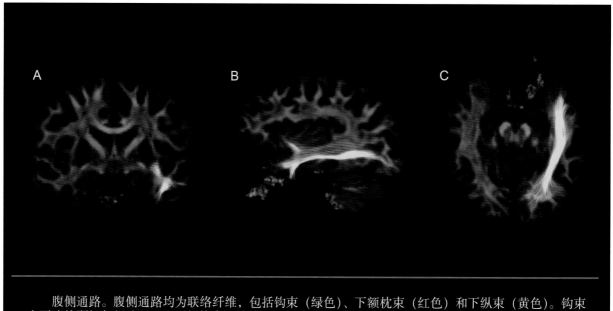

　　腹侧通路。腹侧通路均为联络纤维，包括钩束（绿色）、下额枕束（红色）和下纵束（黄色）。钩束主要连接颞极与额叶眶面。下额枕束连接枕叶、颞叶后部与额叶前外侧部。图 A 显示在岛阈处钩束和下额枕束的主干紧密相邻。下纵束为连接前颞叶和颞叶后部及枕叶的纤维束。

图 4-5-9　外侧裂腹侧联络纤维束

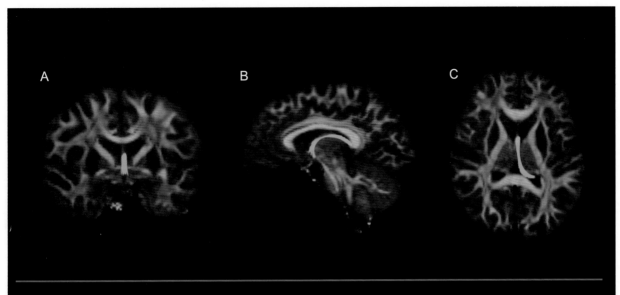

扣带束 / 穹窿。两者为大脑半球内侧的重要纤维束，也是边缘系统的主要纤维束。扣带束（红色）主要走行于扣带回内，连接额叶、顶叶内侧面，并绕过胼胝体压部走行至海马旁回，终止于颞叶内侧部。穹窿（绿色）连接海马结构，经室间孔前方和下丘脑终止于乳头体，是 Papez 环路的重要组成部分。

图 4-5-10　扣带束与穹窿

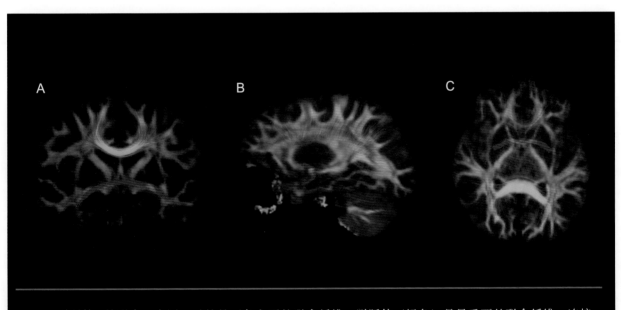

胼胝体 / 前联合。本图显示的是两条主要的联合纤维。胼胝体（绿色）是最重要的联合纤维，连接双侧额叶、顶叶及枕叶以及颞叶。前联合（红色）主干位于室间孔处穹窿前方，在基底节腹侧部向两侧走行，连接双侧颞叶，一部分纤维向前方走行至额叶眶面。

图 4-5-11　胼胝体与前联合

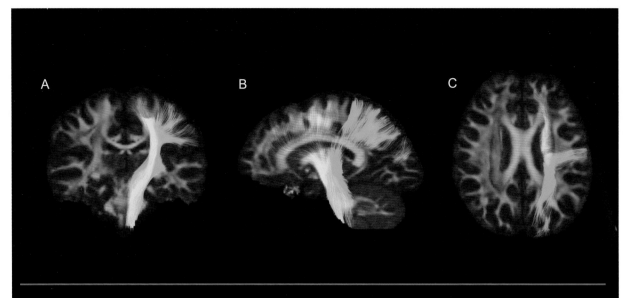

　　放射冠。放射冠是由额叶、顶叶及枕叶至脑干和脊髓的纤维组成，分为额桥束（黄色）、皮质脊髓束（红色）、顶枕桥束（绿色）。放射冠在基底节上方位于半卵圆中心内，至基底节延续为内囊，至中脑为大脑脚，至脑桥为脑桥基底部。

图 4-5-12　放射冠

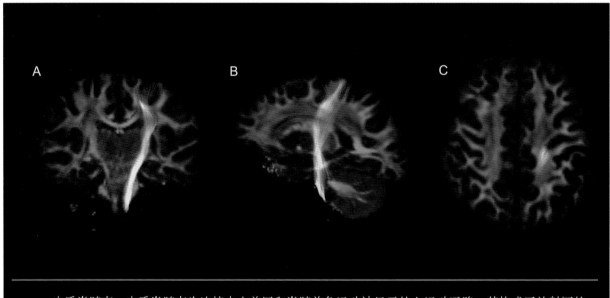

　　皮质脊髓束。皮质脊髓束为连接中央前回和脊髓前角运动神经元的上运动通路，其构成了放射冠的一部分，由中央前回依次经放射冠、内囊后肢、大脑脚、脑桥基底部到达延髓，在延髓的锥体交叉进入对侧脊髓，并依次终止于脊髓前角运动神经元。

图 4-5-13　皮质脊髓束

第 6 节 · 大脑半球手术的解剖总结

大脑半球的病变多为脑内病变，在切除大脑半球的病变时，除做病理性切除外，以生理为基础的多模态技术可以指示大脑的功能区，在保护脑功能区的基础上，解剖性切除常为手术操作的选择。解剖性切除是以颅骨骨缝、脑沟脑回的解剖标志为基础，对大脑病变进行解剖定位和切除。

对额叶进行解剖性切除时，术者需要首先确定中央前回及优势侧的额下回后部，即额下回岛盖部和三角部，这两个功能区域分别为主要运动区和 Broca 区（语言运动区），是额叶的主要功能脑区。除使用电生理方法确定相应的脑回外，前侧裂点、Ω 征是辨认两个脑回的形态特征。额叶切除的表面形态标志为额叶背外侧面的中央前沟、额下沟、外侧裂的前水平支或前升支（取决于是否保留额下回的三角部），下内侧的边界为岛叶的环岛上沟和环岛前沟；在半球内侧面的下界标志为胼胝体上缘的胼胝体沟，沿着胼胝体边缘可以切除至终板；在额叶底面，额叶切除的后界为眶后回，其内侧端和外侧端分别与直回和眶外侧回形成凸起样结构，即眶后内侧极和眶后外侧极，眶后回后方即前穿质。沿着上述表面标志向脑室方向做切面可以做额叶切除，在切除过程中需要保护额叶内侧面的大脑前动脉、额叶底面的大脑前动脉及前交通动脉，在额叶外侧面及岛叶，需要保护大脑中动脉的上支。另外需要保护中央前沟附近的桥静脉，即 Troland 静脉，该静脉引流额叶的静脉回流，也是上矢状窦与侧裂静脉之间的交通静脉。

对顶叶进行解剖性切除时，术者需要确定中央沟及中央后沟，以确定中央后回，中央后回是主要躯体感觉区，是顶叶的主要功能脑区。顶叶内部可以观察到顶间沟，术者需要保护优势侧半球顶间沟下方的顶下小叶。优势侧半球的顶下小叶是语言网络的重要组成部位，保护该区域可减少术后语言障碍的风险。顶叶的后界在外表面缺乏明显的解剖标志，顶枕沟是分割顶叶和枕叶的脑沟标志，该脑沟位于半球内侧面，因此可以在大脑上缘辨认该脑沟的上端，以此为起点沿与中央沟大致平行的方向切开脑组织至外侧裂末端水平，以此切面作为顶叶切除的后部界面。在大脑半球内侧面，顶叶切除的下界可以到达胼胝体上缘，前方边界为扣带沟边缘支和旁中央小叶，后方边界为顶枕沟。顶叶切除时需注意保护大脑中动脉的末端分支，特别是角回动脉，该动脉自外侧裂末端穿行至顶下小叶；半球内侧面需要保护大脑前动脉及大脑后动脉的末端分支。顶叶手术同样需要保护中央沟或中央后沟处的桥静脉。

枕叶的病变理论上无法做脑叶切除，因为距状沟是视觉皮质，在枕叶的背外侧面及底部都有视辐射纤维走行，枕叶切除必然会导致视觉功能损伤。若需要做枕叶切除时，其界限主要依靠大脑上缘的顶枕沟上端和下缘的枕前切迹，两者的连线作为外侧面切除的前界。在大脑半球内侧面，可以沿顶枕沟切除直至胼胝体压部的扣带回峡部；在大脑底面，可以沿枕前切迹至顶枕沟下端的连线作为切除界限。枕叶主要的动脉为大脑后动脉的末端，枕叶部位桥静脉较少，但在顶枕沟下端，需注意避免损伤大脑大静脉，该静脉在胼胝体压部后方汇入直窦。

在做颞叶切除时，术者需要保护的功能脑区主要是以颞横回为标志的颞上回后部，即听觉中枢，特别是优势侧颞上回后部，是 Wernicke 区的位置，是语言听理解的中枢，应避免损伤。另外，在颞叶白质结构的深部为视辐射，视辐射的前部形成 Meyer 襻，对于 Meyer 襻的前端的具体位置，文献中尚无定论，可以将颞角作为 Meyer 襻的前端解剖标志。视辐射自侧脑室颞角顶壁向后下走行，至胼胝体压部层面后转向大脑底面，视辐射的中部及后部纤维走行于侧脑室房部的侧壁，所以视辐射在颞叶的分布很广泛，因此，行理论上的颞叶解剖性全切除会引发视野缺损。若有必要行颞叶全切除时，切除的上限为环岛下沟，沿环岛下沟切开颞干直至大脑外侧裂末端后切开脑实质至枕前切迹水平。切除的内侧面至脉络裂，脉络裂下外方的杏仁核和海马结构都可以被切除。在杏仁核部位，以视束为上界，沿岛阈下界将杏仁核从大脑上切除，从而完成颞叶的全切除。颞叶部位的手术，在颞叶上缘需要保护大脑中动脉的下干，大脑中动脉下干是大脑中动脉的主干，供应颞叶及顶下小叶的广泛区域。在颞叶后部需要注意保护 Labbe 静脉，该静脉是侧裂静脉与乙

状窦的沟通静脉，也是颞叶后部的主要引流静脉。在颞叶内侧面，需要保护大脑后动脉主干及基底静脉，大脑后动脉主干发出颞叶分支供应颞叶底面，远端分支供应顶枕叶，基底静脉则是中脑的主要引流静脉。

岛叶位于大脑外侧裂深面，由额顶颞叶的岛盖部分所覆盖。切除岛叶病变，可通过分离外侧裂的经侧裂入路或者切除部分岛盖经皮质造瘘入路。岛叶的切除范围以岛叶环沟为界限，深面以基底核团为界限。切除岛叶时主要避免损伤大脑中动脉，在岛阈内侧以外侧豆纹动脉为切除的内侧界限。外侧豆纹动脉是基底核团及内囊的主要供血动脉，损伤该动脉可导致内囊缺血，引发肢体偏瘫的并发症。

小结

本章回顾了与脑实质手术相关的解剖学基础，首先讲解了颅骨的主要结构，特别是与大脑定位相关的颅缝结构；其次讲解了大脑各部位的形态、纤维结构及脑室结构。脑部病变的手术治疗中，病变的切除与正常脑组织的保护都有赖于正常解剖结构的辨认。本章对脑解剖知识的讲述是按照

从颅骨、大脑到脑室的由浅入深的顺序，这也是神经外科手术中由浅入深的操作顺序，浅部结构是定位深部结构的解剖标志，由此更全面地掌握大脑病变的局部解剖及定位。现代神经导航技术为临床上辨认大脑结构提供了便利，但解剖学知识仍然是辨认解剖结构的基础。

第5章
DTI 纤维束成像与大脑显微切片髓鞘染色的断层对比图谱

王鹏　冯琦　张舜泰　林庆波　吴劲松

第1节 · 概述

白质（white matter），也称为髓质，是指中枢神经系统中主要由被髓鞘包覆的神经轴突所组成的区域。白质是大脑（端脑）的重要组成部分，是由连接不同脑区的灰质（grey matter，也称为皮质）和深部神经元核团的神经纤维束组成，在神经元间传递动作电位。高效率的白质连接是脑功能的结构基础。白质图谱研究，对临床脑疾病诊断治疗和脑功能定位保护具有重要意义。

白质纤维束的传统解剖学知识主要基于尸脑断层解剖、纤维束解剖及非人灵长类动物实验研究的结果。近些年来，磁共振（magnetic resonance，MR）弥散张量成像技术（diffusion tensor imaging，DTI）的发明极大地推动了白质纤维束形态学研究的进步。DTI 纤维束示踪成像（DTI tractography）是在 DTI 技术基础上发展而来的[1]，其原理是根据白质纤维束对水分子扩散的限制，即各向异性，研究脑白质微结构，并发展出白质纤维束示踪成像技术，实现白质纤维束的二维或三维构图，以展示其解剖形态、走行方向及空间位置关系。纤维束成像的呈现方式主要有两种。①一种是使用断面的 MR 结构图像展示含有纤维束走行方向的伪色图，也就是纤维束各向异性伪色图（FA 图）。蓝色代表上下方向走行的纤维束，最主要的代表是锥体束，其在脑部的走行可分为放射冠、内囊及大脑脚等结构。红色代表沿着左右方向走行的纤维束，代表性纤维束包括胼胝体、前联合等。绿色代表沿着前后方向走行的纤维束，代表性纤维束包括上纵束系统、下额枕束、下纵束、扣带束及穹窿等。②另一种方式则是通过纤维束示踪构建纤维束的三维结构，以结构相 MR 为背景展示纤维束的空间位置及相互关系。

断面解剖是研究大脑内部结构的重要方式，可用于展示诸如脑室、深部核团的空间关系。传统上的脑纤维束解剖是一种破坏性解剖方式，即展示深部纤维束的结构，势必造成浅表纤维束的破坏，无法在大脑断面上进行纤维束的解剖及呈现。MR 的 DTI 技术可以进行脑薄层的纤维追踪，从而展示脑断面内的白质纤维结构，Catani[2] 在其文章中曾采用此种方式，并与大脑纤维解剖的结果进行纤维束形态和走向的比照，并将断面纤维束成像称为 "Dejerine 图"，但这种方式的应用较少。

大脑显微切片配合髓鞘染色是传统的显示神经纤维束显微结构的方法。苏木素、Luxol 快蓝染色等均为常用的髓鞘染色方法，可以区分白质和灰质，特别是深部神经元核团区域的神经纤维束的空间关系。

　　本章节研究对象为不同个体，分别进行在体脑DTI纤维束成像及断面分割（图5-1-1~图5-1-25）及尸体脑显微切片髓鞘染色，采用相似层面的形态学对比，以图谱方式展现白质内主要神经纤

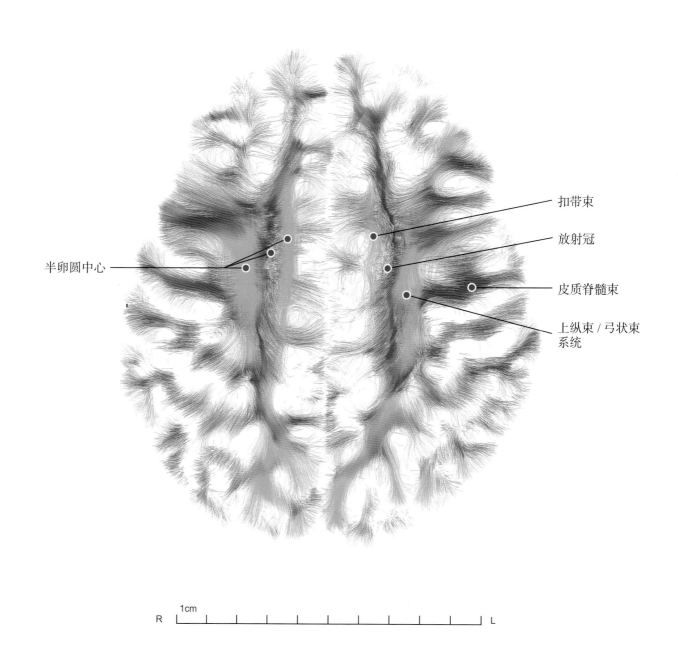

扣带束

放射冠

皮质脊髓束

半卵圆中心

上纵束 / 弓状束系统

1cm

R ───────────────────────── L

图 5-1-1　水平切面：半卵圆中心层面
半卵圆中心由三层纤维束组成，由浅入深依次为上纵束系统、放射冠、扣带束。皮质脊髓束是放射冠的一部分，其纤维由中央前回发出后加入放射冠后向脑干及脊髓投射

维束的空间位置、走行及其解剖毗邻关系等，可用于指导脑胶质瘤外科手术。

大脑白质纤维束的研究已有两百多年历史，但对于纤维束分支的研究及功能研究大多来自近 20 余年 MR 的 DTI 纤维束示踪成像的应用，本章对主要纤维束的现代认识进行了总结。

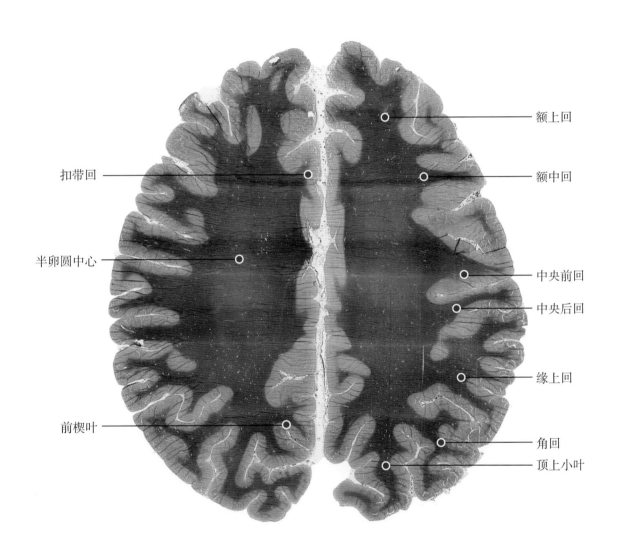

图 5-1-1（续） 水平切面：半卵圆中心层面
半卵圆中心在髓鞘染色时无法区分其内的纤维束成分，需配合 DTI 断层成像观察

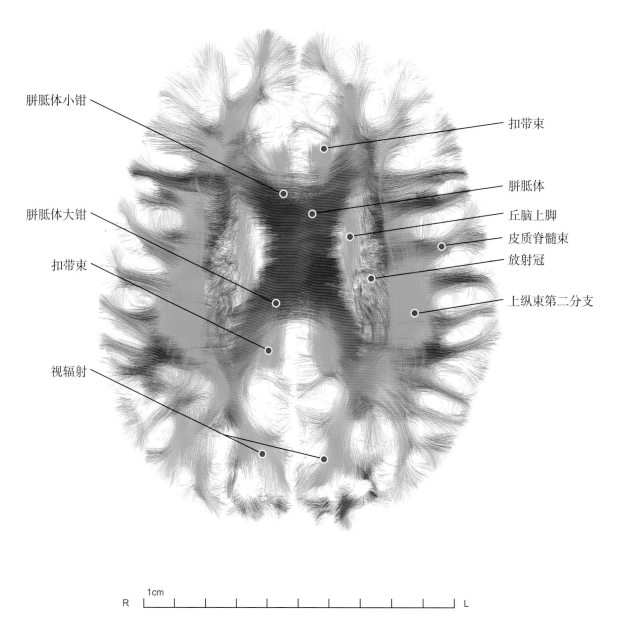

胼胝体小钳

扣带束

胼胝体大钳

胼胝体

丘脑上脚

扣带束

皮质脊髓束

放射冠

视辐射

上纵束第二分支

1cm

R　　　　　　　　　　　　　　　　　　L

图 5-1-2　水平切面：胼胝体层面

胼胝体小钳为连接双侧额叶的胼胝体纤维，胼胝体大钳为连接双侧顶枕叶的胼胝体纤维，放射冠内侧为丘脑辐射，也称为丘脑脚

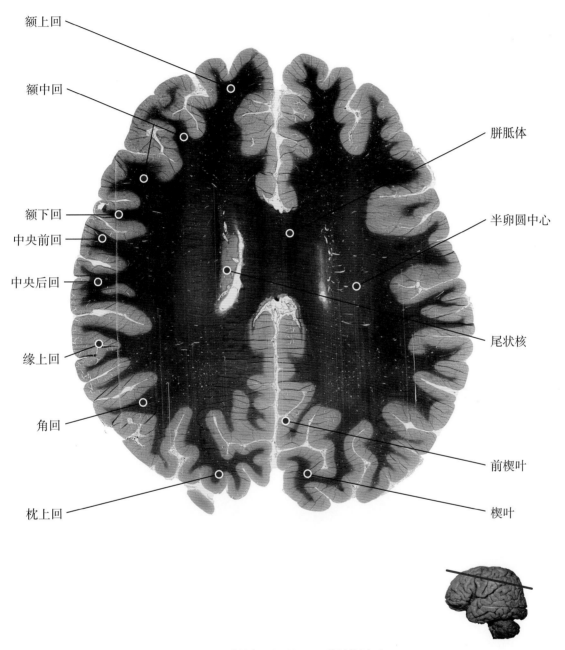

图 5-1-2（续） 水平切面：胼胝体层面

胼胝体小钳为连接双侧额叶的胼胝体纤维，胼胝体大钳为连接双侧顶枕叶的胼胝体纤维，放射冠内侧为丘脑辐射，也称为丘脑脚

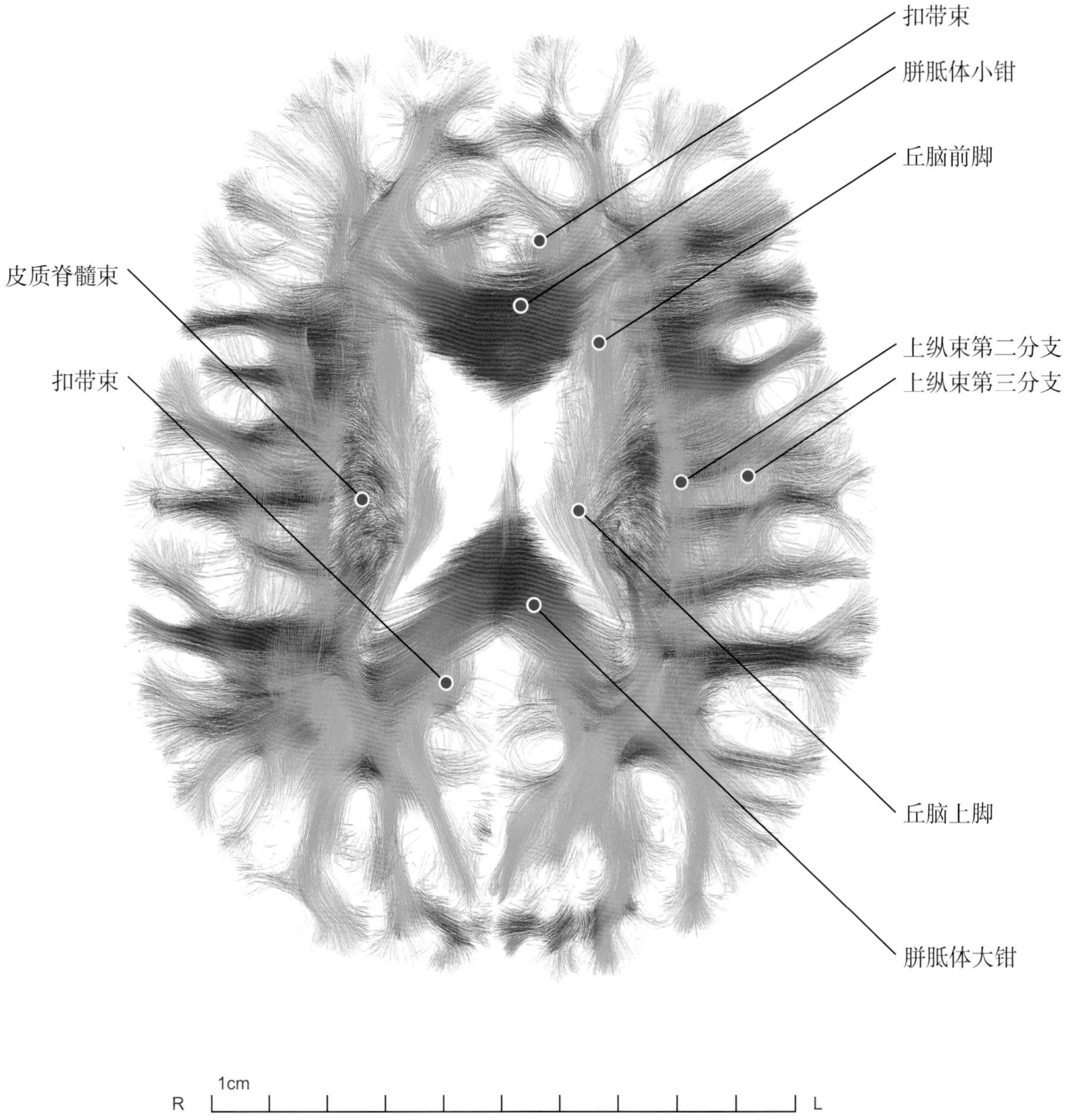

图 5-1-3　水平切面：透明隔层面

上纵束系统的两个分支，第三分支较浅，位于额叶岛盖内；第二分支较深，而且与弓状束平行走行

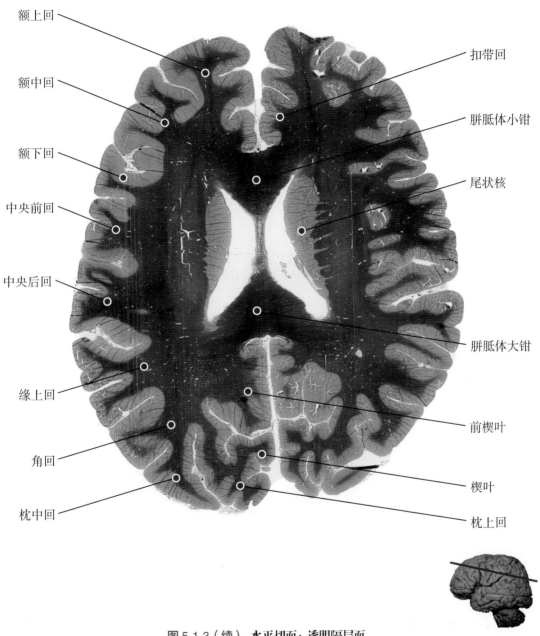

额上回

额中回

额下回

中央前回

中央后回

缘上回

角回

枕中回

扣带回

胼胝体小钳

尾状核

胼胝体大钳

前楔叶

楔叶

枕上回

图 5-1-3（续） 水平切面：透明隔层面

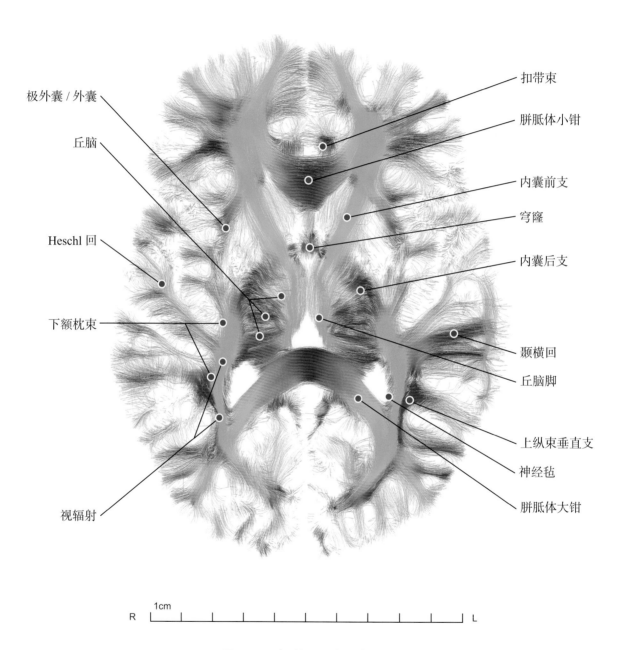

极外囊 / 外囊

丘脑

Heschl 回

下额枕束

视辐射

扣带束

胼胝体小钳

内囊前支

穹窿

内囊后支

颞横回

丘脑脚

上纵束垂直支

神经毡

胼胝体大钳

1cm

R   L

图 5-1-4　水平切面：室间孔层面

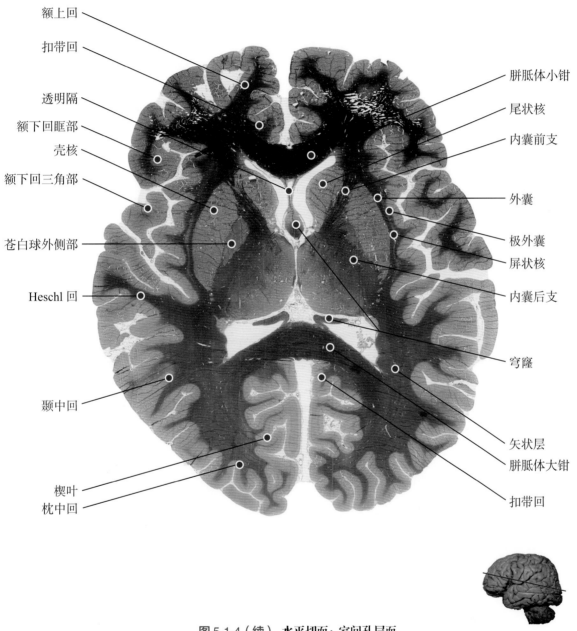

额上回
扣带回
透明隔
额下回眶部
壳核
额下回三角部
苍白球外侧部
Heschl 回
颞中回
楔叶
枕中回

胼胝体小钳
尾状核
内囊前支
外囊
极外囊
屏状核
内囊后支
穹窿
矢状层
胼胝体大钳
扣带回

图 5-1-4（续） 水平切面：室间孔层面

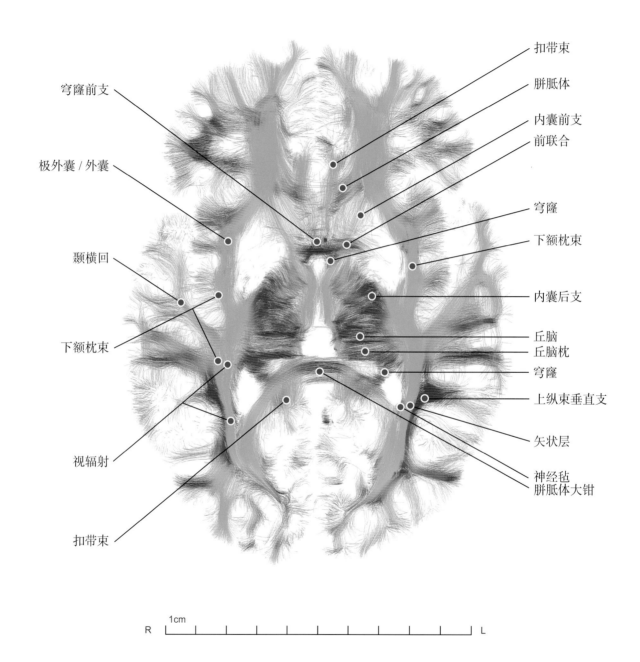

扣带束

胼胝体

内囊前支

前联合

穹窿前支

极外囊 / 外囊

穹窿

下额枕束

颞横回

内囊后支

丘脑

丘脑枕

穹窿

下额枕束

上纵束垂直支

视辐射

矢状层

神经毡
胼胝体大钳

扣带束

R 1cm L

图 5-1-5 水平切面：前联合层面

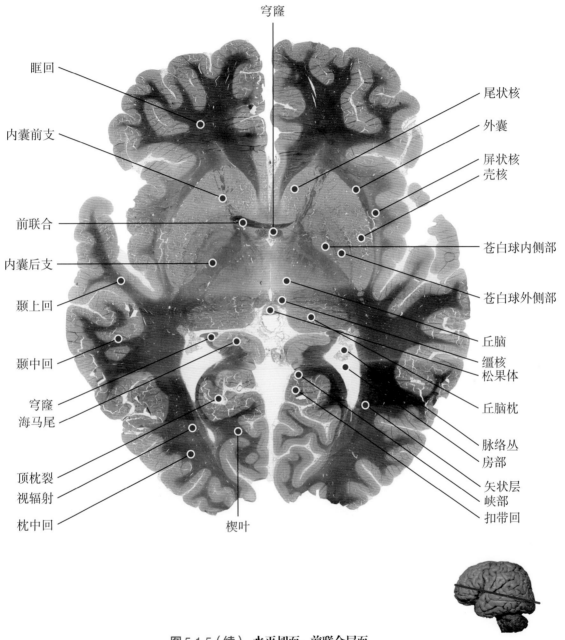

穹窿

眶回

尾状核

内囊前支

外囊

屏状核
壳核

前联合

苍白球内侧部

内囊后支

苍白球外侧部

颞上回

丘脑

颞中回

缰核
松果体

穹窿
海马尾

丘脑枕

顶枕裂
视辐射
枕中回

脉络丛
房部

矢状层
峡部
扣带回

楔叶

图 5-1-5（续） 水平切面：前联合层面

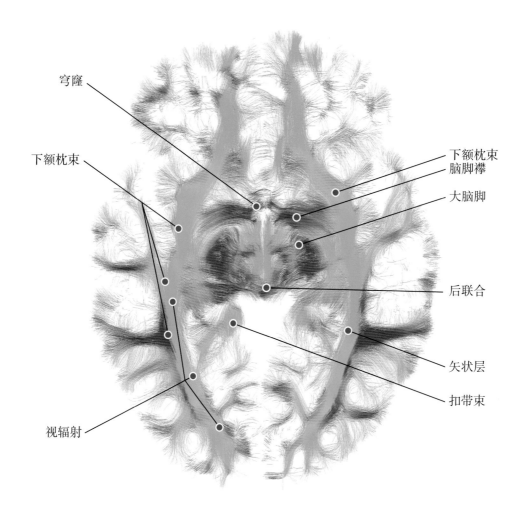

穿窿

下额枕束

下额枕束
脑脚襻

大脑脚

后联合

矢状层

扣带束

视辐射

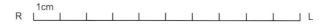

图 5-1-6 水平切面：后联合层面

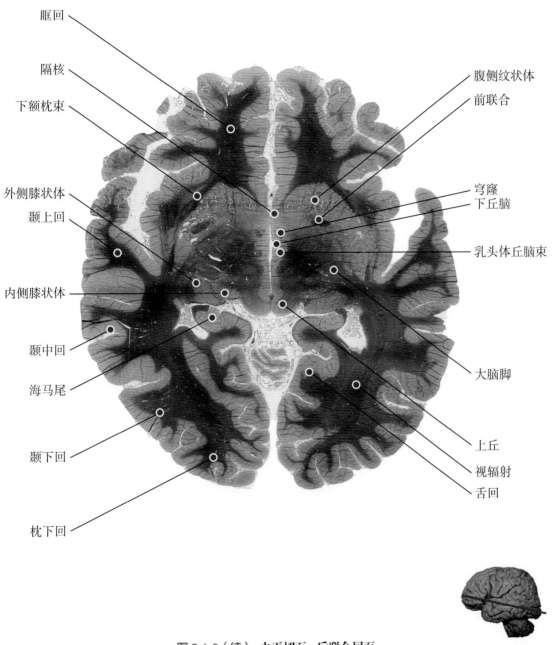

眶回

隔核

下额枕束

外侧膝状体

颞上回

内侧膝状体

颞中回

海马尾

颞下回

枕下回

腹侧纹状体

前联合

穹窿

下丘脑

乳头体丘脑束

大脑脚

上丘

视辐射

舌回

图 5-1-6（续） 水平切面：后联合层面

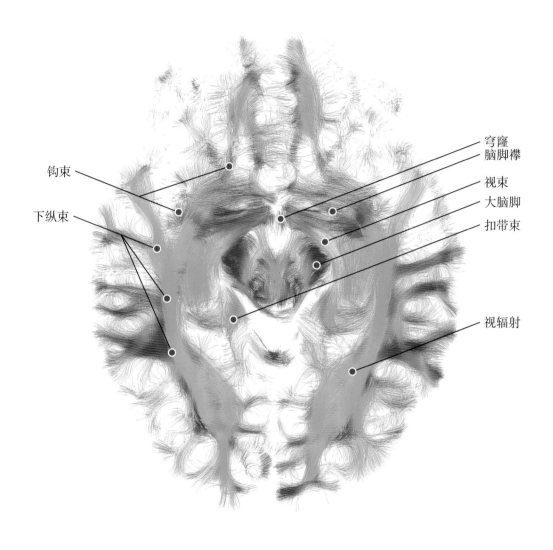

钩束

下纵束

穹窿
脑脚襻

视束

大脑脚

扣带束

视辐射

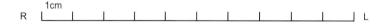

R　1cm　L

图 5-1-7　水平切面：前穿质层面

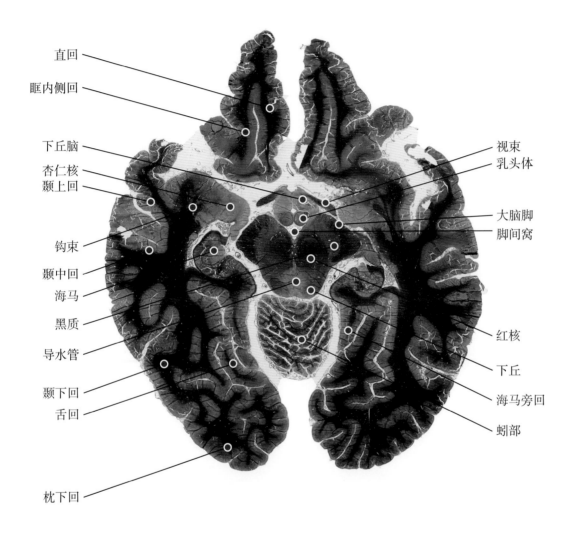

直回

眶内侧回

下丘脑

杏仁核

颞上回

钩束

颞中回

海马

黑质

导水管

颞下回

舌回

枕下回

视束

乳头体

大脑脚

脚间窝

红核

下丘

海马旁回

蚓部

图 5-1-7（续） 水平切面：前穿质层面

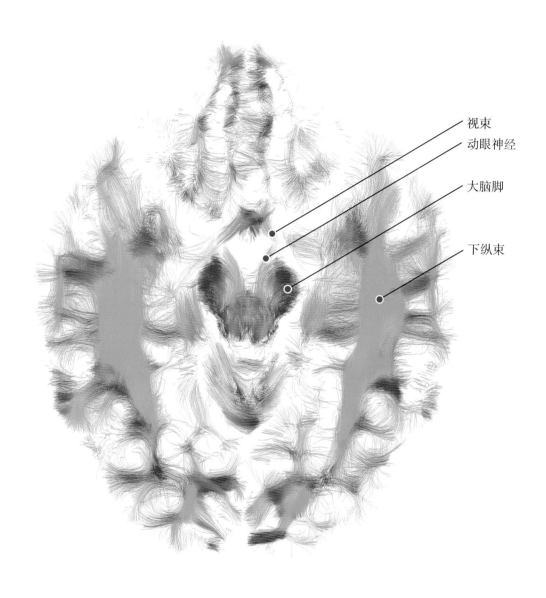

视束
动眼神经
大脑脚
下纵束

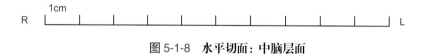

图 5-1-8　**水平切面：中脑层面**

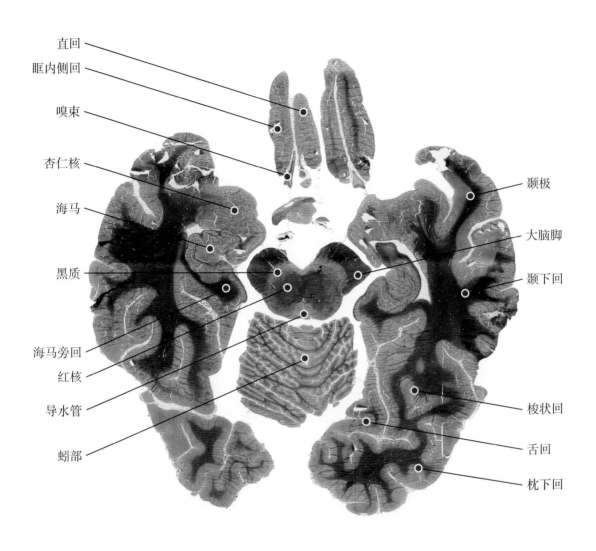

直回
眶内侧回
嗅束
杏仁核
海马
黑质
海马旁回
红核
导水管
蚓部

颞极
大脑脚
颞下回
梭状回
舌回
枕下回

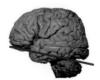

图 5-1-8（续）　水平切面：中脑层面

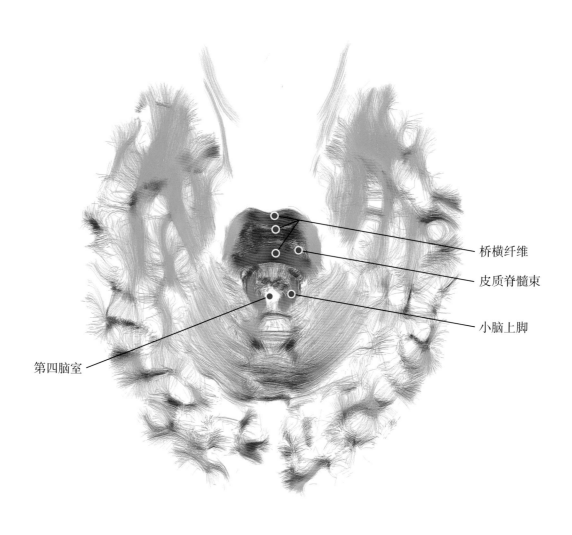

桥横纤维

皮质脊髓束

小脑上脚

第四脑室

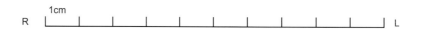

1cm

R　　　　　　　　　　　　　　　　　　　L

图 5-1-9　水平切面：脑桥上部层面

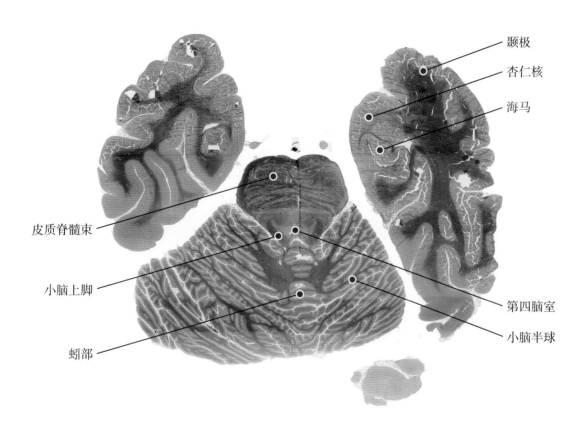

颞极

杏仁核

海马

皮质脊髓束

小脑上脚

第四脑室

小脑半球

蚓部

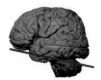

图 5-1-9（续） 水平切面：脑桥上部层面

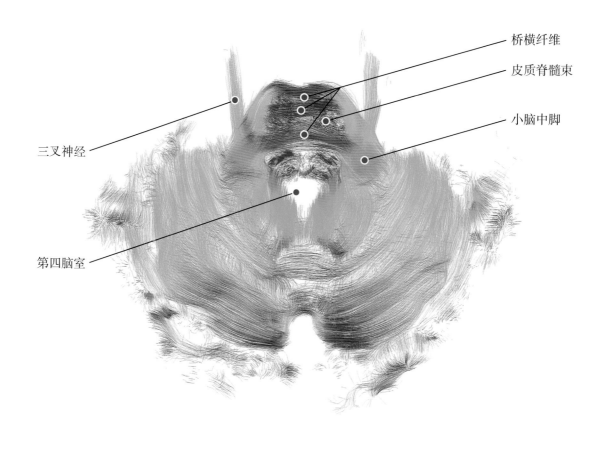

桥横纤维

皮质脊髓束

小脑中脚

三叉神经

第四脑室

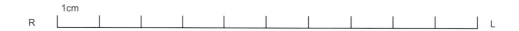

1cm

R   L

图 5-1-10 水平切面：脑桥中部层面

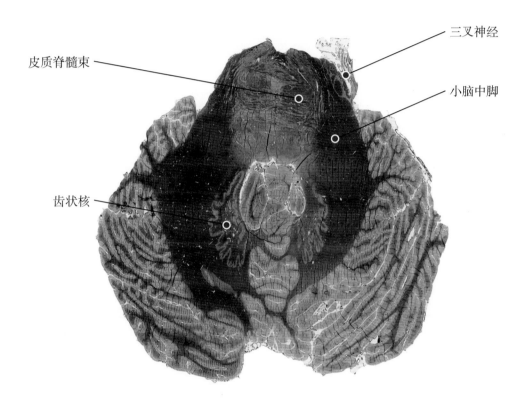

皮质脊髓束

三叉神经

小脑中脚

齿状核

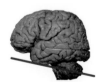

图 5-1-10（续） 水平切面：脑桥中部层面

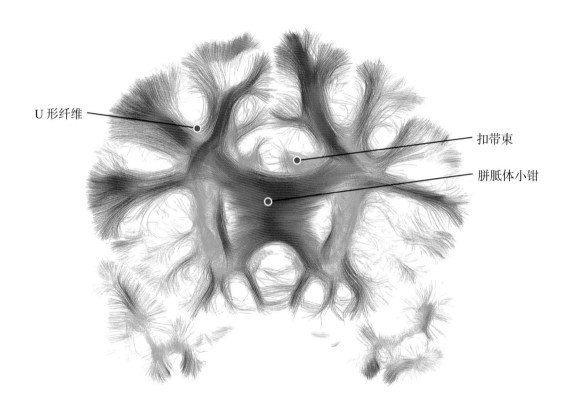

U 形纤维

扣带束

胼胝体小钳

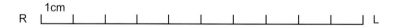

R 1cm L

图 5-1-11 冠状切面：胼胝体膝部层面

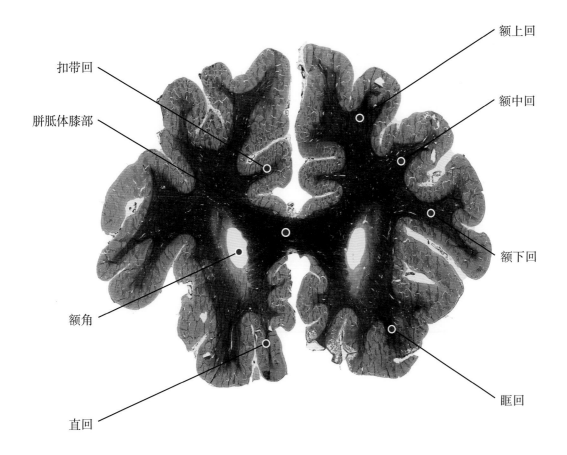

扣带回

胼胝体膝部

额角

直回

额上回

额中回

额下回

眶回

图 5-1-11（续） 冠状切面：胼胝体膝部层面

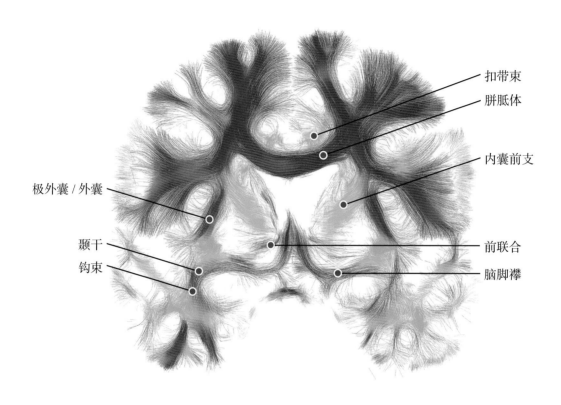

扣带束

胼胝体

内囊前支

极外囊 / 外囊

前联合

颞干

钩束

脑脚襻

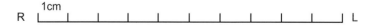

1cm

R   L

图 5-1-12 冠状切面：视交叉层面

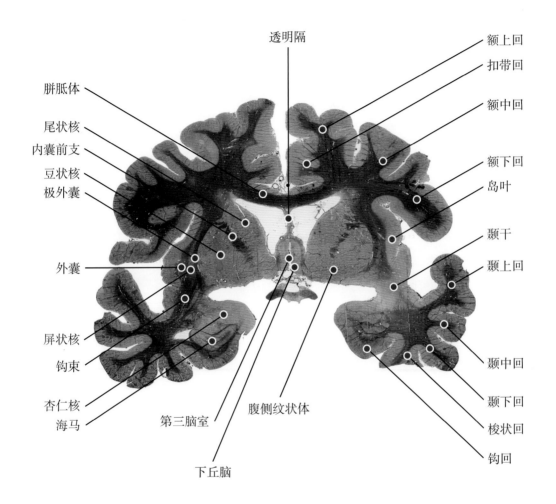

透明隔

额上回

扣带回

额中回

额下回

岛叶

颞干

颞上回

颞中回

颞下回

梭状回

钩回

胼胝体

尾状核

内囊前支

豆状核

极外囊

外囊

屏状核

钩束

杏仁核

海马

第三脑室

腹侧纹状体

下丘脑

图 5-1-12（续） 冠状切面：视交叉层面

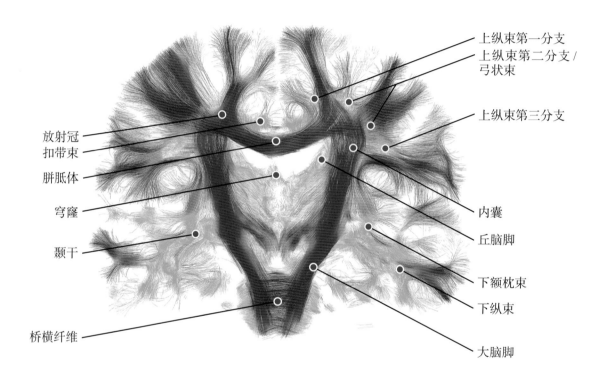

放射冠
扣带束
胼胝体
穹窿
颞干
桥横纤维

上纵束第一分支
上纵束第二分支 /
弓状束
上纵束第三分支
内囊
丘脑脚
下额枕束
下纵束
大脑脚

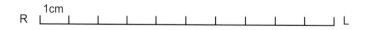

R   1cm   L

图 5-1-13　冠状切面：室间孔层面

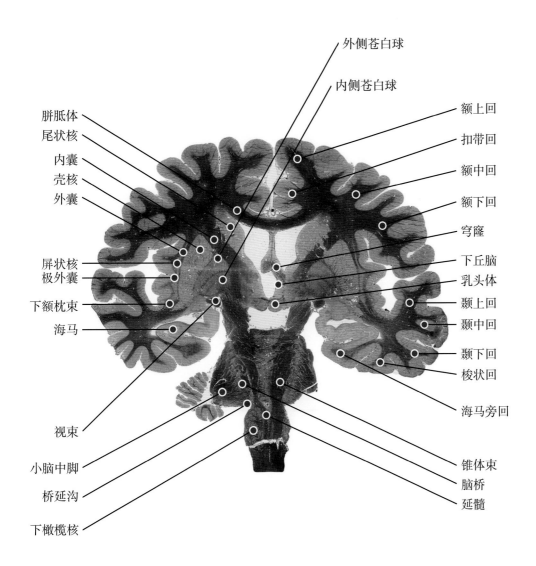

外侧苍白球

内侧苍白球

胼胝体
尾状核
内囊
壳核
外囊

屏状核
极外囊

下额枕束

海马

视束

小脑中脚

桥延沟

下橄榄核

额上回
扣带回
额中回
额下回
穹窿
下丘脑
乳头体
颞上回
颞中回
颞下回
梭状回

海马旁回

锥体束
脑桥
延髓

图 5-1-13（续） 冠状切面：室间孔层面

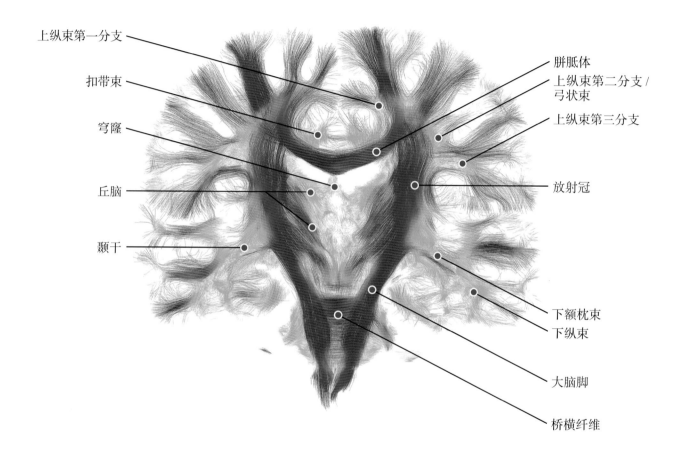

上纵束第一分支

扣带束

穹窿

丘脑

颞干

胼胝体

上纵束第二分支 / 弓状束

上纵束第三分支

放射冠

下额枕束

下纵束

大脑脚

桥横纤维

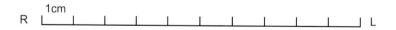

1cm

R　　　　　　　　　　　　　　　　　L

图 5-1-14　冠状切面：丘脑前部层面

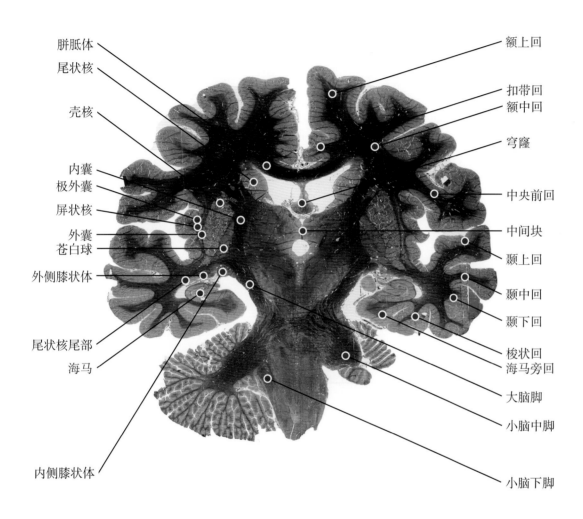

胼胝体

尾状核

壳核

内囊

极外囊

屏状核

外囊

苍白球

外侧膝状体

尾状核尾部

海马

内侧膝状体

额上回

扣带回

额中回

穹窿

中央前回

中间块

颞上回

颞中回

颞下回

梭状回

海马旁回

大脑脚

小脑中脚

小脑下脚

图 5-1-14（续） 冠状切面：丘脑前部层面

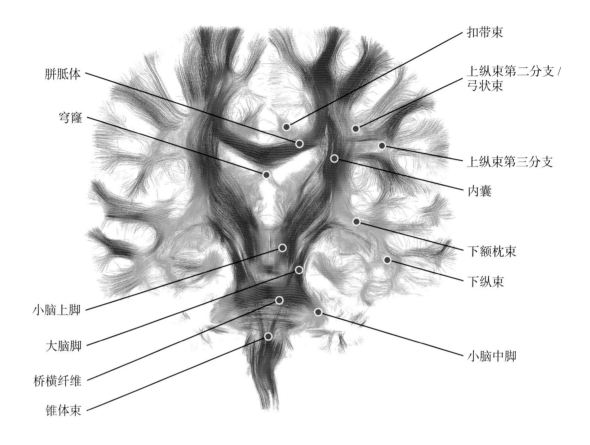

胼胝体
穹窿
小脑上脚
大脑脚
桥横纤维
锥体束

扣带束
上纵束第二分支 /
弓状束
上纵束第三分支
内囊
下额枕束
下纵束
小脑中脚

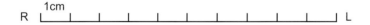

R 1cm L

图 5-1-15 冠状切面：丘脑中部层面

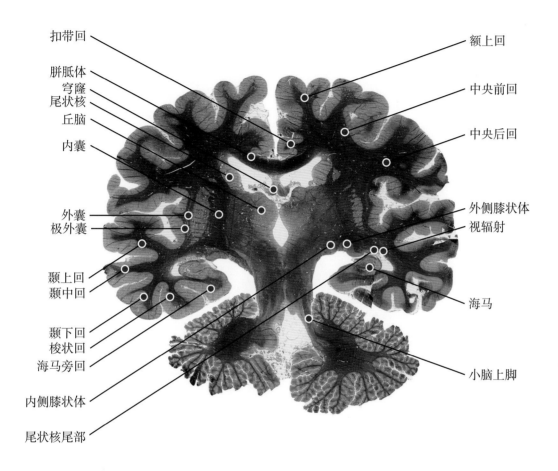

扣带回

胼胝体
穹窿
尾状核
丘脑
内囊

外囊
极外囊

颞上回
颞中回

颞下回
梭状回
海马旁回

内侧膝状体

尾状核尾部

额上回

中央前回

中央后回

外侧膝状体
视辐射

海马

小脑上脚

图 5-1-15（续） 冠状切面：丘脑中部层面

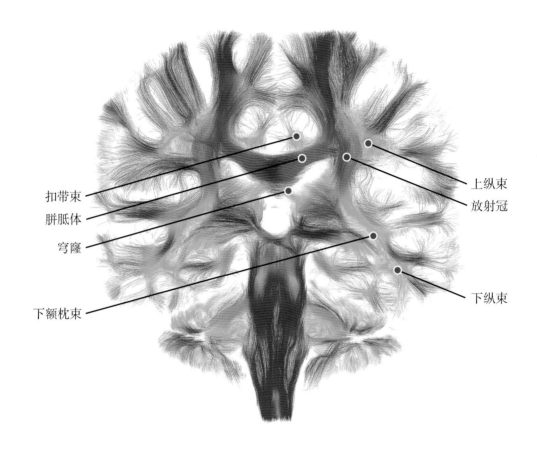

扣带束

胼胝体

穹窿

下额枕束

上纵束

放射冠

下纵束

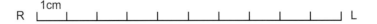

1cm

R L

图 5-1-16 冠状切面：丘脑枕层面

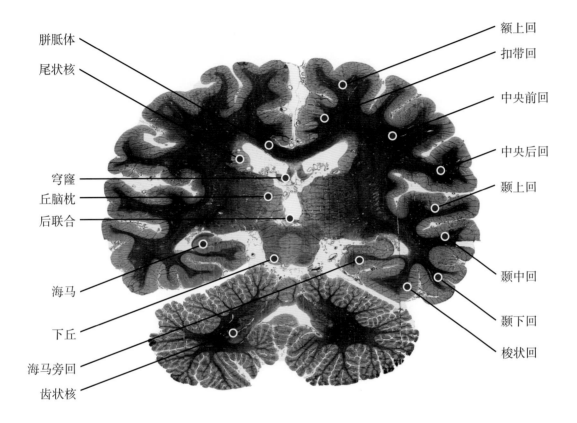

胼胝体
尾状核
穹窿
丘脑枕
后联合
海马
下丘
海马旁回
齿状核

额上回
扣带回
中央前回
中央后回
颞上回
颞中回
颞下回
梭状回

图 5-1-16（续）　冠状切面：丘脑枕层面

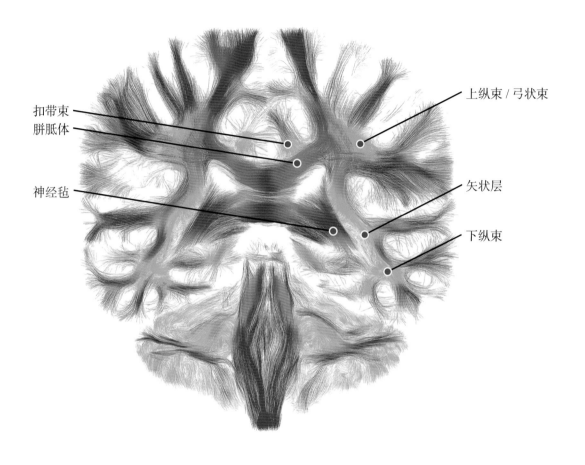

扣带束
胼胝体
神经毡
上纵束 / 弓状束
矢状层
下纵束

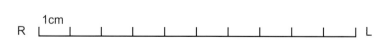

R 1cm L

图 5-1-17 冠状切面：扣带回峡部层面

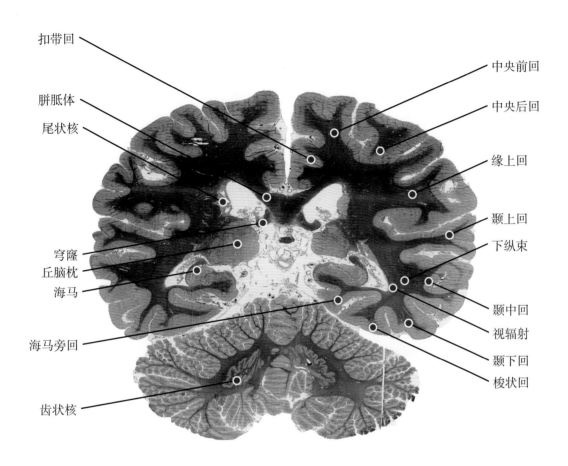

扣带回

胼胝体

尾状核

穹窿

丘脑枕

海马

海马旁回

齿状核

中央前回

中央后回

缘上回

颞上回

下纵束

颞中回

视辐射

颞下回

梭状回

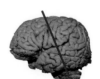

图 5-1-17（续） 冠状切面：扣带回峡部层面

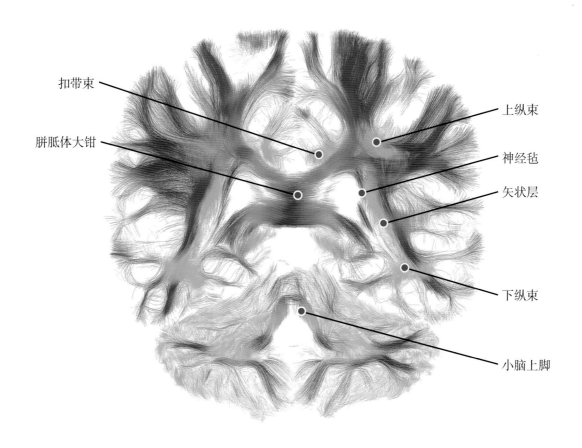

扣带束

胼胝体大钳

上纵束

神经毡

矢状层

下纵束

小脑上脚

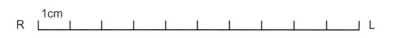

R 1cm L

图 5-1-18　冠状切面：胼胝体压部层面

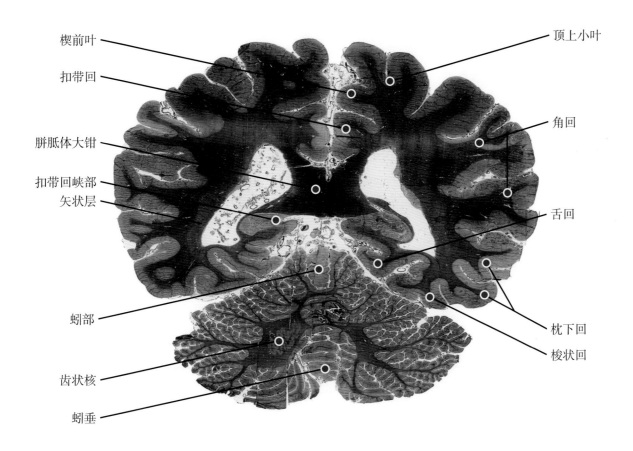

楔前叶
扣带回
胼胝体大钳
扣带回峡部
矢状层
蚓部
齿状核
蚓垂

顶上小叶
角回
舌回
枕下回
梭状回

图 5-1-18（续） 冠状切面：胼胝体压部层面

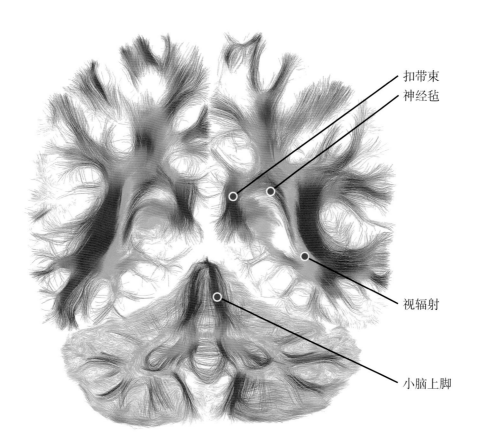

扣带束
神经毡
视辐射
小脑上脚

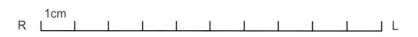

R ├──────────────────────────────────┤ L
1cm

图 5-1-19　冠状切面：枕角层面

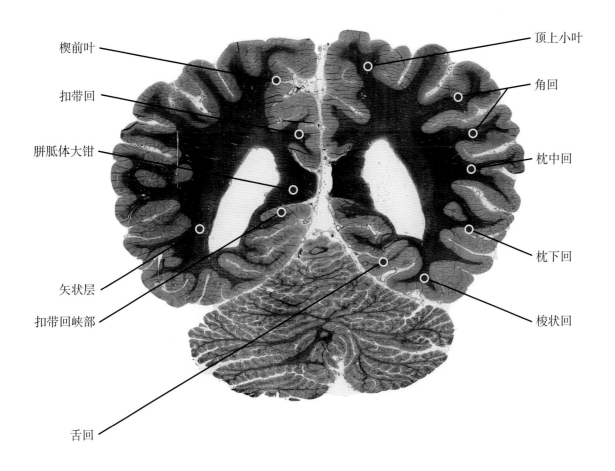

楔前叶

扣带回

胼胝体大钳

矢状层

扣带回峡部

舌回

顶上小叶

角回

枕中回

枕下回

梭状回

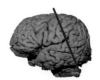

图 5-1-19（续）冠状切面：枕角层面

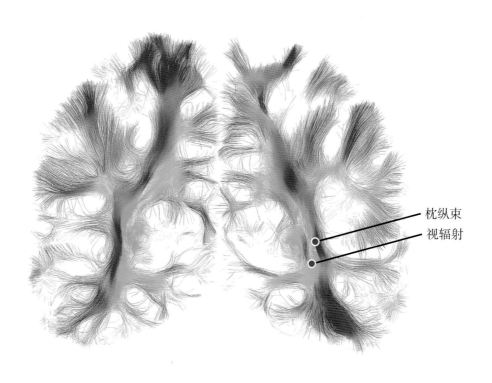

枕纵束
视辐射

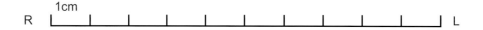

1cm
R   L

图 5-1-20　冠状切面：枕叶后部层面

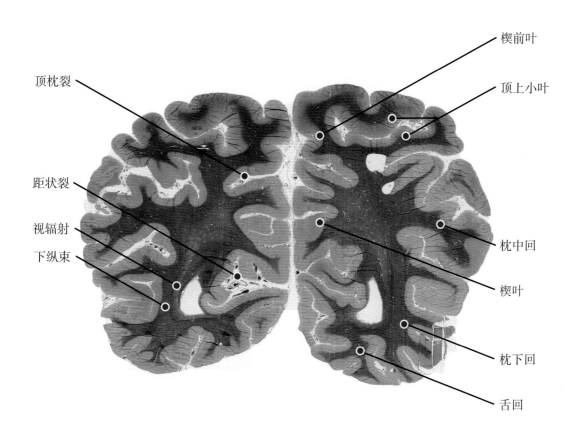

楔前叶

顶上小叶

顶枕裂

距状裂

视辐射

下纵束

枕中回

楔叶

枕下回

舌回

图 5-1-20（续） 冠状切面：枕叶后部层面

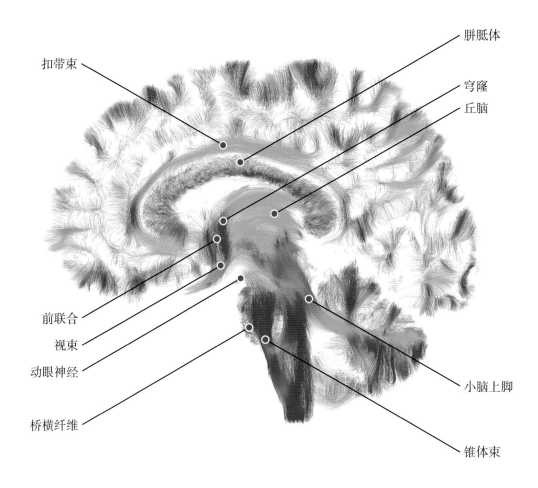

扣带束

胼胝体

穹窿

丘脑

前联合

视束

动眼神经

桥横纤维

小脑上脚

锥体束

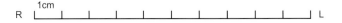

1cm

R　　　　　　　　　　　　　　　　L

图 5-1-21　矢状切面：旁正中层面

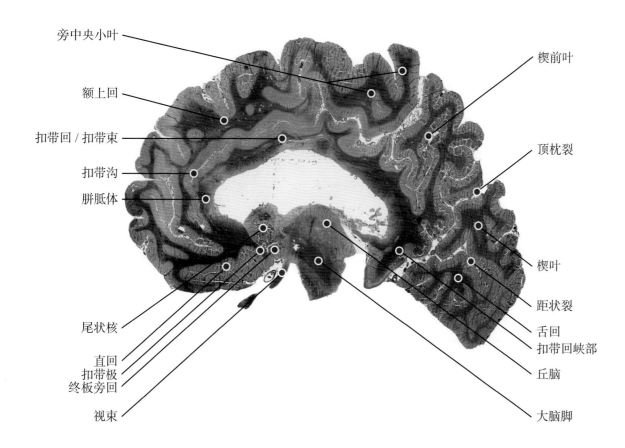

旁中央小叶

额上回

扣带回 / 扣带束

扣带沟

胼胝体

尾状核

直回
扣带极
终板旁回

视束

楔前叶

顶枕裂

楔叶

距状裂

舌回
扣带回峡部

丘脑

大脑脚

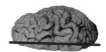

图 5-1-21（续） 矢状切面：旁正中层面

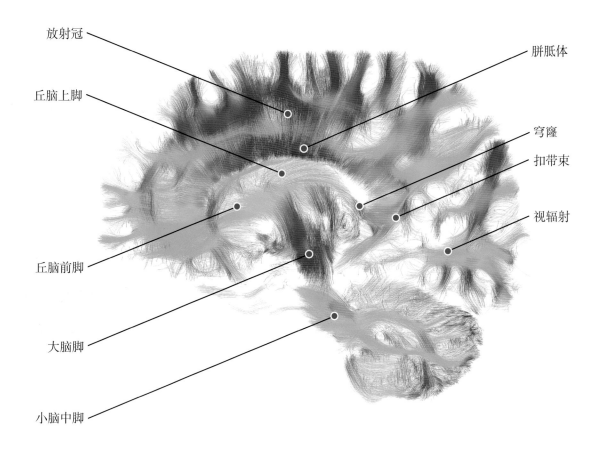

放射冠

丘脑上脚

丘脑前脚

大脑脚

小脑中脚

胼胝体

穹窿

扣带束

视辐射

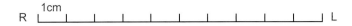

R 1cm L

图 5-1-22　矢状切面：大脑脚层面

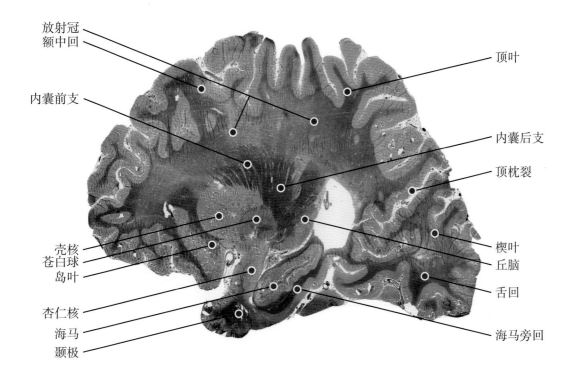

放射冠
额中回
内囊前支
壳核
苍白球
岛叶
杏仁核
海马
颞极

顶叶
内囊后支
顶枕裂
楔叶
丘脑
舌回
海马旁回

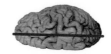

图 5-1-22（续） 矢状切面：大脑脚层面

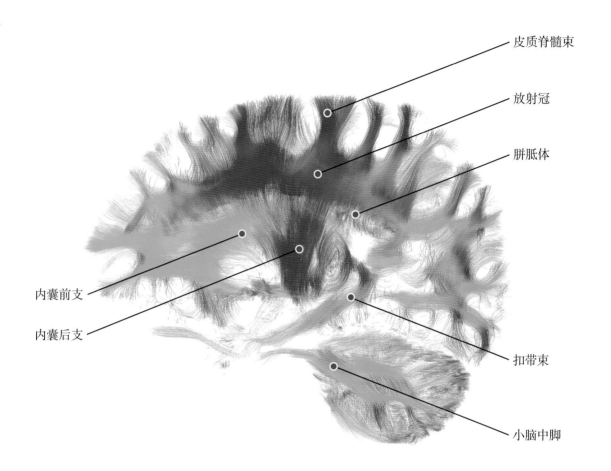

皮质脊髓束

放射冠

胼胝体

内囊前支

内囊后支

扣带束

小脑中脚

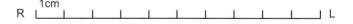

R　1cm　　　　　　　　　　　　　L

图 5-1-23　矢状切面：颞极层面

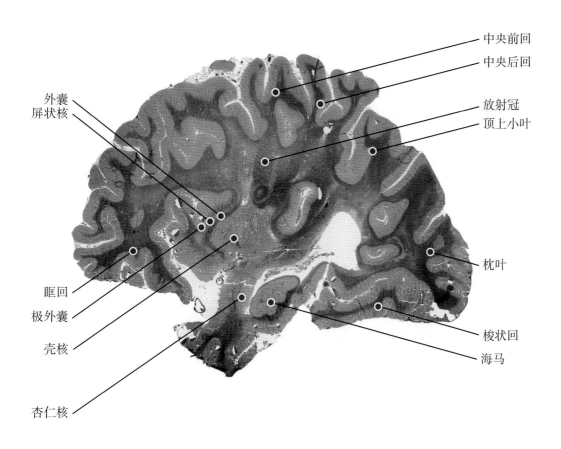

中央前回

中央后回

放射冠

顶上小叶

枕叶

梭状回

海马

外囊

屏状核

眶回

极外囊

壳核

杏仁核

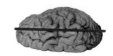

图 5-1-23（续） 矢状切面：颞极层面

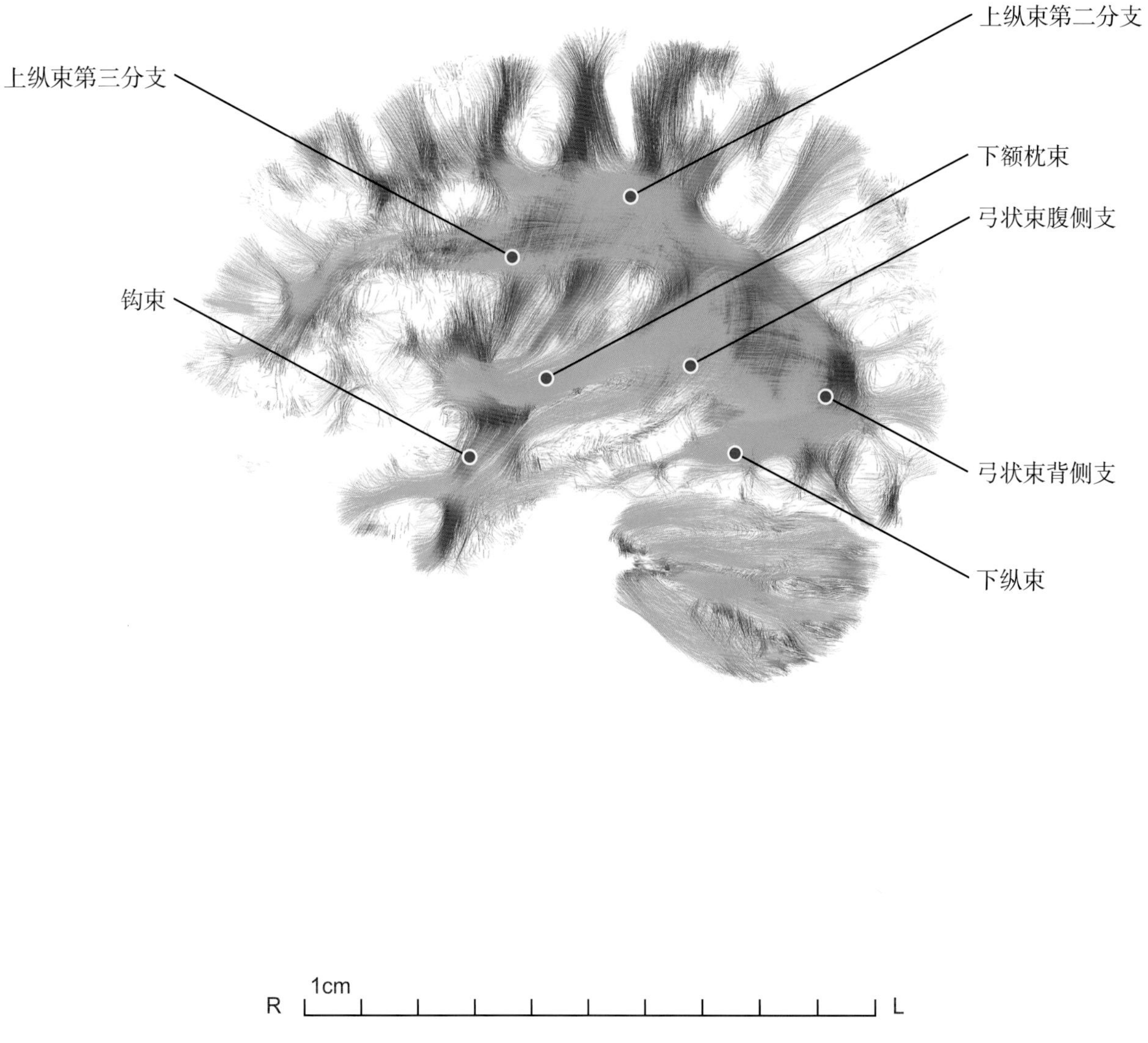

上纵束第二分支

上纵束第三分支

下额枕束

弓状束腹侧支

钩束

弓状束背侧支

下纵束

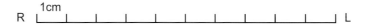

R 1cm L

图 5-1-24　矢状切面：岛叶层面

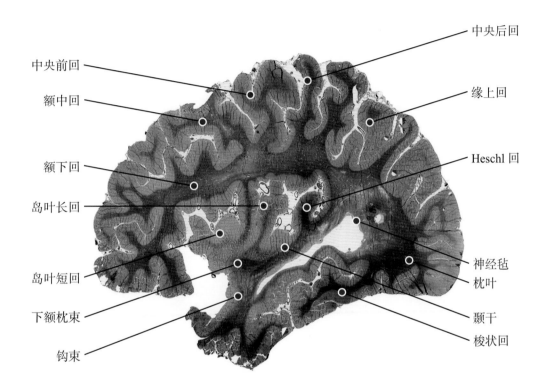

中央后回

中央前回

缘上回

额中回

Heschl 回

额下回

岛叶长回

神经毡

枕叶

岛叶短回

颞干

下额枕束

梭状回

钩束

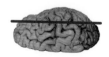

图 5-1-24（续） 矢状切面：岛叶层面

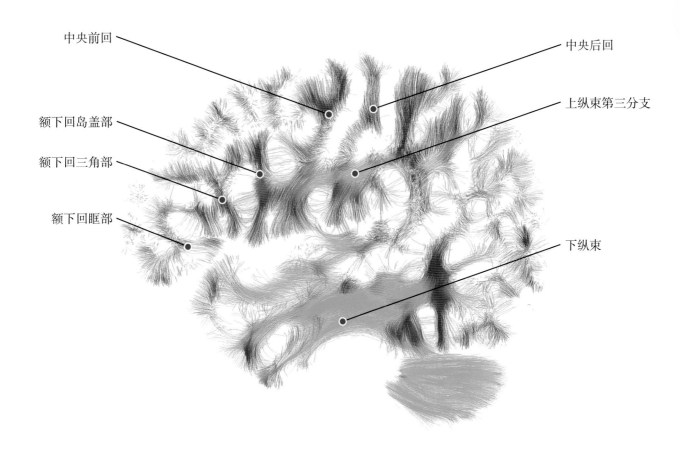

中央前回

中央后回

额下回岛盖部

上纵束第三分支

额下回三角部

额下回眶部

下纵束

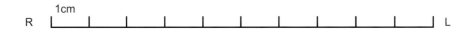

R 1cm L

图 5-1-25 矢状切面：外侧裂层面

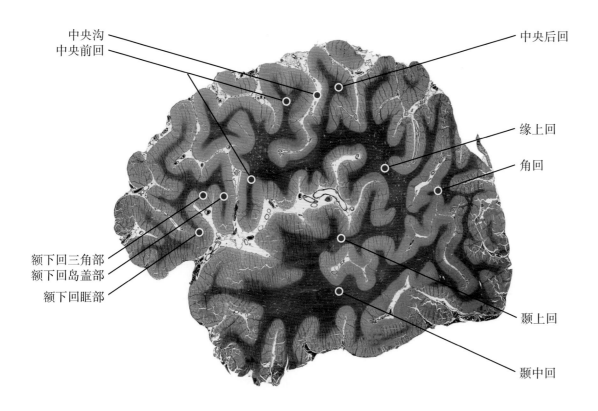

中央沟
中央前回
中央后回
缘上回
角回
额下回三角部
额下回岛盖部
额下回眶部
颞上回
颞中回

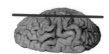

图 5-1-25（续） 矢状切面：外侧裂层面

第2节·上纵束系统

在传统的解剖描述中，上纵束（superior longitudinal fasciculus，SLF）（图5-2-1~图5-2-4）是连接额叶、颞叶、顶叶及枕叶的联络纤维[3]。对于该纤维束的命名，"上纵束"和"弓状束"在历史上曾经是混用的。Burdach在1822年将该纤维束命名为弓状束（arcuate fasciculus，AF），此后Dejerine则将该纤维束命名为上纵束。起源于颞叶的纤维束环绕外侧裂后终止于额叶后部，其环绕外侧裂的形态是其被命名为弓状束的原因，这部分纤维也可以被认为是上纵束的一部分。现代影像学研究极大地提高了我们对上纵束的形态和连接组学的认识，但是对于上纵束及弓状束的关系，仍无统一的意见，有研究将其作为不同的结构[4-7]，也有研究将其作为一个整体[8, 9]，因此上纵束可称为上纵束/弓状束（SLF/AF）系统。

传统的脑解剖观察及早期的纤维束成像均把上纵束作为一个整体进行描述，没有对其结构进行细分[10]，所以，Dejerine的描述是传统上对上纵束最为经典的解读[5]。依据传统描述，上纵束的主干位于顶叶岛盖内，位于外侧裂的上方、放射冠的浅面。上纵束的额叶端终止于额下回的岛盖部及中央回岛盖部。上纵束环绕外侧裂末端后向下方弯曲，进入顶叶、颞叶和枕叶的脑回内。最浅层的纤维束向前方发散，到达颞上回的前端，中层纤维束终止于颞上回和颞中回后部，最深层的纤维束终止于缘上回、角回和枕叶外侧面的脑回。在冠状切面上，上纵束的主干呈三角形，位于放射冠浅面，外侧指向额叶岛盖，下内侧指向外囊，上内方与放射冠逐渐融合。

对上纵束的现代认识来自非人灵长类动物的放射性示踪研究结果。在猴类大脑中，上纵束被分为四个组成部分，即SLF-Ⅰ、SLF-Ⅱ、SLF-Ⅲ和AF[11]。基于灵长类动物进化相似性的推理，Makris等人首先使用DTI研究人类上纵束的组成，并发现人类也存在与非人灵长类相似的结构[5]，这也被其他研究所证实[12]。人脑的上纵束也被分为SLF-Ⅰ、SLF-Ⅱ、SLF-Ⅲ和AF四个部分。SLF-Ⅰ位于顶上小叶和额上回，并延伸到运动前区的背侧部（dorsal premotor region）和前额叶背外侧部（dorsolateral prefrontal region），连接的脑区包括顶上小叶、楔前叶的上部、中央后回、中央前回、辅助运动区（Broadmann 6区）、额上回后部（Broadmann 8和9区）。SLF-Ⅱ位于岛叶上部，即颞顶枕叶交界区的白质内，从角回延伸至前额叶后部，连接的脑区包括角回、缘上回、中央后回、中央前回、额中回。SLF-Ⅲ的位置最靠外侧，位于外侧裂背侧的额叶和顶叶的岛盖内，从缘上回延伸到运动前区和前额叶的腹侧部分，连接的脑区包括缘上回、中央前回及中央后回腹侧部、运动前区腹侧部和额下回岛盖部。弓状束被作为上纵束的一个分支，起源于颞上回的后部，绕过侧裂后终止于额中回的后部。弓状束走行位置最深，其位于额顶叶的部分与SLF-Ⅱ平行走行，所以连接额叶和顶叶（主要是缘上回）的部分也称为弓状束水平支；连接缘上回和颞上回及颞枕交界区的弓状束则是垂直走行，也称为弓状束垂直支。弓状束与SLF-Ⅰ、SLF-Ⅱ、SLF-Ⅲ在空间位置及连接上均有差异，上纵束的三个分支主要联系额叶与顶叶，而弓状束则是联系额叶和颞叶及颞枕交界区。

在前述上纵束的分支系统中，弓状束被作为上纵束的一个分支，这也被其他研究采用[13, 14]，但对于弓状束的定位，并不能一锤定音。MR的DTI纤维束示踪成像的结果受纤维束感兴趣区（region of interest，ROI）的选择、纤维束追踪算法及纤维束分隔算法的影响。对于上纵束/弓状束系统的划分，还有一种观点认为弓状束是独立

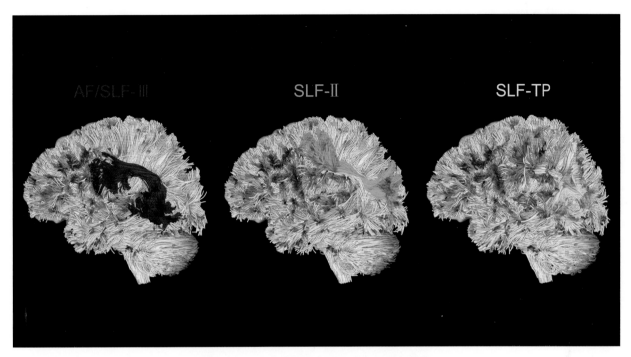

图 5-2-1　上纵束系统主要分支的纤维束成像

SLF-Ⅲ 连接额下回后部与缘上回，弓状束连接额中回及额下回后部与颞叶后部，SLF-Ⅱ 连接额中回后部及顶叶后部，SLF-TP 是连接顶叶与颞叶后部的短联络纤维

于上纵束的纤维束。Catani 对弓状束的 DTI 研究将其分为三部分 [4, 15]：①长支，位于最内侧，与传统解剖中描述的弓状束一样，连接额叶和颞叶；②后外侧支，连接颞叶和顶叶；③前外侧支，连接额叶和顶叶。长支被认为是额叶和颞叶之间的直接联系通路，而前外侧支和后外侧支形成了额叶经顶下小叶至颞叶的间接联系通路。有研究将弓状束前外侧支和后外侧支分别称为弓状束的水平支和垂直支 [16]。前述 Markis 对上纵束的研究是从解剖定位及形态角度进行的，而 Catani 的研究则是从语言功能的角度对弓状束系统进行解析，其研究关注顶下小叶，因此观察角度不同，对上纵束 / 弓状束系统形成了不同的分类。也有研究将两种分类整合，将上纵束分为五个分支，包括 SLF-Ⅰ、SLF-Ⅱ、SLF-Ⅲ、AF 及 SLF-TP，SLF-TP 为颞顶支，连接顶上小叶、顶下小叶至颞上回后部 [17]。

其他基于影像学的研究将弓状束垂直支进一步分为前后两组，前组连接颞上回、颞中回后部与缘上回，后组连接颞上回、颞中回后部与角回，并将连接颞叶和顶上小叶的联络纤维（TP-SPL）也加入上纵束系统中，该纤维束起源于颞中回和颞下回的后部，连接顶上小叶 [13]。上纵束系统主要联系额叶、顶叶和颞叶，也有部分纤维连接枕叶外侧皮质 [18]。

影像研究对纤维束的新认识推动了传统解剖学的进展，纤维束解剖作为白质纤维束的主要研究方法也被应用于上纵束系统的研究。Martino 通过纤维束解剖和 DTI 对照研究将上纵束环绕侧裂的部分分为三支：前支、后支及长支 [6]。前支起源于颞上回后部，向后上走行绕过外侧裂后向前方走行于额叶和顶叶岛盖内，终止于额叶岛盖后部；前支的后部终点主要为缘上回和颞上回，少部分纤维止于角回，其前部终点主要为中央前回腹侧部和额叶岛盖后部。后支起源于颞中回后部，向上方垂直走行，并终止于顶下小叶；该纤维束的下端终点主要是颞中回后部，上方终点主要为角回，部分纤维终止于缘上回和顶上小叶。对于

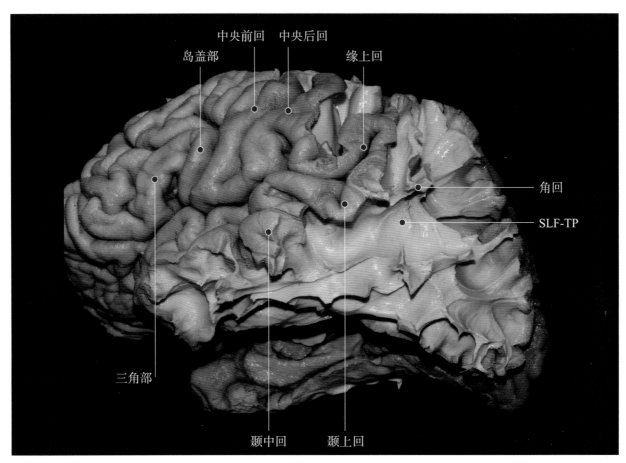

图 5-2-2　上纵束颞顶支（SLF-TP）
上纵束颞顶支是上纵束系统比较表浅的纤维束，主要连接顶叶后部的角回和颞叶后部

该纤维束的起止点，与解剖研究的结果不同，纤维束示踪成像显示其起点除颞中回外，还包括部分颞上回和颞下回后部。长支相当于传统解剖中所描述的弓状束，其位于前支和后支的深面、矢状层和放射冠的浅面，主要走行于额叶和顶叶岛盖部深处，终止于额叶岛盖后部，其后方终点主要为颞下回和颞中回；其前方终点主要为中央前回腹侧部、额下回及额中回后部。

来自 Rhoton 实验室的 Yagmurlu 等人[7]通过纤维解剖也识别出与前述 Makris 研究相似的上纵束三个分支，即 SLF-Ⅰ、SLF-Ⅱ和 SLF-Ⅲ，并将弓状束进一步分为腹侧支和背侧支。弓状束的腹侧支连接颞上回中后部及颞中回的中部，穿经缘上回后终止于额下回的后部（其中96%终止于岛盖部，40%终止于三角部）和运动前区腹侧部。

弓状束背侧支连接颞中回后部和颞下回后部，穿经角回，终止于额下回后部（主要为岛盖部）、运动前区腹侧部及额中回的后部。

上纵束系统由最初的单一纤维束定义，发展成多个纤维束组成的复杂系统，但是对于其分类及组成尚无统一的定义，不同研究组使用的名词也有差异[19]。在不同学者的分类中，上纵束可分为 SLF-Ⅰ、SLF-Ⅱ和 SLF-Ⅲ，这三个分支平行走行，主要连接额叶及顶叶，其中 SLF-Ⅰ因为位于扣带束背侧，与扣带束平行走行，有学者认为 SLF-Ⅰ是扣带束的一部分，而不将其列为上纵束的组成部分[20]。弓状束连接额叶及颞叶，更多的分类系统中将其作为上纵束的一个分支，Catani 等学者将其视为独立的纤维束，其描述弓状束水平支与 SLF-Ⅱ和 SLF-Ⅲ的描述相近。上纵束的垂

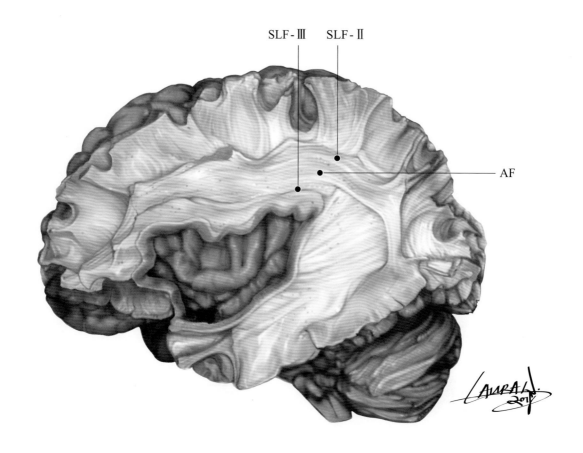

图 5-2-3　上纵束系统的主要分支

SLF-Ⅱ位于背侧，主要连接额叶后部与顶叶；SLF-Ⅲ相对表浅，主要连接额下回后部与缘上回；弓状束连接额叶后部与颞叶后部，该组纤维束环绕外侧裂（本图基于 *Rhoton's Atlas of Head，Neck，and Brain* 重新制作）

直支则主要是由连接颞叶和顶叶的纤维所组成。

目前根据纤维束示踪成像和纤维束解剖方法，我们能够辨认上纵束系统主干的位置，从不同的角度可以将其分为不同的分支，对于其终止点则有着不同的观察结果。其原因主要是当前仍然缺乏确定纤维束行程的金标准研究方法。纤维束解剖是一种宏观的研究方法，在暴露某条纤维束时，常常破坏其他的纤维束，所以无法很好地研究纤维束交叉区域的纤维连接[6]。纤维束示踪成像是在人体活体状态下研究白质纤维束的方法，但也有内在的缺陷，该技术无法辨认 2 mm 以下的纤维，也无法很好地解决纤维束交叉区域、平行区域的纤维束追踪，同时也无法用于准确确定白质纤维束的终点，仅能根据所重建纤维束的终点来推断其所连接的脑区[21, 22]。用于纤维束分割的算法也不尽相同，通常从解剖观察出发，以纤维束皮质终点进行分割，或者通过不同的解剖位置选择 ROI 进行纤维束构建及分割。为了解决上述问题，影像学数据分析的进展是通过整合局部的定量及半定量磁共振扫描参数，譬如各向异性分数（fractional anisotropy，FA）、弛豫时间（T1、T2）等数值，通过定量数值的统计学差异进行纤维束的分割，比如通过微结构参数的差异将 SLF-Ⅲ 从 SLF/AF 复合体中分割出来[23]。但由于当前研究方法的差异，对于上纵束系统的分支组成仍无统一的结论。

Gray 解剖学对上纵束的分支描述见表 5-2-1，上纵束解剖描述总结见表 5-2-2。

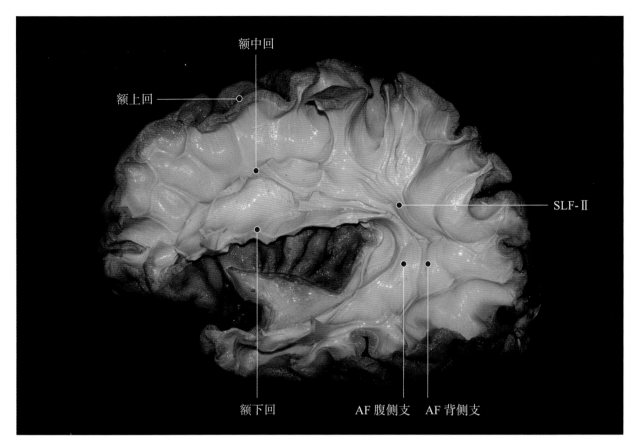

图 5-2-4   上纵束系统的解剖形态

上纵束系统连接额叶与顶叶及颞叶，其中环绕外侧裂并连接额叶和颞叶的纤维束称为弓状束

表 5-2-1   Gray 解剖学对上纵束的分支描述[24]

纤维束		连接区域	定位
额顶支（水平支）	SLF1	顶上小叶/楔前叶至运动前区/前额叶皮质	额上回
	SLF2	角回至运动前区/前额叶皮质	岛叶上方、额中回
	SLF3	缘上回至运动前区/前额叶腹侧部	额顶叶岛盖部
颞顶支（垂直支）		顶下小叶至颞上回/颞中回后部	
额颞支（弓状束）		颞叶后部至额叶后部	

表 5-2-2   上纵束解剖描述的总结[7]

纤维束	连接区域	优势侧功能	定位
SLF-Ⅰ	楔前叶至扣带回前部/额上回	高级运动功能	额上回
SLF-Ⅱ	枕叶外侧皮质前部/角回至额中回	视觉空间注意	额中回
SLF-Ⅲ	缘上回至额下回岛盖部	语言的发音	额下回
AF 腹侧支（缘上回）	颞上回/颞中回中后部至运动前区腹侧部/额下回岛盖部及三角部	语音处理	
AF 背侧支（角回）	颞中回/颞下回后部至运动前区腹侧部/额下回岛盖部/额中回后部	词汇与语义处理	

与其复杂的纤维束构成相对应，上纵束系统参与多种脑功能。上纵束连接的脑区包括躯体感觉区、运动区、听觉区、视觉相关脑区及联络区皮质。因此根据其连接的脑区可以推测，上纵束系统是整合多种感觉信息为高级神经活动提供基础。上纵束在优势侧半球主要参与语言相关的功能，在非优势侧半球主要参与空间认知。上纵束的不同分支由于联络的脑区不同，在功能上也有差异。

上纵束额顶支的腹侧部分，也就是 SLF-II 和 SLF-III，主要联络顶下小叶与额叶，其功能主要与顶下小叶有关，在非优势侧主要参与视空间认知，在优势侧主要参与语言功能，特别是语音信息的处理。非优势侧顶下小叶的主要功能是空间认知[25]。在唤醒手术中，患者做直线分割测试，以评估其是否发生偏侧空间忽略，在研究中发现，电刺激非优势侧顶下小叶及其深部的纤维束，患者出现明显的偏侧忽略[26]。临床上左侧肢体忽略的患者，其病变主要位于右侧顶下小叶的前部[12, 27]。因此非优势侧上纵束额顶支的主要功能是视空间信息的处理与认知。优势侧半球的顶下小叶及上纵束额顶支是语言功能网络的重要组成部分，主要参与语音信息的处理与发声。优势侧顶下小叶损伤可引发面颊部失用症，并影响发音功能。术中电刺激研究也发现电刺激优势侧联系额叶和顶下小叶的纤维束可引发失语[28]，这些结果提示优势侧

上纵束额顶支在语音信息处理中的重要作用。另外 SLF-II 也被报道与失写症[29]、工作记忆[30, 31]、失用症（工具使用障碍）[32]、视觉运动协调障碍（视觉性共济失调）[33, 34]有关。SLF-III 还被报道与运动控制（运动计划、姿势识别）[35]、自我面容识别及本体幻觉[36]、情绪行为判断等社会认知行为[37]有关。

上纵束的额颞支，也称为弓状束的部分，是连接额叶及颞叶后部的重要纤维束，被认为是双通路语言模型中背侧通路的主要组成部分[38]，是语音处理的重要结构基础[31, 39]，也与语言的工作记忆[40]及流利性[41]有关。通常认为优势侧弓状束损伤可引发传导性失语及复述障碍[28]。非优势侧弓状束与音律的处理有关[42]，也与情绪状态识别等社会认知行为有关[43]。

上纵束的垂直支，也就是颞顶支，主要联系顶下小叶及颞叶后部。颞上回后部是声音信息处理的中枢，非优势侧半球中，该纤维束可能参与声音空间信息的处理与认知。在唤醒手术的患者，对其非优势侧颞顶叶区的皮质下纤维进行电刺激可以诱发眼球震颤及眩晕等症状，推测上纵束垂直支与声音空间信息的处理有关[44, 45]。在优势侧半球，上纵束垂直支作为额颞联络纤维的间接通路，可能参与声音信息的语义处理[28]，其损伤可引发命名障碍[46, 47]、失读[48]及寻词困难[49]。

第 3 节 · 下额枕束

下额枕束（inferior fronto-occipital fasciculus, IFOF）（图 5-3-1、图 5-3-2）也是连接额叶和颞叶、顶叶及枕叶广泛脑区的联络纤维。Dejerine 在 1895 年和 Curran 在 1909 年报道了此纤维束。尽管在猴脑中该纤维束被质疑是否存在[50, 51]，但人脑的纤维解剖及纤维束成像均明确显示了该纤维束的形态。下额枕束起始于额叶，在岛叶前部外囊腹侧部，其纤维束集中形成主干，在颞干部位

与钩束分离，穿过颞干后 2/3 后进入颞叶中部[52]，此处下额枕束走行于侧脑室颞角及视辐射上方，在颞叶后部汇入矢状层，走行于侧脑室侧壁并发散至颞叶、顶叶及枕叶。

在纤维解剖上，下额枕束在其主干部位，即岛阈处，可以被分为浅部和深部两部分[53]。浅部位于背侧，在极外囊前下方向后下走行，经过颞角前上方后转向后上方，在岛叶后部的下方汇入

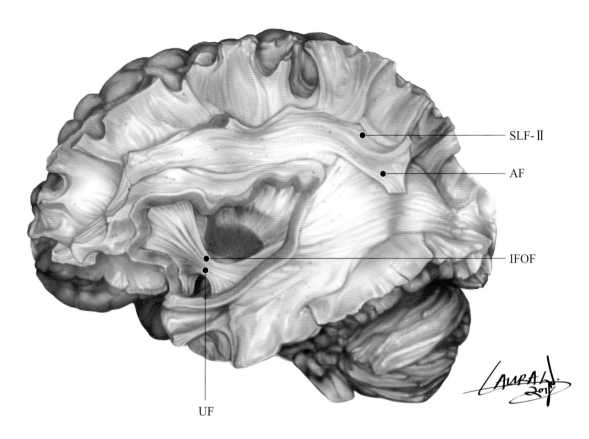

图 5-3-1　下额枕束

下额枕束连接额叶/颞叶及枕叶，其主干走行于岛叶前下侧，在岛阈处，下额枕束与钩束（UF）紧密相邻。下额枕束主要分布于额叶的背外侧、颞叶中后部及枕叶背外侧面（本图基于 *Rhoton's Atlas of Head，Neck，and Brain* 重新制作）

矢状层，经过侧脑室房部侧壁的上方部分后到达顶叶和枕叶。深部则位于浅部和壳核之间，也向后下方走行至颞角和视辐射上方，在此之后则沿着侧脑室房部和枕角的侧壁及脑室底的侧方走行，并到达枕叶和颞叶底面。

下额枕束主干的浅部和深部分区也被用于描述其在额叶的走行[47]。浅部在主干部位与屏状核交叉，在额部方向主要向前上方走行，在岛上沟部位，其纤维束由内侧向外侧弯折，并终止于额下回眶部和三角部的皮质。在额下回内，下额枕束与前后方向走行的上纵束纤维发生交叉。深部的主干位于外囊腹侧部，其纤维束走行于浅部深面，也向前上方走行，穿过额下回后走行于上纵束深面。深部纤维束到达额叶后按照其皮质终止点又可以分为前中后三部分。后部纤维束在额下沟深面向后弯曲，终止于额中回及运动前区背外

侧部。中部纤维束经过额下回中 1/3（三角部）向前上走行，终止于额中回及额叶眶回外侧部。前部则是向前方走行，在额下回眶部深面终止于额极和额叶眶部皮质。

上述下额枕束的形态描述均来自纤维解剖的观察，纤维束成像研究也将下额枕束主干分为浅部和深部，支持了纤维解剖的观察结果[54, 55]，但不同研究的纤维束成像结果对该纤维束的终止点的报道并不一致。下额枕束额叶端主要连接眶回及前额叶背外侧皮质，但由于其额叶端与上纵束的末端相互交叉，因此具体的终止点并无统一的结论。在颞枕叶，下额枕束加入到矢状层中，因此也无法准确判断其终止点。解剖研究认为其连接的脑区包括顶下小叶、枕叶背外侧面、梭状回及颞下回。下额枕束浅部走行于侧脑室房部侧壁上部，其纤维束分布于顶下小叶及枕叶背外侧面

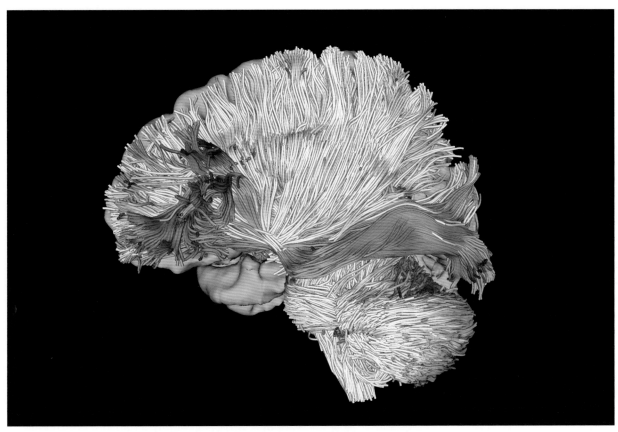

图 5-3-2　下额枕束纤维束成像的典型形态
下额枕束的额叶端主要分布于额叶背外侧面及额下回的三角部

的枕上回和枕中回。在纤维束成像中，有研究认为下额枕束并不终止于顶叶[47]，但其他研究则认为下额枕束与顶叶存在连接且为右侧优势，而与额叶前下部的连接则为左侧优势[56]。下额枕束深部走行于侧脑室房部和枕角侧壁的下部，其纤维束则主要分布于枕下回、颞叶底面后部区域（包括梭状回、颞下回的后部）。这与纤维束示踪成像报道的结果也不一致，后者认为下额枕束的后部终止点为枕下回、枕中回下部和舌回[18]。基于纤维束成像的研究还曾经提出其他一些分支，Wu[57]等将下额枕束纤维束成像上观察到的顶叶前方岛叶后部的一组纤维束定义为 IFOF-V，但这部分纤维束可能是外囊后部纤维的一部分，主要来自屏状核后部核团至皮质的投射纤维束。

下额枕束被认为是当前双通路语言模型中腹侧通路的主要组成部分，主要负责语义信息的处理。唤醒手术中进行电刺激的研究发现，在左侧半球下额枕束的行程中，电刺激前部的额叶、岛叶及后部的颞叶，都诱发了语义性错语症（semantic paraphasia）[58, 59]。下额枕束的浅部在额叶主要终止于额下回的眶部及三角部，术中电刺激左侧额下回三角部可引发语义性错语症[59]；功能磁共振研究也显示左侧额下回参与语言的语义处理与语义相关的工作记忆，以及语义信息的选择与整合[60-62]，因此下额枕束的浅部在额叶的分布在解剖学上支持下额枕束参与语义处理的功能。下额枕束还参与阅读及视觉信息处理[15]，以及与视觉信息相关的运动计划功能[62]。下额枕束在额叶端的终止点还分布至额叶的眶部皮质，该部位皮质也参与情绪、决策等功能，所以下额枕束也可能参与高级认知行为[63]。

第4节·钩束

钩束（uncinate fasciculus，UF）（图5-4-1、图5-4-2）是大脑重要的联络纤维之一，连接前颞叶和额叶眶部皮质，其命名来自其呈钩状的外形。Curran在1909年最早报道了该纤维束。与其他纤维束一样，关于钩束连接脑区的认识最初也来自非人灵长类研究。文献报道该纤维束连接的脑区包括杏仁核、海马复合体、颞极、颞上回、颞中回及额叶眶部（包括胼胝体下回、嗅旁回、直回及额叶眶回后部）。其纤维束被分为腹侧和背侧两部分，腹侧部分的纤维被认为来源于杏仁核和海马复合体，背侧部分来源于颞极[64]。

对人脑钩束解剖细节的描述来自Ebeling[65]的报道，将钩束分为腹内侧和背外侧两部分。钩束在其走行方向上分为颞叶、岛叶及额叶三部分。

在颞叶，钩束起源于颞极和杏仁核，颞极是由颞上回和颞下回前部汇合而形成的，钩束在颞叶的起源也包括颞中回的前部。钩束纤维在颞中回深部汇集进入颞干的最前部，并向前方弯折穿过岛阈。钩束的主干位于岛阈，位于极外囊和外囊的腹侧，这部分也就是钩束的岛叶部分，在该处与下额枕束的主干平行走行。钩束纤维自岛阈向额叶呈扇形散开，成为其额叶部分，主要终止于直回、胼胝体下回、嗅旁回及额叶眶回的内侧部及后部。

钩束按照其连接的区域被分为腹内侧和背外侧两部分。腹内侧部分的纤维束连接钩回、杏仁核、颞下回与直回及胼胝体下回。背外侧部分的纤维束连接颞上回和颞中回的前端与额叶眶回的

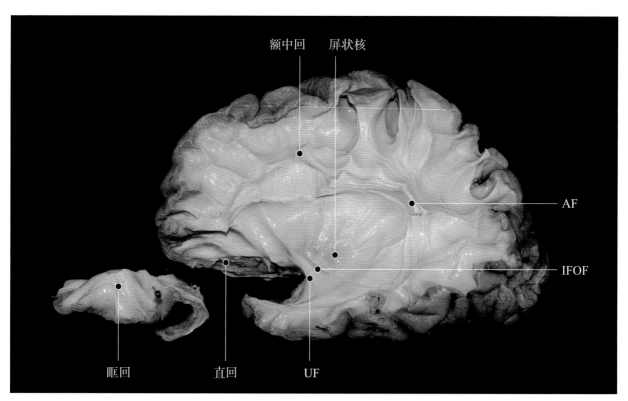

图 5-4-1 钩束
钩束主要连接额叶的眶回及颞叶前部。在岛阈处，钩束与下额枕束的主干紧密相邻

内侧部及后部。

在纤维束成像上，钩束也具有明显的钩状外形，连接前颞叶和额叶眶部（包括胼胝体下回、嗅旁回、直回及额叶眶回后部）及额极皮质。Catani 将钩束的额叶端分为背外侧部和腹内侧部，分别连接额极皮质及额叶眶部皮质[10]。也有纤维束成像研究显示了钩束在额叶有更多的分布区，Leng 等人[66] 的研究是根据钩束的纤维束成像结果将其分为腹外侧和头侧两部分，头端的分支分布于额中回，而腹外侧部分则主要分布于额下回的眶部和岛盖部。尽管对钩束的皮质终止点有不同的分类，但是其主干及走行方向报告结果较为一致。

钩束的功能并未完全被了解，其涉及语言、情绪等多种功能。在语言功能方面，由于左侧颞极被认为是语义信息处理网络的重要节点，而钩束是颞极的主要联络纤维，因此也被作为双通路语言模型中的腹侧通路的间接通路，参与语义信息的处理[38, 67]。左侧钩束的各向异性分数减低与语义相关任务的功能障碍有关[68, 69]。切除肿瘤时损伤左侧钩束的额叶端和颞叶端都引发了人脸内容的命名困难，因此钩束被认为是提取名词相关的神经通路[70, 71]。但在左侧额颞区胶质瘤唤醒手术的术中电刺激研究中，下额枕束可引发语义性错语症，弓状束可引发语音性错语症，而电刺激钩束却未引发语言相关的功能障碍。钩束发生缺损所出现的术后语言障碍也是暂时性的，并能够完全恢复，所以钩束可能不是语言通路的必要组成部分。作为腹侧语义通路的间接通路，钩束功能可以能够被代偿[72]。非优势侧钩束被认为与情绪感知及同情等高级认知行为有关，以及参与自我认识和自我经验的处理。钩束也是边缘系统（limbic system）的组成部分，连接的额叶眶部及颞极均属于旁边缘皮质（paralimbic cortex），所以钩束也参与情绪的调节功能[73]。

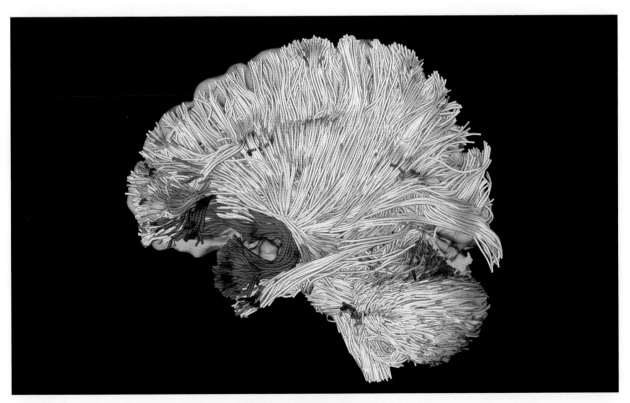

图 5-4-2　钩束的纤维束成像
钩束的外形呈钩状，主要连接额叶眶部及颞极，主干走行于岛阈

第5节·下纵束

下纵束（inferior longitudinal fasciculus，ILF）（图 5-5-1）是大脑的重要长联络纤维之一，连接颞叶前部和颞枕交界区及枕叶。在大脑纤维解剖历史上，下纵束也是最早被命名的纤维束之一，1822 年 Burdach 最早描述了下纵束。在 19 世纪后期，Dejerine 使用大脑切片及髓鞘染色技术来观察下纵束，该方法仅能观察下纵束纤维最为密集的部分。其描述下纵束的后端距离枕极大约 2.5 cm，该纤维束主要来源于枕叶和枕极。来源于枕叶下外侧部的纤维束主要走行于侧脑室颞角和枕角的下外侧边缘，来源于枕叶上外侧部的纤维束则沿着侧脑室房部的侧壁向前下走行。下纵束的纤维

束广泛连接颞上回、颞中回、颞下回、梭状回、舌回及枕叶的前部[74]。

早期对于该纤维束的归类存有争议，Dejerine 认为下纵束属于联络纤维，同时代的 Gratiolet、Meynert 等学者将下纵束归为由枕叶起源的投射纤维[74]。对于下纵束能否作为独立的联络纤维的争议一直持续到 20 世纪后期。Tusa 与 Ungerleider 在其研究中发现了类似下纵束的纤维束，但未将其作为连接颞叶和枕叶的联络纤维。其研究使用纤维解剖方法观察了人脑及猴脑的枕叶和颞叶的纤维连接。在两个物种的脑解剖中均能观察到从枕叶走行至颞叶的纤维束，但研究者仍将该纤维

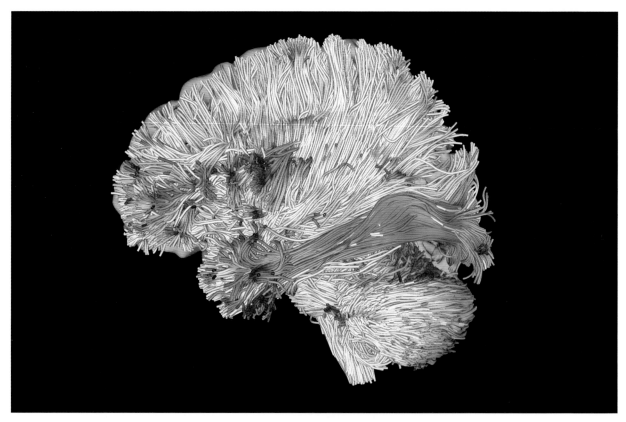

图 5-5-1　下纵束的纤维束成像
下纵束主要走行于颞叶下外侧，连接前颞叶及枕叶背外侧面

束归为外侧矢状层（external sagittal stratum）的腹侧部分。同时在猴脑的 V1、V2 和 V4 注射放射性元素标记的氨基酸进行放射自显影观察，其结果显示枕叶的纹状皮质（视觉皮质）与枕叶其他区域及颞叶的联系是由一系列 U 形纤维组成的，并未观察到经外侧矢状层的长联络纤维。因此他们的结论认为下纵束并非连接枕叶和颞叶的长联络纤维。鉴于外侧矢状层主要由外侧膝状体至纹状视觉皮质的纤维组成，也称为视辐射，因此下纵束的颞叶部分被归于 Meyer 襻，而其枕叶部分则属于外侧矢状层的腹侧部。枕叶和颞叶之间的联系则主要由 U 形纤维所介导[75]。

直到近 20 年，随着纤维束成像的发展，我们对下纵束的解剖和功能有了更深的认识[76, 77]。Catani 在 2003 年详细报道了健康人使用 DTI 方法重建出下纵束的结果，下纵束连接枕叶及前颞叶，并且区分于视辐射及胼胝体纤维。其结论认为下纵束虽然是外侧矢状层的一部分，但是独立连接颞叶和枕叶的联络纤维。下纵束的枕叶部分有三个起源，外侧部源于枕叶背外侧皮质，腹内侧部源于舌回后部，背内侧部源于楔叶皮质。下纵束平行于侧脑室走行，至颞叶后的终止点分为两部分，外侧终止于颞叶外侧面的颞上回、颞中回和颞下回，内侧终止于钩回和海马旁回，下纵束并不连接纹状视觉皮质。该 DTI 研究的结果基本符合传统上对下纵束的认识，从而提示在人类大脑中，下纵束是独立的联络纤维[76]。

下纵束主要连接枕叶和颞叶前部，不同的研究将其分为 2~4 个分支。Latini 等[78]使用纤维束解剖及 MR 纤维束成像方法对下纵束的分支进行了分类。其研究显示下纵束在枕叶有 4 个分支，其中 3 个恒定的分支，包括：①梭状回支：该分支位于大脑底面，主要起源于梭状回后部，走行至颞叶前部。该分支在颞叶前部的分布非常广泛，

包括颞叶外侧面、梭状回前部及海马旁回。②枕叶背外侧面支：该分支起源于枕叶的背外侧面，包括枕上回、枕中回及枕下回。该分支也终止于颞叶前部，主要包括颞中回、颞下回和梭状回前部。③舌回支：该分支是下纵束最内侧的分支，主要连接舌回和颞叶前部，主要分布于颞中回。还有不恒定出现的楔回支，连接楔回和颞叶内侧区域，主要为梭状回前部及海马旁回。也有研究[79]根据下纵束在枕叶的分布特点将其分为背侧支和腹侧支，背侧支主要分布于枕叶上部，前方连接颞上回和颞中回；腹侧支主要分布于舌回和距状沟，前方主要连接颞叶外侧面，特别是颞中回。

下纵束是连接枕叶和颞叶的重要纤维束，所以其功能主要与视觉信息的处理有关，包括物体识别、面容识别、阅读、语义信息处理等[74, 80, 81]。下纵束退行性改变及电刺激均可引发物体识别能力减退或障碍[82, 83]。梭状回是与面容识别、词语形成等视觉信息高级处理有关的重要脑区，称为视觉词形识别区（visual word form area，VWFA）。下纵束作为梭状回的重要联络纤维，也与面容识别、视觉记忆及阅读等高级视觉信息处理相关。有研究报道下纵束损伤与视觉失认[84]、视幻觉[85]相关。尽管弓状束是与阅读能力最为相关的纤维束，也有研究发现电刺激下纵束可引发阅读障碍[38, 86]。下纵束参与语言功能仍有争议，由于该纤维束连接梭状回、颞叶前部等与词语形成及语义处理相关的脑区，现有的语言学理论将其与钩束所组成的通路作为腹侧通路的间接通路[38]。在原发性进行性失语症中，包括下纵束在内的腹侧通路的损伤比上纵束系统更严重，从而推断下纵束可能参与腹侧通路的语义信息处理[87]。但神经外科手术中电刺激下纵束并不一定会引发失语或命名困难[88]，因此下纵束在语言信息处理中的作用仍需深入研究。

第6节·扣带束

扣带束（cingulum）（图5-6-1、图5-6-2）是由 Vicq d'Azyr 在 1786 年最早描述的，是人类最早描述的大脑纤维束之一。扣带束是大脑内侧面的重要联络纤维束，连接了额叶、顶叶及颞枕叶在大脑内侧面的广泛脑区，也是边缘系统的重要联络纤维束。对扣带束的结构与功能的认识，也伴随着对边缘系统的认识的进步。

19 世纪末期，Paul Broca 最先提出边缘叶（limbic lobe）概念。边缘叶是指呈环状环绕胼胝体的一组脑回。Broca 将这组脑回分为胼胝体叶、海马叶和嗅叶三部分[89]。边缘叶的脑回在种系发育上比端脑其他部位的脑回出现得更早，这些部位的皮质比其他皮质更为简单，因此边缘叶被认为是相对原始的脑皮质，边缘叶也被认为负责处理相对原始的脑功能。但随着对其功能的认识，其概念也不断变化，并演变为边缘系统（limbic system）的概念。边缘系统在结构上由两个同心圆状排列的大脑结构所组成，外圈结构主要由三个延续的脑回组成，由额部向后环绕胼胝体，包括胼胝体下回、扣带回和海马旁回；内圈结构主要由杏仁核、海马及其附属结构组成，海马向后方延续为灰被，后者环绕胼胝体沿其上表面直至胼胝体嘴部下方的胼体下回[90]。边缘系统的构成逐渐演化，远比最初的概念复杂。扣带束作为边

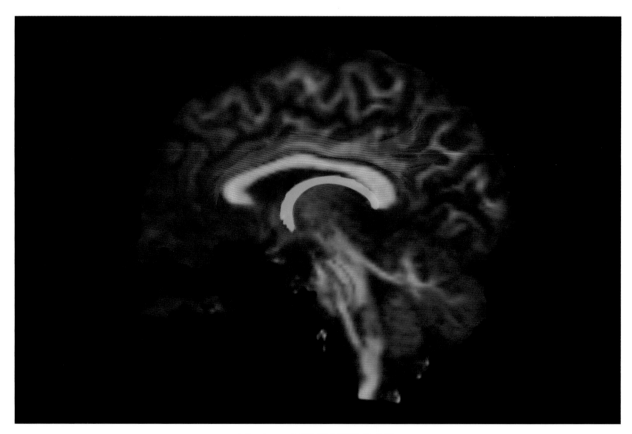

图 5-6-1　扣带束的纤维束成像

扣带束（红色）是边缘系统的主要联络纤维，环绕胼胝体走行，广泛连接大脑内侧面的额叶／顶叶及颞叶脑区。图中绿色的纤维束为边缘系统的传出纤维，即穹窿

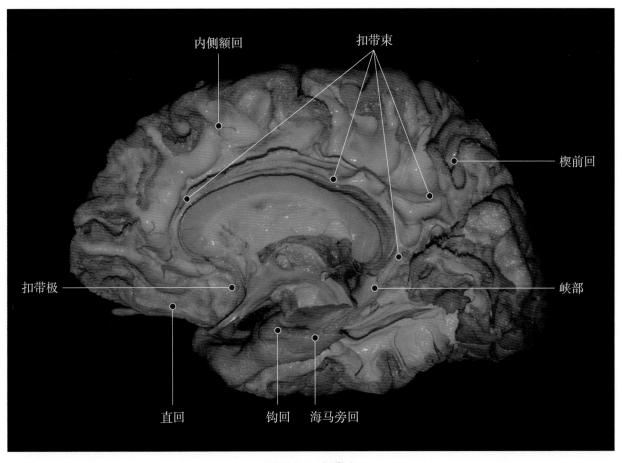

图 5-6-2　扣带束

扣带束主要走行于扣带回内，环绕胼胝体走行。前方达胼胝体嘴部下方的胼胝体下区，后方绕行胼胝体压部，经扣带回峡部进入颞叶底面的内侧部

缘系统的主要联络纤维，对其的认识也从最初的单一纤维束发展为多组纤维束组成的功能复杂的纤维复合体。

对于扣带束最著名的结构研究为 Papez 环路。Papez 在 1937 年报道的此环路结构是由穹窿、乳头体丘脑束、丘脑前脚（丘脑扣带束）和扣带束所组成，是与情绪和记忆相关的重要结构[91]。在 21 世纪初，Catani[10] 使用 DTI 纤维束成像构建扣带束，显示扣带束由最长的主干和一系列短联络纤维所组成。主干从钩回和海马旁回起始，向后方走行并绕过胼胝体压部后，进入扣带回，成为该脑回的主要纤维束。主干继续向前方绕过胼胝体嘴部，并终止于胼胝体下回和嗅旁回。短联络纤维则在不同部位加入和离开扣带束，分别连接

额叶内侧回、楔前叶、楔叶、舌回及梭状回。

对扣带束的深入认识也同样来自非人灵长类动物研究的启发。对恒河猴的放射自显影示踪研究将扣带束分为三部分，其纤维分别来自丘脑、扣带回和联络皮质，三者在扣带束内的空间位置也不同[92]。来自丘脑的纤维束起源于丘脑前核和丘脑背外侧核，组成了扣带束的腹侧部分。来自丘脑前核的纤维束向前方延伸至额叶内侧皮质，向后方则延伸至顶后小叶和胼胝体压部后方的扣带回皮质。而来自丘脑背外侧核的纤维则向后延伸至胼胝体压部后方的扣带回皮质，并进一步向后方延伸至海马旁回。来自扣带回的纤维组成了扣带束的背外侧部分，这些扣带回的传出纤维主要终止于前方的运动前区、前额叶皮质、后方的

胼胝体压部后方的大脑内侧皮质及海马旁回。来自大脑联络皮质的纤维位于扣带束的最背侧和外侧的部分，这些纤维主要来自前额叶皮质和顶叶后部区域。这些脑区之间的纤维联系是双向的，来自前额叶皮质的纤维经扣带束向后延伸至胼胝体压部后方的皮质，以及胼胝体下方的海马旁回，起源于顶后皮质的纤维束也向前方延伸至前额叶皮质。

来自恒河猴的研究也提示扣带束具有复杂的内部结构，联络的不同脑区也为扣带束的多种功能提供了结构基础。新近的对人脑扣带束的研究也从功能及连接性的角度对其进行了细分。Jones 等[93] 将扣带束细分为海马旁回支（parahippocampal）、胼胝体压部后支（retrosplenial）及胼胝体嘴部下支（subgenual）。这三个扣带束分支不仅形态不同，而且具有不同的弥散参数，包括各向异性系数和径向弥散系数等。在空间关系上，三个分支会存在部分重叠，但具有明显的空间位置关系，海马旁回支位于胼胝体压部后支的外侧，后者又位于胼胝体嘴部下支的外侧。Wu 等[94] 则是从扣带束联系的脑区将其分为 5 个分支。分支Ⅰ从额叶眶部皮质向后上绕过胼胝体嘴部，沿着扣带回向后方走行，并连接了楔前叶和胼胝体压部附近的顶叶皮质。分支Ⅱ则是从海马旁回发出后，绕过胼胝体压部后沿着扣带回向前方走行，并连接了额上回的内侧。分支Ⅲ是最大的分支，从顶上小叶和楔前叶发出后，沿着扣带束的主干向前方走行，并连接了额上回在大脑半球内侧面的前部和中部。分支Ⅳ位于其他分支的上部，连接顶上小叶、楔前叶和辅助运动区及运动前区。分支Ⅴ也是从海马旁回发出，向后上方散开后终止于大脑半球内侧面的顶枕叶。

扣带束的功能是多方面的，除作为经典的Papez 环路的重要组成而参与情感及记忆活动之外，还参与包括运动调节、执行功能、社会认知及意识在内的多种认知活动。运动启动的过程有两种模型，一种负责启动自我主导的运动，这个过程主要靠扣带束介导；另外一种机制负责对外界刺激和空间感知做出运动反应，这个过程主要靠 SLF-Ⅰ介导[95]。额顶叶之间的网络连接被认为参与了自我主导的运动的启动，涉及的脑区包括楔前叶及额上回内侧，包括辅助运动区及运动前区。与辅助运动区相邻的前扣带回的背侧部分（dorsal portion of the anterior cingulate cortex, dACC）也被认为通过调控辅助运动区的活动而参与运动功能的调控[96]，扣带束作为上述脑区的重要联络纤维，因此也参与了运动调节。执行功能是由计划、工作记忆、认知灵活度、选择性注意和抑制控制等组成的一系列认知行为，最初被认为是额叶的功能，新的发现认为参与执行功能的脑区不局限于额叶[97]。前额叶皮质和顶叶皮质都被认为参与了工作记忆，扣带束和 SLF-Ⅰ的损伤与工作记忆减退有关，扣带束还被观察到与语言的工作记忆减退相关[98, 99]。扣带回后部的皮质参与认知行为的控制[100]，扣带束作为该区域的重要联络纤维，也可能参与了执行功能的认知过程。扣带束还是默认网络（default mode network, DMN）的重要联络纤维，默认网络是大脑在静息状态下的特异性功能连接网络，主要包括的脑区为前额叶内侧皮质、扣带回后部皮质、楔前叶腹侧部分及颞顶交界区皮质。这些脑区均为扣带束分支的分布区。扣带束的各向异性系数与扣带回后部皮质、楔前叶及前额叶内侧皮质等默认网络脑区的激活相关[101]，所以扣带束可能是默认网络的纤维连接解剖基础。顶叶内侧皮质的后部，也是默认网络的组成部分，在意识信息处理中具有重要作用[102]，因此扣带束也可能是意识活动的重要纤维结构基础。扣带束连接广泛的脑区，是一个"多任务"纤维束，当前的分支系统还不完善，随着对其功能的认识深入，还需要对其分支进行更深入的研究。

第 7 节 · 锥体束

锥体束（pyramidal tract）（图 5-7-1、图 5-7-2）是大脑运动控制通路的重要组成部分，也是大脑投射纤维的重要结构。锥体束的命名来自其起源的细胞为运动皮质的大锥体细胞，其轴突连接脊髓前角的运动神经元。锥体束的纤维主要来自运动皮质，即中央前回，部分纤维起自辅助运动区、运动前区及顶叶的感觉皮质[103]。锥体束根据其连接的下位神经元可分为皮质脊髓束（corticospinal tract，CST）与皮质脑干束（corticobulbar tract，CBT）。前者终止于脊髓的前角运动神经元，支配四肢及躯干的横纹肌，后者终止于脑干的运动核团，支配面部肌肉及舌部的随意运动[104]。锥体束自中央前回（此处仅指其主要构成纤维）发出后加入放射冠下行，并在内囊处汇聚，经内囊后支、大脑脚、脑桥基底部、延髓锥体交叉，在延髓主要纤维束交叉进入对侧脊髓的侧索中下行，并终止于脊髓前角运动神经元。

皮质脊髓束作为控制肢体运动的主要纤维束，其定位对于神经外科手术具有重要意义。传统解剖对于其描述仍很粗浅，皮质脊髓束在放射冠和

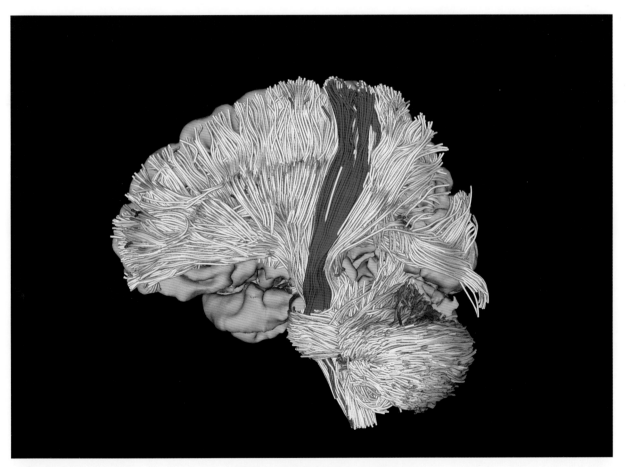

图 5-7-1　锥体束的纤维束成像

锥体束的纤维束主要源于中央前回，其属于放射冠的一部分，向深部走行于内囊后支及大脑脚，并最终进入脊髓后终止于脊髓前角运动神经元，是运动通路的传出纤维

内囊两处走行时，无法肉眼将其与邻近的白质结构进行区分。纤维束成像技术使得对皮质脊髓束的定位及肢体对应关系均有了更细致的认识。

皮质脊髓束在内囊区域的定位具有重要意义。传统解剖认为皮质脊髓束走行于内囊后支的前1/3，这最早是由 Charcot 在 1883 年提出的。这种描述过于简化，而且忽视了个体解剖差异[105]，也有研究认为锥体束位于内囊后支的后部。纤维解剖的结果显示在靠近头端的内囊截面，锥体束走行于内囊后支的前 1/2，在靠近尾端的内囊截面，锥体束走行于内囊后支的后 1/2[106]。纤维束示踪成像研究也显示皮质脊髓束更靠近内囊后支的后部，该纤维束走行于内囊后支的第 3/4 分区内，即将内囊后支从前往后分为四等分，而皮质脊髓

束位于第三个四分区内[107]。

皮质脊髓束的纤维束排列与躯体具有对应关系，中央前回也具有与躯体相对应的位置关系，下肢的支配区靠近中线，手支配区位于下肢支配区外侧，而面部及舌部的支配区位于最下外侧。皮质脊髓束在经过内囊、大脑脚及脑桥时均具有躯体的对应关系。传统解剖描述中，中央前回的躯体对应排列在内囊后支发生了 90° 旋转，即皮质脊髓束在内囊后支内的躯体对应关系为沿着内囊的长轴排列，即手部的支配纤维走行于下肢支配纤维的前内方。纤维束成像研究则提出了新的皮质脊髓束躯体对应模型。其结果显示皮质脊髓束在内囊后支的躯体对应排列是沿着内囊后支的短轴左右排列的，即手部的支配纤维位于下肢支配纤维的外

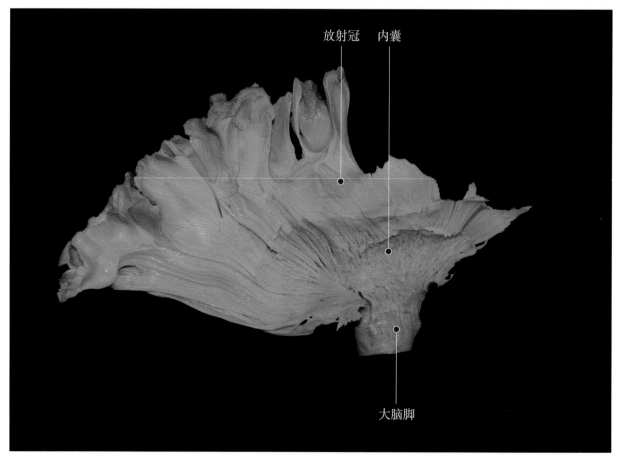

图 5-7-2 放射冠（corona radiata）

放射冠是由连接大脑皮质与脑干及脊髓的投射纤维所组成，并根据与基底节的位置关系从上到下分为放射冠、内囊、大脑脚等结构

侧，这与中央前回的躯体对应排列相似[105, 107]。纤维束成像也被用于显示皮质脊髓束在放射冠和脑桥的躯体对应排列，在这两个部位，下肢支配纤维位于手部支配纤维的浅面，这些研究极大地促进了对皮质脊髓束内部构造的认识[108, 109]。

皮质脑干束起自中央前回的腹外侧，走行于皮质脊髓束外侧。传统描述认为皮质脑干束在内囊后支的定位与皮质脊髓束相似，但无精确定位的研究。皮质脑干束穿过上纵束 / 弓状束系统后进入放射冠，纤维束成像技术较难对交叉纤维进行追踪，目前也无法精确定位皮质脑干束在放射冠和内囊的位置，此技术难以显示皮质脑干束的走行路径[105]。

放射冠位于扣带束和上纵束系统之间，是由大脑的不同脑区所发出的投射纤维组合而成的扇形纤维结构。放射冠包括了连接大脑和丘脑、脑干、脊髓等下位神经结构的上行及下行纤维，放射冠在基底核团处汇聚形成内囊。放射冠的纤维束主要包括丘脑辐射、锥体束、额脑束、顶枕桥束及颞桥束，上述纤维束均经内囊进入脑干及脊髓[24]。

第 8 节 · 额斜束

额斜束（frontal aslant tract，FAT）（图 5-8-1）是近些年经由 MR 的 DTI 纤维束成像技术发现的纤维束，属于额叶内的短联络纤维，连接额上回后部与额下回[110]。额斜束的发现始于辅助运动区的分区研究，额上回内侧面分为前方的辅助运动前区（pre-SMA）和后方的辅助运动区（SMA），两个区域所连接的脑区并不相同，其中辅助运动前区与额下回之间存在功能连接，DTI 纤维束成像也显示两者之间存在纤维连接[111]。其他 DTI 纤维束成像研究也发现了左侧额上回与左侧额下回的连接纤维，但所报道的连接区域略有差别[18, 112, 113]。

Catani 在其对额叶进行 DTI 纤维束成像研究中首次命名了额斜束[2]，并通过大脑标本的纤维解剖验证了该纤维束的形态，研究还显示额斜束具有显著的左侧半球优势。根据其描述，额斜束主要连接额上回的辅助运动区（SMA）前部和辅助运动前区（preSMA），额下回的投射点主要为岛盖部，部分纤维束也可以投射至额下回的三角部及中央前回下部。

虽然也有学者采用纤维解剖显示额斜束[2, 18]，但额斜束的形态描述主要来自 MR 的 DTI 纤维束成像研究。额斜束连接同侧半球的额上回和额下回，但不同研究所采用的脑区分割不同，所连接的脑区也略有差别。在额上回，额斜束主要连接辅助运动前区和辅助运动区，其他被描述的终止点还包括额上回外侧面[114]、辅助运动区前部的额上回[115]、扣带回前部[116]。额斜束的额下回终止点主要为岛盖部[117]，少量纤维终止于三角部。

额斜束的功能主要与运动、执行功能、语言（言语流利性、词汇选择、口吃）、工作记忆、音乐信息处理及社交能力[110]等有关。额斜束的功能与辅助运动区关系密切，参与口面部运动及视觉指引的手部运动等复杂活动[118, 119]。在额上回的胶质瘤手术中，额斜束的保护可降低术后短暂性及永久性辅助运动区综合征的发生率[120]。也有研究将对侧辅助运动区发出的联合纤维称为交叉额斜束，并认为此纤维束与辅助运动区综合征的恢复有关[121]。术中电刺激额斜束可引发言语迟缓、言语停止等语言功能障碍[122, 123]，在原发性进行性失语、卒中及多发性硬化等疾病中，额斜束损伤与言语流利性减退有关[116, 124, 125]，因此额斜束也被认为是负性运动网络的一部分。

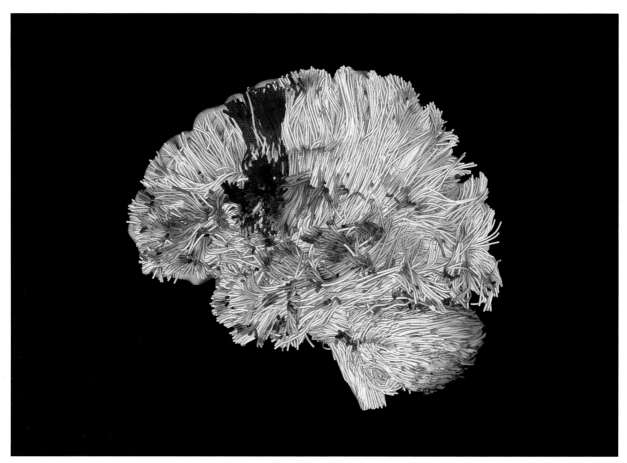

图 5-8-1　额斜束的纤维束成像

额斜束是连接额上回和额下回的短联络纤维，位于放射冠的浅面

第 9 节 · 丘脑辐射及丘脑脚

丘脑与大脑皮质之间通过往返纤维相互联系，这些纤维束被称为丘脑辐射，也称为丘脑皮质辐射。丘脑辐射的纤维束形成的解剖结构即丘脑脚（图 5-9-1），丘脑脚与内囊关系密切，两者在基底核团区的横断面上难以区分，因此丘脑脚也可以被视为是内囊的一部分。在纤维解剖中，在大脑内侧面最能观察丘脑脚。在侧脑室的外侧壁，将尾状核及胼胝体毯部剥离后，即可显露丘脑脚，其形态为由丘脑发出的呈放射状走行的纤维束，前方至额叶底面，沿着侧脑室外侧壁直至侧脑室颞角顶壁。

丘脑脚分为四部分。丘脑前脚连接丘脑的前部及中线核团与额叶，并且走行于内囊前支。丘脑上脚连接丘脑腹侧核团与顶叶及中央叶，走行于内囊后支的豆状核丘脑部。丘脑后脚主要连接丘脑后部与顶叶及枕叶，主要走行于内囊后支的豆状核后部。丘脑下脚主要连接丘脑后部与枕叶及颞叶，主要走行于内囊后支的豆状核下部[126, 127]。丘脑脚广泛分布于侧脑室侧壁，根据其连接的大脑脑区进行区分，但其分部之间是相互连续的，缺乏分界标志。

丘脑脚是丘脑实现生理功能的重要基础，其功能远未阐明。丘脑脚是丘脑向大脑皮质传递信息的重要纤维束，包括躯体感觉、听觉和视觉等感觉信息及运动信息，其中视辐射是丘脑后脚和丘脑下脚的主要纤维，听辐射是丘脑下脚的组成部

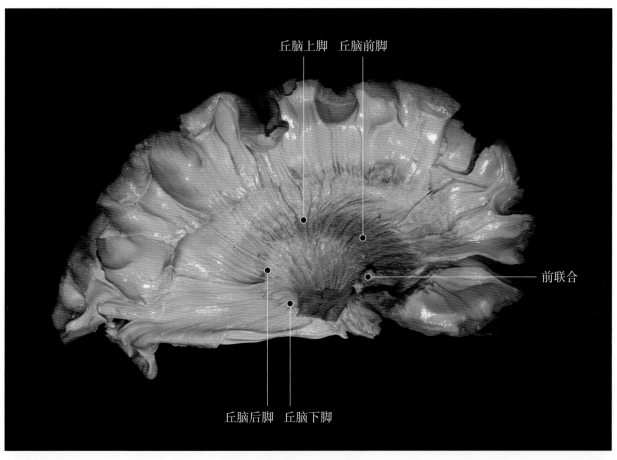

图 5-9-1　丘脑脚

丘脑脚是由连接大脑皮质与丘脑的双向纤维束组成，根据与丘脑的位置关系分为丘脑前脚、丘脑上脚、丘脑后脚和丘脑下脚四部分

分。丘脑脚也是上行激活系统的一部分，与觉醒及意识有关。丘脑脚内还含有自大脑皮质至丘脑的下行纤维，在帕金森病等运动系统疾病的发病机制中起作用[128]，也有报道显示丘脑脚在癫痫[129]、强迫症[130]、精神分裂症[131]等多种意识相关疾病中的作用。

第 10 节 · 视辐射

外侧膝状体至距状沟相邻皮质的纤维束被定义为视辐射（图 5-10-1），是视觉信息处理的核心通路。视觉通路起自视网膜，经视神经、视束传导至外侧膝状体，而后形成视辐射投射至距状裂周围皮质。该纤维束最早是在 20 世纪初由 Probst、Meyer 等科学家描述的[132]。

视辐射自外侧膝状体发出后被分为三部分。前部纤维束自外侧膝状体发出后向前方走行，经过侧脑室颞角顶部后向后方弯折，此后经侧脑室颞角和房部的下外侧边缘向后方走行，到达胼胝体压部层面后转向侧脑室底壁，在侧脑室底壁走行并终止于距状裂的下缘皮质。该部分纤维束

在侧脑室颞角头端部位形成的弯折外形被称为
Meyer 襻。中部纤维束自外侧膝状体发出后向侧
方走行，经过侧脑室房部侧壁向后方走行至枕叶
并终止于距状沟上缘皮质。后部纤维束也称为上
部纤维束，该部分纤维自外侧膝状体发出后沿着
侧脑室房部及枕角的顶部向后方走行，并终止于
距状裂上缘皮质[52, 133-141]。

　　Meyer 襻的解剖变异很大，文献报道也有各
种差异。侧脑室颞角及颞极被用作 Meyer 襻的定
位标志，但两者都不能很准确地描述 Meyer 襻的
解剖变异。有研究认为 Meyer 襻的头端位于侧脑
室颞角头端前方 10 mm 至其后方 5 mm 的范围内，

平均位于侧脑室头端前方 5±3.9 mm，切开侧脑
室颞角可能导致患者出现象限性偏盲。以颞极为
定位标志时，Meyer 襻位于颞极后方 22~37 mm 的
范围内，平均位置为颞极后方 27±3.5 mm[136, 137]。

　　视辐射将视觉信息自外侧膝状体传递至枕叶
内侧的距状沟上下缘皮质，其与双眼视野具有定
位关系。右侧枕叶接收右眼鼻侧视野和左眼颞侧
视野，左侧枕叶接收左眼的鼻侧视野和右眼颞侧
视野。距状沟上缘皮质接收下方视野，距状沟下
缘皮质接收上方视野，距状沟前部接收外周视野，
后部接收中央视野，枕极对应视网膜黄斑部位的
视觉信息。

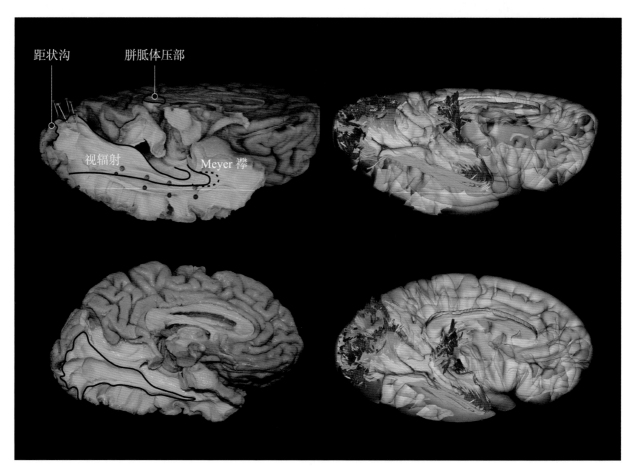

图 5-10-1　视辐射解剖与纤维束成像
视辐射由外侧膝状体发出，走行于颞枕叶外侧面和底面，终止于枕叶内侧面距状沟皮质。视辐射前部纤维自外侧膝状体
发出后向前方走行于颞角顶壁并转折向枕叶方向走行，所形成的结构为 Meyer 襻

第 11 节 · 联合纤维

联合纤维（图 5-11-1、图 5-11-2）是连接双侧大脑半球的纤维束，主要包括胼胝体、前联合和海马联合。间脑的联合纤维还包括后联合和缰联合等纤维束。

胼胝体是双侧大脑半球之间最重要的联合纤维，位于大脑纵裂深部，因其白色外观而得名。胼胝体始于终板上方，共分为四部分，由嘴侧至尾侧分别为嘴部、膝部、体部和压部，体部与压部之间缩窄的部分，被称为峡部。胼胝体纤维向双侧半球呈扇形散开，并连接不同的脑区。胼胝体膝部纤维主要联系双侧额叶内侧面，形成胼胝体小钳，胼胝体压部纤维主要联系双侧枕叶，形成大钳。胼胝体与脑室关系密切，是侧脑室额角、体部和房部的顶壁，胼胝体嘴部形成侧脑室额角的底壁，胼胝体膝部构成侧脑室额角的前壁，胼胝体大钳在侧脑室房部内侧壁形成隆起，称为胼胝体球。胼胝体压部的纤维除连接双侧枕叶外，还向前下沿着侧脑室房部及颞角的侧壁向颞叶走行，称为毯（tapetum）[142, 143]。

胼胝体的主要功能是整合双侧大脑半球的信息，进而参与感觉、运动及高级认知功能。胼胝体的功能具有定位性，其前部的纤维主要联系额叶，主要传递和处理运动相关的信息，也可能与认知功能有关。后部的纤维主要联系顶叶、颞叶及枕叶，所以胼胝体后部的纤维主要参与躯体感觉、听觉及视觉信息的处理[144]。

前联合位于胼胝体的嘴侧，主要连接双侧额叶眶面内侧部、颞叶内侧与嗅觉有关的脑区及枕叶。前联合的主干在大脑半球正中矢状面上易于辨认，其构成了室间孔的前缘，穹窿体在其后方延续为穹窿柱，穹窿前支在前联合前方止于隔区。前联合的前下方为终板和视交叉隐窝。前联合的主干均被基底核团包绕，形成 Gratiolet 管。前联合主干走行于苍白球的前下边缘，由前上向后外

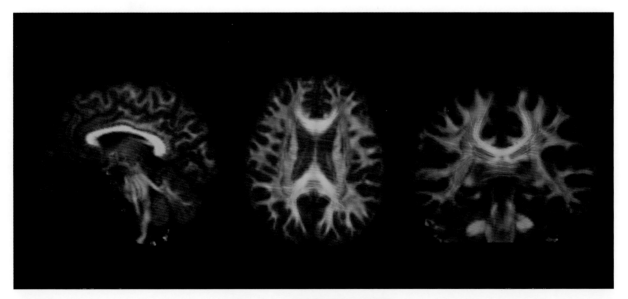

图 5-11-1　胼胝体的纤维束成像
图中绿色显示的纤维束为胼胝体，是连接双侧大脑半球的最重要的联合纤维，广泛连接双侧大脑半球的相应脑区

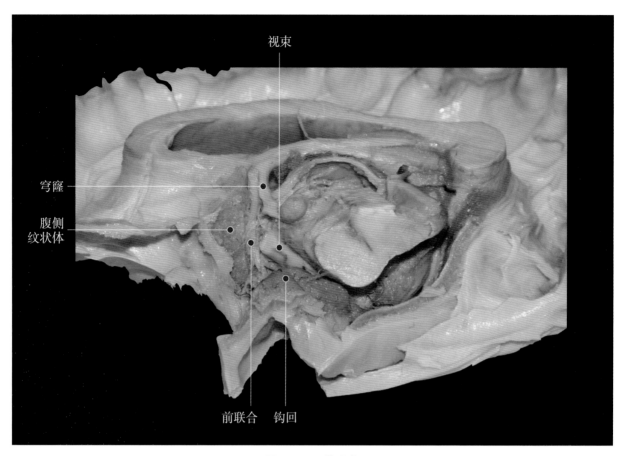

视束

穹窿

腹侧
纹状体

前联合　钩回

图 5-11-2　前联合
前联合主干位于基底节腹侧，向侧方走行加入颞干，并分布于颞叶和枕叶外侧面

走行并呈扇形散开。前联合的主干分为两个主要分支，即前支和后支。前支较细，在前穿质和嗅束水平自前联合主干发出，向额叶方向走行，止于额叶眶回及直回，前联合前支也被称为额支。前联合后支较粗大，是前联合主干在半球外侧面的延续，前联合后支的纤维分为颞支和枕支。颞支纤维自主干向前下走行，与钩束相融合，主要连接双侧的梨状皮质、杏仁核等与嗅觉有关的脑区；枕支纤维自主干向后外侧走行，并与下额枕束及视辐射纤维相融合，并加入到矢状层中。DTI 可以显示前联合的主干，但其后支与下额枕束等纤维束相融合，所以在 DTI 成像上难以区分[145-147]。

前联合是原始的大脑结构，胼胝体纤维也被认为是由其纤维束分化而来[148]。对前联合功能的认识仍非常有限，基于所连接的脑区，前联合被

认为与双侧半球之间的嗅觉、听觉、视觉信息传递有关[149, 150]，也有研究显示前联合后支与压力相关的行为和认知有关[151]。前联合是非常重要的解剖定位标志，前联合后联合连线是大脑立体定向的重要参考标志，前联合也是脑室手术中第三脑室前壁的重要解剖标志。

后联合位于第三脑室后壁、松果体下臂，其上方为松果体隐窝，下方为中脑导水管。其纤维主要连接中脑的双侧顶盖前区，并且与内侧纵束关系密切。视神经的部分纤维在经过外侧膝状体后并未终止，而是穿行于后联合后终止于中脑的顶盖前区。因此后联合与躯体姿势反射性眼肌运动及瞳孔对光反射有关。后联合与小脑、松果体等结构也有联系，目前对后联合生理功能的认识仍很有限[152]。

第12节 · 总结

得益于现代磁共振纤维束成像技术的发展，大脑白质形态解剖在近些年得到了很多发展。如前文所述，各主要纤维束都被进一步分为不同的分支，对纤维束连接的脑区、行经的脑区及纤维束功能的认识也更为精细。关于大脑纤维束的新知识对于识别和保护纤维束都具有重要的指导意义，特别是对神经外科手术中保护脑功能具有实用意义。表 5-12-1 总结了现代语言学模型相关纤维束的走行与连接的脑区。

表 5-12-1　语言双通路模型的纤维解剖 [7, 16, 153-155]

纤维束	起源	行经脑区	终止点
背侧通路			
弓状束	颞上回 / 颞中回后部	缘上回 / 中央叶	额下回岛盖部，中央前回腹侧部
上纵束Ⅲ	缘上回	中央叶	额下回岛盖部，中央前回腹侧部
上纵束Ⅱ	顶叶后部	缘上回 / 角回 / 中央叶	额中回后部
上纵束颞顶支	颞上回 / 颞中回后部		角回
腹侧通路			
下额枕束	枕中回 / 枕上回	角回 / 颞上回 / 颞干 / 岛叶前部	额下回三角部 / 额中回和额上回的前部
钩束	颞极	岛阈	额下回眶部 / 眶回
下纵束	枕中回 / 枕下回	颞中回 / 颞下回	颞极
辅助通路			
额斜束	辅助运动区		额下回岛盖部

纤维束成像技术已广泛应用于临床，特别是神经外科多模态导航技术中。在肉眼观察上，大脑白质的神经轴突被髓磷脂包裹呈现为均质的白色结构，很难将其区分出手术层面或分为不同的纤维束。大脑纤维束解剖及纤维束成像可以形成大脑白质内部的三维结构成像，是神经外科医生在白质内部进行手术操作的导航图，是安全进行脑实质内手术的解剖学基础。要形成完整的手术路径，白质解剖还应该与大脑皮质、深部灰质核团及脑室等结构相对应，手术操作路径中形成三维空间预判感。这也是本章断层对比图谱的目的所在。

但目前用于人脑白质纤维的研究技术仍有缺陷，特别是当前的主流 DTI 纤维束成像技术，该技术极大地完善了对在体大脑纤维束的知识体系，但该技术无法很好地解决纤维束交叉问题，其纤维束重建的结果无法准确反映白质微观结构。而且重建算法的不同也会导致重建结果的个体差异。如前文所述，主要纤维束的分类仍有众家观点，因此，对于脑白质形态结构与功能基础的研究仍需深入。

附 · 本章所使用的实验方法和技术

（一）断面纤维束成像

本章的纤维束断面成像来自一位健康志愿者（女性，50岁），使用3T MR扫描仪进行大脑结构成像及纤维束成像扫描，志愿者签署知情同意书。使用单激发自旋回波平面成像（EPI）序列采集志愿者的弥散张量图像（DTI）（TR = 3 200 ms，TE = 82 ms，回波间距 = 0.69，带宽 = 1 700 Hz/pixel，FOV = 210 mm × 210 mm，矩阵大小：140 × 140，92层轴位截面，体素大小：1.5 mm × 1.5 mm × 1.5 mm，相位编码：从后到前），设置两个b值分别为 1 000 s/mm² （弥散方向数 =30）和 3 000 s/mm² （弥散方向数 =60）。对原始DTI图像执行FSL的两个功能：TOPUP 和 EDDY，以校正磁场不均匀及轻微头动引起的图像畸变。使用 DiffusionGo 软件进行体素内的纤维束方向分布建模，使用的算法是 Q ball 成像法，对全脑进行确定性纤维追踪。弥散采样长度比为 1.25，各向异性指数指标阈值为 0.1，纤维束角度阈值为 70°，步长从 0.5 体素到 1.5 体素中随机选择。对全脑构建的纤维束成像以 5 mm 层厚进行断层成像。

（二）大脑石蜡包埋及显微切片操作步骤

本章的大脑切片来自3例脑标本，人体标本经福尔马林灌注后浸泡于福尔马林中保存，固定1年，开颅取脑。大脑基准切面的选择：水平面选择经室间孔层面，矢状面平行于中线，冠状面位于乳头体后方经大脑脚层面。脑薄片经过脱水、透明化、石蜡包埋后以切片机切割为 15 μm 厚度的大脑切片。大脑切片经苏木素染色后制备髓鞘染色切片。

· 感恩 遗体捐献者为医学科学的发展和教育做出了最高尚的奉献。我们对于他们的无私精神，表达最诚挚的缅怀和敬意！

参考文献

[1] Jellison B J, Field A S, Medow J, et al. Diffusion tensor imaging of cerebral white matter: A pictorial review of physics, fiber tract anatomy, and tumor imaging patterns[J]. AJNR Am J Neuroradiol, 2004, 25(3):356-369.

[2] Catani M, Dell'acqua F, Vergani F, et al. Short frontal lobe connections of the human brain[J]. Cortex, 2012, 48(2):273-291.

[3] Ture U, Yasargil M G, Friedman A H, et al. Fiber dissection technique: Lateral aspect of the brain[J]. Neurosurgery, 2000, 47(2):417-426.

[4] Catani M, Jones D K, ffytche D H. Perisylvian language networks of the human brain[J]. Ann Neurol, 2005, 57(1):8-16.

[5] Makris N, Kennedy D N, McInerney S, et al. Segmentation of subcomponents within the superior longitudinal fascicle in humans: A quantitative, in vivo, DT-MRI study[J]. Cereb Cortex, 2005, 15(6):854-869.

[6] Martino J, De Witt Hamer P C, Berger M S, et al. Analysis of the subcomponents and cortical terminations of the perisylvian superior longitudinal fasciculus: A fiber dissection and DTI tractography study[J]. Brain Struct Funct, 2013, 218(1):105-121.

[7] Yagmurlu K, Middlebrooks E H, Tanriover N, et al. Fiber tracts of the dorsal language stream in the human brain[J]. J Neurosurg, 2016, 124(5):1396-1405.

[8] De Santis S, Drakesmith M, Bells S, et al. Why diffusion tensor MRI does well only some of the time: Variance and covariance of white matter tissue microstructure attributes in the living human brain[J]. Neuroimage, 2014, 89:35-44.

[9] Pestilli F, Yeatman J D, Rokem A, et al. Evaluation and statistical inference for human connectomes[J]. Nat Methods, 2014, 11(10):1058-1063.

[10] Catani M, Howard R J, Pajevic S, et al. Virtual in vivo interactive dissection of white matter fasciculi in the human brain[J].

Neuroimage, 2002, 17(1):77-94.

[11] Petrides M, Pandya D N. Projections to the frontal cortex from the posterior parietal region in the rhesus monkey[J]. J Comp Neurol, 1984, 228(1):105-116.

[12] Thiebaut de Schotten M, Dell'Acqua F, Forkel S J, et al. A lateralized brain network for visuospatial attention[J]. Nat Neurosci, 2011, 14(10):1245-1246.

[13] Kamali A, Sair H I, Radmanesh A, et al. Decoding the superior parietal lobule connections of the superior longitudinal fasciculus/arcuate fasciculus in the human brain[J]. Neuroscience, 2014, 277:577-583.

[14] Conner A K, Briggs R G, Rahimi M, et al. A connectomic atlas of the human cerebrum-chapter 10: Tractographic description of the superior longitudinal fasciculus[J]. Oper Neurosurg(Hagerstown), 2018, 15(suppl_1): S407-S422.

[15] Catani M, Mesulam M. The arcuate fasciculus and the disconnection theme in language and aphasia: History and current state[J]. Cortex, 2008, 44(8):953-961.

[16] Fernandez-Miranda J C, Rhoton A L, Jr., Alvarez-Linera J, et al. Three-dimensional microsurgical and tractographic anatomy of the white matter of the human brain[J]. Neurosurgery, 2008, 62(6 Suppl 3):989-1026;discussion 1026-1028.

[17] Kamali A, Flanders A E, Brody J, et al. Tracing superior longitudinal fasciculus connectivity in the human brain using high resolution diffusion tensor tractography[J]. Brain Struct Funct, 2014, 219(1):269-281.

[18] Lawes I N, Barrick T R, Murugam V, et al. Atlas-based segmentation of white matter tracts of the human brain using diffusion tensor tractography and comparison with classical dissection[J]. Neuroimage, 2008, 39(1):62-79.

[19] Nakajima R, Kinoshita M, Shinohara H, et al. The superior longitudinal fascicle: Reconsidering the fronto-parietal neural network based on anatomy and function[J]. Brain Imaging Behav, 2020, 14(6):2817-2830.

[20] Wang X, Pathak S, Stefaneanu L, et al. Subcomponents and connectivity of the superior longitudinal fasciculus in the human brain[J]. Brain Struct Funct, 2016, 221(4):2075-2092.

[21] Turken A U, Dronkers N F. The neural architecture of the language comprehension network: Converging evidence from lesion and connectivity analyses[J]. Front Syst Neurosci, 2011, 5:1.

[22] Hagmann P, Jonasson L, Maeder P, et al. Understanding diffusion MR imaging techniques: From scalar diffusion-weighted imaging to diffusion tensor imaging and beyond[J]. Radiographics, 2006, 26 Suppl 1:S205-223.

[23] Schurr R, Zelman A, Mezer A A. Subdividing the superior longitudinal fasciculus using local quantitative MRI[J]. Neuroimage, 2020, 208:116439.

[24] Standring S. Gray's anatomy: The anatomical basis of clinical practice[M]. 41st edn. Saint Louis, Missouri: Elsevier, 2016.

[25] Bartolomeo P. The relationship between visual perception and visual mental imagery: A reappraisal of the neuropsychological evidence[J]. Cortex, 2002, 38(3):357-378.

[26] Thiebaut de Schotten M, Urbanski M, Duffau H, et al. Direct evidence for a parietal frontal pathway subserving spatial awareness in humans[J]. Science, 2005, 309(5744):2226-2228.

[27] Bartolomeo P. A parietofrontal network for spatial awareness in the right hemisphere of the human brain[J]. Arch Neurol, 2006, 63(9):1238-1241.

[28] Duffau H, Gatignol P, Denvil D, et al. The articulatory loop: Study of the subcortical connectivity by electrostimulation[J]. Neuroreport, 2003, 14(15):2005-2008.

[29] Klein E, Willmes K, Jung S, et al. Differing connectivity of Exner's area for numbers and letters[J]. Front Hum Neurosci, 2016, 10:281.

[30] Kinoshita M, Nakajima R, Shinohara H, et al. Chronic spatial working memory deficit associated with the superior longitudinal fasciculus: A study using voxel-based lesion symptom mapping and intraoperative direct stimulation in right prefrontal glioma surgery[J]. J Neurosurg, 2016, 125(4):1024-1032.

[31] Duffau H, Moritz-Gasser S, Mandonnet E. A re-examination of neural basis of language processing: Proposal of a dynamic hodotopical model from data provided by brain stimulation mapping during picture naming[J]. Brain Lang, 2014, 131:1-10.

[32] Timpert D C, Weiss P H, Vossel S, et al. Apraxia and spatial inattention dissociate in left hemisphere stroke[J]. Cortex, 2015, 71:349-358.

[33] Montemurro N, Herbet G, Duffau H. Right cortical and axonal structures eliciting ocular deviation during electrical stimulation mapping in awake patients[J]. Brain Topogr, 2016, 29(4):561-571.

[34] Karnath H O, Perenin M T. Cortical control of visually guided reaching: evidence from patients with optic ataxia[J]. Cereb Cortex, 2005, 15(10):1561-1569.

[35] Budisavljevic S, Dell'Acqua F, Zanatto D, et al. Asymmetry and structure of the fronto-parietal networks underlie visuomotor processing in humans[J]. Cereb Cortex, 2017, 27(2):1532-1544.

[36] Morita T, Saito D N, Ban M, et al. Self-face recognition shares brain regions active during proprioceptive illusion in the right inferior fronto-parietal superior longitudinal fasciculus III network[J]. Neuroscience, 2017, 348:288-301.

[37] Nakajima R, Kinoshita M, Okita H, et al. Neural networks mediating high-level mentalizing in patients with right cerebral hemispheric gliomas[J]. Front Behav Neurosci, 2018, 12:33.

[38] Dick AS, Bernal B, Tremblay P. The language connectome: new pathways, new concepts[J]. Neuroscientist, 2014, 20(5):453-467.

[39] Duffau H. The anatomo-functional connectivity of language revisited. New insights provided by electrostimulation and tractography[J]. Neuropsychologia, 2008, 46(4):927-934.

[40] Meyer L, Cunitz K, Obleser J, et al. Sentence processing and verbal working memory in a white-matter-disconnection patient[J]. Neuropsychologia, 2014, 61:190-196.

[41] Li M, Zhang Y, Song L, et al. Structural connectivity subserving verbal fluency revealed by lesion-behavior mapping in stroke patients[J]. Neuropsychologia, 2017, 101:85-96.

[42] Glasser M F, Rilling J K. DTI tractography of the human brain's language pathways[J]. Cereb Cortex, 2008, 18(11):2471-2482.

[43] Herbet G, Lafargue G, Bonnetblanc F, et al. Inferring a dual-stream model of mentalizing from associative white matter fibres disconnection[J]. Brain, 2014, 137(Pt 3):944-959.

[44] Kahane P, Hoffmann D, Minotti L, et al. Reappraisal of the human vestibular cortex by cortical electrical stimulation study[J]. Ann Neurol, 2003, 54(5):615-624.

[45] Spena G, Gatignol P, Capelle L, et al. Superior longitudinal fasciculus subserves vestibular network in humans[J]. Neuroreport, 2006, 17(13):1403-1406.

[46] Maldonado I L, Moritz-Gasser S, de Champfleur N M, et al. Surgery for gliomas involving the left inferior parietal lobule: new insights into the functional anatomy provided by stimulation mapping in awake patients[J]. J Neurosurg, 2011, 115(4):770-779.

[47] Sarubbo S, De Benedictis A, Maldonado I L, et al. Frontal terminations for the inferior fronto-occipital fascicle: Anatomical dissection, DTI study and functional considerations on a multi-component bundle[J]. Brain Struct Funct, 2013, 218(1):21-37.

[48] Zemmoura I, Herbet G, Moritz-Gasser S, et al. New insights into the neural network mediating reading processes provided by cortico-subcortical electrical mapping[J]. Hum Brain Mapp, 2015, 36(6):2215-2230.

[49] Herbet G, Moritz-Gasser S, Boiseau M, et al. Converging evidence for a cortico-subcortical network mediating lexical retrieval[J]. Brain, 2016, 139(11):3007-3021.

[50] Schmahmann J D, Pandya D N, Wang R, et al. Association fibre pathways of the brain: Parallel observations from diffusion spectrum imaging and autoradiography[J]. Brain, 2007, 130(Pt 3):630-653.

[51] Schmahmann J D, Pandya D N. The complex history of the fronto-occipital fasciculus[J]. J Hist Neurosci, 2007, 16(4):362-377.

[52] Peuskens D, van Loon J, Van Calenbergh F, et al. Anatomy of the anterior temporal lobe and the frontotemporal region demonstrated by fiber dissection[J]. Neurosurgery, 2004, 55(5):1174-1184.

[53] Martino J, Brogna C, Robles S G, et al. Anatomic dissection of the inferior fronto-occipital fasciculus revisited in the lights of brain stimulation data[J]. Cortex, 2010, 46(5):691-699.

[54] Panesar S S, Yeh F C, Deibert C P, et al. A diffusion spectrum imaging-based tractographic study into the anatomical subdivision and cortical connectivity of the ventral external capsule: Uncinate and inferior fronto-occipital fascicles[J]. Neuroradiology, 2017, 59(10):971-987.

[55] Caverzasi E, Papinutto N, Amirbekian B, et al. Q-ball of inferior fronto-occipital fasciculus and beyond[J]. PLoS One, 2014, 9(6): e100274.

[56] Vassal F, Pommier B, Sontheimer A, et al. Inter-individual variations and hemispheric asymmetries in structural connectivity patterns of the inferior fronto-occipital fascicle: A diffusion tensor imaging tractography study[J]. Surg Radiol Anat, 2018, 40(2):129-137.

[57] Wu Y, Sun D, Wang Y, et al. Subcomponents and connectivity of the inferior fronto-occipital fasciculus revealed by diffusion spectrum imaging fiber tracking[J]. Front Neuroanat, 2016, 10:88.

[58] Plaza M, Gatignol P, Cohen H, et al. A discrete area within the left dorsolateral prefrontal cortex involved in visual-verbal incongruence judgment[J]. Cereb Cortex, 2008, 18(6):1253-1259.

[59] Duffau H, Gatignol P, Mandonnet E, et al. New insights into the anatomo-functional connectivity of the semantic system: A

study using cortico-subcortical electrostimulations[J]. Brain, 2005, 128(Pt 4):797-810.

[60] Sakai K L. Language acquisition and brain development[J]. Science, 2005, 310(5749):815-819.

[61] Vigneau M, Beaucousin V, Herve P Y, et al. Meta-analyzing left hemisphere language areas: Phonology, semantics, and sentence processing[J]. Neuroimage, 2006, 30(4):1414-1432.

[62] Rizzolatti G, Matelli M. Two different streams form the dorsal visual system: Anatomy and functions[J]. Exp Brain Res, 2003, 153(2):146-157.

[63] Garibotto V, Scifo P, Gorini A, et al. Disorganization of anatomical connectivity in obsessive compulsive disorder: A multi-parameter diffusion tensor imaging study in a subpopulation of patients[J]. Neurobiol Dis, 2010, 37(2):468-476.

[64] Von Der Heide R J, Skipper L M, Klobusicky E, et al. Dissecting the uncinate fasciculus: Disorders, controversies and a hypothesis[J]. Brain, 2013, 136(Pt 6):1692-1707.

[65] Ebeling U, von Cramon D. Topography of the uncinate fascicle and adjacent temporal fiber tracts[J]. Acta Neurochir(Wien), 1992, 115(3-4):143-148.

[66] Leng B, Han S, Bao Y, et al. The uncinate fasciculus as observed using diffusion spectrum imaging in the human brain[J]. Neuroradiology, 2016, 58(6):595-606.

[67] Chang E F, Raygor K P, Berger M S. Contemporary model of language organization: An overview for neurosurgeons[J]. J Neurosurg, 2015, 122(2):250-261.

[68] Agosta F, Henry R G, Migliaccio R, et al. Language networks in semantic dementia[J]. Brain, 2010, 133(Pt 1):286-299.

[69] Harvey D Y, Wei T, Ellmore T M, et al. Neuropsychological evidence for the functional role of the uncinate fasciculus in semantic control[J]. Neuropsychologia, 2013, 51(5):789-801.

[70] Papagno C, Miracapillo C, Casarotti A, et al. What is the role of the uncinate fasciculus? Surgical removal and proper name retrieval[J]. Brain, 2011, 134(Pt 2):405-414.

[71] Papagno C. Naming and the role of the uncinate fasciculus in language function[J]. Curr Neurol Neurosci Rep, 2011, 11(6):553-559.

[72] Duffau H, Gatignol P, Moritz-Gasser S, et al. Is the left uncinate fasciculus essential for language? A cerebral stimulation study[J]. J Neurol, 2009, 256(3):382-389.

[73] Briggs R G, Rahimi M, Conner A K, et al. A connectomic atlas of the human cerebrum-chapter 15: Tractographic description of the uncinate fasciculus[J]. Oper Neurosurg(Hagerstown), 2018, 15(suppl_1): S450-S455.

[74] Herbet G, Zemmoura I, Duffau H. Functional anatomy of the inferior longitudinal fasciculus: From historical reports to current hypotheses[J]. Front Neuroanat, 2018, 12:77.

[75] Tusa R J, Ungerleider L G. The inferior longitudinal fasciculus: A reexamination in humans and monkeys[J]. Ann Neurol, 1985, 18(5):583-591.

[76] Catani M, Jones D K, Donato R, et al. Occipito-temporal connections in the human brain[J]. Brain, 2003, 126(Pt 9):2093-2107.

[77] Mori S, Kaufmann W E, Davatzikos C, et al. Imaging cortical association tracts in the human brain using diffusion-tensor-based axonal tracking[J]. Magn Reson Med, 2002, 47(2):215-223.

[78] Latini F, Martensson J, Larsson E M, et al. Segmentation of the inferior longitudinal fasciculus in the human brain: A white matter dissection and diffusion tensor tractography study[J]. Brain Res, 2017, 1675:102-115.

[79] Panesar S S, Yeh F C, Jacquesson T, et al. A quantitative tractography study into the connectivity, segmentation and laterality of the human inferior longitudinal fasciculus[J]. Front Neuroanat, 2018, 12:47.

[80] Sali G, Briggs R G, Conner A K, et al. A connectomic atlas of the human cerebrum-chapter 11: Tractographic description of the inferior longitudinal fasciculus[J]. Oper Neurosurg(Hagerstown), 2018, 15(suppl_1): S423-S428.

[81] Zemmoura I, Burkhardt E, Herbet G. The inferior longitudinal fasciculus: Anatomy, function and surgical considerations[J]. J Neurosurg Sci, 2021, 65(6):590-604.

[82] Ortibus E, Verhoeven J, Sunaert S, et al. Integrity of the inferior longitudinal fasciculus and impaired object recognition in children: A diffusion tensor imaging study[J]. Dev Med Child Neurol, 2012, 54(1):38-43.

[83] Jimenez de la Pena M, Gil Robles S, Recio Rodriguez M, et al. Cortical and subcortical mapping of language areas: Correlation of functional MRI and tractography in a 3T scanner with intraoperative cortical and subcortical stimulation in patients with brain tumors located in eloquent areas[J]. Radiologia, 2013, 55(6):505-513.

[84] Shinoura N, Suzuki Y, Tsukada M, et al. Impairment of inferior longitudinal fasciculus plays a role in visual memory disturbance[J]. Neurocase, 2007, 13(2):127-130.

[85] Ashtari M, Cottone J, Ardekani B A, et al. Disruption of white matter integrity in the inferior longitudinal fasciculus in

adolescents with schizophrenia as revealed by fiber tractography[J]. Arch Gen Psychiatry, 2007, 64(11):1270-1280.

[86] Vandermosten M, Boets B, Wouters J, et al. A qualitative and quantitative review of diffusion tensor imaging studies in reading and dyslexia[J]. Neurosci Biobehav Rev, 2012, 36(6):1532-1552.

[87] Agosta F, Galantucci S, Canu E, et al. Disruption of structural connectivity along the dorsal and ventral language pathways in patients with nonfluent and semantic variant primary progressive aphasia: A DT MRI study and a literature review[J]. Brain Lang, 2013, 127(2):157-166.

[88] Mandonnet E, Nouet A, Gatignol P, et al. Does the left inferior longitudinal fasciculus play a role in language? A brain stimulation study[J]. Brain, 2007, 130(Pt 3):623-629.

[89] Maldonado I L, Parente de Matos V, Castro Cuesta T A, et al. The human cingulum: From the limbic tract to the connectionist paradigm[J]. Neuropsychologia, 2020, 144:107487.

[90] Destrieux C, Bourry D, Velut S. Surgical anatomy of the hippocampus[J]. Neurochirurgie, 2013, 59(4-5):149-158.

[91] Weininger J, Roman E, Tierney P, et al. Papez's forgotten tract:80 years of unreconciled findings concerning the thalamocingulate tract[J]. Front Neuroanat, 2019, 13:14.

[92] Mufson E J, Pandya D N. Some observations on the course and composition of the cingulum bundle in the rhesus monkey[J]. J Comp Neurol, 1984, 225(1):31-43.

[93] Jones D K, Christiansen K F, Chapman R J, et al. Distinct subdivisions of the cingulum bundle revealed by diffusion MRI fibre tracking: Implications for neuropsychological investigations[J]. Neuropsychologia, 2013, 51(1):67-78.

[94] Wu Y, Sun D, Wang Y, et al. Segmentation of the cingulum bundle in the human brain: A new perspective based on DSI tractography and fiber dissection study[J]. Front Neuroanat, 2016, 10:84.

[95] Haggard P. Human volition: Towards a neuroscience of will[J]. Nat Rev Neurosci, 2008, 9(12):934-946.

[96] Swinnen S P, Wenderoth N. Two hands, one brain: Cognitive neuroscience of bimanual skill[J]. Trends Cogn Sci, 2004, 8(1):18-25.

[97] Niendam T A, Laird A R, Ray K L, et al. Meta-analytic evidence for a superordinate cognitive control network subserving diverse executive functions[J]. Cogn Affect Behav Neurosci, 2012, 12(2):241-268.

[98] Charlton R A, Barrick T R, Lawes I N, et al. White matter pathways associated with working memory in normal aging[J]. Cortex, 2010, 46(4):474-489.

[99] Sepulcre J, Masdeu J C, Pastor M A, et al. Brain pathways of verbal working memory: A lesion-function correlation study[J]. Neuroimage, 2009, 47(2):773-778.

[100] Bettcher B M, Mungas D, Patel N, et al. Neuroanatomical substrates of executive functions: Beyond prefrontal structures[J]. Neuropsychologia, 2016, 85:100-109.

[101] van den Heuvel M, Mandl R, Luigjes J, et al. Microstructural organization of the cingulum tract and the level of default mode functional connectivity[J]. J Neurosci, 2008, 28(43):10844-10851.

[102] Vogt B A, Laureys S. Posterior cingulate, precuneal and retrosplenial cortices: Cytology and components of the neural network correlates of consciousness[J]. Prog Brain Res, 2005, 150:205-217.

[103] Ebeling U, Reulen H J. Subcortical topography and proportions of the pyramidal tract[J]. Acta Neurochir(Wien), 1992, 118(3-4):164-171.

[104] AbuHasan Q, Munakomi S. Neuroanatomy, Pyramidal tract[M]//StatPearls. Treasure Island(FL): StatPearls Publishing, 2021.

[105] Holodny A I, Watts R, Korneinko V N, et al. Diffusion tensor tractography of the motor white matter tracts in man: Current controversies and future directions[J]. Ann N Y Acad Sci, 2005, 1064:88-97.

[106] Ross E D. Localization of the pyramidal tract in the internal capsule by whole brain dissection[J]. Neurology, 1980, 30(1):59-64.

[107] Holodny A I, Gor D M, Watts R, et al. Diffusion-tensor MR tractography of somatotopic organization of corticospinal tracts in the internal capsule: Initial anatomic results in contradistinction to prior reports[J]. Radiology, 2005, 234(3):649-653.

[108] Hong J H, Son S M, Jang S H. Somatotopic location of corticospinal tract at pons in human brain: A diffusion tensor tractography study[J]. Neuroimage, 2010, 51(3):952-955.

[109] Kwon H G, Yang J H, Park J B, et al. Anatomical location and somatotopic organization of the corticospinal tract in the corona radiata of the normal human brain: A diffusion tensor tractography study[J]. Neuroreport, 2014, 25(9):710-714.

[110] La Corte E, Eldahaby D, Greco E, et al. The frontal aslant tract: A systematic review for neurosurgical applications[J]. Front Neurol, 2021, 12:641586.

[111] Johansen-Berg H, Behrens T E, Robson M D, et al. Changes in connectivity profiles define functionally distinct regions in

human medial frontal cortex[J]. Proc Natl Acad Sci U S A, 2004, 101(36):13335-13340.

[112] Ford A, McGregor K M, Case K, et al. Structural connectivity of Broca's area and medial frontal cortex[J]. Neuroimage, 2010, 52(4):1230-1237.

[113] Mandelli M L, Caverzasi E, Binney R J, et al. Frontal white matter tracts sustaining speech production in primary progressive aphasia[J]. J Neurosci, 2014, 34(29):9754-9767.

[114] Briggs R G, Conner A K, Rahimi M, et al. A connectomic atlas of the human cerebrum-chapter 14: Tractographic description of the frontal aslant tract[J]. Oper Neurosurg(Hagerstown), 2018, 15(suppl_1):S444-S449.

[115] Varriano F, Pascual-Diaz S, Prats-Galino A. When the FAT goes wide: Right extended frontal aslant tract volume predicts performance on working memory tasks in healthy humans[J]. PLoS One, 2018, 13(8):e0200786.

[116] Catani M, Mesulam M M, Jakobsen E, et al. A novel frontal pathway underlies verbal fluency in primary progressive aphasia[J]. Brain, 2013, 136(Pt 8):2619-2628.

[117] Szmuda T, Rogowska M, Sloniewski P, et al. Frontal aslant tract projections to the inferior frontal gyrus[J]. Folia Morphol(Warsz), 2017, 76(4):574-581.

[118] Martino J, de Lucas E M, Ibanez-Plagaro F J, et al. Foix-Chavany-Marie syndrome caused by a disconnection between the right pars opercularis of the inferior frontal gyrus and the supplementary motor area[J]. J Neurosurg, 2012, 117(5):844-850.

[119] Budisavljevic S, Dell'Acqua F, Djordjilovic V, et al. The role of the frontal aslant tract and premotor connections in visually guided hand movements[J]. Neuroimage, 2017, 146:419-428.

[120] Briggs R G, Allan P G, Poologaindran A, et al. The frontal aslant tract and supplementary motor area syndrome: Moving towards a connectomic initiation axis[J]. Cancers(Basel), 2021, 13(5):1116.

[121] Baker C M, Burks J D, Briggs R G, et al. The crossed frontal aslant tract: A possible pathway involved in the recovery of supplementary motor area syndrome[J]. Brain Behav, 2018, 8(3):e00926.

[122] Kemerdere R, de Champfleur N M, Deverdun J, et al. Role of the left frontal aslant tract in stuttering: A brain stimulation and tractographic study[J]. J Neurol, 2016, 263(1):157-167.

[123] Fujii M, Maesawa S, Motomura K, et al. Intraoperative subcortical mapping of a language-associated deep frontal tract connecting the superior frontal gyrus to Broca's area in the dominant hemisphere of patients with glioma[J]. J Neurosurg, 2015, 122(6):1390-1396.

[124] Basilakos A, Fillmore P T, Rorden C, et al. Regional white matter damage predicts speech fluency in chronic post-stroke aphasia[J]. Front Hum Neurosci, 2014, 8:845.

[125] Keser Z, Hillis A E, Schulz P E, et al. Frontal aslant tracts as correlates of lexical retrieval in MS[J]. Neurol Res, 2020, 42(9):805-810.

[126] George K J, MD. Neuroanatomy, Thalamocortical radiations[M]//StatPearls. Treasure Island(FL): StatPearls Publishing, 2022.

[127] Cristina G, Klara B, Florian I J A M T. The three-dimensional architecture of the internal capsule of the human brain demonstrated by fiber dissection technique[J]. 2015, 20(3):115-122.

[128] DeLong M R, Wichmann T. Basal ganglia circuits as targets for neuromodulation in Parkinson disease[J]. JAMA Neurol, 2015, 72(11):1354-1360.

[129] Pulsipher D T, Seidenberg M, Guidotti L, et al. Thalamofrontal circuitry and executive dysfunction in recent-onset juvenile myoclonic epilepsy[J]. Epilepsia, 2009, 50(5):1210-1219.

[130] Wang R, Fan Q, Zhang Z, et al. Anterior thalamic radiation structural and metabolic changes in obsessive-compulsive disorder: A combined DTI-MRS study[J]. Psychiatry Res Neuroimaging, 2018, 277:39-44.

[131] Mamah D, Conturo T E, Harms M P, et al. Anterior thalamic radiation integrity in schizophrenia: A diffusion-tensor imaging study[J]. Psychiatry Res, 2010, 183(2):144-150.

[132] Van Buren J M, Baldwin M. The architecture of the optic radiation in the temporal lobe of man[J]. Brain, 1958, 81(1):15-40.

[133] de Oliveira J G, Parraga R G, Chaddad-Neto F, et al. Supracerebellar transtentorial approach-resection of the tentorium instead of an opening-to provide broad exposure of the mediobasal temporal lobe: Anatomical aspects and surgical applications: Clinical article[J]. J Neurosurg, 2012, 116(4):764-772.

[134] Sincoff E H, Tan Y, Abdulrauf S I. White matter fiber dissection of the optic radiations of the temporal lobe and implications for surgical approaches to the temporal horn[J]. J Neurosurg, 2004, 101(5):739-746.

[135] Peltier J, Travers N, Destrieux C, et al. Optic radiations: A microsurgical anatomical study[J]. J Neurosurg, 2006, 105(2):294-300.

[136] Rubino P A, Rhoton A L, Tong X, et al. Three-dimensional relationships of the optic radiation[J]. Neurosurgery, 2005, 57(4 Suppl):219-227.

[137] Goga C, Ture U. The anatomy of Meyer's loop revisited: Changing the anatomical paradigm of the temporal loop based on evidence from fiber microdissection[J]. J Neurosurg, 2015, 122(6):1253-1262.

[138] Kadri P A S, de Oliveira J G, Krayenbuhl N, et al. Surgical approaches to the temporal horn: An anatomic analysis of white matter tract interruption[J]. Oper Neurosurg(Hagerstown), 2017, 13(2):258-270.

[139] Mahaney K B, Abdulrauf S I. Anatomic relationship of the optic radiations to the atrium of the lateral ventricle: Description of a novel entry point to the trigone[J]. Neurosurgery, 2008, 63(4 Suppl 2):195-202;discussion 202-193.

[140] Ebeling U, Reulen H J. Neurosurgical topography of the optic radiation in the temporal lobe[J]. Acta Neurochir(Wien), 1988, 92(1-4):29-36.

[141] Wang P, Hameed NUF, Chong S T, et al. The basal turning point of optic radiation(bTPOR): The location of optic radiation in the cerebral basal surface[J]. Clin Neurol Neurosurg, 2021, 203:106562.

[142] Goldstein A, Covington B P, Mahabadi N, et al. Neuroanatomy, corpus callosum[M]//StatPearls. Treasure Island(FL): StatPearls Publishing, 2022.

[143] Shah A, Jhawar S, Goel A, et al. Corpus callosum and its connections: A fiber dissection study[J]. World Neurosurg, 2021, 151:e1024-e1035.

[144] Tzourio-Mazoyer N. Intra- and inter-hemispheric connectivity supporting hemispheric specialization[M]//Micro-, Meso- and Macro-Connectomics of the Brain. Kennedy H, Van Essen DC, Christen Y, eds. Cham(CH): Springer, 2016:129-146.

[145] Peltier J, Verclytte S, Delmaire C, et al. Microsurgical anatomy of the anterior commissure: Correlations with diffusion tensor imaging fiber tracking and clinical relevance[J]. Neurosurgery, 2011, 69(2 Suppl Operative): ons241-246;discussion ons246-247.

[146] Cavdar S, Aydin A E, Algin O, et al. The Complex structure of the anterior white commissure of the human brain: Fiber dissection and tractography study[J]. World Neurosurg, 2021, 147:e111-e117.

[147] Liu X, Kinoshita M, Shinohara H, et al. A fiber dissection study of the anterior commissure: Correlations with diffusion spectrum imaging tractography and clinical relevance in gliomas[J]. Brain Topogr, 2022, 35(2):232-240.

[148] Fenlon L R, Suarez R, Lynton Z, et al. The evolution, formation and connectivity of the anterior commissure[J]. Semin Cell Dev Biol, 2021, 118:50-59.

[149] Wilde E A, Bigler E D, Haider J M, et al. Vulnerability of the anterior commissure in moderate to severe pediatric traumatic brain injury[J]. J Child Neurol, 2006, 21(9):769-776.

[150] Botez-Marquard T, Botez M I. Visual memory deficits after damage to the anterior commissure and right fornix[J]. Arch Neurol, 1992, 49(3):321-324.

[151] Otake K, Nakamura Y. Forebrain neurons with collateral projections to both the interstitial nucleus of the posterior limb of the anterior commissure and the nucleus of the solitary tract in the rat[J]. Neuroscience, 2003, 119(3):623-628.

[152] Ozdemir N G. The anatomy of the posterior commissure[J]. Turk Neurosurg, 2015, 25(6):837-843.

[153] Fernandez-Miranda J C, Pathak S, Schneider W. High-definition fiber tractography and language[J]. J Neurosurg, 2010, 113(1):156-157;author reply 157-158.

[154] Fernandez-Miranda J C, Pathak S, Engh J, et al. High-definition fiber tractography of the human brain: Neuroanatomical validation and neurosurgical applications[J]. Neurosurgery, 2012, 71(2):430-453.

[155] Wang P, Zhao Z, Bu L, et al. Clinical applications of neurolinguistics in neurosurgery[J]. Front Med, 2021, 15(4):562-574.

第 6 章
计算机辅助手术计划与仿真

路俊锋　张勤　吴劲松

在累及功能区的胶质瘤手术中，术前定位和识别大脑功能皮质和皮质下通路，并明确这些结构与肿瘤的关系是实现安全切除、提高病灶切除率和降低致残率的重要保证。随着影像和计算机技术的进步，术前三维重建肿瘤、提取大脑表面、重建皮质下通路和定位功能区已成为可能，这为神经外科医生制订手术策略提供了重要的依据。

本章节将首先介绍用于术前计划的技术手段及其优劣，随后将主要从实用的角度介绍临床上胶质瘤术前计划的关键环节和步骤。由于目前临床上脑功能的保护主要侧重于运动和语言的保护，因此我们也将主要围绕运动区、语言区及运动通路和语言通路的定位与构建进行描述。

第 1 节 · 脑功能定位技术

一、功能磁共振成像

脑组织血氧水平依赖法（blood-oxygen-level-dependent，BOLD），即脱氧血红蛋白和氧合血红蛋白的比值是功能磁共振成像（functional magnetic resonance imaging，fMRI）的理论基础。fMRI 利用各种指令性活动或刺激，如肢体运动、语言任务、声音、闪光等，激发相应的脑皮质功能区，间接反映神经元的电生理活动。然后，将 BOLD 影像叠加在结构影像上，可以显示激活区的解剖学定位。

目前，fMRI 应用于运动中枢的定位已被证实其可靠性，在临床上得到了广泛的应用。但是，fMRI 在语言区中的定位有效性还存在争议[1]。Metwali 等[2]2019 年进行了一项研究，系统分析

比较了 fMRI 和术中直接电刺激（direct electrical stimulation，DES）在脑肿瘤手术中的应用。他们发现运动区定位的平均灵敏度和特异度分别为 92%（置信范围 87.5%~100%）和 76%（置信范围 68.1%~87.1%）。Giussani 等[3] 进行的一项综述纳入了 5 项相关研究，报道脑肿瘤语言定位的灵敏度为 59%~100%，特异度为 0%~97%。这意味着 fMRI 在语言区定位中的变异很大，这可能受到任务范式不一致、语言网络复杂等因素的影响。Kuchcinski 等[4]2015 年通过比较 40 例脑胶质瘤患者 DES 和 3T-fMRI 的结果，发现 fMRI 在语言区定位中的灵敏度仅为 37.1%，特异度为 83.4%。Metwali 等[2]2019 年进行的系统分析纳入了 6 项研

究，发现语言区定位的平均灵敏度和特异度分别为 80%（64%~100%）和 71.5%（50%~89%）。显然，fMRI 在语言区中的定位准确率低于运动区。

总之，过去 20 年的研究展示了运动 fMRI 在术前计划中的可靠性；但是语言的术前 fMRI 数据仍存在巨大的差异[1, 5]。这些可能的原因包括：①语言的复杂性；② fMRI 任务范式的不统一；③ fMRI 反映的是进行语言任务时所有参与的大脑区域，而 DES 反映的是在语言任务中最为关键的区域；④比起运动皮质，语言区的皮质个体变异较大。关于 fMRI 在脑肿瘤术前计划中应用和局限性的综述请参考文献 1、5~11。

二、弥散张量成像

弥散张量成像（diffusion tensor imaging，DTI）观察的是微观环境中的水分子弥散现象。在均质的水中如不限定水分子活动的范围，水分子的弥散是一种完全随机的布朗运动。此时水分子向各个方向的弥散运动幅度总体上是相等的，称为弥散的各向同性。但在人体内组织细胞中，由于存在各种各样的屏障物，水分子的自由弥散就会受到影响。水分子的这种强烈依赖于弥散方向活动的特性称为各向异性。在脑白质纤维束中的水分子的弥散运动存在典型的各向异性。

纤维束示踪成像（fiber tractography，FT）是在 DTI 成像基础上，依据神经解剖学标记感兴趣区域，然后从此区域内各体素始发，从选定的区域开始，计算出各体素的弥散张量，沿该弥散张量方向连续追踪至毗邻的上下两个体素的一种成像方法。重复此过程，双向追踪，即可形成连贯的示踪轨迹。直至各条示踪轨迹中最后一个体素的弥散张量小于阈值为止。此时生成的一系列成束状排列的示踪轨迹图，即为皮质脊髓束。纤维示踪成像可以逼真地显示皮质脊髓束的三维形态、空间结构和投射方向。

纤维束示踪成像除了构建运动通路以外，也可用于语言通路的重建。语言通路主要由背侧与腹侧通路构成。背侧通路包括上纵束 / 弓状束（superior longitudinal fasciculus/arcuate fasciculus，SLF/AF），主要参与语言的复述与构音过程。腹侧通路包括钩束（uncinate fasciculus，UF）、下纵束（inferior longitudinal fasciculus，ILF）、下额枕束（inferior fronto-occipital fasciculus，IFOF），主要参与语言的语义处理过程。SLF/AF 分为三部分，除了经典的直接通路"颞-额"段（即弓状束）外，还包括另外一条间接通路。间接通路分为前后两段，前段又称 SLF-Ⅲ，连接中央前回腹侧部与顶下小叶 Geschwind 区（角回和缘上回），主要功能是参与构音及工作记忆；后段又称颞顶段（SLF-TP），连接 Geschwind 区与 Wernicke 区。UF 位于大脑侧裂的底部，路径较短，连接额下回前部和颞叶前部。前端位于额叶眶部和外侧部，后端位于颞上回前部和颞极。UF 的存在和走行相对没有争议，主要与语义处理有关。ILF 和 IFOF 是脑内最长的两条长联合纤维通路，分别连接枕叶和颞叶前部、额叶前部。IFOF 走行在 ILF 的内侧。两条纤维通路与物体识别、加工和视觉语义处理有关。

有许多研究已经证实 DTI-FT 在胶质瘤术前计划中的应用价值，它可以清晰地 3D 显示肿瘤与重要纤维束之间的关系。通过术中皮质下电刺激技术发现 DTI-FT 成像与皮质下运动电刺激之间的高度一致性（82%~97%）[12-15]。Nimsky 等[16]报道了胶质瘤切除患者术中使用 DTI 指导的结果，指出术中可视化地显示白质通路有助于肿瘤的安全切除。2007 年，我们团队[17]进行了一项前瞻性随机对照试验，比较了 DTI 导航与标准导航对侵犯皮质脊髓束胶质瘤患者的影响。通过对 238 名不同级别胶质瘤患者的研究发现，在高级别胶质瘤中，那些在术中导航使用了 DTI 成像技术的患者，无论是总体生存期、肿瘤切除范围，还是 6 个月 KPS 量表得分都明显优于非使用组。这项工作强烈支持了 DTI 在胶质瘤手术中的使用价值。

DTI-FT 也有局限性：①由于在单个体素内，DTI-FT 只能确定一个方向，而实际情形中，一个体素内可能有多个方向的纤维交叉，因此传统的方法不能很好地显示纤维交叉的情形，概率追踪法有助于解决这样的问题。②纤维追踪的结果是基于先验知识的种子点，会受到肿瘤或者种子点选择的影响。因此，这会导致不同的中心之间纤维追踪的可重复性差。关于 DTI 在脑肿瘤术前计划中的应用和局限性的综述请参考文献 1、5、6、8、18~20。

第 2 节 · 运动皮质和皮质下定位

术前计划中运动皮质的定位方式有两种：第一种方式是通过解剖结构进行定位。通常可以采用软件进行大脑皮质的重建，重建大脑后可根据手节区域 "Ω" 的位置判断中央前回的位置，进而确定中央沟的位置。这种定位方式在肿瘤侵犯中央前回时，准确性会受到影响，可以结合多种手段进行综合判断。例如可以借鉴对侧中央沟的位置，或者根据内囊后肢重建皮质脊髓束后寻找其投射的位置综合判断。第二种方式是采用任务态 fMRI，通常采用组块设计（block design）的方式。运动任务 fMRI 主要可以定位三个从内侧到外侧分布的运动区，包括脚、手及构音器官（口唇舌咽）运动。手运动的任务范式通常采用对指运动，在一些儿童或者肌力减退的患者，可以选择较为简单的握拳运动。脚的定位采用脚趾的屈伸。构音器官的定位任务采用嘴唇运动[10]。辅助运动区的定位在进行上述运动任务的同时也会同步激活。通常运动区激活的位置更靠近中央沟，所以中央前回通常是 BOLD 激活结果前方的脑回。

运动通路的定位主要是皮质脊髓束的重建。通常的种子点选择为内囊后肢、中央前回、大脑前脚。可以根据肿瘤的位置选择未受肿瘤侵犯或影响的种子点。除了皮质脊髓束，额斜束（FAT）和额纹状体束（fronto-striatal tract，FST）是新近发现的与辅助运动区（SMA）相关的纤维[21, 22]。SMA 相关的投射纤维包括皮质脊髓束的前方连接 SMA 和基底节的 FST。FST 主要负责上肢、下肢和躯干的精细运动；FAT 是 SMA 相关的联络纤维，联络额上回与额下回，主要负责口角运动及语言等功能。关于是否需要进行 FAT 的术前和术中定位，最新的研究发现 FAT 的切除或影响并不会引起永久的语言障碍，因此有些观点认为没有必要在术中定位和保护 FAT[23]。

第 3 节 · 语言皮质和皮质下定位

语言皮质的术前定位方式也分为两种。①第一种方式是语言功能磁共振，一般采用的任务范式包括动词产生、图片命名、词语产生、句子产生、句子和段落理解任务。动词产生、图片命名、词语产生、句子产生等任务通常用于额叶语言区的定位；句子和段落理解任务通常用于颞叶语言区的定位。但由于语言功能复杂，涉及语言处理的每个步骤，每种任务范式所获得的激活结果都涉及整个处理过程所有相关脑区，所以其定位价值一直受到质疑。我们认为，对于语言 fMRI 的结果应当用于术前计划和术中电刺激区域的参考，最终手术策略的决定还应当结合唤醒麻醉下的术中电刺激。②第二种方式是基于解剖定位。由于目前越来越多的证据显示 Broca 的切除 [24] 和卒中（中风）[25] 并不会引起永久性言语产生障碍，与此同时，我们团队 [26-29] 基于术中电刺激的国际多中心语言图谱也发现电刺激诱发的言语中止区域不在 Broca 区，而是在中央前回腹侧部的前半侧部，Broca 区并不是言语产生的核心区域，这也进一步验证了前期 Duffau 团队的工作 [30]。这意味着额叶言语产生的定位可以通过解剖结构进行定位。我们可以通过三维重建大脑皮质表面确定中央沟后确定中央前回腹侧部的位置，也可以通过前侧裂点确定岛盖部和三角部的位置，进而确定中央前回腹侧部的位置。

语言通路的术前计划可以通过 DTI-FT 完成重建。以下是重要语言通路的走行和起止点 [31]。

一、背侧通路

背侧通路是由 SLF/AF 系统所组成：① AF 起源于颞中回后部和颞上回中后部，行经缘上回、中央叶，终止于额下回岛盖部及中央前回腹侧部。② SLF- Ⅲ 起源于缘上回，行经中央叶，终止于额下回岛盖部及中央前回腹侧部。③ AF 和 SLF- Ⅲ 在 DTI 上不易区分，两者组成了背侧通路的直接通路。④ SLF-TP，垂直支，也称为上纵束颞顶支，起源于颞中回和颞下回后部，行经颞上回后部，终止于角回。⑤ SLF - Ⅱ，也称为上纵束水平支，起源于顶叶后部，行经角回、缘上回、中央叶，终止于额中回后部。两条纤维束组成了背侧通路的间接通路。

二、腹侧通路

腹侧通路由 IFOF、ILF 和 UF 组成：① IFOF 起源于枕中回及枕上回，行经角回、颞上回、颞干和岛叶前部，终止于额下回三角部及额中回和额上回前部。IFOF 构成腹侧通路的直接通路。② ILF 起源于枕中回和枕下回，行经颞中回及颞下回，终止于颞极。UF 起源于颞极，经岛阈终止于额下回眶部及额叶眶回。ILF 和 UF 组成腹侧通路的间接通路。

三、辅助通路

FAT，也称为 Aslant 束，连接额上回后部与额下回三角部及岛盖部，该纤维束为语言通路的辅助纤维束。

第 4 节 · 典型病例

典型病例 1

【病例简介】 患者男性，57 岁，右侧上肢无力 1 个月入院。患者 1 个月前无明显诱因下出现右侧肢体活动不利，上肢明显，远端重于近端，不伴麻木等感觉障碍，无头痛、头晕，无恶心、呕吐，无四肢抽搐发作。遂至当地医院查头颅 MRI，提示"左侧中央区强化病灶"，考虑高级别胶质瘤可能，为求进一步诊疗入院。

【体格检查】 神志清楚，发育正常，营养好，回答切题，自动体位，查体合作，步入病房。

神经系统体格检查：颅神经查体阴性，右上肢肌力 Ⅲ 级，右下肢肌力 Ⅳ 级，左侧上下肢肌力 Ⅴ 级，肌张力正常，四肢深浅反射可引出，反射正常。感觉功能查体正常。Romberg 征（－），双侧 Babinski 征、Chaddock 征未引出，双侧 Hoffmann 征未引出。

【影像检查】 头颅 CT：左侧中央叶见团块状低密度影，边界不清，中线结构居中，提示左侧中央叶占位性病变。

头颅 MRI 平扫及增强：左侧中央叶灰白质处见团片状占位，T1WI（图 6-4-1A）呈等低信号，T2W FLAIR（图 6-4-1B）呈等高信号，增强（图 6-4-1C）扫描可见一明显环形强化灶，其下可见卫星强化灶，中线结构尚居中。

头颅 MRS：左侧中央回 Cho 峰明显升高，NAA 峰降低，Cho/NAA 比值最大为 2.28，提示病灶倾向肿瘤可能大（图 6-4-1D）。

【术前计划及操作规程】

1. 影像数据采集及预处理　术前一天，在 3T 磁共振扫描仪完成数据采集，采集术前计划所需的结构像（T1WI 和 T2W FLAIR）、弥散张量成像（DTI）和任务态功能磁共振成像（fMRI）。T1 结构像主要是用于重建大脑表面，T2W FLAIR 结构像是用于肿瘤的三维重建。

2. 脑表面重建　这个步骤受数据集质量的影响很大。一般而言，较高的影像质量将对最终分割质量产生积极影响。因此，建议满足以下的要求：①切面

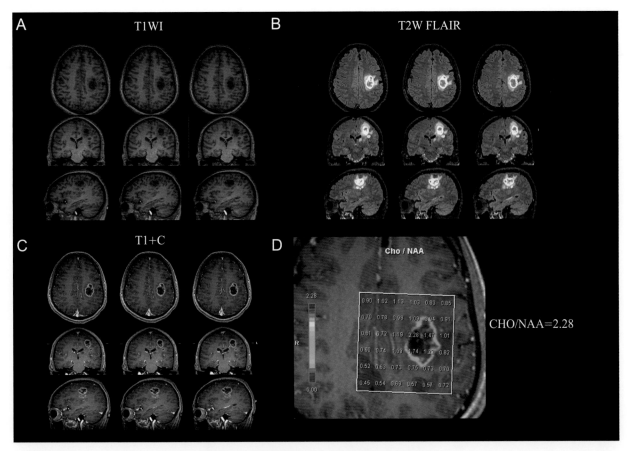

图 6-4-1　患者常规 MRI 结构像及 MRS 检查

层数大于 100；②平面内分辨率小于 1 mm；③高组织对比度（即不同类别组织的可见性好）；④高信噪比；⑤建议采用 T1 序列（图 6-4-2）。

3.肿瘤三维重建 肿瘤三维重建的方式有两种。一种是在结构像上逐层勾勒肿瘤的范围，随后生成 3D 的肿瘤（例如 Medtronic 工作站或者 Osirix 软件），这种方式的优点是每层都能精确地确定肿瘤范围，缺点是比较耗时、耗力。另一种是基于软件的智能化勾勒（例如 Brainlab® 软件 Anatomical Mapping 中 Smart Brush 工具），在三个轴向上分别勾画靶区即可生成瘤体的三维模型，当在某一轴向上勾画时，软件会实时计算其他轴向上的区域，所以一般当完成两个轴向上的勾画后，第三个轴向的区域已自动生成，会有一定误差，可使用 Erase 对自动计算的部分进行修正。该方法的优点是智能快速，缺点是对于对比度不明显的肿瘤可能存在误差（图 6-4-3）。

4.纤维束重建 该患者肿瘤毗邻的纤维束涉及运动网络、语言网络。利用术前 DTI 成像重建涉及脑网络的重要纤维束，观察肿瘤和纤维束的空间关系，具体操作如下。

（1）参数选择：FA 阈值一般选择 0.2；步长阈值为 80 mm；角度阈值为 30°。由于部分纤维束可能受到肿瘤影响或者角度过大，可以适当调整 FA 阈值或者角度阈值。

（2）重建皮质脊髓束：选取锥体束通过内囊的层面为第一个种子点（region of interest，ROI），第二个 ROI 选取中央前回（图 6-4-4）。

（3）重建语言通路

1）钩束：第一个 ROI 在水平位上取颞上回水平，侧脑室颞角外侧；第二个 ROI 在冠状位上取额极。

2）弓状束：第一个 ROI 在水平位上取侧脑室后角外侧；第二个 ROI 在矢状位上取中央前回腹侧部及额下回后部。

3）上纵束第三支（superior longitudinal

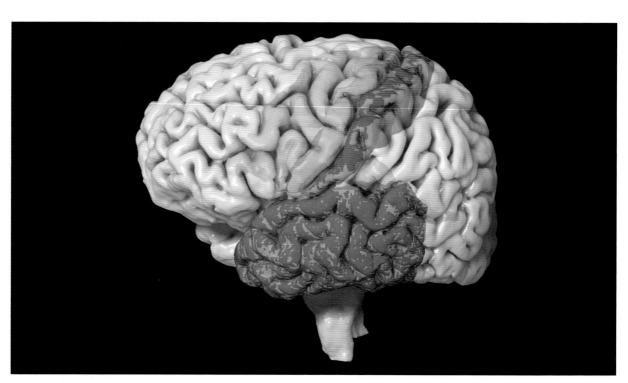

图 6-4-2 基于磁共振 T1 影像的大脑表面的重建

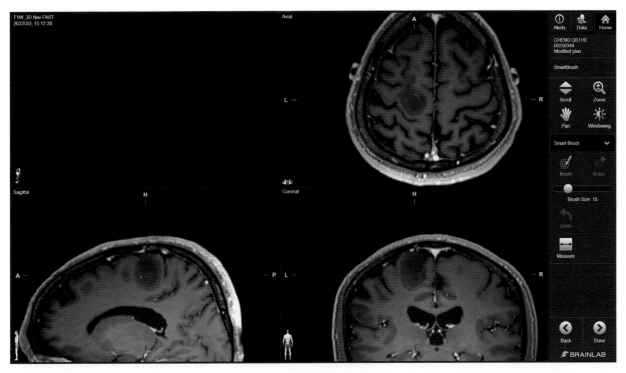

图 6-4-3　肿瘤的三维重建

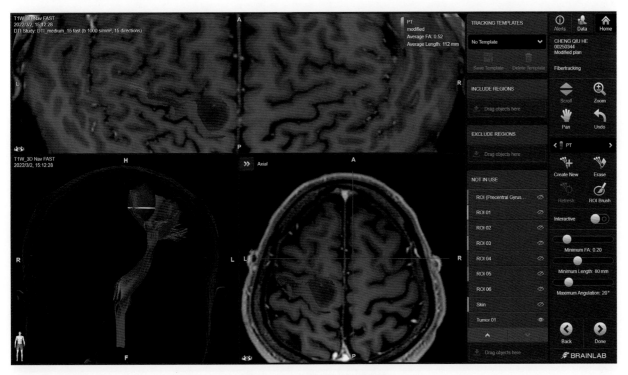

图 6-4-4　白质纤维束的重建

fasciculus-Ⅲ，SLF-Ⅲ）：第一个 ROI 在矢状位上取缘上回；第二个 ROI 在矢状位上取中央前回腹侧部及额下回后部。

4）下额枕束：第一个 ROI 在水平位上取侧脑室额角外侧；第二个 ROI 在冠状位上取枕叶。

5）下纵束：第一个 ROI 在水平位上取颞下回水平，侧脑室颞角外侧；第二个 ROI 在冠状位上取枕叶。

5. 术前计划介绍 此例患者术前通过 3.0T MRI 采集重建所需的结构像及 DTI。在后处理工作站（Brainlab Elements，德国 Brainlab）中，基于 T1 平扫序列重建脑表面、T1 增强序列描绘肿瘤；基于 T1 增强序列，重建肿瘤周围血管（图 6-4-5A）；利用 DTI 序列重建锥体束、额斜束、弓状束、上纵束第三支等重要皮质下通路（图 6-4-5B），结合结构像导入术中导航系统中制订详细的个体化手术方案。

【手术解剖学要义】 中央叶（中央前回、中央后回）大体可被分为三个部分：第一个部分位于额下沟以下水平，涉及口唇、面、喉下颌的运动感觉功能；第二部分位于额下沟与额上沟水平之间，包含控制手部运动的手结区及手部感觉区；第三部分位于额上沟水平以上并向内延伸为中央旁小叶，涉及躯干和下肢运动感觉功能。该例患

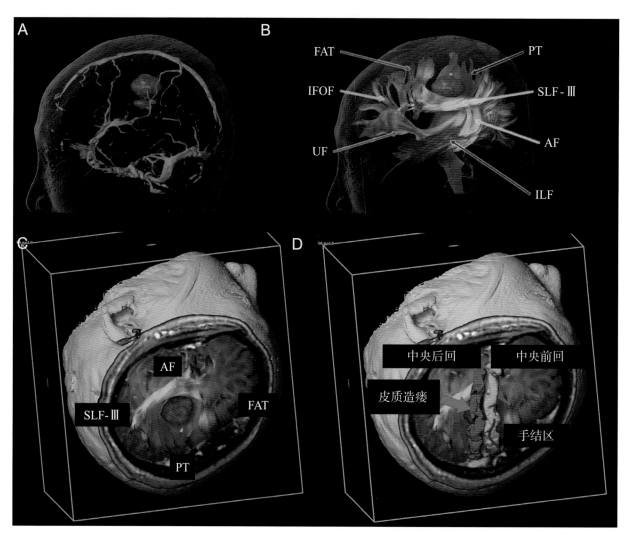

图 6-4-5 术前影像学重建及手术路径模拟

者病灶主要位于左侧中央叶第一部分与第二部分交界处的深部白质半卵圆区，前方接近额斜束，内侧有锥体束走行，下外侧紧邻语言传导束的弓状束及上纵束第三支（图 6-4-5C）。手术过程中首先需注意确认中央沟、中央前沟和中央后沟，在充分定位皮质功能区后，经手结区以腹侧的口面部感觉运动区（中央叶第一个部分）的非功能皮质造瘘，分块切除肿瘤（图 6-4-5D）。术中注意保护 Trolard 静脉等大的大脑半球外侧组静脉分支，以及中央沟及中央前沟动脉等重要血管，并进行初始运动皮质及皮质下运动通路的定位和保护。

【体位与入路设计】 患者取仰卧位，头部向病灶对侧旋转 45°，颈部轻度伸展，确保静脉回流通畅，术侧肩下垫枕。头部剃发，取高左侧额颞顶切口，根据导航确定颅骨骨窗范围（纵裂-中央沟-中央后沟-额上沟），常规开颅，去骨瓣和硬脑膜悬吊（图 6-4-6）。

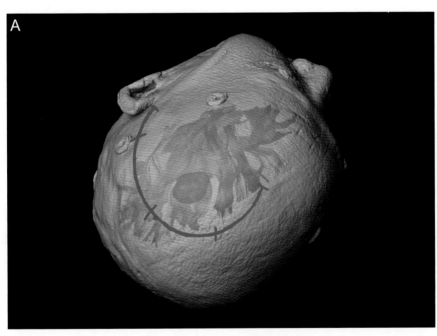

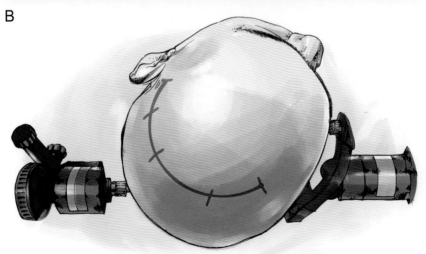

图 6-4-6　患者体位摆放和手术切口示意图

典型病例 2

【病例简介】 患者女性，66岁，10天前无明显诱因下开始出现记忆力下降，伴反应迟钝，言语含糊。主要表现为交流困难，记性变差，同时讲话口齿不清、文不对题。发病期间无头痛，无明显头晕、恶心呕吐等。在当地医院行头颅 CT 及 MRI 检查后提示左颞占位、胶质瘤可能，拟行手术治疗收入院。

【体格检查】 神志清楚，发育正常，营养好，回答切题，自动体位，查体合作，步入病房。脑神经功能查体正常，四肢肌力 V 级，肌张力正常，四肢深浅反射可引出，反射正常。感觉功能查体正常。双侧 Babinski 征、Chaddock 征、Hoffmann 征等均未引出。

【影像检查】 术前采用 3.0T MRI（uMR 790，联影医疗）采集重建所需的结构像、血管成像（MRA）及 DTI。

头颅 MRI 平扫与增强：如图 6-4-7 所示，可见左侧颞叶灰白质处团片状占位，T1WI 呈等低信号，T2W FLAIR 呈等高信号，增强扫描可见明显强化，中线结构尚居中。

【术前计划】 根据采集的影像在后处理工作站 Brainlab Elements 中使用 Smart Brush 模块，基于 T1、T2 图像描绘肿瘤及岛叶。并通过 Segmentation 模块自动重建周围重要结构，包括中央前回、中央后回和颞叶（图 6-4-8）。

利用 Distortion Fusion 弹性修正 DTI 与结构像的融合，再使用 Fiber Tracking 模块重建皮质脊髓束（CST）（图 6-4-9）：第一个 ROI 在脑表面地图上取中央前回；第二个 ROI 在水平位上取延髓底部。将小脑设为"排除区域"。参数选择：FA 阈值 0.2；步长阈值 80；角度阈值 30。

语言相关通路重建（图 6-4-10）：①钩束：第一个 ROI 在水平位上取颞上回水平，侧脑室颞角外侧；第二个 ROI 在冠状位上取额极。参数选择：FA 阈值 0.1，步长阈值 80，角度阈值 40。②弓状束：第一个 ROI 在水平位上取侧脑室后角外侧；第二个 ROI 在矢状位上取中央前回腹侧部及额下回后部。参数选择：FA 阈值 0.2，步长阈值 80，角度阈值 30。③上纵束第三支：第一个 ROI 在矢状位上取缘上回；第二个 ROI 在矢状位上取中央前回腹侧部及额下回后部。参数选择：FA 阈值 0.2，步长阈值 80，角度阈值 30。④下额枕束：第一个 ROI 在水平位上取侧脑室额角外侧；第二个 ROI 在冠状位上取枕叶。参数选择：FA 阈值 0.2，步长阈值 80，角度阈值 30。⑤下纵束（ILF）：第一个 ROI 在水平位上取颞下回水平，侧脑室颞角外侧；第二个 ROI 在冠状位上取枕叶。参数选择：FA 阈值 0.2，步长阈值 80，角度阈值 30。

【手术解剖学要义】 该例患者病灶位于左侧颞叶。肿瘤后缘紧邻皮质脊髓束；肿瘤内侧紧贴岛叶，IFOF 被推挤向内。肿瘤的前上方邻近弓状束前端。肿瘤血供丰富，大脑中动脉在岛叶表面的分支与肿瘤关系紧密。手术过程中首先需注意确认中央前沟和中央沟，在充分定位肿瘤及肿瘤周围脑功能区后，沿肿瘤边界切除肿瘤。术中注意保护大的分支动脉、Labbe 及侧裂静脉并避免纤维束损伤。

【体位与入路设计】 患者气管内插管，全麻下取平卧位，头右偏 45°，头架固定，导航注册。常规左额颞部为中心消毒铺巾。取左侧改良翼点切口进入（图 6-4-11），皮肌瓣翻向前下，左额颞游离骨瓣成形，四周硬膜悬吊。

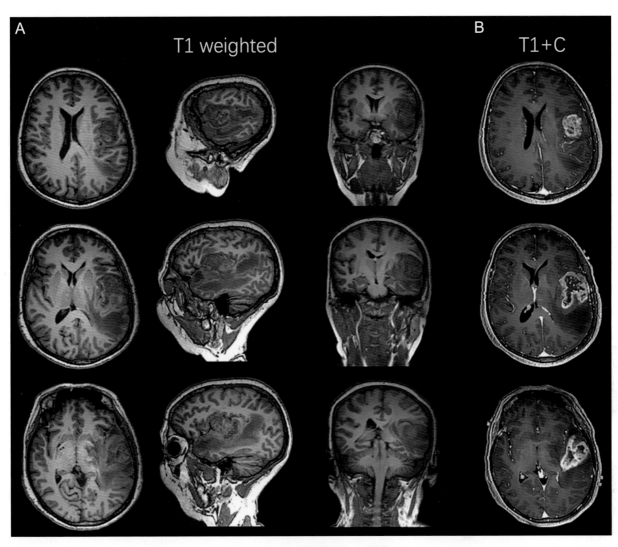

图 6-4-7　患者常规 MRI 结构像

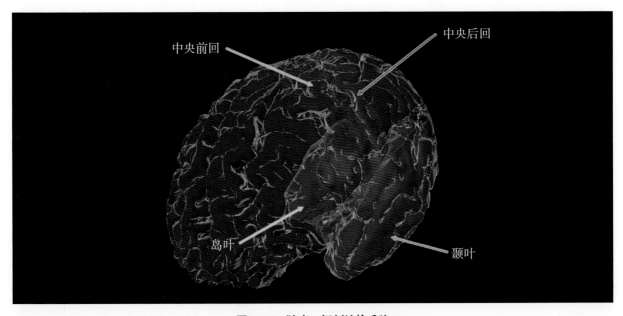

图 6-4-8　肿瘤、解剖结构重建

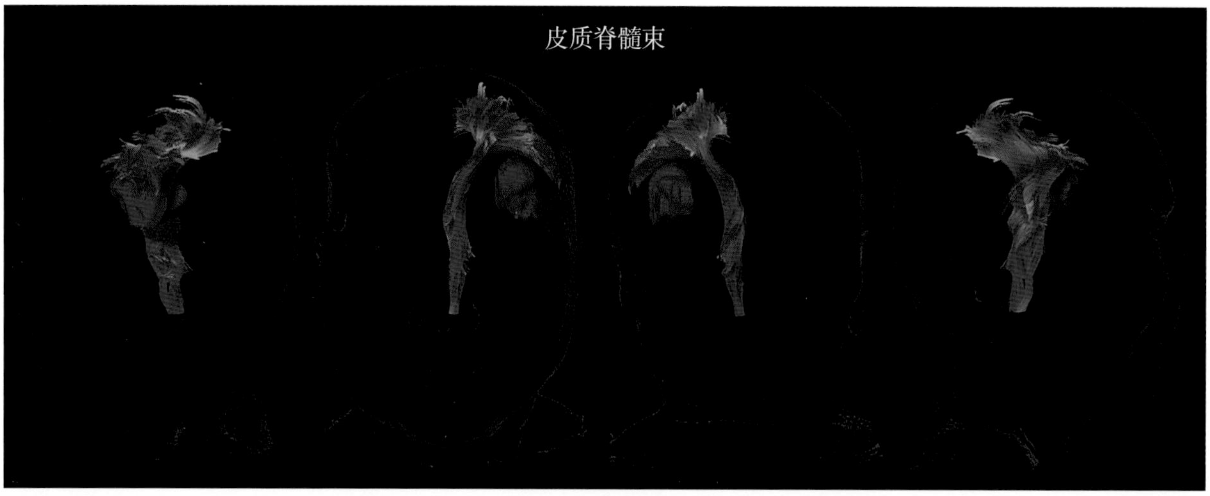

皮质脊髓束

图 6-4-9 患者术前运动通路的 DTI 纤维束示踪成像

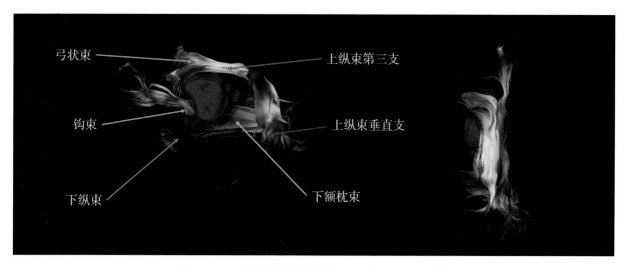

图 6-4-10 患者术前语言通路的 DTI 纤维束示踪成像

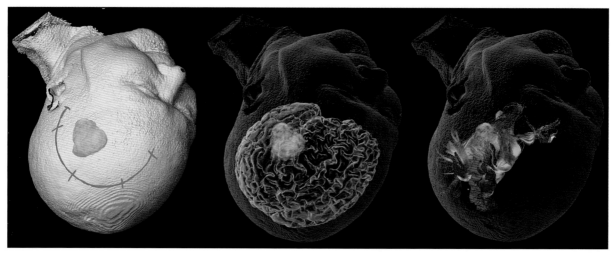

图 6-4-11 患者体位摆放与切口设计

典型病例 3

【病例简介】 患者女性，39 岁，5 个月内癫痫发作 2 次入院。患者 5 个月前无明显诱因下突发右侧肢体抽搐伴意识丧失，无舌咬伤、无大小便失禁，数分钟后自行好转，未予重视。后于 1 个月前再次出现右侧肢体抽搐伴意识丧失，数分钟后好转。遂至当地医院神经外科就诊，查头颅 CT 和 MRI 提示左额叶占位、胶质瘤可能。

【体格检查】 神志清楚，发育正常，营养好，回答切题，自动体位，查体合作，步入病房。

神经系统体格检查：脑神经功能查体阴性，四肢肌力 V 级，肌张力正常，四肢深浅反射可引出，反射正常。感觉功能查体正常。双侧 Babinski 征、Chaddock 征、Hoffmann 征未引出。

【影像检查】 头颅 CT（图 6-4-12）：左侧额叶见弥漫状低密度影，边界不清，中线结构居中，提示左侧额叶占位性病变。

头颅 MRI 平扫及增强（图 6-4-13）：左侧额上回中后部灰白质处见团片状占位，T1WI 呈等低信号，T2 FLAIR 呈等高信号，增强扫描未见明显强化，中线结构尚居中。

头颅 MRS（图 6-4-13）：左侧额上回病灶处 Cho 峰明显升高，NAA 峰降低，Cho/NAA 比值最大为 2.87，提示病灶倾向肿瘤可能大。

【术前计划】

1. 三维脑表面及纤维束重建 通过 3.0T MRI（uMR 790）采集重建所需的结构像、血管成像（PC MRA）及 DTI，在后处理工作站（Brainlab Elements）中进行后续的多模态影像处理（图 6-4-14）。

基于 T1 图像重建脑表面、T2 FLAIR 图像描绘肿瘤，并进行锥体束（追踪参数：最小 FA 值 0.2，最小长度 80 mm，最大角度 20°）、上纵束第三支（追踪参数：最小 FA 值 0.2，最小长度 10 mm，最大角度 45°）、弓状束（追踪参数：最

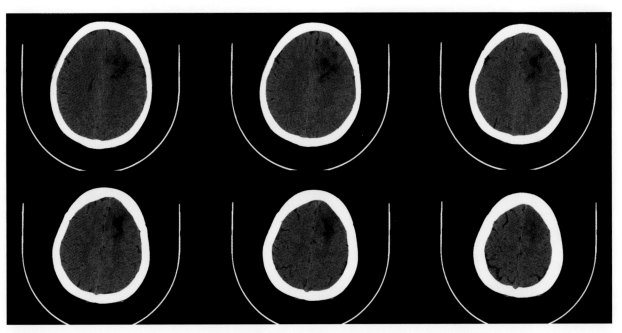

图 6-4-12 头颅 CT 检查

小 FA 值 0.2，最小长度 80 mm，最大角度 20°）、下额枕束（追踪参数：最小 FA 值 0.2，最小长度 80 mm，最大角度 20°）和额斜束（追踪参数：最小 FA 值 0.2，最小长度 60 mm，最大角度 20°）

的重建。提示肿瘤位于额上回中后部，后缘紧邻 FAT 和锥体束，外侧邻近 SLF-Ⅲ 和 AF。

2. 三维血管重建　利用 MRI 血管成像序列，重建肿瘤周围的血管系统（图 6-4-15），提示肿瘤

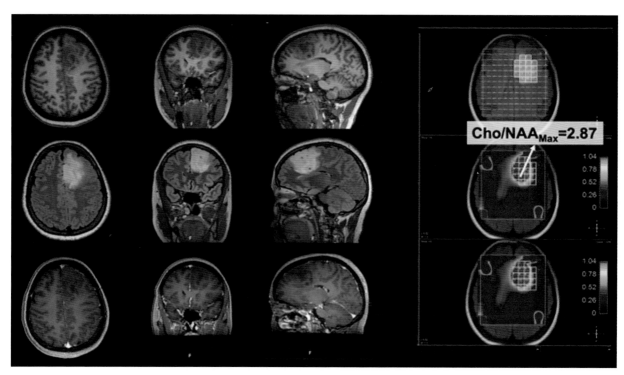

图 6-4-13　头颅 MRI 平扫、增强及 MRS 检查

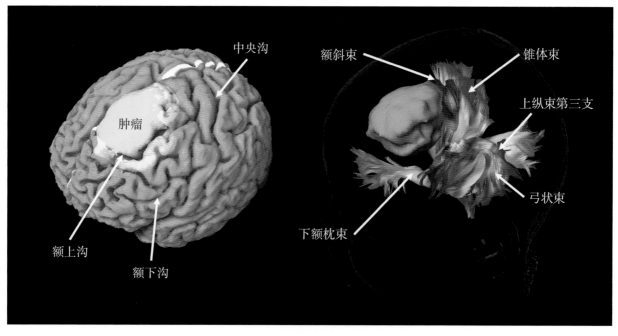

图 6-4-14　三维脑表面及纤维束重建

内侧紧邻上状窦，而从左侧大脑前动脉分出的肿瘤供血动脉则从肿瘤内侧面进入肿瘤。

【体位与入路设计】 患者取仰卧位，头右偏 15°，取左侧额叶弧形切口（图 6-4-16）。手术过程中首先需注意确认中央沟，充分定位肿瘤范围及肿瘤周围脑功能区。术中注意保护大脑前动脉。

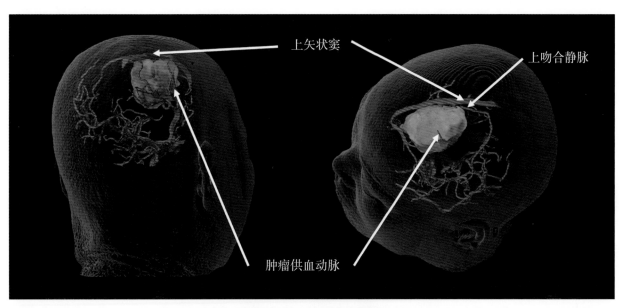

图 6-4-15 三维血管重建

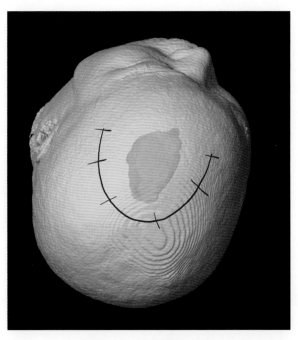

图 6-4-16 手术切口设计

第5节·混合现实技术的应用

混合现实（mixed reality，MR）技术是虚拟现实（virtual reality，VR）和增强现实（augmented reality，AR）的进一步发展，创造了物理和数字世界的融合。它利用影像数据、三维建模和多传感器信息融合等技术，通过佩戴混合现实设备（图 6-5-1），将数字化信息与现实世界有机融合，符合元宇宙（metaverse）理念。

目前，混合现实技术在脑胶质瘤外科手术术前计划中主要应用于手术方案的讨论和医学教育与培训。通过实体教具与混合现实模型的叠加，可高效进行临床技能培训，提高学习效率，加速年轻医生成长，缩短医学生培养周期。MR 技术的另一个主要应用是患者术前谈话沟通。MR 技术通过读取患者的 CT、MRI 等数据，生成 3D 全息影像模型，戴上 MR 眼镜后即可看到。患者及家属同时佩戴 MR 眼镜，医生就可将 3D 影像拖到大家面前进行讲解，一目了然（图 6-5-2）。与传统的显示屏相比，该技术可以提高虚拟计划的重现性，能够通过眼镜覆盖分割图像，从而提高对可视化解剖结构的感知。另一方面，多个观察者间虚拟和物理世界的增强交互，MR 技术也显示出了良好的效果。然而，缺乏有效的术中可用性，无疑是该技术目前一个显著的缺点。虽然技术上已经支持将立体虚拟的病灶移动至手术视野，调整参数，与真实病灶相结合，为术中提供参考信息，但将 MR 技术用于术中引导的技术的精确度还有待证实。随着技术的不断改进，混合现实技术将越来越多地应用到临床诊疗的各个领域阶段。

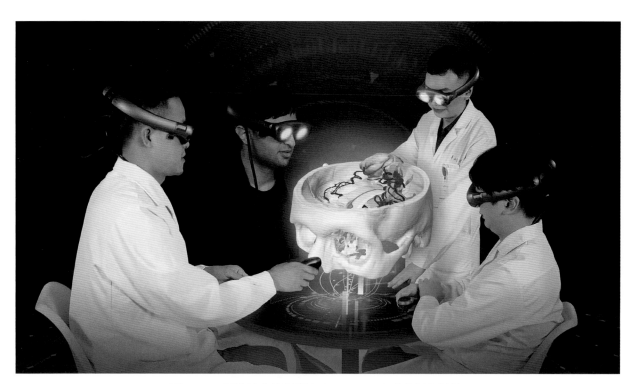

图 6-5-1　配戴混合现实眼镜（MagicLeap）术前讨论场景

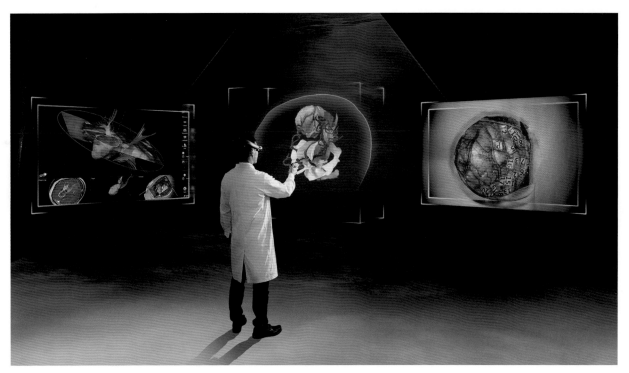

图 6-5-2　混合现实技术在胶质瘤诊疗中的应用

参考文献

[1] Castellano A, Cirillo S, Bello L, et al. Functional MRI for surgery of gliomas[J]. Curr Treat Options Neurol, 2017, 19(10):34.

[2] Metwali H, Raemaekers M, Kniese K, et al. Reliability of functional magnetic resonance imaging in patients with brain tumors: A critical review and meta-analysis[J]. World Neurosurg, 2019, 125:183-190.

[3] Giussani C, Roux F E, Ojemann J, et al. Is preoperative functional magnetic resonance imaging reliable for language areas mapping in brain tumor surgery? Review of language functional magnetic resonance imaging and direct cortical stimulation correlation studies[J]. Neurosurgery, 2010, 66(1):113-120.

[4] Kuchcinski G, Mellerio C, Pallud J, et al. Three-tesla functional MR language mapping: Comparison with direct cortical stimulation in gliomas[J]. Neurology, 2015, 84(6):560-568.

[5] Azad T D, Duffau H. Limitations of functional neuroimaging for patient selection and surgical planning in glioma surgery[J]. Neurosurgical Focus, 2020, 48(2):E12.

[6] Conti Nibali M, Rossi M, Sciortino T, et al. Preoperative surgical planning of glioma: Limitations and reliability of fMRI and DTI tractography[J]. J Neurosurg Sci, 2019, 63(2):127-134.

[7] Ottenhausen M, Krieg S M, Meyer B, et al. Functional preoperative and intraoperative mapping and monitoring: Increasing safety and efficacy in glioma surgery[J]. Neurosurg Focus, 2015, 38(1):E3.

[8] Salama G R, Heier L A, Patel P, et al. Diffusion weighted/tensor imaging, functional MRI and perfusion weighted imaging in glioblastoma-foundations and future[J]. Front Neurol, 2017, 8:660.

[9] Tyndall A J, Reinhardt J, Tronnier V, et al. Presurgical motor, somatosensory and language fMRI: Technical feasibility and limitations in 491 patients over 13 years[J]. Eur Radiol, 2017, 27(1):267-278.

[10] Tieleman A, Deblaere K, Van Roost D, et al. Preoperative fMRI in tumour surgery[J]. Eur Radiol, 2009, 19(10):2523-2534.

[11] Bizzi A. Presurgical mapping of verbal language in brain tumors with functional MR imaging and MR tractography[J]. Neuroimaging Clin N Am, 2009, 19(4):573-596.

[12] Bello L, Gambini A, Castellano A, et al. Motor and language DTI fiber tracking combined with intraoperative subcortical mapping for surgical removal of gliomas[J]. Neuroimage, 2008, 39(1):369-382.

[13] Berman J I, Berger M S, Mukherjee P, et al. Diffusion-tensor imaging-guided tracking of fibers of the pyramidal tract combined with intraoperative cortical stimulation mapping in patients with gliomas[J]. J Neurosurg, 2004, 101(1):66-72.

[14] Leclercq D, Duffau H, Delmaire C, et al. Comparison of diffusion tensor imaging tractography of language tracts and intraoperative subcortical stimulations[J]. J Neurosurg, 2010, 112(3):503-511.

[15] Ohue S, Kohno S, Inoue A, et al. Accuracy of diffusion tensor magnetic resonance imaging-based tractography for surgery of gliomas near the pyramidal tract: A significant correlation between subcortical electrical stimulation and postoperative tractography[J]. Neurosurgery, 2012, 70(2):283-293;discussion 294.

[16] Nimsky C, Ganslandt O, Merhof D, et al. Intraoperative visualization of the pyramidal tract by diffusion-tensor-imaging-based fiber tracking[J]. Neuroimage, 2006, 30(4):1219-1229.

[17] Wu J S, Zhou L F, Tang W J, et al. Clinical evaluation and follow-up outcome of diffusion tensor imaging-based functional neuronavigation: A prospective, controlled study in patients with gliomas involving pyramidal tracts[J]. Neurosurgery, 2007, 61(5):935-948;discussion 948-939.

[18] Abhinav K, Yeh F C, Mansouri A, et al. High-definition fiber tractography for the evaluation of perilesional white matter tracts in high-grade glioma surgery[J]. Neuro Oncol, 2015, 17(9):1199-1209.

[19] Costabile J D, Alaswad E, D'Souza S, et al. Current applications of diffusion tensor imaging and tractography in intracranial tumor resection[J]. Front Oncol, 2019, 9:426.

[20] Essayed W I, Zhang F, Unadkat P, et al. White matter tractography for neurosurgical planning: A topography-based review of the current state of the art[J]. Neuroimage Clin, 2017, 15:659-672.

[21] Fujii M, Maesawa S, Motomura K, et al. Intraoperative subcortical mapping of a language-associated deep frontal tract connecting the superior frontal gyrus to Broca's area in the dominant hemisphere of patients with glioma[J]. J Neurosurg, 2015, 122(6):1390-1396.

[22] Kinoshita M, de Champfleur N M, Deverdun J, et al. Role of fronto-striatal tract and frontal aslant tract in movement and speech: An axonal mapping study[J]. Brain Struct Funct, 2015, 220(6):3399-3412.

[23] Young J S, Morshed R A, Mansoori Z, et al. Disruption of frontal aslant tract is not associated with long-term postoperative language deficits[J]. World Neurosurg, 2020, 133:192-195.

[24] Rolston J D, Englot D J, Benet A, et al. Frontal operculum gliomas: Language outcome following resection[J]. J Neurosurg, 2015, 122(4):725-734.

[25] Gajardo-Vidal A, Lorca-Puls D L, Team P, et al. Damage to Broca's area does not contribute to long-term speech production outcome after stroke[J]. Brain, 2021, 144(3):817-832.

[26] Wu J, Lu J, Zhang H, et al. Probabilistic map of language regions: Challenge and implication[J]. Brain, 2015, 138(Pt 3):e337.

[27] Wu J, Lu J, Zhang H, et al. Direct evidence from intraoperative electrocortical stimulation indicates shared and distinct speech production center between Chinese and English languages[J]. Hum Brain Mapp, 2015, 36(12):4972-4985.

[28] Lu J, Zhao Z, Zhang J, et al. Functional maps of direct electrical stimulation-induced speech arrest and anomia: A multicentre retrospective study[J]. Brain, 2021, 144(8):2541-2553.

[29] Zhao Z, Liu Y, Zhang J, et al. Where is the speech production area? Evidence from direct cortical electrical stimulation mapping[J]. Brain, 2021, 144(7):e61.

[30] Tate M C, Herbet G, Moritz-Gasser S, et al. Probabilistic map of critical functional regions of the human cerebral cortex: Broca's area revisited[J]. Brain, 2014, 137(Pt 10):2773-2782.

[31] Wang P, Zhao Z, Bu L, et al. Clinical applications of neurolinguistics in neurosurgery[J]. Front Med, 2021, 15(4):562-574.

第 7 章
围手术期行为学评估量表

胡瑞萍　章捷　吴劲松

一、概述

　　胶质瘤具有全脑广泛分布的特征，可能会对不同患者大脑中各功能区进行压迫或侵犯，往往会反映为患者运动、语言、认知功能的丧失及生活质量的下降。传统上，脑胶质瘤治疗的评估集中在生物医学的结果，如肿瘤治疗反应、无病生存期、五年生存率和治疗相关性毒副反应等。虽然这些生物医学的指标在结局评估过程中很重要，但是为了衡量癌症治疗对患者神经功能和社会心理的影响，越来越多的人认为有必要对癌症患者采用全面和整体的评估方法。行为学的功能量化指标能够对患者疾病诊断、疗效及安全性评估提供帮助。

　　在这一章中，我们将着重就基础部分、运动功能、认知功能、语言功能等四个方面，分别介绍适合我国胶质瘤患者的神经功能标准化评估量表，基于相关文献报道及临床实践经验阐述各量表的优缺点。

二、基础部分行为学量表

　　基础部分包括生活质量和症状表现等的评估量表。生活质量和症状表现对于评估脑胶质瘤患者尤为重要。脑胶质瘤对患者的身体和心理状况产生了影响，进而严重影响了其正常社会生存模式和社会心理的健康，并可能带来严重的临床症状表现。反过来，降低的生活质量也可能会缩短肿瘤患者的预期寿命。生活质量和症状表现量表被广泛开发并运用于临床中，但大多数相关量表是用英语开发的，主要适用于英语为母语的人群。目前国内大多数生活质量测试工具都是从英语国家翻译过来的，我们在此介绍临床上常用的、经过汉化和信效度检验的生活质量和症状表现量表。

（一）欧洲癌症研究与治疗组织（EORTC）核心生活质量问卷（QLQ-C30）

　　1986 年，欧洲癌症研究和治疗组织（European Organisation for Research and Treatment of Cancer, EORTC）启动了一项研究计划，以开发一个综合的、模块化的方法来评估癌症患者的生活质量。该量表的信度和效度在英语国家、北欧和南欧的三个语言文化群体中高度一致，是一个可靠和有效的衡量癌症患者生活质量的量表 [1]。QLQ-C30

标准汉化版的各项心理测量学特性均达到要求，在中国大陆的癌症患者中信度、效度和反应度较高，被认为是评估中国癌症患者生活质量的重要工具[2, 3]。有研究发现，该量表也同样适用于中国脑肿瘤患者的生活质量评估[4]。

QLQ-C30 包括 9 个多项目量表：5 个功能量表（身体、角色、认知、情绪和社会）、3 个症状量表（疲劳、疼痛、恶心和呕吐）和一个全球健康和生活质量量表。完成问卷的平均时间约为 11 分钟，大多数患者不需要任何帮助。QLQ-C30 量表能够评估生活质量构成的不同组成部分，并能够通过对功能和症状的测量方法，明确区分不同临床状态的患者。QLQ-C30 量表也可以针对患者的身体状况、角色功能、整体生活质量、疲劳、恶心和呕吐等方面，评价患者在治疗期间生活质量的变化。

（二）安德森症状量表（M. D. Anderson symptom inventory）

2000 年，Charles S. Cleeland 等开发了安德森症状量表。安德森症状量表由 31 个核心症状项目及 6 个症状干扰项目组成，根据症状的存在、严重程度及干扰功能的程度进行评分。安德森症状量表是一种有效、可靠的多症状评估工具。该量表简短，且易于理解并适用于跨文化和跨语言的临床与研究环境，是症状评估的国际标准测量工具[5]。该量表经过标准汉化，有相当好的信度和效度，非常适合于对中国癌症患者进行症状评估[6]。

安德森症状量表评价方法中，每种症状按 0~10 分进行评分，以表明症状的存在和严重程度，0 表示没有出现，10 表示能想象到的最糟糕的情况。

（三）KPS（Karnofsky performance scale）

KPS 最初是于 1948 年由 Karnofsky 等制订的一种评估患者身体功能状态的评分标准，被世界范围内广泛使用 80 余年[7, 8]。KPS 也在中国癌症患者研究中普遍被应用[9, 10]，目前不仅仅运用在癌症治疗中，也被常常运用于器官移植、终末期肾病等疾病之中[11-14]。

KPS 得分越高，表明健康状况越好，越能忍受治疗给身体带来的副作用，因而也就有可能接受彻底的治疗。一般认为 80 分以上为非依赖级，即生活自理级；50~70 分为半依赖级，即生活半自理；50 分以下为依赖级，即生活需要别人帮助。大于 80 分者术后状态较好，存活期较长。

三、运动功能量表

徒手肌力评定（manual muscle test）

徒手肌力检查是医学领域中最常使用的肌力评定方法之一。徒手肌力检查最先由 Robert Lovett 教授于 1912 年提出[15]，并由 Wright 教授做出具体的描述[16]。英国医学研究理事会（Medical Research Council，MRC）基于 Lovett 的分级方式在 1943 年制订 MRC 量表，将 Lovett 分级顺序倒置，并将每一级数字减 1[17]，广泛应用于各领域患者肌肉力量的评估之中[18, 19]。

徒手肌力的评价方法，从弱到强共分为 6 级。最常用的是 Lovett 分级：0 级，无可见或可感觉到的肌肉收缩；1 级，可触及肌肉轻微收缩，但无关节活动；2 级，在消除重力姿势下能做全关节活动范围的运动；3 级，能抗重力做全关节活动范围的运动，但不能抗阻力；4 级，能抗重力和一定的阻力运动；5 级，能抗重力和充分阻力的运动。目前在癌症研究中也相当广泛，也有研究在对脑胶质瘤运动功能缺损的患者进行切除手术后，采用徒手肌力评定结合测力计评价患者的术后功能[20]。

四、认知功能量表

目前国内外尚缺乏专门用于胶质瘤患者认知功能评估的量表，临床上一般采用普适性的认知功能评估量表来评估胶质瘤患者的认知功能，如简易精神状态检查法、蒙特利尔认知评估量表等。该量表设计之初是用于评估轻度认知障碍（MCI）或阿尔茨海默病（AD）患者，但后续也常常被用于评估其他疾病所引起的认知功能障碍。这些量表均经过标准汉化，并针对中国的文化背景进行了一定的调整，具有较高的信效度。同时，部分胶质瘤患者会出现失语症，但上述测评方法对语言都有一定的依赖性，这严重制约了伴随失语症的胶质瘤患者认知功能评估的准确性。在此介绍一个能够摒除语言功能障碍对认知功能评估影响的非语言认知评估量表，该量表由我国学者根据中国文化语言背景设计，非常适合于对汉语失语症人群进行认知评估。

（一）简易精神状态检查法

简易精神状态检查法（mini-mental state examination，MMSE）由 Folstein 等人于 1975 年编制[21]，是最具影响的标准化智力状态检查工具之一[22]，且简单易行，只需要 5~10 分钟就可完成。可作为临床认知障碍的筛查、认知分级和临床终点结局的评估工具，在胶质瘤相关研究中也有使用[23]。同时 MMSE 也经过标准化的汉化，各项心理测量学特性均达到要求，临床效度和实用性也比较好。在中国大陆的认知障碍患者群体中使用是可行的、可信的、有效的和敏感的[24-26]。但MMSE 也有着相当的局限性，如过于简单，相比MoCA 在鉴别时可能会出现"天花板效应"[27, 28]。

MMSE 的测试方法主要为：

（1）定向力（10分），首先需询问日期，之后再针对性地询问其他部分，如"您能告诉我现在是什么季节"，每答对 1 题得 1 分。

（2）记忆力（3分），评估者首先需要告知患者将问几个问题来检查记忆力，然后清楚、缓慢地说出 3 个相互无关的东西的名称（大约 1 秒说一个）。说完所有的 3 个名称之后，要求患者重复它们，患者的得分取决于首次重复的答案。如果他们没能完全记住，可以向患者重复，但重复的次数不能超过 5 次，每答对 1 题得 1 分。

（3）注意力和计算力（5分），评估者要求患者从 100 开始减 7，之后再减 7，一直减 5 次（即93、86、79、72、65）。每答对 1 个得 1 分，如果前一次错了，但下一个答案是对的，也可得 1 分。

（4）回忆能力（3分），如果前次患者完全记住了 3 个名称，就需让他们再重复一遍，每正确重复 1 个得 1 分，最高 3 分。

（5）命名能力（2分），拿出手表给患者看，要求他们说出这是什么。之后拿出铅笔问他们同样的问题。

（6）复述能力（1分），要求患者听评估者说的话并重复一次。只允许重复一次，只有内容正确且咬字清楚的才计 1 分。

（7）三步命令（3分），给患者一张空白的纸，要求患者按要求去做，不能重复或示范。只有患者按正确顺序做的动作才计 1 分。

（8）阅读能力（1分），拿出一张纸并写上"闭上您的眼睛"的句子给患者看，要求患者阅读并按句子内容去执行。只有患者闭上眼睛才能得分。

（9）书写能力（1分），给患者一张白纸，让他们自发地写出一句完整的句子。句子必须有主语、动词，并有意义，同时不能给予任何提示，但语法和标点的错误可以忽略。

（10）结构能力（1分），在一张白纸上画有交叉的两个五边形，要求患者照样准确地复制出来，五边形需画出 5 个清楚的角和 5 个边，且两个五边形交叉处形成菱形，但线条的抖动和图形的旋转可以忽略（图 7-1-1）。

每项回答正确计 1 分，错误或不知道计 0 分，最高分为 30 分，分数在 27~30 分为正常，分数＜27 分为认知功能障碍，同时划分认知功能障碍是否与受教育程度有关，文盲 ≤ 17 分，小学程度 ≤ 20 分，中学程度（包括中专）≤ 22 分，大学程度（包括大专）≤ 23 分。轻度认知障碍的参考分数为 ≥ 21 分，中度认知障碍的参考分数为 10~20 分，重度认知障碍的参考分数为 ≤ 9 分。

（二）蒙特利尔认知评估量表

蒙特利尔认知评估量表（Montreal cognitive assessment，MoCA）是由 Nasreddine 教授等根据临床经验并参考 MMSE（简明精神状态检查）的认知项目和评分而制定，是一个用来对认知功能异常进行快速筛查的评定工具[29]。包括了注意力、执行功能、记忆、语言、视结构技能、抽象思维、计算和定向力等 8 个认知领域的 11 个检查项目。其敏感性高，覆盖重要的认知领域，测试时间短，适合临床运用。但其也受教育程度的影响，文化背景的差异、检查者使用 MoCA 的技巧和经验、检查的环境、被试者的情绪及精神状态等均会对分值产生影响，对于轻度认知功能障碍（mild cognitive impairment，MCI）的筛查更具敏感性且有良好的重测度，也有标准化的汉化版，用于筛查认知功能障碍，具有良好的信度、效度和反应度[30-33]。

MoCA 是一个一页 30 分的测试，需要在 10 分钟内完成（图 7-1-2）。具体项目的详情如下：交替连线测验（1 分），要求患者按照从数字到汉字并逐渐升高的顺序画一条连线。当患者完全按照"1—甲—2—乙—3—丙—4—丁—5—戊"的正确顺序进行连线且没有任何交叉线时给 1 分。当患者出现任何错误而没有立刻自我纠正时，给 0 分。

（1）视结构技能（2 分）：要求患者首先按照图片中的立方体进行复制，并尽可能精确（图 7-1-3）。标准为图形为三维结构、所有的线都存在且无多余的线，相对的边基本平行、长度基本一致（长方体或棱柱体也算正确），必须完全符合上述标准才给 1 分。接下来要求患者画一个钟表，填上所有的数字并指示出 11 点 10 分。符合下列三个标准时，分别给 1 分——①轮廓（1 分）：表面必须是个圆，允许有轻微的缺陷（如，圆没有闭合）。②数字（1 分）：所有的数字必须完整且

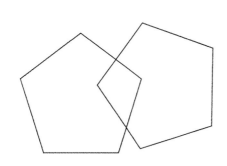

图 7-1-1　MMSE 结构能力测试图片，需患者模仿绘制

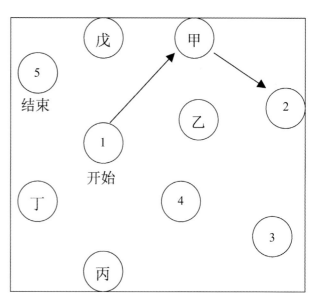

图 7-1-2　MoCA 交替连线测验测试图片

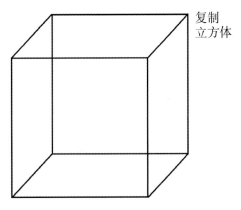

图 7-1-3　MoCA 视结构测试图片

无多余的数字，数字顺序必须正确且在所属的象限内，但可以是罗马数字且可以放在圆圈之外。③指针（1 分）：必须有两个指针且一起指向正确的时间，时针必须明显短于分针，指针的中心交点必须在表内且接近于钟表的中心。上述各项标准中，如果违反其中任何一条，则该项目不给分。

（2）命名能力（3 分）：自左向右指着图片（三种低熟悉度动物）问患者图片的名字（图 7-1-4），每答对一个给 1 分。

（3）记忆能力（0 分）：评估者以每秒钟 1 个词的速度读出 5 个词，要求患者注意听，并记住。当评估者朗读完后，重复这几个词，回答时不必按照顺序。当患者回答出所有的词或无法回忆时，评估者需把这 5 个词再读一遍，并要求患者再次重复，当患者重复结束后，告知患者一会儿还要再次回忆这些词，此项不计分。

（4）注意能力（6 分）：数字广度，要求患者仔细听评估者所说的数字，并重复；接下来要求患者仔细听评估者所说的数字，并倒着重复。按照每秒钟 1 个数字的速度读出这 5 个数字，复述准确，每一个数列给 1 分。

警觉性，评估者以每秒钟 1 个的速度读出数字串，并要求患者注意听，每听到 1 的时候，就需拍一下手，当读到其他的数字时不要拍手。如果患者完全正确或只有一次错误则给 1 分，否则不给分。连续减 7，要求患者从 100 中减去一个 7，而后从得数中再减去一个 7，一直往下减，直到评估者要求患者停下为止，总分 3 分，全部错误计 0 分，1 个正确给 1 分，2~3 个正确给 2 分，4~5 个正确给 3 分。每一个减数都单独评定，如果前一次错了，但下一个答案是对的，也可得分。

（5）句子复述能力（2 分）：要求患者听完评估者所复述的句子后，再进行复述。每复述准确一句得 1 分。

（6）词语流畅性（1 分）：要求患者在 1 分钟内，说出尽可能多的动物名称，如果患者 1 分钟内说出的动物名称 ≥ 11 个则计 1 分。同时在检查表的背面或两边记下患者的回答内容。龙、凤凰、麒麟等神化动物也算正确。

（7）词汇抽象能力（2 分）：让患者在评估者示范后，说出每一对词语的相似性或共性。回答正确，每组词分别给 1 分。

（8）延迟回忆能力（5 分）：要求患者尽量回忆之前所读的词语，在延迟自由回忆之后，对于未能回忆起来的词，评估者可以通过语义分类线

命名

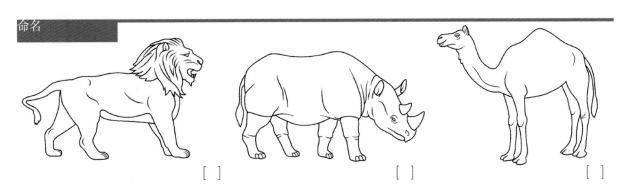

[　]　　　　　　　　[　]　　　　　　　　[　]

图 7-1-4　MoCA 命名测试图片

索鼓励患者尽可能地回忆。但仅仅只有未经提示下自由回忆正确的词，每词才给 1 分。线索回忆结果仅为分析患者的记忆障碍类型，对于提取障碍导致的记忆缺陷，线索可提高回忆成绩，但如果是编码障碍，则线索无助于提高回忆成绩。

（9）定位定向能力（5 分）：要求患者回答精确的日期和地点，每正确回答一项给 1 分。

满分 30 分。若受试者的受教育年限 ≤ 12 年则在总分基础上加 1 分。分数在 16 分左右的为老年痴呆症患者；分数在 22 分左右的为轻度认知障碍人士；分数在 26 分以上可定义为正常。

（三）画钟测验（the clock drawing test, CDT）

1926 年，Head 爵士最早在他所著的 *Aphasia and Kindred Disorders of Speech*（《失语症和类似的言语障碍》）一书中首次提到了画钟测试。Head 爵士详细阐述了几个临床病例及每个病例的测试方法和结果。他注意到患者身上发现了许多不同的问题，包括说出正确的时间但写下错误的时间、完成缓慢及时间编码障碍等。Head 爵士认识到画钟测试的价值，甚至一度将其称为"揭示（患者）残疾的一种绝妙方法"[34]。1953 年，著名的英国神经学家 Critchley 在他所著的 *The Parietal Lobes*（《顶叶》）一书中详细描述并完善了画钟测试[35]。

画钟测试（图 7-1-5）最早只作为失语症或结构性失用症的筛查，但后续随着应用范围的扩大，已经成为最广泛使用的神经心理学评估工具之一[36]。画钟测试具备检查快速、接受度高、容易评分、相对独立于文化背景且具有较高的信度、效度和重测信度[37, 38]。画钟测试目前有超过 20 种不同的评分系统，并针对不同的认知功能障碍进行评估[39]，除被用于筛查阿尔茨海默症所导致的认知功能障碍外[40]，也被用于筛查其他脑部疾病的患者，包括手术后的谵妄[41]、围手术期认知障碍[42]、卒中[43]、帕金森病[44]、脑损伤[45]等。

（四）非语言认知评估（non-language-based cognitive assessment, NLCA）

许多胶质瘤患者会同时患有认知障碍及失语症。由于许多认知功能评估量表包含语言表达和句子理解，语言功能的丧失对于认知障碍的评价有着严重的影响。2005 年，Kalbe 教授等开发了失语症检查表（aphasia check list, ACL），其中包括记忆、注意力和推理功能等认知领域的评估[46]。由于语言及文化差异，国际上大多非语言认知评估并不适用于汉语失语症患者。我国学者开发了一个简单、有效、专业的筛查工具识别失语症患者的认知功能损害，可以评估失语症患者的视空间功能、注意力、记忆、推理和执行功能等五个非语言认知领域，并针对中国文化的特点进行了

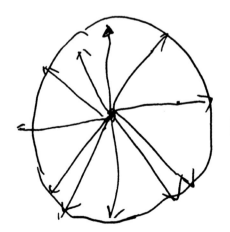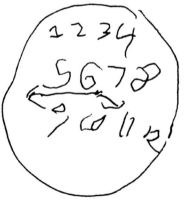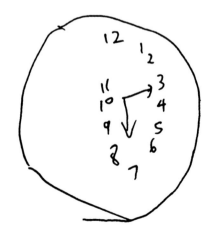

图 7-1-5　认知障碍患者画钟测验结果

修改，并与其他相关的神经心理学测试的信度、效度和反应度进行了比较，结论可靠[47]。

NLCA 的评估基于以下三个原则：①所有测验都采用图片或操作任务形式的非语言模式。②评估者向患者展示测验规则和要求，并通过演示如何操作测验而不是口头指导。③各部分的评估内容和刺激由少到多、由简到难。整个测试的解释和评估大约需要 30 分钟，所有指令都很容易理解。5 个测验的总评分为 80 分，75 分为有无认知障碍的分界点。

（1）空间能力测验（直线成角和实物重叠立体图识别）：示例图 7-1-6 左侧示要求被试者识别分离的两条直线所成角度分别属于模板中的哪个部分，示例图右侧示要求被试者识别图像重叠中的每一个独立图形，每识别一个记 1 分，共 13 分。

（2）逻辑推理能力（图形找规律）：如示例图 7-1-7 所示，在 8 行序列图形中指出与同列其他图形规律不同的图形。每正确完成一项计 1 分，共

计 8 分。

（3）记忆力测验（图形再认）：非语言认知评估参考韦氏记忆量表中图片再认部分，并选取了 15 张国内日常生活中常见的物品图片（包括图、字、符号等）。如示例图 7-1-8 所示，患者被要求在 10 秒钟时间内记住指定的图形标记，然后在混有目标项的图形当中重新认出 10 秒前所记住的图形。每识别一个计 1 分，共 20 分。

（4）注意力测验（相似干扰图识别）：如示例图 7-1-9 所示，从相似图形中选中目标图形。从速度和准确率加以评估，以完成的总时间（秒）和正确个数为量化指标。每正确指出一个计 1 分，共 30 分。

（5）执行力测验（照图摆方块）：选取汉语失语成套测验中的摆方块部分。如示例图 7-1-10 所示，首先向受试者示范，再要求患者分别正确完成每一块方块，方块一计 1.5 分，方块二计 3 分，方块三计 4 分，共 9 分。

五、语言功能量表

胶质瘤侵犯语言功能区会导致严重的失语症，语言功能障碍的评估也相当重要。语言作为人的一种信息交流工具，具有很大的社会性。受文化背景、生活方式、语言特点等因素的影响和制约，不同语言文化背景的患者在完成同一份量表时会出现单量表结果巨大差异。

我国使用的汉语与西方常见的拼写语言迥然不同。就语法体系来看，汉语有严格的词序约束，但无严格的词形变化，属于孤立语型。就文字来说，汉字基本上属表意文字，一个汉字就可以代

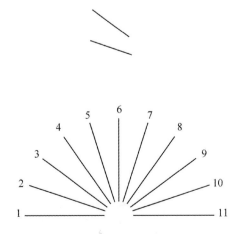
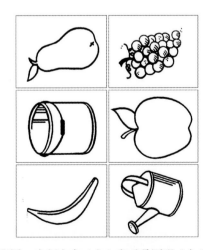
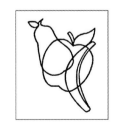

图 7-1-6　视空间功能子测验：空间方向（左）和重叠图形（右）

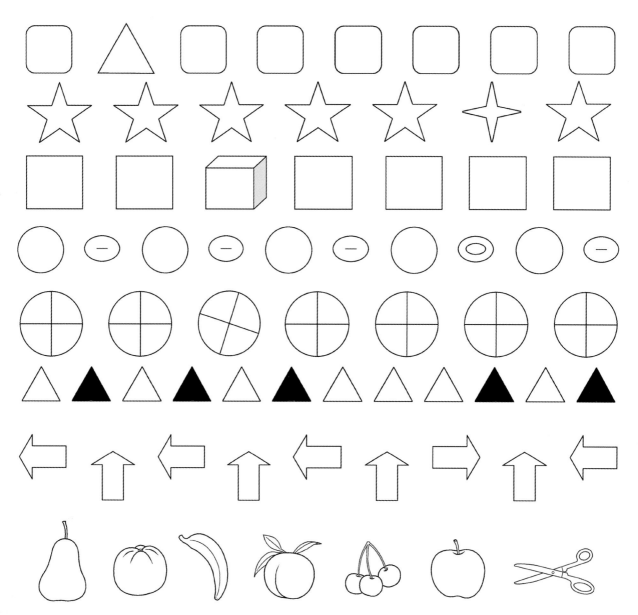

图 7-1-7　推理子测验

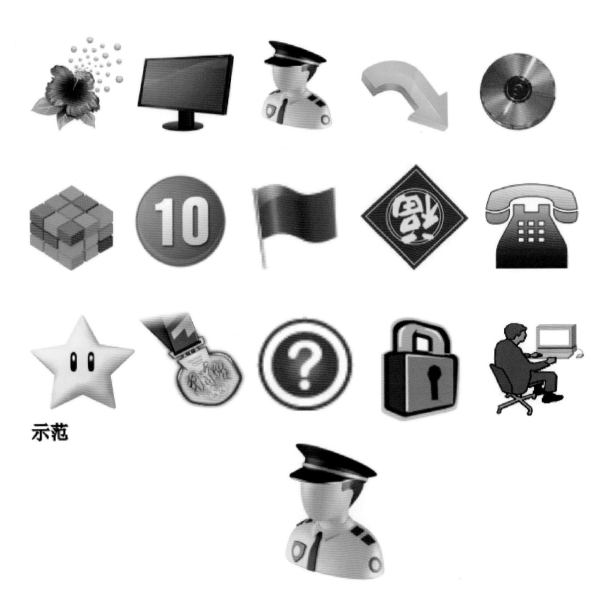

示范

图 7-1-8 记忆子测验，短时间延迟识别任务

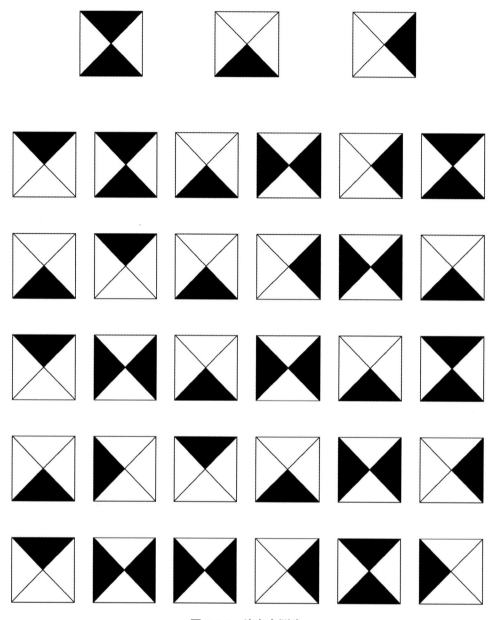

图 7-1-9 注意力测验

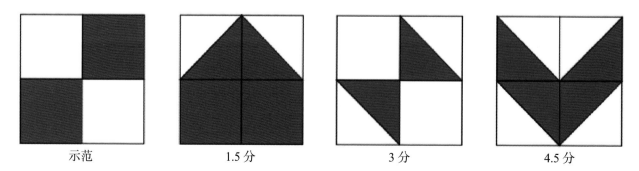

示范　　　　　　　　1.5分　　　　　　　　3分　　　　　　　　4.5分

图 7-1-10 执行力测验

表独立意义的词语。从表音来看，汉字通常是只有一个音节的单音字，它不与西方常见的拼写语言中的字母等价。汉字构形，大部分属于嵌进结构，每个汉字都由最基本的笔画组成，如居中结构、偏旁部首等。再比如听理解测验或命名测验，题目中的内容或所展示的图片如不符合受试者所处的文化背景、生活习惯，受试者往往会表现出低于实际水平的分数。西方常见语言评估量表是针对西方常见拼写语言的特点和西方社会文化背景而设计的，因此不能很好适用于汉语为母语的人群，以致有些项目无法进行。由此需要根据汉语人群制订相应的语言功能量表或根据语言差异、社会文化背景进行标准汉化，才能够适用于汉语为母语的患者，我们在此介绍几个常用且普适于汉语人群的语言功能量表。

（一）波士顿命名测验

波士顿命名测验（Boston naming test，BNT）是目前最常用的评估命名障碍的方法之一，由 Kaplan、Goodglass 等教授编制。波士顿命名测验于 1983 年发表时包括 60 幅线条图[48, 49]，后续被进一步改进，被划分为难度相等的 2 个版本，作为治疗前后的比较[50]。目前被广泛使用在语言研究中[51-54]，波士顿命名测验也有经过信度和效度检验的标准汉化版本[50]。

波士顿命名要求被试者对每张图片进行命名（图 7-1-11）。

（二）汉语失语症成套测验

汉语失语症成套测验（aphasia battery of Chinese，ABC）是按照失语检查的基本原则，由北京大学第一医院神经心理研究室的高素荣等在 1988 年编制的[55]，主要参考西方失语症成套测验（Western aphasia battery，WAB）[56] 和波士顿诊断性失语症检查（Boston diagnostic aphasia examination，BDAE）[57]，并结合中国文化情况和临床经验，历经 5 年的临床应用，于 1992 年正式修订为汉语失语检查法（ABC）[58, 59]。汉语失语检查法成为失语症诊断与评定的有效工具。进一步的信度、效度检验证明汉语失语检查法的评分标准稳定、可靠。诊断失语症时，汉语失语检查法内部检验的错误率为 1%，失语症分型的正确诊断率为 80%。目前在失语症研究中，汉语失语检查法应用广泛[60-67]。

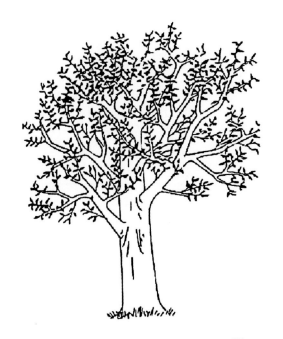
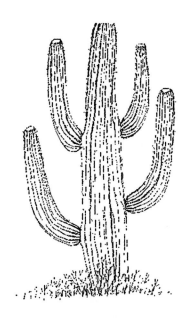

图 7-1-11　波士顿命名线条片

汉语失语检查法有规范化量表的统一指导语、统一评分标准、统一图片及文字卡片、统一失语症分类标准。其内容以国内常见词、句为主，适量选择使用频率较少的词、句，无罕见词、句及复杂句，难度适中，完成所有的检查项目所需时间也不超过 1 小时。患者在接受检查时能够保证注意力集中。汉语失语检查法内容包括谈话、理解、复述、命名、阅读、书写、结构与视空间运用、计算等。

（1）谈话部分（7-1-12）：本部分包括问题回答、叙述和系列语言三块检查内容，主要用于判断患者的口语息量和流畅性。在问题回答中，初始问题 1 和 2，患者可利用问话中的词语进行对答。后面的问题均需要患者独自构建，问题需为患者所熟知的内容；在叙述部分中，由于部分患者可能在卒中时出现意识障碍，无法回忆病情，但患者可以谈论工作或家庭情况，谈话评估希望通过问题尽量保证患者进行连续说话、自由表达，以此判断其语言是否正常、流畅、明确。看图叙述部分要求患者限于图片的内容进行叙述，如对一张图片叙述有难度，则改用另外一张，同时需

鼓励患者用句子叙述故事；在系列语评价中，可以用手指进行提示。例如当检查者伸出 1、2、3 的手势时，同时进行数数，让患者跟着说，并鼓励患者接着数到 23，即让患者自主连续数出 20 个数。如果中间停顿，可提示停顿的数，按正确进行连续数的数字计分。

信息量评分标准分为：①哑；②刻板言语；③非流畅；④中间型；⑤流畅；⑥正常，共六个等级。其中，如患者无声音（哑），则计 0 分；刻板语言则按刻板语言的音节数记录 1~3 分，正常谈话则被认为是 30 分。在细项评定中，谈话中无或者偶有语法词为无语法词，半语句中具有语法词为有部分语法词，实质词判定同理。若患者在回答问题时不能自行停止，必须由评估者制止后才能停下来，为强迫言语。需要明确的是，流畅性评分表中的计分只是代表患者失语的口语特点。

（2）听理解部分：本部分包括是/否题、听辨认和执行命令三个部分。是/否题是为了当患者存在运动功能障碍或有言语失用时而不能做出"指"的动作或不能执行指令时，了解患者有无听理解障碍。需要注意的是，在"不"为正确答

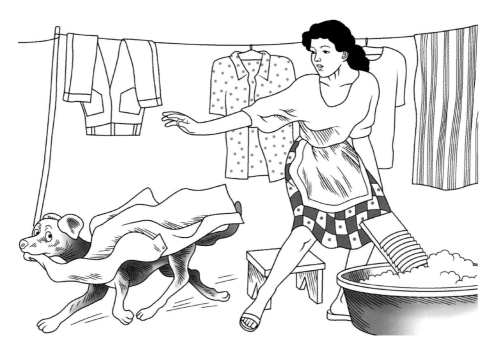

图 7-1-12　汉语失语检查法谈话部分图片

案的题目中，问题需要按照实际情况在检查时进行修改；在听辨认检查中，数字部分对文盲不查，含有身体左右的提问，必须所指的侧向和部位均正确才能进行计分；在执行复杂口头命令时，需说完全句再让患者执行，否则将无法判断患者的语法能力。

（3）复述部分：评估者需注意复述中有无错语，复述比原词、句是缩短还是延长，复述困难是因听理解障碍还是因为表达困难。检查中必要时可重复指导语且需患者听完全句后再进行复述。

（4）命名部分：本部分包括指物命名、反应命名和列名。在指物命名中，按照直接命名、触摸、语音提示的顺序进行检查，触摸的作用主要为排除由于患者因视觉失认而无法命名的情况，语音提示用双字词的第一个字的音，如患者仍无法命名，则可进行选词提示。例如患者无法说出"牙刷"一次时，可用"水杯""牙刷""筷子"进行提问，但如果患者只回答"是的 / 对"仍不能计分，必须说出"牙刷"，语音提示后若患者进行命名，就无需进行选词提示，在反应命名中，提问时评估者不能对问题另加解释，若患者理解问题出现偏差，按照患者认为正确的答案进行计分，无需患者回答标准答案。在列名中，需要求无视觉依托。

（5）阅读部分：分为"视－读""听字－辨认""朗读－画匹配""读指令－执行""选词填空"五部分内容。在"听字－辨认"中，每次只能指出一个字；在"朗读－画匹配"中，要求患者先朗读一个词，然后进行图画匹配。无论患者是否读出或正确朗读单词，评估者不能重复该单词，若患者无法朗读，但配画正确，并和字联系正确，可按照正确计分；"读指令－执行"检查要求同前；在"选词填空"中，为避免患者存在视觉偏盲的情况，检查者可提醒患者将备选单词看全，甚至用手指指出四个单词。

（6）书写部分（图 7-1-13）：在书写系列数的部分中，检查者可先示范，如当检查者写出 1、2、3 时，要求患者接着数到 23，即让患者自主连续写出 20 个数，数字顺序错误或写错均不计分；在听写的部分中，数字听写可以是阿拉伯数字，也可以写汉字。听写单词时，检查者可将听写汉字重复 1~2 遍。

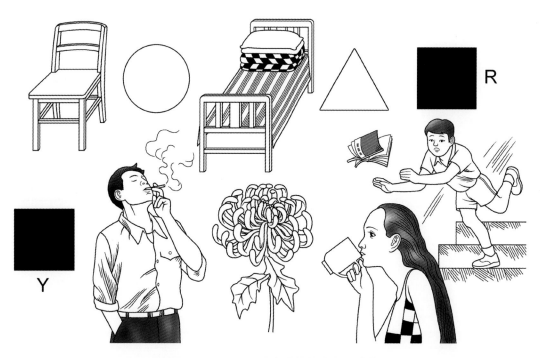

图 7-1-13　失语症成套测验检查书写用图

其他认知功能检查部分，失语症成套测验在设计时除囊括了语言功能外，还包括利手评定、记忆、运用、视空间能力、计算和定向力、注意力的简短测查，本部分主要用于判断其他认知功能对语言障碍是否有影响，可为诊断失语症提供参考。

失语症成套测验图 7-1-14 对失语症进行分类，一般首先需通过流畅性评分判定是为运动性失语或感觉性失语，其次需计算患者在各项目中得分的百分率，绘制直方图。

（三）西方失语症成套测验

西方失语症成套测验（Western Aphasia Battery，WAB）是由 Ke1z 教授于 1982 年 [56] 依据波士顿诊断性失语症检查 [57] 修改的短缩版，它克服了波士顿诊断性失语症检查冗长的缺点，在 1 小时内可完成检查，比较实用。西方失语症成套测验可单独检查口语部分，同时根据检查结果可作为失语症的分类，具有量化的特点，且评估流程清晰 [68]，有国内学者做了标准汉化版本 [69]。这是目前西方国家最流行的一种失语症评估方法，在语言相关研究中被广泛使用 [70-73]。

西方失语症成套测验由 27 个分测验组成，分为自发性言语、听理解、复述、命名、阅读、书写、相关认知功能七大项，并由此可从结果中计算得出失语熵（aphasia quotient，AQ），包括自发言语、听理解、复述、命名，并可通过后续的阅读、书写、运用、结构、空间、计算和执行等分数计算出操作熵（performance quotient，PQ）及皮质熵（cortical quotient，CQ），从而反映大脑认知功能的全貌。在失语症的诊断和研究方面，均可以利用以上指标。

AQ 的计算方法为从自发言语分数（流畅度及信息量）、听理解分数除以 20、复述分数除以 10、命名分数除以 10，各项结果相加然后乘以 2 得出的分数（满分 100 分），可反映出失语症的严重度，并作为失语症好转与恶化的指标。PQ 为量表中非口语性检查的分数总和，计算方法为阅读、书写、运用、结构等 4 项实际标准分的得分相加（满分 50 分），可反映患者的非口语性功能状况。CQ 为大脑口语功能与非口语功能之和，计算方法为自发言语、听理解、复述、命名、阅读和书写各除以 10 后加上运用分数除以 6 与结构分数除以 10，公式为 CQ=1/2AQ+PQ+ 听理解分数除以 20（满分 100 分）。

自发言语，以对话及图片叙述（图 7-1-15、7-1-16）的形式评估患者自发言语的信息量和流利性。

听理解（图 7-1-17、7-1-18），需要求患者以"是"或"不是"回答提问，或指出所听单词的对应图片或身体部位及执行口头指令等。

信息量	流利性	系列语言	复述	命名			是／否题	听辨认	口头指令	视读	听字辨认	字画组配		读指令执行		填空	姓名地址	抄写	听写	系列书写	看图书写	自发书写	
				词反应	反应命名	颜色命名						朗读	理解	朗读	理解								
																							%
																							100
																							90
																							80
																							70
																							60
																							50
																							40
																							30
																							20
																							10

图 7-1-14　失语症成套测验检查登记表

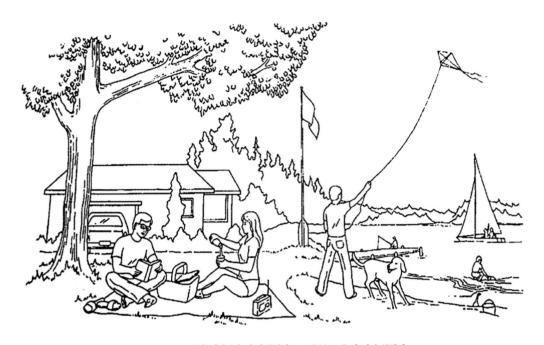

图 7-1-15 西方失语症成套测验（原版）自发言语图片

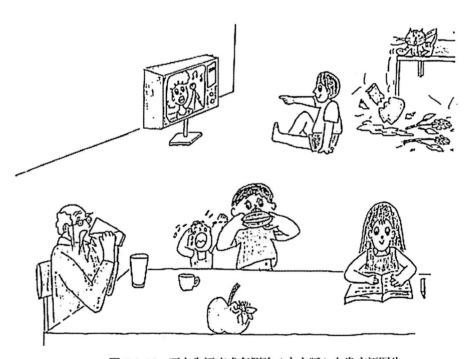

图 7-1-16 西方失语症成套测验（中文版）自发言语图片

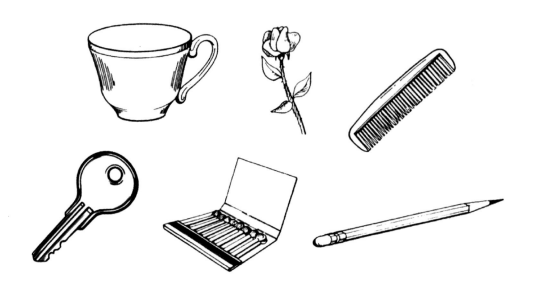

图 7-1-17　西方失语症成套测验听理解实物图片

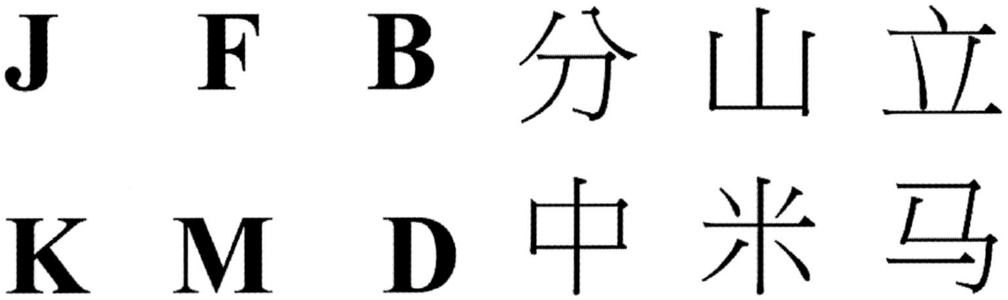

J　F　B　分　山　立

K　M　D　中　米　马

图 7-1-18　西方失语症成套测验听理解字母图片

左侧为原版，右侧为中文版

复述，包括复述字句及数字等。

阅读，包括语句理解，执行文字指令，字–图匹配，听字指字，朗读数字、文字等。

书写（图 7-1-19），包括书写基本信息、序列书写、抄写、看图书写、语句听写、看物品听写单词等。

相关认知功能检查包括运用、运算、绘图等。

（四）汉语失语症筛查测试（A Chinese version of the language screening test）

目前大多数成套的失语症诊断量表，如西方失语症成套测验（WAB）和波士顿失语症诊断评估（BDAE），都有评估时间较长或需要专业评估人员评定的缺点。

失语症筛查量表（language screening test，LAST）是由法国 Constance Flamand-Roze 教授设计的一种失语症筛查量表，可适用于床旁快速筛查[74]；同时具有良好的语言和文化背景的普适性，德文版失语症筛查量表也被证明是可靠且有效的[75]。在此基础上，我国学者结合中国本土语言文化，制作了中文版的失语症筛查量表，并在河南、山东、山西、湖北等地的患者人群中进行了信度和效度验证，被证明是一种简单可行且可靠的失语症筛查量表[76]。此外，该量表包含两个相同的平行版本，可以提高复测的可靠性，中文版量表原文可见文献支持材料。

（1）命名部分（图 7-1-20）：受试者被要求在 5 秒内命名给出的图片，且没有任何提示，同义词或自行更正均可得分。

（2）复述部分：受试者被要求重复说出听到的句子，如遗漏、增添句子成分或语序错误，则不得分。

（3）自发言语部分：受试者被要求从 1 数到 10，如遗漏、重复或顺序错乱则不得分。

（4）图片识别部分：受试者被要求指出所听到的图片（图 7-1-21）。

（5）言语执行部分：受试者被要求执行所听到的指令，如果没有完全正确地执行指令，则不得分。

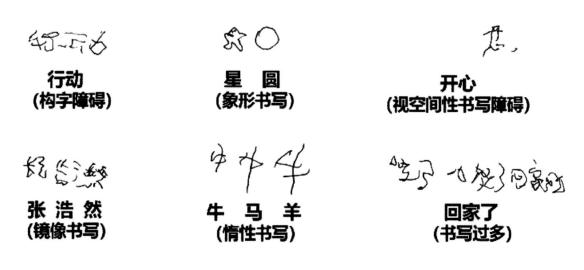

图 7-1-19　失语症患者常见书写错误

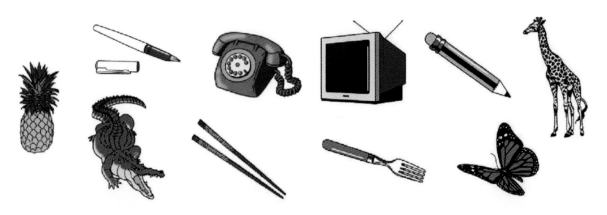

图 7-1-20　失语症筛查量表命名部分图片

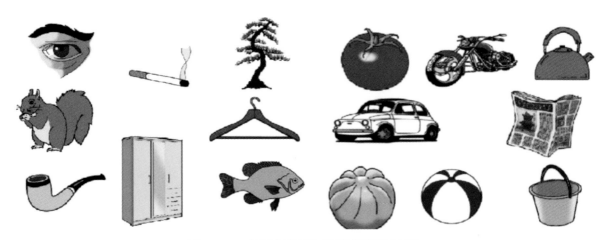

图 7-1-21   失语症筛查量表图片识别部分图片

参考文献

[1] Aaronson N K, Ahmedzai S, Bergman B, et al. The European Organization for Research and Treatment of Cancer QLQ-C30: A quality-of-life instrument for use in international clinical trials in oncology [J]. Journal of the National Cancer Institute, 1993, 85(5):365-376.

[2] Zhao H, Kanda K. Translation and validation of the standard Chinese version of the EORTC QLQ-C30 [J]. Quality of life research: an international journal of quality of life aspects of treatment, care and rehabilitation, 2000, 9(2):129-137.

[3] Zhao H, Kanda K. Testing psychometric properties of the standard Chinese version of the European Organization for Research and Treatment of Cancer Quality of Life Core Questionnaire 30(EORTC QLQ-C30)[J]. Journal of Epidemiology, 2004, 14(6):193-203.

[4] Cheng J X, Liu B L, Zhang X, et al. The validation of the standard Chinese version of the European Organization for Research and Treatment of Cancer Quality of Life Core Questionnaire 30(EORTC QLQ-C30)in pre-operative patients with brain tumor in China [J]. BMC Medical Research Methodology, 2011, 11:56.

[5] Cleeland C S, Mendoza T R, Wang X S, et al. Assessing symptom distress in cancer patients: The M.D. Anderson symptom inventory [J]. Cancer, 2000, 89(7):1634-1646.

[6] Wang X S, Wang Y, Guo H, et al. Chinese version of the M. D. Anderson symptom inventory: Validation and application of symptom measurement in cancer patients [J]. Cancer, 2004, 101(8):1890-1901.

[7] Karnofsky D B J E. Evaluation of chemotherpeutic agents [J]. N Y NY Columbia Univ P, 1949, 19.

[8] Karnofsky D A W, Craver L, Burchenal J. The use of nitrogen mustard in the palliative treatment of cancer [J]. Cancer, 1948, I:634-656.

[9] Song X, Zeng C, Wang M, et al. Clinical characteristics and risk factors of perioperative outcomes in elderly patients with intracranial tumors [J]. Neurosurgical Review, 2021, 44(1):389-400.

[10] Lv X, Cao X, Xia W X, et al. Induction chemotherapy with lobaplatin and fluorouracil versus cisplatin and fluorouracil followed by chemoradiotherapy in patients with stage III-IVB nasopharyngeal carcinoma: An open-label, non-inferiority, randomised, controlled, phase 3 trial [J]. The Lancet Oncology, 2021, 22(5):716-726.

[11] Perez Valdivieso J R, Bes-Rastrollo M, Monedero P, et al. Karnofsky performance score in acute renal failure as a predictor of short-term survival [J]. Nephrology(Carlton, Vic), 2007, 12(6):533-538.

[12] Vermeulen K M, Tenvergert E M, Verschuuren E A, et al. Pre-transplant quality of life does not predict survival after lung transplantation [J]. The Journal of heart and lung transplantation: The official publication of the International Society for Heart Transplantation, 2008, 27(6):623-627.

[13] Stoffel M, Wolf I, Ringel F, et al. Treatment of painful osteoporotic compression and burst fractures using kyphoplasty: A prospective observational design [J]. Journal of Neurosurgery Spine, 2007, 6(4):313-319.

[14] Arogundade F A, Abd-Essamie M A, Barsoum R S. Health-related quality of life in emotionally related kidney transplantation: deductions from a comparative study [J]. Saudi Journal of Kidney Diseases and Transplantation: An Official Publication of the Saudi Center for Organ Transplantation, Saudi Arabia, 2005, 16(3):311-320.

[15] RW L. The treatment of infantile paralysis [J]. Philadelphia: Blakiston's Son, 1917, 1-2.

[16] WG W. Muscle training in the treatment of infantile paralysis [J]. Bost Med Surg J, 1912, 167(17):567-574.

[17] Riddoch G R B, Cairns H W B. Aids to the investigation of peripheral nerve injuries [J]. Medical Research Council, London: HM Stationery Office, 1943:1-2.

[18] Rosina S, Varnier G C, Pistorio A, et al. Development and testing of reduced versions of the manual muscle test-8 in juvenile dermatomyositis [J]. The Journal of Rheumatology, 2021, 48(6):898-906.

[19] Bohannon R W. Manual muscle test scores and dynamometer test scores of knee extension strength [J]. Archives of Physical Medicine and Rehabilitation, 1986, 67(6):390-392.

[20] Takakura T, Muragaki Y, Tamura M, et al. Navigated transcranial magnetic stimulation for glioma removal: Prognostic value in motor function recovery from postsurgical neurological deficits [J]. Journal of Neurosurgery, 2017, 127(4):877-891.

[21] Folstein M F, Folstein S E, Mchugh P R. "Mini-mental state". A practical method for grading the cognitive state of patients for the clinician [J]. Journal of Psychiatric Research, 1975, 12(3):189-198.

[22] Trivedi D. Cochrane review summary: Mini-mental state examination(MMSE)for the detection of dementia in clinically unevaluated people aged 65 and over in community and primary care populations [J]. Primary Health Care Research & Development, 2017, 18(6):527-528.

[23] Regine W. The radiation oncologist's perspective on stereotactic radiosurgery [J]. Technology in Cancer Research & Treatment, 2002, 1(1):43-49.

[24] Zhu Y, Zhao S, Fan Z, et al. Evaluation of the mini-mental state examination and the montreal cognitive assessment for predicting post-stroke cognitive impairment during the acute phase in Chinese minor stroke patients [J]. Frontiers in Aging Neuroscience, 2020, 12:236.

[25] Gao M Y, Yang M, Kuang W H, et al. Factors and validity analysis of mini-mental state examination in Chinese elderly people [J]. Journal of Peking University Health Sciences, 2015, 47(3):443-449.

[26] Li H, Jia J, Yang Z. Mini-mental state examination in elderly Chinese: A population-based normative study [J]. Journal of Alzheimer's Disease: JAD, 2016, 53(2):487-496.

[27] Jia X, Wang Z, Huang F, et al. A comparison of the Mini-Mental State Examination(MMSE)with the Montreal Cognitive Assessment(MoCA)for mild cognitive impairment screening in Chinese middle-aged and older population: A cross-sectional study [J]. BMC Psychiatry, 2021, 21(1):485.

[28] Devenney E, Hodges J R. The mini-mental state examination: Pitfalls and limitations [J]. Practical Neurology, 2017, 17(1):79-80.

[29] Nasreddine Z S, Phillips N A, Bédirian V, et al. The montreal cognitive assessment, MoCA: A brief screening tool for mild cognitive impairment [J]. Journal of the American Geriatrics Society, 2005, 53(4):695-699.

[30] Tsoi K K, Chan J Y, Hirai H W, et al. Cognitive tests to detect dementia: A systematic review and meta-analysis [J]. JAMA Internal Medicine, 2015, 175(9):1450-1458.

[31] Wang H, Fan Z, Shi C, et al. Consensus statement on the neurocognitive outcomes for early detection of mild cognitive impairment and Alzheimer dementia from the Chinese Neuropsychological Normative(CN-NORM)Project [J]. Journal of Global Health, 2019, 9(2):020320.

[32] Zhuang L, Yang Y, Gao J. Cognitive assessment tools for mild cognitive impairment screening [J]. Journal of Neurology, 2021, 268(5):1615-1622.

[33] Shi D, Chen X, Li Z. Diagnostic test accuracy of the Montreal Cognitive Assessment in the detection of post-stroke cognitive impairment under different stages and cutoffs: A systematic review and meta-analysis [J]. Neurological Sciences: Official Journal of the Italian Neurological Society and of the Italian Society of Clinical Neurophysiology, 2018, 39(4):705-716.

[34] H. H. Aphasia and kindred disorders of speech [M]. Cambridge: Cambridge University Press, 1926.

[35] M. C. The Parietal Lobes [M]. New York: Hafner Publishing Company, 1953.

[36] Park J, Jeong E, Seomun G. The clock drawing test: A systematic review and meta-analysis of diagnostic accuracy [J]. Journal of Advanced Nursing, 2018, 74(12):2742-2754.

[37] Shulman K I. Clock-drawing: Is it the ideal cognitive screening test? [J]. International Journal of Geriatric Psychiatry, 2000, 15(6):548-561.

[38] Smedslund G, Siqveland J, Leiknes K A. NIPH Systematic Reviews: Executive Summaries [M]//Psychometric Assessment of the Clock Drawing Test. Oslo, Norway;Knowledge Centre for the Health Services at The Norwegian Institute of Public Health(NIPH), 2015.

[39] Hazan E, Frankenburg F, Brenkel M, et al. The test of time: A history of clock drawing [J]. International Journal of Geriatric Psychiatry, 2018, 33(1):e22-e30.

[40] Wiechmann A R, Hall J R, O'bryant S. The four-point scoring system for the clock drawing test does not differentiate between Alzheimer's disease and vascular dementia [J]. Psychological Reports, 2010, 106(3):941-948.

[41] Manos P J. Monitoring cognitive disturbance in delirium with the ten-point clock test [J]. International Journal of Geriatric Psychiatry, 1998, 13(9):646-648.

[42] Buckley R A, Atkins K J, Fortunato E, et al. A novel digital clock drawing test as a screening tool for perioperative neurocognitive disorders: A feasibility study [J]. Acta Anaesthesiologica Scandinavica, 2020.

[43] Cooke D M, Gustafsson L, Tardiani D L. Clock drawing from the occupational therapy adult perceptual screening test: Its correlation with demographic and clinical factors in the stroke population [J]. Australian Occupational Therapy Journal, 2010, 57(3):183-189.

[44] Saka E, Elibol B. Enhanced cued recall and clock drawing test performances differ in Parkinson's and Alzheimer's disease-related cognitive dysfunction [J]. Parkinsonism & Related Disorders, 2009, 15(9):688-691.

[45] Wagner P J, Wortzel H S, Frey K L, et al. Clock-drawing performance predicts inpatient rehabilitation outcomes after traumatic brain injury [J]. The Journal of Neuropsychiatry and Clinical Neurosciences, 2011, 23(4):449-453.

[46] Kalbe E, Reinhold N, Brand M, et al. A new test battery to assess aphasic disturbances and associated cognitive dysfunctions — German normative data on the aphasia check list [J]. Journal of Clinical and Experimental Neuropsychology, 2005, 27(7):779-794.

[47] Wu J B, Lyu Z H, Liu X J, et al. Development and standardization of a new cognitive assessment test battery for Chinese aphasic patients: A preliminary study [J]. Chinese Medical Journal, 2017, 130(19):2283-2290.

[48] Kaplan E, Goodglass H, Weintraub S. The Boston naming test(2nd ed)[J]. Philadelphia: Lea & Febiger, 1983.

[49] Goodglass H K, E. The assessment of aphasia and related disorders [J]. Philadelphia: Lea & Febiger, 1983.

[50] Nicholas M, Obler L K, Au R, et al. On the nature of naming errors in aging and dementia: A study of semantic relatedness [J]. Brain and Language, 1996, 54(2):184-95.

[51] Durant J, Berg J L, Banks S J, et al. Comparing the boston naming test with the neuropsychological assessment Battery-naming subtest in a neurodegenerative disease clinic population [J]. Assessment, 2021, 28(5):1256-1266.

[52] Leite K S, Miotto E C, Nitrini R, et al. Boston Naming Test(BNT)original, Brazilian adapted version and short forms: Normative data for illiterate and low-educated older adults [J]. International Psychogeriatrics, 2017, 29(5):825-833.

[53] Na S, King T Z. Performance discrepancies on the Boston Naming Test in African-American and non-Hispanic White American young adults [J]. Applied Neuropsychology Adult, 2019, 26(3):236-246.

[54] Sachs A, Rising K, Beeson P M. A retrospective study of long-term improvement on the Boston naming test [J]. American Journal of Speech-language Pathology, 2020, 29(1s):425-436.

[55] 王新德. 汉语失语检查法 [J]. 中华神经精神科杂志 , 1988, 21:252.

[56] Kertesz A. The Western aphasia battery [M]. New York: Grune and Stratton, 1982.

[57] Goodglass H K. Boston diagnostic aphasia examination [M]. Philadelphia: Lea & Febiger, 1972.

[58] 高素荣. 失语症 [M]. 北京 : 北京医科大学中国协和医科大学联合出版社 , 1992.

[59] 高素荣. 汉语失语检查法标准化的研究 [J]. 中国心理卫生杂志 , 1992, 6:125.

[60] Zhang Y, Wang Z, Jiang X, et al. Effectiveness of acupuncture for poststroke aphasia: A systematic review and meta-analysis of randomized controlled trials [J]. Complementary Medicine Research, 2021, 28(6):545-556.

[61] Zheng Y, Zhong D, Huang Y, et al. Effectiveness and safety of repetitive transcranial magnetic stimulation(rTMS)on aphasia in cerebrovascular accident patients: Protocol of a systematic review and meta-analysis [J]. Medicine(Baltimore), 2019, 98(52):e18561.

[62] Msigwa S S, Li Y, Cheng X L, et al. Combining electro-acupuncture and transcranial direct current stimulation as an adjuvant therapy enhances spontaneous conversation and naming in subacute vascular aphasia: A retrospective analysis [J]. Journal of Integrative Medicine, 2022.

[63] Wang Y. Relations between the sides of linguistic cerebral dominance and manuality in Chinese aphasics [J]. Chinese Medical Journal, 1996, 109(7):572-575.

[64] Tan X, Guo Y, Dun S, et al. Crossed aphasia following cerebral infarction in a right-handed patient with atypical cerebral language dominance [J]. Journal of Neurology, 2018, 265(7):1671-1675.

[65] Wang H, Li S, Dai Y, et al. Correlation between speech repetition function and the arcuate fasciculus in the dominant hemisphere detected by diffusion tensor imaging tractography in stroke patients with aphasia [J]. Medical Science Monitor:

International Medical Journal of Experimental and Clinical Research, 2020, 26:e928702.

[66] Huang L, Chen S K, Xu S, et al. Augmentative and alternative communication intervention for in-patient individuals with post-stroke aphasia: Study protocol of a parallel-group, pragmatic randomized controlled trial [J]. Trials, 2021, 22(1):837.

[67] Wu Q, Hu X, Wen X, et al. Clinical study of acupuncture treatment on motor aphasia after stroke [J]. Technology and Health Care: Official Journal of the European Society for Engineering and Medicine, 2016, 24(Suppl 2):S691-696.

[68] Clark H M, Utianski R L, Duffy J R, et al. Western aphasia battery-revised profiles in primary progressive aphasia and primary progressive apraxia of speech [J]. American Journal of Speech-Language Pathology, 2020, 29(1s):498-510.

[69] SR G. Mandarin aphasia battery [J]. Peking University Health Science Center(PUHSC), 1988.

[70] Liu L, Luo X G, Dy C L, et al. Characteristics of language impairment in Parkinson's disease and its influencing factors [J]. Translational Neurodegeneration, 2015, 4(1):2.

[71] Chen W, Ye Q, Ji X, et al. Mirror neuron system based therapy for aphasia rehabilitation [J]. Frontiers in Psychology, 2015, 6:1665.

[72] Hu X Y, Zhang T, Rajah G B, et al. Effects of different frequencies of repetitive transcranial magnetic stimulation in stroke patients with non-fluent aphasia: A randomized, sham-controlled study [J]. Neurological Research, 2018, 40(6):459-465.

[73] Ren C, Zhang G, Xu X, et al. The Effect of rTMS over the different targets on language recovery in stroke patients with global aphasia: A randomized sham-controlled study [J]. BioMed Research International, 2019, 2019:4589056.

[74] Flamand-Roze C, Falissard B, Roze E, et al. Validation of a new language screening tool for patients with acute stroke: The Language Screening Test(LAST)[J]. Stroke, 2011, 42(5):1224-1229.

[75] Koenig-Bruhin M, Vanbellingen T, Schumacher R, et al. Screening for language disorders in stroke: German Validation of the Language Screening Test(LAST)[J]. Cerebrovascular Diseases Extra, 2016, 6(1):27-31.

[76] Yang H, Tian S, Flamand-Roze C, et al. A Chinese version of the Language Screening Test(CLAST)for early-stage stroke patients [J]. PLoS One, 2018, 13(5):e0196646.

第8章
术中神经电生理监测

尼加提　李彦　许耿　吴劲松

第 1 节 · 概述

胶质瘤是最常见的颅内原发性肿瘤，其发病率和死亡率居高不下，目前的恶性胶质瘤诊疗指南推荐在开颅手术时行最大安全范围切除，这是最直接、最有效的治疗方法，也是全面综合治疗、随访的基础。由于胶质瘤在脑内的位置复杂，会侵犯各种脑功能区，术中的神经保护直接关系到术中和术后的神经功能情况。

在过去的几十年里，术中磁共振成像、荧光成像和超声成像等术中功能神经导航技术已经被证明是确定肿瘤边界的有效技术。在行脑胶质瘤切除术时，通常将术中功能神经导航与术前计划的功能磁共振（fMRI）和弥散张量成像（DTI）影像融合来进行脑功能定位。然而，DTI 并不能完整地显示整个的皮质-皮质下功能通路，其纤维束追踪准确性依赖于所使用的纤维束追踪软件包。此外，fMRI 并不能清晰地区分为保护术后功能而必须保留的结构和术后可进行一定程度代偿的结构。因此，术中神经电生理监测（intraoperative neurophysiological monitoring，IONM）作为一种最直观的实时监测技术，已成为胶质瘤切除术中保护脑功能区极为有效的工具。

IONM 是指应用各种神经电生理技术，监测手术中处于危险状态的神经系统功能的完整性技术，已逐渐成为手术中监测神经功能完整性、减少神经损伤、提高手术质量的一个不可缺少的重要组成部分。IONM 需要运用到多种监测手段，这需要外科医生、麻醉医生和神经电生理监测医生协同配合来达到神经功能保护的目的，故需要一定的规范化操作保证监测目的的完成[1]。

IONM 的意义是：①协助术中定位脑皮质功能区和传导通路；②识别脑神经、脊髓神经根，鉴别不能明确的组织；③即时提供神经电生理监测结果，协助手术医师评估神经受损害的部位、节段和程度；④及早发现由于手术造成的神经损害，并迅速纠正可逆性损害，避免永久性神经损害；⑤及早发现患者在术中发生的缺氧或低血压等系统性变化，协助麻醉深度的精确控制；⑥现代技术的应用在心理上给患者和家属的安全感利于术后恢复[2-5]。

胶质瘤常用神经电生理监测的方法包括躯体感觉诱发电位（SSEP）和运动诱发电位（MEP）。MEP 包括：①经颅电刺激 MEP；②双极刺激器直接电刺激定位运动皮质；③双极刺激器直接电刺激定位语言皮质；④利用条形电极持续的经皮质电刺激 MEP；⑤直接皮质下电刺激定位运动通路；⑥影像导航辅助术中神经电生理监测。

胶质瘤 IONM 主要适用于：①涉及运动或感觉皮质区的颅脑手术；②语言皮质区手术；③脑内深部涉及锥体束手术；④脑干区及其周围手术[4]。其禁忌证有：①监测局部有感染病灶；②患者体内有相关电子装置植入物；③对麻醉药物有严重过敏反应；④患者及家属拒绝。使用 IONM 时需要外科医生、麻醉医生和神经电生理监测医生协同合作（图 8-1-1），根据具体的手术部位、入路和方式，针对术中易损神经或神经通路，选择合理的神经电生理监测模式和方案，据此决定最佳的麻醉方案，确定监测报警阈值[4]。

IONM 基本要求包括：①确认参与电生理监测的人员经过 2~3 年的专业合格培训；②术前 1~3 天评估患者全身情况、肢体和语言功能，告知患者监测模式和可能风险，并获得患者知情同意；③神经电生理监测医生、麻醉医生、外科医生等相关人员对神经功能进行术前评估，确定需要的监测方法和方案，明确麻醉对其影响程度，确定报警阈值；④对需要唤醒麻醉行语言区手术的患者进行唤醒训练，使患者提前熟悉术中所需的语言任务，减少患者焦虑；⑤唤醒手术需考虑患者的意愿，评估患者配合程度，询问是否有癫痫、阻塞性呼吸睡眠暂停综合征、缺血性心脏病、恶心呕吐的倾向；⑥进行运动和体感诱发电位监测的患者需进行术前运动及体感诱发电位的测定获得基准值；⑦准备好术中所需物品，并且检查测试设备是否处于良好功能状态；⑧准备防治癫痫措施，例如注射用苯妥英钠、丙戊酸钠（德巴金）、0℃冷生理盐水。

在执行术中监测时要求合理安排监测仪器放置点，减少外部环境对监测结果的影响。神经外科医生、神经电生理监测医生与技术人员、麻醉医生和护士等在手术进程中需要进行密切沟通配合。

· 麻醉医生　需要：①根据监测需要选择便于监测进行的最安全的麻醉方式；②与外科医生和神经电生理监测医生沟通麻醉方式和麻醉药物对监测可能的影响；③协助摆放舒适且便于监测的

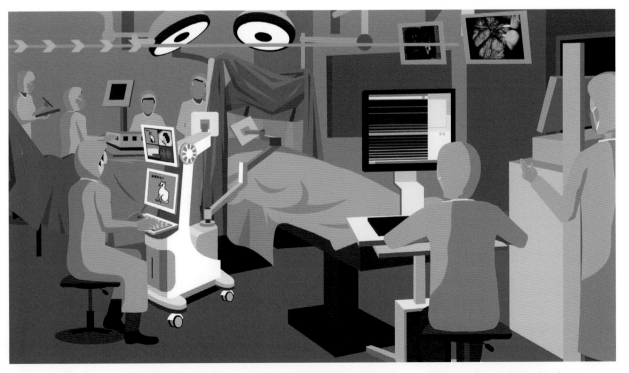

图 8-1-1　术中需要神经外科医生、神经电生理监测医生与技术人员、麻醉医生和护士密切沟通配合

手术体位；④术中及时告知患者全身状态，如血压、体温、内环境、麻醉深度，方便对术中监测结果进行判读[6]。

· 神经电生理监测医生与技术人员 需要：①直接获得监测数据并进行分析；②根据术前制订的报警阈值及时进行监测结果反馈；③及时排查术中遇到的设备问题，减少技术操作对监测结果的影响。

· 神经外科医生 需要：①根据神经电生理监测结果迅速找出可能导致监测结果变化的操作，及早辨明由于手术造成的神经损害；②迅速纠正损害原因，避免永久性神经损害；③及时向神经电生理监测医生说明操作可能导致的电生理变化，方便对监测结果变化进行判读，对监测结果变化进行解释。

手术结束后需要回访患者，记录患者术前基线数据与术中监测数据、报警阈值设定情况，以及患者功能保护情况等关键信息，妥善保存患者临床信息与术中电生理监测数据，这是优化胶质瘤术中监测手段及参数的基础。

在进行 IONM 时，麻醉尽量保证患者生理指标保持在正常范围，减少非手术操作因素对电生理监测结果的影响；尽可能在安全范围内使用较少的麻醉药，降低麻醉药对患者认知的影响；使用静脉内全麻醉维持稳定的麻醉深度；使用不干扰电生理监护的麻醉药物（麻醉药物对电生理监测结果影响的汇总见表 8-1-1[7, 8]）；有条件可使用唤醒麻醉。

表 8-1-1 吸入和静脉麻醉药对诱发电位的影响

麻醉药物	SSEP		MEP	
	潜伏期	波幅	潜伏期	波幅
地氟烷	↑	↓	↑	↓
恩氟烷	↑	↓	↑	↓
氟烷	↑	↓	↑	↓
异氟烷	↑	↓	↑	↓
七氟烷	↑	↓	↑	↓
笑气	↑	↓	↑	↓
巴比妥类	↑	N	↑	N
苯二氮䓬类	↑	↓	↑	↓
阿片类	N	↓	↑	↓
依托咪酯	N	↑	N	↓
异丙酚	↑	↓	N	↓
氯胺酮	N	↑	↑	↑
右美托咪啶	N	N	N	↓

电生理监测结果的变化要综合考虑多方面因素的影响。①生理因素包括术中体温、血压、氧含量、血液的改变；②麻醉因素包括麻醉药物及麻醉剂量的影响；③技术因素主要来自手术室电、声音等干扰；④手术因素包括直接损伤或继发手术操作造成的神经通路损伤。尽可能减少除手术因素外的影响因素的干扰。

第 2 节 · 运动诱发电位

运动诱发电位（MEP）是由 Merton 等在 1980 年首次开发的，当时他们将单脉冲高压经颅刺激应用于清醒的受试者运动皮质，并记录通过脊髓运动神经元传输的诱发肌电信号[9]。然而，由于麻醉剂对脊髓前角细胞兴奋性突触后电位的抑制作用，他们的方法在全身麻醉下并没有诱发成功。1993 年，Taniguchi 等通过应用 3~5 个矩形短串脉冲，成功对全身麻醉患者靶点肌肉的 MEP 进行连续记录，为术中 MEP 监测奠定了基础[10]。

MEP 术中监测需要电或磁刺激运动皮质产生下行的电反应，通过皮质脊髓束，最终以复合肌肉动作电位（compound muscle action potential, CMAP）的形式产生可以测量的电生理信号，或者在脊髓前角细胞中以脊髓突触反应波的形式（直接波或称 D 波）出现。D 波之后出现的一系列波称为 I 波或间接波，表现为 5 个左右的正相 / 负相波，是联络纤维间接兴奋锥体细胞所致，但易受外界因素影响。临床上常使用 CMAP 和 D 波的潜伏期与波幅作为监护指标[11-15]。目前一致观点是推荐术中脊髓运动描记来保护髓内肿瘤切除术患者的长期运动功能[16]。MEP 是唯一值得信赖的运动通路监测方法，SSEP 不能很好地反映脊髓血供，MEP 可以更早预测脊髓损伤[11]。

在功能区胶质瘤切除过程中，术中定位功能结构边界对神经功能的保护至关重要，但由于个体在解剖学和神经功能上的差异，依靠解剖标志定位功能区域可能是不可靠的，而术中运动诱发电位技术可以实现对皮质及皮质下通路中重要区域实时、准确、可靠、安全的监测。到目前为止，通过多种 MEP 监测手段，在胶质瘤切除中保留神经功能的有效性已被反复证实[17-19]。Zhang 等的一项回顾性队列研究显示，接受术中电生理监测的胶质瘤患者，生存时间更长，同时神经功能

缺损率更低[20]。Pan 等报道接受术中电生理监测的患者术后 KPS 评分更好（平均 KPS 为 81.1 vs. 70.4）[21]。一项基于 404 例运动区低级别胶质瘤患者的研究结果显示，MEP 降低了术后永久性运动功能障碍发生的同时增加了肿瘤全切率；虽然有 100 例患者术后出现运动功能障碍，但多数为暂时性，仅 4 例患者运动功能障碍持续至术后 3 个月；使用 MEP 将全切率从 11% 提升至 69.8%[22]。在大多数病例中，可逆 MEP 改变不会导致术后运动障碍，如果出现了运动障碍，它往往是短暂的而不是永久性的。而不可逆的 MEP 改变更多地与永久性运动缺陷相关。在几乎所有的研究中，MEP 的特异性和阴性预测值都很高，能可靠地识别真阴性病例，如果没有观察到不可逆的 MEP 改变，那么患者在术后即刻、短期或长期随访中都不可能出现运动障碍[23]。MEP 监测已成为神经胶质瘤切除术中最重要的术中监测方法，也是实时监测脑功能区的"金标准"。

MEP 术中监测目标：①邻近运动皮质和皮质下运动通路的颅内占位手术中，定位大脑运动皮质和皮质下运动通路；②监测运动神经通路的完整性；③监测皮质及皮质下缺血；④预测术后运动功能状况。

MEP 术中监测的监测指标包括观察相关肌群的肌肉收缩运动、D 波活动或肌电图活动（图 8-2-1）。CMAP 的判定标准：①波形清晰；②波幅 ≥ 100 μV；③能辨别潜伏期，拇短展肌和小指展肌的潜伏期范围为 15~35 ms；④伪迹干扰小。

MEP 术中监测的报警标准是一种根据既往的监测结果先行定义的参数。最理想的情况是，报警标准应该提醒手术团队促使其纠正影响 MEP 的操作。但是，假阴性的监测结果会低估神经损伤程度，而假阳性警报也可能因过早停止手术而导

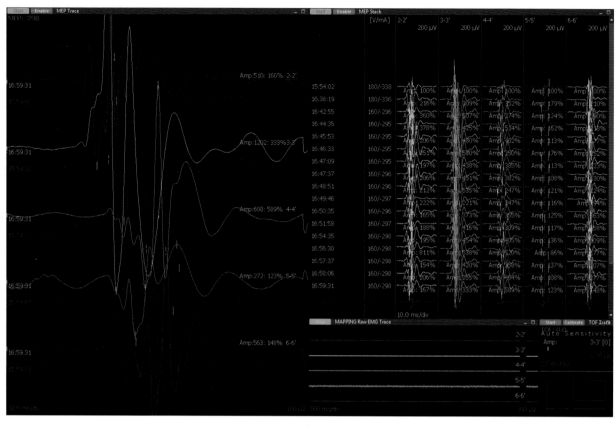

图 8-2-1　正常 MEP 波形图

致肿瘤切除程度的减少。术中 MEP 信号改变很可能是由于压迫、牵引、缺血或机械损伤导致沿皮质脊髓束内轴突的神经动作电位传导受到干扰[11]，但同时也可能是受到非手术因素的干扰导致。MEP 由于易受挥发性麻醉药、神经肌肉阻滞、全身因素（如低血压和体温过低）和局部因素（如由于错位导致的神经传导失败）的影响，在不同的手术状态可能表现出不同特征[11]。这些原因导致即使在清醒状态仍需考虑大量变量对 MEP 的影响[24, 25]，全麻时困难更是加大[26]。但是，通过稳定的麻醉状态、稳定的脑灌注状态和规范的操作流程，可以尽量减少不同患者间的监测的差异，获得相对一致的报警标准。大量研究发现术后运动障碍与 CMAP 并非线性关系，CMAP 完全消失时才会出现运动障碍[27, 28]。故在脊髓手术时，可将 CMAP 的消失作为提醒手术医生的唯一标准。这

一标准允许在麻醉过程中使用肌松药物，但这一标准也仅适用于脊髓手术[29]，与脑干、颅底和脊柱手术相比，幕上手术有着多种不同的推荐标准[11]。此外，不同的神经外科中心对 MEP 制订的报警标准差异很大，这经常取决于本机构既往的经验。很明显，对 MEP 信号变化的报警标准尚没有完全一致的共识，选择的预警值往往是经验推导出来的[30, 31]。如在术中多次调整刺激参数后 CMAP 仍消失，表明运动神经通路完整性可能受损。D 波波幅变化也是重要标准，D 波波幅下降与运动功能减退成一定线性关系，且很少受手术之外因素影响[33]，波幅下降超过 50% 将出现永久运动障碍[34]。D 波一般也多与监测手段联合使用[35]。在排除非手术因素干扰的情况下，当即将发生的神经损伤仍然可逆时，MEP 的改变应预警手术团队及时停止操作，并对可逆性损伤进行干预（图 8-2-2）。

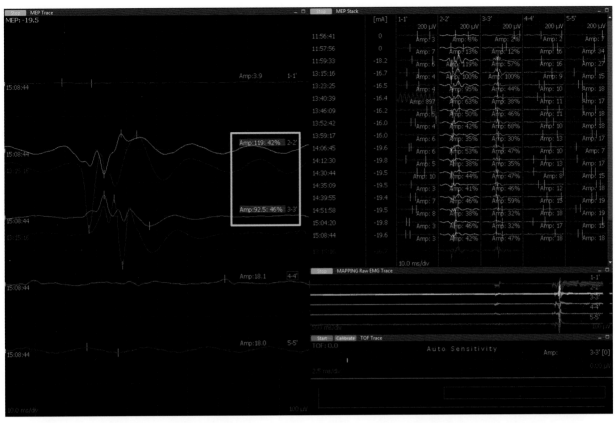

图 8-2-2　黄色框 MEP 波幅显示波幅下降大于 50%，立即报警，立即停止操作并且对可逆性损伤进行干预

推荐报警标准[11-13, 16]：① CMAP 的消失可以作为脊髓手术时的报警阈值，也可根据脊髓手术部位考虑将波幅下降超过 80% 设为报警阈值；②当 CMAP 波幅下降 20%~30% 时，神经电生理医生就应提高警惕（图 8-2-3），必要时暂停手术查找原因（图 8-2-4）；当波幅下降 > 50% 或潜伏期延长 > 10% 时，应立即报警[32]；③ CMAP 需要增加刺激强度超过 100 V 时为报警阈值；④ D 波在颅内中央沟附近手术时，波幅下降超过 30%~40% 为报警阈值。

患者术中的一系列生理学因素变化会导致监测结果的异常，包括术中体温变化、缺氧、低血压、缺血、高二氧化碳和低二氧化碳血症等。故需密切监测患者生理学因素，便于监测结果的判读。术中电生理监测过程中，重要的一点是达到一个适当的麻醉水平。在设计麻醉方案时，麻醉师除了应考虑患者的术前情况和要进行的手术类型外，麻醉方案应允许快速监测术中 MEP 的变化。为此，麻醉和肌肉放松的水平应该保持恒定，麻醉管理应包括麻醉深度水平和肌肉松弛程度的客观指标。

经颅刺激、皮质刺激及皮质下刺激 MEP 时，吸入麻醉药有较强的抑制作用，应用浓度不宜超过 0.5MAC，一般不推荐应用。建议采用全凭静脉麻醉，可选用氯胺酮、异丙酚、依托咪酯等，可复合低剂量或持续输注阿片类镇痛药[26]。异丙酚静脉麻醉以剂量依赖的方式抑制 MEP 反应[36]，因此异丙酚效应区间浓度对保证全麻下 MEP 监测的准确性具有重要作用。

肌肉松弛剂可以减弱或完全阻断 MEP 反应，因此在需要 MEP 监测的手术中，应尽量避免使用肌肉松弛剂来维持麻醉。无论术中是否使用肌肉松弛剂，在四次成串刺激（train-of-four stimulation，

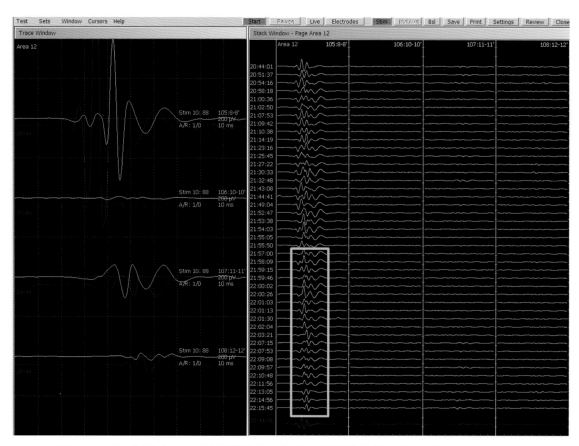

图 8-2-3　黄色框显示 MEP 波幅逐渐降低，应予以预警提高警惕，纠正导致波幅下降的原因

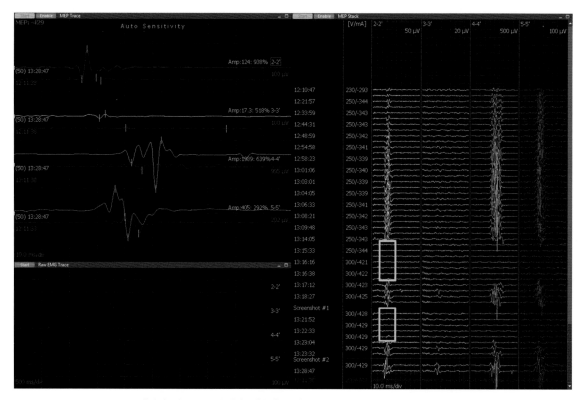

图 8-2-4　黄色框内 MEP 波降低后恢复正常，MEP 波幅不稳定是由血管痉挛导致

TOF）肌松监测仪确认麻醉诱导时给予的肌肉松弛剂已充分消除后，再记录基线 MEP 信号。肌松程度可以通过严格 TOF 监测来确定[37]。将 TOF 监测仪固定于患者腕部和拇指近端，以四个刺激波的串刺激方式刺激尺神经，参数设定为电流强度大于 15 mA、波宽 0.2 ms、频率 2 Hz，维持 TOF=4，并根据此值来调整患者肌松剂的输注量及速度，以保证每例患者术中的肌松程度基本一致[26]（图 8-2-5）。

MEP 常见的并发症有兴奋毒性、热损伤、心律不齐、后放电、癫痫等，其中较严重又会影响手术进程的是术中癫痫发作[16]，但其发生率很低，为 0.03~0.8%[38, 39]。术中电生理监测中发生的癫痫发作，大多数是与直接皮质刺激有关，其他类型刺激较少发生[38, 40]。为防治癫痫发作，手术开始时可静脉推注苯妥英钠或丙戊酸钠预防；刺激频率不能过快，刺激持续时间一般小于 5 s，刺激电流不宜过大，避免同一部位连续刺激多次。有条件可进行连续术中脑电图、自由肌电图及肌松监测。在电刺激后，术中脑电图记录到后放电时，应立即停止刺激并用 0℃ 生理盐水冲洗（图 8-2-6）。当电刺激诱发局部癫痫发作时，应立即终止刺激，并在 0℃ 冷盐水冲洗，观察癫痫是局部发作还是会演变为全面发作。如果癫痫发展为全面发作，应根据手术性质和癫痫发作的严重程度使用抗癫痫药物和肌肉松弛剂。

一、经颅电刺激运动诱发电位

经颅电刺激运动诱发电位（transcranial electrical MEP，Tce-MEP）在神经外科手术中的应用可以归为脑肿瘤及脑血管手术两大类。Tce-MEP 广泛应用于脑运动区肿瘤手术，监测运动传导通路的

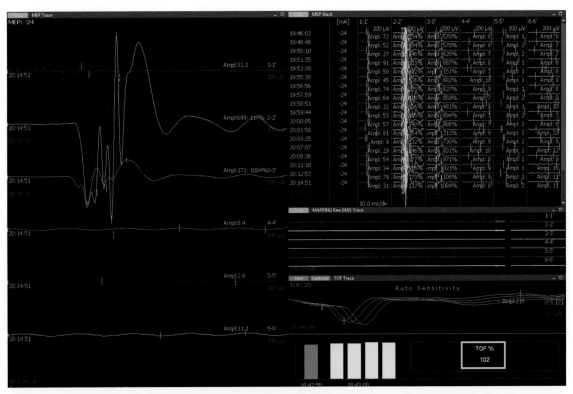

图 8-2-5　TOF 监测仪监测肌松状态
黄色框显示四次成串刺激时 TOF 百分比为 100%，意味着没有使用肌松药物

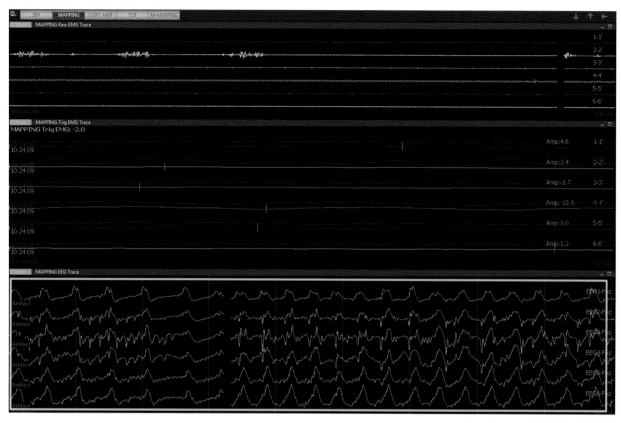

图 8-2-6　图中 EEG 显示 MEP 常见并发症的后放电状态

完整性，从而达到最大限度切除病灶并保护运动功能。Neuloh 等在 182 例脑运动区肿瘤手术中连续监测 MEP 变化，证实术中可逆性电位变化可导致一过性的运动功能损害，而不可逆性电位变化则可能造成新发永久性瘫痪[41]。

　　Tce-MEP 刺激电极根据国际 10-20 脑电图系统，通常放置在 C3 和 C4 位置，有时放置在 C3 和 C4 前 2 cm 处。C1 和 C2 位置也是可以放置的，分别位于 C3 和 C4 的内侧。电极应该位于手术侧半球上以方便定位功能区；当手术切口范围较大时，可适当置于 C3、C4 后方 2 cm，亦可获得较好的四肢 CMAP 电位[16]（图 8-2-7）。

　　刺激波可为单相方波 / 双相方波，刺激强度为 100~800 V，刺激间歇时间为 2 ms（1~10 ms），刺激间期为 0.1 ms（0.1~0.5 ms），串刺激 5（3~7）

个 / 次。现通常采用双相方波，增加刺激多脉冲串速率至 100~500 P/S 和增加刺激间期，可在低电流、低电压强度下获得较好的波形。采用多脉冲刺激明显减少了肢体运动的发生，可在不干扰手术操作的情况下进行 MEP 监测[16]。

　　记录参数时，皮下针电极以肌腱、肌腹的方式置于对侧面部肌肉，或上肢肌肉如前臂屈肌群、拇短展肌、小指展肌，或下肢肌群如股四头肌、腓肠肌和胫骨前肌，或躯干肌群如肋间肌、腹直肌等，记录所获 CMAP 的波幅和潜伏期（200~2000 μV 的多相波形）（图 8-2-8、图 8-2-9）。记录时带通滤波范围为 30~1 500 Hz，关闭 50 Hz 或者 60 Hz 陷波滤波器，信号平均次数为 1 次，信号分析时间为 100 ms。

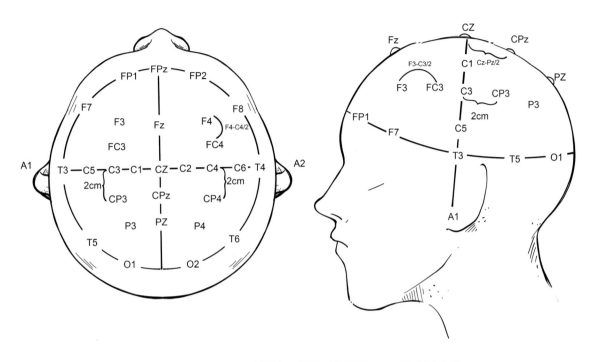

图 8-2-7　Tce-MEP 刺激电极放置通常使用 10-20 脑电图系统

通常放置在 C3 和 C4 位置，根据切口有时放置在 C3 和 C4 前后 2 cm 处，即 FC3、FC4 和 CP3、CP4
处，C1 和 C2 位置也是可以放置的

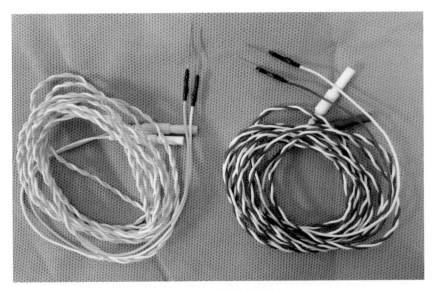

图 8-2-8　磁兼容电极

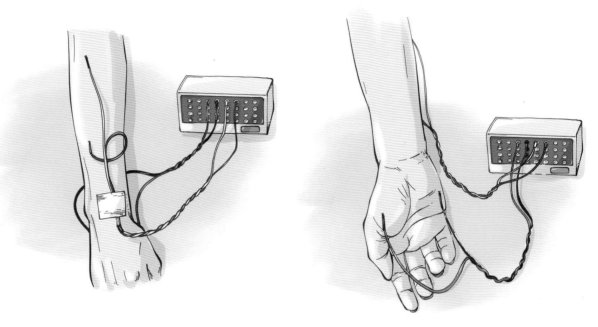

图 8-2-9　胶质瘤手术中手运动监测皮下针电极放置位置

二、直接皮质电刺激和直接皮质下电刺激

运用术中直接电刺激技术，既可行术中皮质功能定位，又可行皮质下神经传导束的功能监测与追踪，是目前脑功能区定位的金标准。De Witt Hamer 等对 73 项研究的共 8 091 例成人幕上胶质瘤手术进行的荟萃分析结果显示，术中定位组患者术后早期并发症、术后晚期并发症及严重并发症率分别为 30.3%、7.1% 及 4.6%，低于常规手术组；此外，术中定位组的肿瘤全切率高于常规手术组。因此术中定位可在提高肿瘤全切率的同时降低远期神经功能障碍[42]。直接皮质电刺激（direct corticoelectrical stimulation，DCS）定位大脑运动皮质适用于位于功能区或附近的半球胶质瘤手术[43]。Carrabba 等分析 146 个运动区手术的病例，133 例成功定位运动皮质，其中 10.9% 患者术后发生一过性运动功能损伤，3.5% 发生永久性瘫痪[43]。DCS 定位运动传导通路常用于术中确定病变切除后的边缘、白质区域、内囊及皮质放射，定位锥体束的边界，明确肿瘤与锥体束的关系和切除范围[44-46]。Keles 等对 294 例累及锥体束的脑胶质瘤患者进行 DCS 与直接皮质下电刺激（direct subcortical stimulation，DsCS）监测，阳性率分别为 94% 和 51%，据此指导手术切除范围使手术更加安全[46]。

（一）双极刺激器直接电刺激定位运动皮质（图 8-2-10）

刺激波为双相方波脉冲，脉冲频率 60 Hz，刺激持续时间 1 ms，刺激强度一般为 1.5~6 mA。电流自 1.5 mA 开始，0.5 mA 递增（等同于单相波的 1 mA），通过置于皮质的条形电极获取的脑电图记录有无后放电，出现后放电则表示刺激强度已足够，在整个监测过程中保持该刺激强度。运动皮质直接电刺激主要表现为引出患者对侧肢体指（趾）、腕（踝）关节或前臂收缩，或以记录到相应的 CMAP 为阳性。由于不同个体敏感性、电传导及电流溢出不同，引起脑电图后发放的刺激强

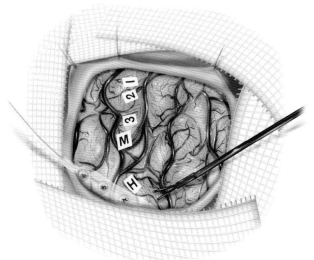

图 8-2-10　双极刺激器直接电刺激定位运动皮质并用字母标签标记

H 用于代表手部运动，M 用于代表口唇运动

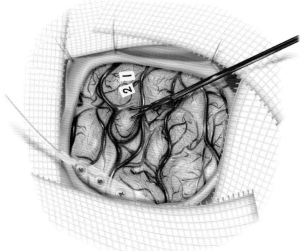

图 8-2-11　双极刺激器直接电刺激定位语言皮质，用主要数字标签标记阳性语言区

度变异较大，但刺激强度不宜超过 8~10 mA，以免癫痫发作。具体刺激强度以不引发癫痫、脑电图记录到后放电、肌电图记录到肌肉活动为准。多脉冲刺激使用与经颅 MEP 相似的非连续短刺激，低强度电流或串刺激相对较少诱发癫痫和引发较小的肢体动作，设刺激间歇时间为 2~4 ms，刺激间期为 0.2~0.5 ms，串刺激为 5 个 / 次，电流强度为 1~7.5 mA。通常使用 SSEP 定位运动-感觉区后行直接皮质电刺激。DCS 按照 5 mm × 5 mm 逐一刺激功能区，同一部位不宜持续刺激 2 次以上。

（二）双极刺激器直接电刺激定位语言皮质（图 8-2-11）

对于语言皮质电刺激，须采用唤醒麻醉方式。以引出刺激部位附近出现后放电的刺激强度阈值，或以引出运动反应的最小强度为刺激阈值，再以此阈值下 1 mA 为标准刺激强度进行刺激，一般为 2~6 mA，其余刺激参数同双极刺激器直接电刺激定位运动皮质。监测过程中，患者出现计数中断或计数错误时标记此处为运动性语言中枢。病

变切除后再次行皮质及皮质下电刺激确认运动区及语言区。使用语言任务模式可为自发语言、图片命名、计数、书写、理解和转换任务、Token 试验等。语言皮质直接电刺激主要表现为负性抑制，刺激过程中出现命名中断、延迟或混乱、言语或计数中断、构音障碍、发音错误、理解障碍、表达错误、机械重复、断续言语等均提示阳性。在执行图片命名任务中，至少两次出现同一幅图片中有一次不刺激；同一部位间隔刺激 3 次，判断刺激结果；注意让患者休息及恢复，避免假阴性及刺激疲劳。

（三）直接电刺激定位运动通路

运用单极刺激器或双极刺激器进行皮质下直接电刺激识别运动通路成为了常用的术中电生理监测手段（图 8-2-12），在胶质瘤手术中表现出显著有效性 [47, 48]。皮质下电刺激可以较可靠地提示重要的白质传导束，并提示其距刺激点的距离，但是无法精确表述传导束的具体位置和走向，故一般将 DsCS 与 DTI 成像联合使用 [48-50]。

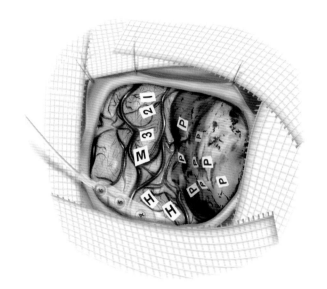

图 8-2-12 直接皮质下电刺激用于皮质下运动传导束的确定

直接电刺激定位运动通路刺激参数一般有两种：① 刺激波为双相方波脉冲，脉冲频率 60 Hz，刺激持续时间 1 ms，刺激强度 2~10 mA。电流自 5 mA 开始，按 1 mA 递增或递减，并通过皮质脑电图记录有无后放电，以引出患者对侧肢体指（趾）、腕（踝）关节或前臂收缩，或记录到相应的 CMAP 为阳性。② 单极或双极探头的成串刺激（单极比双极更具优越性），刺激间期 0.2~0.5 ms，刺激间歇时间为 2~4 ms，串刺激为 5 个/次。刺激强度与距传导束距离存在 1 mm/1 mA 的关系，即 1 mA 刺激阳性则离锥体束距离约为 1 mm[51]。

在合理控制刺激参数的前提下，应用高达 16~20 mA 的刺激强度的皮质下电刺激也不易导致患者术中癫痫，高电流皮质下电刺激在一定程度上提高了发现阳性位点的概率，为手术提供了更多的锥体束空间位置的信息；皮质下电刺激的脑组织应避免过多血液和其他液体蓄积周围，导致电流分流或短路，使监测获得假阴性结果。

（四）直接电刺激定位语言通路

语音-语义双通路模型是现阶段用于解释听和说之间关系的主流模型，分背侧流和腹侧流两条加工流[52, 53]。背侧流中白质纤维束包括上纵束（SLF）和弓状束。弓状束穿过缘上回和中央前回，将颞上回和颞中回的后部与中央前回腹侧、额下回岛盖部和额中回后部相连。背侧流不仅对发音方式技巧进行加工，同时对单词发音片段的顺序进行加工，此外还负责句子生成中句法处理和单词排序[52, 54-56]。构音障碍、复述困难或言语中止等症状可在背侧流通路受损或术中电刺激后出现[57, 58]。本团队研究发现，弓状束和 SLF-III 在中央前回腹侧的终末端与术中电刺激时发现的言语中止位点一致性较高[59]。腹侧流中白质纤维束由下额枕束、下纵束和钩状束构成。下额枕束跨过角回、颞上回和岛叶，将后颞叶和枕叶与额下回（三角部）和背外侧前额叶（额中回额上回后部）相连。下纵束跨过颞中回和颞下回，将中下枕叶与颞极相连。钩状束将前颞叶与额下回（眶部）相连[60-62]。腹侧流主要负责词汇和句子的生成，包括语义到词汇的映射和词汇的检索[54]。

但是以上模型的建立过程，主要通过 DCS 的结果及磁共振白质纤维束的结果推导而出，因此需要可直接反映语言网络的电刺激方法，其中皮质-皮质间诱发电位（cortico-cortical evoked potential，CCEP）是指借助颅内电极刺激局部脑区，在刺激电极附近部位和（或）远隔部位记录到的与电刺激具有锁时关系的平均电位反应，来反应语言网络。虽然 CCEP 的具体机制尚不明确，但是研究发现，CCEP 的波幅及潜伏期和连接刺激部位与记录部位之间的 DTI 通路数量显著相关[63]。随后 CCEP 被广泛应用在语言通路的研究，包括背侧通路[64-69]、腹侧通路[70]及额斜束[71]。

刺激波为单相方波脉冲，脉冲频率 1 Hz，方波脉冲宽度为 0.1~1 ms，通过放置在皮质上的一对相邻电极以双极方式传递。刺激强度设置为 10~15 mA，刺激间期 0.3 ms。记录皮质电图的采样频率为 1 000~5 000 Hz，低频滤波器设置为 0.08~1 Hz。参考电极均置于对侧乳突的皮肤上。

CCEP 是通过平均皮质电图得到的，时间窗为 −100~500 ms，时间锁定于刺激发生时。在每个阶段，为了确认每个反应的重现性，对 2~3 个包含 20~30 个刺激的试验分别取平均值。

三、经皮质电刺激运动诱发电位的连续监测

经皮质电刺激运动诱发电位的连续监测（持续 MEP）主要用于涉及运动区及运动传导通路的肿瘤手术，实时监测运动通路的完整性[41]。Krieg 等评价了 115 例运动区胶质瘤的持续 MEP 的结果，技术成功率达 97.4%，其中 65.2% 的病例术中 MEP 稳定，25.0% 的病例出现波幅下降超过 50% 后恢复，另外 9.8% 的病例出现不可逆 MEP 丧失。在 25.0% 出现可逆性下降的病例中，64.4% 无术后功能障碍，32.0% 有一过性运动障碍，3.6% 有永久性障碍；另外 65.2%MEP 稳定的病例中无假阴性[72]。

刺激波为双相方波脉冲，脉冲频率小于 1 Hz，刺激持续时间 0.2~1 ms；增加刺激持续时间和（或）增加成串脉冲速率，可降低刺激强度。在手术区域邻近的功能皮质表面贴敷固定条形硬膜下电极或直接应用 SSEP 定位中央沟的条形硬膜下电极。以直接接触功能皮质表面的 2 点盘形电极为刺激阴、阳极，刺激强度 20~100 V，电压自 50 V 开始，每次递增 5 V，以引出患者对侧肢体肌肉稳定的 CMAP 为基线，在肿瘤切除过程中持续行经皮质电刺激，频率为 1 次 / 分钟，所获得的 CAMP 与基线进行比较。在颅内深部邻近脑干及接近锥体束手术操作时可增加刺激频率至 5~10 次 / 分钟。

推荐：①用条形硬膜下电极作为记录电极定位运动-感觉区，然后再利用原电极片作为刺激电极行持续的经皮质电刺激 MEP。②双极电凝使用时会影响 CMAP 的波形，可设置 FSI/artifact 进行排除干扰波形或在叠加图形中直接删除干扰波。③因超声刀对监测无任何干扰因素，建议在接近锥体束的手术操作中使用超声刀，方便即时行 5~10 次 / 分钟的 CMAP 叠加。④当监测出现阳性结果时，可先暂停手术，检查是否有导致假阳性的因素。⑤当监测出现阳性结果时，可配合皮质下电刺激进行验证。⑥以 2 个盘形电极作为刺激回路，激发兴奋的皮质范围有所限定。⑦根据手术切除范围调整电极位置，多半以对侧手臂肌肉能够获得稳定 CAMP 基线为标准。

第 3 节 · 影像导航辅助术中神经电生理监测

在影像导航下使用电生理监测时根据影像导航设计手术切口，开颅后暴露脑皮质，使用 SSEP 位相倒置技术定位中央沟及相应的感觉-运动皮质。在功能神经导航下，以 fMRI 激活区作为直接皮质电刺激排查脑功能的重点区域，逐一定位相关功能皮质后，以消毒标签标识，然后使患者处于麻醉状态。距离阳性刺激区域不小于 1 cm 处切开皮质，导航辅助下行手术操作。当切除至 DTI Fiber Tracking 导航显示手术切缘距离相应功能传导束 2 cm 范围内时，唤醒患者，重复执行皮质下电刺激，以监测传导通路的完整性。当诱发出靶肌群 CMAP、相应肌群收缩或诱发言语中断、计数错误时终止进一步切除，加深麻醉，止血完成手术。

术中磁共振（intraoperative magnetic resonance imaging，iMRI）与术中神经电生理监测联合应用存在产生 iMRI 成像伪影、影像畸变、监测不成功、顺磁性材料电极移位及医疗器械的损坏等潜

在风险，因此需要注意以下事项：①进行 iMRI 扫描时，拆除刺激器及前置放大器，切断导电线与控制器的电流通路。②不扫描时，磁体应放置在床头下（低场强 iMRI）或者移出手术区域（高场强 iMRI）。③刺激器、前置放大器尽可能地远离 iMRI 磁体。④避免导电线缠绕成弧形。⑤根据手术部位选择监护模式，尽可能减少头部电极植入数量。⑥当局部"伪影"影响观察区域，移动电极位置、拆除电极或者更换线圈。⑦如有条件，选择铂金等磁安全性电极。

第 4 节 · 躯体感觉诱发电位

躯体感觉诱发电位（SSEP）指刺激周围神经在大脑皮质区记录到的电位，它在一定程度上反映了特异性躯体感觉传入通路、脑干网状结构及大脑皮质的功能状态。SSEP 广泛用于动脉瘤、脑动静脉畸形、颈动脉内膜剥脱术等脑血管病及幕上、幕下肿瘤的术中监测；也常用于脊柱如脊柱矫形、脊柱退行性疾病等的手术治疗。SSEP 具有连续性、可重复性和可识别的波形，在监测功能方面有一定优势。在电刺激外周神经后在中央后回可以记录到一个双相的负-正诱发电位（N20，P30），在中央前回记录到一个相位完全倒置、双相的正-负诱发电位（P22，N33）。基于 SSEP 在中央区位相倒置的特性，在手术中辨别感觉和运动皮质区边界非常实用可靠[73]。Kombos 等在中央沟附近手术中应用中央区位相倒置技术成功率为 97.14%[74]（图 8-4-1、图 8-4-2）。

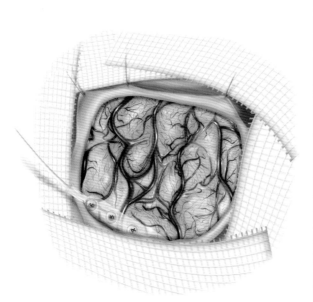

图 8-4-1　将 SSEP 电极片置于皮质与硬膜之间，基于 SSEP 在中央区位相倒置的特性，在手术中辨别中央沟

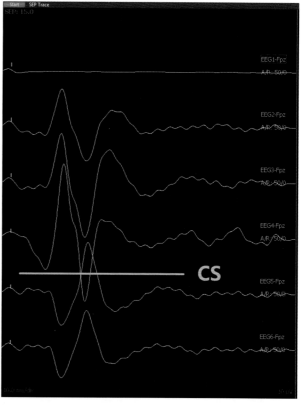

图 8-4-2　SSEP 定位中央沟，电极 4 和电极 5 之间出现位相倒置，可以判断电极 4 和电极 5 之间为中央沟

SSEP 术中监测适应证是：①术前利用诱发电位的位相倒置特点确定中央沟，鉴别大脑半球功能区，术中监测经过脑干和大脑皮质的感觉通路的完整性。②术中体感诱发电位的变化，主要是观察波幅和潜伏期变化。SSEP 术中监测的报警标准常用的预警标准为波幅降低超过 50% 或潜伏期延长 10% 以上[75]。

SSEP 术中监测的麻醉需要注意影响 SSEP 监测结果的生理学因素，包括：体温、组织灌注、血氧水平与通气、颅内压等。静脉麻醉剂对 SSEP 影响较小，常用异丙酚全静脉麻醉。吸入麻醉药对皮质下和外周 SSEP 的影响轻微，但是因为 SSEP 常与 MEP 联合运用，MEP 对吸入麻醉很敏感，故通常全凭静脉麻醉典型的推荐药物还是为丙泊酚与瑞芬太尼组合使用，建议不要使用肌松药。

SSEP 刺激部位为上肢腕部正中神经（腕横纹正中上 2 cm）或尺神经（尺侧腕屈肌腕横纹处或肘部尺神经沟处）（图 8-4-3、图 8-4-4），下肢内踝部胫后神经（内踝后 2 cm）或腓骨头的腓神经；

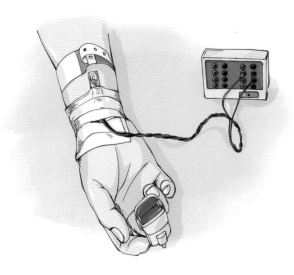

图 8-4-3　SSEP 监测手功能常用刺激部位为上肢腕部正中神经

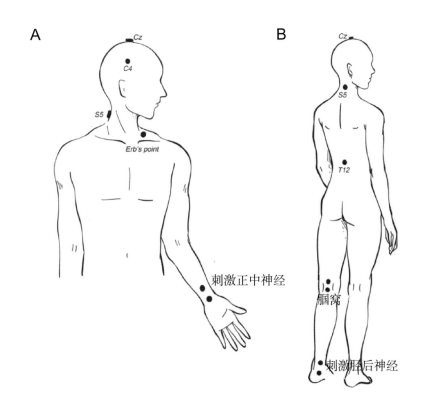

图 8-4-4　SSEP 刺激部位为上肢腕部正中神经

A. 记录电极放置点为锁骨上窝处的 Erbs 点，C5 椎体水平放置颈部电极，头皮电极记录点为 C4；B. 下肢内踝部胫后神经放置下肢刺激电极，记录电极放置点腘窝点电极，T12 水平放置腰电极，C5 椎体水平放置颈部电极，头皮电极 CZ

刺激波为恒流单相脉冲，刺激强度为 15~25 mA，在下肢胫后神经刺激时可能适当增加，刺激间期 0.1~0.3 ms，刺激频率 2.1~4.7 Hz。

参数记录部位原则为位于记录点下方，位于手术危险区域，以确保监测通路通过位于危险状态下的神经区域；上肢为锁骨上窝处的 Erbs 点，第 2~5 颈椎椎体水平放置颈部电极，头皮电极记录点为 C3、C4；下肢为腘窝电极，腰电极位于 T12 或 L1 水平，第 2~5 颈椎椎体水平放置颈部电极，头皮电极 CZ；直接皮质记录时常使用条形或网格状阵列电极，带通滤波范围 30~3 000 Hz，关闭 50 Hz 或者 60 Hz 陷波滤波器，重复信号平均次数 300~500 次；信号分析时间上肢为 50 ms、下肢为 100 ms。

第 5 节 · 大脑半球手术中神经电生理监测流程

大脑半球手术时，在根据术前导航信息暴露切除肿瘤所需的皮质后（图 8-5-1 ①），将 SSEP 电极片置于皮质与硬膜之间，基于 SSEP 在中央区位相倒置的特性，在手术中辨别中央沟（图 8-5-1 ②）。随后在 MEP 监测上文所阐述的不同参数，分别定位出皮质上语言及运动功能区，用数字表示语言阳性位点，同时用 H 及 M 表示手运动区及其他运动区，其外可用 S 表示感觉区，用 T 表示口唇运动区（图 8-5-1 ③ ~ ⑱）。在标记出重要的脑功能区域后，在安全的区域根据手术要求切开皮质进行肿瘤切除术（图 8-5-1 ⑲ ~ ㉒）。在皮质下进行手术操作时，当肿瘤深部靠近重要传导束时，继续行皮质下电刺激监测，当靠近传导束时预留止血所需的距离并停止肿瘤切除操作，使用 P 标识皮质下阳性位点（图 8-5-1 ㉓ ~ ㊺）。在肿瘤最大安全范围内切除后，在电生理监测下行随后的止血操作。最后移去阳性位点的标记，进行关颅操作（视频 8-1）。

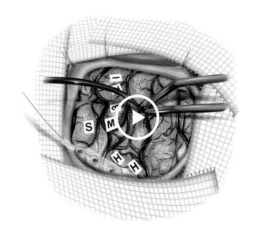

视频 8-1
术中电生理监测

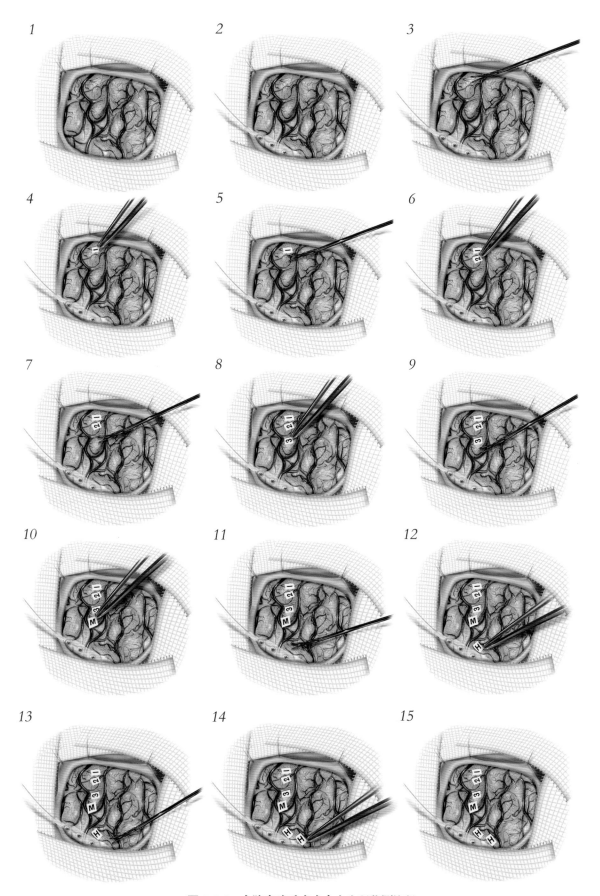

图 8-5-1 大脑半球手术术中电生理监测流程

16

17

18

19

20

21

22

23

24

25

26

27

28

29

30

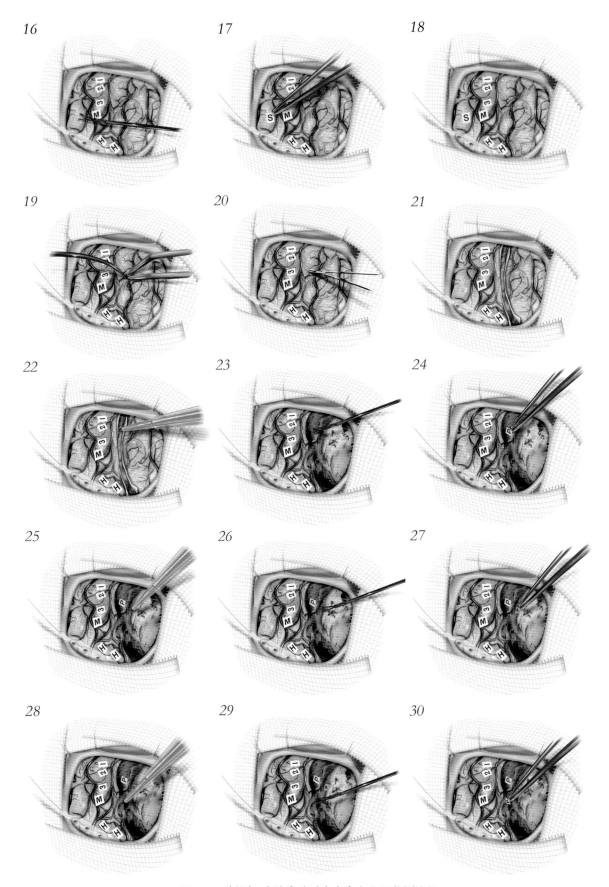

图 8-5-1（续） 大脑半球手术术中电生理监测流程

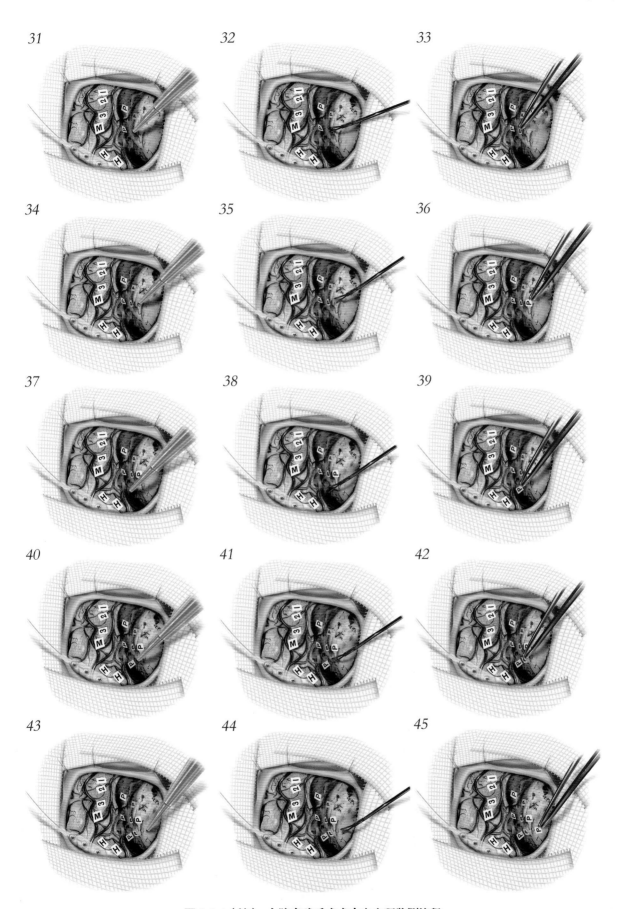

图 8-5-1（续） 大脑半球手术术中电生理监测流程

第 6 节 · 脑干胶质瘤手术中的神经电生理监测策略

在脑干手术中，一个小范围聚集了大量的神经结构，因此对脑干手术的 IONM 策略更应该联合使用多种监测手段来降低神经的不可逆损伤。传统的神经生理监测方法如体感诱发电位和脑干听觉诱发电位被广泛应用。然而，这两种方法仅可评估到不到 20% 的脑干区域的功能。因此还需要联合 MEP、肌电图、脑干以及神经核团刺激等多种手段完善术中的覆盖面。

一、脑干听觉诱发电位

脑干听觉诱发电位的波峰可以记录到 Ⅰ ~ Ⅶ的波，各波与解剖位置有大致对应关系：Ⅰ 为听神经颅外部分，Ⅱ 为听神经颅内部分、耳蜗神经核，Ⅲ 为耳蜗神经核，Ⅳ 为外侧丘系、上橄榄核复合体，Ⅴ 为下丘脑、对侧的外侧丘系，Ⅵ 为内侧膝状核，Ⅶ 为丘脑辐射。大部分波峰是多个发生器累积的结果，尽管不是所有的发生器都获得了证实，但是它们仍可以指出损伤发生的大致位置，因此有重要临床意义。术中监测一般使用 Ⅰ、Ⅲ、Ⅴ 来指导手术。

脑干听觉诱发电位适应证包括脑干区域手术，尤其是靠近桥小脑角的手术中，监测听神经和脑干的功能。脑干听觉诱发电位很少受到麻醉剂的影响，故麻醉方式中可使用静脉麻醉药物、吸入麻醉剂和肌松药。监测指标为诱发电位的潜伏期延长、波幅降低有重要意义。刺激类型是刺激声音为宽带咔嗒音，刺激频率为 5~12 次 /s，常用 11.9次 /s 减少伪差，为快速得到结果可使用 50 次 /s。

刺激极性为一般使用交替性咔嗒音，但对于严重高频听力丧失的患者，使用稀疏或压缩咔嗒音效果较好。刺激强度声压水平为 100 dB pe SPL、听力水平为 60~70 dB HL，非声音刺激侧 60 dB pe SPL（30~35 dB HL）空白干扰音。记录部位 3 个记录电极位置：头顶阳性电极（Cz）、两侧乳突阴性电极（M1、M2）或者耳垂（A1、A2），系统带通低通为 10~30 Hz，高通为 2 500~3 000 Hz，信号分析时间为 10~15 ms，信号平均次数为 1 000~4 000 次。脑干听觉诱发电位经典报警标准是 Ⅴ 波波幅下降超过 50%，潜伏期延长 0.80 ms以上 [76]。常规记录 Ⅰ、Ⅲ、Ⅴ 波形的反应潜伏期和 Ⅰ、Ⅴ 波形的波幅，以及 Ⅰ ~ Ⅲ、Ⅲ ~ Ⅴ、Ⅰ ~ Ⅴ 的峰间潜伏期，任何 >基线 1.5 ms 的潜伏期延长或波幅变化 > 50% 都需查找原因。需要注意骨钻引起的噪声对耳蜗造成影响进而影响脑干听觉诱发电位记录；液体或灌洗液进入中耳会导致中耳传导减弱，应及时清除。

二、肌电图

通过记录肌电图的情况可以了解支配肌肉的神经功能状态，并可在术中有目的地刺激神经以评价运动神经通路的完整性或在术野确定神经的位置。肌电图分为自由描记肌电图和激发肌电图。理论上肌电图记录可以用来监测任何带有运动成分的神经。

肌电图虽最常用于桥小脑角手术中监测面神经功能和微血管减压手术，但在脊柱、脊髓、神经根手术等可能造成运动神经损伤的手术中也可应用。除了神经肌肉阻滞剂外，麻醉药物及术中其他生理学变化对 EMG 影响极小[7]。刺激方式为恒流刺激或恒压刺激，相应刺激间期 0.1~0.2 ms 和 0.2 ms，对应正常神经刺激反应阈值 0.05~0.5 mA 和 0.05~0.2 V，刺激频率 1~10 Hz，记录部位导联设置在目标神经支配的肌肉。监测指标为肌群收缩反应、复合肌肉动作电位、自由描记肌电图。

动眼神经记录电极放在同侧眼外肌上；滑车神经记录电极放在同侧上斜外肌上；外展神经记录电极放在同侧外直肌上；三叉神经监测记录电极放在同侧咀嚼肌上，观察肌肉收缩及记录肌肉动作电位。手术监测时可能会出现口轮匝肌和咬肌互相干扰，可根据刺激神经后出现肌肉收缩的反应潜伏期鉴别：面神经反应潜伏期大约为 7 ms，三叉神经一般 < 5 ms。面神经监测肌电图常用于监测术前面神经功能完整性，指导鉴别面神经与周围组织的关系，肿瘤切除后用于评估面神经功能保留情况。记录导联设置在术侧眼轮匝肌和口轮匝肌或额肌，肿瘤切除后，在脑干端以 0.05~0.2 mA 的强度刺激面神经得到诱发电位提示面神经功能保护良好。听神经监测常通过听觉诱发电位的方式来术中监测听神经功能，详见前述。舌咽神经监测时，一对针电极插在手术侧的软腭上来间接记录颈突咽肌的肌电活动。迷走神经监测记录电极可贴附在气管插管上。副神经监测记录电极放在同侧斜方肌或胸锁乳突肌上。舌下神经监测记录电极放在舌头上。

自由描记肌电图出现任何形式的肌电反应都说明神经受到一定程度的激惹或损伤[77]。激发肌电图为直接刺激运动神经元轴突产生的肌电反应。单个爆发的肌肉收缩反应通常与直接的神经受激惹有关，连续爆发的肌肉收缩反应通常与持续牵拉、压迫有关，手术中出现这两种肌肉收缩反应尤其是后者时要及时查找原因。

三、神经核团刺激

神经核团刺激是一种定位第四脑室底脑神经核团的神经电生理监测方法，这项技术可以预防脑干或其他邻近部位肿瘤切除术对脑神经运动核团的损伤[78]。刺激间期为 0.2 ms，刺激频率 4 Hz，正常神经刺激反应阈值 0.3~2 mA。监测指标为自发或诱发的肌群收缩反应或出现复合肌肉动作电位，具体记录电极放置位置同脑神经监测，详见前述。当手术部位接近第四脑室底时，使用手持刺激器对第四脑室底不同部位进行刺激可以导致不同肌群的肌电反应，这些肌电反应可以帮助定位脑神经运动核团及寻找接近脑干的最佳手术入路。然而这项技术只是一种定位技术而不是实时监测技术，只能在肿瘤切除间歇使用，不能持续使用以判断运动通路完整性，因此使用这项技术并不能完全预防肿瘤切除术过程中的神经损伤，但可指导外科医生选择最安全的接近低位脑干的方法。

IONM 是定位术野脑功能区、监测血供情况、预警术后神经功能障碍和后遗症风险的非常有效的方法，可帮助避免永久性神经损伤。IONM 通过麻醉医生、外科医生和神经生理学家之间的密切合作，大大降低术后神经损伤的风险和发生率。

参考文献

[1] 中国医师协会神经外科分会神经电生理监测专家委员会 . 中国神经外科术中电生理监测规范 (2017 版)[J]. 中华医学杂志 , 2018, 98(17):1283-1293.

[2] Holdefer R N, Skinner S A. Commentary: The value of intraoperative neurophysiological monitoring: Evidence, equipoise and outcomes[J]. J Clin Monit Comput, 2017, 31(4):657-664.

[3] Howick J, Cohen B A, McCulloch P, et al. Foundations for evidence-based intraoperative neurophysiological monitoring[J]. Clin Neurophysiol, 2016, 127(1):81-90.

[4] Skinner S A, Cohen B A, Morledge D E, et al. Practice guidelines for the supervising professional: Intraoperative neurophysiological monitoring[J]. J Clin Monit Comput, 2014, 28(2):103-111.

[5] 吴劲松, 许耿, 毛颖, 等. 华山医院术中神经电生理监测临床实践规范介绍 [J]. 中国现代神经疾病杂志, 2012, 12(6):660-668.

[6] 中国脑胶质瘤协作组. 唤醒状态下切除脑功能区胶质瘤手术技术指南 (2014 版)[J]. 中国微侵袭神经外科杂志, 2014, 19(10):479-485.

[7] Shils J L, Sloan T B. Intraoperative neuromonitoring[J]. Int Anesthesiol Clin, 2015, 53(1):53-73.

[8] Banoub M, Tetzlaff J E, Schubert A. Pharmacologic and physiologic influences affecting sensory evoked potentials: Implications for perioperative monitoring[J]. Anesthesiology, 2003, 99(3):716-737.

[9] Merton P A, Morton H B. Stimulation of the cerebral cortex in the intact human subject[J]. Nature, 1980, 285(5762):227.

[10] Taniguchi M, Cedzich C, Schramm J. Modification of cortical stimulation for motor evoked potentials under general anesthesia: Technical description[J]. Neurosurgery, 1993, 32(2):219-226.

[11] MacDonald D B. Overview on criteria for MEP monitoring[J]. J Clin Neurophysiol, 2017, 34(1):4-11.

[12] Journee H L, Berends H I, Kruyt M C. The percentage of amplitude decrease warning criteria for transcranial MEP monitoring[J]. J Clin Neurophysiol, 2017, 34(1):22-31.

[13] Calancie B. Intraoperative neuromonitoring and alarm criteria for judging MEP responses to transcranial electric stimulation: The threshold-level method[J]. J Clin Neurophysiol, 2017, 34(1):12-21.

[14] Yamamoto T, Katayama Y, Nagaoka T, et al. Intraoperative monitoring of the corticospinal motor evoked potential(D-wave): Clinical index for postoperative motor function and functional recovery[J]. Neurologia Medico-Chirurgica, 2004, 44(4):170-180.

[15] Katayama Y, Tsubokawa T, Maejima S, et al. Corticospinal direct response in humans: Identification of the motor cortex during intracranial surgery under general anaesthesia[J]. Journal of Neurology, Neurosurgery, and Psychiatry, 1988, 51(1):50-59.

[16] American Society of Neurophysiological M. Intraoperative motor evoked potential monitoring-a position statement by the American Society of Neurophysiological Monitoring[J]. Clin Neurophysiol, 2013, 124(12):2291-2316.

[17] Berger M S, Rostomily R C. Low grade gliomas: Functional mapping resection strategies, extent of resection, and outcome[J]. Journal of Neuro-Oncology, 1997, 34(1):85-101.

[18] Duffau H, Capelle L, Denvil D, et al. Usefulness of intraoperative electrical subcortical mapping during surgery for low-grade gliomas located within eloquent brain regions: Functional results in a consecutive series of 103 patients[J]. Journal of Neurosurgery, 2003, 98(4):764-778.

[19] Duffau H, Lopes M, Arthuis F, et al. Contribution of intraoperative electrical stimulations in surgery of low grade gliomas: A comparative study between two series without(1985-96)and with(1996-2003)functional mapping in the same institution[J]. Journal of Neurology, Neurosurgery, and Psychiatry, 2005, 76(6):845-851.

[20] Zhang N, Yu Z, Hameed N U F, et al. Long-term functional and oncologic outcomes of glioma surgery with and without intraoperative neurophysiologic monitoring: A retrospective cohort study in a single center[J]. World Neurosurgery, 2018, 119:e94-e105.

[21] Pan S Y, Chen J P, Cheng W Y, et al. The role of tailored intraoperative neurophysiological monitoring in glioma surgery: A single institute experience[J]. Journal of Neuro-Oncology. 2020, 146(3):459-467.

[22] Bertani G, Fava E, Casaceli G, et al. Intraoperative mapping and monitoring of brain functions for the resection of low-grade gliomas: Technical considerations[J]. Neurosurgical Focus, 2009, 27(4):E4.

[23] Asimakidou E, Abut P A, Raabe A, et al. Motor evoked potential warning criteria in supratentorial surgery: A scoping review[J]. Cancers, 2021, 13(11).

[24] Woodforth I J, Hicks R G, Crawford M R, et al. Variability of motor-evoked potentials recorded during nitrous oxide anesthesia from the tibialis anterior muscle after transcranial electrical stimulation[J]. Anesth Analg, 1996, 82(4):744-749.

[25] Wassermann E M. Variation in the response to transcranial magnetic brain stimulation in the general population[J]. Clin Neurophysiol, 2002, 113(7):1165-1171.

[26] Sloan T B, Heyer E J. Anesthesia for intraoperative neurophysiologic monitoring of the spinal cord[J]. J Clin Neurophysiol, 2002, 19(5):430-443.

[27] Jones S J, Harrison R, Koh K F, et al. Motor evoked potential monitoring during spinal surgery: Responses of distal limb muscles to transcranial cortical stimulation with pulse trains[J]. Electroencephalogr Clin Neurophysiol, 1996, 100(5):375-383.

[28] Lang E W, Beutler A S, Chesnut R M, et al. Myogenic motor-evoked potential monitoring using partial neuromuscular

blockade in surgery of the spine[J]. Spine(Phila Pa 1976), 1996, 21(14):1676-1686.

[29] Macdonald D B, Al Zayed Z, Al Saddigi A. Four-limb muscle motor evoked potential and optimized somatosensory evoked potential monitoring with decussation assessment: Results in 206 thoracolumbar spine surgeries[J]. Eur Spine J, 2007, 16(Suppl 2):S171-187.

[30] Abboud T, Schaper M, Duhrsen L, et al. A novel threshold criterion in transcranial motor evoked potentials during surgery for gliomas close to the motor pathway[J]. Journal of Neurosurgery, 2016, 125(4):795-802.

[31] Szelenyi A, Langer D, Kothbauer K, et al. Monitoring of muscle motor evoked potentials during cerebral aneurysm surgery: Intraoperative changes and postoperative outcome[J]. Journal of neurosurgery. 2006, 105(5):675-681.

[32] Szelenyi A, Hattingen E, Weidauer S, et al. Intraoperative motor evoked potential alteration in intracranial tumor surgery and its relation to signal alteration in postoperative magnetic resonance imaging[J]. Neurosurgery, 2010, 67(2):302-313.

[33] Deletis V. Intraoperative monitoring of the functional integrity of the motor pathways[J]. Adv Neurol, 1993, 63:201-214.

[34] Morota N, Deletis V, Constantini S, et al. The role of motor evoked potentials during surgery for intramedullary spinal cord tumors[J]. Neurosurgery, 1997, 41(6):1327-1336.

[35] Kim S M, Kim S H, Seo D W, et al. Intraoperative neurophysiologic monitoring: Basic principles and recent update[J]. J Korean Med Sci, 2013, 28(9):1261-1269.

[36] Scheufler K M, Zentner J. Total intravenous anesthesia for intraoperative monitoring of the motor pathways: An integral view combining clinical and experimental data[J]. Journal of Neurosurgery, 2002, 96(3):571-579.

[37] Sloan T B. Muscle relaxant use during intraoperative neurophysiologic monitoring[J]. J Clin Monit Comput, 2013, 27(1):35-46.

[38] MacDonald D B. Safety of intraoperative transcranial electrical stimulation motor evoked potential monitoring[J]. J Clin Neurophysiol, 2002, 19(5):416-429.

[39] Yuen T G, Agnew W F, Bullara L A, et al. Histological evaluation of neural damage from electrical stimulation: considerations for the selection of parameters for clinical application[J]. Neurosurgery, 1981, 9(3):292-299.

[40] Ulkatan S, Jaramillo A M, Tellez M J, et al. Incidence of intraoperative seizures during motor evoked potential monitoring in a large cohort of patients undergoing different surgical procedures[J]. Journal of Neurosurgery, 2017, 126(4):1296-1302.

[41] Neuloh G, Pechstein U, Cedzich C, et al. Motor evoked potential monitoring with supratentorial surgery[J]. Neurosurgery, 2007, 61(1 Suppl):337-346;discussion 346-338.

[42] De Witt Hamer PC, Robles SG, Zwinderman A H, et al. Impact of intraoperative stimulation brain mapping on glioma surgery outcome: A meta-analysis[J]. Journal of Clinical Oncology: Official Journal of the American Society of Clinical Oncology, 2012, 30(20):2559-2565.

[43] Carrabba G, Fava E, Giussani C, et al. Cortical and subcortical motor mapping in rolandic and perirolandic glioma surgery: Impact on postoperative morbidity and extent of resection[J]. Journal of Neurosurgical Sciences, 2007, 51(2):45-51.

[44] Berger M S, Hadjipanayis C G. Surgery of intrinsic cerebral tumors[J]. Neurosurgery, 2007, 61(1 Suppl):279-304;discussion 304-275.

[45] Duffau H. Contribution of cortical and subcortical electrostimulation in brain glioma surgery: Methodological and functional considerations[J]. Neurophysiol Clin, 2007, 37(6):373-382.

[46] Keles G E, Lundin D A, Lamborn K R, et al. Intraoperative subcortical stimulation mapping for hemispherical perirolandic gliomas located within or adjacent to the descending motor pathways: Evaluation of morbidity and assessment of functional outcome in 294 patients[J]. Journal of Neurosurgery, 2004, 100(3):369-375.

[47] Berman J I, Berger M S, Chung S W, et al. Accuracy of diffusion tensor magnetic resonance imaging tractography assessed using intraoperative subcortical stimulation mapping and magnetic source imaging[J]. Journal of Neurosurgery, 2007, 107(3):488-494.

[48] Ohue S, Kohno S, Inoue A, et al. Accuracy of diffusion tensor magnetic resonance imaging-based tractography for surgery of gliomas near the pyramidal tract: A significant correlation between subcortical electrical stimulation and postoperative tractography[J]. Neurosurgery, 2012, 70(2):283-293;discussion 294.

[49] Mikuni N, Okada T, Enatsu R, et al. Clinical impact of integrated functional neuronavigation and subcortical electrical stimulation to preserve motor function during resection of brain tumors[J]. Journal of Neurosurgery, 2007, 106(4):593-598.

[50] Kamada K, Todo T, Ota T, et al. The motor-evoked potential threshold evaluated by tractography and electrical stimulation[J]. Journal of Neurosurgery, 2009, 111(4):785-795.

[51] Nossek E, Korn A, Shahar T, et al. Intraoperative mapping and monitoring of the corticospinal tracts with neurophysiological assessment and 3-dimensional ultrasonography-based navigation[J]. Clinical Article, Journal of Neurosurgery, 2011, 114(3):738-746.

[52] Hickok G, Poeppel D. The cortical organization of speech processing[J]. Nature Reviews Neuroscience, 2007;8(5):393-402.

[53] Hickok G, Poeppel D. Dorsal and ventral streams: A framework for understanding aspects of the functional anatomy of language[J]. Cognition, 2004, 92(1-2):67-99.

[54] Ries S K, Piai V, Perry D, et al. Roles of ventral versus dorsal pathways in language production: An awake language mapping study[J]. Brain Lang, 2019, 191:17-27.

[55] Matchin W, Hickok G. The Cortical Organization of Syntax[J]. Cereb Cortex, 2020, 30(3):1481-1498.

[56] Chang E F, Raygor K P, Berger M S. Contemporary model of language organization: an overview for neurosurgeons[J]. J Neurosurg, 2015, 122(2):250-261.

[57] Maldonado I L, Moritz-Gasser S, Duffau H. Does the left superior longitudinal fascicle subserve language semantics? A brain electrostimulation study[J]. Brain Struct Funct, 2011, 216(3):263-274.

[58] Galantucci S, Tartaglia M C, Wilson S M, et al. White matter damage in primary progressive aphasias: A diffusion tensor tractography study[J]. Brain, 2011, 134(Pt 10):3011-3029.

[59] Zhao Z, Liu Y, Zhang J, et al. Where is the speech production area? Evidence from direct cortical electrical stimulation mapping[J]. Brain, 2021, 144(7):e61.

[60] Wang P, Zhao Z, Bu L, et al. Clinical applications of neurolinguistics in neurosurgery[J]. Front Med, 2021, 15(4):562-574.

[61] Houston J, Allendorfer J, Nenert R, et al. White matter language pathways and language performance in healthy adults across ages[J]. Front Neurosci, 2019,13:1185.

[62] Sarubbo S, De Benedictis A, Merler S, et al. Structural and functional integration between dorsal and ventral language streams as revealed by blunt dissection and direct electrical stimulation[J]. Human Brain Mapping, 2016, 37(11):3858-3872.

[63] Conner C R, Ellmore T M, DiSano M A, et al. Anatomic and electro-physiologic connectivity of the language system: A combined DTI-CCEP study[J]. Comput Biol Med. 2011, 41(12):1100-1109.

[64] Vincent M A, Bonnetblanc F, Mandonnet E, et al. Measuring the electrophysiological effects of direct electrical stimulation after awake brain surgery[J]. J Neural Eng, 2020, 17(1):016047.

[65] Suzuki Y, Enatsu R, Kanno A, et al. The influence of anesthesia on corticocortical evoked potential monitoring network between frontal and temporoparietal cortices[J]. World Neurosurgery, 2019, 123:e685-e692.

[66] Tamura Y, Ogawa H, Kapeller C, et al. Passive language mapping combining real-time oscillation analysis with cortico-cortical evoked potentials for awake craniotomy[J]. Journal of Neurosurgery, 2016, 125(6):1580-1588.

[67] Enatsu R, Kanno A, Ohtaki S, et al. Intraoperative subcortical fiber mapping with subcortico-cortical evoked potentials[J]. World Neurosurgery, 2016, 86:478-483.

[68] Yamao Y, Suzuki K, Kunieda T, et al. Clinical impact of intraoperative CCEP monitoring in evaluating the dorsal language white matter pathway[J]. Hum Brain Mapp, 2017, 38(4):1977-1991.

[69] Saito T, Tamura M, Muragaki Y, et al. Intraoperative cortico-cortical evoked potentials for the evaluation of language function during brain tumor resection: Initial experience with 13 cases[J]. Journal of Neurosurgery, 2014, 121(4):827-838.

[70] Nakae T, Matsumoto R, Kunieda T, et al. Connectivity gradient in the human left inferior frontal gyrus: Intraoperative cortico-cortical evoked potential study[J]. Cereb Cortex, 2020, 30(8):4633-4650.

[71] Ookawa S, Enatsu R, Kanno A, et al. Frontal fibers connecting the superior frontal gyrus to broca area: A corticocortical evoked potential study[J]. World Neurosurgery, 2017, 107:239-248.

[72] Krieg SM, Shiban E, Droese D, et al. Predictive value and safety of intraoperative neurophysiological monitoring with motor evoked potentials in glioma surgery[J]. Neurosurgery, 2012, 70(5):1060-1070;discussion 1070-1061.

[73] Cedzich C, Taniguchi M, Schafer S, et al. Somatosensory evoked potential phase reversal and direct motor cortex stimulation during surgery in and around the central region[J]. Neurosurgery, 1996, 38(5):962-970.

[74] Kombos T, Suess O, Funk T, et al. Intra-operative mapping of the motor cortex during surgery in and around the motor cortex[J]. Acta Neurochirurgica, 2000, 142(3):263-268.

[75] Nuwer M R, Dawson E G, Carlson L G, et al. Somatosensory evoked potential spinal cord monitoring reduces neurologic deficits after scoliosis surgery: Results of a large multicenter survey[J]. Electroencephalogr Clin Neurophysiol, 1995, 96(1):6-11.

[76] Watanabe E, Schramm J, Strauss C, et al. Neurophysiologic monitoring in posterior fossa surgery. II. BAEP-waves I and V and preservation of hearing[J]. Acta Neurochirurgica, 1989, 98(3-4):118-128.

[77] Nair D G. Intraoperative mapping of roots, plexuses, and nerves[J]. J Clin Neurophysiol, 2013, 30(6):613-619.

[78] Deletis V, Fernandez-Conejero I. Intraoperative monitoring and mapping of the functional integrity of the brainstem[J]. J Clin Neurol, 2016, 12(3):262-273.

第 9 章
唤醒麻醉下直接电刺激脑功能定位技术及定位任务设计与定位策略

卜峻浩　周裕瑶　章捷　吴劲松

虽然随着对胶质瘤病理分类的认识逐步深入，世界卫生组织提出了依据其分子病理类型的高度个性化的治疗策略，但最大限度地安全切除仍旧是胶质瘤治疗的首选[1]。由于胶质瘤在全脑广泛分布的特征，如何在脑功能保护的前提下对侵犯或邻近功能区的病灶实行最大范围的安全切除，是目前脑胶质瘤手术领域探讨的热点与难点问题。

唤醒麻醉下直接电刺激技术（direct electrical stimulation，DES，以下简称"直接电刺激"）作为一项古老的技术，肇始于 19 世纪末期，并于 20 世纪 30 年代由 Penfield 开创性地将其应用于神经外科手术中。在此之后，Ojemann、Duffau、Berger 及其他神经外科医生都利用该技术在术中个体化地对患者的脑功能区进行定位并对患者的脑功能实现了良好的保护。目前，该技术已在全球各大神经外科中心广泛开展，业已成为当下功能区病灶切除手术中的常规流程。

在这一章中，我们将以一项大样本的 Meta 分析对唤醒麻醉下直接电刺激技术的临床有效性进行评价，充分阐述唤醒手术相比于传统全麻手术在患者术后神经功能保护及肿瘤切除程度方面的优越性。随后我们还将基于既往国内外各单位的相关文献报道及本单位的十余年实践经验，对直接电刺激的电刺激参数及定位任务进行系统性的梳理，并总结适合我国汉语人群的定位任务设计和选择原则。

第 1 节 · 唤醒麻醉下直接电刺激技术的临床有效性

唤醒麻醉下直接电刺激技术目前已经是较为流行的脑功能区定位技术。部分研究指出，该技术可以最大程度地减少术后语言障碍的发生率，并将其与其他功能定位技术，如功能磁共振成像（fMRI）和正电子发射显像（PET）进行比较[2-5]。但是，这些研究大多数都是回顾性病例报告或队列研究，鲜有文献直接对唤醒手术和传统的全身麻醉手术进行直接比较。2012 年，De Witt Hamer[6] 等人对唤醒手术及全身麻醉的队列研究中报道的患者术后神经功能预后进行荟萃分析，发现前者的术后早期神经功能障碍的发生率较高，但远期障碍的发生率较低，该研究在一定程度上支持了唤醒手术在神经功能保护中的有效性。然而由于该研究纳入的大部分队列研究缺乏直接的对照组，因而直接比较来自不同研究的唤醒手术及全身麻醉队列的神经功能预后可能由于患者纳入、手术操作和术后神经心理学随访的不一致性存在明显的偏倚。

由此，在这一部分中，我们系统性地回顾了既往比较唤醒手术及全身麻醉手术的研究，并对其报道的神经功能预后进行荟萃分析，从而对该技术在功能区胶质瘤手术中的临床有效性进行充分阐释。

（一）材料与方法

文献检索、筛选标准及数据收集和分析详见

Neurosurg Rev. 2020 Oct 21[7]。

（二）研究结果

经系统性检索及筛选后，共从 3 530 篇检索到的文献中入选 10 篇研究共计 833 例患者纳入分析（研究筛选流程图见图 9-1-1）；其中 1 篇为随机对照试验（RCT），5 篇为队列研究，4 篇为病例对照研究，其具体信息见表 9-1-1 及表 9-1-2。

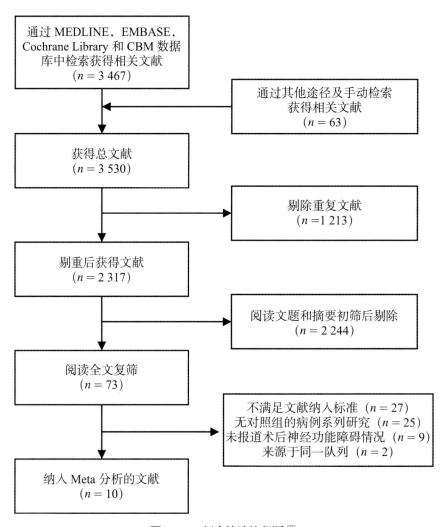

图 9-1-1　研究筛选流程图 [7]

表 9-1-1　纳入研究基本信息

研究	研究类型	样本量	研究起止日期	国家	疾病类型	电刺激策略	其他手术辅助技术	术后 MRI	残余肿瘤体积分析	NOS
Peraud 2004	回顾性队列	14	1994~2001	德国	星形细胞瘤（WHO grade II ）	皮质电刺激	无	Y	是	7
Duffau 2005	回顾性队列	222	1985.1~2003.12	法国	LGG	皮层 & 皮质下电刺激	术中超声	Y	否	7
Gupta 2007	RCT	53	2001.1~2003.5	印度	LGG 转移瘤 Cavernoma	持续神经监护／无电刺激	术前 fMRI	Y	否	
Ali 2009	前瞻性队列	40	2007.1~2008.11	埃及	LGG	持续神经监护／无电刺激	无	Y	否	9
Peruzzi 2011	回顾性队列	44	2006.1~2008.12	美国	胶质瘤	皮质 & 皮质下电刺激	术前 fMRI 术中神经导航 iMRI	Y	NA	7
Sacko 2011	前瞻性队列	575*	2002.1~2007.12	法国	胶质瘤转移癌 CM 脑膜瘤	皮质 & 皮质下电刺激	术前 fMRI 术中神经导航	Y（48 h 内）	NA	9
Martino 2013	回顾性队列	22	2003.1~2006.1	西班牙	LGG	皮质 & 皮质下电刺激	无	Y	是	9
Tuominen 2013	回顾性队列	40		芬兰	胶质瘤	皮质 & 皮质下电刺激	术前 fMRI 术中神经导航 术中超声 iMRI	N	否	8
Pichierri 2019	回顾性队列	46	2014.6~2017.1	英国	胶质瘤	皮质 & 皮质下电刺激	术中神经导航 iMRI	Y（72 h 内）	否	6
Zelitzki 2019	回顾性队列	85	2004~2015	以色列	LGG HGG 转移癌	皮质 & 皮质下电刺激	术中神经导航	Y	是	9

注：LGG，低级别胶质瘤；CM，海绵状血管瘤；HGG，高级别胶质瘤。
* 仅全麻手术中病灶位于功能区的患者。

表 9-1-2 纳入研究中的结局指标

研究	语言功能障碍 (%, AC vs. GA)		神经功能障碍 (%, AC vs. GA)		肿瘤全切率 (%, AC vs. GA)	平均手术时间 (分钟, AC vs. GA)	平均住院时间 (天, AC vs. GA)
	短期*	远期*	短期*	远期*			
Peraud 2004	54.5 vs. 66.7	18.2 vs. 33.3	72.7 vs. 100	36.4 vs. 100	36.4 vs. 100.0	N/A	N/A
Duffau 2005	N/A	1.7 vs. 9.0	N/A	6.9 vs. 17.0	21.6 vs. 6.0	300 vs. 180#	N/A
Gupta 2007	15.4 vs. 7.4	15.4 vs. 14.8	42.3 vs. 14.8	26.1 vs. 17.4	47.6 vs. 63.2	196 vs. 182#	5.7 vs. 4.6
Ali 2009	N/A	N/A	10.0 vs. 60.0	10.0 vs. 40.0	40.0 vs. 50.0	173 vs. 167	3.8 vs. 8.15
Peruzzi 2011	0.0 vs. 18.2	N/A	18.2 vs. 27.3	N/A	100.0 vs. 100.0	283 vs. 312	3.5 vs. 4.6
Sacko 2011	11.7 vs. 27.8	N/A	24.3 vs. 75.0	4.7 vs. 15.3	36.9 vs. 13.9	135 vs. 149#	5.4 vs. 12.7**#
Martino 2013	54.5 vs. 45.5	9.1 vs. 36.4	72.7 vs. 63.6	9.1 vs. 45.5	45.5 vs. 0.0	387 vs. 239	10.0 vs. 12.1
Tuominen 2013	15.0 vs. 25.0	5.0 vs. 15.0	20.0 vs. 35.0	5.0 vs. 20.0	50.0 vs. 55.0	285 vs. 195#	N/A
Pichierri 2019	20.0 vs. 0.0	0.0 vs. 0.0	45.0 vs. 11.5	10.0 vs. 3.8	60.0 vs. 53.8	470 vs. 375	N/A
Zelitzki 2019	20.5 vs. 9.8	9.1 vs. 7.3	40.1 vs. 51.2	22.7 vs. 29.3	40.9 vs. 41.5	N/A	6.7 vs. 10.3#

注：AC，唤醒手术；GA，全身麻醉。

* 短期指术后 3 个月以内，远期指术后 3 个月以上。

** 该数值为此研究中患者的中位住院时间，未纳入后续分析。

因原文中未给出标准差，故未纳入后续分析。

我们比较了纳入研究中报道的患者在唤醒手术及全身麻醉术后短期与远期的各类神经功能障碍的发生率，并对是否采用直接电刺激进行了亚组分析（分析结果汇总见表 9-1-3）。结果发现，患者术后短期的语言（图 9-1-2A）及神经功能障碍（图 9-1-3A）发生率在两种手术方式中并无显著差别，亚组分析显示实行直接电刺激并不能降低短期功能障碍发生率。而对患者术后远期功能障碍的分析发现，唤醒手术中直接电刺激亚组患者的术后远期语言（图 9-1-2B）及神经功能障碍（图 9-1-3B）发生率显著低于全麻手术，然而未采用直接电刺激的唤醒手术患者的功能障碍发生率和全麻手术相近。

纳入的所有研究均报道了肿瘤切除程度，其荟萃分析结果显示相比传统全麻手术，唤醒手术联合直接电刺激能显著提高肿瘤切除程度（图 9-1-4）。此外，唤醒手术在平均手术时长上和全麻手术并无显著延长（图 9-1-5），但直接电刺激亚组患者的平均住院时间较全麻手术缩短 1.14 日（图 9-1-6）。

（三）唤醒手术的临床有效性

总的来说，唤醒麻醉下直接电刺激技术能有效降低患者术后远期语言及神经功能障碍的发生率，此外还能显著提高肿瘤切除程度及缩短术后平均住院时间。考虑到近年来已有越来越多的研究指出肿瘤切除程度和患者预后的正相关性，该技术的应用可以在很大程度上提高手术疗效，改善胶质瘤患者的预后情况。

此前，国内外多个中心的研究者已总结了各自实施唤醒手术的经验，对患者的术后神经功能障碍发生率进行报道。Serletis[8] 等对 511 例患者进行了唤醒麻醉下直接电刺激，其中 78 例（15.3%）患者术后神经功能障碍较术前加重，而仅有 29 例（5.6%）患者罹患永久性功能障碍。Berger[9] 等人回顾性分析了 611 例患者，发现 58 例（9%）发生早期神经功能障碍，仅 16 例（3%）出现远期神经功能障碍。De Witt Hamer 等 [6] 将此类报道进行荟萃分析后同样发现唤醒手术能显著降低患者的远期神经功能障碍发生率。本文在其基础上对设置全麻手术对照的研究结果进行总结，进一步证实了唤醒麻醉下直接电刺激在患者神经功能保护上具有极高的临床价值。

在功能区胶质瘤切除中，当功能区已被肿瘤侵犯时，保留功能区并对肿瘤进行部分切除以保护患者神经功能是目前大多数神经外科医生公认

表 9-1-3 结局指标 Meta 分析结果

结局指标	纳入研究数	AC	GA	合计	RR/WMD（95%CI）	P	异质性				
							Tau^2	χ^2	df	I^2	P
短期语言功能障碍	8	368	222	590	0.97（0.42，1.88）	0.93	0.46	17.33	7	60%	0.02
短期神经功能障碍	9	388	242	630	0.81（0.47，1.40）	0.45	0.52	49.72	8	84%	<0.000 01
远期语言功能障碍	7	245	224	469	0.54（0.26，1.33）	0.1	0.05	5.32	5	6%	0.38
远期神经功能障碍	9	479	314	793	0.53（0.33，0.87）	0.01	0.16	11.69	8	32%	0.17
肿瘤切除程度	10	499	334	833	0.86（0.73，1.00）	0.05	0.02	13.87	8	42%	0.09
平均手术时长	4	73	79	152	51.32（−16.99，119.63）	0.14	4 237.22	32.91	3	91%	<0.000 01
平均住院时间	4	79	80	159	−1.25（−2.98，0.48）	0.16	1.76	7.47	3	60%	0.06

注：AC，唤醒手术；GA，全麻手术；RR，相对危险度；WMD，加权均数差。

A

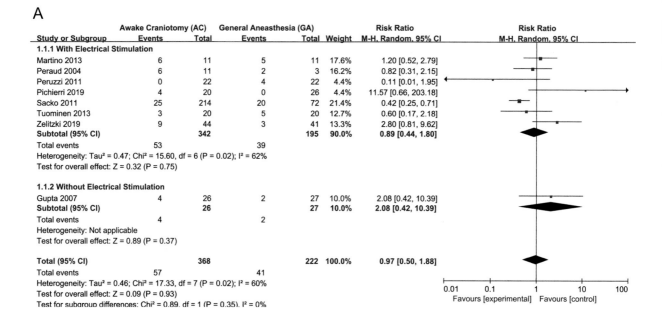

B

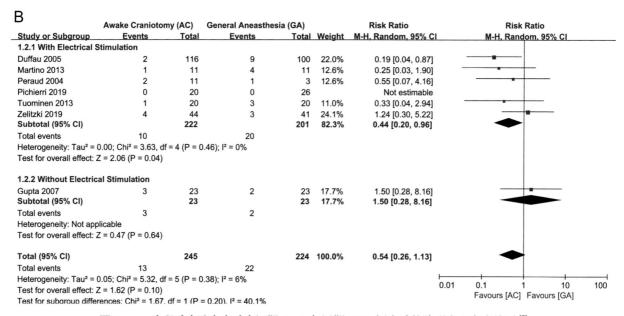

图 9-1-2　唤醒手术及全麻手术短期（A）与远期（B）语言功能障碍发生率森林图 [7]

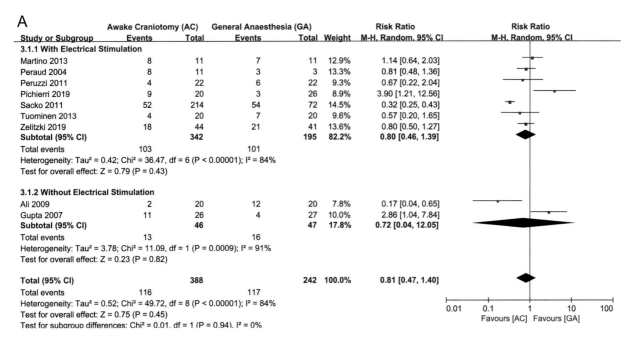

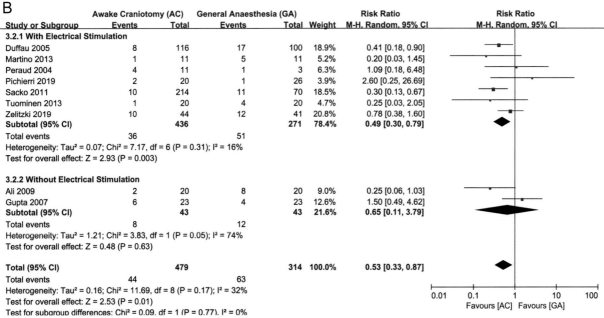

图 9-1-3　唤醒手术及全麻手术短期（A）与远期（B）神经功能障碍发生率森林图 [7]

Study or Subgroup	Awake Craniotomy (AC) Events	Total	Genenral Anaesthesia (GA) Events	Total	Weight	Risk Ratio M-H, Random, 95% CI
4.1.1 With Electrical Stimulation						
Duffau 2005	91	116	94	100	32.0%	0.83 [0.75, 0.93]
Martino 2013	6	11	11	11	6.8%	0.57 [0.33, 0.96]
Peraud 2004	7	11	0	3	0.3%	5.00 [0.36, 69.34]
Peruzzi 2011	0	22	0	22		Not estimable
Pichierri 2019	8	20	12	26	4.5%	0.87 [0.44, 1.71]
Sacko 2011	135	214	62	72	29.0%	0.73 [0.64, 0.84]
Tuominen 2013	10	20	9	20	4.0%	1.11 [0.60, 2.14]
Zelitzki 2019	26	44	24	41	12.4%	1.01 [0.71, 1.44]
Subtotal (95% CI)		**458**		**295**	**89.8%**	**0.81 [0.71, 0.92]**
Total events	283		212			
Heterogeneity: Tau² = 0.01; Chi² = 8.68, df = 6 (P = 0.19); I² = 31%						
Test for overall effect: Z = 3.14 (P = 0.002)						
4.1.2 Without Electrical Stimulation						
Ali 2009	12	20	10	20	6.1%	1.20 [0.68, 2.11]
Gupta 2007	11	21	7	19	4.1%	1.42 [0.69, 2.91]
Subtotal (95% CI)		**41**		**39**	**10.2%**	**1.28 [0.82, 2.00]**
Total events	23		17			
Heterogeneity: Tau² = 0.00; Chi² = 0.13, df = 1 (P = 0.71); I² = 0%						
Test for overall effect: Z = 1.09 (P = 0.27)						
Total (95% CI)		**499**		**334**	**100.0%**	**0.86 [0.73, 1.00]**
Total events	306		229			
Heterogeneity: Tau² = 0.02; Chi² = 13.87, df = 8 (P = 0.09); I² = 42%						
Test for overall effect: Z = 2.00 (P = 0.05)						
Test for subgroup differences: Chi² = 3.75, df = 1 (P = 0.05), I² = 73.4%						

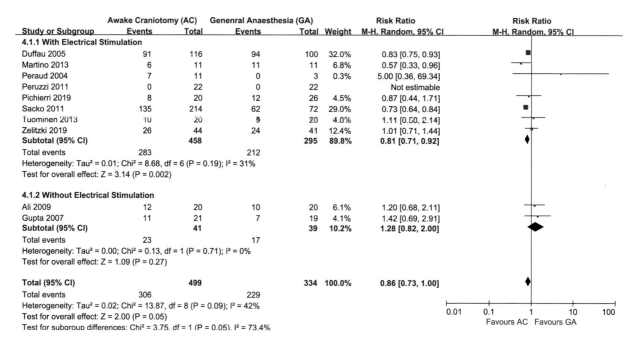

图 9-1-4 唤醒手术及全麻肿瘤切除程度森林图 [7]

Study or Subgroup	Awake Craniotomy (AC) Mean	SD	Total	General Anesthesia (GA) Mean	SD	Total	Weight	Mean Difference IV, Random, 95% CI
5.1.1 With Electrical Stimulation								
Martino 2013	387	87.3	11	239	35.3	11	24.1%	148.00 [92.35, 203.65]
Peruzzi 2011	283	67.3	22	312	94.8	22	25.0%	-29.00 [-77.58, 19.58]
Pichierri 2019	470	82	20	375	150	26	22.3%	95.00 [27.06, 162.94]
Subtotal (95% CI)			**53**			**59**	**71.5%**	**70.36 [-42.23, 182.94]**
Heterogeneity: Tau² = 9031.15; Chi² = 23.51, df = 2 (P < 0.00001); I² = 91%								
Test for overall effect: Z = 1.22 (P = 0.22)								
5.1.2 Without Electrical Stimulation								
Ali 2009	173	13	20	167	15	20	28.5%	6.00 [-2.70, 14.70]
Subtotal (95% CI)			**20**			**20**	**28.5%**	**6.00 [-2.70, 14.70]**
Heterogeneity: Not applicable								
Test for overall effect: Z = 1.35 (P = 0.18)								
Total (95% CI)			**73**			**79**	**100.0%**	**51.32 [-16.99, 119.63]**
Heterogeneity: Tau² = 4237.22; Chi² = 32.91, df = 3 (P < 0.00001); I² = 91%								
Test for overall effect: Z = 1.47 (P = 0.14)								
Test for subgroup differences: Chi² = 1.25, df = 1 (P = 0.26), I² = 19.9%								

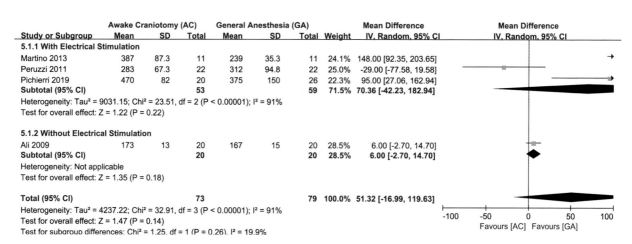

图 9-1-5 唤醒手术及全麻平均手术时长森林图 [7]

Study or Subgroup	Awake Craniotomy (AC) Mean	SD	Total	General Anesthesia (GA) Mean	SD	Total	Weight	Mean Difference IV, Random, 95% CI
6.1.1 With Electrical Stimulation								
Martino 2013	10	3.4	11	12.1	4.6	11	16.5%	-2.10 [-5.48, 1.28]
Peruzzi 2011	3.5	0.6	22	4.6	1.5	22	41.7%	-1.10 [-1.78, -0.42]
Subtotal (95% CI)			**33**			**33**	**58.3%**	**-1.14 [-1.80, -0.48]**
Heterogeneity: Tau² = 0.00; Chi² = 0.32, df = 1 (P = 0.57); I² = 0%								
Test for overall effect: Z = 3.37 (P = 0.0008)								
6.1.2 Without Electrical Stimulation								
Ali 2009	3.8	4.15	20	8.15	6.5	20	16.5%	-4.35 [-7.73, -0.97]
Gupta 2007	5.7	5.3	26	4.6	2.7	27	25.2%	1.10 [-1.18, 3.38]
Subtotal (95% CI)			**46**			**47**	**41.7%**	**-1.48 [-6.81, 3.86]**
Heterogeneity: Tau² = 12.69; Chi² = 6.87, df = 1 (P = 0.009); I² = 85%								
Test for overall effect: Z = 0.54 (P = 0.59)								
Total (95% CI)			**79**			**80**	**100.0%**	**-1.25 [-2.98, 0.48]**
Heterogeneity: Tau² = 1.76; Chi² = 7.47, df = 3 (P = 0.06); I² = 60%								
Test for overall effect: Z = 1.41 (P = 0.16)								
Test for subgroup differences: Chi² = 0.02, df = 1 (P = 0.90), I² = 0%								

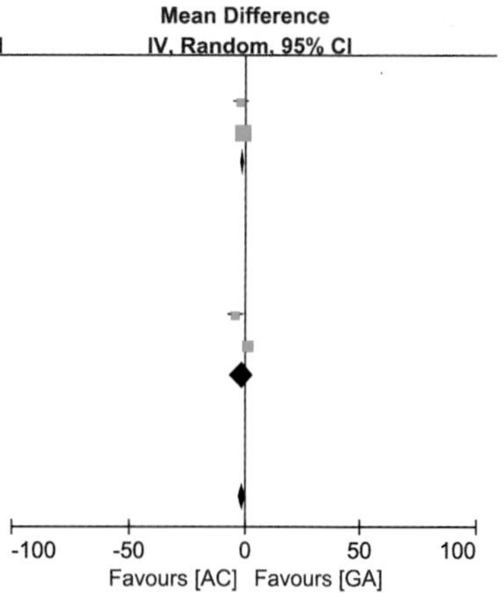

图 9-1-6 唤醒手术及全麻平均住院时间森林图 [7]

的更为合理的手术方案[10]。在唤醒手术中，肿瘤切除边界常可迫近至离电刺激阳性位点 1 cm 的范围，因而可在更大程度上实现对肿瘤的切除。Sacko 等[10] 于 2011 年发表于 *Neurosurgery* 的一文指出，唤醒手术的肿瘤全切率较传统的全麻手术高 23%；Pichierri 等[11] 的研究同样指出唤醒手术具有更高的肿瘤切除程度，且进一步的生存分析显示其总生存期明显优于全麻手术患者。本文对纳入研究进行分析后的结果也显示，较之传统全麻手术，唤醒麻醉下直接电刺激的应用能极大地提高肿瘤全切率，从而实现更好的神经外科手术疗效。此外，部分学者试图将术中磁共振技术（iMRI）和唤醒手术结合以实现更好的肿瘤切除效果。iMRI 可以实时采集术中影像，多次实时定位肿瘤与正常神经组织结构的关系，从而成为纠正脑移位、精确评估肿瘤残余量的高效手段。笔者所在团队已经完成的一项 RCT 研究为 3T-iMRI 在最大程度安全切除胶质瘤的临床有效性上提供了迄今为止最高的 1b 级循证依据[12]。Motomura[13] 等回顾了 33 例进行唤醒手术联合 iMRI 的患者，结果表明，有 64% 的病例术中证实了肿瘤的残留，并且所有这些病例，尤其是对于岛叶胶质瘤

患者，均由于 iMRI 的使用而实现了更高的切除率。另一项针对切除优势半球岛叶胶质瘤的回顾性研究还表明，将 iMRI 与唤醒手术相结合可以扩大手术切除的范围，降低远期术后功能障碍的发生率[14]。本单位自 2010 年引进并建成集成了 3.0T 高场强术中磁共振系统的数字一体化手术室后，开展了大量 iMRI 下的唤醒手术，使得脑胶质瘤的全切率从 54.39% 提高到 83.34%，极大地提高了脑胶质瘤的手术疗效。

值得注意的是，亚组分析的结果显示，即便是采用了唤醒手术，在未实行直接电刺激的亚组中，患者的神经功能障碍发生率及肿瘤切除率和全麻手术并无二致。这一结果充分证明了直接电刺激技术的重要性。然而，本文纳入的及既往多数同类研究对刺激电流的参数设置及定位任务的选择和定位等细节均疏于报道，不同神经外科中心在刺激电流及定位任务上存在显著差异，在一定程度上导致了直接电刺激技术的临床有效性的异质性。因此，在本章节的后两部分，我们将基于既往文献及本单位过去十余年的唤醒手术经验，总结常用的电刺激参数设置及定位任务设计选择原则，以期进一步规范唤醒麻醉下直接电刺激的实施。

第 2 节·唤醒麻醉下直接电刺激的刺激参数设置

在诸多电刺激参数中，电流强度是和直接电刺激定位灵敏度和特异度联系最为密切的参数之一。在进行皮质电刺激时，我们通常使用电极间距为 5 mm 的双极电刺激器，该刺激器可发出波宽 1 ms、频率 60 Hz 的双相方波。通常来说，根据定位策略的不同，电流强度设置亦不尽相同。目前国内外常用的定位策略主要有两种。其一为 Berger 等于 2008 年提出的"阴性定位策略（negative mapping strategy）"。该定位策略下，运动区定位的刺激电流从 2 mA 起逐步增大至术前预设的安全上限（通常为 6 mA）或诱

发出后放电（after-discharge）[15]；语言等认知功能定位电流常较运动区定位低 0.5~1 mA[15]。该方法最大的特点是直接电刺激的目的是发现在最大强度电流下也无法诱导出阳性反应的阴性位点（negative sites），这些阴性位点即代表术中可以安全切除的脑区范围。由于该方法不以定位出阳性位点为目标，故较小的骨窗即可满足手术需求，从而最大限度地减轻了患者手术损伤。与之相反，更多单位采用更为传统的"阳性定位策略"，即旨在通过直接电刺激发现和特定认知功能密切相关的阳性位点，从而在手术中避免对这

些功能区的损害。这一定位策略同样起始于对初级感觉、运动皮质的定位，刺激电流逐步增强直至患者产生相应的感觉或运动阳性反应，这一电流强度也被用于后续的认知功能定位。虽然该定位策略需要较大的皮质暴露范围以显露中央前后回，但因其能发现更多的认知功能阳性位点，故更能满足神经科学研究的需要，受到了诸多研究者的青睐[16, 17]。

虽然随着研究的逐步深入，有关皮质下电刺激的报道也越来越多，然而鲜有文献对皮质下电刺激的参数设置进行详细描述。目前通用的做法是采用和皮质电刺激一致的电流进行皮质下电刺激[18]。今后仍需要更多的临床实践及研究以揭示

不同的刺激强度对皮质下电刺激灵敏度和特异度的影响以确定合适的电流强度。

另一个值得关注的参数是电刺激的时程。一般来说，电刺激需在任务刺激材料出现之前施加，刺激时长多为1 s。近期，部分研究者对这一常规参数设置提出新的看法。Berger[19]等提出延长电刺激时长以增大作用于神经元的电荷量能有效提高电刺激的灵敏度。此外，部分研究者尝试调节刺激材料呈现时间和电刺激开始时间的关系，使不同时间节点施加的电刺激干扰的认知过程的环节不同，进而实现对不同认知环节的精准定位[19, 20]。总的来说，通过改变电刺激的时程，有望进一步提高直接电刺激在脑功能区定位中的精确性。

第3节·唤醒麻醉下直接电刺激的定位任务设计及定位策略

自从八十余年前被首次应用于神经外科手术以来，经过几代神经外科医生的共同努力，直接电刺激技术在国内外各大神经外科中心的应用日趋广泛，不仅成为脑功能区病灶手术中的常规流程，还被视为当下神经科学研究的重要方法[17, 21, 22]。在此期间，各单位均根据各自需求设计了不同的大脑认知功能定位任务，定位和研究的脑功能也从传统的感觉运动扩展到了更高级的认识活动[23]。然而正如我们在第一节中所述，其具体的任务设计和选择在现有文献中鲜有报道，导致各单位间的直接电刺激定位效能存在差别。因此，为了更好地规范和推广直接电刺激这一重要技术，建立一套临床切实可行的直接电刺激定位任务迫在眉睫。

（一）语言任务

目前，除去最传统的初级感觉运动区的定位，直接电刺激主要被用于优势半球语言功能区的定位。相关任务，诸如图片命名、文字阅读等自

Penfield首次进行语言区定位起就被广泛使用[24, 25]；然而，各中心在临床实践中具体的定位任务设计及任务选择仍存在较大异质性。

1. 数数　数数任务常作为定位的起始任务用以明确和言语产生相关的大脑皮质及皮质下结构[26, 27]。在该任务中，患者被要求保持一定速度大声清晰地从"1"数到"50"，并一直重复。该任务中最重要的阳性反应为言语中断（speech arrest），其表现为患者在电刺激后出现数数停止，但不伴有口唇舌咽肌肉的异常活动 [关于言语中断等负性运动的讨论详见本节（四）]。既往研究已经发现，这一现象常出现于刺激中央前回腹侧部[17, 21, 28, 29]、额下回[21, 28]和BA 55b[30]等脑区，以及额斜束[31]、弓状束[29, 32]等白质通路。一般认为，电刺激上述结构会干扰言语产生中的运动编码过程，从而导致患者无法发声。另一个常见的阳性反应为构音障碍（dysarthria），其主要发生在刺激患者的构音脑网络时（如中央前后回及其深面的上纵束）[17, 29, 32]。

2.图片命名　图片命名是目前语言功能中最为常见的任务，大部分单位使用的任务范式来源于 Penfield 当年的开创性工作[24, 25]，Ojemann 于 1979 年首次详细描述其具体的流程[33]：一套常见物体的图片在术中完整地呈现给患者，每幅图片呈现 4 s；患者看到图片后立即命名，大声说："这张图片是……"

该任务最大的优势在于其可以在综合评估命名活动中包括视觉识别、概念产生、词汇获取及最后的言语产生等一系列认知过程。其中任一项过程的紊乱都会导致患者出现命名障碍[34]。因此和前述的数数任务相比，该任务可以同时对数项脑功能进行定位，故因其高效而更适用于实际的临床手术。图 9-3-1 展示的是使用图片命名任务对患者进行语言区定位的实际场景。本单位采用脑功能术中信息刺激系统（brain mapping interactive stimulation system，Brain MISS）进行术中任务的

呈现及定位结果记录（图 9-3-2）[35, 36]。该系统包含了一块安装在可伸缩固定机械臂上的彩色显示屏，可轻松地在狭小的手术空间中实现定位任务的近距离呈现。此外，显示屏上加装的摄像头和麦克风可以实时记录患者的面部动作及声音，并通过手术医生界面向主刀医生反馈。该系统还包括一套配套的软件设备，其中整合了包括图片命名在内的多项常用定位任务（这些任务在本章节后续段落中会进行逐一介绍）；医生或电生理技术员可在术中通过操作技师界面便捷地根据手术需要选择及切换定位任务，从而实现患者的个性化脑功能定位需求。

图片命名任务中最常见的阳性反应为命名障碍（anomia），表现为患者在电刺激作用下虽然可以说出前导词（即"这张图片是"），但无法正确命名物体（视频 9-1）[21]。其他类型的反应在文献中也有零星报道，如持续现象（perseveration）[37]、

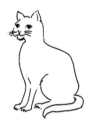

这张图片是…

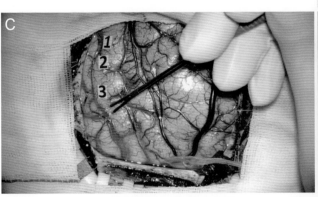

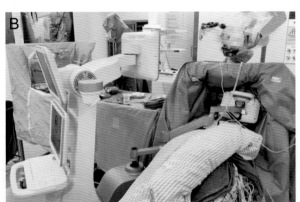

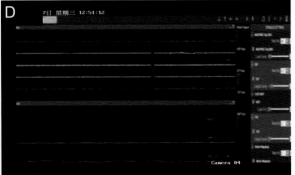

图 9-3-1　唤醒手术下直接电刺激利用图片命名任务定位功能区的实际场景
A. 一幅常见物品的黑白线图呈现给患者；B. 任务刺激材料的呈现由本单位特别设计的术中信息刺激系统完成；C. 神经外科医生使用双极电刺激器对患者大脑施加电刺激，阳性位点用无菌标签记录；D. 电生理监测可以很好地显示后放电的发生[36]

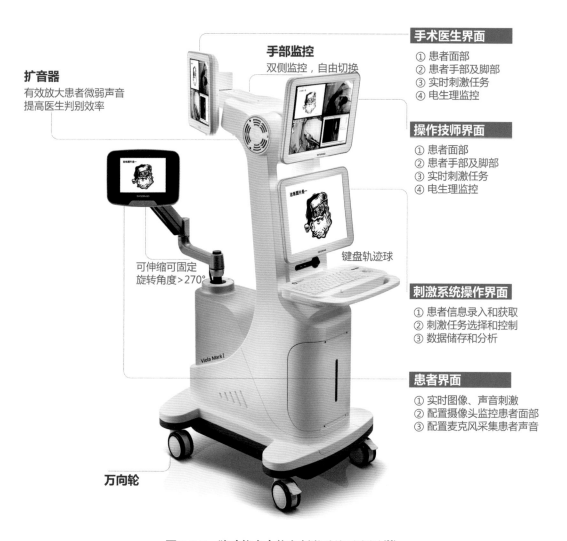

扩音器
有效放大患者微弱声音
提高医生判别效率

手部监控
双侧监控，自由切换

手术医生界面
① 患者面部
② 患者手部及脚部
③ 实时刺激任务
④ 电生理监控

操作技师界面
① 患者面部
② 患者手部及脚部
③ 实时刺激任务
④ 电生理监控

可伸缩可固定
旋转角度＞270°

键盘轨迹球

刺激系统操作界面
① 患者信息录入和获取
② 刺激任务选择和控制
③ 数据储存和分析

患者界面
① 实时图像、声音刺激
② 配置摄像头监控患者面部
③ 配置麦克风采集患者声音

万向轮

图 9-3-2　脑功能术中信息刺激系统示意图 [35]

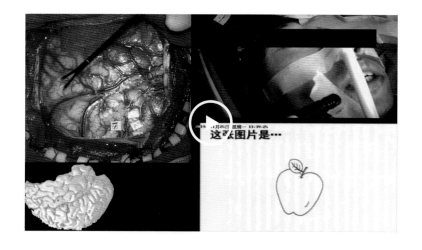

视频 9-1
命名障碍

犹豫（hesitation）[38]、舌尖现象（tip-of-the-tongue）[38]。正如我们前面已经提到的，图片命名

任务也涉及言语产生过程，因此部分研究者尝试用这一任务替代数数任务来进行言语中断的定位，

并取得了较理想的定位结果[39]。和命名障碍时患者仅能说出前导词不同，言语中断表现为患者连前导词亦无法说出。

虽然目前学界关于图片命名任务的流程和阳性反应定义已基本达成共识，但对任务中具体刺激材料的选择仍存在差异，且仅有部分单位报道了其研究中所使用的图片来源。和从网络中任意选取的图片相比，我们更推荐使用有常模数据可依的图片库或图片命名评估量表。Duffau[26] 等采用的由 80 幅黑白图片组成的 DO 80 图库作为其刺激材料的来源，并在图片选择时控制如词语频率、熟悉度和习得年龄等因素保持一致。还有部分单位选择使用波士顿命名测试（Boston naming test）对患者进行图片刺激。该测试包含 60 幅命名难度逐渐增大的图片，是目前国际上较为常用的语言功能评估量表之一。然而，由于该测试在设计时参考了欧美人群的生活习惯和文化背景，部分物体（如竖琴、冰屋等）对中国患者来说较为陌生，命名难度较大[40]，这会导致直接电刺激定位结果的假阳性。这提示我们，在图片命名任务设计时需考虑被试人群的文化背景以选取合适图片。本单位根据既往多年经验，选取 Snodgrass & Vanderwart 图库[41] 作为刺激材料来源，该图库包含了多达 260 张较易识别的黑白线图，涵盖了多个类别的生活常见物品。更值得一提的是，北京师范大学的舒华团队已经建立起普通话人群中的该图库的常模数据，为刺激图片的选择提供了可靠的定量化依据[42]。本单位据此从该图库中按照动物、植物、身体部分、日常用具、交通工具和衣物这六大类别共挑选出 60 种日常生活中常见物体的黑白线条图作为刺激材料（图 9-3-3）；上述图片在普通话人群常模中的命名难度均较低，充分避免了术中患者焦虑、疲劳和术前语言功能障碍等因素造成的定位假阳性。

对其他语种的研究者来说，国际图片命名项目（the International Picture-Naming Project,

IPNP）提供了包含 Snodgrass & Vanderwart 图库在内的共计 520 张图片的庞大图库，并提供了 7 种语言（英语、德语、中文、西班牙语、意大利语、保加利亚语和匈牙利语）的常模数据。因此，该图库是目前图片命名任务设计过程中极佳的刺激图片来源。

3. 句子阅读　近期，Rofes 和 Miceli 等[43] 在他们的综述中强调了在语言功能定位中使用含有动词和句子的任务的重要性，因为这些任务中包含更为复杂的语法结构，而传统的数数、图片命名等任务因过于简单而无法完全地反映人类日常语言活动。因此，设计更为复杂的、包含语法结构的语言任务，从而更好地模拟正常语言活动可能是将来术中语言定位的新目标。

句子阅读即是一种常见的复杂语言任务。和词语阅读不同，句子阅读因涉及主谓宾成分的分析处理，不仅能评估概念产生、词汇获取和言语产生等过程，还涉及语法处理、语义整合等更复杂的语言功能，同时也更贴近人类正常语言活动。本单位前期设计并应用了一套句子阅读任务，该任务包括 50 句由常见字组成的七字短句，每个短句都包含完整的主谓结构。在手术过程中，患者被要求大声地阅读出看到的句子；其常见的阳性反应——失读（alexia），表现为患者在电刺激的作用下出现无法阅读或阅读错误的表现。有研究显示，在进行阅读任务时，刺激颞叶后部[21]、顶下小叶[21, 28, 44] 等会引发患者阅读障碍。此外，其他的阳性反应，如构音障碍等，也能在该任务中实现定位。

4. 听理解　前述的数数、图片命名和句子阅读等任务，主要关注大脑语言网络中言语产生的过程。除此之外，语言理解也是人类重要的语言功能。著名的 Wernicke 失语即表现为明显的语言理解障碍。然而，由于手术室环境嘈杂、阳性反应判断困难等原因，目前听理解任务在唤醒手术，尤其是直接电刺激的脑功能定位中仍鲜有应用。本单位前期开创性地在手术中分别给汉语及

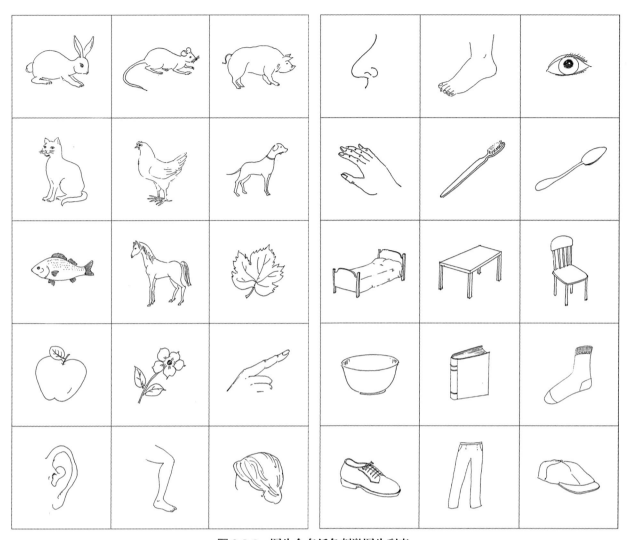

图 9-3-3　图片命名任务刺激图片列表

英语母语患者播放一系列时长为 10~60 s 的汉语和英语音频，并用颅内高密度皮质脑电技术（High-density ECoG）实时记录并分析其脑电活动后，发现人类在颞上回语言听觉皮质既有共享相同的局部音高感知编码机制，同时在整体水平上也受不同语言背景的重塑和影像。在多电极群体水平上，汉语母语者的颞上回听觉皮质比英语母语者能够更好地区分四个不同的声调[45]。

5. 其他语言定位任务　除了上述任务范式，还有研究者采用其他任务对不同的语言功能进行定位（复述障碍见视频 9-2）。Duffau[29] 等采用复述任务成功定位患者的自发言语功能。近年来，部分中心率先尝试对患者的文字书写功能进行术中定位[46, 47]，Roux[47] 等在术中发现电刺激角回会引起患者出现书写障碍（如重复书写、书写中断或书写错误等），为术中的书写功能保护提供指导。此外，对多语者，研究者可采用句子翻译任务以保障患者术后仍能在多种语言之间的自由切换[48]。

随着学界对神经语言学的认知不断深入及术中刺激任务设备的更新，越来越多更为复杂的定位任务将在唤醒手术中得以应用，其定位的语言功能也将从简单的言语产生、理解扩展到语法处理、语义整合等更为高级的水平，从而实现对脑功能区疾病患者更为全面的语言功能保护。

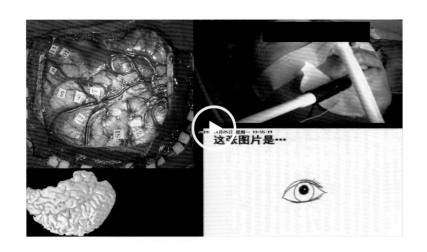

视频 9-2
复述障碍

（二）非语言功能定位任务

虽然唤醒麻醉下直接电刺激定位脑功能区在过去的近百年中越来越受到神经外科医生的欢迎 [6, 17, 21, 30]，然而大部分单位仅对语言功能区邻近病灶的患者进行语言定位，忽视了对其他认知功能，尤其是非优势半球功能的保护。近年来，已经有研究者认识到非语言功能的保全同样和患者术后长期的生存质量密切相关；由此，相关定位任务也被逐步引入到直接电刺激中 [16, 23, 49, 50]。

1. 视觉　视觉处理同样是人脑重要的功能之一。离开了视觉，人类便失去了感知外界环境的一项重要途径。前期基于病灶分析、fMRI 和脑电图等无创技术对大脑视觉通路的研究已经揭示了视觉信息的处理也可分为背侧和腹侧双通路。和语言功能障碍一样，视觉处理网络中任一通路的损伤均可导致大脑对视觉刺激的感知出现障碍，从而极大地影响患者的日常生活。因此，在唤醒手术中加入视觉任务，从而使用直接电刺激定位并保护大脑视觉处理网络同样具有极高的临床实际意义。

对于病灶位于颞枕叶的患者，由于其邻近视辐射，术后有较高概率出现永久性视野缺损。虽然随着多模态磁共振技术的发展，利用弥散张量成像（DTI）追踪视辐射已具有较高的临床可行性。然而，由于其是对纤维束的间接重建，精确

度仍逊色于直接电刺激等直接定位手段。2004 年，Duffau [16] 等首先报道了对视辐射进行电刺激后，患者在完成图片命名任务时出现视物变形等视觉功能障碍。随后，其团队在图片命名任务的基础上，设计了一套用于视辐射定位的任务范式 [49]。在该任务中，刺激屏幕上会同时出现两张呈对角线排列的图片，患者需要先后对这两张图片进行命名；任务进行过程中，患者的双眼需始终聚焦于屏幕正中间（图 9-3-4）。其研究发现，14 名受试者均表现出不同程度的视物障碍，由此术者得以成功定位出视辐射并在术中对其进行妥善保护，术后仅一名患者出现长期偏盲。近期，Mazerand 等将多模态影像技术和直接电刺激相结合，多角度地对视辐射进行定位和保护，同样取得了较好的临床效果。这种多模态融合定位技术可能是将来神经外科功能保护的重要发展方向 [51]。

视觉处理网络中另一种常见的障碍形式为空间忽略（spatial neglect）。和前述的视野缺损不同，这种功能障碍本质上是一种注意力的缺损，患者虽然有完整的视野，即大脑能接收到视觉刺激，但因为注意功能的障碍而忽略了部分信息。神经心理学家很早就发现并报道了这一奇特现象的存在，将其归类为空间认知功能（visuospatial function）障碍，并发展出了多种评估手段。然而，在神经外科领域，却鲜有文献报道如何在术中对空间认知功能进行保

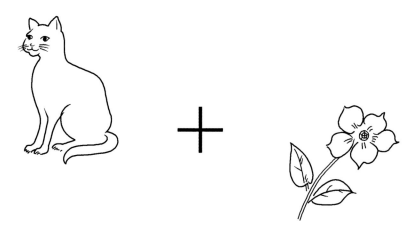

图 9-3-4　术中视野任务

护。其主要原因在于这一功能主要和非优势半球有关，而非优势半球的认知功能在过去的几十年中一直被神经外科医生所忽略。近年来，随着非优势半球的重要性的不断揭示，部分研究者试图利用线段等分任务（line bisection task）在术中对患者的空间认知功能进行定位，该实验需要患者用手指或笔将看到的一段线段等分成两部分（图 9-3-5A）。研究发现，电刺激顶下小叶和颞叶的后部会导致线段等分错误[52-54]，这一结果提示了顶枕交界区是空间认知功能相关的重要脑区。Roux[52] 等在 20 例患者中使用了该任务，定位并保护了线段等分的阳性位点。术后随访发现无一例患者出现长期的空间忽略。由此可见，线段等分在空间功能保护中具有较高的临床效能。除此之外，其他相关的神经心理学测验，如时钟试验（图 9-3-5B）和线段方向判断（图 9-3-5C）等也可被引入空间认知功能的术中定位。和线段等分相比，这些试验无需受试者进行精细手部活动，更适合唤醒手术的实际情况。

2. 其他高级认知功能定位任务　较之视野和空间认知功能，其他的非语言认知功能（如数学计算、工作记忆、音乐等）虽然也和患者术后的长期生活质量息息相关，但目前仍未引起临床的广泛重视，相关的定位任务尚未在术中得到普及。

部分研究报道利用数学计算任务成功降低了患者术后失算症（acalculia）的发生率[55-58]，但这些研究的样本数均较少。目前尚缺乏类似语言功能定位的大样本定位结果供临床医生参考。

这些非语言认知功能定位的另一关键点在于，患者因其日常生活习惯、职业等因素，可能对某一特定的认知功能保护有更高的要求。例如，本团队曾报道过一例罹患 Broca 区胶质瘤的音乐系学生，考虑到其术后音乐功能的完整，我们在常规语言定位的基础上增加哼唱流行歌曲和乐谱阅读这两项音乐任务。在术中我们成功定位出了患者音乐功能的阳性位点并对其实行严密保护。术后随访显示患者的音乐功能较之术前不仅没有下降，反而有所提升[59]。

除了上述的计算、音乐功能，部分海外团队试图对更为复杂、涉及脑区更为广泛的功能（如工作记忆、情绪等）进行唤醒手术下直接电刺激定位。由此更多、更复杂的任务范式，包括情绪感知[50, 60]、Stroop 实验[61]、N-back 实验[62] 都被逐一引入唤醒手术。Fox 团队报道了刺激患者边缘系统可引出患者不同的情绪反应[50]；Motomura 等报道了刺激背外侧前额叶可导致患者无法完成 N-back 实验[62]。值得注意的是，在大部分此类研究中，定位往往出于神经科学研究目的而非实际

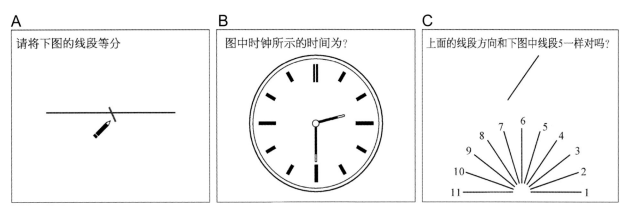

图 9-3-5　空间认知定位任务
A. 线段等分；B. 时钟试验；C. 线段方向判断

临床功能保护。部分研究中为了尽可能地切除病灶，此类认知任务的阳性位点也一并被切除[50, 52]。因此，唤醒手术下直接电刺激对这类复杂高级非语言认知功能定位的临床实用性及有效性仍需要进一步的大队列临床研究加以明确。

（三）术中定位任务的合理选择

在过去近百年的发展历程中，诞生了唤醒手术下直接电刺激定位各类大脑认知功能的术中定位任务。在实际的临床条件下，一般来说唤醒麻醉下的患者能保持清醒并完成定位任务的最大时间限度仅为 1 小时[63]。因此，如何选择合适的定位任务，进而在有限的时间内准确地对尽可能多的认知功能进行定位成为关键。在这种背景下，正如我们前面提到的，类似于图片命名这类可同时评估多项认知过程的定位任务就更受临床医生的欢迎。

在具体的定位任务选择过程中，首先需要考虑的是患者的基本信息，包括其工作、爱好、生活习惯，以及其术前的认知功能情况。因此，每一个拟进行唤醒手术的患者在术前需接受一套详细的神经心理学评估以明确其术前的认知功能基线。本团队选用的评估量表包括患者基本个人信息问卷、爱丁堡利手评估、简短智能测验（the mini-mental state examination，MMSE）、波士顿命名测试和汉语失语成套测试，从而实现对患者的基本信息、利手、整体认知功能情况和语言功能情况的全面了解。基于评估结果，一般来说，术前正常或仅有轻度损伤的认知功能是我们术中保护的重点，相应的定位任务也应优先在术中应用。

此外，需要考虑病灶本身的特性，尤其是其累及的脑区范围。图 9-3-6 重点展示了对不同脑区病灶的患者在唤醒手术下应进行的定位任务。随着皮质下白质纤维通路在认知功能中的重要性不断被揭示，利用皮质下电刺激对关键纤维通路的定位和保护也成为目前功能区病灶切除的常规流程。有研究者进一步提出纤维通路的保护比大脑皮质更为重要，其可塑性是术后长期认知功能完整的关键[27]。在手术切除过程中，这些关键纤维通路标志着病灶切除的深部界限。图 9-3-7 展示了基于目前神经科学的研究成果，当关键纤维通路被累及时应选取的定位任务。

表 9-3-1 列举了我们推荐在临床唤醒手术中使用的语言和非语言定位任务，同时简要概括了任务的具体信息如相关半球、脑区、具体设计方式及阳性反应等。

表 9-3-1　常用语言和非语言认知功能定位任务

认知功能	任务		病灶位置		任务设计		阳性反应
		左/右	皮质脑区	白质纤维束	刺激材料	前导词	
语言	标准 数数	L	环侧裂区	FAT，AF	/	/	言语中止，构音障碍
	标准 图片命名	L	环侧裂区	SLF，AF，IFOF，UF，ILF	来源于 Snodgrass & Vanderwart 图库的线图	这张图片是……	言语中止，构音障碍，命名障碍，语音/语义错乱
	可选 阅读	L	PTL，IPL	IFOF，ILF	词语/句子	这个词语/句子是……	失读
	可选 复述	L	IPL	AF，SLF	词语/句子	/	复述障碍
非语言	视觉	L，R	TPOJ	视辐射	两幅呈对角线排列的线图	这两张图片是……	视物模糊，幻视，视野缺损
	线段等分	R	IPL	SLF	水平线	/	空间忽略
	计算	L，R	IPL	SLF	个位数加减法	/	犹豫，不回答，回答错误

注：PTL，颞叶后部；IPL，顶下小叶；TPOJ，颞顶枕交接区。FAT，额斜束；AF，弓状束；SLF，上纵束；IFOF，下额枕束；ILF，下纵束；UF，钩束。

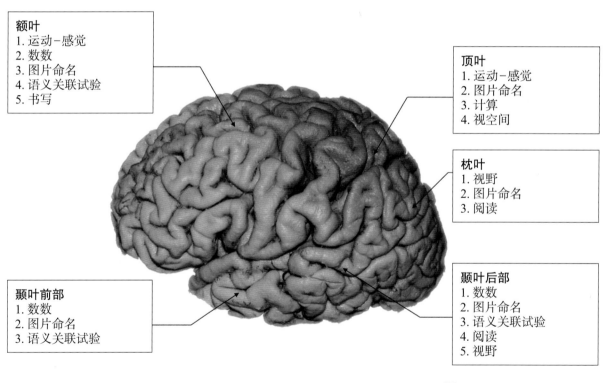

额叶
1. 运动-感觉
2. 数数
3. 图片命名
4. 语义关联试验
5. 书写

顶叶
1. 运动-感觉
2. 图片命名
3. 计算
4. 视空间

枕叶
1. 视野
2. 图片命名
3. 阅读

颞叶前部
1. 数数
2. 图片命名
3. 语义关联试验

颞叶后部
1. 数数
2. 图片命名
3. 语义关联试验
4. 阅读
5. 视野

图 9-3-6　唤醒手术下不同脑区病灶的患者应进行的定位任务 [36]

值得注意的是，随着近年来多模态技术的发展，其他无创脑功能定位手段（如 fMRI、经颅磁刺激、PET 等）的灵敏度和特异度也逐步提升，成为备受欢迎的术前脑功能定位辅助手段。由于其无创、能反复定位的特性，此类技术能很好地在围手术期不同节点对功能区进行定位，从而揭示大脑功能代偿机制。因此，将唤醒麻醉下直接电刺激技术与其他技术结合，取长补短，从真正

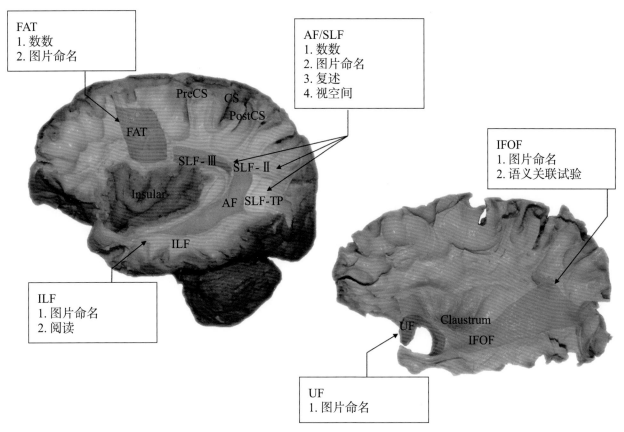

图 9-3-7　唤醒手术中关键纤维束对应的定位任务 [36]

意义上实现围手术期的多模态脑功能区定位将是未来神经外科的重要发展方向。

（四）唤醒手术中的负性运动反应及其定位策略

自 20 世纪 30 年代开始，神经外科大师 Penfield 就利用直接电刺激技术进行术中脑功能区定位，并构建了初级感觉运动皮质的"小矮人"图谱[24]。在这一时期，脑功能定位策略主要是正性运动反应（positive motor response，PMR）定位策略。即术中通过刺激患者中央前回，诱发患者肌肉收缩或者肢体运动等 PMR，从而有效定位正性运动区（positive motor area，PMA）。神经外科医生利用 PMR 定位策略定位并保护 PMA，有效降低了患者术后偏瘫的发生率[64-66]。进入 21 世纪，由于对语言学认知的进步及语言区定位技术的发展，神经外科医生开始将语言定位策略广泛应用到语言区胶质瘤手术中。通过在手术过程中让患者分别执行

数数、图片命名及文字阅读等主动语言任务，然后对语言皮质及皮质下纤维束进行电刺激，从而精确定位出言语中断位点、命名障碍位点及阅读障碍位点等相应的语言阳性位点。在这一时期，神经外科医生利用直接电刺激技术绘制了不同语种人群的语言皮质分布图[17, 21, 28, 67-70]，并且证明术中应用语言定位策略定位并保护语言区能够显著降低患者术后语言功能障碍的发生率。然而，在临床工作中，对于辅助运动区（supplementary motor area，SMA）或者运动前区（premotor area）的胶质瘤，术中即使联合应用 PMR 定位策略和语言定位策略对患者 PMA 与语言区进行精准定位和保护，部分患者也会出现短期或长期的神经功能障碍。短期的神经功能障碍表现为缄默（mutism）或者运动不能（akinesia）等 SMA 综合征症状[71-75]；长期的神经功能障碍表现为双手精细运动或协调运动功能受损[74-77]。这提示我们现有的 PMR 定位策略和语言定位策略对一些参与语言和运动控制的脑

区，尤其是负责双手精细运动和协调运动的脑区无法进行有效定位。近 15 年以来，随着运动学理论的进一步发展，一种既往被忽略的术中 DES 诱发的现象-负性运动反应（negative motor response，NMR）引起了神经外科医生和神经科学家的关注，并且负性运动区（negative motor area，NMA）的损伤被认为与术后近期 SMA 综合征的发生及术后远期双手精细运动或协调运动功能障碍有关[78]。因此，我们对 NMR 进行相应的介绍并设计开发一套用于术中精准定位与保护 NMA 的策略。

1. 负性运动反应的定义及分类　在定义 NMR 之前，首先需要明确 PMR 的概念。PMR 被定义为术中电刺激某一脑区，诱发患者肢体的不自主运动或者肌肉的不自主收缩。刺激诱发 PMR 的脑区则被称为 PMA。PMA 同既往的初级运动皮质为相同脑区的不同名称。相反，NMR 被定义为术中电刺激某一脑区，在无意识丧失及 PMR 出现的情况下，患者无法维持肢体的自主运动或者肌肉的自主收缩[79-85]，此时患者行为学上表现为突然中断正在进行的运动但肌张力正常[30, 86-88]。刺激诱发 NMR 的脑区则被称为 NMA。

在唤醒麻醉脑功能定位中，术者在定位 PMA 后，根据患者在术中执行任务（数数、肢体运动、数数和肢体运动的组合）及刺激脑区的不同，NMR 可细分为言语中断、肢体运动中断、言语和

肢体运动均中断（视频 9-3），以及全部运动中断等不同的类型[30, 86, 89]。

2. 负性运动区的定位与分布　早期的研究将 NMA 分为初级负性运动区（primary negative motor area，PNMA）和辅助负性运动区（supplementary negative motor area，SNMA），前者位于额下回后部，面部初级运动区前方[81]；后者位于额上回内侧[79]。Filevich 等[89] 综述了 2012 年以前有关 NMA 的文献，发现所有的 NMA 均定位在额叶，这可能与两个因素有关：一是临床放置电极需要而造成的抽样误差，二是作者未纳入部分报道言语中断的文章。基于这篇综述，NMA 主要分布在 SMA 和额下回后部，其他区域包括扣带回、旁中央小叶、额中回、运动前区和初级感觉运动皮质。此外，偶有文献报道刺激顶上小叶、顶下小叶[90]、颞上回[91]、岛叶[92] 也会引起 NMR。这说明 NMA 具有一个更为广泛的分布，涉及额叶、顶叶、颞叶和岛叶。

一项涉及 30 名肿瘤或者癫痫患者的研究显示：患者性别、病变类型及刺激的侧别与 NMR 的产生无明显的相关性[87]。在刺激诱发 NMR 的 15 名患者中，当刺激其外侧大脑表面时，75% 的患者出现对侧上肢 NMR，这说明 NMR 具有明显的对侧优势。Borggraefe 等[91] 的研究也得到了类似的结果：刺激外侧额叶皮质更易诱发对侧上肢

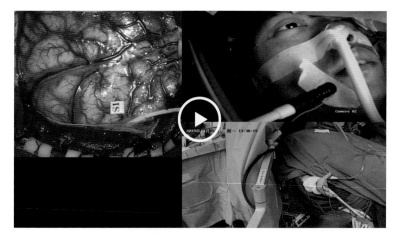

视频 9-3
NMR
1. 言语中断　　　　3. 言语和肢体运动
2. 肢体运动中断　　　均中断

的 NMR，刺激内侧额叶皮质更易诱发双侧上肢的 NMR；对侧上肢的 NMR 主要发生在刺激中央前回时，双侧上肢的 NMR 主要发生在刺激额上回内侧时。刺激优势半球和非优势半球均可观察到 NMR，说明 NMA 的分布无偏侧化现象[87, 91]。

NMA 具有一定程度的躯体定位分布特点，但并不像初级感觉运动皮质那样具有明确的"小矮人图"[87, 89, 91]。刺激 NMA 既可以选择性地引起某个肢体或肌肉的运动中断，也可以引起全部肢体的运动中断。Ikeda 等[93] 在 1992 年报道了刺激 SMA 的某个位点会引起全部肢体的运动中断。在随后的研究中，Borggraefe 等[91] 发现引起该类 NMR 的区域不仅仅局限于 SMA，还包括额中回。此外，Monticelli 等[88] 发现刺激中央前回和中央后回的某些位点也同样能够中断所有正在进行的运动。刺激诱发对侧上肢运动中断的 NMA 主要位于中央前回，其他脑区还包括中央后回、额下回、额中回、额上回及颞上回[87, 91, 94]。Rech 等[30] 通过回顾性分析 117 例施行唤醒手术患者的脑功能定位数据，发现刺激诱发对侧上肢运动中断的 NMA 可进一步划分为三个不同的区域且左右大脑半球对称，这三个区域分别对应着中央前回腹侧部、中央前回背侧部及额中回后部。刺激中央前回、额上回内侧及额中回的部分位点能诱发同侧上肢的运动中断，但术中不易出现[87, 91]。刺激额下回后部和额上回的部分位点能诱发双侧上肢的运动中断[87, 91]。鲜有文献报道刺激大脑皮质仅诱发下肢的运动中断[88]，其往往和上肢运动的中断或者言语中断同时出现，刺激诱发此类现象的脑区包括额下回后部及中央前回[87]。除了肢体运动中断外，言语中断也是一种独特的 NMR 类型。路和赵等[68] 通过整合来自中国、法国、美国及 Penfield 的定位数据，绘制了优势半球的言语中断位点分布图。言语中断位点主要分布在 4 个区域：中央前回腹侧部和岛盖部，中央前回背侧部和额中回后部，SMA，以及颞上回后部（图 9-3-8）。此外，Rech 等[30] 发现言语中断也可以通过刺激右侧大脑半球诱发，这些区域

包括中央前回腹侧部和中央前回背侧部。

研究者有时还能够观察到对某些位点进行电刺激可以诱发多个肌肉或者肢体的运动中断，如对额叶岛盖部、中央前回腹侧部及额上回内侧某些位点进行电刺激可以诱发舌和上肢的运动一起中断[86, 87, 89]。此外，Breshears 等[86] 报道了刺激左侧额下回岛盖部和中央前回腹侧部可以观察到言语和手运动均中断位点，Rech 等[95] 在此基础上基于 117 例患者的数据进一步揭示言语和手运动均中断位点集中分布在中央前回腹侧部和中央前回背侧部，且左右对称。

3. 唤醒手术中的负性运动反应定位策略　为了定位不同种类的 PMR 位点和 NMR 位点，我们设计了一套改良的 NMR 定位策略（图 9-3-9）。该策略总共包含 4 个任务：①首先，我们让患者伸出舌头，刺激患者中央前回及中央后回来定位手、唇、舌、下颌的 PMA。②然后，我们让患者分别进行数数、对侧手握拳运动、数数和对侧手握拳运动同时做的任务，刺激余下的暴露皮质，以定位喉的 PMA 及不同种类的 NMA。如果刺激某个位点，患者发出类似元音（vowel-like）的声音或者患者自诉喉咙发紧，则刺激位点代表喉的 PMA[83, 96]。在排除了发音器官的 PMR 位点后，言语中断被定义为刺激大脑某个位点仅会诱发数数中断，而不会诱发手运动的中断。③手运动中断被定义为刺激大脑某个位点仅会诱发手运动的中断，而不会诱发数数中断。④言语和手运动均中断被定义为刺激大脑某个位点会诱发单独数数中断、单独手运动的中断、数数和手运动一起中断。在定位了上述 PMA 和 NMA 后，我们再根据暴露的皮质的功能决定让患者继续进行图片命名、文字阅读等任务以定位命名障碍和阅读障碍等位点。完成定位后，每个功能位点均用 0.5 cm × 0.5 cm 的无菌字母或者数字标签分别标记，当骨窗内暴露皮质均为阴性区域时，不继续为寻找功能位点而扩大骨窗范围。

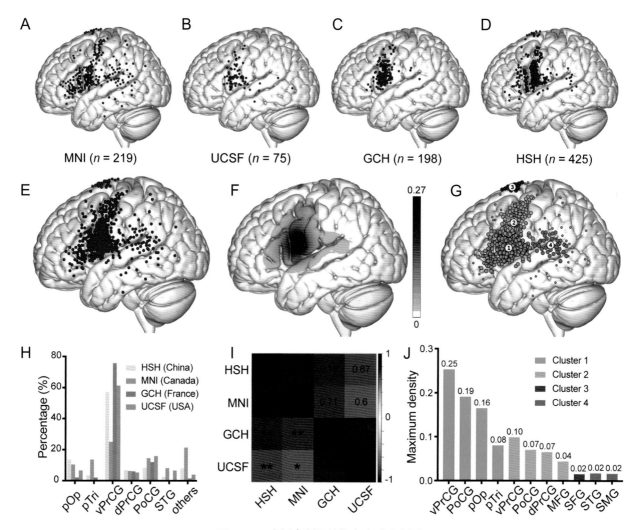

图 9-3-8 言语中断阳性位点皮质分布图

MNI：蒙特尔神经研究所，加拿大；UCSF：加州理工大学旧金山分校，美国；GCH：Gui de Chauliac 医院，法国；HSH：华山医院，中国；vPrCG：中央前回腹侧部；PoCG：中央后回；pOp：岛盖部；pTri：三角部；dPrCG：中央前回背侧部；MFG：额中回；SFG：额上回；STG：颞上回；SMG：缘上回[68]

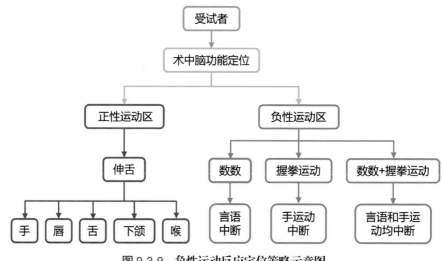

图 9-3-9 负性运动反应定位策略示意图

参考文献

[1] McGirt M J, Chaichana K L, Attenello F J, et al. Extent of surgical resection is independently associated with survival in patients with hemispheric infiltrating low-grade gliomas[J]. Neurosurgery, 2008, 63(4):700-707;author reply 707-708.

[2] Xia H, Huang W, Wu L, et al. Preoperative functional MRI localization of language areas in Chinese patients with brain tumors: Validation with intraoperative electrocortical mapping[J]. Neural Regen Res, 2012, 7(20):1563-1569.

[3] Bizzi A, Blasi V, Falini A, et al. Presurgical functional MR imaging of language and motor functions: Validation with intraoperative electrocortical mapping[J]. Radiology, 2008, 248(2):579-589.

[4] Kuchcinski G, Mellerio C, Pallud J, et al. Three-tesla functional MR language mapping: Comparison with direct cortical stimulation in gliomas[J]. Neurology, 2015, 84(6):560-568.

[5] Borchers S, Himmelbach M, Logothetis N, et al. Direct electrical stimulation of human cortex - the gold standard for mapping brain functions?[J]. Nat Rev Neurosci, 2011, 13(1):63-70.

[6] De Witt Hamer P C, Robles S G, Zwinderman A H, et al. Impact of intraoperative stimulation brain mapping on glioma surgery outcome: A meta-analysis[J]. J Clin Oncol, 2012, 30(20):2559-2565.

[7] Bu L H, Zhang J, Lu J F, et al. Glioma surgery with awake language mapping versus generalized anesthesia: A systematic review[J]. Neurosurg Rev, 2021, 44(4):1997-2011.

[8] Serletis D, Bernstein M. Prospective study of awake craniotomy used routinely and nonselectively for supratentorial tumors[J]. J Neurosurg, 2007, 107(1):1-6.

[9] Hervey-Jumper S L, Li J, Lau D, et al. Awake craniotomy to maximize glioma resection: Methods and technical nuances over a 27-year period[J]. J Neurosurg, 2015, 123(2):325-339.

[10] Sacko O, Lauwers-Cances V, Brauge D, et al. Awake craniotomy vs surgery under general anesthesia for resection of supratentorial lesions[J]. Neurosurgery, 2011, 68(5):1192-1198.

[11] Pichierri A, Bradley M, Iyer V. Intraoperative magnetic resonance imaging-guided glioma resections in awake or asleep settings and feasibility in the context of a public health system[J]. World Neurosurg X, 2019, 3(100022):100022.

[12] Wu J S, Gong X, Song Y Y, et al. 3.0-T intraoperative magnetic resonance imaging-guided resection in cerebral glioma surgery: Interim analysis of a prospective, randomized, triple-blind, parallel-controlled trial[J]. Neurosurgery, 2014, 61 Suppl 1:145-154.

[13] Motomura K, Natsume A, Iijima K, et al. Surgical benefits of combined awake craniotomy and intraoperative magnetic resonance imaging for gliomas associated with eloquent areas[J]. J Neurosurg, 2017, 127(4):790-797.

[14] Zhuang D X, Wu J S, Yao C J, et al. Intraoperative multi-information-guided resection of dominant-sided insular gliomas in a 3-T intraoperative magnetic resonance imaging integrated neurosurgical suite[J]. World Neurosurg, 2016, 89:84-92.

[15] Sarubbo S, De Benedictis A, Maldonado I L, et al. Frontal terminations for the inferior fronto-occipital fascicle: Anatomical dissection, DTI study and functional considerations on a multi-component bundle[J]. Brain Struct Funct, 2013, 218(1):21-37.

[16] Duffau H, Velut S, Mitchell M C, et al. Intra-operative mapping of the subcortical visual pathways using direct electrical stimulations[J]. Acta Neurochir(Wien), 2004, 146(3):265-269;discussion 269-270.

[17] Tate M C, Herbet G, Moritz-Gasser S, et al. Probabilistic map of critical functional regions of the human cerebral cortex: Broca's area revisited[J]. Brain, 2014, 137(Pt 10):2773-2782.

[18] Bello L, Gallucci M, Fava M, et al. Intraoperative subcortical language tract mapping guides surgical removal of gliomas involving speech areas[J]. Neurosurgery, 2007, 60(1):67-80;discussion 80-62.

[19] Morshed R A, Young J S, Lee A T, et al. Clinical pearls and methods for intraoperative awake language mapping[J]. Neurosurgery, 2021, 89(2): 143-153.

[20] Nakai Y, Sugiura A, Brown E C, et al. Four-dimensional functional cortical maps of visual and auditory language: Intracranial recording[J]. Epilepsia, 2019, 60(2):255-267.

[21] Sanai N, Mirzadeh Z, Berger M S. Functional outcome after language mapping for glioma resection[J]. N Engl J Med, 2008, 358(1):18-27.

[22] Wu J S, Zhang J, Zhuang D X, et al. Current status of cerebral glioma surgery in China[J]. Chin Med J(Engl), 2011, 124(17):2569-2577.

[23] Duffau H. Awake surgery for nonlanguage mapping[J]. Neurosurgery, 2010, 66(3):523-528;discussion 528-529.

[24] Penfield W, Boldrey E. Somatic motor and sensory representation in the cerebral cortex of man as studied by electrical stimulation[J]. Brain, 1937, 60(4):389-443.

[25] Penfield W. Some mechanisms of consciousness discovered during electrical stimulation of the brain[J]. Proc Natl Acad Sci U S A, 1958, 44(2):51-66.

[26] Mandonnet E, Sarubbo S, Duffau H. Proposal of an optimized strategy for intraoperative testing of speech and language during awake mapping[J]. Neurosurg Rev, 2017, 40(1):29-35.

[27] Fernandez Coello A, Moritz-Gasser S, Martino J, et al. Selection of intraoperative tasks for awake mapping based on relationships between tumor location and functional networks[J]. J Neurosurg, 2013, 119(6):1380-1394.

[28] Wu J, Lu J, Zhang H, et al. Direct evidence from intraoperative electrocortical stimulation indicates shared and distinct speech production center between Chinese and English languages[J]. Hum Brain Mapp, 2015, 36(12):4972-4985.

[29] Sarubbo S, Tate M, De Benedictis A, et al. Mapping critical cortical hubs and white matter pathways by direct electrical stimulation: An original functional atlas of the human brain[J]. Neuroimage, 2020, 205:116237.

[30] Rech F, Herbet G, Gaudeau Y, et al. A probabilistic map of negative motor areas of the upper limb and face: A brain stimulation study[J]. Brain, 2019, 142(4):952-965.

[31] Kinoshita M, de Champfleur N M, Deverdun J, et al. Role of fronto-striatal tract and frontal aslant tract in movement and speech: An axonal mapping study[J]. Brain Struct Funct, 2015, 220(6):3399-3412.

[32] Duffau H. Stimulation mapping of white matter tracts to study brain functional connectivity[J]. Nat Rev Neurol, 2015, 11(5):255-265.

[33] Ojemann G, Mateer C. Human language cortex: Localization of memory, syntax, and sequential motor-phoneme identification systems[J]. Science, 1979, 205(4413):1401-1403.

[34] Gleichgerrcht E, Fridriksson J, Bonilha L. Neuroanatomical foundations of naming impairments across different neurologic conditions[J]. Neurology, 2015, 85(3):284-292.

[35] Hameed N U F, Zhao Z, Zhang J, et al. A novel intraoperative brain mapping integrated task-presentation platform[J]. Oper Neurosurg(Hagerstown), 2021, 20(5):477-483.

[36] Bu L, Lu J, Zhang J, et al. Intraoperative cognitive mapping tasks for direct electrical stimulation in clinical and neuroscientific contexts[J]. Front Hum Neurosci, 2021, 15(61):612891.

[37] Mandonnet E, Herbet G, Moritz-Gasser S, et al. Electrically induced verbal perseveration: A striatal deafferentation model[J]. Neurology, 2019, 92(6):e613-e621.

[38] Hamberger M J, Seidel W T, McKhann G M, 2nd, et al. Brain stimulation reveals critical auditory naming cortex[J]. Brain, 2005, 128(Pt 11):2742-2749.

[39] Petrovich Brennan N M, Whalen S, de Morales Branco D, et al. Object naming is a more sensitive measure of speech localization than number counting: Converging evidence from direct cortical stimulation and fMRI[J]. Neuroimage, 2007, 37 (Suppl 1):S100-108.

[40] Chen T B, Lin C Y, Lin K N, et al. Culture qualitatively but not quantitatively influences performance in the Boston naming test in a chinese-speaking population[J]. Dement Geriatr Cogn Dis Extra, 2014, 4(1):86-94.

[41] Snodgrass J G, Vanderwart M. A standardized set of 260 pictures: norms for name agreement, image agreement, familiarity, and visual complexity[J]. J Exp Psychol Hum Learn, 1980, 6(2):174-215.

[42] Liu Y, Hao M, Li P, et al. Timed picture naming norms for Mandarin Chinese[J]. PLoS One, 2011, 6(1):e16505.

[43] Rofes A, Miceli G. Language mapping with verbs and sentences in awake surgery: A review[J]. Neuropsychol Rev, 2014, 24(2):185-199.

[44] Roux F E, Lubrano V, Lauwers-Cances V, et al. Intra-operative mapping of cortical areas involved in reading in mono- and bilingual patients[J]. Brain, 2004, 127(Pt 8):1796-1810.

[45] Li Y, Tang C, Lu J, et al. Human cortical encoding of pitch in tonal and non-tonal languages[J]. Nat Commun, 2021, 12(1):1161.

[46] Morrison M A, Tam F, Garavaglia M M, et al. A novel tablet computer platform for advanced language mapping during awake craniotomy procedures[J]. J Neurosurg, 2016, 124(4):938-944.

[47] Roux F E, Boetto S, Sacko O, et al. Writing, calculating, and finger recognition in the region of the angular gyrus: A cortical stimulation study of Gerstmann syndrome[J]. J Neurosurg, 2003, 99(4):716-727.

[48] Borius P Y, Giussani C, Draper L, et al. Sentence translation in proficient bilinguals: A direct electrostimulation brain mapping[J]. Cortex, 2012, 48(5):614-622.

[49] Gras-Combe G, Moritz-Gasser S, Herbet G, et al. Intraoperative subcortical electrical mapping of optic radiations in awake surgery for glioma involving visual pathways[J]. J Neurosurg, 2012, 117(3):466-473.

[50] Fox K C R, Shi L, Baek S, et al. Intrinsic network architecture predicts the effects elicited by intracranial electrical

stimulation of the human brain[J]. Nat Hum Behav, 2020, 4(10):1039-1052.

[51] Mazerand E, Le Renard M, Hue S, et al. Intraoperative subcortical electrical mapping of the optic tract in awake surgery using a virtual reality headset[J]. World Neurosurg, 2017, 97:424-430.

[52] Roux F E, Dufor O, Lauwers-Cances V, et al. Electrostimulation mapping of spatial neglect[J]. Neurosurgery, 2011, 69(6):1218-1231.

[53] Thiebaut de Schotten M, Urbanski M, Duffau H, et al. Direct evidence for a parietal-frontal pathway subserving spatial awareness in humans[J]. Science, 2005, 309(5744):2226-2228.

[54] Velasquez C, Gomez E, Martino J. Mapping visuospatial and self-motion perception functions in the left parietal lobe[J]. Neurosurg Focus, 2018, 45(VideoSuppl2):V8.

[55] Della Puppa A, De Pellegrin S, Lazzarini A, et al. Subcortical mapping of calculation processing in the right parietal lobe[J]. J Neurosurg, 2015, 122(5):1038-1041.

[56] Duffau H, Denvil D, Lopes M, et al. Intraoperative mapping of the cortical areas involved in multiplication and subtraction: an electrostimulation study in a patient with a left parietal glioma[J]. J Neurol Neurosurg Psychiatry, 2002, 73(6):733-738.

[57] Matsuda R, Tamura K, Nishimura F, et al. Subcortical calculation mapping during parietal glioma surgery in the dominant hemisphere: A case report[J]. World Neurosurg, 2019, 121:205-210.

[58] Della Puppa A, De Pellegrin S, d'Avella E, et al. Right parietal cortex and calculation processing: intraoperative functional mapping of multiplication and addition in patients affected by a brain tumor[J]. J Neurosurg, 2013, 119(5):1107-1111.

[59] Zhang J, Lu J F, Wu J S, et al. A unique case of Chinese language and music dissociation with tumor located in Broca's area: Multimodal mapping for tumor resection and functional preservation[J]. Clin Neurol Neurosurg, 2013, 115(10):2230-2233.

[60] Gordon B, Hart J, Lesser R P, et al. Chapter 37 Mapping cerebral sites for emotion and emotional expression with direct cortical electrical stimulation and seizure discharges[A]//The Emotional Motor System. USA: Elsevier Science B.V, 1996:617-622.

[61] Puglisi G, Howells H, Sciortino T, et al. Frontal pathways in cognitive control: Direct evidence from intraoperative stimulation and diffusion tractography[J]. Brain, 2019, 142(8):2451-2465.

[62] Motomura K, Chalise L, Ohka F, et al. Neurocognitive and functional outcomes in patients with diffuse frontal lower-grade gliomas undergoing intraoperative awake brain mapping[J]. J Neurosurg, 2019, 132(6):1683-1691.

[63] Mandonnet E, Herbet G, Duffau H. Letter: Introducing new tasks for intraoperative mapping in awake glioma surgery: Clearing the line between patient care and scientific research[J]. Neurosurgery, 2020, 86(2):E256-E257.

[64] Berger M S, Ojemann G A. Intraoperative brain mapping techniques in neuro-oncology[J]. Stereotact Funct Neurosurg, 1992, 58(1-4):153-161.

[65] Duffau H, Capelle L, Sichez J, et al. Intraoperative direct electrical stimulations of the central nervous system: The Salpetriere experience with 60 patients[J]. Acta Neurochir(Wien), 1999, 141(11):1157-1167.

[66] Neuloh G, Pechstein U, Cedzich C, et al. Motor evoked potential monitoring with supratentorial surgery[J]. Neurosurgery, 2004, 54(5):1061-1070.

[67] Chang E F, Breshears J D, Raygor K P, et al. Stereotactic probability and variability of speech arrest and anomia sites during stimulation mapping of the language dominant hemisphere[J]. J Neurosurg, 2017, 126(1):114-121.

[68] Lu J, Zhao Z, Zhang J, et al. Functional maps of direct electrical stimulation-induced speech arrest and anomia: A multicentre retrospective study[J]. Brain, 2021, 144(8):2541-2553.

[69] Nakai Y, Jeong J W, Brown E C, et al. Three- and four-dimensional mapping of speech and language in patients with epilepsy[J]. Brain, 2017, 140(5):1351-1370.

[70] Wu J, Lu J, Zhang H, et al. Probabilistic map of language regions: Challenge and implication[J]. Brain, 2015, 138(Pt 3):e337.

[71] Duffau H, Lopes M, Denvil D, et al. Delayed onset of the supplementary motor area syndrome after surgical resection of the mesial frontal lobe: A time course study using intraoperative mapping in an awake patient[J]. Stereotact Funct Neurosurg, 2001, 76(2):74-82.

[72] Fukaya C, Katayama Y, Kobayashi K, et al. Impairment of motor function after frontal lobe resection with preservation of the primary motor cortex[J]. Acta Neurochir Suppl, 2003, 87:71-74.

[73] Krainik A, Lehericy S, Duffau H, et al. Postoperative speech disorder after medial frontal surgery: Role of the supplementary motor area[J]. Neurology, 2003, 60(4):587-594.

[74] Krainik A, Lehericy S, Duffau H, et al. Role of the supplementary motor area in motor deficit following medial frontal lobe surgery[J]. Neurology, 2001, 57(5):871-878.

[75] Laplane D, Talairach J, Meininger V, et al. Clinical consequences of corticectomies involving the supplementary motor area

in man[J]. J Neurol Sci, 1977, 34(3):301-314.

[76] Krainik A, Duffau H, Capelle L, et al. Role of the healthy hemisphere in recovery after resection of the supplementary motor area[J]. Neurology, 2004, 62(8):1323-1332.

[77] Zentner J, Hufnagel A, Pechstein U, et al. Functional results after resective procedures involving the supplementary motor area[J]. J Neurosurg, 1996, 85(4):542-549.

[78] Rech F, Duffau H, Pinelli C, et al. Intraoperative identification of the negative motor network during awake surgery to prevent deficit following brain resection in premotor regions[J]. Neurochirurgie, 2017, 63(3):235-242.

[79] Lim S H, Dinner D S, Pillay P K, et al. Functional anatomy of the human supplementary sensorimotor area: Results of extraoperative electrical stimulation[J]. Electroencephalogr Clin Neurophysiol, 1994, 91(3):179-193.

[80] Luders H, Lesser R P, Dinner D S, et al. Localization of cortical function: New information from extraoperative monitoring of patients with epilepsy[J]. Epilepsia, 1988, 29 Suppl 2:S56-65.

[81] Luders H O, Dinner D S, Morris H H, et al. Cortical electrical stimulation in humans. The negative motor areas[J]. Adv Neurol, 1995, 67:115-129.

[82] Luders H O, Lesser R P, Dinner D S, et al. A negative motor response elicited by electrical stimulation of the human frontal cortex[J]. Adv Neurol, 1992, 57:149-157.

[83] Penfield W, Rasmussen T. Vocalization and arrest of speech[J]. Arch Neurol Psychiatry, 1949, 61(1):21-27.

[84] Penfield W, Welch K. The supplementary motor area of the cerebral cortex;a clinical and experimental study[J]. AMA Arch Neurol Psychiatry, 1951, 66(3):289-317.

[85] Van Buren J M, Fedio P. Functional representation on the medial aspect of the frontal lobes in man[J]. J Neurosurg, 1976, 44(3):275-289.

[86] Breshears J D, Southwell D G, Chang E F. Inhibition of manual movements at speech arrest sites in the posterior inferior frontal lobe[J]. Neurosurgery, 2019, 85(3):E496-E501.

[87] Mikuni N, Ohara S, Ikeda A, et al. Evidence for a wide distribution of negative motor areas in the perirolandic cortex[J]. Clin Neurophysiol, 2006, 117(1):33-40.

[88] Monticelli M, Zeppa P, Altieri R, et al. Exploring the anatomy of negative motor areas(NMAs): Findings in awake surgery[J]. J Clin Neurosci, 2020, 73:219-223.

[89] Filevich E, Kuhn S, Haggard P. Negative motor phenomena in cortical stimulation: implications for inhibitory control of human action[J]. Cortex, 2012, 48(10):1251-1261.

[90] Maldonado I L, Moritz-Gasser S, de Champfleur N M, et al. Surgery for gliomas involving the left inferior parietal lobule: new insights into the functional anatomy provided by stimulation mapping in awake patients[J]. J Neurosurg, 2011, 115(4):770-779.

[91] Borggraefe I, Catarino C B, Remi J, et al. Lateralization of cortical negative motor areas[J]. Clin Neurophysiol, 2016, 127(10):3314-3321.

[92] Afif A, Minotti L, Kahane P, et al. Anatomofunctional organization of the insular cortex: A study using intracerebral electrical stimulation in epileptic patients[J]. Epilepsia, 2010, 51(11):2305-2315.

[93] Ikeda A, Luders H O, Burgess R C, et al. Movement-related potentials recorded from supplementary motor area and primary motor area. Role of supplementary motor area in voluntary movements[J]. Brain, 1992, 115(Pt 4):1017-1043.

[94] Enatsu R, Matsumoto R, Piao Z, et al. Cortical negative motor network in comparison with sensorimotor network: A cortico-cortical evoked potential study[J]. Cortex, 2013, 49(8):2080-2096.

[95] Rech F, Wassermann D, Duffau H. New insights into the neural foundations mediating movement/language interactions gained from intrasurgical direct electrostimulations[J]. Brain Cogn, 2020, 142:105583.

[96] Breshears J D, Molinaro A M, Chang E F. A probabilistic map of the human ventral sensorimotor cortex using electrical stimulation[J]. J Neurosurg, 2015, 123(2):340-349.

第10章
语言功能脑网络

钱友坤　吴劲松

第1节·语言功能脑网络的构成

随着科技的进步，人类对大脑的理解从原来的细胞等微观水平逐渐扩展至脑区等宏观水平，并开始提出脑结构网络、脑连接组等概念，试图通过观察大脑不同部位之间的相互连接，更好地描述和解析大脑的工作[1]。依照大脑的解剖结构和功能磁共振成像（fMRI）下的功能激活模式，研究者们在大脑上划分出不同的区域。每个区域内的大脑有自己的功能，区域内部联系紧密组成子网络，子网络之间交换信息共同完成任务，组成脑网络[2-4]。目前的文献将大脑分为由六大核心脑网络到数百个小的脑单元不等[5]。其中负责语言的脑网络主要集中在大脑左半区。语言功能脑网络可以分为核心语言功能网络和外周的一些次要语言功能网络（下文简称核心网络和次要网络）。核心网络既负责语法、语义的产生和理解等高级别语言过程，也负责接收语音信号、协调肌肉控制声带和声道产生声音等低级别语言过程[6]。但仅有核心网络并不足以在真实世界中进行沟通。语言作为一种强大的工具，同时可以传递感情、储存思想、推理逻辑等。因此，需要次要网络负责这些额外的功能[7-9]。而这其中任何一部分受损都可能导致人语言功能障碍。目前应用直接电刺激（DES）、皮质脑电图（ECoG）、功能磁共振成像和弥散张量成像（DTI）等技术，已经可以大致描绘出核心网络和次要网络的解剖位置及对应功能分布[2, 10]。

一、核心语言功能脑网络的组成结构

（一）核心语言功能脑网络的皮质分布

核心网络最经典的皮质区域包括 Broca 区和 Wernicke 区。在经典的"Wernicke-Lichtheim-Geschwind"模型中，Broca 区和 Wernicke 区分别被定位在大脑优势半球的额下回后部（眶部、三角部和岛盖部）和颞上回后部。Broca 区负责语音编码，并协调口唇、喉头及声带的肌肉群，构音发声，Wernicke 区负责接收听觉皮质传递来的声音信号、理解含义[11]。不过随着研究技术的不断发展，例如通过术中 DES 描绘大脑的语言皮质等，经典语言模型被不断质疑和完善[12]。最新的多中心研究证实[10]，可以将大脑皮质中负责处理语言的核心皮质分为三个区域（图 10-1-1）。

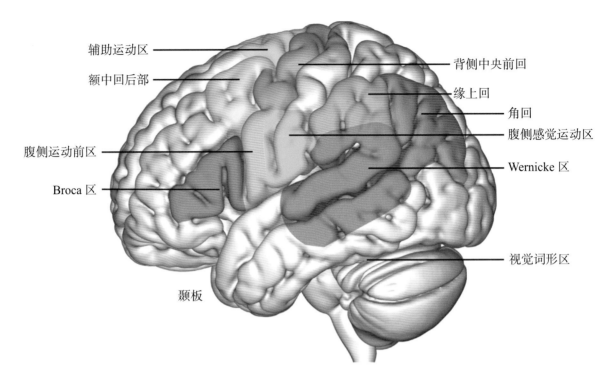

图 10-1-1　核心语言功能相关皮质分布

主要由经典 Broca 区（深蓝色部分）、广义 Wernicke 区（紫色部分）和中央前回周围（粉红色、蓝绿色和褐色部分）组成。除此之外其他一些较零散的重要皮质，包括辅助运动区（绿色部分）、额中回后部（黄色部分）、缘上回背侧（浅蓝色部分）、角回（红色部分）、梭状回视觉词形区（浅绿色）等

· 经典 Broca 区　位于额下回的岛盖部（pars opercularis，BA 44）和三角部（pars triangularis，BA 45）。三角部和岛盖部的前部被损伤或电刺激后，主要发生命名性失语而非言语中止。这说明该部位并不负责构音的肌肉协调，而是更高级别的语言功能。fMRI 和 ECoG 实验还证实，经典 Broca 区主要负责词汇检索、语法加工、短期记忆、单词排序、言语准备和语音编码等神经功能[13-17]。具体细分还发现岛盖部和三角部均负责语法加工，但是岛盖部更多地负责处理短语和句子过程中句法结构的建立，而三角部还涉及句法与语义的结合[14]。

· Wernicke 区　广义包括颞横回、颞上回中后部、颞中回后部和缘上回腹侧。与经典 Broca 区只负责语言表达不同，颞叶语言区既负责语言理解也参与语言表达。当负责语言理解时，颞横回和颞上回负责将单纯的声学信息转化为更高级

别、更复杂的言语表征[18]。大量的 ECoG 实验发现，颞横回中的 Heschl 回主要用于处理单纯音学信息[19, 20]，而外侧面的颞上回则广泛负责编码相对音高、音调、语调、韵律和音素等复杂的语音特征信息[19, 21-23]。fMRI 相关证据则发现颞中回前部负责客观实体知识的理解和处理，颞中回后部负责将收集到的语音特征进行非线性的分层和词义转换[24]，缘上回腹侧负责事件和主题方面信息的理解[25]。当负责语言表达时，有研究提示或猜测颞上回负责音素检索和听觉的反馈控制[26, 27]，颞中回负责复杂的分级句法结构的处理[24]，而缘上回与发音顺序和声音的短期记忆相关[25]。

· 中央前回周围　细分为腹侧部和背侧部两个集群，当受到术中 DES 时会发生言语中止[10]。目前有观点认为这两个集群构成一套双重协调系统控制语言发声，是言语输出功能的核心脑区。其中背侧区负责和音高相关的韵律与声乐方面的

编码，而腹侧区控制音节、语言特征方面的编码表达[6]。

· 其他 除此之外，还有一些相对独立却重要的皮质区域，被认为负责处理语言的其他功能：①辅助运动区（SMA）负责启动语言产生[28]。②角回，负责抽象的、主题相关的知识分类理解[24]。③缘上回背侧，与词汇信息的阅读整合相关[25]。④额中回后部及 55b 区，负责理解故事，语言任务，亦有研究认为其与语音和语义均有联系[29, 30]。⑤梭状回视觉词形区，负责在阅读时提取文字视觉特征[31, 32]。

（二）核心语言功能脑网络的白质纤维束分布和"语音−语义双通路"模型

不同的语言功能相关皮质区域通过白质纤维束相连接，构成语言功能脑网络。在 Wernicke-Lichtheim-Geschwind 模型中，Wernicke 区和 Broca 区通过内在的弓状束联系起来，如果弓状束受损就会导致传导性失语[33]。但在发现了众多的语言功能皮质和在其间相互连接的白质纤维束后，原有的 Wernicke-Lichtheim-Geschwind 模型已不再适合，人们遂提出了"语音−语义双通路"模型[34, 35]。此模型可以用于解释听和说之间的关系。在此模型中，有背侧流和腹侧流两条加工流负责理解听觉信号，并产生正常言语信号（图 10-1-2）。

背侧流中白质纤维束包括上纵束（SLF）和弓状束。弓状束穿过缘上回和中央前回，将颞上回和颞中回的后部与中央前回腹侧、额下回岛盖部和额中回后部相连。上纵束包含四条子束：SLF-Ⅰ、SLF-Ⅱ、SLF-Ⅲ、SLF-TP。其中，SLF-Ⅰ 与语言

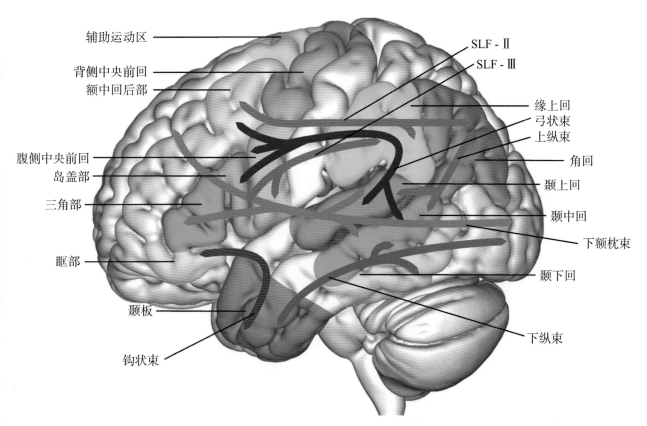

图 10-1-2 核心语言功能脑网络的白质纤维束分布
背侧流包括弓状束、SLF-Ⅱ 和 SLF-Ⅲ，将颞叶、顶叶和额叶相连，主要负责在语言表达时协调控制肌肉运动从而正确发声。腹侧流包括下额枕束、下纵束和钩状束，将枕叶和颞叶、额叶相连，主要负责语言理解、词汇和句子的生成

功能关联不明确；SLF-Ⅱ将角回和缘上回与额中回后部相连；SLF-Ⅲ跨过中央回，将缘上回与额下回岛盖部和中央前回腹部相连；SLF-TP将颞叶后部与角回相连 [36-41]。在语言表达时，背侧流将语音信息映射到具体的肌肉运动，从而正确发声。它不但负责单个音节的发音方式技巧，还对单词发音片段的顺序进行加工，从而组合出各种单词。其还负责句子生成中句法处理和单词排序 [24, 34, 39, 42]。背侧流具有很强的左侧优势，受损或术中DES后会出现构音障碍、复述困难或言语中止等症状 [43, 44]。我们团队也发现，弓状束和SLF-Ⅲ在中央前回腹侧的终末端与术中DES阳性的言语中止位点一致性较高。这为证实中央前回腹侧是言语输出中枢进一步提供白质纤维束方面的结构证据 [45]。

腹侧流中白质纤维束由下额枕束、下纵束和钩状束构成。下额枕束跨过角回、颞上回和岛叶，将后颞、枕叶与额下回（三角部）和背外侧前额叶（额中回后部）相连。下纵束跨过颞中回和颞下回，将中下枕叶与前颞叶相连。钩状束将颞极与额下回（眶部）相连 [37, 38, 46]。当收到听觉信号后，颞横回、颞上回和颞上沟后部首先进行语音和语调的解析处理，然后通过腹侧流传至颞中叶和前颞叶进行语言识别、词汇理解和句法处理 [47]。当进行语言表达时，腹侧流主要负责词汇和句子的生成，包括语义到词汇的映射和词汇的检索 [42]。刺激下额枕束会引起语义性错语，但是刺激其他相邻结构则不会，下纵束和钩状束的具体作用还有待被进一步明确 [43, 48-51]。

除此之外，还有部分局部的脑网络也受到了许多关注。针对中央前回腹侧部的背侧和腹侧两个功能区，有研究认为这是一个三级的双重协调控制系统。在背侧，由高级别语言功能区（55b区）首先进行韵律方面的准备，后信号被传至运动前区进行韵律和声乐方面的肌肉与神经协调，再传至邻近的运动区进行喉部肌肉构音控制。在腹侧，Broca区进行言语准备，词汇和音节检索排序（语音编码）后，信号传至运动前区进行语言特征方面的肌肉和神经协调（构音编码），最终传至邻近的运动区负责喉部以上部分的肌肉控制，包括嘴唇、下巴、舌头、会咽等 [6]。与这块局部语言脑网络相关的白质纤维束包括胼胝体、额斜束、额纹状体束 [52-54] 等。其中额斜束将辅助运动区、额上回与同侧的额下回后部相连，肩负保持语言流利性、开始和结束讲话、决定句子词汇等功能。额纹状体束连接辅助运动区和岛叶前部，具体的功能和受损后对语言的影响目前还不明确。虽然"语音-语义双通路"模型不尽完善，但是它帮助神经外科医生了解语言的基本神经机制，得以更安全有效地进行围手术期脑功能精确定位与保护。

二、次要语言功能脑网络的分布和功能

相比核心网络，次要网络负责理解和提供在实际生活中对话时所需的想法、逻辑和情感等额外信息 [7]。人类的语言功能复杂多样，"这场考试很难"的潜台词可能是"希望爸爸不要生气"，"天真冷"的引申含义可能是"希望你能关一下窗户"，这些信息均需要次要网络分析整合后得出 [55]。脑网络研究正在发展阶段，许多脑网络的名称、功能和解剖范围都未统一。具体哪些脑功能网络与语言相关还没有定论，但以下网络被认为与语言关系较为密切。

· 默认网络（default mode network，DMN）主要包括颞叶内侧、额叶内侧、扣带回前后部、角回等子网络。DMN负责涉及自我认知的任务，包括回忆之前的经历，对未来进行模拟，模拟他人情感以理解他人、故事或概念，构建个人心理结构，指导个人的长期行为和思想等功能 [56, 57]。

在语言中，当对话需要涉及对"内心世界"的感知，以自我为中心的观点及情节记忆的时候会激活 DMN[7, 58]。同时，DMN 会收集整合多模态的信息，在回忆的时候可以通过声音、视觉、嗅觉等信息构建回忆中的场景。所以相比于抽象的概念，DMN 更善于处理个人的具体概念[59]。有脑网络静息态功能连接情况研究将 DMN 网络分为更细致的九个子网络，并发现其中的前外侧子网络与语言联系紧密，可能负责将语言信息加入 DMN 的多模态记忆构建中[60]。

· 中央执行网络（central executive network，CEN）也叫额顶网络（frontoparietal network，FPN），主要位于顶间沟（intraparietal sulcus，IPS）周围，颞下回腹侧和前额叶外侧皮质，不同人之间 CEN 位置差别较大[61]。CEN 可以协调整合其他脑网络，帮助凭自我意志快速，准确，灵活地选择相应的记忆、思想、情感和行为，以理解和应对生活中不断变化的任务目标和内容[61, 62]。CEN 被用于理解复杂的语言层级结构[63]，且受损后连接性降低程度与患者语言理解能力的下降呈正相关[64]。它还提供对话时所需的短期记忆能力，

并参与语言学习[55, 65]。

· 背侧注意网络（dorsal attention network，DAN）也叫背侧额顶网络（dorsal frontoparietal network，D-FPN）。DAN 位于顶间沟、顶上小叶（superior parietal lobule，SPL）和额叶眼动区（frontal eye fields，FEF）。其主要作用是根据当前目标和已知的可能发生事件的信息生成内源性信号并发出自上而下的信息，将注意力进行自愿分配，控制感觉皮质去处理适当的刺激和位置信息[66, 67]。在对话中涉及到空间指示词（比如"这个""那个"）时 DAN 会被激活，因为空间指示词提示的是说话者相对于指示物的距离，因此听话者需要将场景的默认中心从自己转移到说话者以进行理解[68]。其余涉及视觉空间特征转移的对话，如涉及记忆中的具体场景等也很可能会激活 DAN[69]。

除此之外，还有一些其他网络，包括语义网络（sematic network）、心智理论网络（theory of mind）、感觉运动网络（sensorimotor network）、多需求网络（multiple demand network）等均可能与语言有关。他们在解剖位置与功能上，或多或少与上述网络有重叠，在此不一一赘述[7, 59]。

第 2 节 · 脑肿瘤患者围手术期语言功能脑网络的改变

中国是全球神经系统肿瘤疾病发病数量最多的国家，2016 年发病人数达 10 万人，其中超过 90% 的人患有脑肿瘤[70]。目前，手术是脑肿瘤患者整合医疗策略中最关键的第一步。部分患者由于肿瘤位置的特殊性，术后会出现短期或长期的功能性损伤。语言功能作为人日常社会生活交流所必备的技能，受到了较多关注。相关临床研究表明，脑肿瘤术后有 46%~71% 的患者会出现不同程度的失语症状[71-73]，且 20%~28% 的患者在术后 3 个月内语言功能依然没有恢复到正常水平[74]。脑肿瘤术后的语言功能障碍给患者的预后恢复和

日常生活带来极大的不便，也增加了社会负担。如何避免永久性的语言功能障碍，加速术后语言功能障碍患者的康复成为了一个亟待攻克的难题。本文将从语言功能脑网络损伤和重塑的角度，阐述脑肿瘤患者围手术期语言功能障碍的原因和治疗方向，并提出亟需攻克的焦点问题。语言功能脑网络可以连接到各种器官，通过口语、文字、手语等多种模式进行交流。在文中我们将侧重于口语表达与理解，因为这是大多数人默认的语言模式[8]。

一、围手术期语言功能改变

（一）脑肿瘤患者语言功能自然进程

脑肿瘤患者语言功能自然进程一般呈"V"字形发展（参见第 10 章）。在治疗前，有 6%~30% 的脑胶质瘤患者已出现语言功能相关障碍，症状主要包括失语、构音障碍等[75]。目前多项研究证实，术中唤醒语言功能定位（intraoperative awake language mapping）技术是在切除脑肿瘤的同时最大程度保存语言功能的"金标准"。其手术远期致残率显著低于普通手术，术后新出现的语言功能障碍发生率为 1.6%~25%[76, 77]。相比于普通手术，语言功能定位手术切缘离语言功能区更近，术后发生一过性语言功能障碍比例更高。这主要由大脑切除部位周围的脑组织水肿或血流灌注改变所造成。有 59%~86% 的患者在术后 3~7 天内出现流利性障碍、语言内容减少、命名障碍等症状，涵盖语言功能的各个方面，其中 71% 患者符合失语症表现[72]。在 1~3 个月时，大部分患者的语言功能已恢复至正常，只有 17.6%~51.7% 患者仍保持语言功能障碍。他们的症状主要包括命名障碍、语言流利程度下降等，但一般症状较轻[72, 74, 78]。我们团队的临床数据显示，术中唤醒语言功能定位搭配术中磁共振，可以将术后一过性语言功能障碍发生率下降至 40%，术后 3 个月语言功能障碍发生率下降至 6.7%，术后远期语言功能障碍发生率下降至 3.3%[79]。

（二）脑肿瘤对语言功能的影响

部分胶质瘤患者在术前出现语言功能的严重受损，受损主要因素包括肿瘤位置、级别、患者年龄等[80]。Banerjee 等运用基于体素的病灶-症状映射（voxel-based lesion–symptom mapping，VLSM）发现，颞上回、颞中回、初级听觉皮质、靠近岛叶的白质纤维束、下纵束和上纵束受损会导致接受性语言能力受损，而额叶下部、上纵束受损会导致表达性语言受损[81]。同时，当肿瘤边缘距语言功能区小于 1 cm 时，由于对相关皮质或白质纤维束的影响，出现语言功能障碍的概率随距离减小迅速升高[82]。肿瘤级别也会对脑网络完整性产生影响，继而影响患者语言功能。研究发现，随着胶质瘤级别的增加，患者语言分数下降，且会出现更多的语言网络中断，在手术前即出现语言功能障碍[83]。随着年龄的增长，患者出现语言障碍概率亦增大[82]。相反，肿瘤大小、患者性别等与术后语言功能受损关系不大[72, 84]。

（三）手术对语言功能的影响

1. 切除位置与语言功能相关症状的关系　术前多模态磁共振影像、术中唤醒和术中磁共振的出现极大减少了术后出现语言障碍的风险[79, 85, 86]。虽然如此，相当多患者会出现一过性失语症状。一过性失语的不同症状与切除大脑皮质的区域有关：①流畅性障碍与中央前回和相邻的下额叶皮质切除有关；②口语输出内容减少与腹侧中央前回和额下回（岛盖部）切除有关；③复述障碍与颞上回和缘上回的切除有关；④命名障碍与腹侧颞叶皮质及角回切除有关；⑤颞中叶和后颞叶损伤比前颞叶损伤更高概率出现命名障碍[72]。除了皮质外，不同白质纤维束的切除也会导致不同症状[87]。

在目前运用术中 DES 的情况下，大部分时候不会轻易离断白质纤维束，只是通过电刺激引起短暂的"虚拟损伤"，从而了解白质纤维束功能：①胼胝体下束（subcallosal fasciculus）会导致语言起始障碍。②刺激弓状束会导致语音错语。③刺激下额枕束会导致语义性错误。④刺激上纵束会导致构音障碍。⑤刺激额斜束会导致语言停止[40, 43, 88, 89]。

2. 切除皮质或白质纤维束对语言功能的影响　虽然大部分手术都会尽量避开脑语言网络的功能皮质或者白质纤维束，但有时候由于手术损伤或者是为了尽最大可能切除肿瘤，不得不切除 / 离断部分功能皮质和白质纤维束。相对于白质纤维束，皮质可塑性更强。切除皮质的患者，有更大的概率恢复语言功能至正常水平[74, 90, 91]。

另一方面，在"语音-语义双通路模型"中起重要作用的弓状束、上纵束第三支和下额枕束中后段神经可塑性较差，应被视为"不可手术切除"。其中弓状束受损会导致非流利性失语[92, 93]。亦有聚类分析研究揭示两个区域的白质纤维束受损与失语症特别相关：①颞顶枕结合部（temporo-parieto-occipital，TPO），包含弓状束颞顶部、下额枕束中部、下纵束中部。②颞干 / 岛周白质纤维束（temporal stem/peri-insular white matter），包含下额枕束中部、下纵束前部、钩束颞部、弓状束颞部[93]。但不是腹侧流和背侧流中所有的白质纤维束切除后语言功能都无法恢复。虽然直接电刺激认为额斜束在启动语言动作方面有重要作用，但是手术切除额斜束后患者的语言功能在数天内恢复正常[94]。

（四）术后放化疗对语言功能的影响

除手术外，放化疗在脑肿瘤治疗中也起到重要作用。已有研究发现，放疗会对患者认知功能产生长期损伤，有病例报道放疗导致失语症的发生[95-97]，但结果不统一[98]。研究结果上的差异与患者群体、肿瘤级别、使用放疗剂量、认知功能受损的评判方式和评判标准相关。放疗对认知功能的具体损伤机制可能与其导致白质变性相关。因此，减少单次放射剂量，在靶点周围实现陡峭的放射梯度，减少对重要脑组织如海马体的放射剂量均有可能减少患者认知功能障碍的发生率[99, 100]。化疗由于是全身性用药，不可避免会对患者认知功能产生影响，其具体机制包括破坏血脑屏障，诱发神经炎症反应，破坏少突胶质细胞前体或诱导其错误分化，导致白质脱髓鞘等[101, 102]。不过目前脑胶质瘤的一线化疗用药替莫唑胺（temozolomide，TMZ）尚未被发现会导致严重的认知功能损害[103]。

二、围手术期语言功能脑网络重组

如上所述，多个皮质区域及白质纤维束联合成语言功能脑网络，负责人类的交流。因此，若要理解人类语言功能受损及恢复机制，应当将相关皮质和白质纤维束结合为语言功能脑网络进行分析。目前许多研究都发现，手术切除大脑语言功能相关皮质或白质纤维束后，患者语言功能可恢复至术前水平这一现象。主流观点认为这是大脑在术前和（或）术后发生语言功能脑网络重组所致，并相应提出了神经可塑性（neuroplasticity）、大脑功能连接（functional connectivity，FC）等概念。

（一）术前语言功能脑网络重组

神经可塑性被定义为大脑在受到内外刺激后发生脑网络重组，重新分配其功能的能力。由于肿瘤生长缓慢，部分患者大脑在手术前已发生脑网络重组，对肿瘤侵犯的功能皮质进行代偿。有四种可能的代偿方式[104, 105]：①肿瘤内部维持部分功能。②肿瘤周围皮质进行代偿。③招募病灶所在大脑半球的脑网络进行代偿。④对侧半球大脑同源皮质进行代偿。不同代偿方式可以出现在同一患者中[106]。有研究者在脑肿瘤患者的肿瘤表面放置 ECoG，在执行任务时胶质瘤浸润的皮质以类似于正常皮质的方式参与同步放电活动。不过，其编码能力相比正常皮质较弱，在完成任务时所需招募的皮质范围也相应较大[107]。同时，有不胜数的 fMRI、DES 和重复经颅磁刺激（rTMS）研究证实在术前肿瘤周围，患侧或对侧大脑半球会进行代偿[108, 109]。目前研究尚未发现固定的脑网络重组范式。不同患者的重组模式受到其年龄、术前语言网络偏侧化情况、肿瘤大小和性质、对白质束侵犯情况等的影响。对于病灶对侧大脑半球的代偿效果，目前还存在一些争议。在卒中患者中，对侧半球同源皮质的代偿代表较差的预后。但许多肿瘤患者的研究指出对侧同源皮质可带来良好代偿，是保护患者语言功能的重要基础。有理论认为当出现肿瘤时，先由肿瘤周围进行代偿，而当肿瘤过大周围皮质无法代偿时，对侧大脑会迅速参与代偿[106, 108, 110]。亦有研究发现，重组后的对侧大脑网络可以促进肿瘤周围原有语言网络的功能，减少功能障碍[111]。大部分脑网络重组的证据聚焦于低级别胶质瘤，高级别胶质瘤方面证据不多且存在矛盾。有研究认为，高级别胶质瘤更容易出现对侧脑网络重组，也有研究认为高级别和低级别胶质瘤在代偿方式上没有区别。还有研究发现在低级别胶质瘤患者中出现了"大脑-小脑环路"的改变，而在高级别胶质瘤患者中未出现[112]。

神经可塑性的内在机制尚不清楚，现在主要有两种理论从微观层面进行解释。第一种认为病灶周围神经元会新生或修饰突触连接进行代偿；而另一种认为原有受抑制的冗余神经连接会被去抑制并发挥作用。有证据表明用药物阻止皮质内加巴能抑制环路（GABA-ergic inhibitory circuits）可以激活原有被抑制着的兴奋环路，并激活周围皮质功能代偿。而对侧半球同源皮质的功能代偿则可能需要通过胼胝体[113-115]。

相对于皮质，白质纤维束具有低的可塑性，往往是语言功能脑网络重组的限制性因素[116]。近期人们逐渐将白质纤维束分为具有高可塑性与代偿性的可切除白质纤维束，以及具有低可塑性与代偿性的不可切除白质纤维束。例如，下额枕束和弓状束代偿能力较差，而中纵束和下纵束则被认为代偿能力较好[108]。更细致的实验观察发现，即使在同一

白质纤维束中，不同纤维组的神经可塑性潜能也不同[92]。以下纵束为例，其前部相对于后部具有更大的神经可塑性，在手术中即使大部分切除也不影响语言功能。一种理解是下纵束前部连接前颞叶，但是周围有很多其他白质纤维束，包括下额枕束和弓状束也连接到相同的区域。所以下纵束被肿瘤侵犯后，本该由其传递的信息可以由周围的白质纤维束重新连接分配并进行传递。对于那些可塑性较低的白质纤维束，他们可能是充当输入或者输出的部分，最接近相应的脑区而没有功能重叠的白质纤维束，所以无法被代偿[117]。

脑肿瘤会影响大脑整体和局部的功能连接强度。我们的研究发现，患者肿瘤级别越高，其语言功能和静息态大脑功能连接强度越差。其中在高级别胶质瘤患者中，静息态语言功能脑网络功能连接强度的下降程度与患者语言功能得分具有相关性。而在低级别胶质瘤患者中这一现象并不明显[83]。也有研究指出，低级别胶质瘤患者的功能网络以高频分离（segregation）减少和全脑整合（integration）减少为特征[118]。当左脑额叶出现低级别胶质瘤时，Broca区和Wernicke区功能连接性降低，而对侧区域增强[119]。有研究者在个案研究中结合大脑功能连接分析和图论，清楚展示了一名Broca区肿瘤患者的脑网络改变。其对侧大脑Broca区同源位置进行功能代偿，并与左侧未受影响的语言功能区相连。且其右侧额下回后部并未直接与左侧Wernicke区相关，而是以辅助运动前区（pre-supplementary motor area，pre-SMA）作为"中转站"进行间接联系[120]。我们的研究还发现"大脑-小脑环路"也参与肿瘤所带来的脑网络重组中，小脑语言相关区域灰质体积增加并与患者语言功能情况相关[112]。同时可以基于多元机器学习模型，计算患者静息状态全脑的功能连接强度，以预测其语言功能障碍程度[121]。

（二）术后语言功能脑网络重组

手术作为一个强大的外源刺激也会诱发脑网

络重组。为与术前重组相区分，研究者们将术前与术后数月的影像学数据进行比较，亦或是比较多次手术时语言皮质位置的差别。术前与术后脑网络重组模式类似。Lizarazu 等[122] 运用脑磁图技术证实，相比于术前，术后切缘周围组织与整个大脑在 α 波段上的联系加强，证明了相邻脑区的功能代偿。同时，Chivukula 等[123] 的研究发现，手术切除的皮质功能重组到对侧大脑半球同源脑区。但是也有研究认为，术后相比于术前，最大的功能脑网络变化发生于肿瘤周围，主要是由于手术后的脑组织位移，而不是脑网络重组[124]。

Duffau 等发现不同弥漫性胶质瘤患者神经可塑性不同，肿瘤边缘较光滑，主要侵及皮质而不是白质纤维束的患者神经可塑性强。将这些患者第二次手术的 DES 结果与第一次相比较，只有 19%~23% 的语言位点保留在原有位置上[125]。最新研究揭示，甚至在第二次手术后还会进行脑网络重组，并可以实施第三次手术[126]。为此，Duffau 教授特别提出，可以依照患者自身肿瘤位置和神经可塑性情况，选择适合的治疗方式。对于肿瘤未侵及白质纤维束、神经可塑性较好的患者进行

分次手术治疗，既保证患者神经功能不受影响，又能最大限度地切除肿瘤并延长生存期[125, 127]。还有研究提出，可以运用重复经颅磁刺激（rTMS）等技术促进患者在对侧同源脑区进行代偿，增大肿瘤可切除范围[128]。

目前，术后白质纤维束重组的证据较少，为避免术后远期后遗症，应尽量保留功能网络的白质纤维束连接[108]。从全脑水平观察大脑功能连接强度的改变，我们发现在手术后短时间内大脑功能连接强度下降，但多数在 3 个月内即可恢复到术前 80% 的状态。术后语言功能脑网络的连接强度与患者症状变化同步，说明语言网络的重组是患者语言功能康复的基础[129]。还有研究发现语言网络重组时会招募其他相关皮质或网络。例如，Deverdun 等对与图片命名相关的网络进行功能连接强度进行分析，发现其内的右侧中央前回由术前与左侧海马旁相连接，变为术后与左侧舌回相连[130]。Dokkum 等发现对左侧额叶语言区脑胶质瘤患者术后进行命名任务时，背侧注意网络中的右侧顶上小叶和顶下小叶与右侧额叶和左侧颞叶语言区的连接加强[131]。

三、促进术后语言功能脑网络重组的方法

针对部分患者脑肿瘤术后语言功能永久性受损，已有研究试图采用重复经颅磁刺激（repetitive transcranial magnetic stimulation，rTMS）、经颅直流电刺激（transcranial direct current stimulation，tDCS）、药物、语言训练、环境刺激、在肿瘤切除后大脑空腔内填充神经干细胞等方法进行康复。目前最有希望的是 rTMS 技术和语言训练。

（一）rTMS 帮助语言功能脑网络重组

rTMS 已被广泛应用于认知神经科学、精神病学等研究领域[132]。TMS 使用电磁感应原理来聚焦大脑中的感应电流。这些电流的大小足以调节神经兴奋性，影响 N-甲基-D-天冬氨酸

（N-methyl-D-aspartate，NMDA）和 GABA 等神经递质的释放。使用高或低频率的 rTMS 对特定脑区进行兴奋性刺激或抑制性刺激，可诱发脑网络重组并促进语言功能恢复。依据上文中提到的脑语言功能区受损后，周围或者对侧大脑相应脑区进行功能代偿的理论，已有研究人员运用兴奋性刺激来激活相应代偿脑区，或者运用抑制性刺激来抑制无效代偿脑区的网络重组，从而促进功能恢复。例如，Juan 等[133] 对一位经历过左侧中央前回少突胶质瘤切除的患者运用 rTMS 技术，对其脑 Broca 区进行了反复兴奋性刺激治疗后，患者语言功能提高。同时，rTMS 对大脑组织学改变的影响也不容忽视，其可促进脑源性神经营养因

子的分泌，亦或是加速髓鞘修复[134]。

目前运用 rTMS 技术促进脑肿瘤术后患者语言功能康复的研究不多，主要集中于 rTMS 技术促进脑卒中后失语症患者的康复。结合 rTMS 和 fMRI 研究显示，运用低频（1 Hz）rTMS 对右侧额下回的三角部（即 Broca 区在对侧大脑的同源区）进行抑制性刺激，运用高频（5 Hz）rTMS 对左侧 Broca 区进行兴奋性刺激，或分别对大脑左侧语言区和右侧同源区进行兴奋性与抑制性刺激，可以促进左侧皮质活动性并提高患者语言功能[134, 135]。还有研究提出相反的策略，即对左侧大脑进行抑制性刺激，而对右侧大脑进行兴奋性刺激[136, 137]。最新研究认为，患者 rTMS 的刺激靶点应该根据其自身大脑的受损情况来确定，并提出了大脑结构保留度（structural reserve）的概念，即指病变区所残留的可以重新发挥功能的神经通路和中继点的数量。结构保留度较高的患者，病变对侧大脑主要起竞争性抑制作用，rTMS 抑制对侧大脑可促进恢复；而结构保留度较低的患者，病变对侧大脑主要起代偿作用，应使用 rTMS 兴奋对侧大脑帮助恢复[138]。

目前，大脑结构保留度暂无客观界定标准，且卒中和脑肿瘤患者的失语机制并不完全相同，该理论能否适用于脑肿瘤患者还有待研究。Duffau 教授还指出，与治疗脑卒中后失语相反，语言区脑肿瘤患者术前术后应侧重于促进对侧半球同源脑区的代偿，以减少肿瘤周围脑功能区残留，扩大肿瘤切除范围，提高患者生存获益[128]。

（二）语言训练帮助语言功能脑网络重组

语言训练是对语言功能受损患者最基础的康复方法。Sophia[139] 运用 fMRI 研究显示，经过语言训练，患者的语言功能相对于训练前有明显增强，同时语言功能脑网络连接强度相比正常对照组更强。不同实验中所发现的语言训练后大脑被激活的部分也不相同，例如 Abo 等[140] 在对患者进行训练后运用 fMRI 检测发现患者右侧大脑受到激活，而 Fridriksson 等[141] 则发现左侧病变周围皮质的激活与功能恢复有关。这种差异可能与受试对象的病灶大小、位置、病情的严重程度等因素有关。Crosson 等[142, 143] 还设计了一套语言康复训练任务，在开始语言任务前进行复杂的左手动作，以刺激右侧大脑皮质，促进右侧大脑同源皮质的功能代偿。此类方法的有效性还需要进一步探索[143]。

四、展望

目前，针对脑肿瘤手术切除后语言功能障碍的康复已有初步的研究进展，但这一领域仍有许多问题亟待解决。基础的语言功能脑网络包含哪些皮质和白质纤维束？他们各自的作用是什么？中纵束是否应包括在语言功能脑网络中？我们从临床观察到，语言皮质功能损伤后可以通过网络重组而实现代偿。我们还不清楚：①诱导脑网络重组的机制是什么；②是否可以诱导大脑向所希望的模式进行功能代偿；③ rTMS 技术诱导语言功能脑网络重组的神经机制是什么；④ rTMS 兴奋和抑制作用靶点在哪里；⑤ rTMS 的最佳刺激模式、频率等刺激参数如何定量；⑥如何运用多模态技术，制订脑网络重组和语言功能康复的个体化策略。

参考文献

[1] Bassett D S, Sporns O. Network neuroscience [J]. Nat Neurosci, 2017, 20(3):353-364.
[2] Ji J L, Spronk M, Kulkarni K, et al. Mapping the human brain's cortical-subcortical functional network organization [J].

Neuroimage, 2019, 185:35-57.

[3] WIG G S. Segregated systems of human brain networks [J]. Trends Cogn Sci, 2017, 21(12):981-996.

[4] Van Den Heuvel M P, Hulshoff Pol H E. Exploring the brain network: A review on resting-state fMRI functional connectivity [J]. Eur Neuropsychopharmacol, 2010, 20(8):519-534.

[5] Bijsterbosch J, Harrison S J, Jbabdi S, et al. Challenges and future directions for representations of functional brain organization [J]. Nat Neurosci, 2020, 23(12):1484-1495.

[6] Hickok G, Venezia J H, Teghipco A. Beyond Broca: Neural architecture and evolution of a dual motor speech coordination system [J]. PsyArXiv, 2021.

[7] Hertrich I, Dietrich S, Ackermann H. The margins of the language network in the brain [J]. Frontiers in Communication, 2020, 5.

[8] Hagoort P. The core and beyond in the language-ready brain [J]. Neurosci Biobehav Rev, 2017, 81(Pt B):194-204.

[9] Fedorenko E, Thompson-Schill S L. Reworking the language network [J]. Trends Cogn Sci, 2014, 18(3):120-126.

[10] Lu J, Zhao Z, Zhang J, et al. Functional maps of direct electrical stimulation-induced speech arrest and anomia: A multicentre retrospective study [J]. Brain, 2021, 144(8):2541-2553.

[11] Geschwind N. The organization of language and the brain [J]. Science, 1970, 170(3961):940-944.

[12] Tremblay P, Dick A S. Broca and Wernicke are dead, or moving past the classic model of language neurobiology [J]. Brain Lang, 2016, 162:60-71.

[13] Conner C R, Kadipasaoglu C M, Shouval H Z, et al. Network dynamics of Broca's area during word selection [J]. PLoS One, 2019, 14(12):e0225756.

[14] Zaccarella E, Meyer L, Makuuchi M, et al. Building by syntax: The neural basis of minimal linguistic structures [J]. Cereb Cortex, 2017, 27(1):411-421.

[15] Rong F, Isenberg A L, Sun E, et al. The neuroanatomy of speech sequencing at the syllable level [J]. PLoS One, 2018, 13(10):e0196381.

[16] Hickok G, Rogalsky C, Chen R, et al. Partially overlapping sensorimotor networks underlie speech praxis and verbal short-term memory: Evidence from apraxia of speech following acute stroke [J]. Front Hum Neurosci, 2014, 8:649.

[17] Castellucci G A, Kovach C K, Howard M A, 3rd, et al. A speech planning network for interactive language use [J]. Nature, 2022.

[18] Saur D, Kreher B W, Schnell S, et al. Ventral and dorsal pathways for language [J]. Proc Natl Acad Sci USA, 2008, 105(46):18035-18040.

[19] Hamilton L S, Oganian Y, Hall J, et al. Parallel and distributed encoding of speech across human auditory cortex [J]. Cell, 2021, 184(18):4626-4639 e13.

[20] Leaver A M, Rauschecker J P. Functional topography of human auditory cortex [J]. J Neurosci, 2016, 36(4):1416-1428.

[21] Li Y, Tang C, LU J, et al. Human cortical encoding of pitch in tonal and non-tonal languages [J]. Nat Commun, 2021, 12(1):1161.

[22] Tang C, Hamilton L S, Chang E F. Intonational speech prosody encoding in the human auditory cortex [J]. Science, 2017, 357(6353):797-801.

[23] Mesgarani N, Cheung C, Johnson K, et al. Phonetic feature encoding in human superior temporal gyrus [J]. Science, 2014, 343(6174):1006-1010.

[24] Matchin W, Hickok G. The cortical organization of syntax [J]. Cereb Cortex, 2020, 30(3):1481-1498.

[25] Oberhuber M, Hope T M H, Seghier M L, et al. Four functionally distinct regions in the left supramarginal gyrus support word processing [J]. Cereb Cortex, 2016, 26(11):4212-4226.

[26] Pillay S B, Stengel B C, Humphries C, et al. Cerebral localization of impaired phonological retrieval during rhyme judgment [J]. Ann Neurol, 2014, 76(5):738-746.

[27] Guenther F H, Hickok G. Role of the auditory system in speech production [J]. Handb Clin Neurol, 2015, 129:161-175.

[28] Kearney E, Guenther F H. Articulating: The neural mechanisms of speech production [J]. Lang Cogn Neurosci, 2019, 34(9):1214-1229.

[29] Glasser M F, Coalson T S, Robinson E C, et al. A multi-modal parcellation of human cerebral cortex [J]. Nature, 2016, 536(7615):171-178.

[30] Hazem S R, Awan M, Lavrador J P, et al. Middle frontal gyrus and area 55b: Perioperative mapping and language outcomes [J]. Front Neurol, 2021, 12:646075.

[31] Dehaene S, Cohen L. The unique role of the visual word form area in reading [J]. Trends Cogn Sci, 2011, 15(6):254-262.

[32] Lerma-Usabiaga G, Carreiras M, Paz-Alonso P M. Converging evidence for functional and structural segregation within the

left ventral occipitotemporal cortex in reading [J]. Proc Natl Acad Sci U S A, 2018, 115(42):E9981-E9990.

[33] Geschwind N. Disconnexion syndromes in animals and man[J]. Brain, 1965, 88(2):237-294.

[34] Hickok G, Poeppel D. The cortical organization of speech processing [J]. Nature Reviews Neuroscience, 2007, 8(5):393-402.

[35] Hickok G, Poeppel D. Dorsal and ventral streams: A framework for understanding aspects of the functional anatomy of language [J]. Cognition, 2004, 92(1-2):67-99.

[36] DE Benedictis A, Duffau H, Paradiso B, et al. Anatomo-functional study of the temporo-parieto-occipital region: Dissection, tractographic and brain mapping evidence from a neurosurgical perspective [J]. Journal of Anatomy, 2014, 225.

[37] Wang P, Zhao Z, Bu L, et al. Clinical applications of neurolinguistics in neurosurgery [J]. Front Med, 2021, 15(4):562-574.

[38] Sarubbo S, De Benedictis A, Merler S, et al. Structural and functional integration between dorsal and ventral language streams as revealed by blunt dissection and direct electrical stimulation [J]. Human Brain Mapping, 2016, 37(11):3858-3872.

[39] Chang E F, Raygor K P, Berger M S. Contemporary model of language organization: An overview for neurosurgeons [J]. J Neurosurg, 2015, 122(2):250-261.

[40] Sarubbo S, Tate M, De Benedictis A, et al. Mapping critical cortical hubs and white matter pathways by direct electrical stimulation: An original functional atlas of the human brain [J]. NeuroImage, 2020, 205:116237.

[41] Fernandez-Miranda J C, Wang Y, Pathak S, et al. Asymmetry, connectivity, and segmentation of the arcuate fascicle in the human brain [J]. Brain Struct Funct, 2015, 220(3):1665-1680.

[42] Ries S K, Piai V, Perry D, et al. Roles of ventral versus dorsal pathways in language production: An awake language mapping study [J]. Brain Lang, 2019, 191:17-27.

[43] Maldonado I L, Moritz-Gasser S, Duffau H. Does the left superior longitudinal fascicle subserve language semantics? A brain electrostimulation study [J]. Brain Struct Funct, 2011, 216(3):263-274.

[44] Galantucci S, Tartaglia M C, Wilson S M, et al. White matter damage in primary progressive aphasias: A diffusion tensor tractography study [J]. Brain, 2011, 134(Pt 10):3011-3029.

[45] Zhao Z, Liu Y, Zhang J, et al. Where is the speech production area? Evidence from direct cortical electrical stimulation mapping [J]. Brain, 2021, 144(7):e61.

[46] Houston J, Allendorfer J, Nenert R, et al. White matter language pathways and language performance in healthy adults across ages [J]. Front Neurosci, 2019, 13:1185.

[47] Friederici A D. The brain basis of language processing: from structure to function [J]. Physiol Rev, 2011, 91(4):1357-1392.

[48] Berro D H, Herbet G, Duffau H. New insights into the anatomo-functional architecture of the right sagittal stratum and its surrounding pathways: an axonal electrostimulation mapping study [J]. Brain Struct Funct, 2021, 226(2):425-441.

[49] Papagno C, Casarotti A, Comi A, et al. Long-term proper name anomia after removal of the uncinate fasciculus [J]. Brain Struct Funct, 2016, 221(1):687-694.

[50] Maldonado I L, Moritz-Gasser S, De Champfleur N M, et al. Surgery for gliomas involving the left inferior parietal lobule: new insights into the functional anatomy provided by stimulation mapping in awake patients [J]. J Neurosurg, 2011, 115(4):770-779.

[51] Duffau H, Moritz-Gasser S, Mandonnet E. A re-examination of neural basis of language processing: Proposal of a dynamic hodotopical model from data provided by brain stimulation mapping during picture naming [J]. Brain Lang, 2014, 131:1-10.

[52] Hinkley L B, Marco E J, Brown E G, et al. The contribution of the corpus callosum to language lateralization [J]. J Neurosci, 2016, 36(16):4522-4533.

[53] La Corte E, Eldahaby D, Greco E, et al. The frontal aslant tract: A systematic review for neurosurgical applications [J]. Front Neurol, 2021, 12:641586.

[54] Catani M, Dell'Acqua F, Vergani F, et al. Short frontal lobe connections of the human brain [J]. Cortex, 2012, 48(2):273-291.

[55] Basnakova J, Weber K, Petersson K M, et al. Beyond the language given: The neural correlates of inferring speaker meaning [J]. Cereb Cortex, 2014, 24(10):2572-2578.

[56] Andrews-Hanna J R, Smallwood J, Spreng R N. The default network and self-generated thought: Component processes, dynamic control, and clinical relevance [J]. Ann N Y Acad Sci, 2014, 1316:29-52.

[57] Buckner R L, Andrews-Hanna J R, Schacter D L. The brain's default network: Anatomy, function, and relevance to disease [J]. Annals of the New York Academy of Sciences, 2008, 1124(1):38.

[58] Bzdok D, Hartwigsen G, Reid A, et al. Left inferior parietal lobe engagement in social cognition and language [J]. Neurosci Biobehav Rev, 2016, 68:319-334.

[59] Xu Y, He Y, Bi Y. A tri-network model of human semantic processing [J]. Front Psychol, 2017, 8:1538.

[60] Gordon E M, Laumann T O, Marek S, et al. Default-mode network streams for coupling to language and control systems [J]. Proc Natl Acad Sci U S A, 2020, 117(29):17308-17319.

[61] Marek S, Dosenbach N U F. The frontoparietal network: Function, electrophysiology, and importance of individual precision mapping [J]. Dialogues Clin Neurosci, 2018, 20(2):133-140.

[62] Colom R, Karama S, Jung R E, et al. Human intelligence and brain networks [J]. Dialogues Clin Neurosci, 2010, 12(4):489-501.

[63] Bornkessel I, Zysset S, Friederici A D, et al. Who did what to whom? The neural basis of argument hierarchies during language comprehension [J]. NeuroImage, 2005, 26(1):13.

[64] Zhu D, Chang J, Freeman S, et al. Changes of functional connectivity in the left frontoparietal network following aphasic stroke [J]. Front Behav Neurosci, 2014, 8:167.

[65] Sliwinska M W, Violante I R, Wise R J S, et al. Stimulating multiple-demand cortex enhances vocabulary learning [J]. J Neurosci, 2017, 37(32):7606-7618.

[66] Corbetta M, Patel G, Shulman G L. The reorienting system of the human brain: from environment to theory of mind [J]. Neuron, 2008, 58(3):306-324.

[67] Vossel S, Geng J J, Fink G R. Dorsal and ventral attention systems: Distinct neural circuits but collaborative roles [J]. Neuroscientist, 2014, 20(2):150-159.

[68] Rocca R, Coventry K R, Tylen K, et al. Language beyond the language system: Dorsal visuospatial pathways support processing of demonstratives and spatial language during naturalistic fast fMRI [J]. Neuroimage, 2020, 216:116128.

[69] Stawarczyk D, Jeunehomme O, D'argembeau A. Differential contributions of default and dorsal attention networks to remembering thoughts and external stimuli from real-life events [J]. Cereb Cortex, 2018, 28(11):4023-4035.

[70] Brain G B D, Other C N S C C. Global, regional, and national burden of brain and other CNS cancer, 1990-2016: A systematic analysis for the Global Burden of Disease Study 2016 [J]. Lancet Neurol, 2019, 18(4):376-393.

[71] Tuncer M S, Salvati L F, Grittner U, et al. Towards a tractography-based risk stratification model for language area associated gliomas [J]. Neuroimage Clin, 2021, 29:102541.

[72] Wilson S M, Lam D, Babiak M C, et al. Transient aphasias after left hemisphere resective surgery [J]. J Neurosurg, 2015, 123(3):581-593.

[73] Davie G L, Hutcheson K A, Barringer D A, et al. Aphasia in patients after brain tumour resection [J]. Aphasiology, 2009, 23(9):1196-1206.

[74] Antonsson M, Jakola A, Longoni F, et al. Post-surgical effects on language in patients with presumed low-grade glioma [J]. Acta Neurol Scand, 2018, 137(5):469-480.

[75] M I J-K, Snijders T J, De Graeff A, et al. Prevalence of symptoms in glioma patients throughout the disease trajectory: A systematic review [J]. J Neurooncol, 2018, 140(3):485-496.

[76] Morshed R A, Young J S, Lee A T, et al. Clinical pearls and methods for intraoperative awake language mapping [J]. Neurosurgery, 2021, 89(2):143-153.

[77] De Witt Hamer P C, Robles S G, Zwinderman A H, et al. Impact of intraoperative stimulation brain mapping on glioma surgery outcome: A meta-analysis [J]. J Clin Oncol, 2012, 30(20):2559-2565.

[78] Yuan B, Zhang N, Gong F, et al. Longitudinal assessment of network reorganizations and language recovery in postoperative patients with glioma [J]. Brain Communications, 2022, 4(2).

[79] Lu J, Wu J, Yao C, et al. Awake language mapping and 3-Tesla intraoperative MRI-guided volumetric resection for gliomas in language areas [J]. J Clin Neurosci, 2013, 20(9):1280-1287.

[80] Antonsson M, Longoni F, Jakola A, et al. Pre-operative language ability in patients with presumed low-grade glioma [J]. J Neurooncol, 2018, 137(1):93-102.

[81] Banerjee P, Leu K, Harris R J, et al. Association between lesion location and language function in adult glioma using voxel-based lesion-symptom mapping [J]. NeuroImage: Clinical, 2015, 9:617-624.

[82] Wood J M, Kundu B, Utter A, et al. Impact of brain tumor location on morbidity and mortality: A retrospective functional MR imaging study [J]. AJNR Am J Neuroradiol, 2011, 32(8):1420-1425.

[83] Yuan B, Zhang N, Yan J, et al. Tumor grade-related language and control network reorganization in patients with left cerebral glioma [J]. Cortex, 2020, 129:141-157.

[84] Satoer D, Visch-Brink E, Smits M, et al. Long-term evaluation of cognition after glioma surgery in eloquent areas [J]. J Neurooncol, 2014, 116(1):153-160.

[85] Duffau H, Lopes M, Arthuis F, et al. Contribution of intraoperative electrical stimulations in surgery of low grade gliomas: A comparative study between two series without(1985-96)and with(1996-2003)functional mapping in the same institution [J]. J Neurol Neurosurg Psychiatry, 2005, 76(6):845-851.

[86] Barbosa B J, Mariano E D, Batista C M, et al. Intraoperative assistive technologies and extent of resection in glioma surgery: A systematic review of prospective controlled studies [J]. Neurosurg Rev, 2015, 38(2):217-226;discussion 26-7.

[87] Bizzi A, Nava S, Ferre F, et al. Aphasia induced by gliomas growing in the ventrolateral frontal region: assessment with diffusion MR tractography, functional MR imaging and neuropsychology [J]. Cortex, 2012, 48(2):255-272.

[88] Duffau H, Capelle L, Sichez N, et al. Intraoperative mapping of the subcortical language pathways using direct stimulations. An anatomo-functional study [J]. Brain, 2002, 125(Pt 1):199-214.

[89] Leclercq D, Duffau H, Delmaire C, et al. Comparison of diffusion tensor imaging tractography of language tracts and intraoperative subcortical stimulations [J]. J Neurosurg, 2010, 112(3):503-511.

[90] Sarubbo S, Le Bars E, Moritz-Gasser S, et al. Complete recovery after surgical resection of left Wernicke's area in awake patient: A brain stimulation and functional MRI study [J]. Neurosurg Rev, 2012, 35(2):287-92;discussion 92.

[91] Lubrano V, Draper L, Roux F-E. What makes surgical tumor resection feasible in Broca's area? Insights into intraoperative brain mapping [J]. Neurosurgery, 2010, 66(5):868-75;discussion 75.

[92] Herbet G, Maheu M, Costi E, et al. Mapping neuroplastic potential in brain-damaged patients [J]. Brain, 2016, 139(Pt 3):829-844.

[93] Di Cristofori A, Basso G, De Laurentis C, et al. Perspectives on(A)symmetry of arcuate fasciculus. A short review about anatomy, tractography and TMS for arcuate fasciculus reconstruction in planning surgery for gliomas in language areas [J]. Front Neurol, 2021, 12:639822.

[94] Young J S, Morshed R A, Mansoori Z, et al. Disruption of frontal aslant tract is not associated with long-term postoperative language deficits [J]. World Neurosurg, 2020, 133:192-195.

[95] Klein M, Heimans J J, Aaronson N K, et al. Effect of radiotherapy and other treatment-related factors on mid-term to long-term cognitive sequelae in low-grade gliomas: A comparative study [J]. Lancet, 2002, 360(9343):1361-1368.

[96] Kerklaan J P, Lycklama A, Nijeholt G J, et al. SMART syndrome: A late reversible complication after radiation therapy for brain tumours [J]. J Neurol, 2011, 258(6):1098-1104.

[97] Dhandapani M, Gupta S, Mohanty M, et al. Trends in cognitive dysfunction following surgery for intracranial tumors [J]. Surg Neurol Int, 2016, 7(Suppl 7):S190-195.

[98] Prabhu R S, Won M, Shaw E G, et al. Effect of the addition of chemotherapy to radiotherapy on cognitive function in patients with low-grade glioma: Secondary analysis of RTOG 98-02 [J]. J Clin Oncol, 2014, 32(6):535-541.

[99] Marsh J C, Gielda B T, Herskovic A M, et al. Cognitive sparing during the administration of whole brain radiotherapy and prophylactic cranial irradiation: Current concepts and approaches [J]. J Oncol, 2010, 2010:198208.

[100] Krishna S, Kakaizada S, Almeida N, et al. Central nervous system plasticity influences language and cognitive recovery in adult glioma [J]. Neurosurgery, 2021, 89(4):539-548.

[101] Sekeres M J, Bradley-Garcia M, Martinez-Canabal A, et al. Chemotherapy-induced cognitive impairment and hippocampal neurogenesis: A review of physiological mechanisms and interventions [J]. Int J Mol Sci, 2021, 22(23).

[102] Gibson E M, Nagaraja S, Ocampo A, et al. Methotrexate chemotherapy induces persistent tri-glial dysregulation that underlies chemotherapy-related cognitive impairment [J]. Cell, 2019, 176(1-2):43-55 e13.

[103] Hilverda K, Bosma I, Heimans J J, et al. Cognitive functioning in glioblastoma patients during radiotherapy and temozolomide treatment: Initial findings [J]. J Neurooncol, 2010, 97(1):89-94.

[104] Duffau H. Lessons from brain mapping in surgery for low-grade glioma: Insights into associations between tumour and brain plasticity [J]. Lancet Neurol, 2005, 4(8):476-486.

[105] Desmurget M, Bonnetblanc F, Duffau H. Contrasting acute and slow-growing lesions: A new door to brain plasticity [J]. Brain, 2007, 130(Pt 4):898-914.

[106] Duffau H. Brain plasticity and tumors [M]//Pickard J D, Akalan N, Di Rocco C, et al. Advances and Technical Standards in Neurosurgery. Vienna;Springer Vienna. 2008:3-33.

[107] Aabedi A A, Lipkin B, Kaur J, et al. Functional alterations in cortical processing of speech in glioma-infiltrated cortex [J]. Proceedings of the National Academy of Sciences, 2021, 118(46).

[108] Cargnelutti E, Ius T, Skrap M, et al. What do we know about pre- and postoperative plasticity in patients with glioma? A review of neuroimaging and intraoperative mapping studies [J]. Neuroimage Clin, 2020, 28:102435.

[109] Duffau H. Functional mapping before and after low-grade glioma surgery: A new way to decipher various spatiotemporal

patterns of individual neuroplastic potential in brain tumor patients [J]. Cancers(Basel), 2020, 12(9).

[110] Latini F, Axelson H, Fahlström M, et al. Role of preoperative assessment in predicting tumor-induced plasticity in patients with diffuse gliomas [J]. Journal of Clinical Medicine, 2021, 10(5):1108.

[111] Turkeltaub P E, Messing S, Norise C, et al. Are networks for residual language function and recovery consistent across aphasic patients? [J]. Neurology, 2011, 76(20):1726-1734.

[112] Zhang N, Xia M, Qiu T, et al. Reorganization of cerebro-cerebellar circuit in patients with left hemispheric gliomas involving language network: A combined structural and resting-state functional MRI study [J]. Human Brain Mapping, 2018, 39(12):4802-4819.

[113] Jacobs K M, Donoghue J P. Reshaping the cortical motor map by unmasking latent intracortical connections [J]. Science, 1991, 251(4996):944-947.

[114] Kong N W, Gibb W R, Tate M C. Neuroplasticity: Insights from patients harboring gliomas [J]. Neural Plasticity, 2016, 2016:e2365063.

[115] Celeghin A, Diano M, De Gelder B, et al. Intact hemisphere and corpus callosum compensate for visuomotor functions after early visual cortex damage [J]. Proceedings of the National Academy of Sciences, 2017, 114: 48.

[116] Duffau H. Does post-lesional subcortical plasticity exist in the human brain? [J]. Neurosci Res, 2009, 65(2):131-135.

[117] Duffau H. The huge plastic potential of adult brain and the role of connectomics: New insights provided by serial mappings in glioma surgery [J]. Cortex, 2014, 58:325-337.

[118] Aerts H, FIas W, Caeyenberghs K, et al. Brain networks under attack: robustness properties and the impact of lesions [J]. Brain, 2016, 139(12):3063-3083.

[119] Wang L, Chen D, Yang X, et al. Group independent component analysis and functional MRI examination of changes in language areas associated with brain tumors at different locations [J]. PLoS ONE, 2013, 8(3):e59657.

[120] Li Q, Dong J W, Del Ferraro G, et al. Functional translocation of Broca's area in a low-grade left frontal glioma: Graph theory reveals the novel, adaptive network connectivity [J]. Frontiers in Neurology, 2019, 10.

[121] Yuan B, Zhang N, Yan J, et al. Resting-state functional connectivity predicts individual language impairment of patients with left hemispheric gliomas involving language network [J]. NeuroImage: Clinical, 2019, 24:102023.

[122] Lizarazu M, Gil-Robles S, Pomposo I, et al. Spatiotemporal dynamics of postoperative functional plasticity in patients with brain tumors in language areas [J]. Brain Lang, 2020, 202:104741.

[123] Chivukula S, Pikul B K, Black K L, et al. Contralateral functional reorganization of the speech supplementary motor area following neurosurgical tumor resection [J]. Brain Lang, 2018, 183:41-46.

[124] Kristo G, Raemaekers M, Rutten G J, et al. Inter-hemispheric language functional reorganization in low-grade glioma patients after tumour surgery [J]. Cortex, 2015, 64:235-248.

[125] Picart T, Herbet G, Moritz-Gasser S, et al. Iterative surgical resections of diffuse glioma With awake mapping: How to deal with cortical plasticity and connectomal constraints? [J]. Neurosurgery, 2019, 85(1):105-116.

[126] Hamdan N, Duffau H. Extending the multistage surgical strategy for recurrent initially low-grade gliomas: functional and oncological outcomes in 31 consecutive patients who underwent a third resection under awake mapping [J]. Journal of Neurosurgery, 2021, -1(aop):1-10.

[127] Duffau H. New philosophy, clinical pearls, and methods for intraoperative cognition mapping and monitoring "à la carte" in brain tumor patients [J]. Neurosurgery, 2021, 88(5):919-930.

[128] Duffau H. Introducing the concept of brain metaplasticity in glioma: How to reorient the pattern of neural reconfiguration to optimize the therapeutic strategy [J]. Journal of Neurosurgery, 2022, 136(2):613-617.

[129] Yuan B, Zhang N, Gong F, et al. Longitudinal assessment of network reorganizations and language recovery in postoperative patients with glioma [J]. 58.

[130] Deverdun J, Dokkum L, Bars E, et al. Language reorganization after resection of low-grade gliomas: An fMRI task based connectivity study [J]. Brain Imaging and Behavior, 2020, 14.

[131] Van Dokkum L E H, Moritz Gasser S, Deverdun J, et al. Resting state network plasticity related to picture naming in low-grade glioma patients before and after resection [J]. NeuroImage: Clinical, 2019, 24:102010.

[132] Wagner T, Valero-Cabre A, Pascual-Leone A. Noninvasive human brain stimulation [J]. Annu Rev Biomed Eng, 2007, 9:527-565.

[133] Barcia J A, Sanz A, Gonzalez-Hidalgo M, et al. rTMS stimulation to induce plastic changes at the language motor area in a patient with a left recidivant brain tumor affecting Broca's area [J]. Neurocase, 2012, 18(2):132-138.

[134] Arheix-Parras S, Barrios C, Python G, et al. A systematic review of repetitive transcranial magnetic stimulation in aphasia

rehabilitation: Leads for future studies [J]. Neurosci Biobehav Rev, 2021, 127:212-241.

[135] Hartwigsen G, Volz L J. Probing rapid network reorganization of motor and language functions via neuromodulation and neuroimaging [J]. Neuroimage, 2021, 224:117449.

[136] Hara T, Abo M, Kobayashi K, et al. Effects of low-frequency repetitive transcranial magnetic stimulation combined with intensive speech therapy on cerebral blood flow in post-stroke aphasia [J]. Transl Stroke Res, 2015, 6(5):365-374.

[137] Chieffo R, Ferrari F, Battista P, et al. Excitatory deep transcranial magnetic stimulation with H-coil over the right homologous Broca's region improves naming in chronic post-stroke aphasia [J]. Neurorehabil Neural Repair, 2014, 28(3):291-298.

[138] Di Pino G, Pellegrino G, Assenza G, et al. Modulation of brain plasticity in stroke: A novel model for neurorehabilitation [J]. Nat Rev Neurol, 2014, 10(10):597-608.

[139] Van Hees S, Mcmahon K, Angwin A, et al. A functional MRI study of the relationship between naming treatment outcomes and resting state functional connectivity in post-stroke aphasia [J]. Hum Brain Mapp, 2014, 35(8):3919-3931.

[140] Abo M, Senoo A, Watanabe S, et al. Language-related brain function during word repetition in post-stroke aphasics [J]. Neuroreport, 2004, 15(12):1891-1894.

[141] Mckinnon E T, Fridriksson J, Glenn G R, et al. Structural plasticity of the ventral stream and aphasia recovery [J]. Ann Neurol, 2017, 82(1):147-151.

[142] Crosson B, Moore A B, Mcgregor K M, et al. Regional changes in word-production laterality after a naming treatment designed to produce a rightward shift in frontal activity [J]. Brain Lang, 2009, 111(2):73-85.

[143] Benjamin M L, Towler S, Garcia A, et al. A behavioral manipulation engages right frontal cortex during aphasia therapy [J]. Neurorehabil Neural Repair, 2014, 28(6):545-553.

第11章
脑胶质瘤的语言网络时空重塑规律与特征

张楠 龚方源 原彬科 吴劲松

长期以来，主流的观点认为中枢神经系统发生损伤后，由于神经细胞不可再生，所以神经功能障碍也无法康复，该认识导致神经功能可塑性长期被忽视。然而近来越来越多的研究表明，中枢神经系统存在可塑性，具体来讲，中枢神经系统可塑性是指中枢神经系统在环境变化或者因疾病及外伤等原因受到损伤后，结构和功能发生变化，以进行主动适应的能力或潜力，进而可以通过重组和代偿等过程实现不同程度的神经功能康复。特定条件下，神经组织存在可塑性而发生的功能重组和代偿的过程称为重塑。

既往认为，只有儿童的大脑才具有高度的可塑性，原因在于新突触的增长（一说"修剪"）过程是与新技能的获得相同步的。但随着神经科学的进步，人们对中枢神经系统可塑性的认识也逐渐深入。近年来，神经科学领域的重要发现之一便是，在正常人中，成年人的大脑也具有高度的可塑性。例如，一项基于结构 MRI 的研究表明，正常成人在接受长期的三个球杂耍游戏的训练之后，大脑视觉运动区可出现灰质体积的明显增加[1]。另以语言功能相关的神经功能可塑性为例，一项以回归正常社会的青年哥伦比亚游击队队员为被试的研究表明，对被试进行三年左右的阅读训练之后，大脑中负责阅读功能区域的白质纤维束较训练前明显增多[2]。

受此启发，在临床神经科学中，也有一些重要的问题有待深入研究：卒中及肿瘤等导致的局部脑组织损伤患者的神经功能可塑性如何？其神经功能重塑的机制是什么？对此类问题进行深入研究，将对制订治疗及康复策略有很大的帮助，并有助于加深对神经功能可塑性的认识，有很大的科研和临床实用价值。

一、脑网络可塑性研究的疾病模型

卒中是神经系统急性的缺血性或出血性损伤，这种损伤可启动神经功能重塑，但既往研究表明，同样的缺血损伤后，发生语言障碍人群之间存在语言功能恢复程度的不同，也就是个体之间存在重塑差异性[3]。这表明，疾病导致脑损伤后的语言网络重塑可能存在一定的规律，值得进一步探索。相比于卒中，中枢神经系统肿瘤尤其是脑胶质瘤，导致慢性功能损伤从而激活脑功能网络重塑越来越引起研究者关注。相较于卒中模型，以脑胶质瘤为疾病模型研究脑功能网络可塑性的优势在于：① 疾病发生发展的时间尺度更长，瘤周及远处慢性重塑可被观察。② 病灶可分布于脑内各部位，且累及的局部解剖位置局限，因此可根据感兴趣的行为障碍类别，选择特定位置的肿瘤作为疾病模型[4]。

Duffau 曾指出，大脑可看作是灰质神经元和白质纤维束共同组成的网络。除去灰质中担任中枢节点的区域，一般的灰质具有很强的功能重塑性，但白质纤维束的功能重塑性则相对较低，尤其是联合纤维和投射纤维，一旦发生损伤，对应的神经功能损伤很难恢复[5]。这便可以理解临床上常观察到的现象：低级别胶质瘤患者即使肿瘤位于功能区，患者也往往没有神经功能障碍的行为表现。但需要指出的是，仅凭借临床症状指导手术策略显然不够客观，需要深入了解其背后的神经功能重塑机制，方可有效提高手术安全性。因此，深入探索神经功能可塑性的时空规律，不仅有助于制订术前计划，如切除肿瘤

侵袭的功能毁损区保留非侵袭的功能代偿区，也可以帮助预测术后康复规律，如确定施加康复干预的最佳时机。

对于脑胶质瘤患者脑网络的相关研究，多是基于多模态神经影像数据进行脑网络连接的数学建模，通过脑网络属性指标的计算，进而结合行为学数据开展脑-行为的相关分析，研究脑网络重塑的神经机制。具体来说，高分辨率 T1 加权成像可提供灰质体积及皮质厚度方面的信息，弥散加权成像可提供白质纤维束方面的信息，血氧水平依赖功能磁共振成像可提供脑皮质功能活动方面的信息。对这些数据的整合分析，可了解脑结构和功能网络的重塑规律。本团队利用已建立的胶质瘤患者的多模态神经影像数据库中适合脑网络可塑性研究的胶质瘤纵向数据库，开展了一部分语言网络重塑空间规律和时间规律的工作。

二、语言网络重塑空间规律

基于体素的病灶-症状映射（voxel-based lesion-symptom mapping，VLSM）的方法可以用来评估神经功能重塑能力。描记病灶的位置并采集感兴趣的行为学数据，在体素水平进行行为学评分的统计学比较，可以得到与某项行为指标密切相关的脑区。我们基于 VLSM 方法，通过分析 81 例低级别胶质瘤（low grade glioma，LGG）和 56 例高级别胶质瘤（high grade glioma，HGG）的左侧大脑半球语言区胶质瘤患者的 MRI 结构像数据，结合 ABC 失语症量表结果计算出的失语熵（aphasia quotient，AQ），研究与胶质瘤患者语言功能障碍密切相关的脑区[6]。术前语言功能评测结果提示 20% 的 LGG 患者存在失语，HGG 患者中则有 50% 存在失语，表明 HGG 患者较 LGG 患者的语言功能损伤更明显，体现了不同级别脑胶质瘤患者语言网络的神经可塑性存在差异。进一步的 VLSM 分析提示与失语症状有显著关系的脑区位于左侧颞中回后部，左侧颞

中回后部能显著预测 HGG 患者的语言损伤。而在 LGG 患者中，肿瘤虽浸润左侧颞中回后部，但该区域的灰质体积与语言功能评分无显著相关关系。由于左侧颞中回后部处于腹侧和背侧通路的交汇（Bottleneck）区域，是背侧和腹侧语言通路的枢纽，因此发生在这个区域附近的 HGG 对语言功能的损害明显（图 11-1-1）。以 HGG 为损伤模型得出的结论与卒中的结果相似，Wernicke 区域损伤会引起语言障碍。但我们的发现是在 LGG 疾病模型中，即使肿瘤位于语言双通路模型的瓶颈区，由于肿瘤生长缓慢，神经功能可以得到充分的重塑，语言功能也是可以被代偿的[6, 7]。在 LGG 患者中，左侧颞中回后部具体的功能代偿机制，包括参与代偿的结构和语言网络重组机制，以及术中操作是否可以全切等问题还需要进一步研究。

研究胶质瘤相关的神经功能重塑空间规律常基于功能磁共振（functional MRI，fMRI）评估，

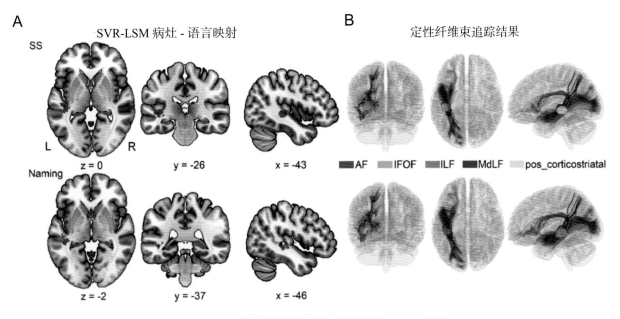

图 11-1-1　高级别胶质瘤患者病灶-语言 VLSM 结果
A. 左侧颞中回后部的损伤可预测自发语言（SS）和命名（Naming）评分；B. 左侧颞中回后部位于弓状束（AF）、下额枕束（IFOF）、下纵束（ILF）、中纵束（MdLF）和皮质纹状体通路后部的交汇处

如语言、认知等任务态激活程度和范围评估；语言相关区域偏侧化值的评估；患侧半球与健侧半球血氧水平依赖（blood oxygen level dependent，BOLD）信号空间分布模式的评估。Duffau[8] 和 Almairac[9] 分别在 2001 年和 2018 年采用功能磁共振和结构磁共振研究岛叶胶质瘤患者语言网络重塑的空间规律。2001 年的研究中，对于左侧岛叶胶质瘤患者，采用任务态 fMRI，发现该患者的岛叶内没有 BOLD 信号的代偿性调增，然而病灶周边的左侧额中回、额下回、颞上回、基底节区存在语言任务后的脑功能激活区，进一步术中皮质电刺激证明术中语言阳性位点与术前 fMRI 提示的功能激活区相吻合。该结果揭示了 LGG 生长导致的网络节点的重新分布。正是这些重塑使得肿瘤切除后，患者仍可获得功能康复后的语言功能改善[8]。2018 年的研究中，Almairac 等纳入 84 例岛叶胶质瘤患者和 24 例年龄匹配的正常被试，采用基于体素的脑形态学分析方法（voxel based morphometry，VBM）比较患者与正常被试的灰质体积的区别，结果发现胶质瘤患者的病灶对侧的

岛叶灰质体积显著增加。该结果表明，在 LGG 缓慢生长的过程中，病灶对侧镜像区域存在重塑的过程，可实现神经功能的有效代偿[9]。针对 LGG，Duffau 总结了神经功能重塑过程中的层级分布模式：首先是病灶周围区域的代偿，然后是同侧半球代偿，最后才是对侧半球的代偿。LGG 进展缓慢，疾病早期多不表现出明显的神经功能障碍，这可能与重塑的层级分布模式有关。

除了岛叶，小脑在语言及认知功能中的重要作用近年来也得到越来越多的重视。我们团队针对大脑语言区胶质瘤患者小脑灰质结构和功能的改变，进行了系列研究。研究纳入 78 例左侧大脑语言区胶质瘤患者，对术前的结构和静息态功能磁共振影像进行分析，包括 46 例 LGG 和 32 例 HGG 患者，并纳入了 44 例年龄、性别及教育年限匹配的正常被试。结果发现：①左侧大脑语言区胶质瘤可导致右侧小脑 VII 小叶神经功能活动水平降低（破坏性改变）、左侧小脑 VII 小叶神经功能活动水平升高（代偿性改变），且左侧小脑半球增加的活动水平与语言功能评分密切

相关；②胶质瘤患者组的小脑双侧半球 VII 小叶灰质体积增加（代偿性改变），以左侧小脑半球为主，且小脑半球灰质体积与小脑神经功能活动水平的变化存在空间的共变性（图 11-1-2）；③大脑-小脑静息态功能连接的改变：基于小脑自发性神经功能活动水平组间差异结果，以小脑自发性神经功能活动水平存在组间差异的区域作为种子点，进行全脑功能连接分析。结果发现，HGG 组与正常被试组在大脑-小脑静息态功能连接上无显著的统计学差异。LGG 组与正常被试组进行组间比较，当以自发性神经功能活动水平降低的小脑蚓部 III / IV / V 区域作为种子点时，LGG 组相较于正常被试存在显著的静息态功能连接的增高，增高的区域位于前扣带回（anterior cingulate cortex，ACC）、后扣带回（posterior cingulate cortex，PCC）和右侧丘脑，且增加的功能连接与语言成绩成正相关。表明"大脑-小脑环路"作为一个整体，在左侧大脑语言区引起的语言功能重塑中发挥重要作用。本研究通过结构和功能磁共振，从多个角度直接证明了小脑也参与了大脑语言区胶质瘤的语言功能重塑进程[10]。

我们已知大脑在完成语言、认知、感觉运动等某一特定功能时需要多个脑区同时参与，他们之间的结构和功能联系我们称之为网络。当疾病导致脑损伤，进而导致神经功能障碍时，脑网络可发生重塑。Almairac[11] 于 2021 年曾总结胶质瘤患者的网络重组机制，包含患侧静息态功能连接减少，匹配功能的结构重塑发展和健侧功能网络重组实现代偿。语言加工不仅涉及功能特异性（domain-specific）的语言网络，还涉及领域一般性（domain-general）的认知控制网络。为此，我们研究了大脑语言区胶质瘤如何影响这两个网络，进而影响到了患者的语言功能。通过入组 77 例 LGG 和 53 例 HGG，构建功能网络连接。结果发现，与健康对照组相比，LGG 患者和 HGG 患者的语言网络都有广泛的功能连接降低和升高。其中，HGG 患者降低的功能连接数目更多，分布更广泛。此外，与健康对照组相比，LGG 患者的认知控制网络无显著差异，而 HGG 患者的认知控制网络功能连接显著降低。在这些显著变化的功能连接中，我们计算了功能连接强度和语言成绩的偏相关系数。结果发现，HGG 患者的语言网络与其语言成绩显著正相关。上述研究结果表明，与语言加工

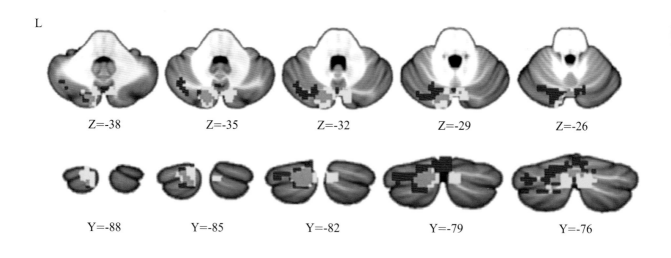

L

Z=-38　　Z=-35　　Z=-32　　Z=-29　　Z=-26

Y=-88　　Y=-85　　Y=-82　　Y=-79　　Y=-76

███ 功能活动水平升高区域　　░░░ 灰质体积增加区域　　▒▒▒ 二者重叠区域

图 11-1-2　大脑语言区胶质瘤患者小脑功能活动水平升高，与灰质体积增加区域存在空间重叠

最密切的两个网络——语言网络和认知控制网络，其在大脑语言区胶质瘤患者中的重组机制与患者的肿瘤级别密切相关。该结果有助于我们理解为何 HGG 患者存在更严重的语言障碍[12]。

胶质瘤对脑网络的破坏和脑网络的代偿同时发生，当达到平衡时，不会产生相应的功能障碍；而当破坏作用大于代偿时，患者会表现出相应的功能障碍。行为测试表明，胶质瘤患者的行为和认知障碍模式存在巨大的个体差异。基于此，可以推测个体的脑网络重组模式，可以预测患者的行为和认知功能表现。我们对此类患者的术前静息态功能磁共振进行了全脑脑网络分析，计算全脑静息态功能连接矩阵。通过构建失语症分数（AQ）预测框架分别刻画 LGG 和 HGG 患者术前脑功能网络重组模式。结果发现，术前全脑静息态功能连接可以显著预测 LGG 和 HGG 患者术前的语言障碍程度，并且 HGG 患者预测模型显著性明显高于 LGG 患者。我们还计算了肿瘤病灶相关的属性（肿瘤体积、最大直径等），发现上述属性与患者的失语症状无显著相关性。该研究结果表明脑功能网络的变化与语言功能的相关性与肿瘤级别有关，而这种相关性强弱也反映了语言功能代偿程度[13]。

三、语言网络重塑时间规律

Nakajima 在 2018 年的研究中[14]，纳入了 66 例行唤醒手术的脑胶质瘤患者，在术前、术后急性期和术后慢性期三个时间点，对这些患者进行详细的神经心理学评估，记录 KPS 评分，分析围手术期的认知功能变化规律。结果发现，胶质瘤患者术后会经历神经功能障碍变差再恢复的过程（V 字曲线），且神经功能基本在术后 3 个月得到较好恢复[14]。即使在急性期观察到一过性的严重功能障碍，部分患者仍能够有较好的功能康复预后。然而如果合并深感觉障碍或视空间认知障碍，则往往需要更长的时间方能得到较好的恢复。此外，LGG 患者中，86% 的 KPS 评分大于 90 分，而在胶质母细胞瘤患者中，仅有 52.2% 在慢性期的 KPS 大于 90 分。该研究表明，胶质瘤患者的围手术期神经功能重塑存在时间规律，表明与神经功能相关的脑网络重塑不仅存在空间规律，也存在时间规律。目前学者普遍认为脑网络的重塑是动态变化的，有特定的时空变化规律。

Otten 等对脑胶质瘤的患者评估运动网络和运动障碍的关系，发现位于运动区的肿瘤可引起运动功能障碍，并进一步引起了运动网络中功能连接的下降，运动网络内功能连接的下降主要是由初级运动皮质半球间的连接下降引起。此外他们对两例术后运动功能障碍的患者开展了纵向研究，发现运动功能恢复较好的病例中，伴随术后运动功能康复的是术后运动网络功能连接趋于正常状态的过程。而在运动功能恢复较差的病例中，运动网络的功能连接则较弱。在脑胶质瘤患者术后的急性期，损伤的网络是在不断变化和重组的，网络的重塑过程和患者的行为症状可以匹配，新的网络连接往往在趋于最佳的网络信息传输模式后达到稳定状态[15]。这种损伤后逐渐恢复，并趋于正常发展的脑网络连接模式的现象，可归纳为"网络正常化理论（Normalization of Network Connectivity）"。该理论的核心就是脑功能网络损伤后，无论康复干预施加与否，脑网络本身会朝着一个正常网络的方向进展，这种趋于正常连接模式的重塑过程，体现的是脑网络信息加工和传输不断优化与更高效的过程。

在这些研究基础上，本团队最近纳入 34 例大脑语言区胶质瘤患者，分别在术前、术后 2 周、1 个月、3 个月和 6 个月采集磁共振影像和语言认知数据。我们分析并描绘了每个患者语言成绩和语言网络（以及额顶控制网络，以往研究表明该网络在语言加工中具有重要作用）属性在术前、术后的动态变化。评价的指标包括失语熵

（AQ）和康复率。失语熵是由自发言语、理解、重复和命名四项得分算出来的综合分，自发言语（spontaneous speech，SS）包括信息量和流利度；理解（comprehension，Com）包括是/否问题，听辨认，口头指令；重复（repetition，Rep）包括词复述和句复述；命名（naming，Nam）包括视命名、反应命名和列名。康复率是 AQ 指标的康复率，指的是（术后远期成绩减去术后近期成绩）除以术前成绩减去术后近期成绩。我们发现，34名患者中有 28 名患者在术后 3 个月 AQ 成绩恢复到了术前的 80%（或者 6 个月时 85%），有 6 名患者没达到此标准（图 11-1-3）。

我们发现，在术后急性期（术后 2 周）伴随着语言功能评分的明显下降，患者的语言网络属性、额顶控制网络属性都显著降低。在术后 2 周，损伤半球内及半球间的功能连接显著减少，可以理解为健侧半球内的连接并未承担起代偿角色。如用图论指标评价网络信息加工的效率，无论全局效率指标，还是局部效率指标在术后急性期都显著降低。然而到了术后慢性期（术后 3 个月起），上述功能网络连接的指标逐渐恢复，患者的语言功能也逐渐恢复至平稳状态，这种同步性变化很好地体现了语言网络重塑的时空规律。

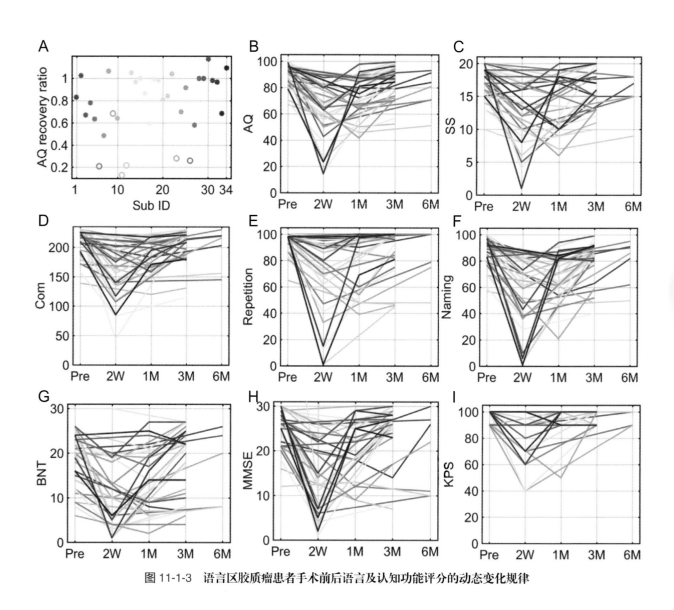

图 11-1-3　语言区胶质瘤患者手术前后语言及认知功能评分的动态变化规律

四、总结与展望

近年来，无创性神经影像学技术和术中脑功能定位技术的发展极大扩展了人们对脑功能组织特点的认识，从根本上改变了传统的模块化模型（局部定位理论），进而以新的动态和分散的脑网络模型来阐释脑功能组织特点（脑网络可塑性理论）。对中枢神经系统可塑性的认识对于胶质瘤的治疗和康复具有重要的意义，可总结为如下几点：①基于术前的功能影像学数据，进行个体水平的脑功能网络重塑特点的分析，结合语言及认知评估结果，判断脑功能重塑的程度，作为制订手术策略的依据。结合术中电刺激的金标准，达到最大程度安全切除的外科手术目的。此种策略对于位于以往认为的"功能区"的胶质瘤尤为重要，可以使得侵犯"功能区"的胶质瘤的安全切除成为可能，可有效提高肿瘤切除率，降低术后致残率。②基于手术前后的纵向数据，可以分析手术后的脑网络重塑过程，结合语言及认知评估，了解脑网络是如何通过动态的生物学重塑实现网络重组，进而达到功能恢复的。这个思路对于那些为了获得良好功能预后而在术中未能全切的患者尤为重要，可以通过比较手术后神经功能稳定状态时与术前的脑网络组织特点，判断重塑过程，进而为指导再次手术提供依据，也即脑胶质瘤的"分期手术理念"[16]。③掌握脑网络重塑的时空规律后，可以实现基于脑网络的个体化术后远期语言康复策略的制订和功能恢复预测。比如使用机器学习方法，根据术后短期的功能连接模式，在个体化水平预测术后长期的语言功能评分，以期及时在恰当的时机安排康复治疗的干预措施，如经颅磁刺激（transcranial magnetic stimulation，TMS）等，促进神经功能恢复。

综上所述，神经肿瘤外科医生需提高对大脑信息动态处理及脑网络组织特点和中枢神经系统可塑性的认识，以期使得胶质瘤患者获得生存预后和功能预后的最佳结局。

参考文献

[1] Draganski B, Gaser C, Busch V, et al. Neuroplasticity: Changes in grey matter induced by training[J]. Nature, 2004, 427(6972):311-312.

[2] Carreiras M, Seghier M L, Baquero S, et al. An anatomical signature for literacy[J]. Nature, 2009, 461(7266):983-986.

[3] Wannamaker B B, Wilson D A, Malek A M, et al. Stroke after adult-onset epilepsy: A population-based retrospective cohort study[J]. Epilepsy Behav, 2015, 43:93-99.

[4] Cargnelutti E, Ius T, Skrap M, et al. What do we know about pre- and postoperative plasticity in patients with glioma? A review of neuroimaging and intraoperative mapping studies[J]. Neuroimage Clin, 2020, 28:102435.

[5] Herbet G, Maheu M, Costi E, et al. Mapping neuroplastic potential in brain-damaged patients[J]. Brain, 2016, 139(Pt 3):829-844.

[6] Zhang N, Yuan B, Yan J, et al. Multivariate machine learning-based language mapping in glioma patients based on lesion topography[J]. Brain Imaging Behav, 2021, 15(5):2552-2562.

[7] Hickok G, Poeppel D. Dorsal and ventral streams: A framework for understanding aspects of the functional anatomy of language[J]. Cognition, 2004, 92(1-2):67-99.

[8] Duffau H, Bauchet L, Lehericy S, et al. Functional compensation of the left dominant insula for language[J]. Neuroreport, 2001, 12(10):2159-2163.

[9] Almairac F, Duffau H, Herbet G. Contralesional macrostructural plasticity of the insular cortex in patients with glioma: A VBM study[J]. Neurology, 2018, 91(20):e1902-e1908.

[10] Zhang N, Xia M, Qiu T, et al. Reorganization of cerebro-cerebellar circuit in patients with left hemispheric gliomas

involving language network: A combined structural and resting-state functional MRI study[J]. Hum Brain Mapp, 2018, 39(12):4802-4819.

[11] Almairac F, Deverdun J, Cochereau J, et al. Homotopic redistribution of functional connectivity in insula-centered diffuse low-grade glioma[J]. Neuroimage Clin, 2021, 29:102571.

[12] Yuan B, Zhang N, Yan J, et al. Tumor grade-related language and control network reorganization in patients with left cerebral glioma[J]. Cortex, 2020, 129:141-157.

[13] Yuan B, Zhang N, Yan J, et al. Resting-state functional connectivity predicts individual language impairment of patients with left hemispheric gliomas involving language network[J]. Neuroimage Clin, 2019, 24:102023.

[14] Nakajima R, Kinoshita M, Okita H, et al. Glioma surgery under awake condition can lead to good independence and functional outcome excluding deep sensation and visuospatial cognition[J]. Neurooncol Pract, 2019, 6(5):354-363.

[15] Otten M L, Mikell C B, Youngerman B E, et al. Motor deficits correlate with resting state motor network connectivity in patients with brain tumours[J]. Brain, 2012, 135(Pt 4):1017-1026.

[16] Robles S G, Gatignol P, Lehericy S, et al. Long-term brain plasticity allowing a multistage surgical approach to World Health Organization Grade II gliomas in eloquent areas[J]. J Neurosurg, 2008, 109(4):615-624.

第12章
分子病理时代的脑胶质瘤手术策略

吴帅 罗宸 陈宏 熊章

手术切除是脑胶质瘤重要的治疗手段，肿瘤切除程度与脑胶质瘤患者的预后密切相关。2016版 WHO 指南将分子病理纳入脑胶质瘤诊断系统，以对患者诊断、术后治疗及预后预测进行精准的评估。既往研究发现，不同分子分型脑胶质瘤患者对手术切除的获益程度存在差异。随着检测方法的进步，术中快速分子病理检测已臻于成熟，分子病理指导脑胶质瘤手术切除已经成为可能。本文总结近年来分子病理指导脑胶质瘤手术切除及术中快速分子病理检测的相关研究，探究分子病理对脑胶质瘤手术切除的指导价值。

第 1 节 · 分子病理指导脑胶质瘤手术的研究进展

脑胶质瘤是颅内最常见的原发恶性肿瘤，占所有颅内原发恶性肿瘤的 50% 以上[1]。脑胶质瘤的治疗方式主要包括：手术切除、放疗、化疗及电场治疗[1, 2]。2016 版《WHO 中枢神经系统肿瘤分类》(2016 CNS WHO) 首次将 *IDH*、1p19q、*MGMT* 等分子指标纳入诊断系统[3]，这标志着脑胶质瘤诊断进入了分子病理时代。2021 版《WHO 中枢神经系统肿瘤分类》(WHO CNS5) 是在 2016 版基础上，对脑脊髓肿瘤分类进行的第六次修订，该版本再次强调分子病理在脑胶质瘤诊疗中的重要性。相较于 2016 CNS WHO，WHO CNS5 结合分子病理，对成人弥漫脑胶质瘤患者的病理分型进行了重新定义，主要分为胶质母细胞瘤 (*IDH* 野生型)、星形细胞瘤 (*IDH* 突变型)、少突胶质瘤 (*IDH* 突变同时伴有 1p19q 共缺失) 三种类型。常用的分子病理指标总结如下，详见表 12-1-1。

表 12-1-1 成人弥漫脑胶质瘤常用分子病理指标总结（WHO CNS5）

病理类型	分子病理指标
星形细胞瘤，*IDH* 突变型	*IDH1*，*IDH2*，*ATRX*，*TP53*，*CDKN2A/B*
少突胶质瘤，*IDH* 突变 +1p19q 共缺失	*IDH1*，*IDH2*，1p/19q，*TERT*，*CIC*，*FUBP1*，*NOTCH1*
胶质母细胞瘤，*IDH* 野生型	*IDH* 野生型，*TERT*，7/10 染色体，*EGFR*

手术治疗作为脑胶质瘤最重要的治疗手段，既往研究发现，无论对低级别还是高级别脑胶质瘤，最大程度的肿瘤切除均有益于延长患者总体生存期（overall survival，OS）及无进展生存期（progression-free survival，PFS）[4, 5]。然而，在分子病理时代，手术切除程度（extent of resection，EOR）的提升对不同分子亚型脑胶质瘤患者预后的影响，仍不明确。目前，受制于检测手段等因素的影响，胶质瘤的分子病理往往在术后才能获得，对手术切除的指导意义有限。近年来，随着聚合酶链式反应快速检测技术、质谱技术及拉曼光谱技术等的发展，术中快速分子病理检测已成为可能[6, 7]。因此，基于分子病理的脑胶质瘤手术将有助于患者个体化精准治疗。

脑胶质瘤主要沿其影像学边界进行肿瘤切除。2010 年，神经肿瘤反应评价（response assessment in neuro-oncology，RANO）标准被首次提出[8]，主要对神经肿瘤治疗效果进行评价，其中影像学评估术后肿瘤体积变化是其中的重要指标。该标准定义：组织学高级别胶质瘤的影像学边界为 T1 增强区域，而组织学低级别胶质瘤的边界则为 T2/FLAIR 区域，脑胶质瘤治疗反应评价影像学标准详见表 12-1-2[8]。分子病理和 EOR 皆是影响脑胶质瘤患者预后的关键因素，但是 EOR 对不同分子分型的脑胶质瘤患者预后的影响仍有争议。本文将对既往研究进行总结，旨在探究分子病理时代，不同分子亚型脑胶质瘤患者预后与 EOR 的相关性，为分子病理术中指导脑胶质瘤手术切除提供理论依据。

表 12-1-2　成人弥漫脑胶质瘤 RANO 影像学评价标准

病理类型	完全缓解	部分缓解	轻微缓解	稳定状态	疾病进展
组织学高级别脑胶质瘤（T1 C+）*	0	下降 ≥ 50%	—	下降 < 50% 或增长 < 25%	增长 ≥ 25%
组织学低级别脑胶质瘤（T2 FLAIR）*	0	下降 ≥ 50%	下降 < 50% 但 ≥ 25%	下降 < 25% 或增长 < 25%	增长 ≥ 25%

注：* 本次影像学随访病灶体积与上次随访病灶体积比较。

我们针对最主要的三类成人型弥漫性胶质瘤，总结不同分子亚型患者预后与手术切除程度的相关性（图 12-1-1），具体如下。

（一）胶质母细胞瘤，*IDH* 野生型

"成人弥漫性胶质瘤，*IDH* 野生型"是恶性程度极高的一类颅内原发肿瘤，根据 WHO CNS5，*IDH* 野生型胶质瘤伴随以下任何一项改变，包括：①微血管增生；②局部组织坏死；③ *TERT* 启动子突变；④ *EGFR* 扩增；⑤染色体 +7/-10 变异，可被诊断为"胶质母细胞瘤，*IDH* 野生型"[9]。已有许多研究证明，沿增强边界全切能为胶质母细胞瘤患者带来生存获益，且沿增强区域外进行扩大切除的预后意义正逐渐受到重视[10-13]。另一方面，仅具备高级别分子表型（存在③、④、⑤改

变）但组织学较低级别（WHO 2/3 级）（无①、②改变）的"胶质母细胞瘤，*IDH* 野生型"，影像学特征与组织学高级别胶质瘤存在较大差异，目前尚缺乏统一的影像学评价标准。

（二）少突胶质细胞瘤，*IDH* 突变伴 1p/19q 联合缺失

IDH 突变伴 1p19q 联合缺失型胶质瘤是预后最好的一类成人型弥漫性胶质瘤，主要见于 WHO 2~3 级，是诊断"少突胶质细胞瘤，*IDH* 突变伴 1p19q 联合缺失"的必要条件。该类患者中位 OS 可达 10 年左右。在该型患者中，EOR 提升带来的生存预后改善较其他两种分子亚型不显著[14, 15]。究其原因，相较于其他分子亚型，"少突胶质细胞瘤，*IDH* 突变伴 1p19q 联合缺失"的生物学行为

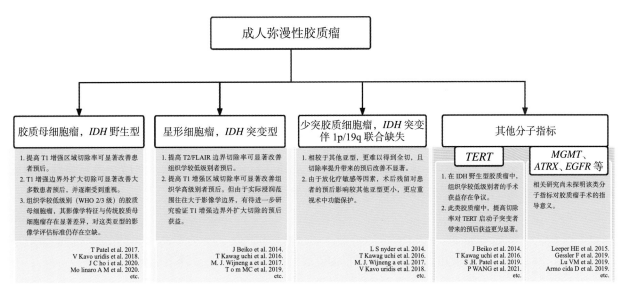

图 12-1-1　手术切除对不同分子亚型脑胶质瘤患者的预后影响总结

温和，早期无症状缓慢生长，症状期肿瘤范围已呈弥漫浸润性，跨脑叶广泛涉及，更难以得到全切[16, 17]；同时此类型肿瘤的放化疗反应敏感，术后综合治疗疗效较好[14, 15]。由于该类患者预后较好，既往研究的随访时间相对较短，尚无多中心层面开展的临床研究提供证据。

（三）星形细胞瘤，*IDH* 突变型

WHO CNS5 指出，由于其特殊的临床及遗传学特征，2016 CNS WHO 中的"胶质母细胞瘤，*IDH* 突变型，WHO Ⅳ 级"，以及存在 *CDKN2A/B* 纯合缺失的"星形细胞瘤，*IDH* 突变型，WHO Ⅱ / Ⅲ 级"，应当被重新定义为"星形细胞瘤，*IDH* 突变型，WHO 4 级"[9]。根据这一标准，"星形细胞瘤，*IDH* 突变型，WHO 2~4 级"，其患者预后优于同级别 *IDH* 野生型成人型弥漫性胶质瘤。多数既往研究均推荐针对此类胶质瘤采取 T2W FLAIR 边界切除的手术策略，认为 *IDH* 突变型星形细胞瘤的，EOR 提升能够显著改善此类胶质瘤患者的生存预后[15-19]。因此，当下亟需基于新分型，评估此类胶质瘤在影像学边界外进行扩大切除的预后及功能学获益。

（四）*MGMT* 启动子区域甲基化

MGMT 启动子区域的甲基化与否，主要影响患者对于烷化剂化疗的敏感性，是胶质母细胞瘤患者的生存预后指标[20]。对于成人型弥漫性胶质瘤（包括胶质母细胞瘤）患者，既往研究未探明该指标指导手术切除范围的临床意义[12]。

（五）*TERT* 启动子区域突变

既往许多研究认为，在组织学等级为 WHO 2~3 级的 *IDH* 野生型胶质瘤中，EOR 与预后的相关性存在争议（部分该类胶质瘤如今被归为胶质母细胞瘤，另一部分则应归为"成人弥漫性胶质瘤，NEC"）。部分研究认为沿 T2/FLAIR 边界进行全切是最优治疗策略[19, 21, 22]，而另一部分研究则认为其对患者的预后改善并不显著，相较过度追求全切应更重视平衡功能学预后[15, 18, 23]。2021年，我课题组一项研究发现，在伴有 *TERT* 启动子突变的 IDH 野生型胶质瘤患者中，EOR 的提高给患者带来的生存预后获益较无 TERT 启动子突变者更为显著，故应对其采取更加积极的手术策略[24]。这提示我们，针对这部分存在争议的胶

质瘤亚型，更应重视基于个体化分子分型的手术规划。

（六）其他分子指标

现在，关于其他分子指标影响胶质瘤手术获益的研究有限。部分胶质母细胞瘤相关研究纳入了 *BRAF V600E* 突变、*EGFR* 扩增等指标，亦有低级别成人型弥漫性胶质瘤相关研究纳入了 *ATRX* 突变，但均未发现这些指标对手术切除范围有显著的临床指导意义 [25-27]。

近年来，胶质瘤的术前分子病理预测及术中分子病理检测技术得到了极大发展。对不同分子亚型的手术获益特征的探究，已不再局限于回顾性研究，更多相关的前瞻性研究将作为脑胶质瘤个体化诊疗的重要一环，为精准指导脑胶质瘤手术切除奠定了基础。

第 2 节 · 脑胶质瘤术中快速分子病理检测技术的研究进展

分子病理不仅是胶质瘤诊断分级的基础，反映脑胶质瘤的恶性程度，也为脑胶质瘤的诊疗提供了新思路。研究发现，不同分子分型的脑胶质瘤患者对手术切除的获益程度存在差异 [24, 28]。因此，如果可以在术中获得患者的分子病理信息，将对脑胶质瘤患者的手术治疗产生重大影响。而传统的分子病理检测技术，主要利用术后组织标本进行相关检测，耗时长，无法为脑胶质瘤患者手术治疗提供术中指导。此外，脑胶质瘤术中冰冻病理准确性不高 [29]，且没有分子病理的辅助，亦不能在术中得出准确的整合病理诊断。因此，如果可以在术中快速、准确地检测脑胶质瘤分子病理，将会改变目前脑胶质瘤的诊疗模式。近年来，随着术中快速分子病理检测技术不断发展，比如聚合酶链式反应快速检测技术、质谱技术及拉曼光谱技术等，使得术中快速分子病理检测逐渐成为可能，下面将对脑胶质瘤术中快速分子病理检测技术的研究进展进行总结。

一、基于 PCR 的快速检测技术

聚合酶链式反应（polymerase chain reaction，PCR）是一种对指定 DNA 扩增的技术，可将微量 DNA 进行指数级扩增，并且在该过程中加入特定荧光基团可用于扩增产物的精准探测识别，现阶段最常用的分子病理检测方法——Sanger 测序法和新一代测序法（next generation sequencing，NGS）均基于此技术。Sanger 测序法是检测已知热点突变的金标准，在对少数几个已知目标分子检测时相对快速且经济，但灵敏度较低（需要突变组织含量大于 20%）；NGS 可全面覆盖整个基因组，而在灵敏度提高的同时，检测成本也显著增加。这两种技术由于流程复杂、耗时较长，常用于术后病理组织的检测。术中快速分子检测的目的是快速、准确地获取相关基因（如 *IDH*、*TERT*、*BRAF*、组蛋白 *H3F3A* 等）的突变信息。为此，研究人员基于 PCR 技术不断优化检测流程（图 12-2-1），在保证准确性的同时，已经将检测周期缩短至 35~100 min。

2010 年，Horbinski 等将实时定量 PCR 技术与 PCR 产物荧光溶解曲线分析结合（real-time PCR/FMCA），实现了脑胶质瘤 *IDH1* 和 *IDH2* 的快速精准检测 [30]。该技术将与野生型 *IDH1/IDH2* 互补的引物添加荧光基团后用于样品扩增，对扩增产物进行荧光溶解曲线分析，可得到 *IDH* 不同位点的突变信息（如 *IDH1 R132H/C/L/S* 等）。此项技术可在 80 min 对突变率大于 10% 的样品进

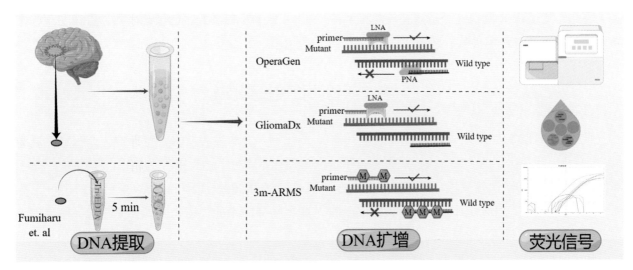

图 12-2-1　基于 PCR 的快速分子病理检测技术原理示意图

行检测。该技术的问世表明科学家们已经意识到了术中分子病理的重要性，且对快速分子病理进行了最初的探索。

2015 年，Shankar 团队开发的 OperaGen 技术[31]，是基于定量 PCR 的优化，利用肽核酸 (peptide nucleic acids，PNA) 阻断野生型等位基因的扩增，并用锁核酸技术 (locked nucleic acid，LNA) 增强突变位点的特异性结合来加强突变片段的扩增，这样阻断了野生型基因的竞争性扩增，大大提高了目的基因的检测效率。该技术主要用来检测 *IDH1 R132H/C/G/L/S*、*TERT C228T/C250T* 的突变，灵敏度高达 96%，最低可检测出 0.1% 的 DNA 突变片段，整个流程可在 60 min 内完成。这是探索术中快速分子病理技术的重要进步，但该技术在临床应用之前仍需进行大规模队列研究，以解决手术取样等原因造成的假阴性或假阳性结果。2018 年，该团队对 OperaGen 技术进行了优化[32]，加入了 *H3F3A* (*K27M*)、*BRAF* (*V600E*) 突变的检测，整个检测过程缩短为 35 min，且整体检测效率不变。

2017 年，Fumiharu 等建立了在手术室即可完成快速 DNA 提取的方法[33]。该方法只需将肿瘤样本在 Tri-EDTA 缓冲液中孵育，并纯化分离即可得到 DNA 样本，整个提取过程仅需 5 min。随

后进入自主研发的基因分型系统 (i-densy) 进行 *IDH* 突变检测，共需要 90~100 分子。该技术对 DNA 提取的优化值得借鉴，在检测灵敏度方面，仅能对肿瘤细胞含量大于 10% 的标本进行检测，进一步的临床应需要继续优化。

2018 年，阎海教授团队将 LNA 构建在引物端，提高了引物对突变等位基因的识别能力，增加了结合的稳定性，在目的基因突变频率很低的情况下也能进行特异性扩增，这项技术也是对 qPCR 的优化，用来检测胶质瘤中的 *IDH* 和 *TERT* 启动子突变，被称为 GliomaDx[34]。其灵敏度是 Sanger 测序法的 200 多倍，并且可在 1 h 内完成。该技术利用锁核酸技术，大大简化了检测步骤，提高了准确性，有助于术中诊断肿瘤含量低的病例，向传统病理提出了挑战。

2020 年，Timucin 等对突变扩增阻滞系统 (ARMS-PCR) 进行了优化[35]，即在设计引物时增加一个错配碱基，形成含有 3 个错配碱基的反应系统 (3 m-ARMS)，使得包含 *IDH* 突变的 DNA 片段可特异性延伸复制，同时阻滞野生型 DNA 片段的复制，从而降低了野生型片段的影响，提高灵敏度，并且操作便捷，从 DNA 提取至反应结束仅需要 1 h，具有较高的临床使用价值。

因此，基于 PCR 的快速分子病理检测技术特异性和灵敏性高、稳定性好，经过十多年的发展和完善（图 12-2-2），已渐趋成熟，有望实现临床应用。

二、基于质谱的快速检测技术

质谱分析是将待测物质离子化后测量其质量-电荷比（质荷比）的分析方法，现作为一种诊断技术已广泛使用于医疗领域，如药物浓度检测、新生儿筛查等。在临床研究中，质谱分析的重点是对多种组学数据进行深入解析，如蛋白组学、脂质组学和代谢组学等，发现差异表达的生物标志物。

1. 解吸电喷雾电离质谱（DESI-MS） 可在室内常压条件下分析肿瘤样本的脂质谱，且样品预处理简单，操作便捷。2014 年，Santagatad 团队发现通过 DESI-MS 可在术中快速获得 2- 羟基戊二酸（2-HG）的含量信息，而 2-HG 作为 IDH 突变后累积的代谢物[36]，可间接反映 IDH 突变情况[37]，并且 2-HG 浓度与肿瘤细胞数量呈正相关。有研究发现 DESI-MS 可对胶质瘤手术切缘取样，并在 3 min 内通过检测 2-HG 准确评估胶质瘤细胞的比例，灵敏度为 93%，特异性为 83%[37]。这为胶质瘤术中分子诊断和治疗提供了新思路。

2. 气相色谱质谱联用法（GC-MS） 可以检测生物样品中的代谢物，具有良好的灵敏度和可靠性。徐浩等对 GC-MS 优化后进行胶质瘤样本的 2-HG 的检测，在 40 min 内得出 IDH 的突变情况，在实验中其灵敏度和特异性达到了 100%[38]，为快速诊断 IDH 突变提供了一种具有广泛临床应用潜力的新方法。

现阶段的质谱技术主要是通过对 2-HG 的检测，间接得到 IDH 突变的情况，准确性较好，检测耗时短，操作方便。但目前尚不能应用于 IDH 野生型的肿瘤。进一步的临床应用，需继续改进技术，开展前瞻性临床试验，并整合到临床工作流程中。

三、其他技术

1. 拉曼光技术 是基于科学家拉曼发现的拉曼散射效应来研究物质内分子振动的光谱技术，

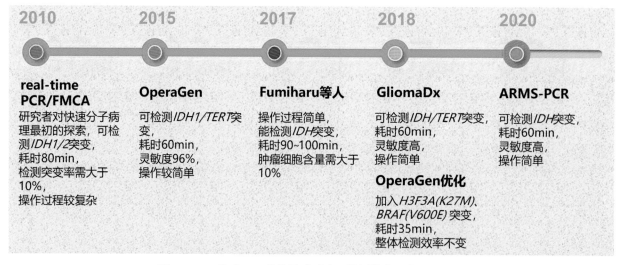

图 12-2-2　基于 PCR 的快速分子病理检测技术的发展里程图

通过探测样品的特异分子振动来表征其分子组成。2019 年，有学者将其用于胶质瘤的分型预测，检测过程方便快捷，15 分钟即可完成[39]。对 *IDH1/IDH2* 突变检测的敏感性为 91%，特异性为 95%。然而该方法仍需要更多的多中心大数据研究，扩大训练数据集，以实现临床应用。

2. **快速病理免疫组化（R-IHC）及其优化** 与普通术后免疫组化相比，R-IHC 的技术特点是大幅度缩短抗原抗体反应时间，使染色速度控制在 20 min 左右。2015 年，日本学者在诊断恶性淋巴瘤时运用 R-IHC 检测了 Ki67/MIB-1 百分比及 CD20、CD3，结果与术后 IHC 一致[40]。2017 年，Suzuki 等优化了标本制备和抗原抗体反应，使检测体系更稳定。对于 GFAP、p53、CD20/CD3、pHH3 及 ATRX 检测准确性与术后免疫组化一致，而对于 IDH1 的检测效果不及术后 IHC，且总体检测时间延长至 30 min[41]，这可能在某种程度上限制了该技术的广泛应用。

四、未来应用及展望

随着脑胶质瘤分子病理的普及，我们对疾病的理解和治疗理念也在不断改变。术中分子病理快速检测的提出，是脑胶质瘤个体化治疗及精准手术的标志。该技术可以与术中冰冻病理相结合，提升术中组织病理诊断的准确性，并指导术者优化患者手术方式，实现脑胶质瘤精准治疗。然而，目前术中快速分子病理检测技术并不成熟，还未应用到临床，主要原因在于检测指标有限、检测周期较长、检测平台复杂，尤其是对于一些重要的分子指标，如 1p19q 等无法实现术中快速检测，从而制约了术中整合病理诊断。未来，涵盖更多检测指标、更短检测周期、更少平台依赖的术中快速分子病理检测将是研究的重点。

参考文献

[1] Ostrom Q T, Cioffi G, Waite K, et al. CBTRUS statistical report: Primary brain and other central nervous system tumors diagnosed in the United States in 2014-2018[J]. Neuro Oncol, 2021, 23(12 Suppl 2): iii1-iii105.

[2] Mun E J, Babiker H M, Weinberg U, et al. Tumor-treating fields: A fourth modality in cancer treatment[J]. Clin Cancer Res, 2018, 24(2):266-275.

[3] 杜伟，陈义兵，魏新亭. 2016 版《WHO 中枢神经系统肿瘤分类》更新解读 [J]. 中华神经外科杂志, 2016, 32(011):1095-1098.

[4] Almeida J P, Chaichana K L, Rincon-Torroella J, et al. The value of extent of resection of glioblastomas: Clinical evidence and current approach[J]. Curr Neurol Neurosci Rep, 2015, 15(2):517.

[5] Hervey-Jumper S L, Berger M S. Maximizing safe resection of low-and high-grade glioma[J]. J Neurooncol, 2016, 130(2):269-282.

[6] Catteau A, Girardi H, Monville F, et al. A new sensitive PCR assay for one-step detection of 12 IDH1/2 mutations in glioma[J]. Acta Neuropathol Commun, 2014, 2:58.

[7] Pirro V, Alfaro C M, Jarmusch A K, et al. Intraoperative assessment of tumor margins during glioma resection by desorption electrospray ionization-mass spectrometry[J]. Proc Natl Acad Sci U S A, 2017, 114(26):6700-6705.

[8] van den Bent M J, Wefel J S, Schiff D, et al. Response assessment in neuro-oncology(a report of the RANO group): Assessment of outcome in trials of diffuse low-grade gliomas[J]. Lancet Oncol, 2011, 12(6):583-593.

[9] WHO Classification of Tumours Editorial Board. Central Nervous System Tumours[M]. WHO Classification of Tumours, 6th ed. Word Health Organization, 2022.

[10] Molinaro A M, Hervey-Jumper S, Morshed R A, et al. Association of maximal extent of resection of contrast-enhanced and non-contrast-enhanced tumor with survival within molecular subgroups of patients with newly diagnosed glioblastoma[J]. JAMA Oncol, 2020, 6(4):495-503.

[11] Roh T H, Kang S G, Moon J H, et al. Survival benefit of lobectomy over gross-total resection without lobectomy in cases of glioblastoma in the noneloquent area: A retrospective study [J]. J Neurosurg, 2019, 132(3):895-901.

[12] Gessler F, Bernstock J D, Braczynski A, et al. Surgery for glioblastoma in light of molecular markers: Impact of resection and MGMT promoter methylation in newly diagnosed idh-1 wild-type glioblastomas[J]. Neurosurgery, 2019, 84(1):190-197.

[13] Marchi F, Sahnane N, Cerutti R, et al. The impact of surgery in idh 1 wild type glioblastoma in relation with the MGMT deregulation[J]. Front Oncol, 2019, 9:1569.

[14] Kavouridis V K, Boaro A, Dorr J, et al. Contemporary assessment of extent of resection in molecularly defined categories of diffuse low-grade glioma: A volumetric analysis[J]. J Neurosurg, 2019:1-11.

[15] Kawaguchi T, Sonoda Y, Shibahara I, et al. Impact of gross total resection in patients with WHO grade III glioma harboring the IDH 1/2 mutation without the 1p/19q co-deletion[J]. J Neurooncol, 2016, 129(3):505-514.

[16] Cordier D, Schadelin S, Duffau H. Influence of 1p19q status and Ki67 index to predict extent of resection in WHO grade II gliomas: A virtual patient model[J]. J Neurooncol, 2015, 123(2):317-318.

[17] Cordier D, Goze C, Schadelin S, et al. A better surgical resectability of WHO grade II gliomas is independent of favorable molecular markers[J]. J Neurooncol, 2015, 121(1):185-193.

[18] Patel S H, Bansal A G, Young E B, et al. Extent of surgical resection in lower-grade gliomas: Differential impact based on molecular subtype[J]. AJNR Am J Neuroradiol, 2019, 40(7):1149-1155.

[19] Tom M C, Varra V, Leyrer C M, et al. Risk factors for progression among low-grade gliomas after gross total resection and initial observation in the molecular era[J]. Int J Radiat Oncol Biol Phys, 2019, 104(5):1099-1105.

[20] Hegi M E, Diserens A C, Gorlia T, et al. MGMT gene silencing and benefit from temozolomide in glioblastoma[J]. N Engl J Med, 2005, 352(10):997-1003.

[21] Di Carlo D T, Duffau H, Cagnazzo F, et al. IDH wild-type WHO grade II diffuse low-grade gliomas. A heterogeneous family with different outcomes. Systematic review and meta-analysis[J]. Neurosurg Rev, 2020, 43(2):383-395.

[22] Patel T, Bander E D, Venn R A, et al. The role of extent of resection in IDH1 wild-type or mutant low-grade gliomas[J]. Neurosurgery, 2018, 82(6):808-814.

[23] Beiko J, Suki D, Hess K R, et al. IDH1 mutant malignant astrocytomas are more amenable to surgical resection and have a survival benefit associated with maximal surgical resection[J]. Neuro Oncol, 2014, 16(1):81-91.

[24] Wang P, Luo C, Hong P J, et al. The role of surgery in IDH-wild-type lower-grade gliomas: Threshold at a high extent of resection should be pursued[J]. Neurosurgery, 2021, 88(6):1136-1144.

[25] Lu V M, George N D, Brown D A, et al. Confirming diagnosis and effective treatment for rare epithelioid glioblastoma variant: An integrated survival analysis of the literature[J]. World Neurosurg, 2019, 131:243-251 e2.

[26] Armocida D, Pesce A, Di Giammarco F, et al. Long term survival in patients suffering from glio-blastoma multiforme: A single-center observational cohort study[J]. Diagnostics(Basel), 2019, 9(4).

[27] Leeper H E, Caron A A, Decker P A, et al. IDH mutation, 1p19q codeletion and ATRX loss in WHO grade II gliomas[J]. Oncotarget, 2015, 6(30):30295-30305.

[28] 罗宸, 吴帅, 吴劲松. 分子病理指导下的脑胶质瘤手术的研究进展 [J]. 中华神经外科杂志, 2021, 37(9):5.

[29] Mat Zin A A, Zulkarnain S. Diagnostic accuracy of cytology smear and frozen section in glioma[J]. Asian Pac J Cancer Prev, 2019, 20(2):321-325.

[30] Horbinski C, Kelly L, Nikiforov Y E, et al. Detection of IDH1 and IDH2 mutations by fluorescence melting curve analysis as a diagnostic tool for brain biopsies[J]. J Mol Diagn, 2010, 12(4):487-492.

[31] Shankar G M, Francis J M, Rinne M L, et al. Rapid intraoperative molecular characterization of glioma[J]. JAMA Oncol, 2015, 1(5):662-667.

[32] Shankar G M, Kirtane A R, Miller J J, et al. Genotype-targeted local therapy of glioma[J]. Proc Natl Acad Sci U S A, 2018, 115(36):E8388-E8394.

[33] Ohka F, Yamamichi A, Kurimoto M, et al. A novel all-in-one intraoperative genotyping system for IDH1-mutant glioma[J]. Brain Tumor Pathol, 2017, 34(2):91-97.

[34] Diplas B H, Liu H, Yang R, et al. Sensitive and rapid detection of TERT promoter and IDH mutations in diffuse gliomas[J]. Neuro Oncol, 2019, 21(4):440-450.

[35] Avsar T, Sursal A, Turan G, et al. Development of a rapid and sensitive IDH1/2 mutation detection method for glial tumors and a comparative mutation analysis of 236 glial tumor samples[J]. Mol Diagn Ther, 2020, 24(3):327-338.

[36] Dang L, White D W, Gross S, et al. Cancer-associated IDH1 mutations produce 2-hydroxyglutarate[J]. Nature, 2010, 465(7300):966.

[37] Santagata S, Eberlin L S, Norton I, et al. Intraoperative mass spectrometry mapping of an onco-metabolite to guide brain tumor surgery[J]. Proc Natl Acad Sci U S A, 2014, 111(30):11121-11126.

[38] Xu H, Xia Y K, Li C J, et al. Rapid diagnosis of IDH1-mutated gliomas by 2-HG detection with gas chromatography mass spectrometry[J]. Lab Invest, 2019, 99(4):588-598.

[39] Livermore L J, Isabelle M, Bell I M, et al. Rapid intraoperative molecular genetic classification of gliomas using Raman spectroscopy[J]. Neurooncol Adv, 2019, 1(1):vdz008.

[40] Tanino M, Sasajima T, Nanjo H, et al. Rapid immunohistochemistry based on alternating current electric field for intraoperative diagnosis of brain tumors[J]. Brain Tumor Pathol, 2015, 32(1):12-19.

[41] Suzuki A, Maruyama T, Nitta M, et al. Modified rapid immunohistochemical staining for intraoperative diagnosis of malignant brain tumors[J]. Brain Tumor Pathol, 2017, 34(4):141-148.

第 13 章
脑胶质瘤边界研究进展

吴帅 罗宸 熊章

脑胶质瘤是颅内最常见的原发恶性肿瘤，约占所有颅内原发恶性肿瘤的 50%[1]。最大程度手术切除是脑胶质瘤的主要治疗手段[2]，研究表明，肿瘤切除程度与患者预后密切相关[3-5]。然而，脑胶质瘤患者术后几乎无法避免地都会出现原位复发，这与手术切除后的肿瘤残留密切相关，而导致肿瘤残留的重要原因在于脑胶质瘤呈浸润性生长，肿瘤边界不清。目前，脑胶质瘤与正常脑组织的边界定义模糊，主要的界定方式包括：病理学边界、影像学边界、代谢边界、超声边界、电生理边界及荧光边界等。接下来，我们将对既往脑胶质瘤肿瘤边界的相关研究进展进行总结。

一、病理学边界

病理学诊断是肿瘤诊断的金标准。在组织病理诊断中，常以细胞密度、核异型性、核分裂象、微血管增生或组织坏死作为脑胶质瘤的诊断标准[6]。在 2021 年发布的第五版《中枢神经系统肿瘤分类》(WHO CNS5) 中，再次强调了分子病理在脑胶质瘤诊断中的作用。因此，在定义病理学边界时要结合组织病理学与分子病理学。传统的组织病理检测，其样本只能是术中或术后提取的小样本。而小样本的病理检测往往只能局部地对肿瘤进行分型和分级，无法直接对大体肿瘤的边界进行界定。而肿瘤内部的异质性也影响着肿瘤病理学边界的检测及确定，例如，在同一个患者的肿瘤组织中，一些驱动突变常常存在异质性，包括 *PDGFRA*、*MDM4* 和 *AKT3* 位点的扩增，或者 PTEN 突变[7]；此外，同一个患者不同位置的肿瘤样本存在遗传学上的显著差异，样本的遗传相似性与其物理距离成正相关[8]。基于荧光引导的多重采样 (fluorescence-guided multisampling, FGMS) 及病理检测，可以为病理学边界的探索提供新思路。

二、影像学边界

（一）传统 MRI 影像边界

传统的 MRI 影像边界包括 T1 增强区边界和 T2W FLAIR 高信号区边界（图 13-1-1），其中低级别胶质瘤患者通常表现为 T2W FLAIR 高信号但 T1 增强无强化的占位性病灶。随着 WHO 等级的升高，由于新血管形成及血脑屏障的破坏，病灶在 T1 增强序列上也逐渐出现强化，WHO 4 级

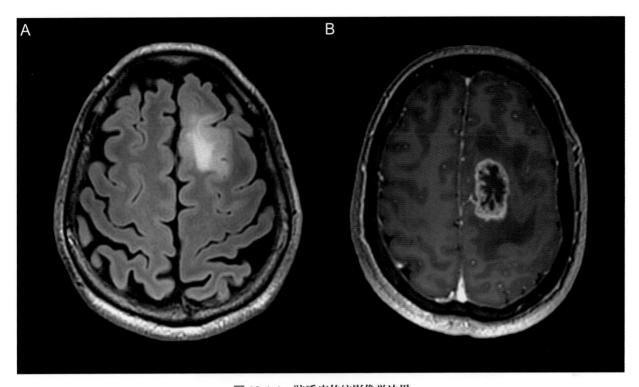

图 13-1-1　胶质瘤传统影像学边界

A. 低级别胶质瘤的影像学边界为 T2W FLAIR 高信号区；B. 高级别胶质瘤的影像学边界为 T1 增强序列强化区域

的胶质瘤与胶质母细胞瘤通常都表现为伴有中央坏死的强化病灶[9]。因此，T1 增强区边界仅仅代表的是肿瘤区域中血脑屏障破坏（或肿瘤性血管异常增殖）的边界，实际的脑胶质瘤细胞往往已经突破了该界限，导致对真实病灶范围的低估。越来越多的观点认为，全切 T1 增强区域，并沿 T2W FLAIR 高信号区域边界进行最大程度地安全切除能改善明显患者预后。同时，针对伴有瘤周水肿和占位效应的胶质母细胞瘤（IDH 野生型），对非增强区域进行扩大切除可能会延长患者的生存期[10]。术后接受放疗的靶区应当包括肿瘤强化区及外缘 2~3 cm 的区域[11]。但由于结构影像无法确定胶质瘤的真实边界，目前对于放疗靶区的勾画仍缺乏精确标准。

（二）多模态影像边界

现代影像技术将弥散加权成像（DWI）、弥散张量成像（DTI）、磁共振灌注成像（PWI）、磁共振波谱成像（MRS）、血氧水平依赖的功能磁共振成像（BOLD-fMRI）、正电子发射体层摄影（PET）等技术融合入传统 MRI 影像，合称为多模态影像，从而能更好地显示肿瘤的细胞、血流动力学、代谢、神经纤维组织受累情况和皮质功能区等信息（图 13-1-2）。对于脑胶质瘤的诊断及鉴别诊断、确定手术边界、预后判断、检测治疗效果及明确有无复发等方面有重要意义[12]。

其中，DWI 序列可以提示细胞密度的变化；DTI 序列可以依据脑白质纤维内水分子弥散运动的各向异性，显示脑白质结构及其中重要的神经传导通路，并能将肿瘤浸润性水肿与单纯血管源性水肿区分开来；PWI 序列提示血容量的变化[13, 14]；MRS 序列通过测定脑组织及肿瘤中的 Cho 峰和 Cho/NAA 的变化，量化不同区域的代谢率变化，并将肿瘤的浸润可视化，也可以将肿瘤组织与放射性坏死区分开[15]；BOLD-fMRI 利用内源性血红蛋白作为对比剂，分析区域内神经活动及其产生的血氧变化，显示大脑功能活动并获得脑组织的生理病理信息[16]；蛋氨酸 PET（11C-MET PET）

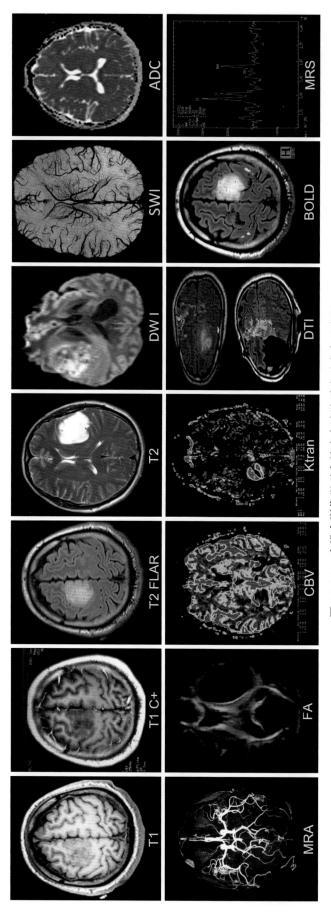

图 13-1-2 多模态影像学融合技术在脑胶质瘤手术中的应用

显像能对肿瘤细胞合成蛋白质的能力及血脑屏障中内皮细胞的功能活性进行评估[17]。我们前期关于 BOLD-fMRI 的相关研究发现（图 13-1-3），利用 BOLD-fMRI 可以更好地定义脑胶质瘤的肿瘤边界，并利用组织病理及二代测序进行了验证[18]。

多模态 MRI 影像的发展，将肿瘤边界从传统的 MRI 影像边界扩展到代谢边界、细胞密度边界；同时利用功能磁共振技术对肿瘤周边功能区的定位，限制了手术范围及放疗靶区的操作边界，勾画出可供安全操作的功能边界[19]。

三、代谢边界

肿瘤细胞的代谢与正常细胞存在较大差异，这也就导致肿瘤细胞内的代谢产物及 pH 等与正常细胞不同。基于这些差异，利用 MRS、PET 及拉曼光谱等技术，可以界定脑胶质瘤代谢边界。

MRS 是一种特殊的磁共振技术，用于量化组织体素（体积像素）中的不同代谢物。临床

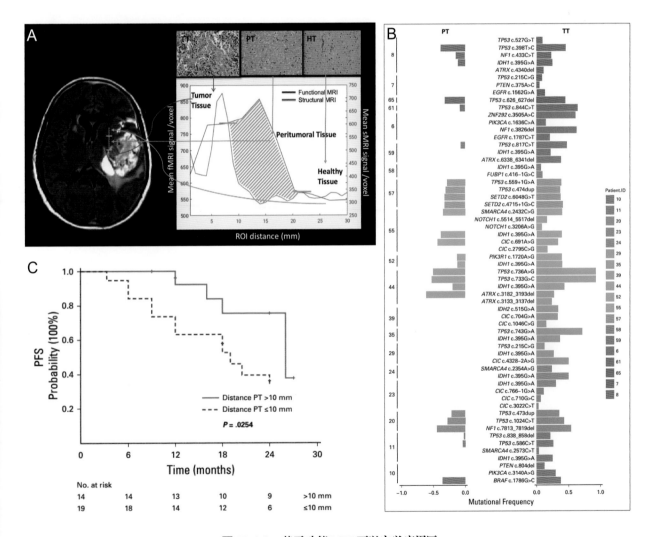

图 13-1-3 基于功能 MRI 可以定义瘤周区

A. 基于功能磁共振发现脑胶质瘤存在瘤周区，组织学证实该瘤周区位于肿瘤核心与正常脑组织之间；B. 基因组学验证发现，在瘤周区存在一定含量的肿瘤细胞；C. 生存曲线分析发现，脑胶质瘤患者瘤周区的宽度与患者的预后显著相关。PT，peritumoral tissue，瘤周组织；TT，tumoral tissue，肿瘤组织；HT，healthy tissue，正常脑组织（引自 GHINDA D C et al.）[18]

中 MRS 检测的主要代谢物有 N- 乙酰天冬氨酸 (NAA)、胆碱 (Cho) 和肌酸 (Cr) [20]。在胶质瘤中，由于肿瘤细胞的旺盛增长导致邻近正常神经元破坏或被肿瘤细胞所取代，从而神经元数量

绝对或相对减少，表现为 NAA 下降，在不同级别的胶质瘤中均可出现 Cho 明显升高，反映了胶质细胞密度较正常神经组织高 [21] （图 13-1-4）。Usinskiene 等人的纳入了 24 篇相关文章的荟萃分

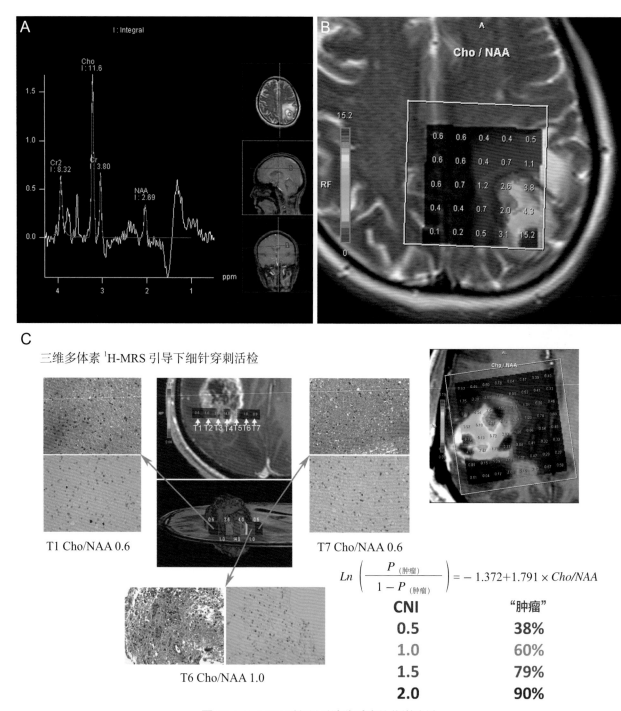

$$Ln\left(\frac{P_{(\text{肿瘤})}}{1-P_{(\text{肿瘤})}}\right) = -1.372 + 1.791 \times Cho/NAA$$

CNI	"肿瘤"
0.5	38%
1.0	60%
1.5	79%
2.0	90%

图 13-1-4 MRS 可以显示脑胶质瘤的代谢边界

A、B. MRS 示该患者颅内占位存在 Cho/NAA 比值异常升高，考虑胶质瘤可能；C. 3D MRS 引导下的脑胶质瘤穿刺活检，可见不同 Cho/NAA 比值区域，肿瘤含量存在差异，基于 Cho/NAA 比值的 MRS 可以反映脑胶质瘤的代谢边界，对应于胶质瘤细胞浸润的概率。T, tissue, 组织；CNI, Cho to NAA index, Cho/NAA 的比值 （引自 GUO J et al） [26]

析以及 McKnight TR 等人的研究指出，肿瘤组织存在的地方 NAA 下降、Cho 升高，故在瘤周肿瘤细胞浸润区，即便是 T2 加权信号正常或增高而无强化时，Cho 其值也应升高 [22-24]。同时发现在区分低级别胶质瘤和高级别胶质瘤时，Cho/NAA 比值的敏感性和特异性高于 Cho/Cr 和 NAA/Cr 比值 [25]。我们团队的前期研究也证明了 MRS，特别是 Cho/NAA 的比值（Cho to NAA index, CNI），可以反映肿瘤细胞代谢的活跃程度及胶质瘤向外周浸润的程度，进而反映胶质瘤浸润的边界 [26]。

此外，肿瘤细胞葡萄糖糖酵解会引起周围组织间液酸化，这是固体肿瘤的基本特征，为绘制肿瘤的代谢酸化边界提供了新的思路。研究发现，组织酸化水平与肿瘤细胞的密度、恶性程度呈正相关 [27]。为了实现术中可视化该"代谢酸化边界"，2022 年 1 月，复旦大学的联合研究团队利用自主研制的 pH 响应表面增强拉曼散射（surface-enhanced Raman scattering, SERS）芯片，通过构建深度学习模型快速分析手持式拉曼光谱仪采集的体液样本的 pH，从而实现在不注射外源性探针的情况下，术中绘制手术切面 pH 分布图定位胶质瘤"酸性代谢边界" [27]；同年 4 月，该团队构建了一类跨血脑屏障 pH 比率响应型表面增强共振拉曼散射探针，该探针不仅能实现在术中绘制胶质瘤"酸性代谢边界"，其术后也可以运用超高场强（11.7T）化学交换饱和转移（chemical exchange saturation transfer, CEST）磁共振成像技术无创可视化肿瘤切口 pH 变化，从而实现对手术疗效进行评价及对胶质瘤的复发监测 [28]。

拉曼光谱检测，原理是通过一定波长的激光激发聚焦标本（常用 785nm 波长的近红外光和 532nm 波长的共振光），一方面通过观察标本采集样本图像；另一方面可由滤光片过滤瑞利散射并收集拉曼散射光谱。在拉曼散射效应中，散射光子的能量和介质分子相关，以此为基础，通过采集特定区域的拉曼光谱进行分析获取该区域的各类分子成分信息。目前，对脑胶质瘤的研究主要是基于不同组织中脂质、蛋白质和 DNA 的化学特异性来区分细胞结构。理论上通过对比正常脑组织（如灰质、白质、柔脑膜）、肿瘤组织、肿瘤与正常脑组织交界处的不同拉曼光谱信息，可从以上组织之间的差异中发现反映不同肿瘤组织及癌变组织信息的特征光谱，为肿瘤的诊断提供有力的依据 [29]。

胶质母细胞瘤的特征之一是在原发灶之外以弥漫性方式生长。目前用于术前成像的 MRI 成像方式不能完全准确捕捉到胶质母细胞瘤的肿瘤边界。由于重力、术中脑组织形变、肿瘤切除、脑肿胀和脑脊液流失 [30, 31]，可能会导致 MRI 成像出现术前图像和术中图像之间的肿瘤移位。拉曼光谱（Ramam spectra, RS）是一种潜在的手段，可以在术中识别肿瘤边缘（图 13-1-5）。术中使用的手持式 RS 探头是一项重大进展，探针放置在切除残腔边缘处与大脑直接接触，采集时间为 0.2 s。Kast 等 [32] 证明了 RS 区分白质、灰质、胶质母细胞瘤和坏死组织的能力。Kalkanis 等 [33] 使用判别功能分析来区分正常组织、坏死组织和胶质母细胞瘤。判别函数分析显示，在训练、验证和冷冻伪影数据集验证中区分组织类型的准确率分别为 99.6%、97.8% 和 77.5%。Jermyn 等 [29] 证明，手持式 RS 探头可以在术中检测 T1 增强和 T2 加权 MRI 无法检测到的癌细胞，胶质瘤肿瘤的敏感性为 93%，特异性为 91%。综上所述，术中使用的手持式 RS 探头是一种很好的能鉴别胶质瘤边界的工作，但目前的研究大部分来源于科学研究及国外的数据，较少开展于临床。

四、超声边界

超声造影术（contrast-enhanced ultrasound, CEUS）是将与人体组织声学特性有较大差异的造影剂注

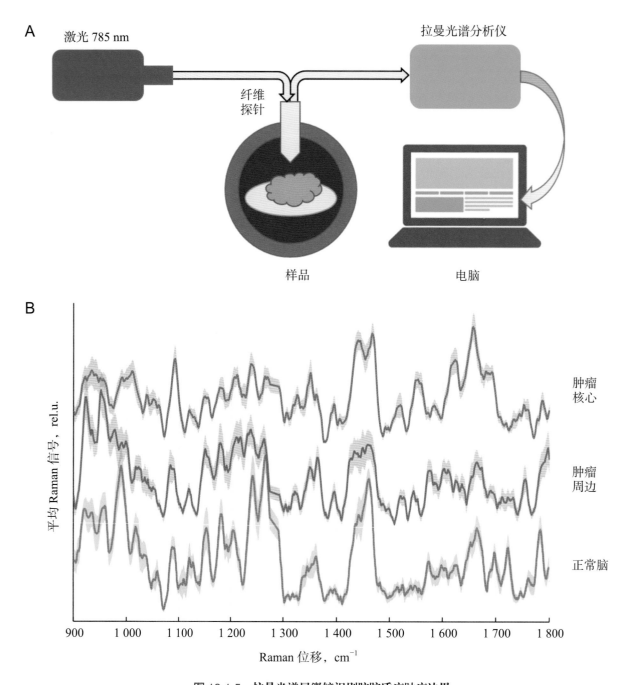

图 13-1-5　拉曼光谱显微镜识别脑胶质瘤肿瘤边界

A. 拉曼光谱识别肿瘤组织的示意图；B. 肿瘤核心、肿瘤周边及正常脑组织的拉曼光谱（引自 Romanishkin I et al.）[34]

入人体待查部位，人为增大待查部位与周围组织之间差异，从而使获得的超声图像更为清晰[35]。脑胶质瘤常具有异常丰富的血管增生，尤其是在高级别的脑胶质瘤中。超声造影剂的微泡可随红细胞在全身血液循环中移动，病灶血管的形态和密度与周围正常脑组织不同，注入造影剂后，可观察到病灶与周围脑组织明显呈不同的增强特性，从而清晰地显示肿瘤组织与正常脑组织的界限（图 13-1-6）。术中超声造影结合了术中超声技术和超声造影技术的优点，能实时显示病灶与周围组织关系、肿瘤及邻近血管的血流变化，在对病灶的定位、病灶边界的确定、残余肿瘤的监测方面均有很大的实用价值，同时弥补了神经导航系统不能实时性定位及大脑漂移等不足[36]。Harrer

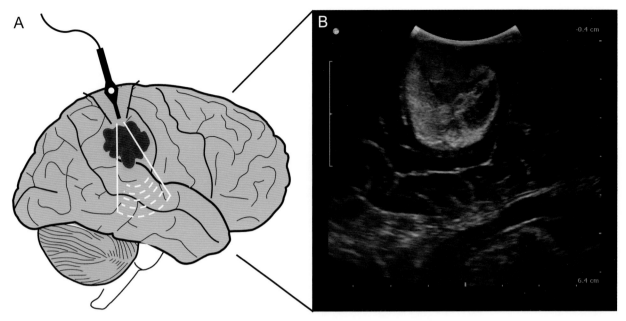

图 13-1-6 超声在脑胶质瘤手术中的应用示意图
A. 术中超声示意图；B. 术中超声显示下的肿瘤组织及周围正常脑组织

等 [37] 的研究应用谐波成像对 27 例脑肿瘤患者行超声造影，并利用时间-强度曲线对肿瘤组织和周围脑组织行定量分析，结果表明，胶质瘤肿瘤组织的峰值强度、斜率及曲线下面积等参数均与周围正常脑组织有显著差别。隐匿于瘤周水肿带的胶质瘤细胞是导致肿瘤复发的重要原因，术中 CEUS 能有效区分肿瘤组织和瘤周水肿，其显示的大部分肿瘤边界大于传统超声显示的肿瘤边界 [38]。

然而，由于肿瘤复发灶、放射性坏死组织和瘤周水肿组织的影响，CEUS 在评估复发胶质瘤和放疗后胶质瘤患者的肿瘤切除程度方面受到限制 [38]。

因此，虽然术中超声对于脑胶质瘤有很好的实时定位价值，但是，高级别和复发的胶质瘤的边界通常侵及深部的脑组织中，即使使用术中超声造影，仍然难以确定胶质瘤肿瘤的真实边界。

五、电生理边界

颅内脑电图（intracranial electroencephalography，iEEG）是一种基于微电极阵列记录脑电信号的方法。根据监测位置和深度不同，可分为皮质脑电图（electrocorticography，ECoG）和立体脑电图（stereotactic electroencephalography，sEEG）。与正常脑组织相比，肿瘤组织具有不同的电学特征：因肿瘤组织有较高的含水量，电阻率较低，会导致其介电常数和电导率比周围组织高 30%[39]（图 13-1-7）。根据既往研究，肿瘤坏死区域的电阻率低于周围的肿瘤白质，而瘤周水肿内的白质的电阻率低于瘤周水肿外的白质 [39]。然而，电阻率的测量还受到肿瘤类型、个体差异、电极之间的电流路径等方面的影响，因此，很难确定肿瘤组织电阻率的绝对值，只有通过相对值来判断肿瘤细胞浸润区域、水肿区域及坏死区域。一般认为，肿瘤电阻率的范围为周围脑组织值的 40%~330%[40]。此外，肿瘤区域的电阻率会在手术切除过程中增加，其主要可能由肿瘤血液循环减少所导致 [40]。

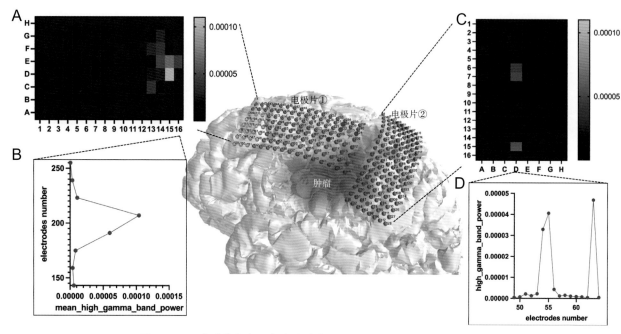

图 13-1-7 皮质脑电发现在脑胶质瘤瘤周区存在异常电信号增强位点
A. 热图示电极片①静息状态下脑电信号强度分布；B. 电极片①发现在肿瘤的瘤周区存在电信号的异常升高；C. 热图示电极片②静息状态下脑电信号强度分布；D. 电极片②发现在肿瘤的瘤周区存在电信号的异常升高

六、可视化荧光边界

荧光引导技术（fluorescence-guided technology，FGT）是利用荧光染料实现对脑胶质瘤的可视化，进而提高手术切除程度的一种常用技术。目前，常用于临床的荧光成像试剂有荧光素钠（fluorescein sodium，FLS）、5-氨基乙酰丙酸（5-aminolevulinic acid，5-ALA）、吲哚菁绿（indocyanine green，ICG）、他拉泊芬钠（talaporfin sodium，TPS）等 [41]。

（一）荧光素钠

荧光素钠（fluorescein sodium，FLS）是一种无机分子荧光染料，其激发波长为 460~500 nm，发射波长为 540~690 nm，可以作为血脑屏障被破坏的示踪剂，在血脑屏障被破坏的区域积聚，从而实现高级别脑胶质瘤的术中可视化 [41, 42]（图 13-1-8）。由于低级别脑胶质瘤的血脑屏障完整，荧光素钠无法对低级别胶质瘤进行染色。一项多中心研究表示，静脉注射 2~10 mg/kg 荧光素钠，可在术中通过 Pentero 手术显微镜结合 560 nm 的荧光滤片看到散发黄绿色荧光的肿瘤 [43]，也有研究者在术前静脉注射 20 mg/kg 荧光素钠，术中在白光背景下，用蓝色 LED 光源激发黄荧光，利用肉眼/普通显微镜即可识别荧光边界 [44]。但高剂量的 FLS 可能导致极少数患者发生过敏反应、低血压等副作用。此外，荧光素钠在胶质瘤的非增强区域会有局灶性聚集，显示该区域有更高的细胞密度和增殖活性（Ki-67），提示该组织的恶性潜力 [45]。

（二）5-氨基乙酰丙酸

5-ALA 是血红蛋白合成的前体，其代谢产物为荧光卟啉（主要是原卟啉 IX，PpIX），外源性 5-ALA 能选择性地使荧光原卟啉在恶性细胞内积累。其激发波长为 400~410 nm，发射波长为

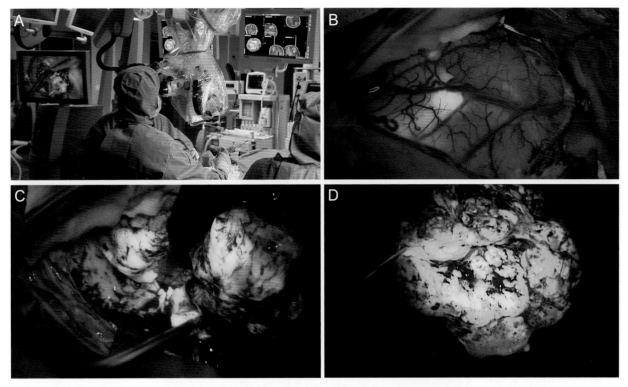

图 13-1-8　荧光素钠术中辅助鉴别脑胶质瘤及正常脑组织
A. 基于多模态技术及黄荧光引导下的手术；B. 手术前黄荧光主要在肿瘤核心位置聚集；C. 黄荧光在肿瘤组织与正常脑组织之间分布差异明显；D. 切除的肿瘤组织中可见黄荧光

634~705 nm。作为唯一一个通过了Ⅲ期临床试验的荧光成像试剂，其显像的荧光边界超出 MRI 的增强影像边界，对低级别胶质瘤和高级别胶质瘤都有提示肿瘤边界的作用，同时，荧光的强度能反映肿瘤的组织学分级[19]。5-ALA 在手术 4~5 小时前口服给药，给药后 6 小时达到峰值，并可持续 12 小时[46]。术中在蓝紫光的照射下，肿瘤的核心区域显现红色荧光，肿瘤边缘浸润部分呈现粉红色荧光或弱荧光，而正常脑组织则无荧光显影（图 13-1-9)[47]。5-ALA 对肿瘤边界的识别和恶性肿瘤的切除有很大的参考价值。但 5-ALA 高昂的成本及其可能造成的呕吐、低血压、卟啉症、光毒性、光敏反应等副作用限制了其在国内的广泛应用[41]。

（三）吲哚菁绿

吲哚菁绿（indocyanine green，ICG）是一种近红外荧光染料的非靶向示踪剂，依靠被破坏的血脑屏障聚集到肿瘤及瘤周组织，与肿瘤细胞非特异性结合，其吸收和发射峰分别为 805 nm 和 835 nm（图 13-1-10)[41]。ICG 在肿瘤周围浸润组织标记方面要优于 5-ALA，因此常与 5-ALA 联合标记肿瘤，提高肿瘤的切除程度[48]。由于 ICG 的显影时间较短，常在术中静脉注射 1~2 mg/kg 达到荧光标记残存肿瘤的目的[49]。同时，以 ICG 作为血管造影剂，能够让我们直观地看到动静脉血管，从而在提示肿瘤范围的同时，帮助确定肿瘤供血动脉和引流静脉的位置，避免术中和术后发生缺血等并发症[50]。

（四）他拉泊芬钠

他拉泊芬钠（talaporfin sodium，TPS）是第二代水溶性光敏剂，它与 5-ALA 都是卟啉衍生物[52]。他拉泊芬钠不仅可以用来荧光显像，同时也是用于癌症光动力疗法（photodynamic therapy

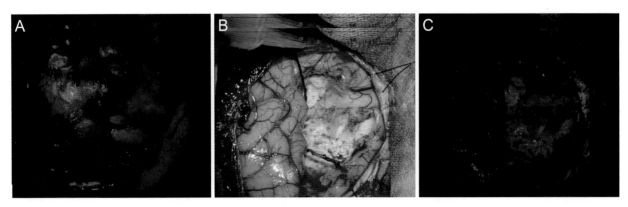

图 13-1-9　5-ALA 术中辅助鉴别脑胶质瘤及正常脑组织

A. 开颅后可见肿瘤组织显示红色荧光；B. 肿瘤部分切除后白光下的大体照片；C. 肿瘤部分切除后荧光显微镜下示红色荧光，提示肿瘤残留（引自 JEFFREE RL）[47]

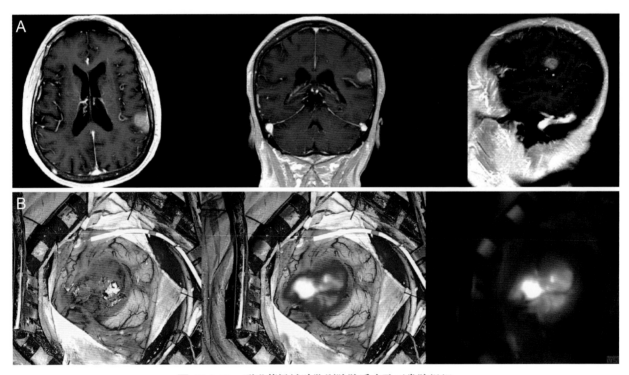

图 13-1-10　吲哚菁绿辅助鉴别脑胶质瘤及正常脑组织

A. 患者术前影像学示左侧顶叶占位，强化明显；B. 术中示吲哚菁绿在肿瘤组织中存在高信号（引自 ZEH R et al.）[51]

PDT）的药物。术前 24 小时接受 40 mg/m² 的 TPS 静脉注射，手术过程中用 664 nm 的二极管激光照射这些患者，并利用其肿瘤荧光改善切除范围（图 13-1-11）。与 5-ALA 相同，TPS 的荧光强度与 TPS 的浓度及胶质瘤的组织学分级相关[53]。在临床应用中，复发性胶质瘤在 TPS 辅助下的切除率为（81.4±8.9）%，低于新诊断的胶质瘤的切除

率（94.0±4.3）%；复发性胶质瘤中不同恶性程度区域的荧光强度差异也不明显[54]。因此，相比于复发性胶质瘤，TPS 更适用于新诊断的胶质瘤的手术切除。此外，对于应用 5-ALA 难以检测到荧光的低级别脑胶质瘤，TPS 仍可观察到微弱的荧光[53]。

荧光引导技术实现了脑胶质瘤术中切除的可

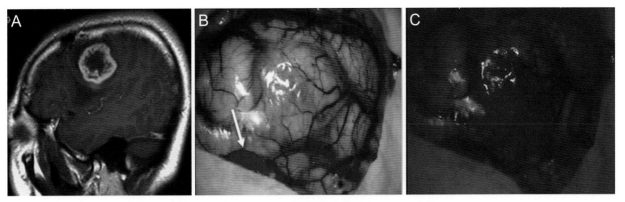

图 13-1-11　他拉泊芬钠在胶质母细胞瘤患者中的应用
A. 患者术前 MRI；B. 白光下肿瘤视野；C. 二极管激光照射下的肿瘤视野（引自 AKIMOTO J et al.）[53]

视化，提高了胶质瘤的切除程度，延缓了患者复发时间，改善了预后[19]。受血脑屏障限制，目前在低级别胶质瘤的应用效果不及高级别胶质瘤。提高荧光试剂的选择特异性，推动术中可视化技术的发展（如拉曼光显微镜[55]、紧凑型荧光显微镜[56]），对荧光引导技术在胶质瘤中的应用和普及有指导意义。

七、总结

　　手术是脑胶质瘤最重要的治疗手段。目前，在唤醒手术、术中电生理检测、皮质脑电及皮质下电刺激等多模态技术的辅助之下，神经外科医生能够在保护功能的前提下，沿肿瘤边界最大限度地切除肿瘤组织。然而，对于脑胶质瘤肿瘤边界的定义仍存在争论，这严重影响了手术对脑胶质瘤患者的治疗效果。因此，如何在术中精准定义并识别脑胶质瘤肿瘤边界，是进一步提升手术效果、改善脑胶质瘤患者预后的关键。

参考文献

[1] Low J T, Ostrom Q T, Cioffi G, et al. Primary brain and other central nervous system tumors in the United States (2014-2018): A summary of the CBTRUS statistical report for clinicians [J]. Neurooncol Pract, 2022, 9(3): 165-182.

[2] Hervey-Jumper S L, Berger M S. Role of surgical resection in low- and high-grade gliomas [J]. Curr Treat Options Neurol, 2014, 16(4): 284.

[3] Shonka N A, Aizenberg M R. Extent of resection in glioblastoma [J]. J Oncol Pract, 2017, 13(10): 641-642.

[4] Brown T J, Brennan M C, Li M, et al. Association of the extent of resection with survival in glioblastoma: A systematic review and meta-analysis [J]. JAMA Oncol, 2016, 2(11): 1460-1469.

[5] Trifiletti D M, Alonso C, Grover S, et al. Prognostic implications of extent of resection in glioblastoma: Analysis from a large database [J]. World Neurosurg, 2017, 103: 330-340.

[6] Barajas R F, Phillips J J, Parvataneni R, et al. Regional variation in histopathologic features of tumor specimens from treatment-naive glioblastoma correlates with anatomic and physiologic MR Imaging [J]. Neuro Oncol, 2012, 14(7): 942-954.

[7] Sottoriva A, Spiteri I, Piccirillo S G, et al. Intratumor heterogeneity in human glioblastoma reflects cancer evolutionary dynamics [J]. Proc Natl Acad Sci U S A, 2013, 110(10): 4009-4014.

[8] Lee J K, Wang J, Sa J K, et al. Spatiotemporal genomic architecture informs precision oncology in glioblastoma [J]. Nat

Genet, 2017, 49(4): 594-599.

[9] Berger T R, Wen P Y, Lang-orsini M, et al. World Health Organization 2021 classification of central nervous system tumors and implications for therapy for adult-type gliomas: A review [J]. JAMA Oncol, 2022, 8(10): 1493-1501.

[10] Molinaro A M, Hervey-Jumper S, Morshed R A, et al. Association of maximal extent of resection of contrast-enhanced and non-contrast-enhanced tumor with survival within molecular subgroups of patients with newly diagnosed glioblastoma [J]. JAMA Oncol, 2020, 6(4): 495-503.

[11] Laperriere N, Zuraw L, Cairncross G, et al. Radiotherapy for newly diagnosed malignant glioma in adults: A systematic review [J]. Radiother Oncol, 2002, 64(3): 259-273.

[12] 赵兵. 高级别胶质瘤瘤周水肿情况对放疗靶区勾画的影响研究 [D]. 郑州大学, 2020.

[13] 吴劲松, 周良辅, 洪汛宁, 等. 磁共振弥散张量成像在涉及锥体束的脑肿瘤神经导航术中的应用 [J]. 中华外科杂志, 2003, (09): 25-29.

[14] Lu S, Ahn D, Johnson G, et al. Diffusion-tensor MR imaging of intracranial neoplasia and associated peritumoral edema: Introduction of the tumor infiltration index [J]. Radiology, 2004, 232(1): 221-228.

[15] 刘铁军, 郑英杰. 氢质子磁共振波谱联合弥散加权成像在鉴别脑胶质瘤术后复发及放射性损伤中的应用价值 [J]. 广西医学, 2016, 38(05): 711-714.

[16] 郝之月, 高阳, 吴琼. 多模态磁共振成像技术在胶质母细胞瘤与脑转移瘤诊断与鉴别诊断中的研究进展 [J]. 磁共振成像, 2022, 13(08): 125-129.

[17] Sharma R, D'souza M, Jaimini A, et al. A comparison study of (11)C-methionine and (18)F-fluorodeoxyglucose positron emission tomography-computed tomography scans in evaluation of patients with recurrent brain tumors [J]. Indian J Nucl Med, 2016, 31(2): 93-102.

[18] Ghinda D C, Yang Y, Wu S, et al. Personalized multimodal demarcation of peritumoral tissue in glioma [J]. JCO Precis Oncol, 2020, 4: 1128-1140.

[19] Hervey-Jumper S L, Berger M S. Maximizing safe resection of low- and high-grade glioma [J]. J Neurooncol, 2016, 130(2): 269-282.

[20] Durmo F, Rydelius A, Cuellar Baena S, et al. Multivoxel (1)H-MR spectroscopy biometrics for preorperative differentiation between brain tumors [J]. Tomography, 2018, 4(4): 172-181.

[21] Bulik M, Jancalek R, Vanicek J, et al. Potential of MR spectroscopy for assessment of glioma grading [J]. Clin Neurol Neurosurg, 2013, 115(2): 146-153.

[22] Usinskiene J, Ulyte A, Bjornerud A, et al. Optimal differentiation of high- and low-grade glioma and metastasis: A meta-analysis of perfusion, diffusion, and spectroscopy metrics [J]. Neuroradiology, 2016, 58(4): 339-350.

[23] Mcknight T R, Noworolski S M, Vigneron D B, et al. An automated technique for the quantitative assessment of 3D-MRSI data from patients with glioma [J]. J Magn Reson Imaging, 2001, 13(2): 167-177.

[24] Li Y, Larson P, Chen A P, et al. Short-echo three-dimensional H-1 MR spectroscopic imaging of patients with glioma at 7 Tesla for characterization of differences in metabolite levels [J]. J Magn Reson Imaging, 2015, 41(5): 1332-1341.

[25] Wang Q, Zhang H, Zhang J, et al. The diagnostic performance of magnetic resonance spectroscopy in differentiating high- from low-grade gliomas: A systematic review and meta-analysis [J]. Eur Radiol, 2016, 26(8): 2670-2684.

[26] Guo J, Yao C, Chen H, et al. The relationship between Cho/NAA and glioma metabolism: implementation for margin delineation of cerebral gliomas[J]. Acta Neurochir (Wien), 2012, 154(8):1361-1370.

[27] Jin Z, Yue Q, Duan W, et al. Intelligent SERS navigation system guiding brain tumor surgery by intraoperatively delineating the metabolic acidosis [J]. Adv Sci (Weinh), 2022, 9(7): e2104935.

[28] Duan W, Yue Q, Liu Y, et al. A pH ratiometrically responsive surface enhanced resonance Raman scattering probe for tumor acidic margin delineation and image-guided surgery [J]. Chem Sci, 2020, 11(17): 4397-4402.

[29] Jermyn M, Desroches J, Mercier J, et al. Raman spectroscopy detects distant invasive brain cancer cells centimeters beyond MRI capability in humans [J]. Biomed Opt Express, 2016, 7(12): 5129-5137.

[30] Riva M, Hennersperger C, Milletari F, et al. 3D intra-operative ultrasound and MR image guidance: Pursuing an ultrasound-based management of brainshift to enhance neuronavigation [J]. Int J Comput Assist Radiol Surg, 2017, 12(10): 1711-1725.

[31] Jermyn M, Mok K, Mercier J, et al. Intraoperative brain cancer detection with Raman spectroscopy in humans [J]. Sci Transl Med, 2015, 7(274): 274ra19.

[32] Kast R, Auner G, Yurgelevic S, et al. Identification of regions of normal grey matter and white matter from pathologic glioblastoma and necrosis in frozen sections using Raman imaging [J]. J Neurooncol, 2015, 125(2): 287-295.

[33] Kalkanis S N, Kast R E, Rosenblum M L, et al. Raman spectroscopy to distinguish grey matter, necrosis, and glioblastoma

multiforme in frozen tissue sections [J]. J Neurooncol, 2014, 116(3): 477-485.

[34] Romanishkin I, Savelieva T, Kosyrkova A, et al. Differentiation of glioblastoma tissues using spontaneous Raman scattering with dimensionality reduction and data classification[J]. Front Oncol, 2022,12:944210.

[35] Prada F, Bene M D, Fornaro R, et al. Identification of residual tumor with intraoperative contrast-enhanced ultrasound during glioblastoma resection [J]. Neurosurg Focus, 2016, 40(3): E7.

[36] Matsushita Y, Okayama Y, Matsuo S. The role of intraoperative ultrasonography [J]. Rinsho Byori, 2008, 56(6): 498-507.

[37] Harrer J U, Mayfrank L, Mull M, et al. Second harmonic imaging: a new ultrasound technique to assess human brain tumour perfusion [J]. J Neurol Neurosurg Psychiatry, 2003, 74(3): 333-338.

[38] Cheng L G, He W, Zhang H X, et al. Intraoperative contrast enhanced ultrasound evaluates the grade of glioma [J]. Biomed Res Int, 2016, 2016: 2643862.

[39] Abboud T, Hahn G, Just A, et al. An insight into electrical resistivity of white matter and brain tumors [J]. Brain Stimul, 2021, 14(5): 1307-1316.

[40] Latikka J, Eskola H. The resistivity of human brain tumours in vivo [J]. Ann Biomed Eng, 2019, 47(3): 706-713.

[41] 陈泽波，吕胜青，范宏军，等. 基于胶质瘤术中荧光剂的临床应用与研究进展 [J]. 重庆医科大学学报，2021, 46(01): 97-100.

[42] Xiang Y, Zhu X P, Zhao J N, et al. Blood-brain barrier disruption, sodium fluorescein, and fluorescence-guided surgery of gliomas [J]. Br J Neurosurg, 2018, 32(2): 141-148.

[43] Acerbi F, Broggi M, Schebesch K M, et al. Fluorescein-guided surgery for resection of high-grade gliomas: A multicentric prospective phase II study (FLUOGLIO) [J]. Clin Cancer Res, 2018, 24(1): 52-61.

[44] Gollapudi P R, Mohammed I, Pittala S R, et al. Simple improvisation to enhance utility of fluorescein sodium in resection of intracranial lesions at routine neurosurgical centers [J]. World Neurosurg, 2018, 112: 14-17.

[45] Bowden S G, Neira J A, Gill B J A, et al. Sodium fluorescein facilitates guided sampling of diagnostic tumor tissue in nonenhancing gliomas [J]. Neurosurgery, 2018, 82(5): 719-927.

[46] Stummer W, Pichlmeier U, Meinel T, et al. Fluorescence-guided surgery with 5-aminolevulinic acid for resection of malignant glioma: A randomised controlled multicentre phase III trial [J]. Lancet Oncol, 2006, 7(5): 392-401.

[47] Jeffree RL. Current management of cerebral gliomas[J]. Aust J Gen Pract, 2020,49(4):194-199.

[48] Eyupoglu I Y, Hore N, Fan Z, et al. Intraoperative vascular DIVA surgery reveals angiogenic hotspots in tumor zones of malignant gliomas [J]. Sci Rep, 2015, 5: 7958.

[49] Haglund M M, Berger M S, Hochman D W. Enhanced optical imaging of human gliomas and tumor margins [J]. Neurosurgery, 1996, 38(2): 308-317.

[50] Acerbi F, Vetrano I G, Sattin T, et al. The role of indocyanine green videoangiography with FLOW 800 analysis for the surgical management of central nervous system tumors: An update [J]. Neurosurg Focus, 2018, 44(6): E6.

[51] Zeh R, Sheikh S, Xia L, et al. The second window ICG technique demonstrates a broad plateau period for near infrared fluorescence tumor contrast in glioblastoma [J]. PLoS One, 2017, 12(7): e0182034.

[52] Kessel D. Pharmacokinetics of N-aspartyl chlorin e6 in cancer patients [J]. J Photochem Photobiol B, 1997, 39(1): 81-83.

[53] Akimoto J, Fukami S, Ichikawa M, et al. Intraoperative photodiagnosis for malignant glioma using photosensitizer talaporfin sodium [J]. Front Surg, 2019, 6: 12.

[54] Shimizu K, Nitta M, Komori T, et al. Intraoperative photodynamic diagnosis using talaporfin sodium simultaneously applied for photodynamic therapy against malignant glioma: A prospective clinical study [J]. Front Neurol, 2018, 9: 24.

[55] Ji M, Lewis S, Camelo-Piragua S, et al. Detection of human brain tumor infiltration with quantitative stimulated Raman scattering microscopy [J]. Sci Transl Med, 2015, 7(309): 309ra163.

[56] Akimoto J, Fukami S, Ichikawa M, et al. Preliminary report: Rapid intraoperative detection of residual glioma cell in resection cavity walls using a compact fluorescence microscope [J]. J Clin Med, 2021, 10(22).

下篇

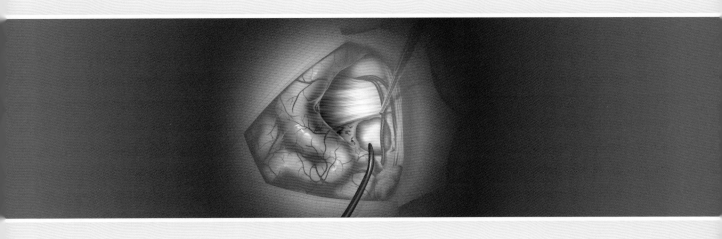

实践篇

第14章
额叶胶质瘤手术

病例 1 · 右侧额叶辅助运动区低级别胶质瘤

周裕瑶 李彦 吴劲松

【病例简介】

患者男性，40岁，间歇性左侧肢体抽搐1周。患者1周前无明显诱因下突发左侧肢体抽搐，持续2 min左右好转，不伴头痛、头晕及恶心、呕吐，无肢体活动障碍，无失语。遂至当地医院神经外科就诊，查头颅CT和MRI，提示右侧额叶占位，胶质瘤可能。予以丙戊酸钠0.5 g bid口服后，患者类似肢体抽搐仅发作一次。现患者为求进一步治疗入院。

【体格检查】

神志清楚，发育正常，营养良好，回答切题，自动体位，查体合作，步入病房。

神经系统体格检查：颅神经查体阴性，四肢肌力V级，肌张力正常，四肢深浅反射可引出，反射正常。感觉功能查体正常。双侧Babinski、Chaddock征未引出，双侧Hoffmann征未引出。

【辅助检查】

头颅CT：右侧额叶见团块状低密度影，边界不清，中线结构居中，提示右侧额叶占位性病变。

头颅MRI平扫及增强：右侧额上回灰白质处见团片状占位，T1WI（图14-1-1A）呈等低信号，T2W FLAIR（图14-1-1B）呈等高信号，增强扫描（图14-1-1C）未见明显强化，中线结构尚居中。

头颅MRS（图14-1-1D）：右侧额上回Cho峰明显升高，NAA峰降低，Cho/NAA比值（Cho-to-NAA index，CNI）最大为42.8，提示病灶倾向肿瘤可能大。

【术前准备及计划】

1. 术前评估 术前1天由神经外科医生评估患者双侧肢体运动功能，由神经心理学医生评估患者利手情况。结果显示患者四肢肌力V级，右利手。

2. 影像学扫描 术前一天在数字一体化神经外科手术中心（IMRIS Surgical Theatre，Deerfield Imaging，Inc.）诊断室内采用3.0T iMRI（MAGNETOM Verio，Siemens®）采集导航所需的结构像、弥散张量成像（DTI）和任务态功能磁共振成像

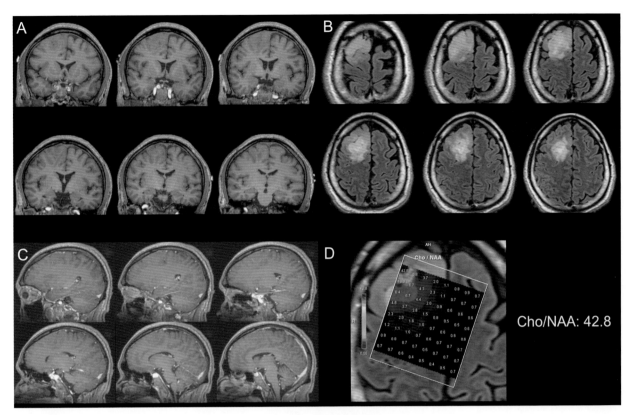

图 14-1-1　患者常规 MRI 结构像及 MRS 检查

(fMRI)。在后处理工作站 (Syngo MultiModality, Workplace，Siemens®/Brainlab®) 中利用结构像序列重建脑表面及肿瘤病灶 (图 14-1-2)，利用 fMRI 序列获得运动功能激活区 (图 14-1-3)，利用 DTI 序列重建锥体束和额斜束 (图 14-1-3、图 14-1-4)，结合结构像导入术中导航系统中，制订详细的个体化手术方案。

【手术解剖学要义】

该例患者病灶位于右侧额上回辅助运动区，肿瘤后方紧邻中央前回和锥体束；额斜束整体被肿瘤病灶压迫，从前方、后方、外侧及深面将肿瘤包裹。手术过程中，首先需注意确认中央前沟和中央沟。在明确上述两条重要脑沟后，经肿瘤区域无功能皮质做切口，分块切除肿瘤。术中注意保护大的分支动、静脉并进行皮质下运动功能定位。

【手术过程】

1. 麻醉环节　气管内插管，全身麻醉。

2. 体位摆放及开颅　患者取仰卧位，头部向病灶对侧旋转 30°，颈部轻度伸展，确保静脉回流通畅，术侧肩下垫枕 (图 14-1-5)。头部剃发，右侧额叶弧形切口，根据导航确定颅骨骨窗范围 (纵裂–中央前沟–中央沟–额上沟)，常规开颅，去骨瓣和硬脑膜悬吊。

3. 肿瘤切除　剪开硬脑膜，暴露手术野皮质 (图 14-1-6A、B)。导航确定肿瘤边界并标记。开始神经电生理监测，躯体感觉诱发电位 (somatosensory evoked potential，SEP) 确定中央沟；感觉诱发电位的条形皮质电极置于不影响手术操作的位置，进行经皮质电刺激运动诱发电位的连续监测，即持续 MEP。沿导航系统定位出的肿瘤边界做皮质切口，在导航引导下，用超声吸引装

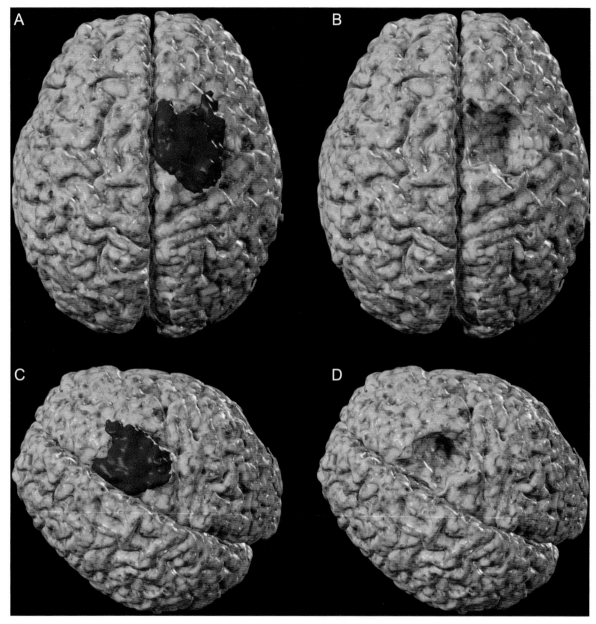

图 14-1-2 患者重建脑表面及肿瘤病灶

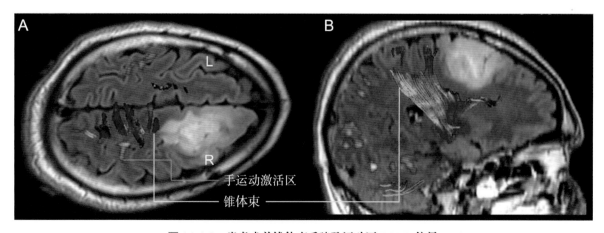

图 14-1-3 患者术前锥体束重建及运动区 BOLD 信号

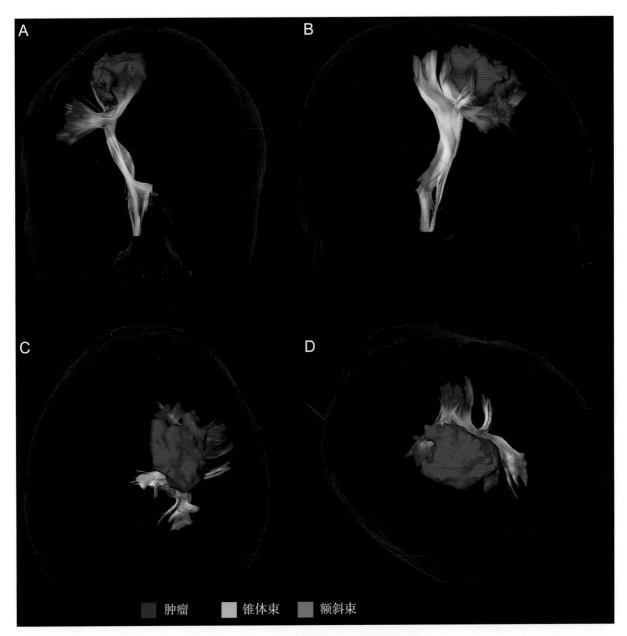

图 14-1-4　患者术前锥体束及额斜束重建

置（cavitron ultrasonic surgical aspirator，CUSA）（Integra，Inc.）分块切除肿瘤。当肿瘤切除开始向后界延伸时，同时使用 CUSA 和单极电刺激器（图 14-1-6C、D），在实时电生理监测下进行肿瘤的切除。单极电刺激器参数为：刺激间期 0.5 ms，串刺激 5 个 / 次，频率为 60 Hz，刺激强度与传导束距离存在 1 mm/1 mA 的对应关系，即 1 mA 刺激阳性则离传导束距离约为 1 mm。当肿瘤切除进一步向后界延伸，以对残余少量肿瘤进行精细雕

刻时，采用单极电刺激器进行皮质下电刺激（图 14-1-6E、F），同时观察患者是否存在病灶对侧肢体的不自主运动以及 MEP 的变化，以精确定位皮质下运动通路。皮质下电刺激结果如图 14-1-6G、H：标签 P1 标示腿部运动的皮质下阳性位点，标签 P2 和 P3 标示足部运动的皮质下阳性位点。当皮质下电刺激出现运动反应或者 MEP 出现对应的变化时，则肿瘤切除停止向后界延伸。肿瘤切除范围的前界、外侧界及下界以导航为参考，内侧

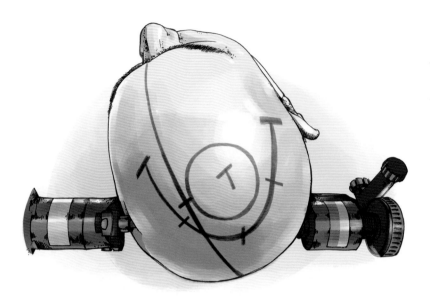

图 14-1-5　患者体位摆放及切口设计示意图

界以大脑镰为参考。

　　肿瘤切除过程中处理较大的分支动脉时，CUSA 的 tissue select 参数值更高（+++~++++），从而有助于保护血管；皮质下电刺激同时切除肿瘤时，CUSA 的 tissue select 设置为低值（0~++），以便肿瘤切除。

　　4. 止血、术中磁共振检查及关颅　术野如有动脉性活动出血，须小心电凝止血。静脉性渗血可以用小明胶片压迫止血。术腔用温生理盐水反复冲洗，直至清亮。移除皮质条形电极和各个阳性位点的标签，注入适量流体明胶用以止血。术中磁共振（图 14-1-7）证实肿瘤全切除，达到术前计划，故终止切除，常规关颅。

【术后治疗与随访】

　　组织病理学证实为少突胶质细胞瘤，WHO 2级（图 14-1-8），分子病理检测显示 IDH1 突变，1p/19q 联合缺失，伴 MGMT 启动子区甲基化阳性，进一步证实肿瘤病理为少突胶质细胞瘤，并且提示患者有较好的生存预后及化疗药物敏感性。患者年龄仅 40 岁，肿瘤全切除，并且术后病理为少突胶质细胞瘤，因此术后未行同步放化疗。术

后 1 年半的随访显示，患者运动功能保护良好，影像学评价结果满意（图 14-1-9）。

【手术点评】

　　右侧辅助运动区位于额上回后部，后界是中央前沟，靠近中央前回和锥体束；外侧界是额上沟；内侧界是大脑纵裂。在传统的经中央前沟做切口行胶质瘤病灶切除时，易损伤后方的中央前回或锥体束而导致术后运动功能障碍。随着神经外科技术和手术理念的进步，在导航系统和术中神经电生理监测的辅助下，经肿瘤区域无功能皮质切口行胶质瘤病灶切除，则对于患者的运动功能保护尤为重要。此外，近年来发现额斜束的损伤与患者术后近期的辅助运动区综合征以及远期的双手精细与协调运动功能障碍相关，通过术前的 DTI 序列对额斜束进行重建并纳入导航系统，从而在导航监测下对额斜束进行保护，有助于降低患者术后近期的辅助运动区综合征以及远期的双手精细与协调运动功能障碍的发生率。

　　该手术病例为青年男性，在多模态影像和术中皮质下电刺激等技术的辅助下，实现肿瘤全切除和运动功能完整保留。在导航系统定位出肿瘤

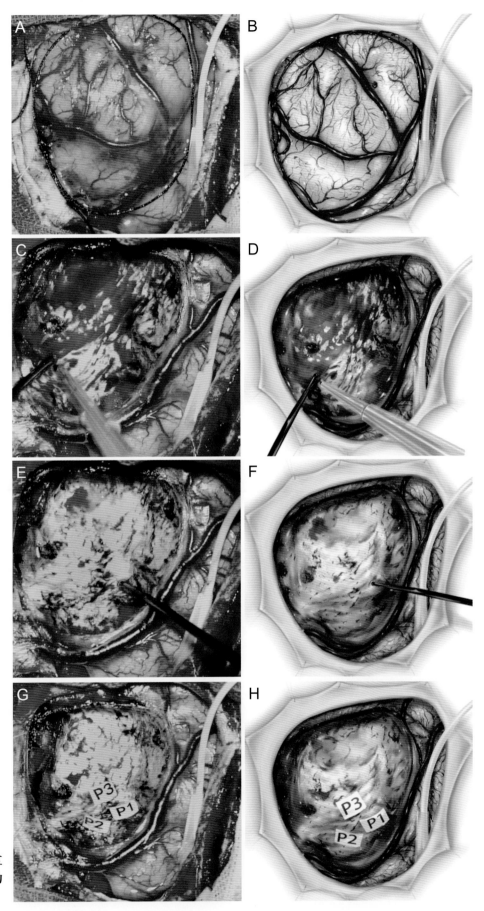

图 14-1-6　电生理实时监测下 CUSA 切除辅助运动区肿瘤

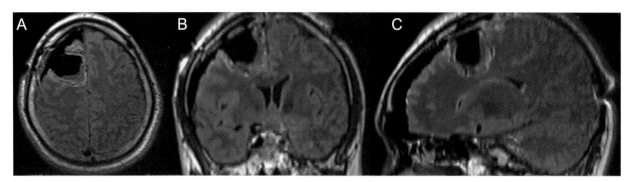

图 14-1-7 术中磁共振显示肿瘤全切除

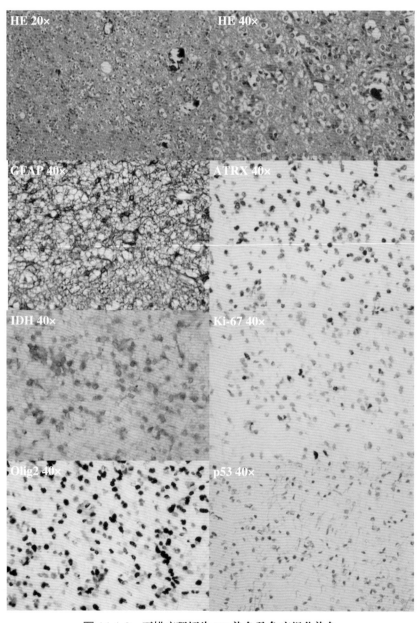

图 14-1-8 石蜡病理切片 HE 染色及免疫组化染色

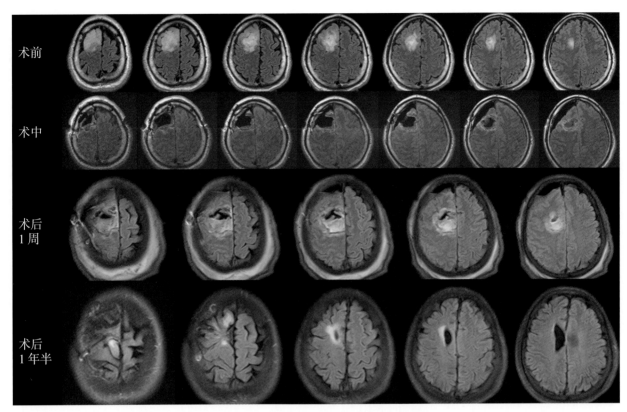

图 14-1-9　术前、术中及术后磁共振比较

边界后，沿着肿瘤边界在肿瘤区域无功能皮质造瘘，利用 CUSA 分块切除肿瘤。术前白质纤维追踪和功能磁共振确定锥体束、额斜束和运动皮质激活区，术中利用皮质下电刺激以及连续运动诱发电位（MEP）监测，保证了锥体束、额斜束和运动功能皮质的完整保留。

展示此病例的目的在于，综合利用 DTI、fMRI、神经导航系统以及术中神经电生理监测技术，实现以最佳的路径精确切除右侧辅助运动区肿瘤，而不损伤病变后方的中央前回和皮质下锥体束以及包绕肿瘤的额斜束。

病例 2 · 左侧额叶辅助运动区低级别胶质瘤

熊章　章捷　陈宏　吴劲松

【病例简介】

患者男性，50 岁。主诉：体检发现左侧额叶占位 4 年余，反复癫痫发作半年。患者 4 年前体检发现左侧额叶占位，外院就诊后建议随访观察，未针对性治疗。半年前在家中无明显诱因下突发意识丧失，伴四肢抽搐，持续约 1 min 后意识恢复，症状缓解，有短暂言语不清，无大小便失禁，无肢体感觉障碍。患者诉发作前无幻视、幻嗅。至就诊期间癫痫发作每月 1 次，就诊时 MRI 检查提示左侧额叶病灶，MRS 提示左侧额叶病灶 Cho/NAA 比值不高，予以奥卡西平 300 mg bid、拉莫三嗪 100 mg qd 口服控制，癫痫仍有发作，为求进一步诊治，来我院治疗。患病以来，患者精神好，体重无明显下降。

【体格检查】

神志清楚，发育正常，营养良好，回答切题，自动体位，查体合作，步入病房。

神经系统体格检查：颅神经查体阴性，四肢肌力 V 级，肌张力正常，四肢深浅反射可引出，反射正常。感觉功能查体正常。双侧 Babinski、Chaddock 征未引出，双侧 Hoffmann 征未引出。

【辅助检查】

2022.07.02 头颅磁共振（MRI）平扫及增强：左侧额叶异常信号灶，增强后呈少许轻度强化，T2W FLAIR 可见明显高信号，考虑胶质瘤可能（图 14-2-1~ 图 14-2-5）。

2022.07.04 头颅磁共振波谱成像（MRS）：左侧额叶 Cho/NAA 比值最大为 1.2，提示病灶为肿瘤性病变可能性大（图 14-2-6）。

【术前准备及计划】

1. 术前评估　术前 1 天评估患者语言情况和双侧肢体运动功能。患者言语对答流利，无运动性失语、感觉性失语、命名性失语等；右利手，四肢活动自如，肌力 V 级。

2. 唤醒麻醉评估和术前宣教　患者为中年男性，发育良好，无焦虑、幽闭恐惧症等精神障碍，呼吸道通畅，近期无恶心呕吐、返流史。该患者肿瘤位于优势半球辅助运动区，符合唤醒麻醉手术的适应证。术前向患者解释整个手术流程及术中功能定位的方法过程，消除患者恐惧，取得患者信任。

3. 影像学扫描　术前 1 天在数字一体化神经外科手术中心诊断室内采用 3.0T iMRI（MAGNETOM Verio，Siemens®）采集导航所需的结构像、弥散张量成像（diffusion tensor imaging，DTI）。在后处理工作站（Brainlab Elements，Brainlab®）中利用 DTI 序列重建锥体束、弓状束、额斜束等皮质下通路，观察各纤维束与肿瘤的位置毗邻关系，结构像导入术中导航系统，制订详细的手术方案（图 14-2-7~ 图 14-2-9）。

【手术解剖学要义】

本例胶质瘤位于左侧额上回的辅助运动区（SMA）。肿瘤的边界识别最重要的是其后方，后方紧邻中央前回的手及上肢运动支配区，术中需要联合使用皮质及皮质下电刺激来确认运动皮质及锥体束的边界。肿瘤的外侧界推挤额中回，距

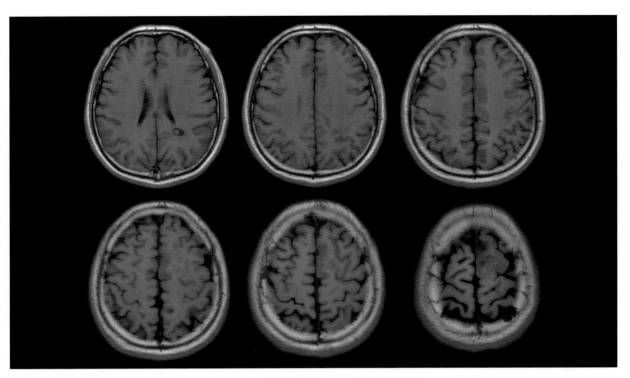

图 14-2-1　术前磁共振 T1W 影像（横轴位）

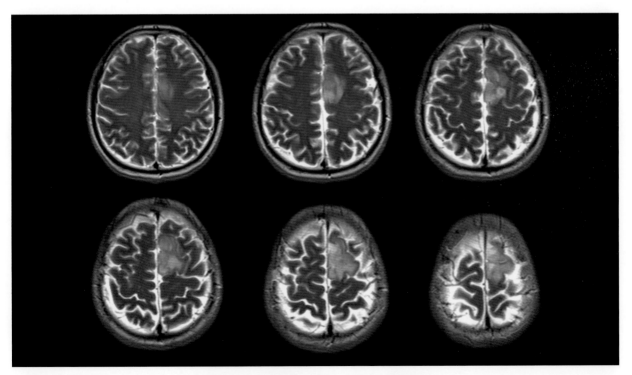

图 14-2-2　术前磁共振 T2W 影像（横轴位）

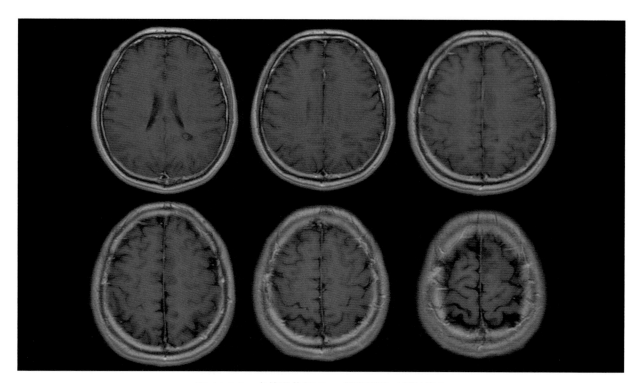

图 14-2-3　术前磁共振 T1W 增强影像（横轴位）

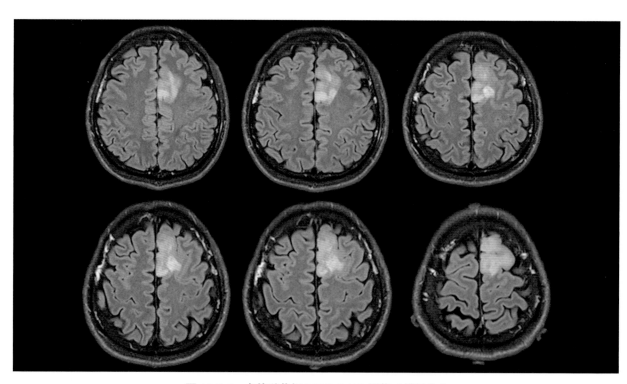

图 14-2-4　术前磁共振 T2W FLAIR 影像（横轴位）

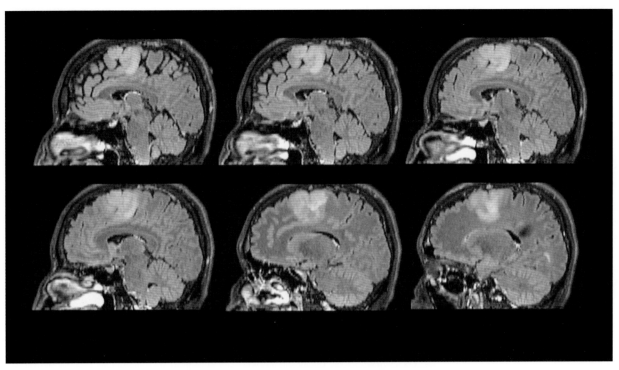

图 14-2-5　术前磁共振 T2W FLAIR 影像（矢状位）

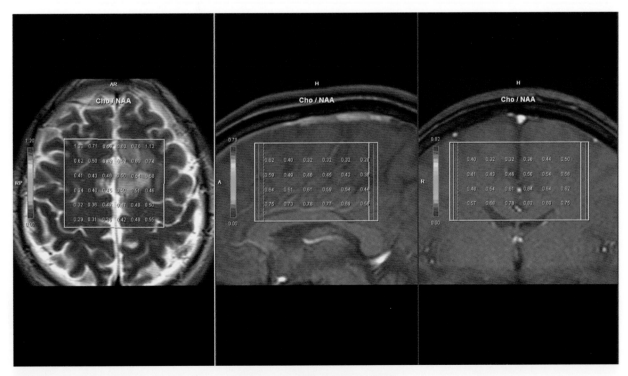

图 14-2-6　术前磁共振波谱影像

三维重建

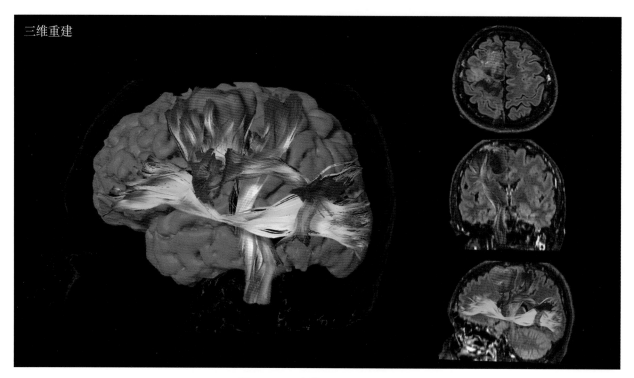

图 14-2-7　术前 DTI 三维重建

白质纤维追踪

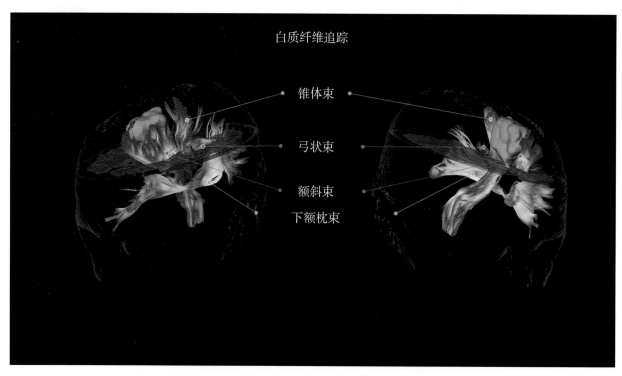

锥体束

弓状束

额斜束

下额枕束

图 14-2-8　术前 DTI 纤维束追踪：锥体束、弓状束、额斜束、下额枕束

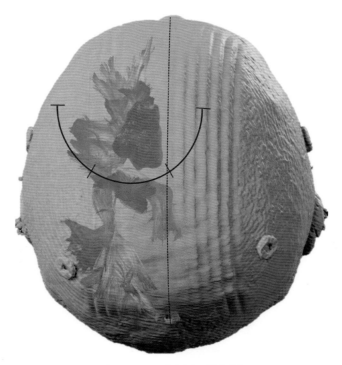

图 14-2-9　手术切口模拟图

离语言区（Broca 区、弓状束）尚有一段距离，相对安全，因此额上沟的蛛网膜界面可以作为手术切除的外侧边界。肿瘤的内上缘为大脑纵裂，内下缘推挤扣带回，但并未侵袭该脑回，因此，手术切除的内下边界可以扣带沟的蛛网膜作为标志。肿瘤的前界有额斜束通过，部分切除后影响不大，故前界以肿瘤与正常脑组织的界面为标志，在额叶前部也可以适当扩大切除范围。肿瘤的深部边界主要是其与锥体束的边界，通过皮质下电刺激来确定。

　　肿瘤主要由大脑前动脉供血，在大脑背外侧面，大脑中动脉（middle cerebral artery，MCA）额叶分支的末端也参与供血。在额叶外侧面的供血小动脉可予以电凝切断。在额叶内侧面切除至肿瘤下界时，需注意分离和保护胼缘动脉分支，例如纵裂间的前、中分支。该动脉走行于肿瘤下界的扣带沟内，远端为旁中央小叶供血，损伤该动脉主干，可引发对侧下肢偏瘫。

　　肿瘤的表面可见到一支主要的桥静脉，该静脉为中央前沟静脉。后方中央沟处未见明显引流静脉，因此对于该患者，中央前沟静脉为上吻合静脉（Trolard 静脉），也是额叶背外侧面主要的引流静脉，必须将其骨骼化予以保护通畅。

【手术过程】

　　1. **麻醉环节**　术中唤醒麻醉选择监护麻醉技术（monitored anesthesia care，MAC）。放置鼻咽通气管进行气道控制。利多卡因＋肾上腺素进行头皮神经阻滞，术中持续泵注丙泊酚、右美托咪定镇静，瑞芬太尼镇痛，硬膜悬吊后停用丙泊酚，并视患者术中配合情况下调或停用右美托咪定，直至功能区皮质定位完成。有关唤醒麻醉的详细内容，参见上篇第 3 章第 2 节。

　　2. **体位摆放及开颅**　患者取仰卧位，头抬高15°~20°，磁兼容头架固定，导航注册（Stealth Station 导航系统，Medtronic®）。头皮表面勾勒肿瘤投影，额部过中线弧形切口。消毒铺巾，常规开颅，皮瓣翻向前额侧，骨窗内侧缘接近大脑纵裂的矢状窦，游离骨瓣，瓣状剪开硬脑膜，翻向中线（图 14-2-10~ 图 14-2-12）。

　　3. **肿瘤切除**　确定患者能配合术中执行任务，开始神经电生理监测。利用躯体感觉诱发电位

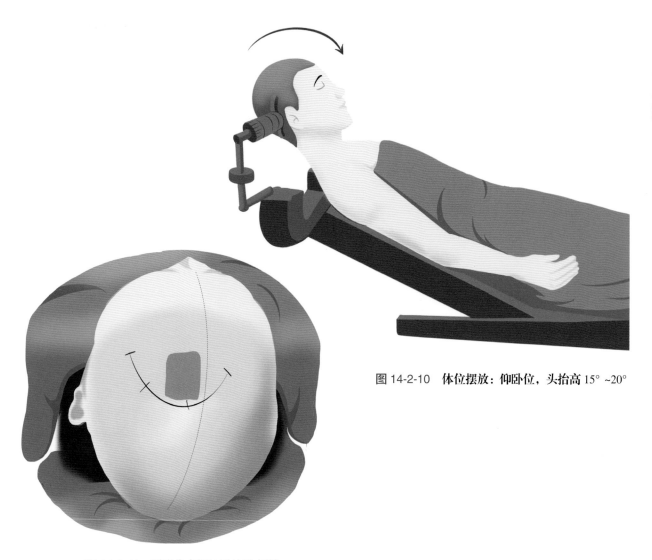

图 14-2-10　**体位摆放：仰卧位，头抬高 15°~20°**

图 14-2-11　**弧形头皮切口设计示意图**

(somatosensory evoked potential，SEP) 确定中央沟，条形皮质电极置于不影响手术操作的位置，进行经皮质电刺激运动诱发电位 (motor evoked potential，MEP) 的连续监测。采用单极电刺激器进行皮质运动区定位。刺激参数以不诱发后放电的最大电流，或诱发运动反应/抑制运动反应的最小电流进行刺激。以引出患者对侧肢体收缩或记录到相应的复合肌肉动作电位 (CMAP) 为阳性。刺激强度 1.5~6 mA，不超过 6 mA，以免癫痫发作。其他刺激参数：刺激频率 60 Hz，刺激间期为 0.2~0.5 ms，串刺激为 5 个/次。用消毒数字或字母标签标示阳性位点。如图 (图 14-2-19) 为手结区 (hand knob 区) 阳性位点 H1、H2，即肿瘤后

缘，术中应避免该区的操作。继续刺激周边区域，确定无阳性位点，联合使用导航确定肿瘤边界，电凝肿瘤边界，保护向矢状窦引流的上吻合静脉 (图 14-2-13)。导航引导下用双极电凝及 CUSA (Integra®，参数为：aspiration，30%；irrigation，3 mL/min；amplitude，30%) 分离肿瘤，取小块肿瘤组织送术中冰冻病理。分块切除大部分肿瘤，注意功能区的保护。小心游离上吻合静脉，用湿明胶海绵覆盖并牵向额侧，进行瘤腔的雕刻式切除 (图 14-2-14)。

肿瘤内侧界毗邻中线，故内界切至大脑镰 (图 14-2-15)；其下方有胼缘动脉穿过，小心分离纵裂间前、中分支，保留主干 (图 14-2-16)；肿

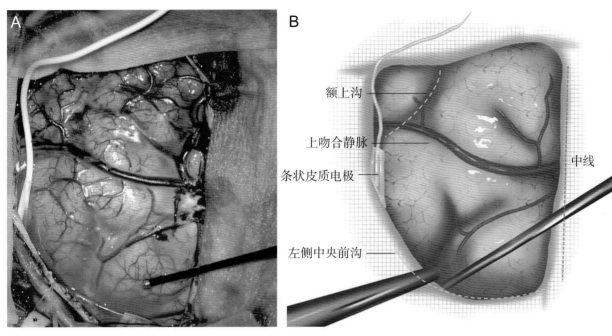

图 14-2-12 手术视野、皮质电刺激

（图B标注）
额上沟
上吻合静脉
条状皮质电极
中线
左侧中央前沟

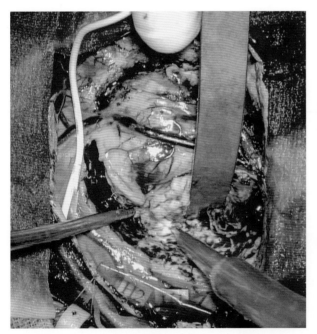

图 14-2-13 电凝肿瘤边界后用 CUSA 分离肿瘤

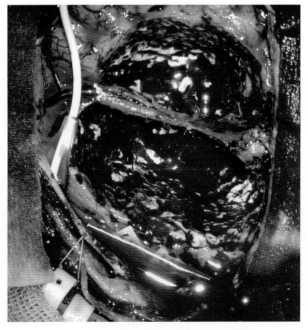

图 14-2-14 游离并妥善保护上吻合静脉

瘤深部达扣带回，利用导航辅助定位并向下切除至扣带沟的蛛网膜界面，停止向更深部切除。注意避免深部的胼缘动脉主干的损伤（图 14-2-16、图 14-2-17）。

使用单极电刺激器皮质下刺激可以定位皮质下运动通路走行，且刺激强度与传导束距离存在 1 mm/1 mA 的对应关系，可估算其距刺激点的距离。通过皮质脑电图记录有无后放电，以引出患者对侧肢体收缩或记录到相应的 CMAP 为阳性。在瘤腔后壁用 8 mA 电流进行单极皮质下电刺激，阳性位点表示该点于皮质脊髓束的距离约为 8 mm，即达到最优化切除范围，用字母标签

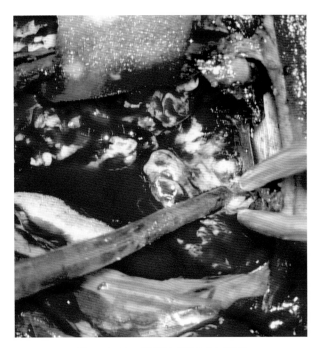

图 14-2-15　肿瘤内侧缘至大脑镰

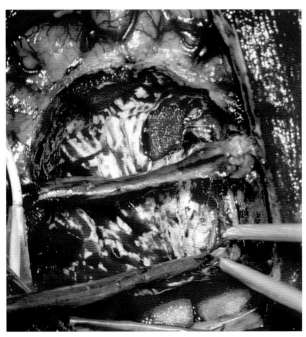

图 14-2-16　肿瘤深面的胼缘动脉分支

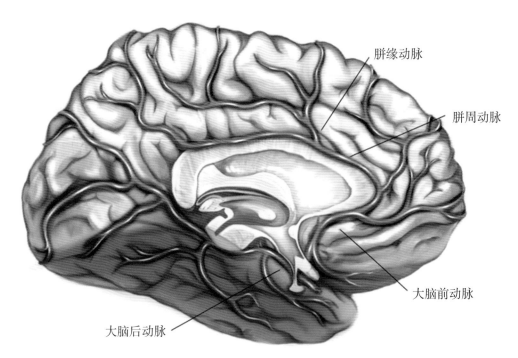

胼缘动脉

胼周动脉

大脑前动脉

大脑后动脉

图 14-2-17　大脑内侧面解剖示意图

"P"标示；阴性位点则表示该点附近无纤维束通过，可继续扩大瘤腔后缘残留肿瘤的切除（图 14-2-18、图 14-2-19）。瘤腔前壁及外侧壁较为安全，可进行最大化切除。手术操作全程使用导航定位，可帮助术者判定肿瘤侵犯的范围及识别重要的解剖结构。用 CUSA 雕刻式修整瘤腔四壁后，肿瘤切除结束。

4. 止血、术中磁共振检查及关颅　术中冰冻病理提示：低级别胶质瘤。肿瘤切除完毕后，瘤腔用温生理盐水进行术野冲洗、止血（图 14-2-

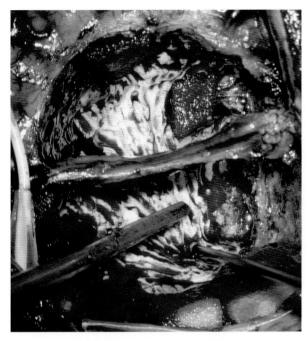

图 14-2-18 皮质下电刺激

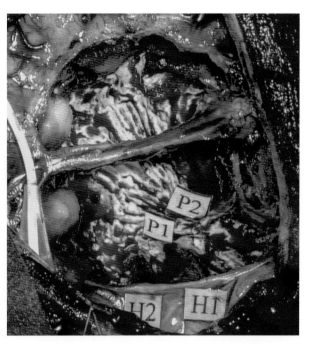

图 14-2-19 肿瘤后界以皮质电刺激阳性为界

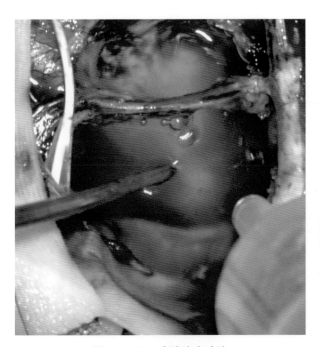

图 14-2-20 瘤腔注水冲洗

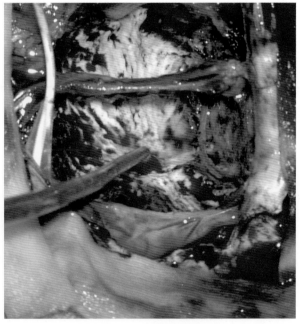

图 14-2-21 术区妥善止血

20、图 14-2-21）。活动性出血点以双极电凝电灼或小片干明胶压迫。止血完毕后，注入流体明胶。关闭硬膜后，行术中磁共振扫描，证实肿瘤全切除，紧邻中央前回及深达扣带回的肿瘤被切除，达到术前计划（图 14-2-22~ 图 14-2-24）。

【术后治疗与随访】

组织病理学和分子病理学诊断：少突胶质细胞瘤，IDH 突变型，1p/19q 共缺失，WHO 2 级（图 14-2-25）。患者术后轻度语言功能障碍，表现

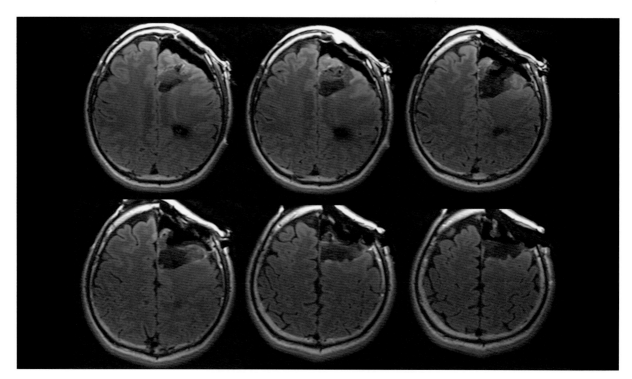

图 14-2-22 术中磁共振 FLAIR 影像（横轴位）

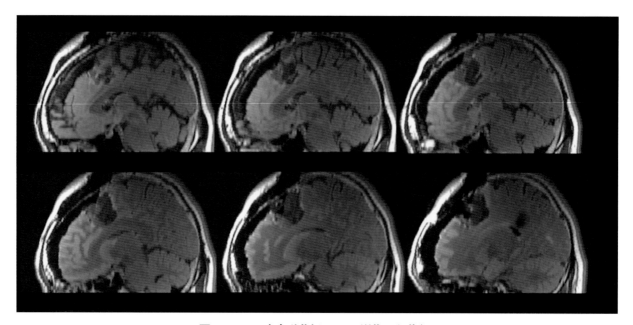

图 14-2-23 术中磁共振 FLAIR 影像（矢状位）

为言语停滞，非流利性失语，复述正常，考虑为辅助运动区（SMA）损伤导致的经皮质运动性失语，术后 1 周后完全恢复正常。术后采用替莫唑胺方案化疗 75 mg/（kg·d），21 天/28 天一疗程，共 6 个疗程，定期随访。

【手术点评】

优势半球额叶后部辅助运动区低级别胶质瘤往往以癫痫起病。本例患者发现病灶时尚无症状，随访 3 年半后出现肿瘤相关性癫痫，此时手术时

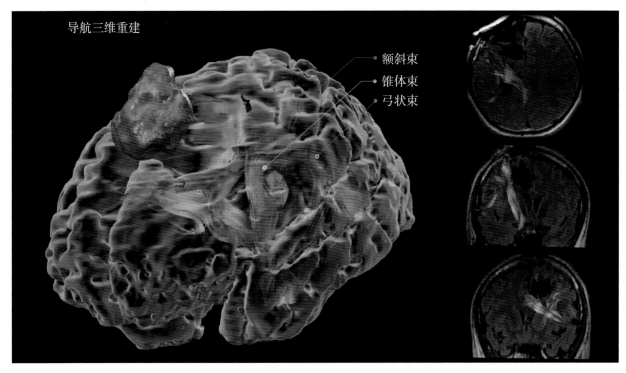

图 14-2-24 术后肿瘤残腔及纤维束三维重建

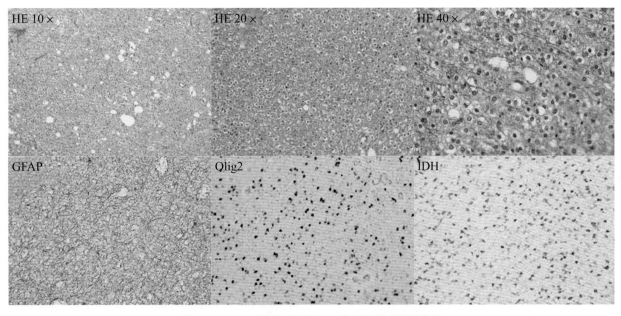

图 14-2-25 石蜡病理切片 HE 染色及免疫组化染色

机是成熟的。手术不仅可以有效延缓肿瘤进展，延长生存时间，还可以优先缓解患者的癫痫症状。但是 SMA 区域的手术风险在于 SMA 综合征，患者术后可出现主动运动和主动语言的功能障碍。手术的要点是严格保护以下解剖结构：肿瘤后缘的皮质脊髓束、肿瘤外侧的额斜束、Trolard 静脉，以及纵裂间的胼缘动脉主干和旁中央支。术后语言流利度下降与额斜束损伤有关，一般在术后 3 个月都可以恢复。2/3 的患者术后癫痫症状也可以缓解。

病例 3 · 右侧额叶辅助运动区复发室管膜瘤

蔡嘉伟　吴赞艺

【病例简介】

患者女性，33 岁，以"右侧额叶室管膜瘤术后 4 年，发作性四肢抽动 1 个月"为主诉入院。患者 4 年前于外院行"右侧额叶肿瘤切除术"，术后病理示：间变性透明细胞型室管膜瘤（WHO 3 级），术后予以放疗及化疗。1 个月前无明显诱因出现四肢不自主抽动，每次发作持续约数分钟，后自行缓解，发作时持物不能，手指挛缩，伴左侧肢体无力，无人事不省，无头痛、呕吐，无大小便失禁等。就诊外院，行颅脑 CT 示：右侧额叶见囊实性异常密度影，增强后实性部分明显强化，考虑肿瘤复发可能。为行手术治疗，门诊拟"1. 右侧额叶胶质瘤术后复发；2. 继发性癫痫"收住入院。

【体格检查】

神志清楚，发育正常，回答切题，自动体位，右额头皮可见陈旧性手术切口。查体合作，步入病房。

神经系统体格检查：颅神经查体阴性，左侧肢体肌力 Ⅴ－级、肌张力正常，四肢深浅反射可引出。感觉功能查体正常。双侧病理征未引出。

【辅助检查】

第一次手术前外院颅脑 MRI 诊断："右侧额叶占位性病变"（图 14-3-1）。

本次手术前颅脑 CT：右侧额叶见囊实性异常密度影，增强后实性部分明显强化，境界清，局部中线结构稍左移，考虑肿瘤复发可能（图 14-3-2）。

本次手术前头颅 MRI 平扫＋增强：右侧额叶见囊实性异常信号影，实性成分 T1WI 呈低信号，T2WI、FLAIR 呈高信号，DWI 呈高信号，ADC 呈低信号，增强扫描囊壁及实性成分明显强化，周围见大片状 T2WI 高信号影，影像诊断考虑"右侧额叶脑恶性肿瘤切除术后复发"可能性

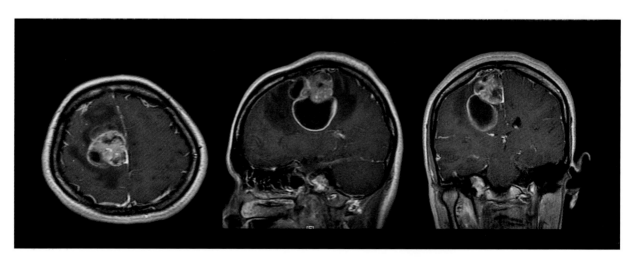

图 14-3-1　患者第一次术前颅脑 MRI T1W 增强影像

大（图14-3-3~图14-3-6）。

【术前准备及计划】

1. **唤醒麻醉评估和术前宣教** 本例采用唤醒麻醉下行毗邻中央前回及皮质脊髓束的肿瘤切除。手术前和患者进行充分沟通，进行神经外科手术及唤醒麻醉手术的宣教，使患者了解术中一些必要的手术操作及其可能造成的患者不舒适感，取得患者的理解和配合。

2. **影像学扫描** 术前采用 3.0T iMRI（Skyra，Siemens®）采集导航所需的结构像和弥散张量成像（DTI）。在神经导航处理工作站（iPlan，Brainlab®）软件中，利用 DTI 序列重建皮质脊髓束，仔细观察肿瘤与周围静脉和纤维束的位置关系（图14-3-7）。

【手术解剖学要义】

该例患者为室管膜瘤术后原位复发病例，故采用原手术切口入路。病灶主要位于右侧额叶辅助运动区，毗邻中央前回，累及硬脑膜及大脑

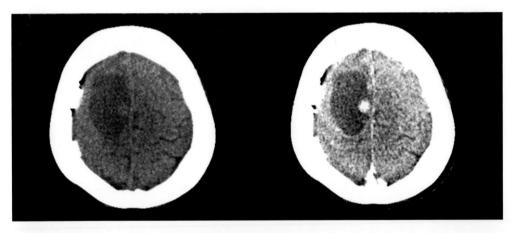

图 14-3-2 **患者复发，本次术前 CT 平扫及增强**

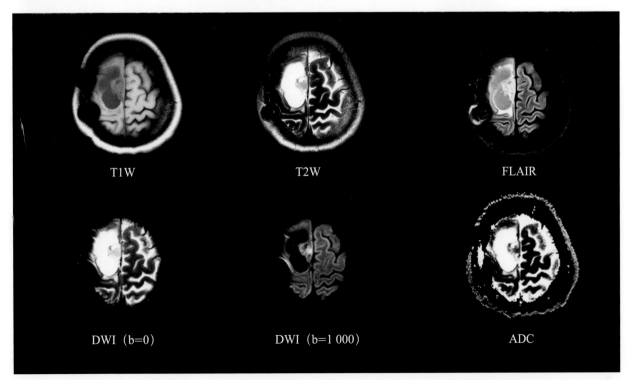

图 14-3-3 **患者复发，本次术前颅脑 MRI T1W、T2W、FLAIR、DWI、ADC 影像（横轴位）**

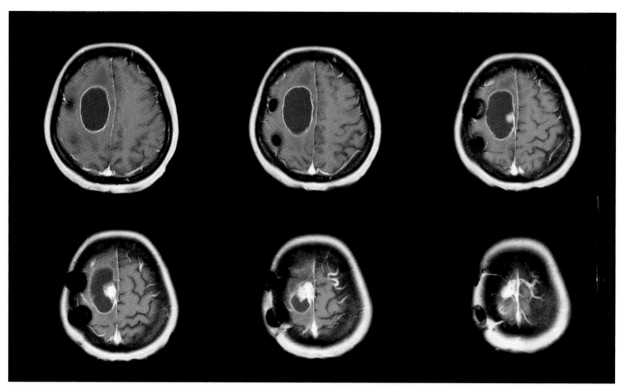

图 14-3-4　患者复发，本次术前颅脑 MRI T1W 增强影像（横轴位）

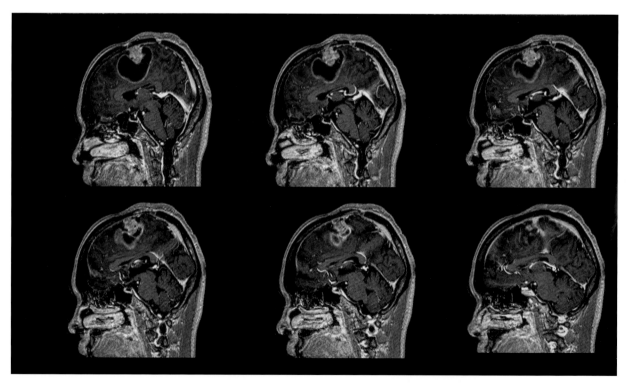

图 14-3-5　患者复发，本次术前颅脑 MRI T1W 增强影像（矢状位）

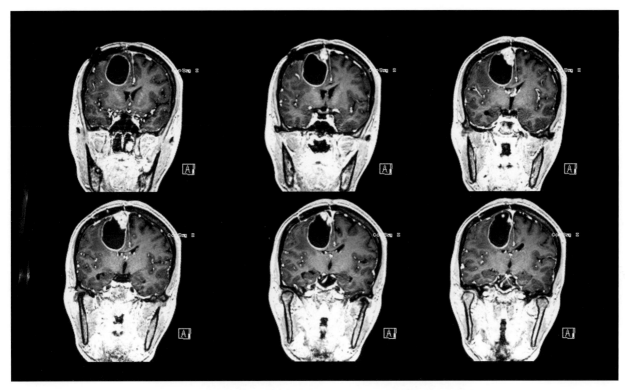

图 14-3-6　患者复发，本次术前颅脑 MRI T1W 增强影像（冠状位）

镰。DTI 显示皮质脊髓束主要位于肿瘤后方。第一次术后病理诊断为"间变性透明细胞型室管膜瘤（WHO 3 级）"，提示肿瘤容易播散复发。为最大程度保护中央前回和皮质脊髓束等运动功能，手术中采用皮质、皮质下高频单极电刺激技术定位中央前回和皮质脊髓束位置，并持续观察唤醒状态下患者的肢体运动功能状态。手术中将肿瘤累及的硬脑膜及大脑镰一并切除。肿瘤切除时采用整块切除肿瘤，同时注意保护术腔周围脑组织，避免肿瘤细胞播散。手术过程中关于解剖结构需注意首先定位出中央前回的位置，术中需要注意保护解剖结构包括中央前静脉、中央前回和皮质脊髓束。

【手术过程】

1. **麻醉环节**　采用唤醒麻醉下开颅手术，麻醉采用睡眠–清醒–睡眠技术（asleep-awake-asleep，AAA）。术前进行充分的头皮局部麻醉，包括头皮神经阻滞麻醉和切口部位浸润麻醉。常规诱导后置入喉罩，唤醒时清理口咽部分泌物后拔除喉罩，以利于配合电生理监测和手术操作；唤醒结束后再次置入喉罩。开、关颅过程中予以充分镇痛、镇静，唤醒期适当镇静，维持患者呼吸、循环等生命体征平稳。有关唤醒麻醉的详细内容，参见上篇第 3 章第 2 节。

2. **体位摆放及开颅**　患者体位摆放兼顾患者舒适并能够保持呼吸道通畅，面向麻醉医生便于及时观察并处理可能发生的各种情况。使用暖风机避免低体温引起寒战。取左侧卧位，头向右肩部屈曲。Mayfield 头架固定，导航注册（iPlan，Brainlab®）。原手术切口画线，常规消毒铺巾。右侧额顶部马蹄形切口（图 14-3-8），皮瓣翻向颞部，根据导航确定颅骨骨窗范围，骨窗内侧缘接近矢状窦。游离骨瓣成形和硬脑膜悬吊，距离骨窗边缘 0.5 cm 剪开硬膜瓣予以去除，术中发现部分硬膜与肿瘤及静脉粘连紧密。充分暴露需要切除的区域以及周围的功能区（中央前回、中央后回），图中可见中央前静脉及中央静脉（图 14-3-9）。

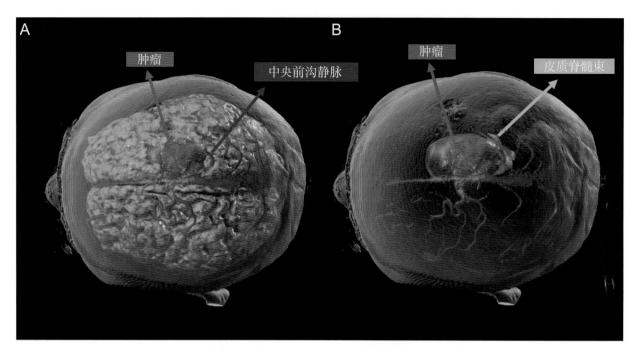

图 14-3-7 肿瘤与患侧中央前静脉（A）和皮质脊髓束（B）的空间关系

3. **肿瘤切除、止血及关颅** 硬脑膜切开以后，先用高频单极电刺激（采用非连续短串刺激，刺激频率：250~500 Hz，刺激间歇时间为 2~4 ms，刺激间期为 0.2~0.5 ms，串刺激为 3~8 个/次，刺激强度 < 20 mA）直接刺激皮质，定位中央前回位置；阳性区域表现为刺激时出现对侧肢体不自主运动或者目标肌肉记录到相应的复合肌肉动作电位（compound muscle action potential，CMAP），予以数字标签标记（数字 1~4 为上肢，5 为口唇，6、7 为下肢阳性区域）（图 14-3-10）。避开中央前回，在神经导航引导下穿刺囊腔释放囊液缓解脑压（图 14-3-11）。24 导皮质脑电图定位大脑皮质异常放电区域，用三角形标签标记；神经导航下定位肿瘤位置，用字母标签标记（字母 A、B、C 和 D 分别代表肿瘤前、外、后和内侧界）；切除范围包括肿瘤及非功能位置皮质异常放电区，向前、外侧行扩大切除（图 14-3-12）。先从纵裂面分离肿瘤粘连、侵犯大脑镰处，然后切开皮质，避开中央前回。切除至后方的皮质下区域时，可采用 CUSA（Integra Lifescience™）逐步吸除。Neuro-CUSA（INTEGRA™）的设定参数：aspiration，30%；

irrigation，3 mL/min；amplitude，30%。大脑表面的中央前沟静脉注意保护避免损伤。

肿瘤的后界即靠近中央前回一侧做术中高频单极皮质下电刺激，阳性点刺激时出现对侧肢体不自主运动及目标肌肉记录到相应的 CMAP，用数字标签标记（数字 8 为上、下肢阳性区域，9 为下肢阳性区域）（图 14-3-13）。由于单极皮质下电刺激的刺激强度与传导束距离存在 1 mm/1 mA 的对应关系，此时术中皮质下电刺激的刺激强度参数为 3 mA，证实阳性位点与皮质脊髓束的距离接近 3 mm，遂停止瘤腔后界的切除。整块切除肿瘤，并切除肿瘤附着处大脑镰（图 14-3-14）。肿瘤切除后，再次予以 24 导皮质脑电图定位大脑皮质残留异常放电区域，予行皮质热凝术（图 14-3-15）。对于 CUSA 操作后的肿瘤残腔严密止血，止血完毕后予生理盐水冲洗，达到瘤腔术野的清晰，随后用可吸收性止血纱（速即纱）覆盖止血。硬脑膜严密缝合，骨瓣还纳，头皮分层缝合。

【术后治疗与随访】

组织病理学和分子病理学证实"*RELA* 基因融

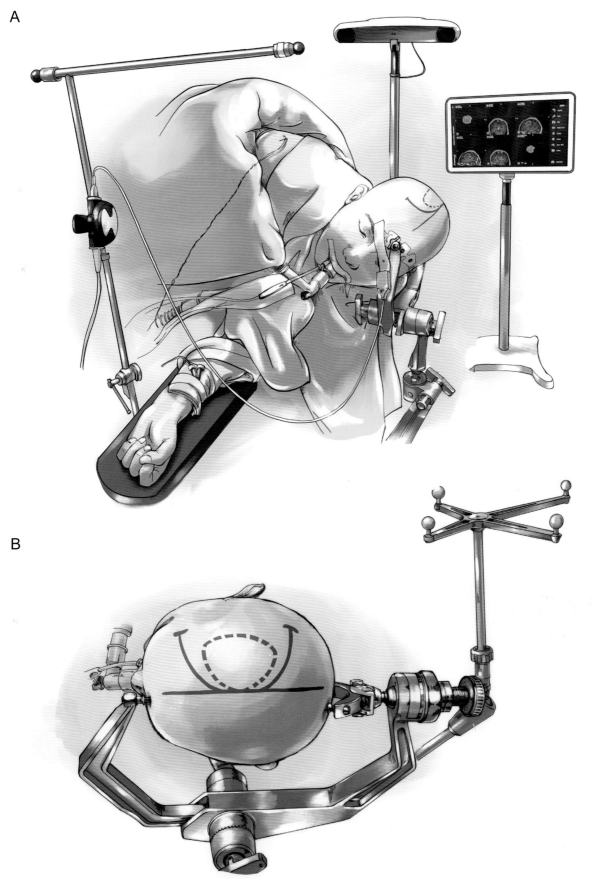

图 14-3-8　患者摆放体位，左侧卧位，马蹄形切口示意图

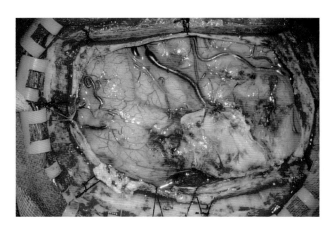

图 14-3-9　开颅皮瓣、骨窗范围，皮质暴露范围

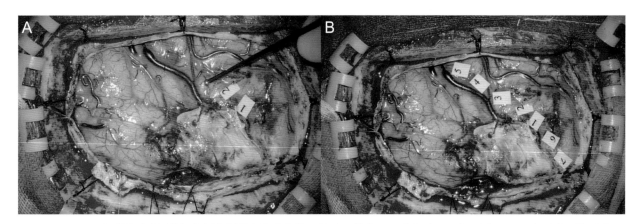

图 14-3-10　皮质暴露后用单极高频电刺激定位中央前回位置，数字 1~4 为上肢，5 为口唇，6、7 为下肢阳性区域

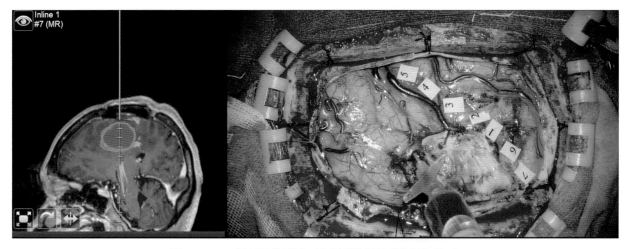

图 14-3-11　神经导航引导下穿刺囊腔释放囊液缓解脑压

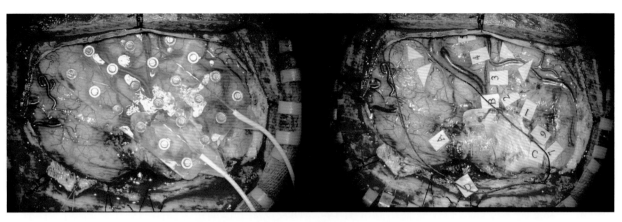

图 14-3-12　皮质脑电图描记异常放电区域（三角形标签），字母 A、B、C 和 D 分别代表肿瘤前、
外、后和内侧界及肿瘤切除范围（黑色丝线）

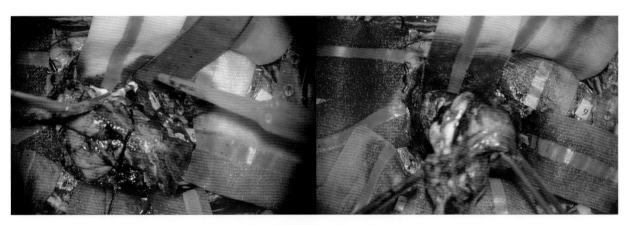

图 14-3-13　采用 CUSA 和皮质下电刺激技术切除肿瘤，数字 8 为上、下肢阳性区域，
9 为下肢阳性区域，将肿瘤整块切除

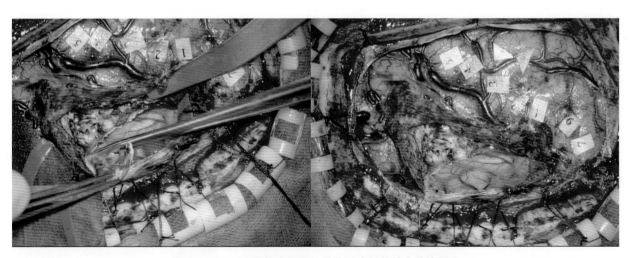

图 14-3-14　肿瘤整块切除，并将肿瘤附着处大脑镰切除

合阳性的室管膜瘤，WHO 3 级"的诊断（图 14-3-16）。分子特征：*RELA* 基因融合阳性（FISH），*IDH1* 基因未突变（IHC+ Sanger 测序），*IDH2* 基因未突变（Sanger 测序），*H3F3A* 基因未突变（IHC+ Sanger 测序），*H3K27me3* 基因未缺失（IHC），*TERT* 基因未突变，p53（25%+，IHC），Ki-67（40%+）；免疫组化：EMA（核旁点 +），GFAP（+），Olig2（−）。术后行再程放疗。

术后 48 h 磁共振提示肿瘤完整切除（图 14-3-17），皮质脊髓束保护完好（图 14-3-18A）。术后患者出现暂时性一侧肢体偏瘫，术后 1 周开始恢复，术后 1 个月完全恢复（图 14-3-18B）。术后 30 个月磁共振影像随访均提示无复发（图 14-3-19A~E）。术后予以丙戊酸钠及奥卡西平抗癫痫治疗，至今未再出现癫痫发作。

【手术点评】

该病例为间变性室管膜瘤复发病例，肿瘤为囊实性，与硬脑膜及大脑镰关系密切，毗邻中央前回及皮质下运动传导通路（皮质脊髓束），伴有胶质瘤相关性癫痫。室管膜瘤与周围脑组织边界较清楚，但手术后有播散的风险，因此，本病例在皮

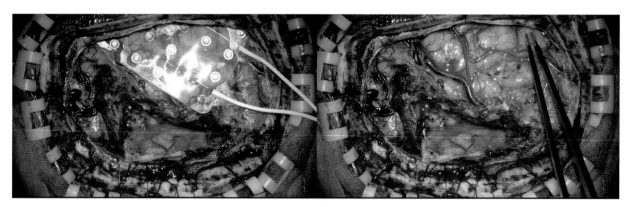

图 14-3-15　皮质脑电图定位大脑皮质残留异常放电区域，予行皮质热凝术

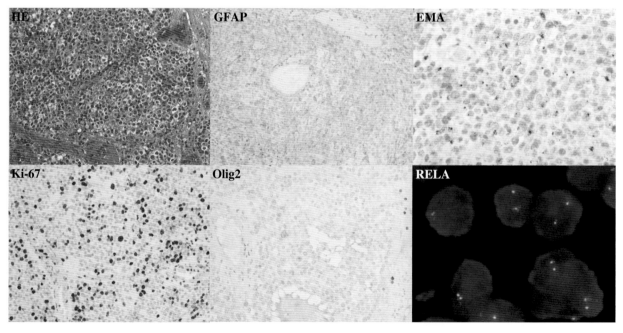

图 14-3-16　石蜡病理切片 HE 染色及免疫组化染色

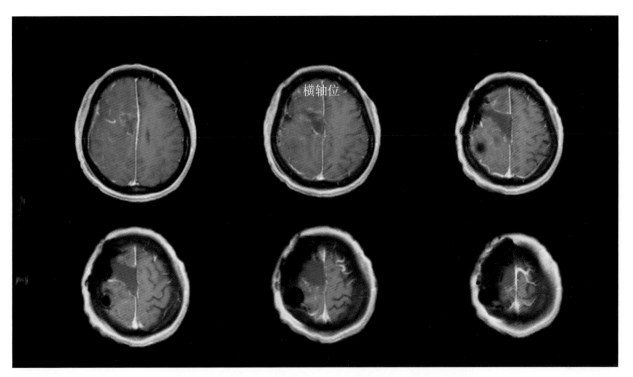

图 14-3-17　术后 48 h 颅脑 MRI T1W 增强影像，肿瘤完全切除

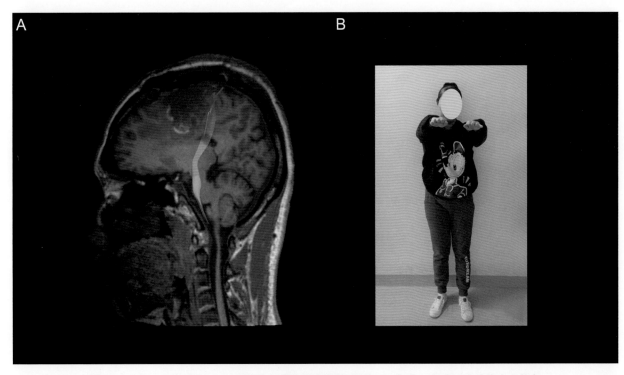

图 14-3-18　A. 术后 48 h DTI 提示皮质脊髓束保护完好；B. 术后 1 个月运动功能完全恢复

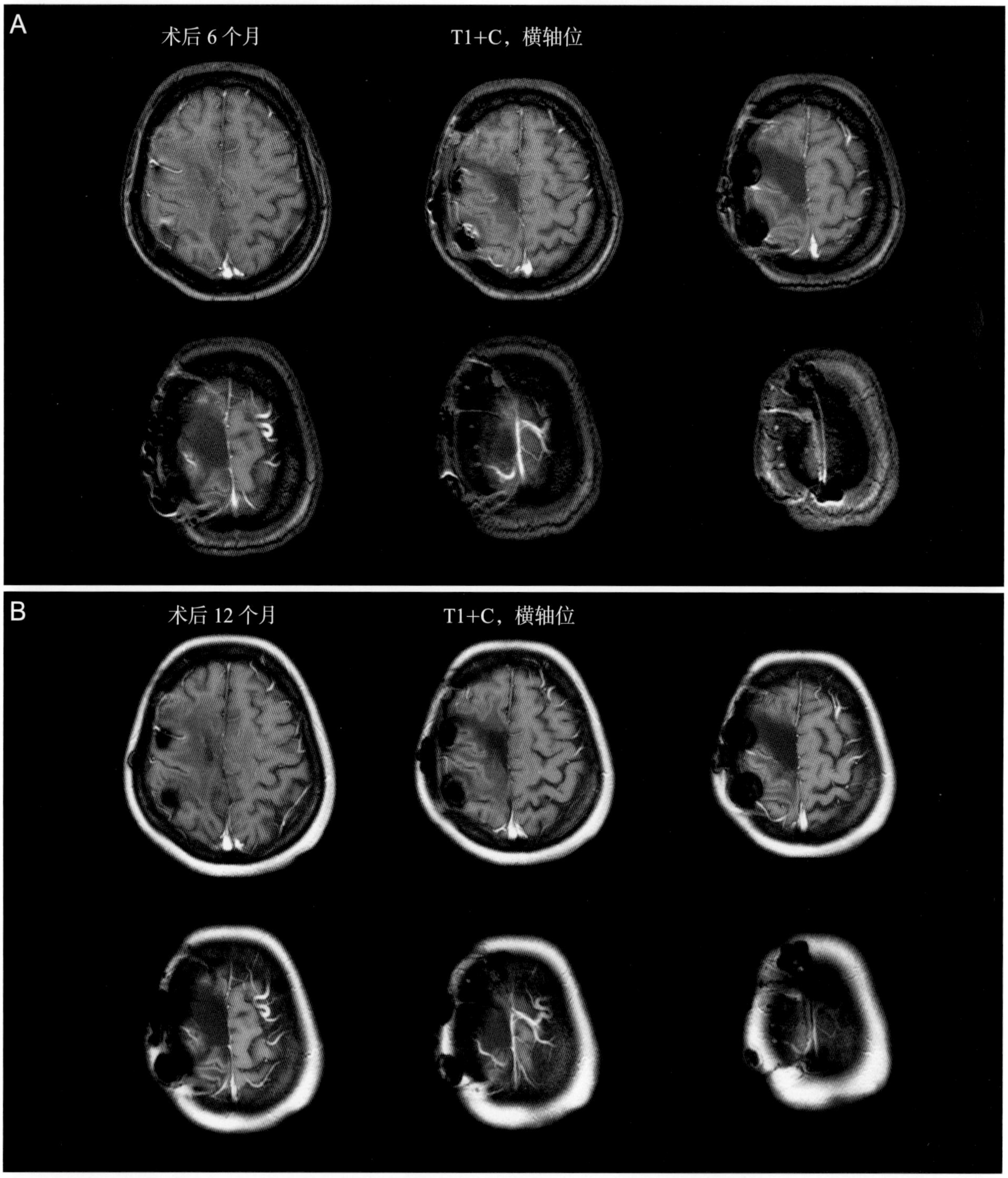

图 14-3-19　术后近、远期复查颅脑 MRI，肿瘤无复发

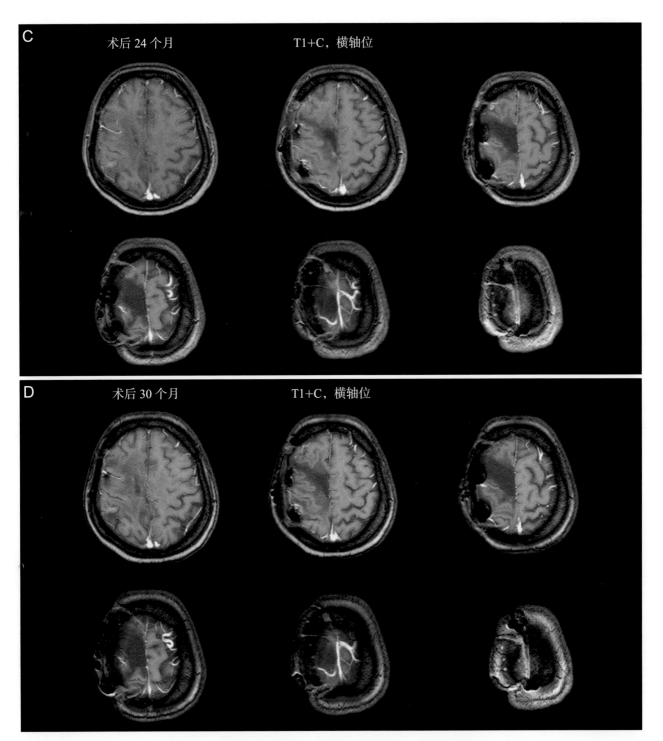

图 14-3-19（续） 术后近、远期复查颅脑 MRI，肿瘤无复发

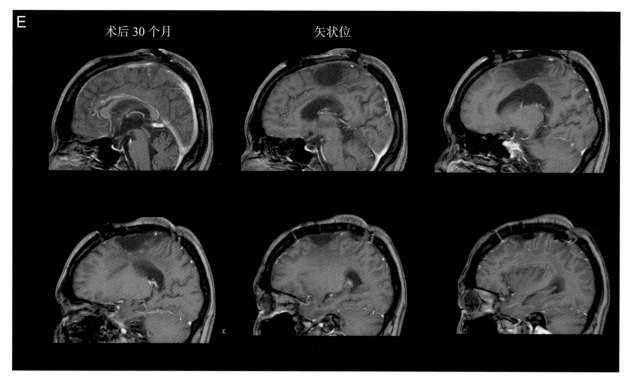

图 14-3-19（续） 术后近、远期复查颅脑 MRI，肿瘤无复发

质及皮质下高频单极电刺激技术引导下，完整切除肿瘤，避免分块切除肿瘤增加播散风险。手术切除步骤如下：首先，开颅后用高频单极电刺激技术定位出中央前回位置，并加以保护；其次，行皮质脑电图监测，定位出皮质异常放电区域；再次，采用神经导航定位肿瘤位置，确定皮质切除的范围，包括肿瘤及非功能位置皮质异常放电区。切除至肿瘤后方皮质下区域时，因此处靠近皮质脊髓束，在皮质下高频单极电刺激技术引导下，将后界切除至邻近皮质脊髓束的边界，完整切除肿瘤。手术中嘱患者配合进行肢体活动，同时进行持续经皮质运动诱发电位（motor evoked potential，MEP）监测，观察患者运动功能的完整性。术中发现肿瘤附着于大脑镰，为避免肿瘤复发，予以切除肿瘤附着处大脑镰。术中病灶切除后再次行皮质脑电图发现中央后回仍有异常放电，予行热凝术。术后 48 h 颅脑MRI 提示肿瘤达到影像学完整切除，患者术后运动功能良好，随访复查 30 个月肿瘤未见复发。术后予以丙戊酸钠及奥卡西平抗癫痫治疗，癫痫也控制满意，未再发作。本例手术在唤醒麻醉技术及术中神经电生理监测辅助下，达到按功能边界、最大范围安全切除肿瘤的目标。

病例 4 · 左侧辅助运动区低级别胶质瘤

周裕瑶 李彦 吴劲松

【病例简介】

患者女性，36 岁，一过性失语 1 周余。患者 1 周前无明显诱因下突发失语，持续 1 min 左右好转，不伴头痛、头晕及恶心、呕吐，无肢体活动障碍，无四肢抽搐发作。遂至当地医院神经外科就诊，查头颅 CT 和 MRI 提示左侧额叶占位，胶质瘤可能。现患者为求进一步治疗入院。

【体格检查】

神志清楚，发育正常，营养良好，回答切题，自动体位，查体合作，步入病房。

神经系统体格检查：颅神经查体阴性，四肢肌力 V 级，肌张力正常，四肢深浅反射可引出，反射正常。感觉功能查体正常。双侧 Babinski、Chaddock 征未引出，双侧 Hoffmann 征未引出。

【辅助检查】

头颅 CT：左侧额叶见团块状低密度影，边界不清，中线结构居中，提示左侧额叶占位性病变。

头颅 MRI 平扫及增强：左侧额上回灰白质处见团片状占位，T1WI（图 14-4-1A）呈等低信号，T2W FLAIR（图 14-4-1B）呈等高信号，增强扫描（图 14-4-1C）未见明显强化，中线结构尚居中。

头颅 MRS（图 14-4-1D）：左侧额上回 Cho 峰明显升高，NAA 峰降低，Cho/NAA 比值最大为 2.84，提示病灶倾向肿瘤可能大。

【术前准备及计划】

1. **术前神经心理学评估** 该患者于术前 1 天采用简易精神状态检查（mini mental state examination，MMSE）评估认知功能，采用汉语失语成套测验（aphasia battery in Chinese，ABC）评估患者语言功能，并评估双侧肢体运动功能。

神经心理学检查：右利手，KPS 90/100 分，MMSE 28/30 分，波士顿命名测试（Boston naming test，BNT）26/30 分，汉语失语成套测验（ABC）得分：自发言语 18/20 分，复述 100/100 分，命名 93/100 分，理解 230/230 分，失语指数 94.6/100 分（正常 cut-off 值 93.8），提示轻度命名障碍。评估完成术中语言和运动任务的能力，包括数数和病灶对侧手握拳运动、图片命名和文字阅读。

2. **影像学扫描** 术前一天在数字一体化神经外科手术中心诊断室内采用 3.0T iMRI（MAGNETOM Verio，Siemens®）采集导航所需的结构像、弥散张量成像（DTI）和任务态功能磁共振成像（fMRI）。在后处理工作站（Syngo MultiModality，Workplace，Siemens®）中利用 DTI 序列重建锥体束、额斜束、弓状束、上纵束等重要皮质下通路（图 14-4-2），利用 fMRI 序列获得语言和运动功能激活区（图 14-4-3），结合结构像导入术中导航系统中制订详细的个体化手术方案。

3. **唤醒麻醉评估和术前宣教** 该例患者手术计划是唤醒麻醉下的辅助运动区肿瘤切除。采用唤醒麻醉的适应证：①病灶位于或邻近脑功能区。功能区主要指优势半球的环侧裂语言区或双侧运动区；②年龄在 14 岁以上；③认知功能基本正常，术前无或轻度语言、运动功能障碍且能够完成术前制订的任务；④患者同意接受唤醒麻醉手术。该例患者病灶位于左侧额上回辅助运动区，且病灶后方

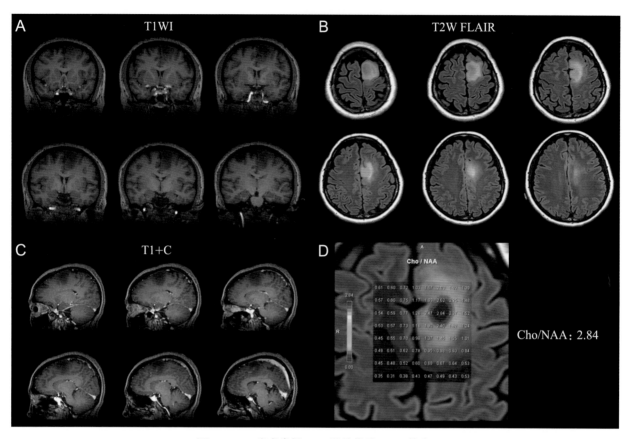

图 14-4-1　患者常规 MRI 结构像及 MRS 检查

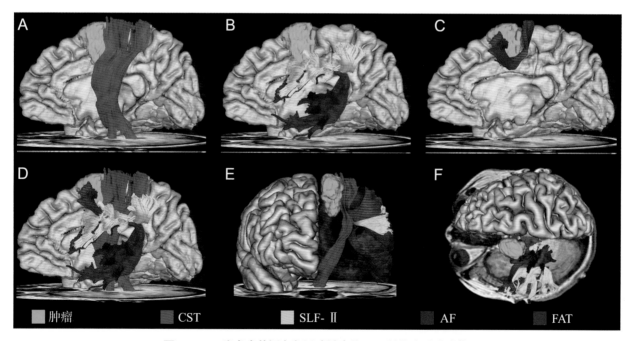

图 14-4-2　患者术前语言和运动通路的 DTI 纤维束示踪成像

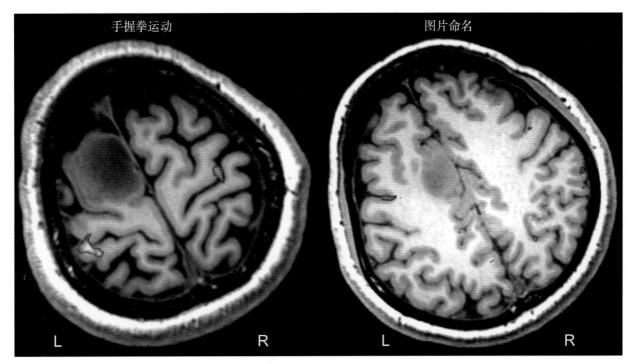

手握拳运动　　　　　　　　　图片命名

图 14-4-3　患者术前语言和运动功能磁共振成像

邻近初级运动区，符合唤醒麻醉手术的适应证。

手术前已对该患者进行唤醒麻醉手术宣教，使患者提前熟悉术中所需的语言和运动任务，减少患者焦虑；唤醒手术前已充分考虑患者的意愿，评估患者配合程度，排除难治性、反复发作性癫痫、困难气道、睡眠呼吸暂停综合征、缺血性心脏病和心理障碍。

【手术解剖学要义】

该例患者病灶位于左侧额上回辅助运动区，涉及初级运动皮质和负性运动区。肿瘤后方紧邻中央前回和锥体束，肿瘤外侧靠近额斜束和上纵束第二支。手术过程中首先需注意确认中央前沟和中央沟，在充分定位肿瘤及肿瘤周围脑功能区后，经肿瘤区域无功能皮质做切口，分块切除肿瘤。术中注意保护大的分支动、静脉并进行皮质下语言和运动功能定位。

【手术过程】

1. 麻醉环节　术中唤醒麻醉选择监护麻醉技术（monitored anesthesia care，MAC）。有关唤醒麻醉的详细内容，参见上篇第 3 章第 2 节。本例麻醉方案如下（后面病例将不再赘述）：患者进入手术室行常规生命体征监测，开放动、静脉。静脉注射咪达唑仑 0.02~0.03 mg/kg，舒芬太尼 0.05 μg/kg，托烷司琼 5 mg，地塞米松 5~10 mg，丙戊酸钠 20~30 mg/kg。静脉泵注右美托咪定负荷量 1 μg/kg（持续 15 min）后浓度调至 0.2~0.5 μg/（kg·h）维持；瑞芬太尼血浆浓度 0.2~1 ng/mL（TCI，Minto 模式）均持续泵注。随后予 0.5% 罗哌卡因 +0.5% 利多卡因 +1∶20 万肾上腺素共 30~40 mL 行眶上神经、滑车上神经、颧颞神经、耳颞神经、枕大神经、枕小神经等头皮神经阻滞。予丙泊酚血浆浓度 0.5~1 μg/mL（TCI，Marsh 模式）静脉泵注，待患者 OAA/S 评分达到 2~3 分后，放置鼻咽通气管，连接麻醉机供氧并监测呼吸参数。术中持续泵注丙泊酚、右美托咪定镇静，瑞芬太尼镇痛，硬脑膜悬吊后停用丙泊酚，并视患者术中配合情况下调或停用右美托咪定，直至术中电刺激脑功能定位完成。

2. **体位摆放及开颅** 患者取仰卧位，头部向病灶对侧旋转30°，颈部轻度伸展，确保静脉回流通畅，术侧肩下垫枕（图14-4-4A）。头部剃发，左侧额叶弧形切口，根据导航确定颅骨骨窗范围（纵裂–中央前沟–中央沟–额上沟），常规开颅，去骨瓣和硬脑膜悬吊（图14-4-4B）。

3. **皮质电刺激** 剪开硬脑膜，暴露手术野皮质（图14-4-5A）。导航确定肿瘤边界并标记。开始神经电生理监测，躯体感觉诱发电位（somatosensory evoked potential，SEP）确定中央沟；感觉诱发电位的条形皮质电极置于不影响手术操作的位置，

进行经皮质电刺激运动诱发电位的连续监测，即持续MEP。确定患者苏醒并能配合术中执行任务后，开始直接皮质电刺激定位脑功能区。采用双极电刺激器，监护设备为Medtronic-Eclipse（Medtronic®）术中神经监测工作站。刺激参数以引出运动反应的最小强度为刺激阈值，该患者以1.5 mA刺激强度为起始（图14-4-5B）。

首先让患者伸出舌头，刺激暴露的中央前回和中央后回以定位正性运动区和感觉区；然后让患者分别进行数数（1~50）+病灶对侧手握拳运动、图片命名（"这张图片是……"）以及文字阅读（"这

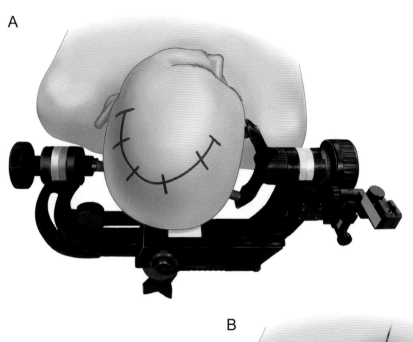

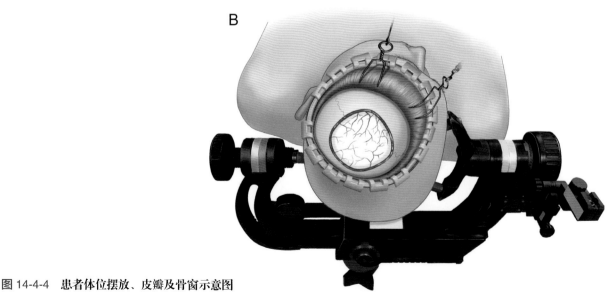

图14-4-4 患者体位摆放、皮瓣及骨窗示意图

个词汇是……") 任务，刺激余下的暴露皮质以定位语言区和负性运动区。刺激时间通常设为 4 s。患者面前触摸屏内置无线麦克风，便于应答清晰可辨，同时内置摄像头记录患者语言和病灶对侧肢体活动，并监测其面部抽搐情况。阳性结果判定标准：同一部位共刺激 3 次（非连续刺激），如果其中 2 次出现阳性反应（感觉异常、正性运动反应、负性运动反应或者语言功能障碍）即认定为阳性区域。用消毒数字或字母标签标示阳性位点。若皮质暴露范围仅有语言和运动功能阴性区，不再为寻找阳性位点而扩大皮质显露。该例患者手运动区用字母标签 H1~H4 标示，舌运动区用字母标签 T1~T3 标示，眼运动区用字母标签 M1~M3 标示；刺激标签 S1~S5 所在区域引起手麻，刺激标签 S6 所在区域引起唇麻，刺激标签 S7 所在区域引起舌麻；数字标签 1~3 代表图片命名障碍，标签 5~7 代表言语和手运动同时中断（图 14-4-5C）。

4. **肿瘤切除** 考虑可视性和安全性，重要功能区用薄膜覆盖（图 14-4-6A）。在肿瘤区域无功能皮质做切口（图 14-4-6B），在导航引导下用 CUSA（Integra，Inc.）分块切除肿瘤（图 14-4-6C）。当肿瘤切除向后界延伸时，同时让患者执行

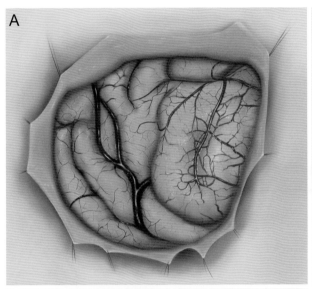
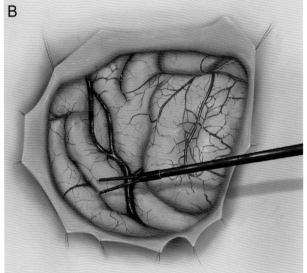
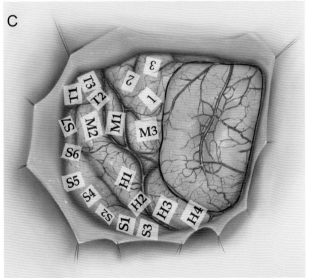

图 14-4-5　双极电刺激器定位语言运动皮质示意图

病灶对侧肢体运动任务，使用单极电刺激器在皮质下刺激来定位皮质下的运动通路。选用短串刺激：刺激间期 0.5 ms，串刺激 5 个 / 次，频率为 60 Hz，刺激强度与传导束距离存在 1 mm/1 mA 的对应关系，即 1 mA 刺激阳性则离传导束距离约为 1 mm。当肿瘤切除向外侧界延伸时，同时让患者执行数数及图片命名任务，使用双极电刺激器在皮质下刺激来定位皮质下的语言通路，刺激参数同前。皮质下电刺激结果如图 14-4-6D：标签 P 标

示锥体束，标签 L1 和 L2 标示命名障碍。当皮质下电刺激出现运动反应或者语言功能障碍时，则肿瘤切除停止向后界和外侧界延伸。肿瘤切除范围的前界和下界以导航为参考，内界以大脑镰为参考。

肿瘤切除过程中处理较大的分支动脉时，CUSA 的 tissue select 参数值更高（+++~++++），从而有助于保护血管；执行语言或运动任务同时切除肿瘤时，CUSA 的 tissue select 设置为低值

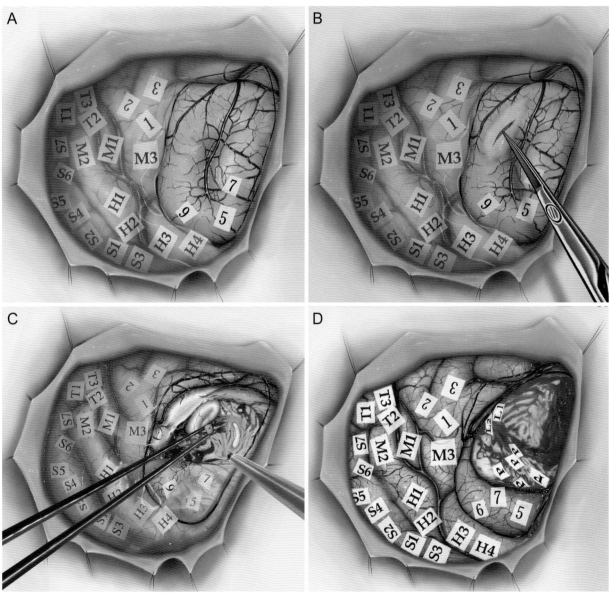

图 14-4-6 电生理实时监测下 CUSA 切除辅助运动区肿瘤示意图

（0~++），以便肿瘤切除。

5. 止血、术中磁共振检查及关颅　术野如有动脉性活动出血，须小心电凝止血。静脉性渗血可以用小明胶片压迫止血。术腔用温生理盐水反复冲洗，直至清亮（图 14-4-7A）。移除皮质条形电极、透明的塑料薄膜和各个阳性位点的数字标签，注入适量流体明胶用以止血（图 14-4-7B）。术中磁共振（图 14-4-8）证实肿瘤 92% 等体积切除，达到术前计划，故终止切除，常规关颅（图 14-4-7C）。

【术后治疗与随访】

组织病理学证实为弥漫性星形胶质细胞瘤，WHO 2 级（图 14-4-9），分子病理检测得出 IDH1 突变伴 MGMT 启动子区甲基化阳性，提示患者有较好的生存预后及化疗药物敏感性。患者术后采用 3 周方案 [75 mg（$m^2 \cdot d$），28 天为一个周期，第 1~21 天服药] 行替莫唑胺化疗 6 个月。半年的随访显示，患者运动和认知功能恢复至术前基线水平

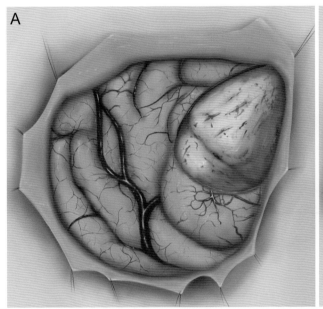
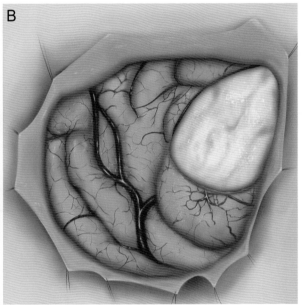
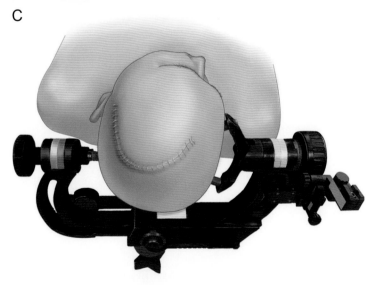

图 14-4-7　止血及常规关颅示意图

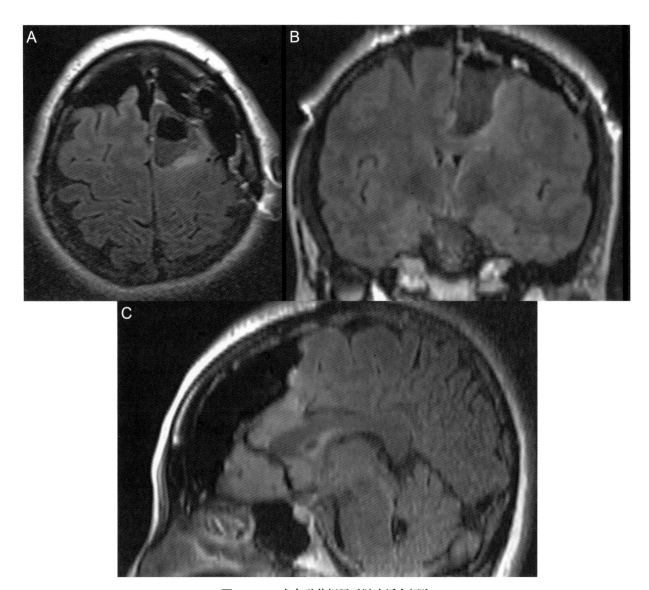

图 14-4-8　术中磁共振显示肿瘤近全切除

（表 14-4-1），影像学评价结果满意（图 14-4-10）。

表 14-4-1　术前及术后近、远期认知功能评分比较

评分时间	KPS	MMSE	BNT	AQ
术前	90	28	26	94.6
术后 1 周	100	18	24	79.7
术后 1 个月	90	27	27	95.1
术后 6 个月	90	29	27	97.8

【手术点评】

辅助运动区位于额上回后部，后界是中央前沟，靠近中央前回和锥体束；外侧界是额上沟，靠近上纵束第二支（SLF-Ⅱ）；内侧界是大脑纵裂。在传统的胶质瘤手术中，易损伤后方的中央前回或锥体束而导致术后运动功能障碍或者损伤外侧的 SLF-Ⅱ 而导致术后语言功能障碍。此外，额斜束（FAT）起自辅助运动区，终于额下回岛盖部。近年来的研究显示，手术损伤 FAT 和位于辅助运动区内的负性运动区是术后辅助运动区综合征产生的直接原因。随着负性运动反应定位策略应用于临床，唤醒麻醉联合多模态脑功能定位能够在保护上述神经功能的同时达到最大程度的

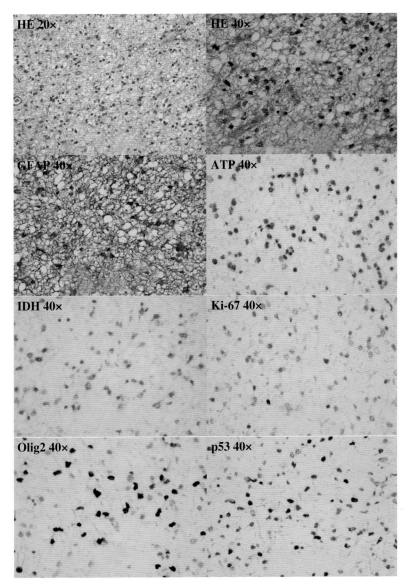

图 14-4-9 石蜡病理切片 HE 染色及免疫组化染色

安全切除。

　　该手术病例为青年女性，在多模态影像、唤醒麻醉及术中电刺激脑功能定位等技术的辅助下，实现最大程度肿瘤安全切除。在脑功能区定位过程中，采用负性运动反应定位策略分别定位患者阳性运动反应位点、负性运动反应位点及感觉异常位点。保护这些阳性位点后，在肿瘤区域非功能皮质造瘘，利用 CUSA 分块切除肿瘤，并通过术前导航影像确定切除范围。术前白质纤维追踪确定锥体束、FAT 和 SLF-Ⅱ。术中利用皮质下电刺激及连续运动诱发电位（MEP）监测，保证了上述纤维通路的完整性。

　　展示此病例的目的在于，辅助运动区实现最佳的路径精确切除肿瘤，而不损伤病变周围正常有功能的脑组织，有赖于术中对大脑功能皮质和皮质下通路的精确定位。该例青年女性正因为采用了负性运动反应定位策略，切除肿瘤过程中密切监测皮质和皮质下的阳性运动反应位点和负性运动反应位点，有效保护了正性运动区、负性运动区及相应的纤维束，才能避免患者术后出现辅助运动区综合征和远期的语言和运动功能障碍。

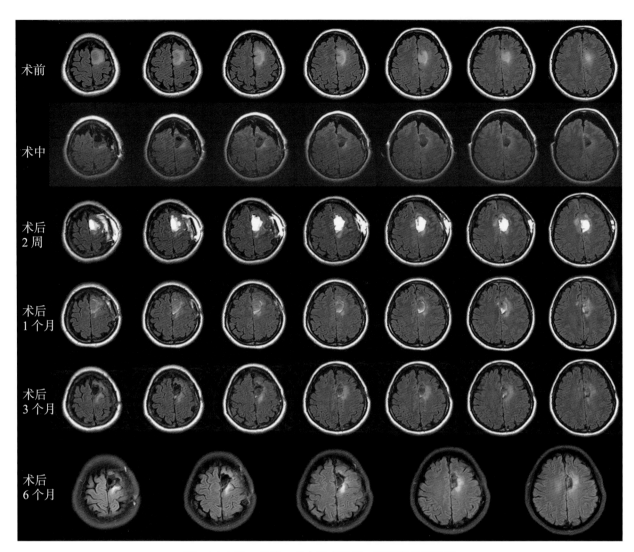

图 14-4-10　术前、术中及术后近、远期磁共振比较

病例 5 · 左侧额下回低级别胶质瘤

朱凤平　吴劲松

【病例简介】

患者男性，63 岁，偶然发现左侧额叶肿瘤 1 周。患者 1 周前体检发现脑内肿瘤，不伴头痛、头晕及恶心、呕吐，无失语，无肢体活动障碍，无四肢抽搐发作。查头颅 MRI 提示左侧额叶占位，胶质瘤可能。现患者为求进一步治疗入院。

【体格检查】

神志清楚，发育正常，营养良好，回答切题，自动体位，查体合作，步入病房。

神经系统体格检查：颅神经查体阴性，四肢肌力 V 级，肌张力正常，四肢深浅反射可引出，反射正常。感觉功能查体正常。双侧 Babinski、Chaddock 征未引出，双侧 Hoffmann 征未引出。

【辅助检查】

头颅 MRI 平扫及增强：左侧额叶见团片状占位，T1WI 呈等低信号，T2W FLAIR 呈等高信号，增强扫描轻度不规则强化，中线结构尚居中（图 14-5-1、图 14-5-2）。

【术前准备及计划】

1. 术前神经心理学评估　该患者于术前 1 天采用简易精神状态检查（MMSE）评估认知功能，采用汉语失语成套测验（ABC）评估患者语言功能，并评估双侧肢体运动功能。

神经心理学检查：右利手，KPS 90/100 分，MMSE 25/30 分，波士顿命名测试（BNT）16/30 分，汉语失语成套测验（ABC）得分：自发言语 18/20 分，复述 69/100 分，命名 84/100 分，理解 170/230 分，提示轻度命名障碍。评估完成术中语言和运动任务的能力，包括数数＋病灶对侧手握拳运动、图片命名和文字阅读。

2. 影像学扫描　术前一天在数字—体化神经外科手术中心诊断室内采用 3.0T iMRI（MAGNETOM Verio，Siemens®）采集导航所需的结构像、弥散张量成像（DTI）和任务态功能磁共振成像（fMRI）。在后处理工作站（Syngo MultiModality，Workplace，Siemens®）中利用 DTI 序列重建锥体束、额斜束、弓状束、上纵束等重要皮质下通路（图 14-5-3），结合结构像导入术中导航系统中制订详细的个体化手术方案。

3. 唤醒麻醉评估和术前宣教　该例患者手术计划是唤醒麻醉下的左侧额下回肿瘤切除。采用唤醒麻醉的适应证：①病灶位于或邻近脑功能区。功能区主要指优势半球的环侧裂语言区或双侧运动区；② 年龄在 14 岁以上；③认知功能基本正常，术前无或轻度语言、运动功能障碍且能够完成术前制订的任务；④患者同意接受唤醒麻醉手术。该例患者病灶位于左侧额下回三角部和眶部，毗邻额叶语言输出区，符合唤醒麻醉手术的适应证。

手术前已对该患者进行唤醒麻醉手术宣教，使患者提前熟悉术中所需的语言和运动任务，减少患者焦虑；唤醒手术前已充分考虑患者的意愿，评估患者配合程度，排除难治性、反复发作性癫痫、困难气道、睡眠呼吸暂停综合征、缺血性心脏病和心理障碍。

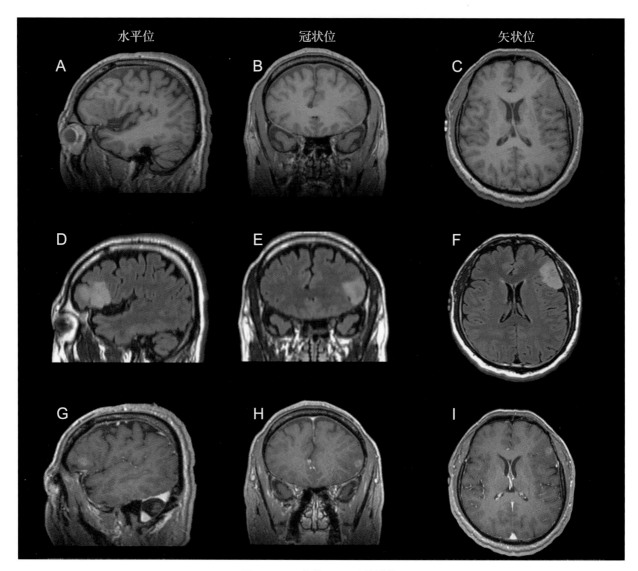

图 14-5-1　术前 MRI 结构影像

A、B、C. 水平位、冠状位、矢状位 T1WI；D、E、F. 水平位、冠状位、矢状位 T2W FLAIR；G、H、I. 水平位、冠状位、矢状位增强 T1

【手术解剖学要义】

该例患者病灶位于左侧额下回三角部和眶部，毗邻额叶语言输出区。肿瘤病灶后界邻近额斜束和上纵束第二支在额中回后部的投射区。肿瘤后方紧邻中央前回腹侧部，是构音皮质，需要保护，避免术后语言流利性下降。感觉运动通路总体与肿瘤距离较远。手术过程中首先需注意确认中央前沟和中央沟的腹侧部分，在皮质电刺激定位肿瘤及肿瘤周围脑功能区后，等体积切除肿瘤。术中注意保护侧裂血管（浅、深静脉及大脑中动脉

的 M2 和 M3 分支），额盖肿瘤切除后，深面可暴露环岛前沟、环岛上沟、岛前点以及第一和第二条岛短回。

【手术过程】

1. **麻醉环节**　术中唤醒麻醉选择监护麻醉技术（monitored anesthesia care，MAC）。详见上篇第 3 章第 2 节。

2. **体位摆放及开颅**　患者取仰卧位，头部向病灶对侧旋转 30°，颈部轻度伸展，确保静脉回流通畅，术侧肩下垫枕。头部剃发，左侧额颞叶

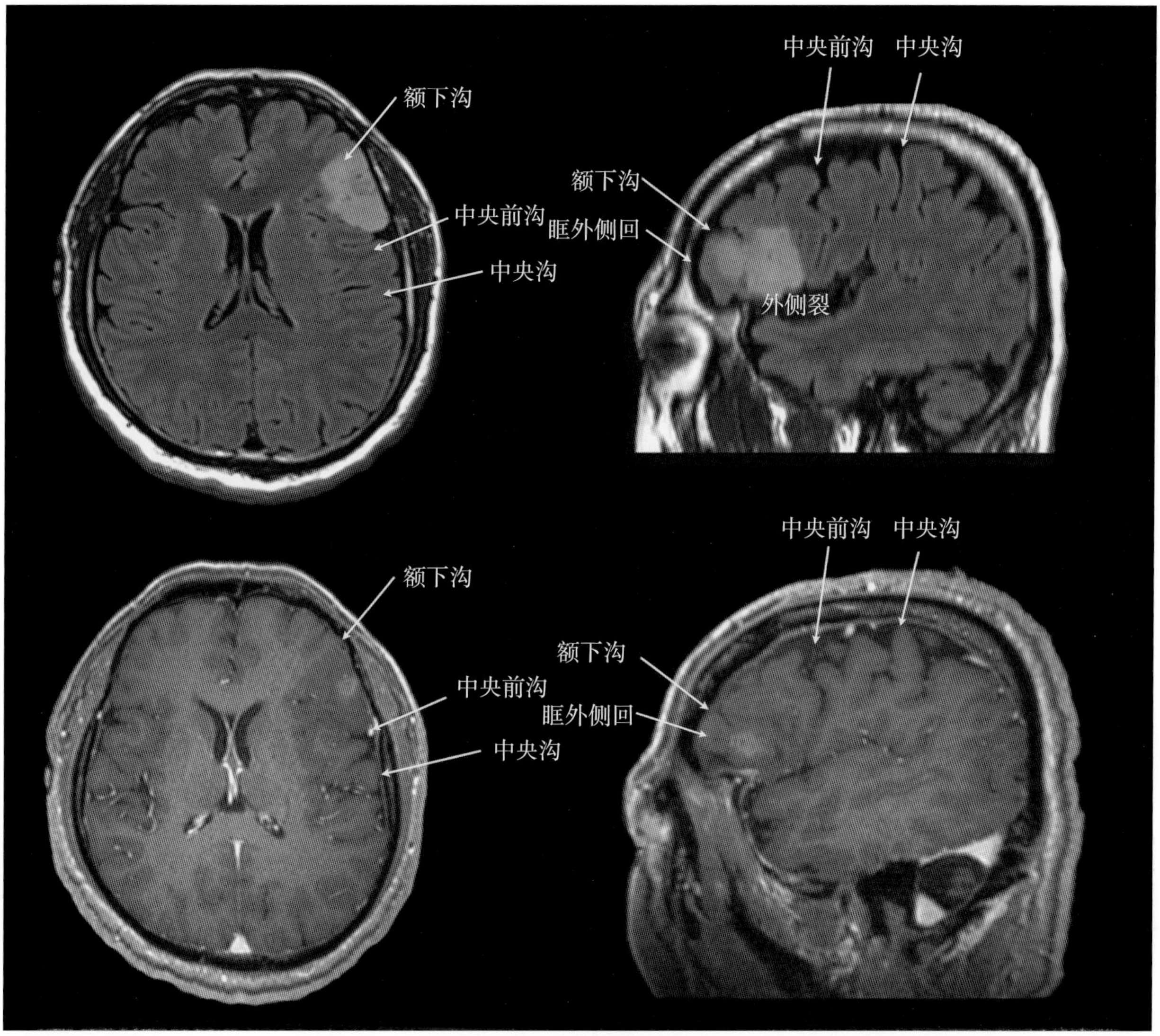

图 14-5-2　术前 MRI 影像

弧形切口，根据导航确定颅骨骨窗范围，常规开颅，游离骨瓣和硬脑膜悬吊（图 14-5-4）。

3. **皮质电刺激**　剪开硬脑膜，暴露手术野皮质。导航确定肿瘤边界并标记切除范围（额下沟-中央前沟-外侧裂-眶外侧回）。开始神经电生理监测，躯体感觉诱发电位（somatosensory evoked potential，SEP）确定中央沟；行持续运动诱发电位监测运动通路功能。确定患者苏醒并能配合术中执行任务后，开始直接皮质电刺激定位脑功能区。采用双极电刺激器，监护设备为 Medtronic-Eclipse（Medtronic®）术中神经监测工作站。刺激

参数以引出运动反应的最小强度为刺激阈值，该患者以 1.5 mA 为起始刺激强度（图 14-5-5A、B）。

让患者分别进行数数、病灶对侧手握拳运动和图片命名任务，进行直接皮质电刺激以定位语言区。刺激标签 1 代表言语中断皮质区，刺激标签 2 代表图片命名障碍皮质区（图 14-5-5C、D）。

4. **肿瘤切除**　暴露肿瘤区域皮质，在导航辅助下勾勒肿瘤范围，双极电凝烧灼蛛网膜界面，在肿瘤区域无功能脑回表面做软脑膜切口，在导航引导下用 CUSA（Integra，Inc.）分块切除肿瘤（图 14-5-5E、F）。手术过程中注意从脑回到脑沟，

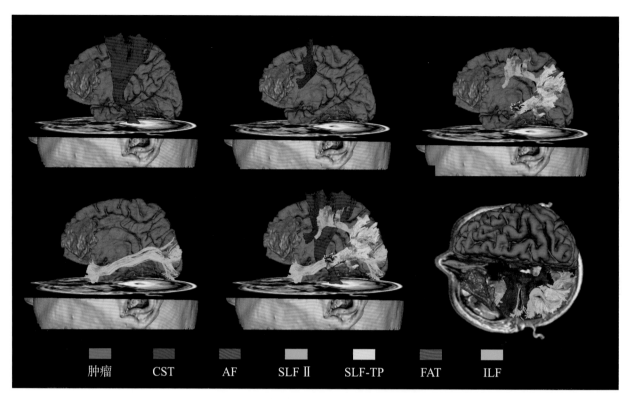

图 14-5-3 术前重建肿瘤、皮质下纤维束

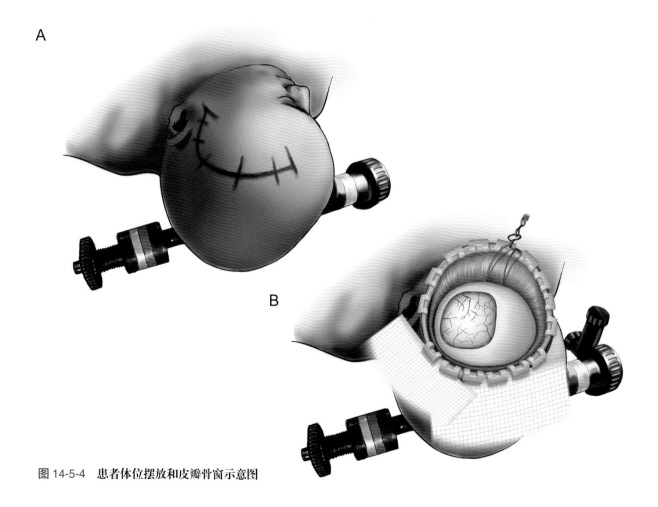

图 14-5-4 患者体位摆放和皮瓣骨窗示意图

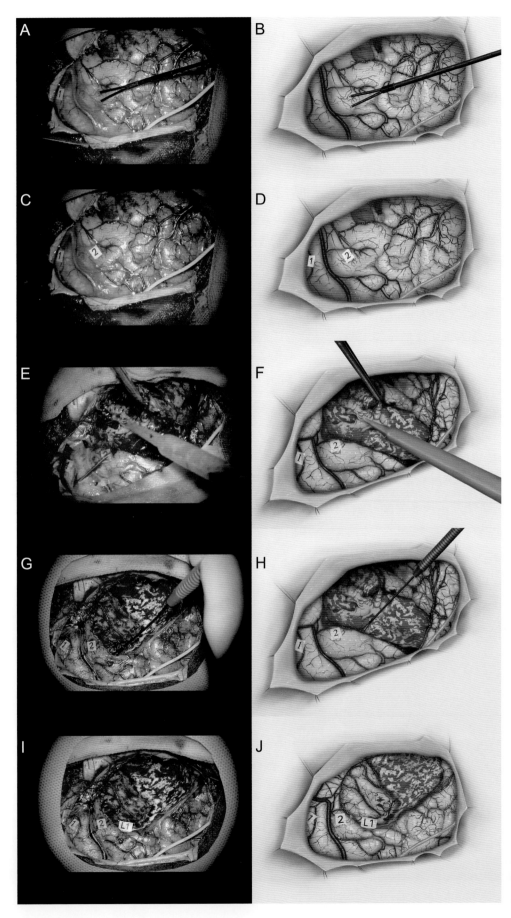

图 14-5-5　电生理实
时监测下用 CUSA 切
除肿瘤

保护大脑中动脉 M2 和 M3 分支，整块切除肿瘤主体部分，显露前岛叶的岛短回。当肿瘤切除向后界延伸时，让患者执行病灶对侧肢体运动任务及语言任务。使用单极电刺激器在皮质下刺激来定位皮质下的背侧语音通路和其深面的运动通路。让患者执行数数和图片命名任务，使用双极电刺激器在皮质下刺激来定位皮质下的语言通路（图 14-5-5G、H）。皮质下电刺激结果如图 14-5-5I、J，标签 L1 标示命名障碍。当皮质下电刺激出现语言功能障碍时，则肿瘤切除停止向后界延伸。肿瘤切除范围上界为环岛上沟，下界为外侧裂，前界为眶壁，后界为中央前回腹侧部。肿瘤切除过程中处理较大的分支动脉时，CUSA 的 tissue select 参数值更高（+++），从而有助于保护血管。

5. 止血、术中磁共振检查及关颅　术野如有动脉性活动出血，须小心电凝止血。静脉性渗血可以用小明胶片压迫止血。术腔用温生理盐水反复冲洗，直至清亮。移除皮质条形电极、透明的塑料薄膜和各个阳性位点的数字标签，创面涂抹适量流体明胶用以止血。术中磁共振证实肿瘤全切除（图 14-5-6）。还纳骨瓣，常规关颅（图 14-5-7）。

【术后治疗与随访】

组织病理学证实为少突胶质细胞瘤，WHO 2 级（图 14-5-8）。分子病理检测得出 IDH1 突变，MGMT 启动子区甲基化阳性，TERT 突变，1p19q 共缺失，ATRX 野生型，提示患者有较好的生存预后及化疗药物敏感性。考虑到患者年龄 >40 岁，患者术后采用放疗（54Gy/27fx），后给予替莫唑胺化疗 6 个月。术后 1 个月，患者认知功能恢复至术前基线水平（表 14-5-1）；术后 1 年的随访显示，影像学评价完全缓解，临床结果满意（图 14-5-9）。

表 14-5-1　术前及术后近、远期认知功能评分比较

评分时间	KPS	MMSE	BNT	AQ
术前	90	25	16	81.3
术后 1 周	80	5	6	23.39
术后 1 个月	90	25	14	81.07

【手术点评】

额叶在中央沟前方、外侧裂上方，它由两个脑沟（额上沟和额下沟）、三个脑回（额上回、额中回和额下回）构成。其中，额下回位于额下沟

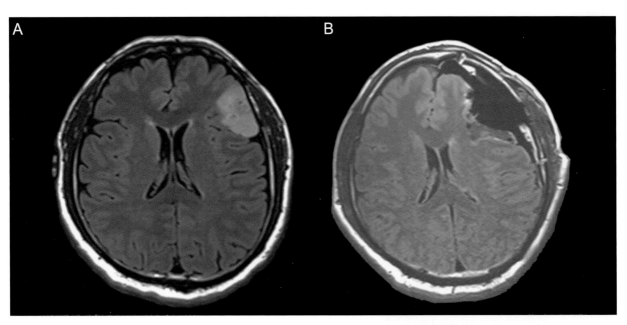

图 14-5-6　A. 术前；B. 术中磁共振（T2W FLAIR）显示肿瘤全切除

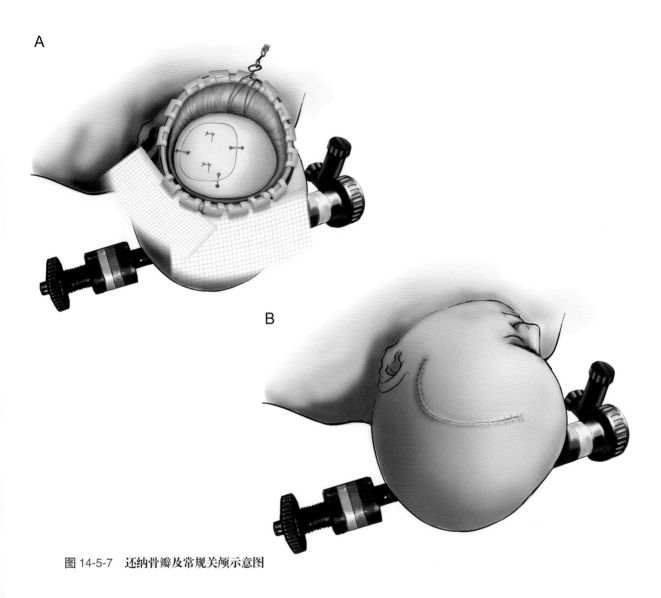

图 14-5-7　还纳骨瓣及常规关颅示意图

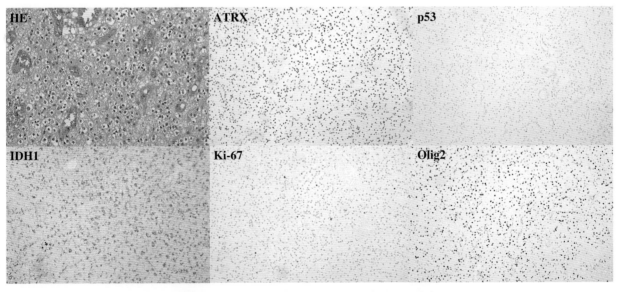

图 14-5-8　石蜡病理切片 HE 染色和免疫组化染色

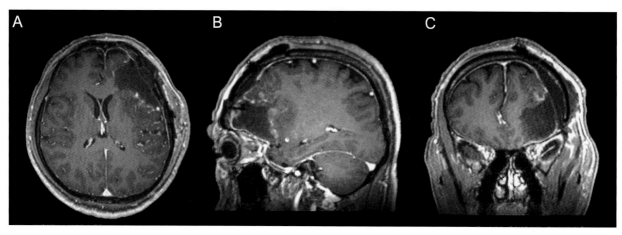

图 14-5-9　术后 1 年磁共振影像随访

和外侧裂之间，由三部分组成：眶部（位于前方）、三角部（位于中央）和岛盖部（位于后方），这三部分由外侧裂蛛网膜的水平前支、前降支分割形成。优势半球（多是左侧大脑半球）额下回的岛盖部通常包括语言运动区（Broca 区），损伤后患者多出现典型的非流利性运动性失语（Broca 失语）。额斜束（frontal aslant tract，FAT）联络额上回与额下回的联络纤维，起源于 SMA 前区和 SMA 固有区前部，终止于额下回的岛盖部，走行于 SLF Ⅱ 的内侧（深面）和额纹状体束的外侧（浅面）。FAT 主要负责口角运动及语言等功能。由于语言运动功能区在人群中变异可能很大，并且受到病变推挤、破坏等影响，唤醒麻醉联合术中神经电生理监测能妥善保护语言及运动功能，降低永久性功能障碍率。

该手术病例在多模态影像、唤醒麻醉及术中电刺激脑功能定位等技术的辅助下，实现了功能安全前提下的肿瘤全切除。此外，在该例患者中，因肿瘤下界为外侧裂，深部为岛叶表面，外侧裂血管及大脑中动脉 M2 和 M3 分支血管的保护也是该例手术成功的关键。当采取直接皮质电刺激定位语

言区后，在肿瘤区域非功能脑回做皮质切口，利用 CUSA 等体积切除肿瘤，遵循"从脑回到脑沟"原则。接近外侧裂时，CUSA 的 tissue select 参数值设置为更高（+++），逐步"雕刻式"地切除肿瘤，避免肿瘤残留，同时避免了解剖外侧裂可能引起的血管损伤或痉挛等并发症。将肿瘤主体移除后，暴露深部岛叶前端，让患者在执行运动及语言任务的过程中，一直切除至环岛前沟、环岛上沟和岛前点。这种"从脑回到脑沟（from gyrus to sulci）"的肿瘤切除模式可以有效避免肿瘤残留。在后方近中央前回，术中利用皮质下电刺激以及连续运动诱发电位（MEP）监测，保证了手术安全性。

展示此病例的目的在于，优势半球侧额下回肿瘤的精准切除，有赖于术中对大脑功能皮质和皮质下通路的精确定位以及重要血管的保护。该例患者采取了唤醒麻醉，切除肿瘤过程中密切监测皮质和皮质下的白质传导通路，避免患者术后出现远期的语言和运动功能障碍。此外，在合理使用 CUSA 的情况下，"从脑回到脑沟"的肿瘤切除模式，也减少了肿瘤残留和血管损伤相关的并发症。

病例 6 · 左侧额叶岛盖功能区高级别胶质瘤

马成鑫 李彦 张晓硌 吴劲松

【病例简介】

患者女性，46 岁，头晕伴恶心 1 年余、近期加重 1 个月。患者 1 年前无明显诱因下出现头晕伴恶心，程度一般，无明显头痛及呕吐，休息后可缓解，发作频率不规则，未予特别重视。近 1 个月以来患者头晕伴恶心症状有所加重，遂在当地医院行头颅 CT 及 MRI 检查，提示左侧额叶占位，胶质瘤可能。为进一步诊治，至我院门诊，拟"左侧额叶胶质瘤"收住入院。

【体格检查】

神志清楚，发育正常，回答切题，自动体位，查体合作，步入病房。

神经系统体格检查：颅神经查体阴性，四肢肌力 V 级、肌张力正常，四肢深浅反射可引出。感觉功能查体正常。双侧病理征未引出。

【辅助检查】

头颅 CT：左侧额下回团片状低密度影，密度不均，边界不清，左侧脑室受压，中线结构居中，提示左侧下额叶占位性病变。

头颅 MRI 平扫及增强：左侧下额叶灰白质处见团片状占位，T1WI（图 14-6-1A）呈等低混杂信号，T2W FLAIR（图 14-6-1B）呈高信号，增强扫描（图 14-6-1C）见少许强化，左侧岛叶及左侧脑室受压，中线结构尚居中。

头颅磁共振波谱成像（MRS）（图 14-6-1D）：左侧下额叶 Cho 峰明显升高，NAA 峰降低，Cho/NAA 比值最大为 4.97，提示胶质瘤病变可能大。

【术前准备及计划】

1. 术前神经心理学评估　该患者于术前 1 天采用简易精神状态检查量表（MMSE）评估认知功能，采用汉语失语成套测验（ABC）评估患者语言功能，并评估双侧肢体运动功能。

神经心理学检查：右利手，MMSE 30/30 分，汉语失语成套测验（ABC）失语指数 96.7/100 分 [正常 cut-off 值（正常人群下限）为 93.8]。评估完成术中语言任务的能力，包括数数、图片命名和文字阅读。

2. 影像学扫描　术前 1 天在数字一体化神经外科手术中心诊断室内采用 3.0T iMRI（MAGNETOM Verio，Siemens®）采集导航所需的结构像、弥散张量成像（DTI）和任务态功能磁共振成像（fMRI）。在后处理工作站（Syngo MultiModality，Workplace，Siemens®）中利用 DTI 序列重建锥体束、弓状束、上纵束等皮质下通路，利用 fMRI 序列获得语言功能激活区，结合结构像导入术中导航系统中制订详细的手术方案（图 14-6-2、图 14-6-3）。

3. 唤醒麻醉评估和术前宣教　该例患者手术计划是唤醒麻醉下的语言区肿瘤切除。采用唤醒麻醉的适应证：①功能区或涉及功能皮质及皮质下功能通路的病灶，主要是脑胶质瘤手术。功能区主要指优势半球的语言区或双侧运动区；②年龄在 14 岁以上；③认知功能基本正常，术前无或轻度语言功能障碍且能够完成术前制订的任务；④同意接受唤醒麻醉手术者。该例患者符合唤醒麻醉手术的适应证。

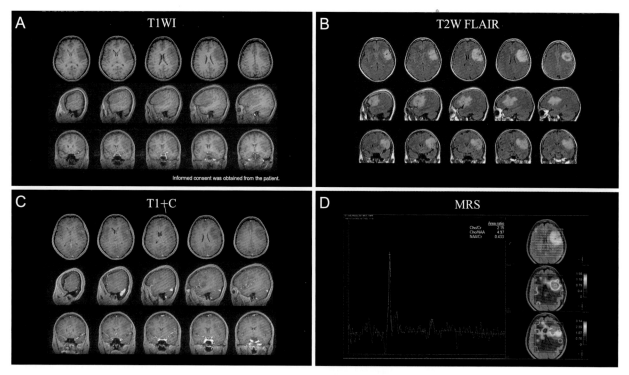

图 14-6-1 患者术前影像检查

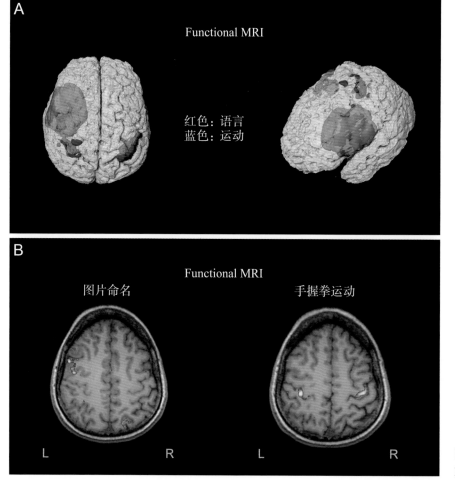

图 14-6-2 患者术前语言运动 BOLD 成像

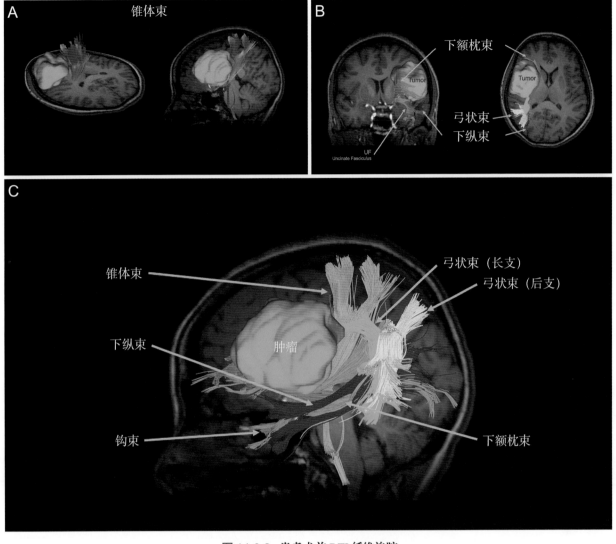

图 14-6-3 患者术前 DTI 纤维追踪
A.皮质脊髓束追踪成像；B、C.语言相关纤维束追踪成像

手术前已对该患者进行唤醒手术宣教，使患者提前熟悉术中所需的语言任务，减少患者焦虑；唤醒手术前已充分考虑患者的意愿，评估患者配合程度，排除难治性、反复发作性癫痫、困难气道、睡眠呼吸暂停综合征、缺血性心脏病和心理障碍。

【手术解剖学要义】

该例患者病灶主要累及左侧额下回及中央前回腹侧，DTI 显示皮质脊髓束从肿瘤后缘深面通过，上纵束第二支投射到肿瘤后上缘深面。术式考虑唤醒麻醉下经左侧下额叶皮质肿瘤切除。手术过程中解剖结构需注意运动性语言中枢及口唇

运动中枢的保护。术中通过语言任务进行皮质及皮质下电刺激，可精确定位语言及运动皮质和传导束，从而保护患者相应语言及运动功能。

【手术过程】

1. **麻醉环节** 术中唤醒麻醉选择监护麻醉技术（monitored anesthesia care，MAC）。详见上篇第 3 章第 2 节。

2. **体位摆放及开颅** 患者取仰卧位，术侧肩下垫枕，头部向右侧旋转 60°，颈部轻度伸展，确保静脉回流通畅。磁兼容头架固定，精准导航注册（Brainlab 导航系统）（图 14-6-4A）。局部理

发并切口画线，常规消毒辅巾。左侧额颞部弧形切口，皮肌瓣翻向颅底，根据导航确定颅骨骨窗范围，游离骨瓣成形和硬脑膜悬吊。弧形剪开硬膜瓣翻向侧裂方向并固定于皮肌瓣，充分暴露肿瘤及周边皮质（图14-6-4B）。

3. **皮质电刺激** 开始神经电生理监测，躯体感觉诱发电位（somatosensory evoked potential，SEP）的条形皮质电极置于中央皮质区，通过波形方向确定中央沟；再将条形皮质电极跨中央沟放于不影响手术操作的位置，进行经皮质电刺激运动诱发电位的连续监测，即持续MEP，同时监控后放电，对癫痫发作提前示警。

确定患者苏醒并能配合术中执行任务后，开始运动区定位，采用双极电刺激器，监护设备为Medtronic-Eclipse（Medtronic®）术中神经监测工作站。刺激参数以引出刺激部位附近出现后放电的刺激强度阈值，再以此阈值下1 mA为标准刺激强度进行刺激，或以引出运动反应的最小强度为刺激阈值，该患者以1.5 mA刺激强度为起始。该例患者口唇运动区标记字母M（图14-6-5）。

用消毒数字或字母标签标记阳性位点。当手术野刺激语言区时，观察患者语言反应。语言常用的任务包括数数（1~50），图片命名（"这是……"）和单词阅读（这个词汇是……）。刺激时间通常设为4 s。患者胸前置无线麦克风，便于应答清晰可辨，同时摄像头记录患者语言活动，并监测其面部抽搐情况。阳性结果判定标准：同一部位共刺激3次（非连续刺激），如果其中2次出现语言功能抑制（语言中断、命名障碍或失读）即认定为阳性区域；言语中断需要与构音障碍进行鉴别。要求患者数数至50，直到刺激引起数数中断，标记引起言语障碍的脑区，用数字标签1、2标示这些区域。图片命名和单词阅读任务中，电刺激引起图片命名的中断，用数字标签3和5标示（图14-6-5）。

4. **肿瘤切除** 考虑可视性和安全性，重要功能区用薄膜覆盖。导航确定肿瘤边界并以丝线圈定，沿肿瘤边界电凝切断蛛网膜，同时保护侧裂静

脉回流，烧灼并离断肿瘤周边的供血动脉后，导航引导下用CUSA（Integra®）沿肿瘤深部边界切除，将大部分表浅肿瘤整块切除。CUSA设置参数为：aspiration，30%；irrigation，3 mL/min；amplitude，30%。处理侧裂大脑中动脉时，CUSA的tissue select参数值更高，从而有助于保护血管。然而在执行语言任务同时肿瘤切除时，CUSA的tissue select设置为低值以便肿瘤切除。同时要求患者执行数数及图片命名任务，以防语言传导束损伤。手术操作全程导航定位的使用，不仅可帮助术者判定肿瘤侵犯的范围，而且可以帮助术者识别重要的解剖结构（图14-6-6）。

5. **皮质下刺激** 使用单极电刺激器在皮质下刺激来定位皮质下的运动通路，皮质下运动通路选用短串刺激：刺激间期0.5 ms，串刺激5个/次，频率为60 Hz，刺激强度与传导束距离存在1 mm/1 mA的对应关系，即1 mA刺激阳性则离锥体束（皮质脊髓束）距离约为1 mm。该例患者在肿瘤深部发现1处阳性位点并以字母P标记（图14-6-6）。

皮质下电刺激时，嘱患者图片命名，通过刺激阳性的点可确定肿瘤后缘边界。该例患者刺激时出现语言迟滞。说明切缘接近皮质下语言通路，停止手术。术野用温生理盐水冲洗干净。

6. **岛盖肿瘤切除、止血、术中磁共振检查及关颅** 处理大脑中动脉分支的区域。分离岛叶脑沟间走行的大脑中动脉并缓慢暴露和切除位于表面的肿瘤。为避免伤及大脑中动脉及其分支，用CUSA切除岛盖区肿瘤时，组织选择参数设定为高值以保护血管。使用罂粟碱明胶贴敷大脑中动脉M2和M3段的分支，大脑中动脉M2和M3段的间隙中用CUSA吸除肿瘤，使得血管诸分支游离，注入流体明胶用以止血，术野止血干净后，移除皮质下条形电极、透明的塑料薄膜和各个阳性位点的数字标签。术中磁共振证实肿瘤95%等体积切除，达到术前计划，故终止切除，常规关颅（图14-6-7）。

A

B

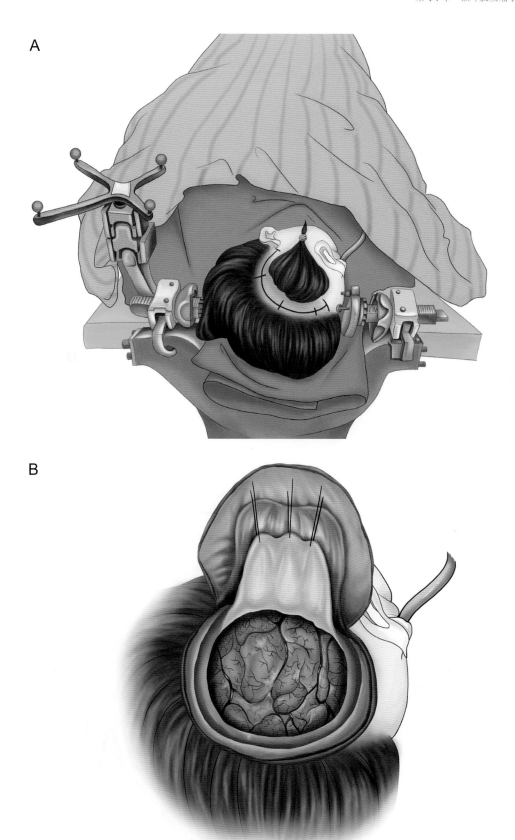

图 14-6-4 患者体位摆放和开颅示意图
A. 体位摆放、头架固定及导航注册；B. 开颅皮肌瓣、骨瓣成形及皮质暴露

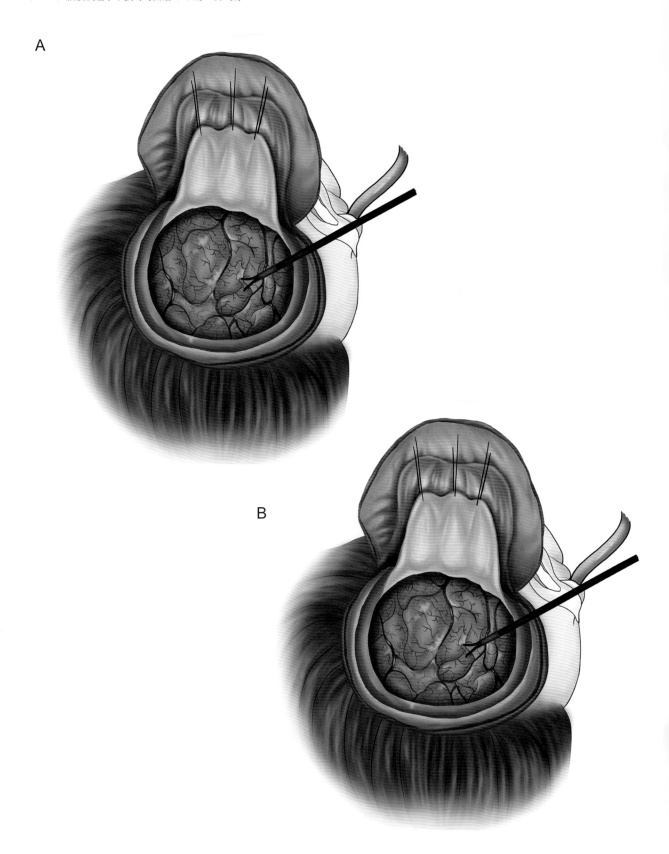

图 14-6-5　双极电刺激器皮质刺激定位语言运动皮质
A. 双极电刺激器刺激皮质；B. 口唇运动区的确定

C

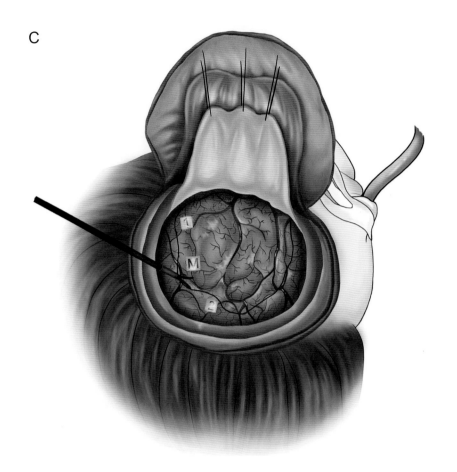

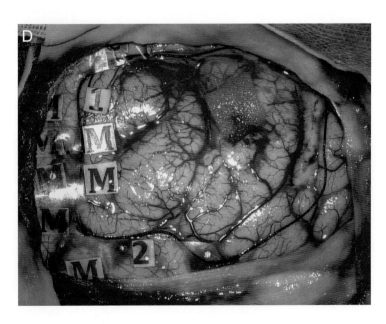

图 14-6-5（续） 双极电刺激器皮质刺激定位语言运动皮质
C. 语言运动区的确定（其中 3 和 5 位于骨窗下缘）；D. 术中显示语言运动皮质

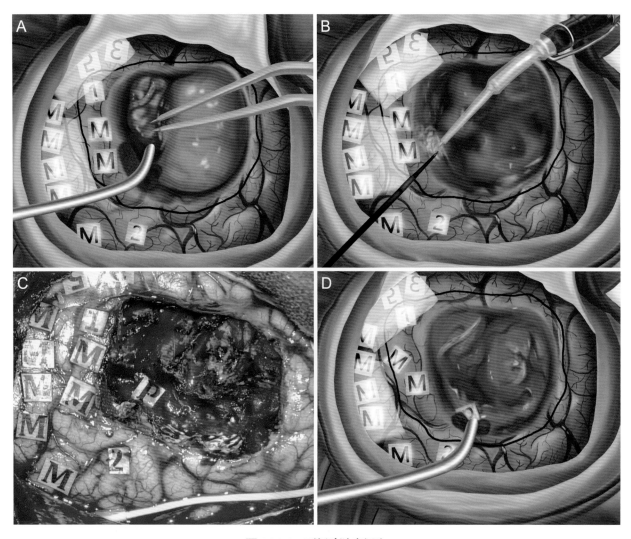

图 14-6-6　下额叶肿瘤切除

【术后治疗与随访】

术后组织病理学和分子病理学整合诊断为：少突胶质瘤，IDH 突变 +1p/19q 共缺失，WHO 3 级（图 14-6-8），另外伴有 MGMT 启动子甲基化和 TERT 启动子突变。

患者术后接受 Stupp 方案：同步放化疗（放疗：60 Gy/30 Fx，化疗：替莫唑胺 75 mg/m^2，21/28），以及长周期辅助化疗（替莫唑胺 150 mg/m^2 × 1 个月，200 mg/m^2 × 5 个月，5 日 /28 日）。

患者在接受 Stupp 方案治疗过程中及结束后，分别于术后 2 个月、6 个月、8 个月和术后 3 年 8 个月，复查磁共振（图 14-6-9），根据 RANO 标准，判定患者目前为部分缓解（PR）。

【手术点评】

脑胶质瘤是常见的颅内恶性肿瘤，其致残率和致死率高，严重威胁患者生命，尤其罹患功能区胶质瘤的患者若术中功能区受到损伤，术后的生活质量将严重下降。功能区胶质瘤手术尤其优势半球下额叶及岛盖功能区手术风险更高、难度更大。目前临床实践强调最大范围安全切除肿瘤，以提高患者术后生活质量，所以治疗更加趋于个体化和精准化。

该手术病例，中年女性，在多模态影像技术和唤醒麻醉技术的帮助下，实现最大程度安全切

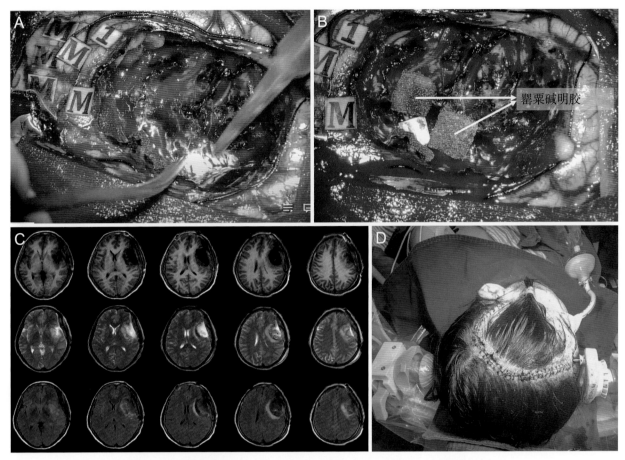

图 14-6-7 岛叶肿瘤切除（A）、止血（B）及术中磁共振检查（C）及关颅操作（D）

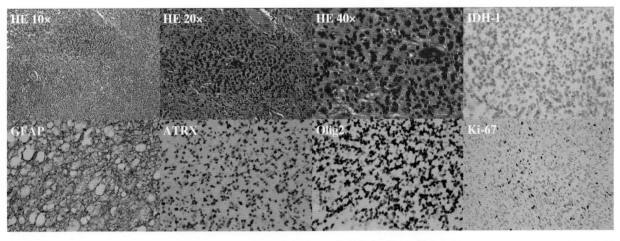

图 14-6-8 石蜡病理切片 HE 染色及免疫组化染色

除肿瘤。术中唤醒麻醉下患者口唇运动、词语产生和图片命名相关脑区通过皮质直接电刺激定位，连续运动诱发电位（MEP）监测、保证了重要功能区不受损伤。下额叶肿瘤切除后，利用超声吸引器（CUSA）仔细分离切除岛盖的肿瘤，同时保护大脑中动脉及其分支。通过术中皮质下电刺激及唤醒麻醉下持续图片命名，确定语言运动功能不被损伤。

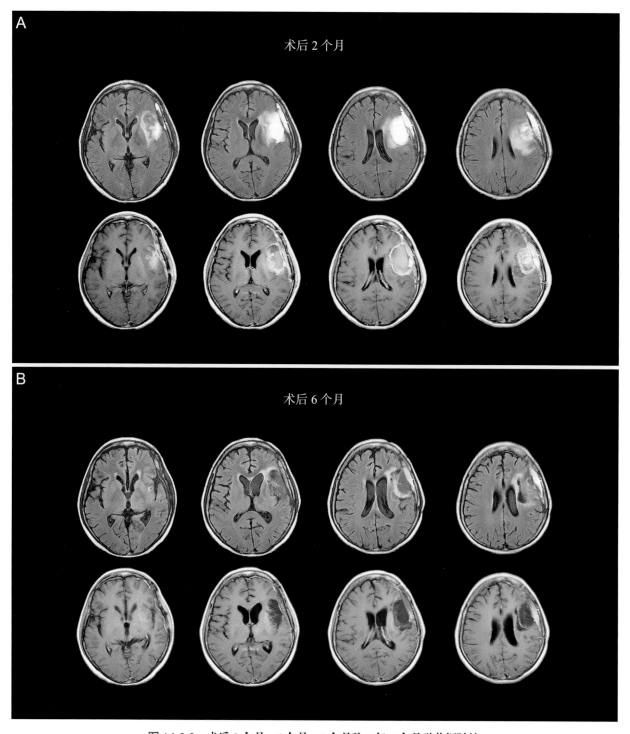

图 14-6-9　术后 2 个月、6 个月、8 个月及 3 年 8 个月磁共振随访

　　展示此病例的目的在于，优势半球下额叶岛盖功能区实现最佳的路径精确切除肿瘤，而不损伤病变周围的正常有功能的组织，有赖于术中对大脑功能皮质和皮质下通路的精确定位。该例中年女性正因为肿瘤切除过程密切监测语言功能区和运动功能区，才避免患者术后出现永久性神经功能障碍，从而保证了患者治疗后期的生活质量。

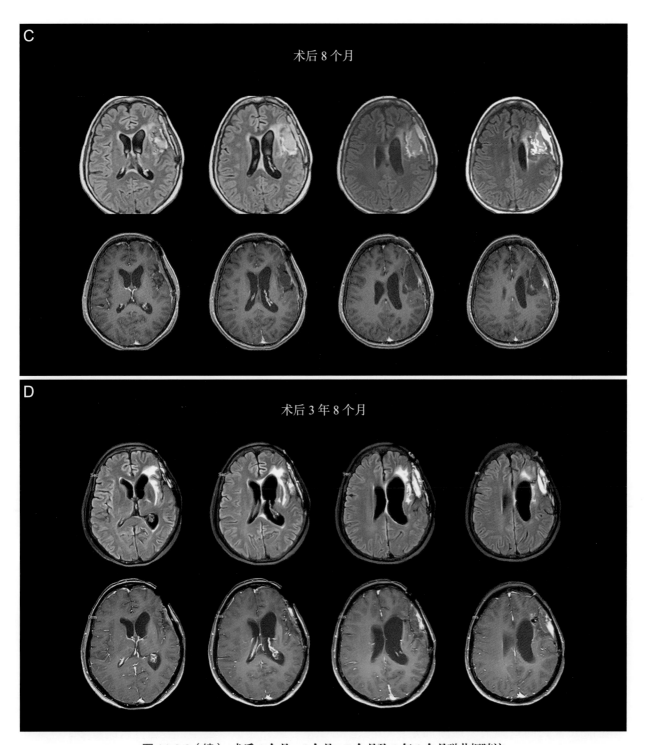

图 14-6-9（续） 术后 2 个月、6 个月、8 个月及 3 年 8 个月磁共振随访

第15章
颞叶胶质瘤手术

颞叶手术入路概论

冯睿 吴劲松

背景

Penfield 于 20 世纪 50 年代首先介绍了应用前颞叶切除术（anterior temporal lobectomy，ATL）治疗精神运动性癫痫。随后在 1956 年，Paulo Niemeyer 教授在写给他的好友——癫痫病专家 Gastaut 教授的信中，描述了他进行选择性海马杏仁核切除术（amygdalo-hippocampectomy，sAH）治疗癫痫的最初经验。为了治疗精神运动性癫痫患者，他应用了"经脑室"的外科技术切除颞叶内侧结构（mesial temporal lobe structures，MTLS），包括杏仁核和海马，同时保留颞叶新皮质，外科预后良好[1]。当今的标准前颞叶切除术在前人术式的基础上，逐渐固定，切除范围包括颞叶外侧面和内侧面结构，而后者一般为颞叶癫痫假定的致痫灶[2-4]。不同于传统额颞入路的切口，本团队常用改良的小颞叶入路（mini-temporal approach），进行前颞叶切除术或经皮质（trans-cortical，TC）的选择性海马杏仁核切除术（图 15-0-1）。在缩短手术时间、减少皮质损

伤概率、完整复位颞肌、改善美观度、保护面神经等方面显露出优势，目前常规应用于适用的肿瘤或癫痫手术中[5]（图 15-0-2~图 15-0-9，图 15-0-11~图 15-0-13）。对于选择性颞叶内侧切除手术来说，努力发展不损伤或者最小化损伤颞叶外侧皮质的术式来选择性地切除颞叶内侧结构，是神经外科医师的追求。传统上，选择性颞叶内侧切除手术的术式可以被归类为 TC（图 15-0-11~图 15-0-13）、经侧裂（trans-sylvian，TS）和颞底入路（sub-temporal，ST），它们可以统称经外侧入路。TC 入路与 Niemeyer 当年首先描述的"经脑室"入路类似。近年，经后方入路被多个神经外科中心应用及介绍，主要包括小脑上经天幕入路（supracerebellar transtentorial，SCTT）和枕下小脑幕上入路（infraoccipital supratentorial，IOST，图 15-0-14~图 15-0-17），它们为选择性颞叶内侧手术提供了更多入路选择，在神经保护方面展现出诸多优势。

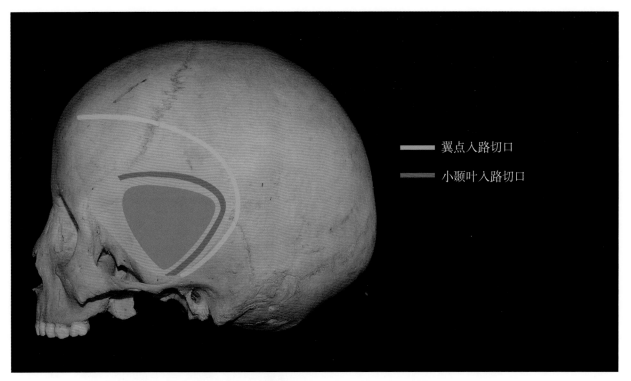

图 15-0-1 传统翼点入路和小颞叶入路示意图

图例：
- 翼点入路切口
- 小颞叶入路切口

小颞叶入路前颞叶切除术手术技术介绍（图 15-0-2）

（一）体位摆放及开颅

患者取仰卧位，头部向病灶对侧旋转 45°，颈部轻度伸展，确保静脉回流通畅，术侧肩下垫枕。颞区局部剃发，颞叶小弧形切口（mini-temporal incision），根据导航确定切口后界，皮肌瓣翻开，鱼钩状牵开器充分牵开颞肌，暴露颧弓根部、鳞状缝等骨性结构，整块铣下骨瓣，无需进一步咬除蝶骨嵴，四周硬脑膜悬吊（图 15-0-3~ 图 15-0-5）。

（二）肿瘤切除

暴露前颞叶和肿瘤后，先在侧裂前方、下方，用双极电凝和弹簧剪离断前颞叶血供，然后用吸引器、双极电凝及 CUSA 进行前颞叶切除，前方切除至颞窝、侧裂蛛网膜，下方至中颅底、后方至下 Rolandic 点附近。肿瘤连同前颞叶皮质一并切除。深部可暴露至岛叶表面、环岛下沟及颞

干；侧脑室颞角开放，脉络膜裂环绕丘脑-基底节结构，脉络丛为解剖标记。前颞叶切除有时不需要标准化，比如可以切除杏仁核和钩回，但保留海马。侧裂、天幕缘附近，尽量进行软膜下切除。如进一步切除海马，可达到标准前颞叶切除术范围（图 15-0-6~ 图 15-0-9）。在功能区肿瘤切除时，可设置 CUSA 的功率（amplitude）为 30%，滴水（irrigation）3L/min，吸引（aspiration）30%，以便肿瘤切除。肿瘤切除过程中处理侧裂、天幕缘附近时，CUSA 的 tissue select 参数值设为+++~++++，有助于保护血管。

（三）止血、术中磁共振检查及关颅

术野如有动脉性活动出血，须小心电凝止血。静脉性渗血可以用小明胶片或流体明胶压迫止血。术腔用温生理盐水反复冲洗，直至清亮。止血妥当后注入适量流体明胶至术野残腔。常规关颅。

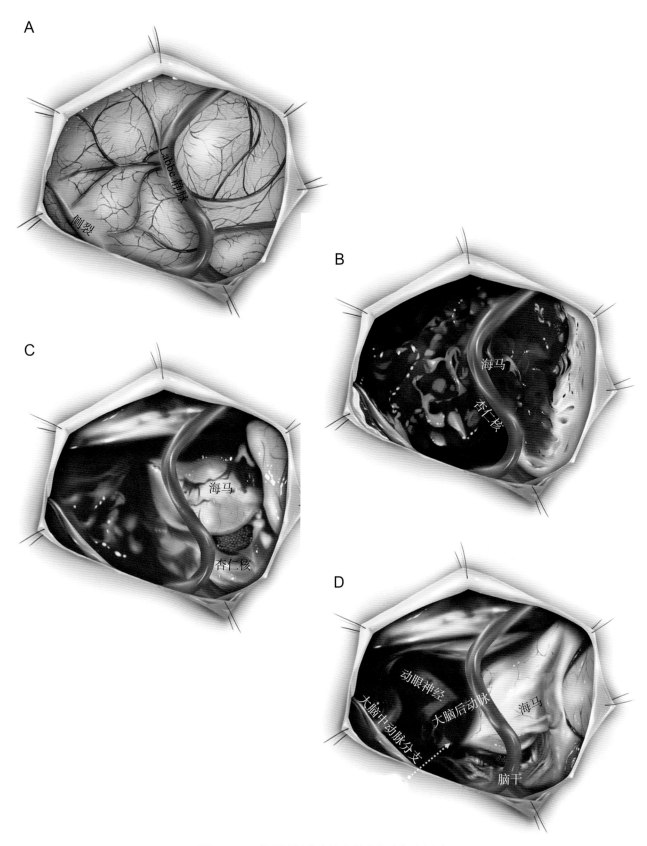

A

Labbé 静脉

侧裂

C

海马

杏仁核

B

海马

杏仁核

D

动眼神经

大脑中动脉分支

大脑后动脉

海马

脑干

图 15-0-2　前颞叶切除术治疗颞叶胶质瘤示意图

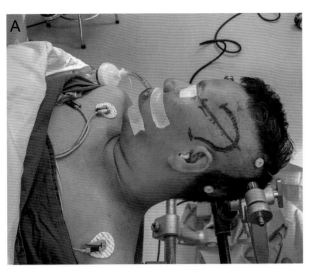

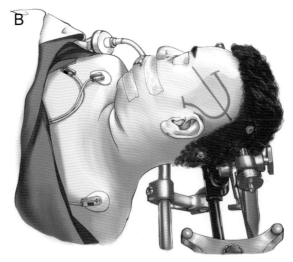

图 15-0-3　小颞叶入路行前颞叶切除术："小问号"形切口设计，仰卧位，头向病灶对侧旋转 45°

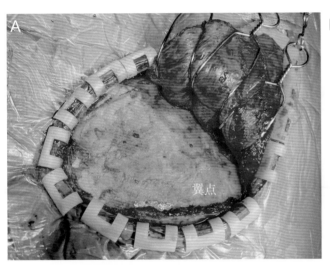

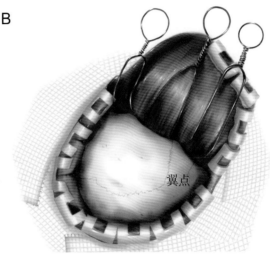

图 15-0-4　开颅范围：皮肌瓣整块翻开，下缘暴露至颧弓根部，前缘至发迹最远端，
用牵引器尽可能牵开皮肌瓣以获得最大暴露范围

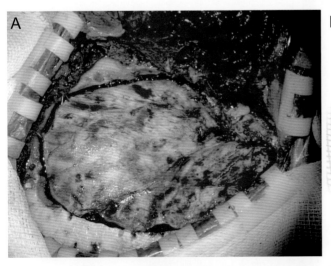

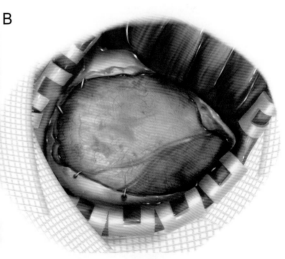

图 15-0-5　整块铣下骨瓣，骨窗成形，骨窗 2/3 为侧裂以下的颞叶，1/3 为侧裂以上的额叶

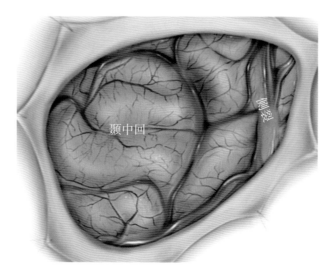

图 15-0-6 切开硬膜，暴露侧裂、前颞叶皮质，见颞上、中回

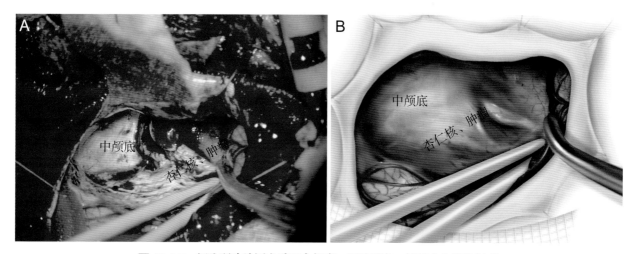

图 15-0-7 切除颞叶外侧皮质至中颅底，开放颞角，暴露杏仁核及肿瘤

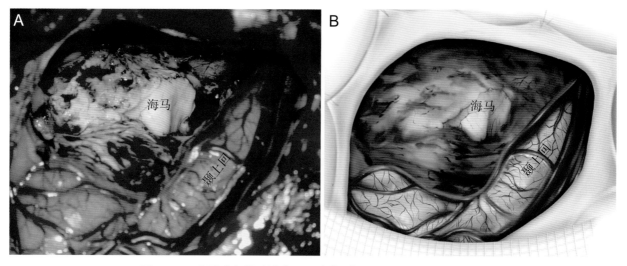

图 15-0-8 切除杏仁核及肿瘤，显露并保护海马（如未受肿瘤侵犯）

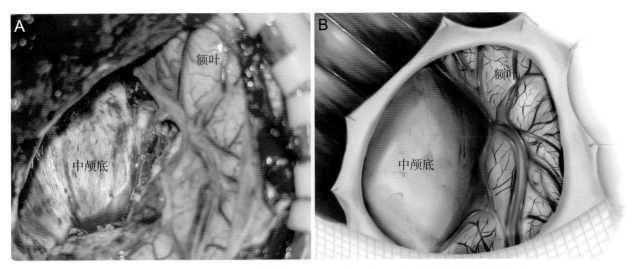

图 15-0-9　切除海马至中颅底（MCF）和天幕游离缘，完成标准前颞叶切除术

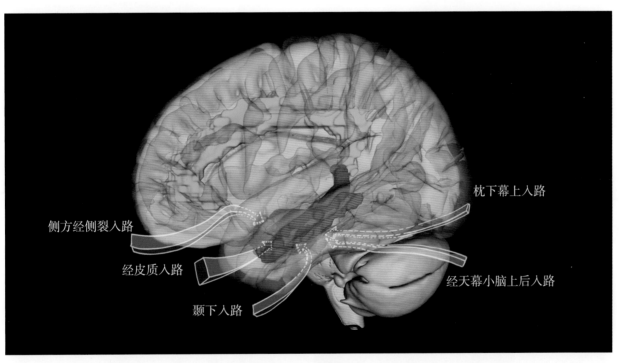

图 15-0-10　颞叶内侧手术的 5 种入路：经侧裂入路、经皮质入路、经颞底入路、
经天幕小脑上入路以及经枕下小脑幕上入路

颞叶内侧手术入路

（一）经皮质入路

神经外科医师一直在尝试通过不损伤或者最小化损伤颞叶外侧皮质的前提下，选择性切除颞叶内侧结构，这促成了多种选择性颞叶内侧结构切除术的诞生（图 15-0-10）。Niemeyer 在他的著作中，提及了 TC 入路的细节[6]："……在第二颞叶回做一个 2 cm 的皮质切口，避免损伤皮质血管。打开侧脑室颞角，暴露海马。先进行皮质脑电图检查，然后切除约 3 cm 的海马，杏仁核和海马回通过软膜下吸除的方式切除。透过蛛网膜可以看到天幕、大脑后动脉和后交通动脉……"这段描述成为

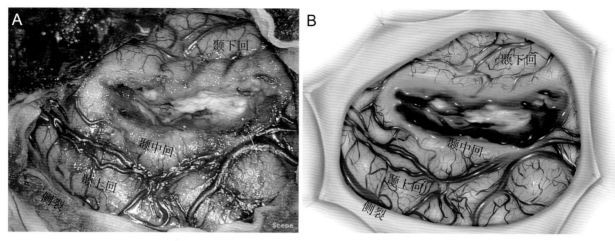

图 15-0-11 经皮质选择性右侧海马杏仁核切除术：颞中回皮质造瘘，进入侧脑室颞角

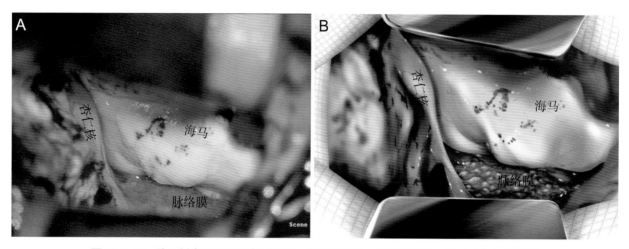

图 15-0-12 脑压板牵开右侧颞中回皮质，暴露至颞角，识别脉络丛，确认杏仁核和海马

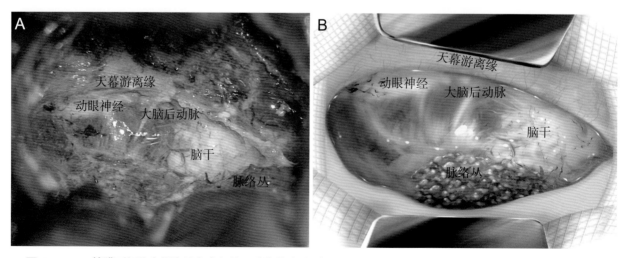

图 15-0-13 软膜下切除右侧海马和杏仁核，脉络丛为重要解剖标记，隐约见动眼神经、大脑后动脉、脑干等结构

被后世神经外科医师遵从的经典，与现代神经外科进行的此类手术十分相似。这种经颞中回的术式，学习相对容易，目前的应用也最为广泛。有人尝试通过颞上沟对这个术式进行改良，但可能出现更多的并发症；也有人尝试颞上回入路，但目前极少看到报道。结合各种术式的利弊，当前经皮质入路切除颞叶内侧结构，主要推崇经颞中回入路（图 15-0-11~ 图 15-0-13）[7]。

（二）经侧裂入路

20 世纪 60 年代，Wieser 和 Yasargil[8, 9] 开发了经侧裂入路（TS）治疗血管病，接下来于 70 年代又尝试将该术式用于切除 MTLS 治疗癫痫患者，于 80 年代正式报道。他们描述的术式为在颞上回内侧、大脑中动脉下干外侧做一个 1~2 cm 的皮质切口，可以得到暴露颞角和 MTLS 的良好视角，可以整块切除颞叶内侧结构。一般来说，这种术式要求术者具备较高的手术技能，能够熟练解剖侧裂，操作空间往往很小，并且有重要血管毗邻。Park 在 20 世纪 90 年代推荐将皮质切口延长至 2.5 cm 以提供更好的手术视野[10]。

（三）经颞底入路（ST）

首先由日本神经外科医师 Hori 在 1993 年报道。这个入路要求进行足够范围的开颅以暴露中颅底，有时需要磨除部分岩骨[11, 12]。Hori 强调了他的 ST 入路和常规 ST 入路的不同，包括外科医师的位置、显微镜角度的调整、充分暴露的颅底范围等。这些细节也可以更好地帮助减少对颞叶的牵拉[11]。颞角、MTLS 经由颞底到达。在这个术式中，如果遭遇高颅压或大的引流静脉阻挡，暴露 MTLS 可能非常困难。通常推荐先行放置腰大池引流[10]。

（四）后方入路

后方入路可以分为经幕上（IOST）或幕下（SCTT）。大部分神经外科医师对应用此类术式切除 MTLS 并不熟悉。SCTT 入路首先是被 Yasargil 团队于 20 世纪 70 年代率先报道的，在 2012 年巴西的 Oliveira 团队将应用该入路选择性切除颞叶内侧结构进行了详尽的描述，传为经典[13, 14]。SCTT 入路要求摆放半坐位姿势，手术操作视角是由下向上。不同术者应用该术式的差别主要为将天幕少量切开或切除大部分天幕，后者能够提供更为广阔的视角，暴露整个 MTLS[13]。IOST 虽然也是经由后方的入路，但与 SCTT 完全不同，较少有文献报道。Spetzler 团队最早报道应用这种术式切除位于颞叶内侧后部的癫痫灶，强调了导航的重要性（因为这种视角的解剖结构一般不熟悉）[15]。该入路要求的开颅暴露范围下至横窦，内侧至窦汇 / 矢状窦。牵拉枕叶及天幕可以扩大视野。该入路可以提供远达钩回的充足视野[15]。本团队的经验显示 IOST 入路适用于颞叶内侧全段，特别是中后段的病变，切除程度满意，并且最大化保护语言和视觉等神经功能。

枕下小脑幕上入路手术技术介绍

（一）体位摆放与开颅

患者取俯卧位，颈部屈曲。磁兼容头架固定，导航注册（Stealth Station 导航系统）。局部理发并切口画线，常规消毒辅巾。幕上枕部马蹄形切口，皮瓣翻向颅底方向，内侧至矢状窦和窦汇、下界至横窦，游离骨瓣成形和硬脑膜悬吊。弧形剪开硬膜瓣翻向横窦方向并固定于皮瓣，充分暴露枕下叶与枕极（图 15-0-14、图 15-0-15）。

（二）肿瘤切除

用脑压板牵开枕叶底面，逐渐深入，在导航指引下确认胼胝体压部平面的位置，显微镜下辨认侧副沟，导航指引下电灼切开其附近皮质（图

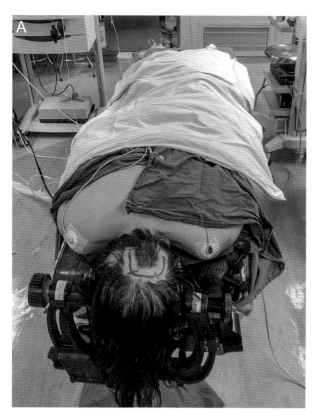

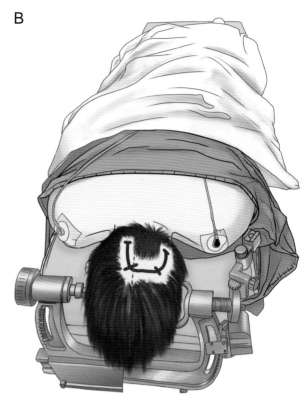

图 15-0-14 枕下小脑幕上（IOST）入路。俯卧位，马蹄形切口，皮瓣翻向颅底方向，跨过中线。切口基底位于横窦水平

15-0-16）。侧脑室颞角顶部及外侧壁由视辐射覆盖，底面视辐射分布有一定争议，本团队的白质解剖研究显示，在胼胝体压部水平前方无视辐射分布，后方较为密集[16]。因此，手术过程中解剖结构需注意枕下皮质的切开点不宜过于靠后，以胼胝体压部平面以前为"安全区"。向外侧切除的范围以不超过颞枕沟为宜。CUSA（Integra®）逐步吸除脑组织，即可进入侧脑室房部，并见肿瘤，可见脑室顶壁、脉络丛等组织，注意辨认和保护。向前方继续可吸除邻近的部分海马旁回后部和受累的海马体部–齿状回组织，达到颞角，注意保护好脑室壁（图 15-0-17）。手术操作全程导航定位的使用，不仅可以帮助术者判定肿瘤侵犯的范围而且可以帮助识别重要的解剖结构。术者对标志性解剖结构的熟识也是本手术入路成功的关键。

（三）止血、术中磁共振检查及关颅

对于 CUSA 操作后的肿瘤残腔，利用吸引器找到血管残端进行精准止血。对轻微渗血的创面注入流体明胶用以止血，有时也可以在流体明胶表面再敷以固体明胶进行局部加压保护。关闭硬膜后，行术中磁共振扫描，达到术前计划即终止手术。骨瓣还纳，分层缝合，头皮钉钉合皮肤，不放置引流管。

（四）手术对象

MTLS 区域在解剖上可以被分为前、中、后段[17-19]。外侧入路虽然可以达到 MTLS 全段，但最适合的是前、中段的病变。如果需要全切除 MTLS，皮质切除范围可能需要扩大，增加了 Meyer 襻损伤的风险。SCTT 入路适用 MTLS 全段的病变，Oliveira 团队报道中提及 SCTT 入路可以完成从后方直至钩回的切除[13]，BNI 团队也阐明从后方入路可以切除整个颞叶内侧面[20]。但对于 IOST 入路存在争议，Oliveira 团队认为该入路适合"丘脑枕和颞叶内侧后部"的病变。然而，靠前的病变，可能难以

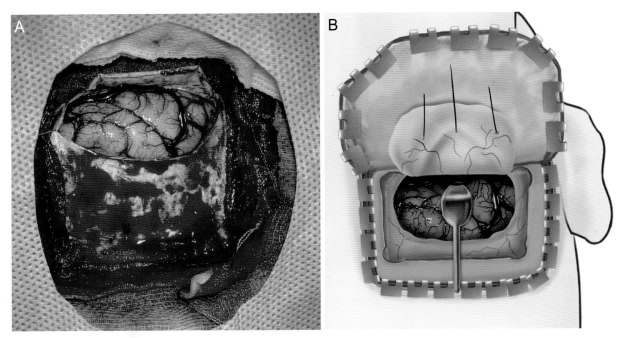

图 15-0-15　硬膜弧形剪开，翻向横窦方向，暴露枕极皮质范围

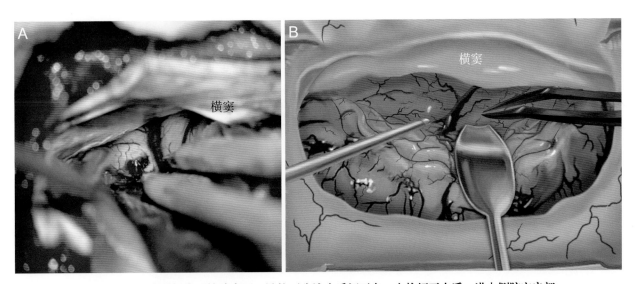

图 15-0-16　脑压板牵开枕叶底面，导航下确认皮质切开点，电灼切开皮质，进入侧脑室房部

触及 [13, 21]；BNI 团队的观点认为 IOST 入路"可以向前方切除远至钩回" [15]。关于后方入路特别是 IOST 入路的细节，需要更多详尽的解剖和临床研究。

（五）并发症和不利因素

　　严重并发症在文献报道中比较罕见 [22]。视野缺损（visual field defect，VFD）是最常见的神经功能缺失症状。在 TC 和 TS 入路切开颞叶皮质暴露 MTLS 的过程中，Meyer 祥被损伤的概率非常大。

根据 1976 年至 2015 年的不同研究报道，TC 的总体 VFD 概率从 34% 至 89% 不等，TS 从 37% 至 46% 不等 [22]。ST 和后方入路对于视觉功能的保护比较理想。ST 入路常常会对颞叶进行较大的牵拉，有时会导致重要引流静脉的损伤，导致严重的并发症。但在 Hori 团队报道的 ST 入路相关研究中，该并发症未被提及 [11, 12]。外科技巧和医师的经验对于成功进行这个入路的手术十分重要。腰大池引流常常用来在术中辅助降低颅内压 [10]，但可能导致患者

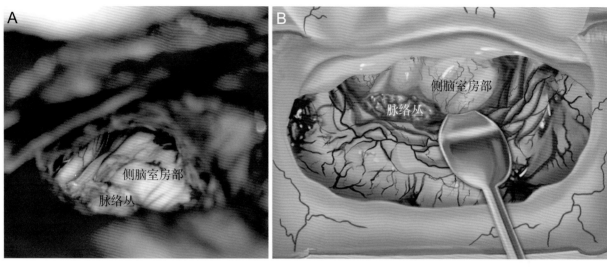

图 15-0-17　切除颞叶后部病变以及颞叶底面结构，如海马旁回、梭状回、海马等，暴露侧脑室顶壁、
脉络丛等标志性解剖结构

术后头痛。TS 入路需要术者具备熟练的手术技巧、了解该区域的血管及局部解剖。该入路易导致血管痉挛及血管损伤的发生[23, 24]。经由颞干和颞上回处的皮质切口获取的手术视野常常比较有限[24]，甚至使用脑压板都可能变得十分困难[10]。

后方入路常常会遭遇硬膜静脉窦带来的困难，特别是半坐位的 SCTT 入路，需要特别注意预防大量出血或空气栓塞。在天幕缘附近操作造成滑车神经损伤也不无可能[13]。坐位或半坐位手术对于相当一部分普通神经外科医师来说并不熟悉，可能因此

增加相关的手术风险。有人认为 IOST 入路操作困难，手术通道长且狭窄，并不适用于前中段的颞叶内侧病变[13]。IOST 入路的并发症包括术后脊髓性头痛（spinal headache）和硬膜外血肿，原因与 ST 入路相似，主要由于术者常常放置腰大池引流以降低颅内压[15]。尽管 IOST 入路不会切除或离断枕叶皮质，但患者可能出现一过性视觉障碍，可能与牵拉枕叶有关。这些并发症常在数天或数周后恢复[15, 25, 26]。IOST 入路具备良好前景，但目前缺乏全面的研究深入探讨其适用范围及应用细节。

结论

选择性切除 MTLS 可以有多种入路选择，它们可以用来对肿瘤性或者癫痫性病变进行手术。最佳选择取决于神经外科医师的个人喜好以及病变的解剖部位适用于哪些入路。TC 和 TS 入路

使用最为广泛，已有诸多详尽的文献报道，ST 和后方入路使用相对较少，但具备独特优势，值得对其进一步开展详尽全面的解剖和临床研究。

参考文献

[1] Cavalcanti D D, Guasti J A, Preul M C. Neurological and architectural sinuosities: the Niemeyer brothers [J]. Neurosurgery, 2010, 67(5): 1167-1179.

[2] Penfield W, Flanigin H. Surgical therapy of temporal lobe seizures [J]. AMA Archives of Neurology and Psychiatry, 1950, 64(4): 491-500.

[3] Schmeiser B, Wagner K, Schulze-Bonhage A, et al. Surgical treatment of mesiotemporal lobe epilepsy: which approach is

favorable? [J]. Neurosurgery, 2017, 81(6): 992-1004.

[4] Spencer D D. Temporal lobectomy [M]//Luders H. Epilepsy surgery. New York, NY, USA；Raven Press. 1991: 533–545.

[5] Kudulaiti N, Liu F, Hameed N U F, et al. Mini-temporal approach as an alternative to the classical pterional approach for resective temporal region surgeries [J]. Chinese Neurosurgical Journal, 2022, 8(1): 30.

[6] Niemeyer P. The transventricular amygdala-hippocampectomy in the temporal lobe epilepsy [M]//Baldwin M, Bailey P. The temporal lobe epilepsy. Springfield, IL；Charles C Thomas. 1958: 461-482.

[7] Olivier A. Transcortical selective amygdalohippo-campectomy in temporal lobe epilepsy [J]. The Canadian journal of neurological sciences Le journal canadien des sciences neurologiques, 2000, 27 Suppl 1: S68-76；discussion S92-96.

[8] Wieser H G, Yasargil M G. Selective amygdalohippo-campectomy as a surgical treatment of mesiobasal limbic epilepsy [J]. Surgical neurology, 1982, 17(6): 445-457.

[9] Yasargil M G, Krayenbuhl N, Roth P, et al. The selective amygdalohippocampectomy for intractable temporal limbic seizures [J]. Journal of neurosurgery, 2010, 112(1): 168-185.

[10] Park T S, Bourgeois B F, Silbergeld D L, et al. Subtemporal transparahippocampal amygdalohippocampectomy for surgical treatment of mesial temporal lobe epilepsy. Technical note [J]. Journal of neurosurgery, 1996, 85(6): 1172-1176.

[11] Hori T, Tabuchi S, Kurosaki M, et al. Subtemporal amygdalohippocampectomy for treating medically intractable temporal lobe epilepsy [J]. Neurosurgery, 1993, 33(1): 50-56；discussion 6-7.

[12] Hori T, Kondo S, Takenobu A, et al. Retrolabyrinthine presigmoid transpetrosal approach for selective subtemporal amygdalohippocampectomy [J]. Neurologia medico-chirurgica, 1999, 39(3): 214-224；discussion 24-25.

[13] de Oliveira J G, Parraga R G, Chaddad-Neto F, et al. Supracerebellar transtentorial approach-resection of the tentorium instead of an opening-to provide broad exposure of the mediobasal temporal lobe: anatomical aspects and surgical applications: clinical article [J]. Journal of neurosurgery, 2012, 116(4): 764-772.

[14] Voigt K, Yasargil M G. Cerebral cavernous haemangiomas or cavernomas. Incidence, pathology, localization, diagnosis, clinical features and treatment. Review of the literature and report of an unusual case [J]. Neurochirurgia, 1976, 19(2): 59-68.

[15] Smith K A, Spetzler R F. Supratentorial-infraoccipital approach for posteromedial temporal lobe lesions [J]. Journal of Neurosurgery, 1995, 82(6): 940-944.

[16] Wang P, Hameed N U F, Chong S T, et al. The basal turning point of optic radiation(bTPOR): The location of optic radiation in the cerebral basal surface [J]. Clinical Neurology and Neurosurgery, 2021, 203: 106562.

[17] de Oliveira E, Tedeschi H, Siqueira M G, et al. Anatomic principles of cerebrovascular surgery for arteriovenous malformations [J]. Clinical neurosurgery, 1994, 41: 364-380.

[18] Tedeschi H, Deoliveira E, Rhoton A J, et al. Microsurgical anatomy of arteriovenous malformations [M]//Jafar J, Awad I, Rosenwasser R. Vascular malformations of the central nervous system. Philadelphia；Lippincott, Williams & Wilkins. 1999: 243–259.

[19] Fernandez-Miranda J C, de Oliveira E, Rubino P A, et al. Microvascular anatomy of the medial temporal region: part 1: its application to arteriovenous malformation surgery [J]. Neurosurgery, 2010, 67(3 Suppl Operative): ons237-276；discussion ons76.

[20] Kalani M Y, Lei T, Martirosyan N L, et al. Endoscope-assisted supracerebellar transtentorial approach to the posterior medial temporal lobe for resection of cavernous malformation [J]. Neurosurgical focus, 2016, 40 Video Suppl 1: 2016 1 FocusVid 15465.

[21] Gusmao S, Silveira R L, Oliveira M M. [Supratentorial-infraoccipital(or occipitopolar) approach: clinical and anatomical study] [J]. Arquivos de neuro-psiquiatria, 2005, 63(2A): 265-274.

[22] Mathon B, Navarro V, Bielle F, et al. Complications after surgery for mesial temporal lobe epilepsy associated with hippocampal sclerosis [J]. World neurosurgery, 2017, 102: 639-650 e2.

[23] Kovanda T J, Tubbs R S, Cohen-Gadol A A. Transsylvian selective amygdalohippocampectomy for treatment of medial temporal lobe epilepsy: Surgical technique and operative nuances to avoid complications [J]. Surgical Neurology International, 2014, 5:133.

[24] Yasargil M G, Wieser H G, Valavanis A, et al. Surgery and results of selective amygdala-hippocampectomy in one hundred patients with nonlesional limbic epilepsy [J]. Neurosurgery Clinics of North America, 1993, 4(2): 243-261.

[25] Kurokawa Y, Uede T, Hashi K. Operative approach to mediosuperior cerebellar tumors: occipital interhemispheric transtentorial approach [J]. Surgical Neurology, 1999, 51(4): 421-425.

[26] Nazzaro J M, Shults W T, Neuwelt E A. Neuroophthal-mological function of patients with pineal region tumors approached transtentorially in the semisitting position [J]. Journal of Neurosurgery, 1992, 76(5): 746-751.

病例 1 · 右侧前颞叶低级别胶质瘤

罗宸　吴劲松

【病例简介】

患者女性，40 岁，右利手。主诉为发作性幻嗅 2 月余。患者 2 个月前无诱因下出现幻嗅，不伴意识丧失，不伴四肢抽搐，不伴肢体乏力和感觉障碍，不伴言语不清，持续 5 min 后症状缓解，之后无明显不适主诉，患者发作前不伴幻视，伴幻嗅，就诊期间癫痫发作 3 次。患者就医，头部 MRI 示：右侧颞叶病灶，T1WI 低信号，T2WI 高信号，无明显强化，胶质瘤可能。为行治疗，拟"右侧前颞叶胶质瘤"收治入院。

【体格检查】

神志清楚，发育正常，回答切题，自动体位，查体合作，步入病房。

神经系统体格检查：右利手；颅神经查体阴性，肢体肌力 V 级、肌张力正常，四肢深浅反射可引出。痛温觉、深感觉及浅感觉功能查体正常。双侧病理征未引出。双眼无视野缺损、视物模糊。

【辅助检查】

头颅 CT：右侧颞叶团块状低密度灶。

头颅 MRI 平扫 + 增强：右侧颞叶见团块状占位，T1WI 呈低信号，T2WI 呈高信号，增强扫描未见明显强化，影像诊断考虑"低级别胶质瘤"可能性大（图 15-1-1A~C）。

头颅 MRS：右侧颞叶前部 Cho 峰明显升高，NAA 峰降低，Cho/NAA 比值最大为 1.33，提示病灶异常代谢，肿瘤性病变可能大，低级别胶质瘤可能（图 15-1-1D）。

【术前准备及计划】

1. 术前评估　该例患者手术计划是全麻下行前颞叶脑实质内肿瘤切除术。考虑患者既往癫痫发作病史，手术前对患者进行神经外科手术的宣教，使患者了解围手术期功能影像检查和认知心理检查的注意事项，减轻患者焦虑；充分了解患者的意愿，评估患者配合程度，降低心理负担。

2. 影像学扫描　术前采用 3.0T iMRI（MAGNETOM Verio，Siemens®）采集导航所需的结构像及弥散张量成像（DTI）。在后处理工作站（Brainlab Elements，Brainlab®）中利用结构像序列重建脑表面，病灶周围脑回及肿瘤病灶（图 15-1-2A），利用 DTI 序列重建锥体束、语言相关传导束及视辐射（图 15-1-2B），结合结构像导入术中导航系统中制订详细的个体化手术方案（图 15-1-2C、D）。

【手术解剖学要义】

该例患者病灶位于右侧前颞叶，手术考虑进行个体化前颞叶切除术。前颞叶切除区域主要涉及颞叶皮质包括颞极、颞上、中、下回的前部，颞横回、颞叶底面含梭状回的前部，深部至侧副沟保留海马旁回等，以及颞叶内侧结构（杏仁核与海马），切除钩回。病程中患者以癫痫发作为主要临床表现，但发作次数较少，程度相对较轻，无明显海马硬化表现。患者个人职业属性对术后神经心理功能保护的要求较高。因此，该例患者前颞叶切除术需注重对颞叶内侧结构（杏仁核，海马头、体和伞部，齿状回）的保护（图 15-1-1E、F）。本

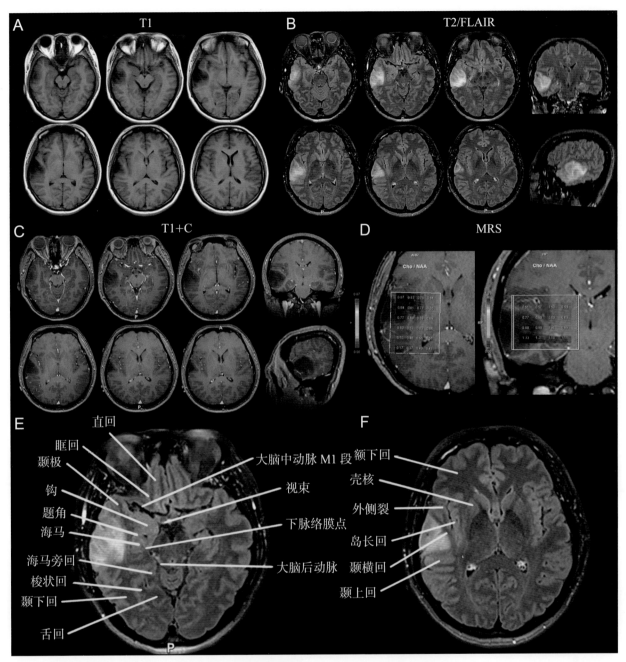

图 15-1-1　患者常规影像学检查及重点解剖结构标记

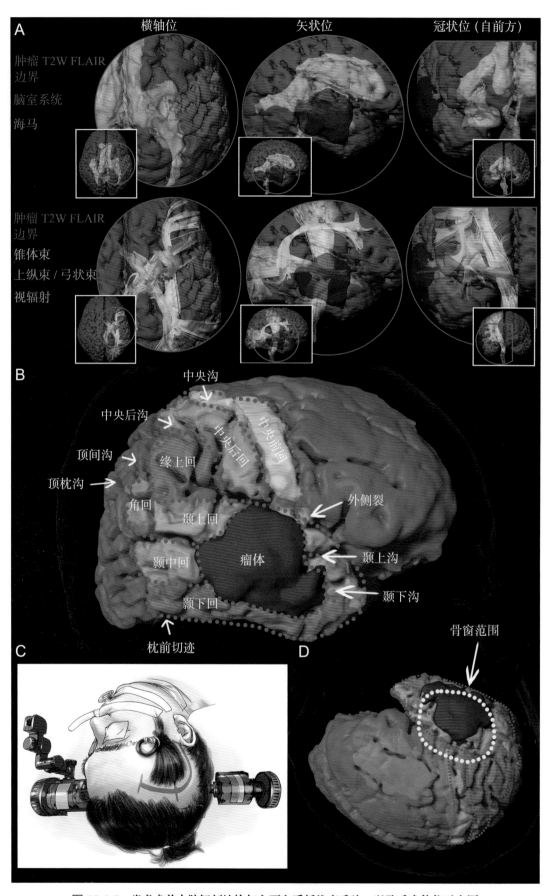

图 15-1-2　患者术前大脑解剖结构与主要白质纤维束重建，以及手术体位示意图

例可采用改良的颞叶小弧形切口 (mini-temporal approach)，减少暴露创伤和增加美观度。本例手术 "最大程度安全切除" 的范围受制于视辐射的走行。视辐射前束，即 Meyer 袢的前缘位于颞极后方 30~45 mm，向前未到达侧脑室颞角最前方，并具有相当程度的个体差异；颞横回的第一支 (Heschl 回) 与下环岛沟的交界点指向岛后点，接近外侧膝状体。前颞叶皮质切除容易损伤视辐射的 Meyer 袢，造成双眼对侧上象限性的视野缺损。但多数患者自觉视野缺损不明显，对生活质量影响相对较小。手术的切除范围需显露外侧裂、环岛下沟、中颅底、侧脑室颞角、颞干、脉络膜裂、杏仁核、海马等解剖标志点。在确认肿瘤主体位置后，进行包括肿瘤在内的前颞叶切除，先整块切除肿瘤主体，再进一步用 CUSA 和吸引器等体积雕刻式切除颞叶组织，扩大切除范围，达术前计划的解剖学边界。术中需注意保护外侧裂内大脑中动脉的 M2 和 M3 分支血管，皮质的外侧面切缘后方以 Labbe 静脉为界。

【手术过程】

1. 麻醉环节　气管内插管，全凭静脉麻醉。

2. 体位摆放及开颅　患者取仰卧位，头左偏 30°~40°，局部剃发，颞区小弧形切口 (图 15-1-2C)。磁兼容头架固定，导航注册 (Stealth Station 导航系统，Medtronic®)。头部备皮并切口画线，常规消毒辅巾。右侧颞叶小弧形切口、入路，根据导航确定颅骨骨窗范围 (图 15-1-2D)，游离骨瓣成形和硬脑膜悬吊，弧形剪开硬膜瓣翻向颞极方向并固定牵引，充分暴露颞叶皮质，图中可见外侧裂和引流静脉 (图 15-1-3A、B)。

3. 肿瘤切除　硬脑膜剪开后即可见凸出颞叶皮质表面的灰白色胶冻样肿瘤。导航下定位肿瘤范围。取瘤镊钳取肿瘤组织用于术中快速病理检查。用双极电凝和吸引器分离肿瘤边界，用 CUSA (Integra Lifescience™) 逐步吸除肿瘤组织，该肿瘤组织质地软，易吸除 (图 15-1-4A、B)。Neuro-CUSA (INTEGRA™) 的设定参数：aspiration，30%；irrigation，3 mL/min；amplitude，30%。肿瘤后方和上方可见粗大的 Labbe 静脉及 Trolard 静脉，予以保护 (图 15-1-4A)。将颞叶外侧面及底面结构切除后 (图 15-1-4C)，下方初步暴露出中颅底 (图 15-1-4D)。肿瘤切除过程中处理外侧裂、天幕游离缘附近时，CUSA 的 tissue

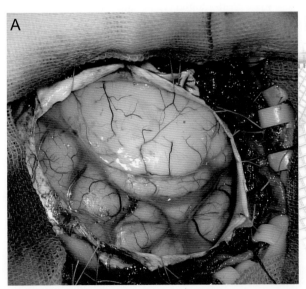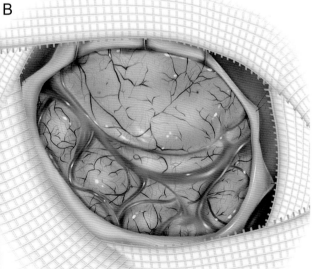

图 15-1-3　开颅骨窗范围及皮质暴露范围

select 参数值设置为 +++，或更高值。

切除肿瘤主体后，进一步切除肿瘤邻近的颞极脑组织，前方切除至颞窝、外侧裂蛛网膜，暴露海绵窦侧壁，下方暴露天幕，天幕缘附近尽可能行软膜下切除（图 15-1-4E）。随后，用吸引器、双极电凝及 CUSA 进行前颞叶雕刻式切除深部结构，暴露环岛下沟及颞干，侧脑室颞角开放，脉络丛为解剖标志。脉络膜裂环绕中央核心区，上方为尾状核至杏仁核，下方为海马（图 15-1-4F）。海马头部可见指纹（digitation），体部呈象牙白色，予以保护。患者术前存在幻嗅，导航定位、软脑膜下切除钩回（图 15-1-4G）。此时应注意保护与杏仁核相连的腹侧纹状体，勿损伤途经的前穿质的内豆纹动脉（外侧支比内侧支危险，可能供应内囊后肢）。术中根据组织颜色辨认结构后明确层次，继续分离术野，切除环抱岛叶的颞极平台。颞上回前部连同颞横回组织一并切除至岛后点（图 15-1-4H），最终完成右侧前颞叶切除。由于肿瘤尚未侵袭海马，且患者神经心理功能保护要求高，在切除过程中选择保留海马完整结构。

4. 止血、术中磁共振检查及关颅　对于 CUSA 操作后的肿瘤残腔进行精准止血，对于可疑的残留肿瘤组织使用吸引器进行吸除，最终利用导航确认肿瘤的全部切除。罂粟碱明胶海绵贴敷侧裂血管（图 15-1-5A），缓解并预防围术期可能发生的脑血管痉挛。止血完毕后用生理盐水冲洗（图 15-1-5B），直至瘤腔术野清晰（图 15-1-5C、E），确保术中止血满意。术中持续 MEP 电生理监测证实运动功能保护良好（图 15-1-5D）。行 iMRI 扫描，证实肿瘤达影像学全切除。前颞叶及颞叶内侧结构包括钩回主体切除，达术前计划的解剖学边界（图 15-1-6A）。术中影像学重建证实肿瘤全切除（图 15-1-6B~D），白质纤维束及颞叶内侧面结构（如海马）保护良好（图 15-1-6B、D）。确认止血，硬脑膜严密缝合，骨瓣还纳，头皮分层缝合，头皮钉（staple）闭合头皮切口（图 15-1-6E），皮瓣下不放置引流管。

【术后治疗与随访】

术后患者一般情况可，GCS 15 分，颅神经查体阴性，肢体肌力、肌张力同术前。痛温觉、深感觉及浅感觉功能查体正常。自诉无认知功能及近事记忆功能减退。与患者充分沟通后，未行进一步语言评估。

组织病理学和分子病理学证实"（右侧颞叶）弥漫性胶质瘤，星形细胞瘤，IDH 突变型，WHO 2 级"的诊断（图 15-1-7）。关键分子指标：*IDH-1* 基因突变，1p/19q 无共缺失，*CDKN2A/B* 无缺失，*TERT* 基因未突变，MGMT 启动子无甲基化，*ATRX* 基因突变，*TP53* 基因突变。

患者肿瘤全切除，低危因素，且肿瘤无 MGMT 启动子甲基化，遂延迟行术后辅助放化疗，AED 治疗维持至术后半年。后续密切随访过程中，幻嗅表现未进一步出现。术后随访至一年，MRI 显示完全缓解（图 15-1-8A）。术后磁共振重建显示视辐射部分受累，视觉纤维束较术前稀疏。视野检查提示患者双眼左侧上象限性视野缺损，右眼为甚（图 15-1-8B、C）。患者自诉视野缺损未显著影响生活质量。

【手术点评】

本例颞叶病变采用改良的颞叶小弧形切口（mini-temporal）入路，在缩小创口，减少创伤的前提下，对颞叶及相关区域进行充分暴露。手术完成后，本病例达到了标准化的解剖性切除目标：①颞极、颞叶上中下回、梭状回、钩回等结构得到最大程度切除；②颞窝、侧裂、中颅底、环岛下沟、颞干、侧脑室颞角、海马、前脉络膜点、脉络膜裂、天幕缘得到暴露。此外，切口微创，颞肌得到了原位缝合，达到了减少住院和手术时间、降低治疗成本、减少手术创伤、改善切口美观度的目标。

对于颞叶胶质瘤继发的癫痫，近年研究发现，瘤体本身并不会产生异常脑电，而是由于胶质瘤对周围脑组织的刺激和压迫使得瘤周神经元变性、

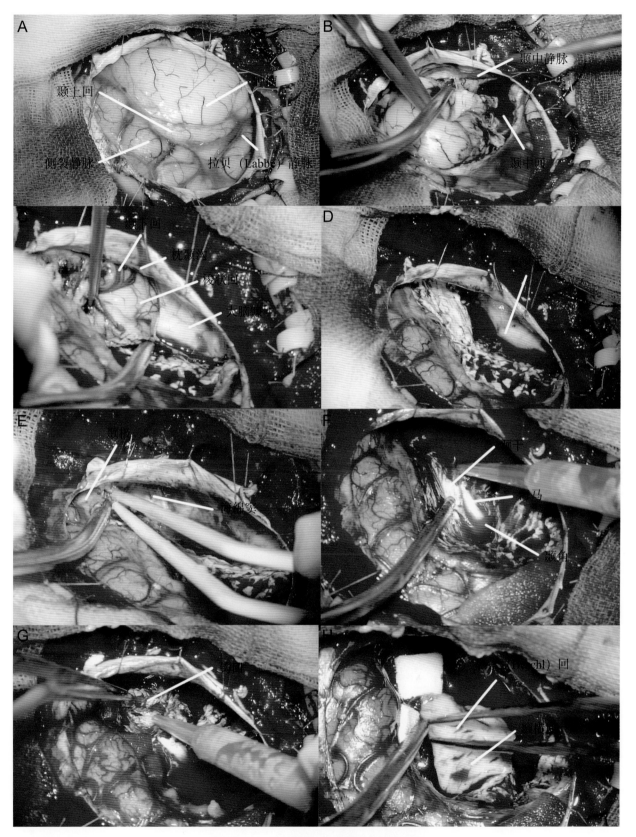

图 15-1-4　术中照片及重要解剖结构标识

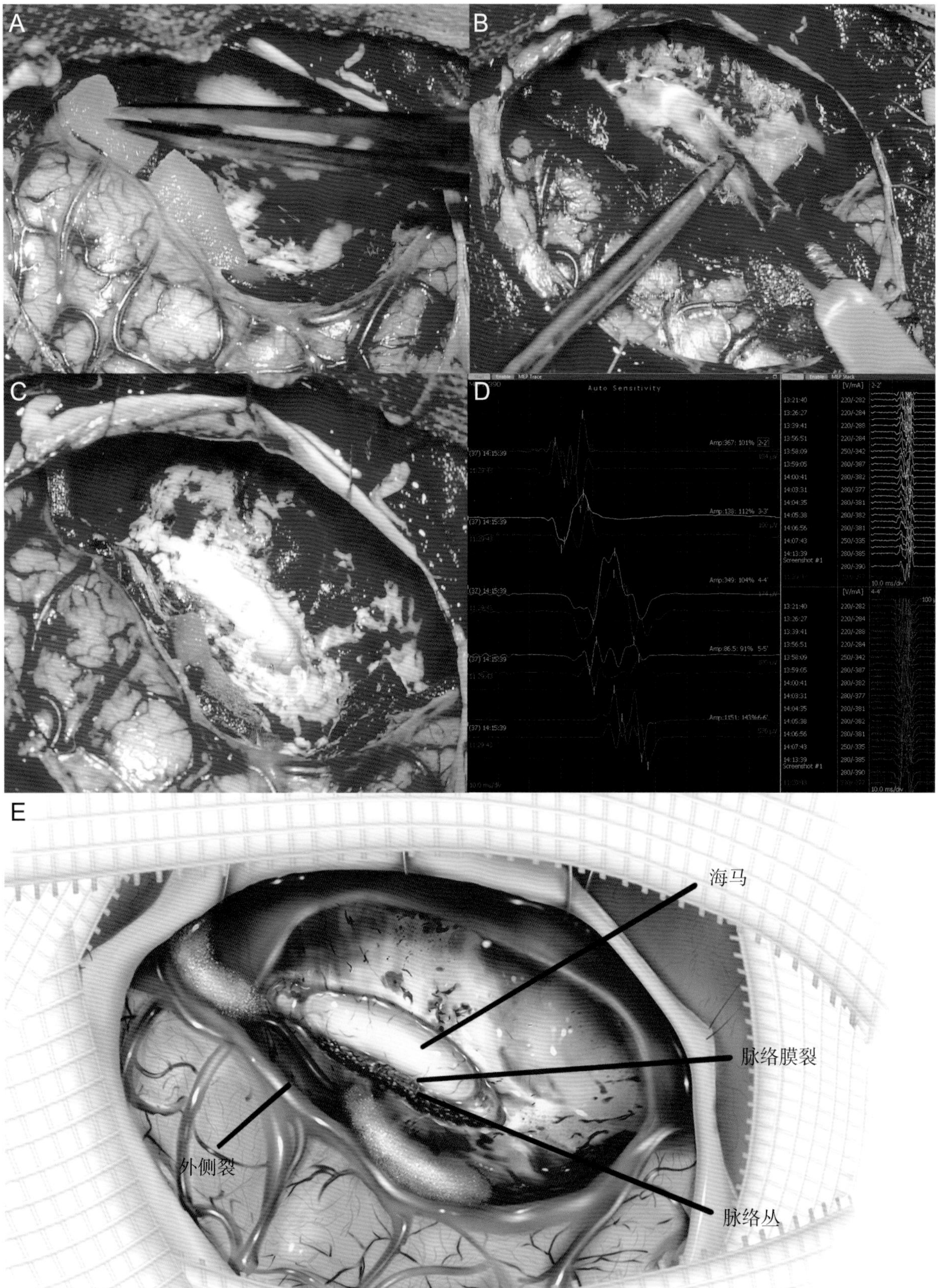

图 15-1-5 肿瘤切除完毕，罂粟碱明胶贴敷，防止血管痉挛及用生理盐水冲洗止血，止血完成后瘤腔图像及手绘示意图，以及术中电生理监测结果

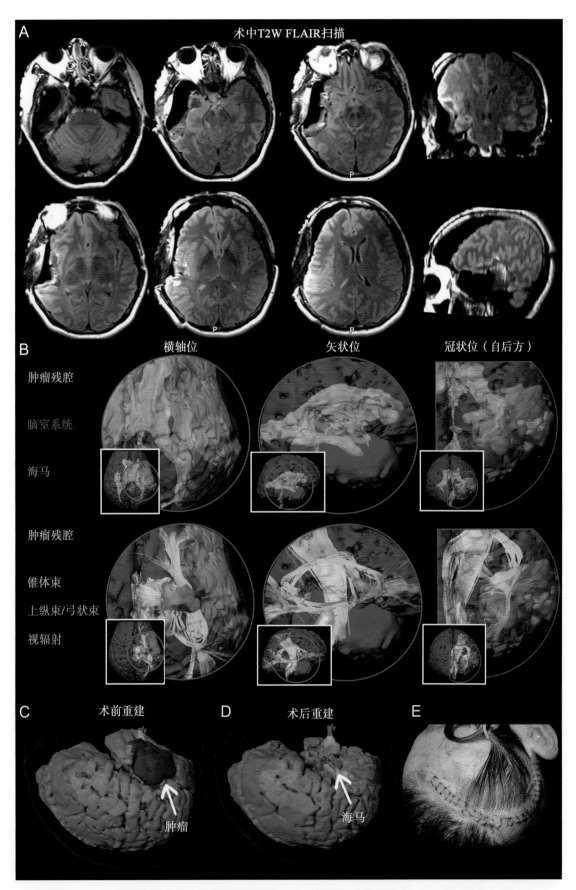

图 15-1-6　肿瘤切除后的术中磁共振扫描影像及术中结构与纤维束重建。用头皮钉缝合头皮切口

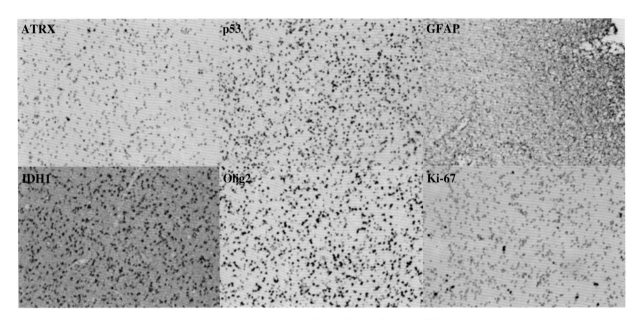

图 15-1-7 石蜡病理切片 HE 染色及免疫组化染色

胶质增生而产生致痫灶，形成癫痫病灶复合体。既往多项研究从功能学预后、预防癫痫再发作角度，论证了切除海马、杏仁核对颞叶胶质瘤切除术的重要性。对于本病例，尽管患者存在癫痫发作史，但发作次数少，症状较轻，且影像学未提示病灶累及海马，这一病程下尚无神经环路重塑的形成条件。如若切除海马，无疑将损害患者的认知、工作记忆及视觉空间记忆等。目前患者术后癫痫症状控制良好，认知功能损害不显著，该手术方案完满达成了术前目标。

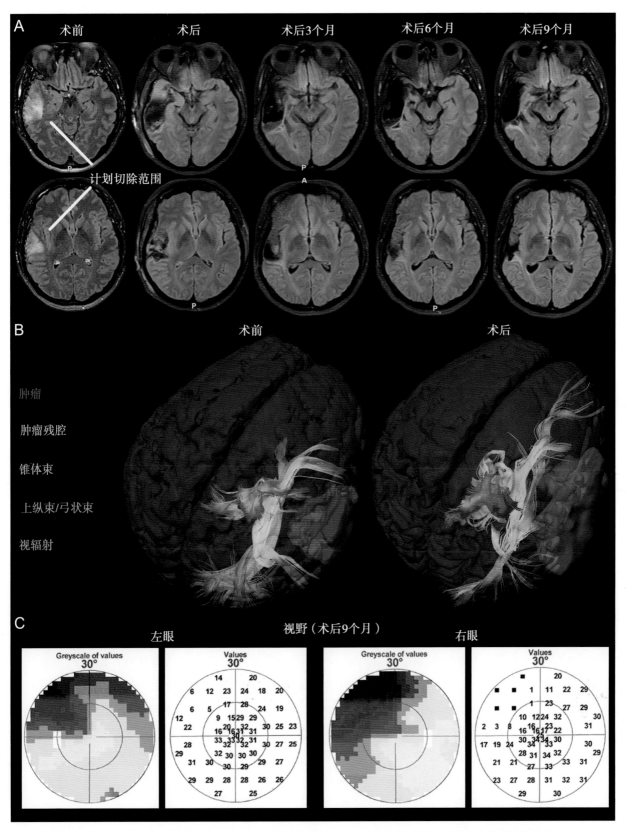

图 15-1-8 术前、术后皮质重建对比及磁共振随访情况。视野检查提示患者双眼左上象限性视野缺损

病例 2 · 右侧颞后区低级别胶质瘤

钱友坤　吴劲松

【病例简介】

患者男性，36 岁，主诉："体检发现颞部无症状占位"。患者半年前健康体检行头颅 MRI 发现右侧颞部占位。无头痛，无癫痫发作，无头晕、恶心、呕吐、肢体无力等相关症状。无其他不适。近期复测 MRI 提示病变稍有增大。目前为求进一步诊治，至我院收入我科。

【体格检查】

神志清楚，发育正常，营养良好，回答切题，自动体位，查体合作，步入病房。

神经系统体格检查：颅神经查体阴性，四肢肌力 V 级，肌张力正常，四肢深浅反射可引出，反射正常。感觉功能查体正常。双侧视力视野正常。双侧 Babinski、Chaddock 征未引出，双侧 Hoffmann 征未引出。右利手。

【辅助检查】

头颅 CT：右侧颞叶有稍低密度影，边界不清，中线结构居中，建议进一步检查（图 15-2-1）。

头颅 MRI 平扫及增强：右侧颞叶灰白质处见团片状占位，T1WI 呈不均质稍低信号，T2WI 呈等高混杂信号，右侧颞叶和顶叶其余部分未见受压。中线结构尚居中（图 15-2-1）。

头颅 MRS：右侧颞叶颞上回颞中回 Cho 峰升高，NAA 峰降低，Cho/NAA 比值为 1.42，考虑低级别胶质瘤（图 15-2-1）。

【术前准备及计划】

1. 术前评估　无特殊，无明显手术禁忌证。

2. 影像学扫描　术前采用 3.0T iMRI（Ingenia 3.0T，荷兰飞利浦公司）采集导航所需的结构像、弥散张量成像（DTI）。在后处理工作站（Brainlab Elements，Brainlab®）中利用 DTI 序列重建视辐射、下额枕束、下纵束等皮质下通路，结合结构像导入术中导航系统中，制订详细的手术方案（图 15-2-2）。

【手术解剖学要义】

这是一例右侧颞中回后部的低级别胶质瘤。颞叶外侧面分为 3 个脑回，依次为颞上回、颞中回和颞下回。颞中回后部与角回相邻，后上部与缘上回相邻，但在大脑表面，颞中回与顶下小叶和枕叶之间缺乏明显的解剖分界标志。

该患者病灶主要累及右侧颞叶后部，内侧紧贴视辐射腹侧支、下纵束和下额枕束。考虑到患者年纪较轻，需要从事精细工作，希望可以超范围切除肿瘤以避免术后放化疗，减少对患者认知功能的损害。为此手术过程中需扩大切除范围。权衡利弊，计划以 Labbe 静脉和后侧裂点为前界，上方保留角回动脉将颞上回切除，深部切除部分视辐射腹侧支，直至侧脑室边缘。

【手术过程】

1. 麻醉环节　唤醒麻醉环节的具体用药参见上篇第 3 章第 2 节。

2. 体位摆放及开颅　患者取仰卧位，右肩垫

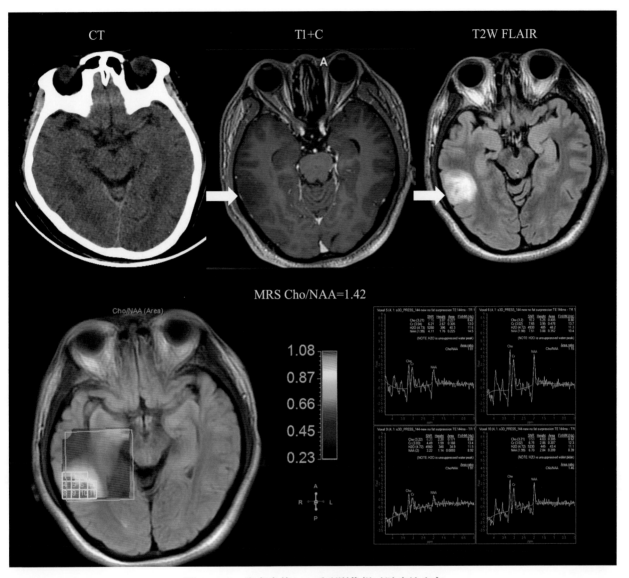

图 15-2-1　患者术前 MR 系列影像提示肿瘤性病变

高，头部向病灶对侧旋转 60°，头架固定。取右颞枕马蹄形切口进入。常规开颅，形成右颞枕游离骨瓣 6 cm × 8 cm，去骨瓣和硬脑膜悬吊，硬脑膜打开前予甘露醇降颅压。马蹄形切口硬膜翻向天幕方向（图 15-2-3）。

3. 肿瘤切除　将顶叶用脑棉保护。导航确定肿瘤边界，避开 Labbe 静脉，在其后方用双极电凝灼烧肿瘤表面的蛛网膜，切开软脑膜。采用 CUSA（Integra®）整块切除肿瘤主体，随后在手术残腔仔细辨认肿瘤组织和正常组织。遵循"脑回至脑沟"

原则，用 CUSA 等体积切除残腔四壁的肿瘤。前方沿着 Labbe 静脉走行；上方扩大至颞叶平台；后上方保留颞枕动脉；后方扩大切除至肿瘤影像学边界外 2 cm，至顶下小叶的脑沟；颞叶底面至枕颞沟；深部依术前计划切除至侧脑室颞角的室管膜，尽量不打开室管膜，避免术后肿瘤沿脑脊液播散。肿瘤达镜下扩大切除。温生理盐水反复冲洗手术残腔，直至清亮，确认止血以后，予以流体明胶涂抹残腔四壁。术中 MRI 扫描证实肿瘤达影像学完全切除（图 15-2-4～图 15-2-10）。

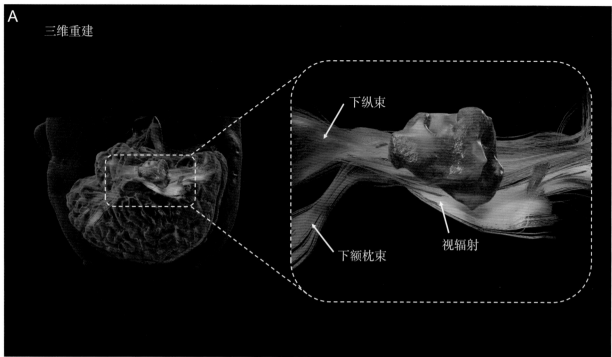

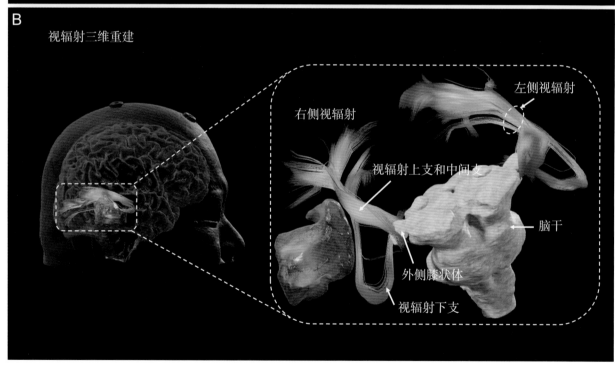

图 15-2-2　患者术前 DTI 纤维追踪

【术后治疗与随访】

组织病理学和分子病理学报告：少突胶质细胞瘤，WHO 2 级，IDH-1 突变型，1p/19q 联合共缺失，MGMT 启动子甲基化，TERT 突变型（图

15-2-11）。

依据《脑胶质瘤诊疗指南（2022 年版）》诊断为：少突胶质细胞瘤，IDH 突变和 1p/19q 联合缺失型，WHO 2 级。

术后评估：术后第二天意识清醒，上下肢肌

手术体位和切口

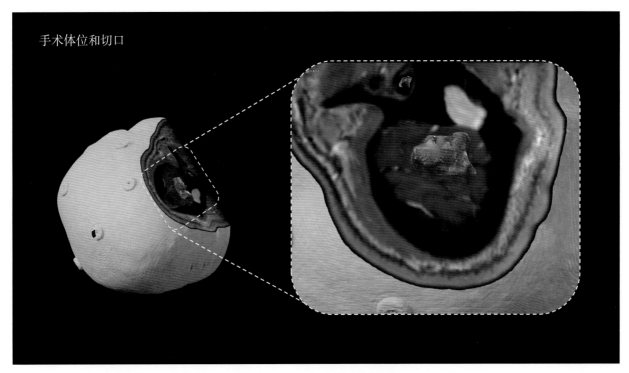

图 15-2-3 患者手术切口示意图

力为 V 级。术后 1 周内出现短暂的阅读障碍和人脸识别障碍，考虑是由于损伤到右侧颞后的面孔识别区和视觉文字形成区（VWFA）所致（图 15-2-12）。术后 1 个月内逐渐恢复正常。

术后未进行放化疗。半年后随访患者情况良好，视野功能基本恢复至术前水平。视野检查显示左右眼左侧靠近水平线部分视野受损，症状以右眼为主（图 15-2-13）。正常人视辐射分为上、中、下三束，起自外侧膝状体，终于距状沟两侧初级视觉皮质。左右视辐射分别传递人右侧、左

侧视觉信号。其中视辐射下束传递下半视网膜的信号，起自外侧膝状体外侧，在侧脑室颞角前外侧绕行，覆盖侧脑室颞角顶部形成 Meyer 环，后沿侧脑室外侧壁，向后终于距状沟下唇。其最前端距离颞极 20~33 mm。视辐射中束传递黄斑区信号，起自外侧膝状体内侧，走行于视辐射上下束内侧，绕过侧脑室颞角顶部，终于距状沟上下唇后部。其与侧脑室颞角仅靠胼胝体毡（tapetum）分隔。视辐射上束传递上半视网膜信号，起自外侧膝状体内侧，终于距状沟上唇。在本例患者中，

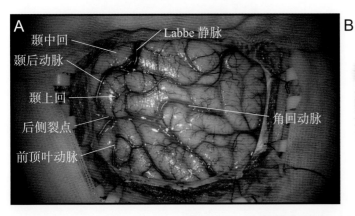
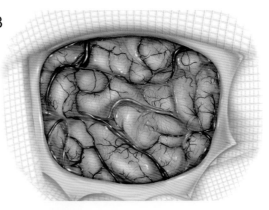

图 15-2-4 马蹄形切口进入，暴露肿瘤及右侧颞叶

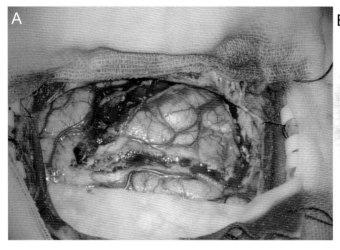
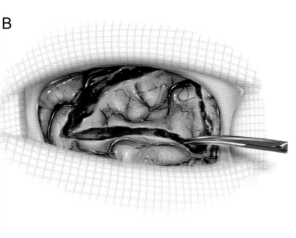

图 15-2-5　双极电凝灼烧后于 Labbe 静脉后方切开皮质，保留后上方角回动脉

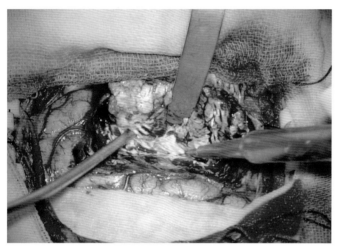
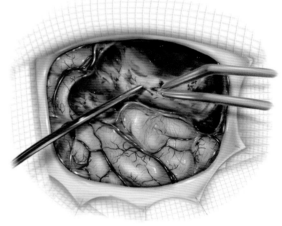

图 15-2-6　采用 CUSA 整块切除肿瘤主体　　　　　　图 15-2-7　采用双极电凝止血

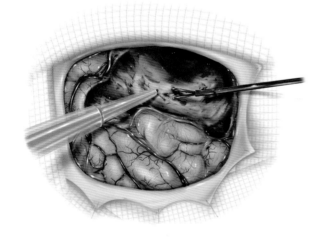
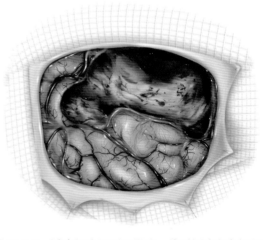

图 15-2-8　皮质下电刺激确定手术范围，保护下纵束、下　　图 15-2-9　肿瘤切除深面至纵纹，接近侧脑室房部室管膜
　　　　　　额枕束及视辐射

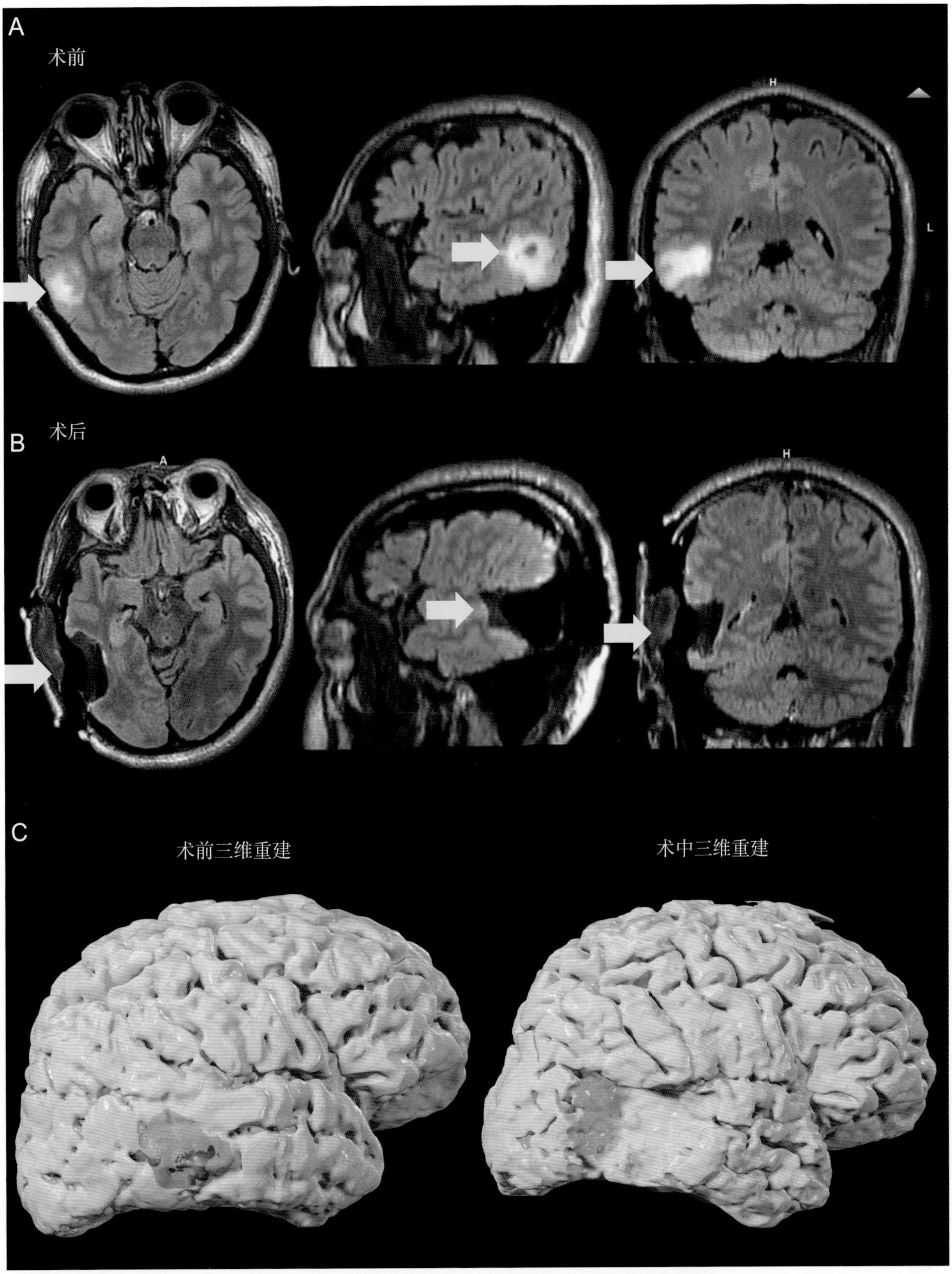

图 15-2-10　术中磁共振与术前影像对比显示肿瘤扩大切除

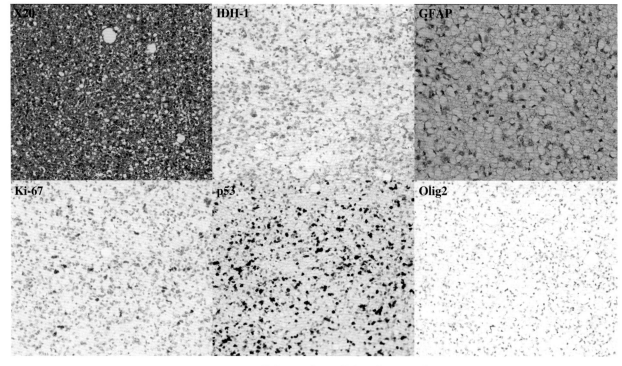

图 15-2-11　石蜡病理切片 HE 染色及免疫组化染色

肿瘤紧贴患者视辐射中束和下束，手术需切除至侧脑室室管膜，所以不可避免离断部分视辐射，导致视野受损。传递来自同侧眼视网膜信号的视辐射主要位于外侧，所以切除右侧部分视辐射后，右眼左侧视野受损更严重。视辐射中束在视辐射下束内侧，笔者认为手术未完全离断视辐射中束和下束，所以未出现典型的双眼上象限同侧偏盲，而仅有水平线附近视野缺损。

【手术点评】

此例患者为右利手，一般认为语言感觉中枢（Wernicke 区）位于左侧颞叶后部及顶下小叶，但也有报道右侧颞叶后部涉及阅读理解，该患者即是如此。颞叶后部胶质瘤手术深面涉及纵纹，包括下额枕束、下纵束、视辐射等，因此采用唤醒麻醉术中脑功能定位也是合理的选择。患者术后出现一过性图形识别和阅读理解障碍，视野缺损也比较明显。但由于术中定位保护合理，因此神经功能障碍在术后远期都得到恢复。

在术中脑功能定位保护的原则下，肿瘤切除范围按照解剖学边界展开。前方以 Labbe 静脉为边界，注意颞后动脉的保护；上方至颞叶平台，注意后侧裂点角回动脉保护；后方至顶下小叶和颞枕交汇处；下缘至枕颞沟，注意深面梭状回保护；深面至覆盖在侧脑室房部表面的纵纹。按照解剖学边界切除肿瘤的最大益处是术后可以暂不放化疗，减少患者认知功能障碍的风险。

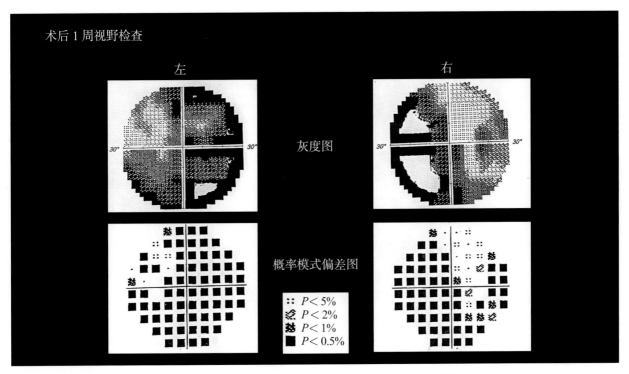

图 15-2-12 术后 1 周患者视野受损严重，基本无法视物

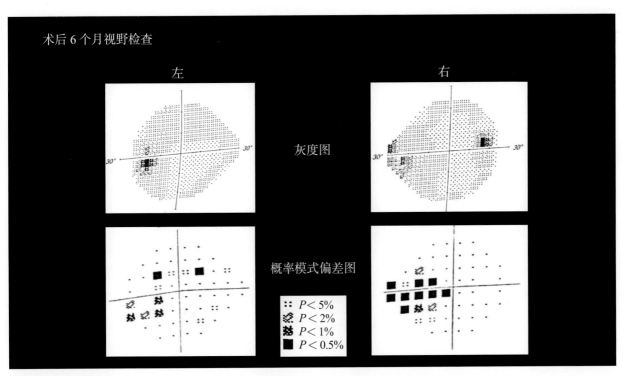

图 15-2-13 术后 6 个月患者视野基本恢复正常，仅左侧靠近水平线有部分视野缺损

病例 3 · 右侧颞叶高级别胶质瘤次脑叶切除术

尼加提　冯睿　吴劲松

【病例简介】

患者男性，60 岁，间歇性头痛 1 周余。患者 1 周前无明显诱因下开始突发头痛，持续数分钟左右可好转，不伴头晕，有时有恶心、呕吐，无肢体活动障碍，无四肢抽搐发作。遂至当地医院神经外科就诊，查头颅 CT 和 MRI 提示右侧颞叶占位，全身 PET 未见其他器官肿瘤性病变，倾向于颅内胶质瘤可能。现患者为求进一步治疗入院。

【体格检查】

神志清楚，发育正常，营养良好，回答切题，自动体位，查体合作，步入病房。

神经系统体格检查：颅神经查体阴性，四肢肌力 V 级，肌张力正常，四肢深浅反射可引出，反射正常。感觉功能查体正常。双侧 Babinski、Chaddock 征未引出，双侧 Hoffmann 征未引出。

【辅助检查】

头颅 CT：右侧颞叶见囊实性肿块影，实性部分高密度。周边水肿明显，占位效应明显，中线结构居中，提示右侧颞叶占位性病变。

头颅 MRI 平扫及增强：前颞叶处见囊实性团片状占位，T1WI（图 15-3-1A）呈等低信号，T2W FLAIR（图 15-3-1B）呈等高信号，增强扫描（图 15-3-1C）见明显不均匀强化，中线结构尚居中。

头颅 MRS（图 15-3-1D）：颞叶肿瘤区域 Cho 峰明显升高，NAA 峰降低，Cho/NAA 比值最大为 3.607，提示病灶倾向肿瘤可能大。

【术前准备及计划】

1. 术前评估　无特殊，无明显手术禁忌证。

2. 影像学扫描　术前一天在数字一体化神经外科手术中心诊断室内采用 3.0T iMRI（MAGNETOM Verio，Siemens®）采集导航所需的结构像 MRI，导入术中导航系统中，制订详细的个体化手术方案。利用 Brainlab 软件对颞叶皮质和肿瘤进行三维重建，进行可视化术前规划，切除范围需包含全部肿瘤，并向各方扩大切除至侧裂、中颅底、天幕缘，以及自颞极起约 5 cm 颞叶皮质，拟切除杏仁核和钩回结构，海马予以保留（图 15-3-2、图 15-3-3）。

【手术解剖学要义】

该例患者病灶位于右侧前颞叶，手术可以考虑进行标准前颞叶切除术（standard anterior temporal lobectomy）或者个体化改良的次脑叶切除术。前颞叶切除区域涉及颞极，颞上、中、下回，颞枕内侧、外侧回，以及颞叶内侧结构（杏仁核与钩回），保留海马（头、体和伞部）、齿状回及海马旁回。皮质下向后方扩大切除肿瘤会损伤视辐射（Meyer's loop），但往往仅造成双眼对侧象限性的视野缺损，对患者生活质量影响不大。切除一般需达侧裂、环岛下沟、中颅底、天幕游离缘、侧脑室颞角等解剖结构。本例保留部分颞叶内侧结构。在确认肿瘤主体位置后，进行包括肿瘤在内的前颞叶切除，先整块切除外侧部分，再进一步用 CUSA 和吸引器切除残留的肿瘤和颞叶组织。标准前颞叶切除术一般需包括全部颞叶

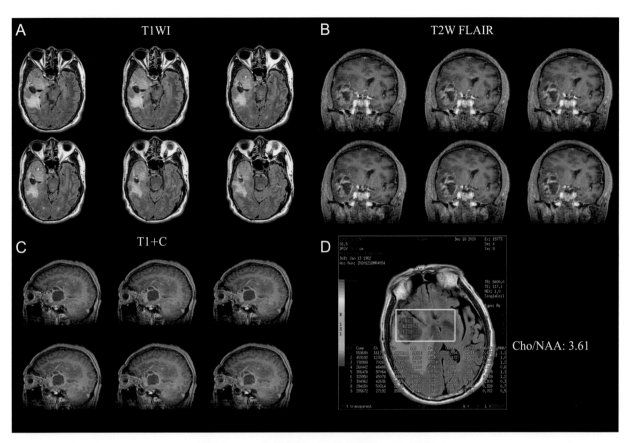

图 15-3-1 患者常规 MRI 结构像及 MRS 检查

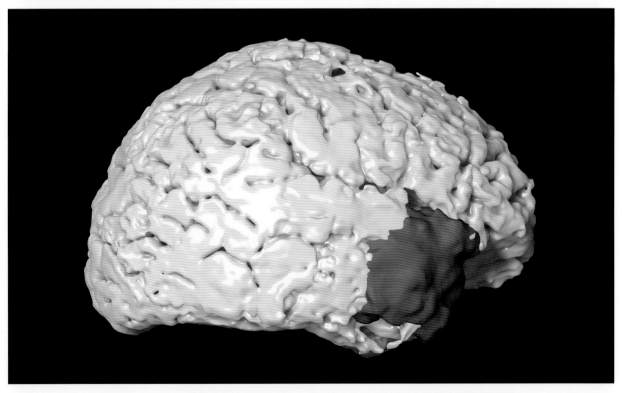

图 15-3-2 三维重建皮质，标记肿瘤，进行可视化术前规划（橘色代表肿瘤区域）

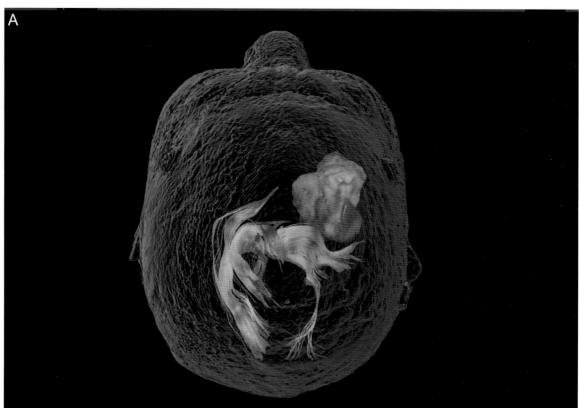

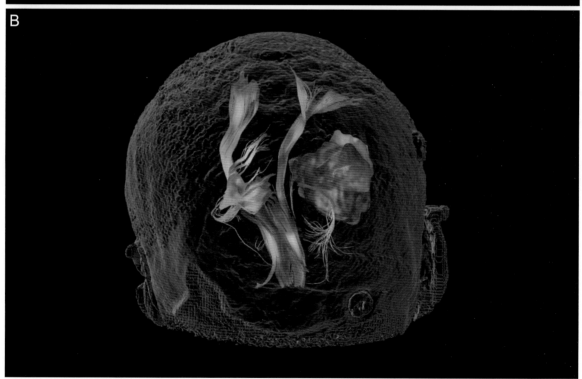

图 15-3-3　重建锥体束和视辐射，进行可视化术前规划

橘色代表锥体束，蓝色代表视辐射，患侧视辐射前部因肿瘤侵犯和水肿原因无法重建

内侧结构。本例因肿瘤不累及海马结构，辨认侧脑室颞角、脉络丛等结构后，软膜下切除杏仁核、钩回至天幕缘，颞叶底面的切除以侧副沟为限，保留海马全程结构及海马旁回。术中需注意保护侧裂血管以及可能出现的优势侧 Labbe 静脉等。

【手术过程】

1. **麻醉环节** 气管插管，全身麻醉。

2. **体位摆放及开颅** 患者取仰卧位，头部向病灶对侧旋转 45°，颈部轻度伸展，确保静脉回流通畅，术侧肩下垫枕。颞区局部剃发，右侧颞叶小弧形切口（mini-temporal incision），根据导航确定切口后界，皮肌瓣翻开，鱼钩状牵开器充分牵开颞肌，暴露颧弓根部、鳞状缝等骨性结构，整块铣下骨瓣，无需进一步咬除蝶骨脊，四周硬脑膜悬吊（图15-3-4~图15-3-6）。

3. **肿瘤切除** 剪开硬膜，一般弧形切口加向后上方的 2 处硬膜切口足够暴露前颞叶，悬吊硬膜（图15-3-7）。先在侧裂前方、下方，用双极电凝和弹簧剪离断前颞叶血供，然后用吸引器、双极电凝以及 CUSA 进行前颞叶切除，前方切除至颞窝、侧裂蛛网膜，下方至中颅底、后方至下 Rolandic 点附近。肿瘤连同前颞叶皮质一并切除。深部可暴露至岛叶表面、环岛下沟及颞干；侧脑室颞角开放，脉络膜裂环绕丘脑–基底节结构，脉络丛为解剖标记，切除杏仁核与钩回，保留海马全程结构。前颞叶切除有时不需要标准化，比如本例手术，可以切除杏仁核和钩回，但保留海马。侧裂、天幕缘附近，尽量进行软膜下切除（图15-3-8）。

4. **止血、术中磁共振检查及关颅** 术野如有动脉性活动出血，须小心电凝止血。静脉性渗血可以用小明胶片或流体明胶压迫止血。术腔用温生理盐水反复冲洗，直至清亮。止血妥当后，注入适量流体明胶至术野残腔。术中磁共振证实肿瘤全切除，达到术前计划，故终止切除，常规关颅（图15-3-9、图15-3-10）。切除后磁共振重建三维脑提示切除范围包括全部肿瘤，以及自颞极起约 5 cm 颞叶皮质和杏仁核钩回结构，海马予以保留（图15-3-11、图15-3-12）。

【术后治疗与随访】

组织病理学证实为上皮样胶质母细胞瘤，WHO 4 级（图15-3-13），分子病理检测得出 TERT C250T 突变型，提示患者生存预后较差。术后患者接受标准 Stupp 方案，即同步放化疗以及辅助替莫唑胺化疗 6 个疗程。术前、术中及术后 1 周的磁共振比较，见图15-3-14。

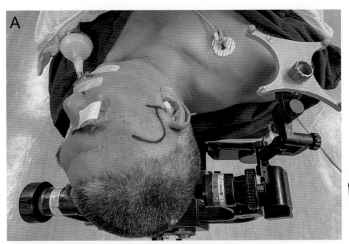
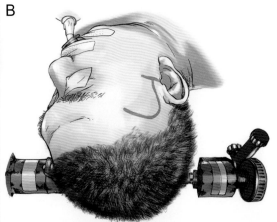

图 15-3-4 **体位和切口：患者仰卧位，头向病灶对侧偏 45°，局部剃发，颞区小弧形切口**

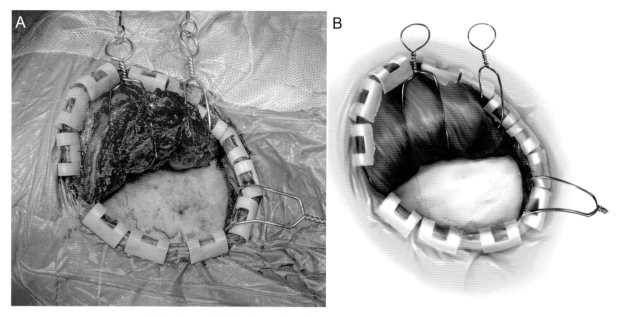

图 15-3-5　骨质暴露：皮肌瓣翻开，可见鳞状缝、冠状缝等骨缝，可暴露至翼点、颧弓根等

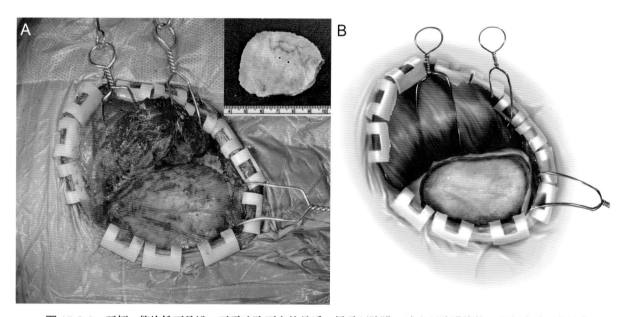

图 15-3-6　开颅：整块铣下骨瓣，无需咬除更多的骨质，暴露硬脑膜，减少硬脑膜烧灼，以便术后原位缝合

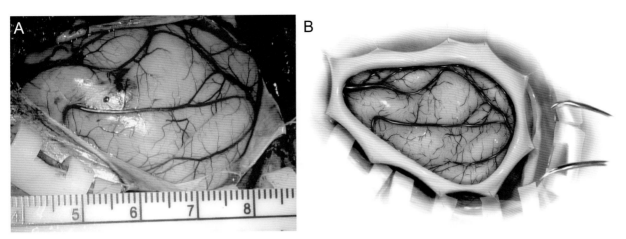

图 15-3-7　剪开硬膜，尽量减少硬膜切口数量，一般 2 切口足够，暴露前颞叶皮质和侧裂

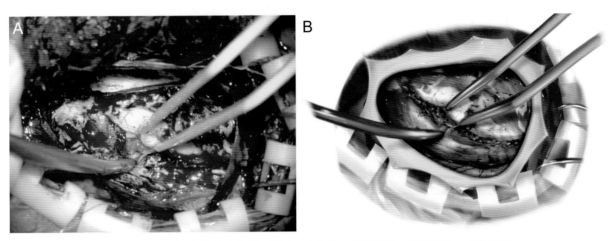

图 15-3-8　切除前颞叶皮质，钩回、杏仁核，暴露颞角，见脉络丛，保留海马

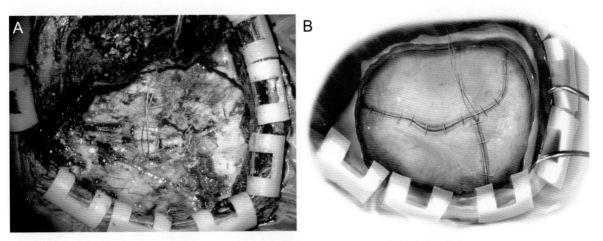

图 15-3-9　水密缝合硬脑膜，留一针线用于悬吊于骨瓣之上

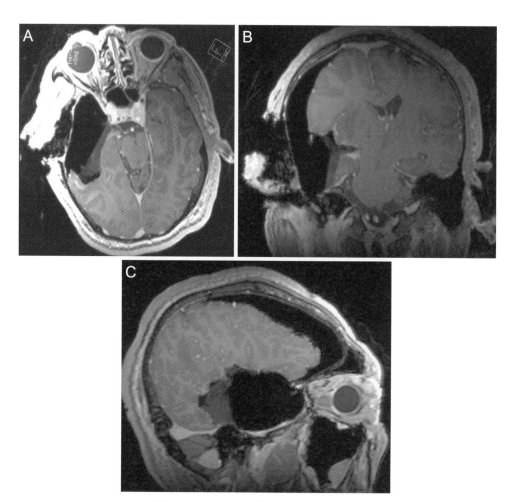

图 15-3-10　术中磁共振显示肿瘤全切除

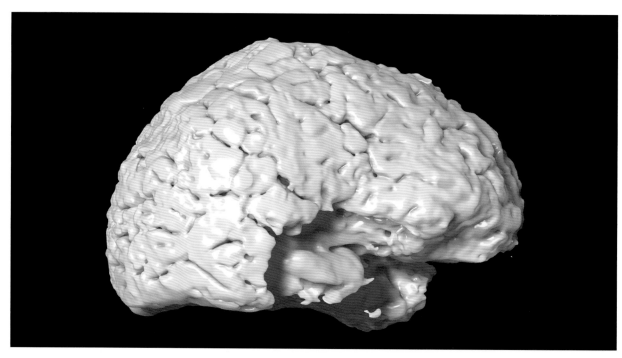

图 15-3-11　术后三维重建显示前颞叶皮质、钩回被切除，海马保留

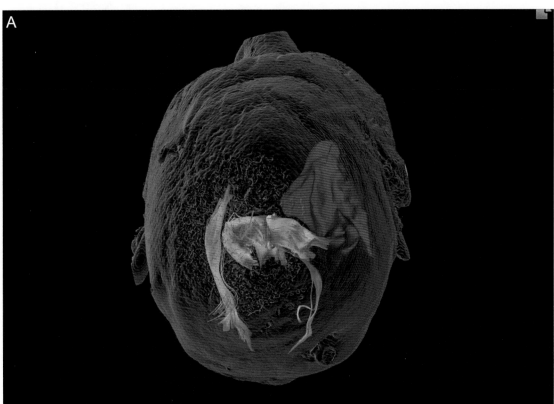

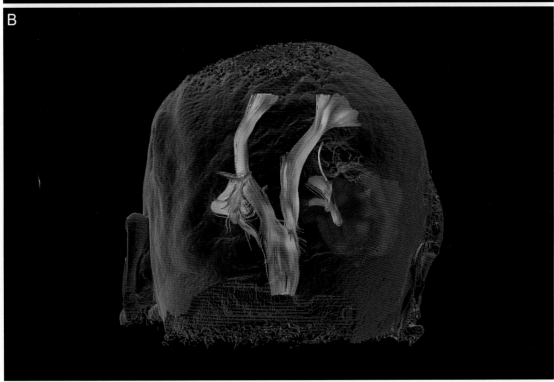

图 15-3-12　术后三维重建锥体束和视辐射

橘色代表锥体束，蓝色代表视辐射，红色代表肿瘤

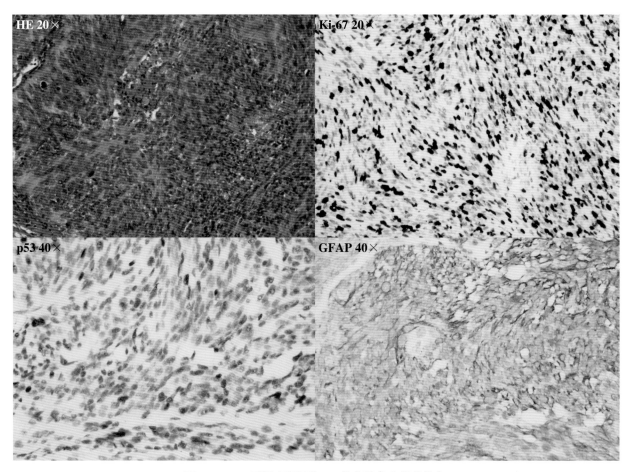

图 15-3-13 石蜡病理切片 HE 染色及免疫组化染色

【手术点评】

颞叶病变可以通过多种入路进行暴露，经典额颞（翼点）入路应用最广泛，神经外科医师最为熟悉。本例采用颞叶小弧形切口（mini-temporal），在尽量减小创伤的前提下，对颞叶以及该区域病变进行充分暴露，解剖关键点均得到满意暴露：颞窝、颞叶上中下回、侧裂、中颅底、岛叶、环岛下沟、颞干、侧脑室颞角、杏仁核钩回、海马、前脉络膜点、脉络膜裂、天幕缘等。本例在颞叶小弧形切口入路下，颞叶肿瘤及前颞叶得到了次脑叶切除，切口微创，颞肌得到了原位缝合，面神经无损伤，患者切口美观度得到提升。

展示此病例的目的在于，颞叶手术根据病变的具体位置，往往不需要进行创伤更大的经典额颞入路（翼点入路）暴露。在颞叶小弧形切口入路中，额部皮肤切口以及额叶、蝶骨脊等处的无效或过度暴露得以减少，切口美观度得以提升，面神经损伤率较低，手术开关颅时间得以缩短，同时并不影响颞区和中颅底病变的满意暴露和切除，可以作为经典翼点入路的有益补充。经过本团队的实践证实，该入路适合绝大部分颞叶病变、侧裂和中颅底小病变。

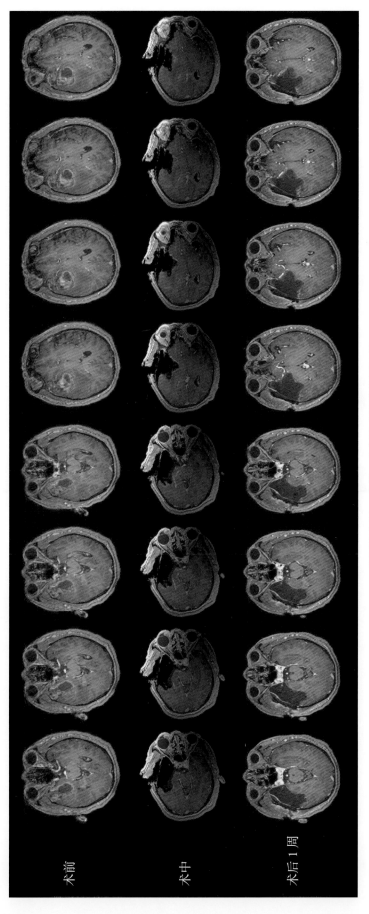

术前

术中

术后 1 周

图 15-3-14　术前、术中及术后磁共振比较

病例 **4** · 右侧颞叶内侧癫痫相关性肿瘤

尼加提　冯睿　吴劲松

【病例简介】

患者男性，17 岁，反复癫痫发作 2 年余。患者 2 年前无明显诱因下出现癫痫发作，发作形式主要为"发呆"等小发作，发作前无明显先兆，无全面性强直阵挛发作。近期发作逐渐频繁，约 3 次 / 月。接受一线抗癫痫药物左乙拉西坦治疗效果欠佳。头部 MRI 检查提示右颞内侧后部占位，低级别胶质瘤可能。为行手术治疗，拟"右侧颞叶内侧癫痫相关性肿瘤"收住入院。

【体格检查】

神志清楚，发育正常，回答切题，自动体位，查体合作，步入病房。

神经系统体格检查：脑神经查体阴性，四肢肌力 Ⅴ 级、肌张力正常，四肢深浅反射可引出。感觉功能查体正常。双侧病理征未引出。

【辅助检查】

头颅 MRI 平扫及增强：右侧颞叶内侧后部见团块状占位，T1WI 呈低信号，T2W FLAIR 呈高信号，增强扫描未见强化，影像诊断考虑低级别胶质瘤可能性大（图 15-4-1A、B）。

【术前准备及计划】

1. 术前致痫灶评估　依据"解剖-电-临床"原则进行。患者发作症状学提示呆滞发作（dialeptic）为主的发作类型，无全面强直阵挛发作（GTCS），符合颞叶内侧癫痫。应用高密度脑电图检查进行致痫灶术前评估（256 导联高密度脑电系统，Philips/EGI）。脑电图提示右侧额颞区癫痫样棘波发放，进行溯源定位分析，提示致痫灶位于颞叶内侧、底面，与肿瘤区域接近（图 15-4-2，Net Station/ Geosource，Philips/EGI）。

2. 影像学扫描　术前 1 天在数字一体化神经外科手术中心诊断室内采用 3.0T iMRI（MAGNETOM Verio，Siemens®）采集导航所需的结构像和弥散张量成像（DTI）。在后处理工作站 Brainlab 等软件中，利用 DTI 序列重建弓状束、上纵束、下额枕束、钩束等皮质下通路以及视觉通路，并仔细观察其与肿瘤的位置关系（图 15-4-3A~C）。

【手术解剖学要义】

该例患者病灶主要位于右颞叶内侧后部，DTI 显示视辐射主要位于肿瘤前外、上方，即脑室顶壁、外侧壁处，余传导束主要从肿瘤的外侧通过。为最大程度保护视辐射和其他传导束，术式考虑经枕下幕上入路（infra-occipital supra-tentorial approach，参见本章概论部分）。侧脑室颞角顶部及外侧壁由视辐射覆盖，底面视辐射分布有一定争议，本团队的白质解剖研究显示，在胼胝体压部水平前方无视辐射分布，后方较为密集，手术过程中解剖结构需注意枕下皮质的切开点不宜过于靠后，以胼胝体压部平面以前为"安全区"。向外侧切除的范围以不超过颞枕沟为宜。在切除颞枕叶底面的脑组织进入脑室后，注意保护侧脑室的顶壁、外侧壁以及脉络丛深面丘脑结构。可以辨认的重要解剖结构包括海马旁回、梭状回、侧副沟、脉络丛、海马、钩回等。该入路可以完成对颞叶内侧结构的完全切除。

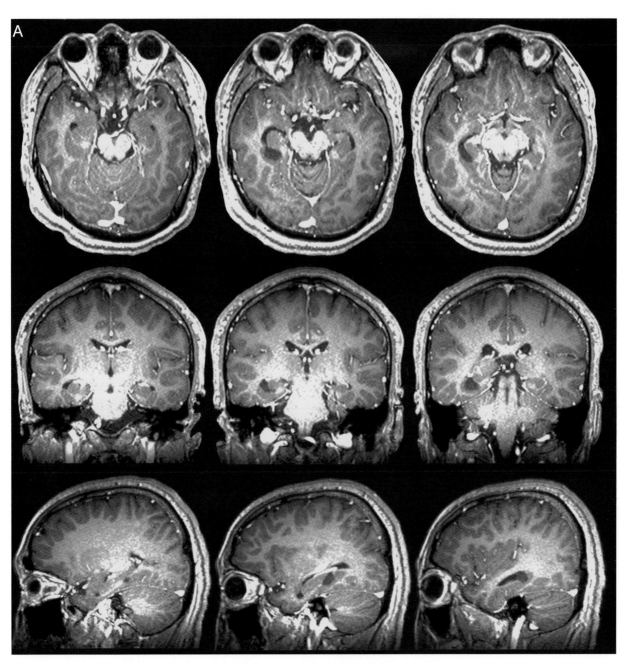

图 15-4-1 患者术前影像检查
A.T1 增强

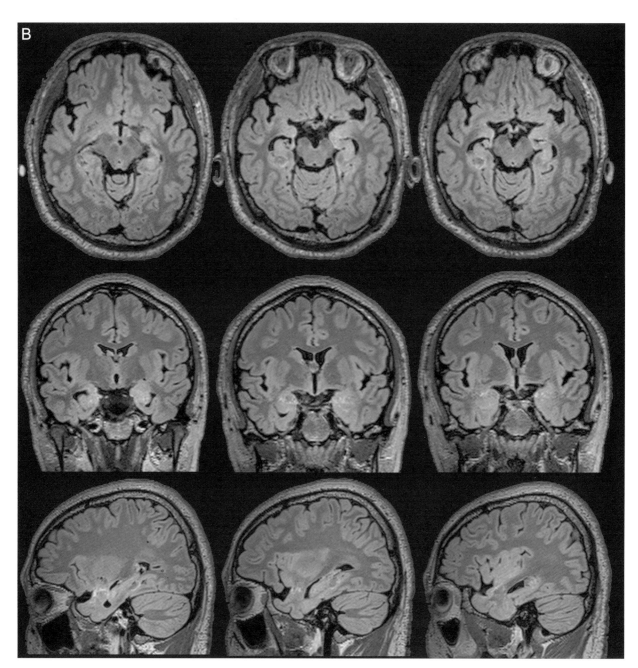

图 15-4-1（续） 患者术前影像检查

B. T2W FLAIR

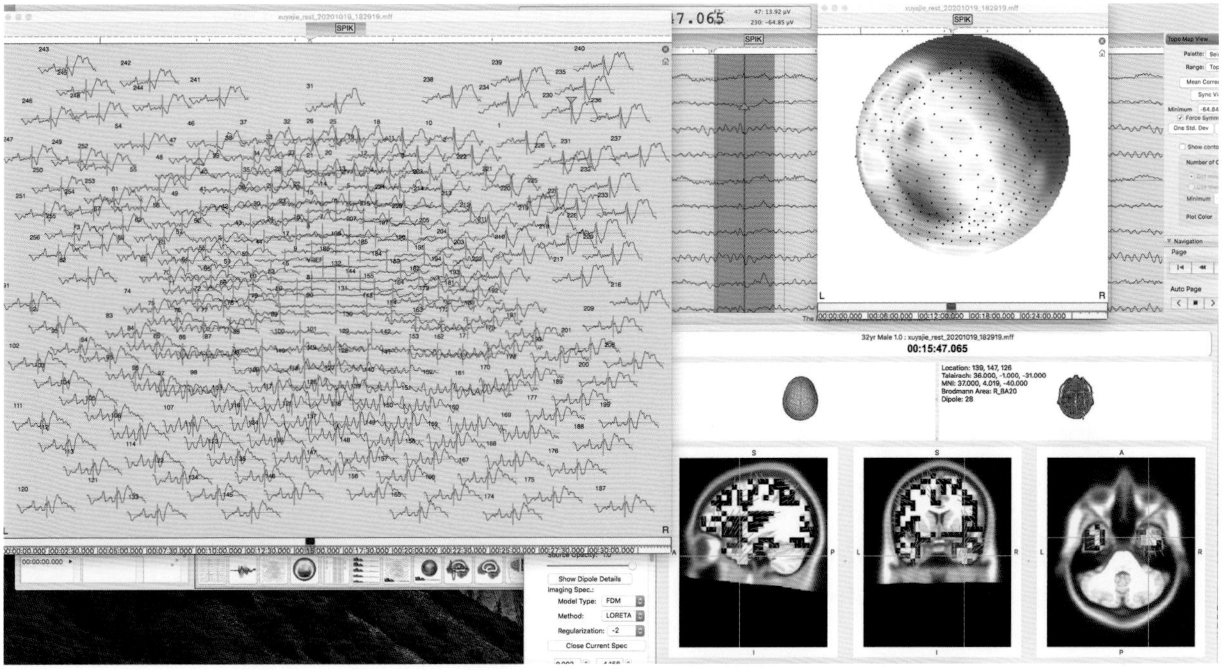

图 15-4-2　术前高密度脑电源定位评估

【手术过程】

1. **麻醉环节**　气管内插管，全身麻醉。

2. **体位摆放及开颅**　患者取俯卧位，颈部屈曲。磁兼容头架固定，导航注册（Stealth Station 导航系统）。局部理发并切口画线，常规消毒辅巾。右侧幕上枕部马蹄形切口，皮瓣翻向颅底方向，根据导航确定颅骨骨窗范围，内侧至矢状窦和窦汇、下界至横窦，游离骨瓣成形和硬脑膜悬吊。弧形剪开硬膜瓣翻向横窦方向并固定于皮瓣，充分暴露枕下叶与枕极（图 15-4-4、图 15-4-5）。

3. **肿瘤切除**　用脑压板牵开枕叶底面，逐渐深入，在导航指引下确认胼胝体压部平面的位置，显微镜下辨认侧副沟，电灼切开此处皮质。CUSA（Integra®）逐步吸除脑组织，即见肿瘤（图 15-4-6A、B），色灰红，质地软，易吸除，切除部分肿瘤后进入侧脑室房部，可见脑室顶壁、脉络丛等组织，注意辨认和保护。CUSA 设置参数为：aspiration，30%；irrgation，3 mL/min；amplitude，30%。如遇重要血管旁操作时，CUSA 的 tissue select 参数值更高，从而有助于保护血管。向前

方继续吸除邻近的部分海马旁回后部和受累的海马体部-齿状回组织，达到颞角，脑室壁各向保护完好（图 15-4-7A、B），导航证实肿瘤已全切除，大部分颞叶内侧结构被切除。手术操作全程导航定位的使用，不仅可以帮助术者判定肿瘤侵犯的范围，而且可以帮助识别重要的解剖结构。术者对标志性解剖结构的熟识也是本手术入路成功的关键。

4. **止血、术中磁共振检查及关颅**　对于 CUSA 操作后的肿瘤残腔，利用吸引器找到血管残端进行精准止血。对轻微渗血的创面注入流体明胶用以止血，有时也可以在流体明胶表面再敷以固体明胶进行局部加压保护。关闭硬膜后，行术中磁共振扫描，证实肿瘤全切除，颞叶内侧结构包括海马结构等大部分被切除，达到术前计划（图 15-4-8）。DTI 重建提示视辐射无损伤（图 15-4-9）。故终止切除，骨瓣还纳，分层缝合，头皮钉钉合皮肤，不放置引流管。

【术后治疗与随访】

组织病理学和分子病理学证实"胚胎发育

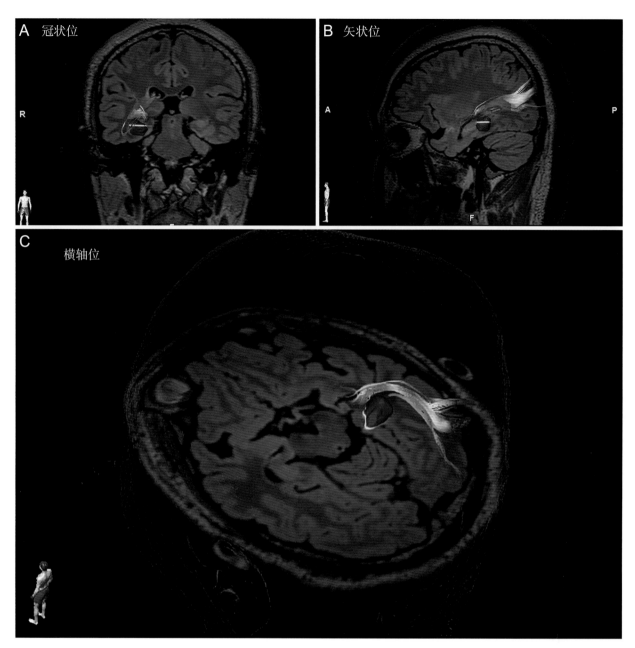

图 15-4-3　患者术前 DTI 纤维追踪（视辐射追踪成像）

不良性神经上皮瘤（DNT），WHO 1 级"的诊断（图 15-4-10）。无术后辅助放化疗。

患者术后复查视野完全无损伤（图 15-4-11）。继续规律抗癫痫治疗，采用左乙拉西坦 500 mg bid 口服，建议服用至少 1 年。术后 1 个月随访头颅 MRI，提示肿瘤全切除，颞叶内侧结构部分切除（图 15-4-12）。术后癫痫完全缓解，达到 Engel I 级。

【手术点评】

颞叶内侧手术始终是具备挑战性的神经外科手术，到达颞叶内侧而完全不损伤视辐射几乎不可能，一般会造成对侧视野的象限性缺损。在优势侧，腹侧语言传导束也会被损伤，造成患者术后语义理解障碍。所以如何进行颞叶内侧手术但不影响上述白质传导纤维，应是神经外科医生所

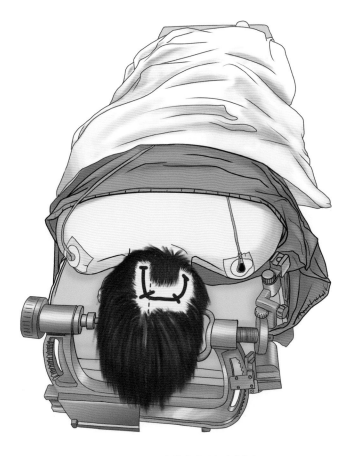

图 15-4-4　患者体位摆放示意图

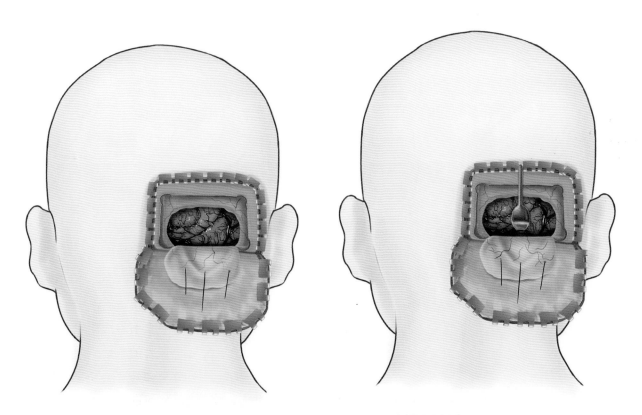

图 15-4-5　开颅皮瓣、骨窗范围，皮质暴露范围示意图

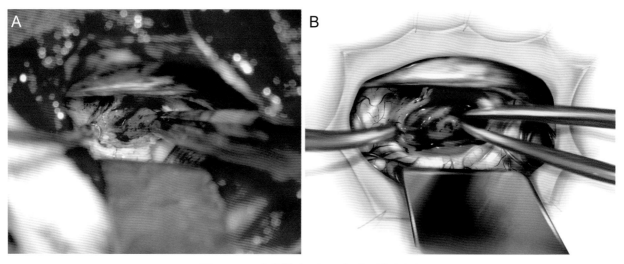

图 15-4-6 牵拉枕叶，切开皮质，暴露肿瘤

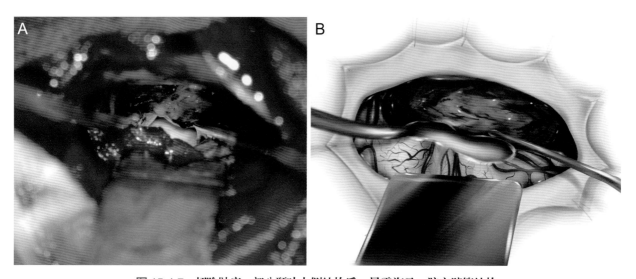

图 15-4-7 切除肿瘤、部分颞叶内侧结构后，暴露海马、脑室壁等结构

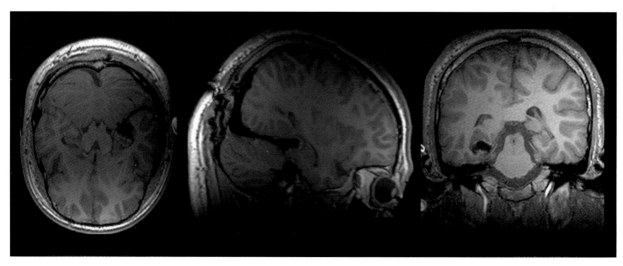

图 15-4-8 术中磁共振扫描评估肿瘤切除范围

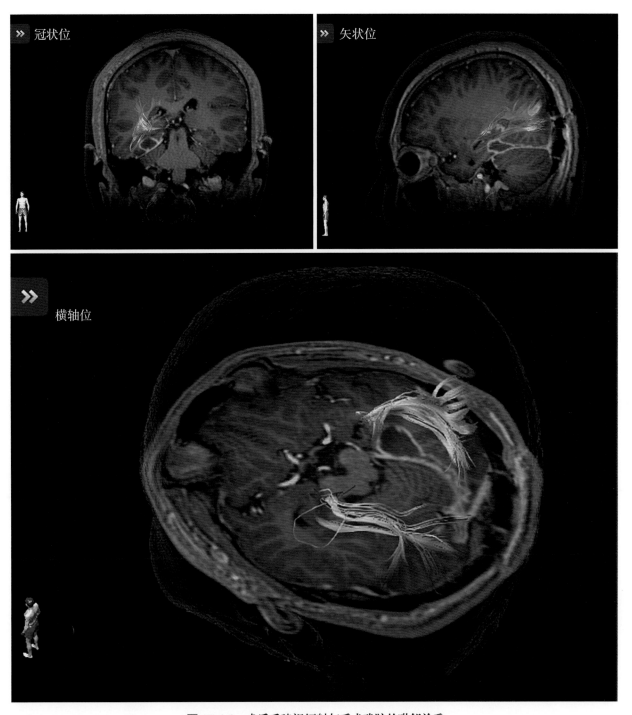

冠状位

矢状位

横轴位

图 15-4-9　术后重建视辐射与手术残腔的毗邻关系

追求的目标。经典颞叶内侧手术入路主要经外侧入路，对上述结构无法有效保护。经由幕上或幕下从后方入路从理论上可以完全避开视辐射前部（Meyer's loop）和腹侧语言传导束，达到最大程度地功能保护。本入路采用俯卧位，经由后方，从幕上到达颞叶内侧结构，减少了经由幕下手术采取坐位的潜在风险。可以对肿瘤和颞叶内侧相关结构暴露充分，在全切除肿瘤和致痫灶的前提下，最大程度地保护了患者的神经功能。

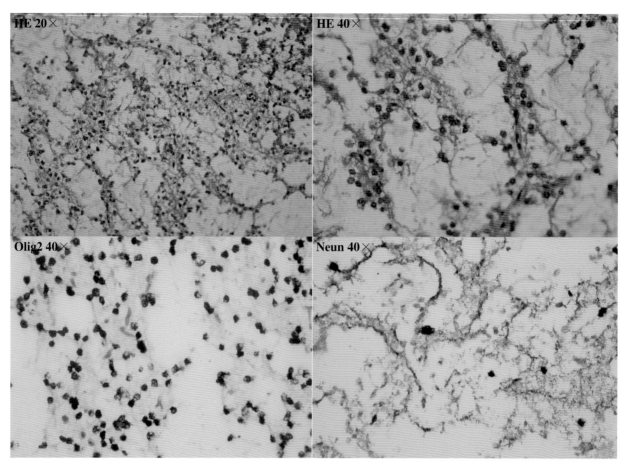

图 15-4-10　石蜡病理切片 HE 染色及免疫组化染色

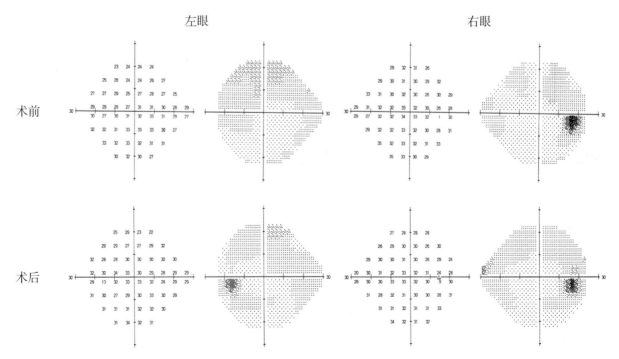

图 15-4-11　术前、术后视野比较

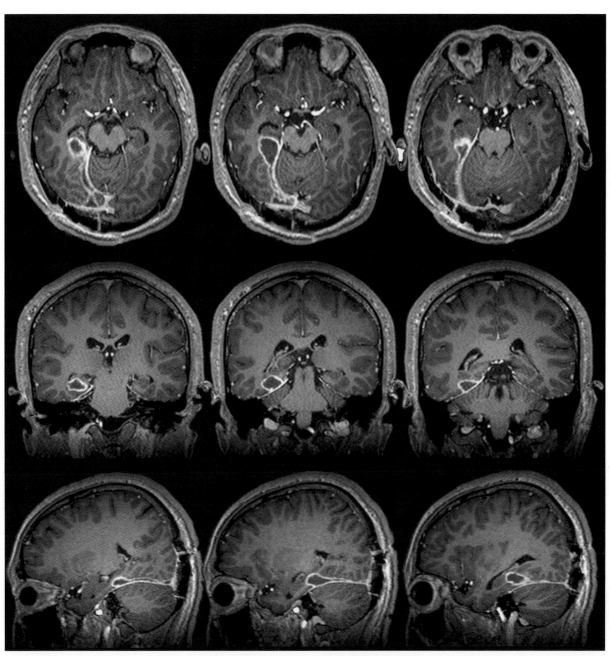

图 15-4-12　术后 1 个月磁共振随访

病例 5 · 颞叶内侧低级别胶质瘤

王旋 李彦 冯睿 吴劲松

【病例简介】

患者男性，44 岁，主因"反复癫痫发作 2 年余"入院。患者 2 年前无明显诱因出现癫痫发作，发作形式主要为"发呆"等小发作，发作前无明显先兆，无全面性强直阵挛发作，发作时不伴有神志障碍。近期发作逐渐频繁，约 3 次 / 月。接受一线抗癫痫药物丙戊酸钠和左乙拉西坦标准治疗，癫痫效果不佳。头部 MRI 检查提示："右侧颞叶内侧占位，侵犯海马，考虑低级别胶质瘤可能"。以"右侧颞叶内侧（mesial temporal lobe）肿瘤相关性难治性癫痫（tumour related refractory epilepsy，TRE）"收住入院，拟行手术治疗。

【体格检查】

神志清楚，发育正常，回答切题，自动体位，查体合作，步入病房。

神经系统体格检查：颅神经查体阴性，视力视野正常，四肢肌力 V 级、肌张力正常，四肢深浅反射可引出。感觉功能查体正常。双侧病理征未引出。

【辅助检查】

头颅 CT：右侧颞叶内侧见团块状低密度影（图 15-5-1），边界不清，中线结构居中，提示右侧颞叶内侧占位性病变。

头颅 MRI 平扫及增强（图 15-5-2A~C）：右侧颞叶内侧后部见团块状占位，累及海马，T1WI 呈低信号，T2W FLAIR 呈高信号，增强扫描未见明显强化，中线结构居中。

头颅 MRS（图 15-5-2D）：右侧颞叶内侧面Cho 峰明显升高，NAA 峰降低，Cho/NAA 比值最大为 40.9，提示病灶倾向肿瘤可能性大。

【术前准备及计划】

1. 术前评估 术前 1 天由神经外科医师评估患者双侧肢体运动功能及视力视野情况。结果显示患者四肢肌力 V 级，双侧视力视野正常。

2. 影像学扫描 术前一天在数字一体化神经外科手术中心诊断室内采用 3.0T iMRI（MAGN-ETOM Verio，Siemens®）采集导航所需的结构像、弥散张量成像（DTI）和任务态功能磁共振成像（fMRI）。在后处理工作站（Syngo MultiModality，Workplace，Siemens®/Brainlab®）中利用结构像序列重建脑表面及肿瘤病灶（图 15-5-3），利用 DTI 序列重建锥体束和视辐射（图 15-5-4，锥体束呈蓝色，视辐射呈紫色），结合结构像导入术中导航系统中，制订详细的个体化手术方案。

【手术解剖学要义】

该例患者病灶主要位于右侧颞叶内侧面，涉及海马复合体（头、体、伞、齿状回、海马托、海马旁回）。DTI 显示视辐射主要从病灶的外侧面和上面通过，投射到后方的枕叶。为最大程度保护视辐射和纵纹包含的语言传导束，术式考虑采用经枕下小脑幕上入路（infra-occipital supra-tentorial approach，参见本章概论部分）。该入路通过牵开枕叶（枕下回）底面，打开四叠体池，释放脑脊液后，利用脑底面的自然间隙，至舌回末端 / 扣带回峡部交界处，切开梭状回皮质，进入侧脑室房部底面，释放脑脊液，进一步降低脑压，

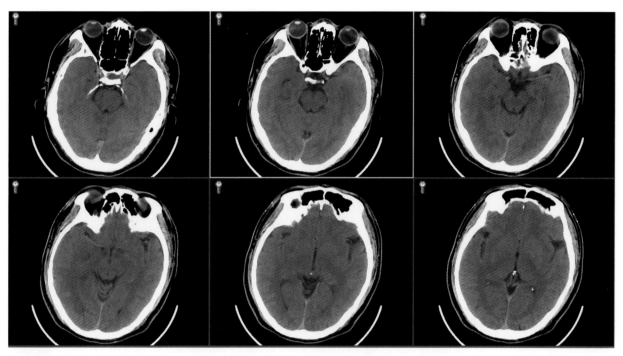

图 15-5-1 患者颅脑 CT 检查

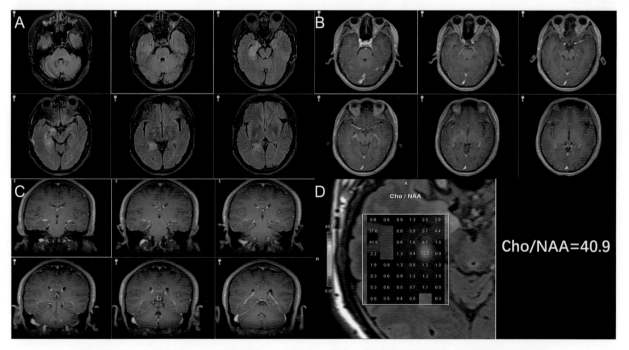

图 15-5-2 患者常规 MRI 结构像及 MRS 检查，提示右侧颞叶内侧面占位，累及海马复合体

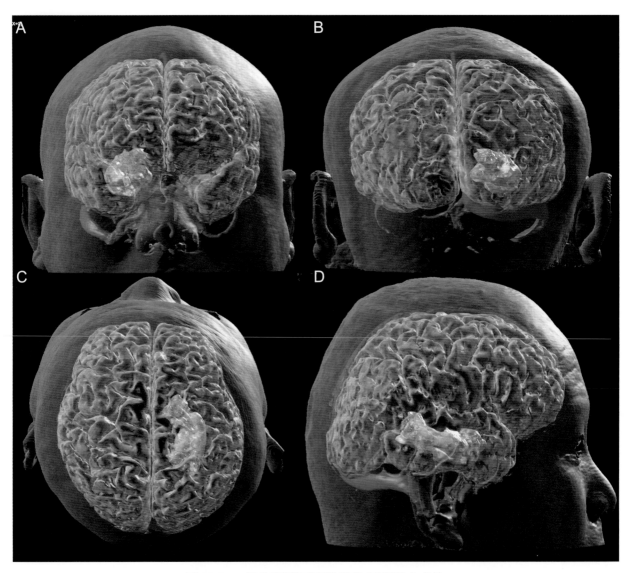

图 15-5-3 患者重建脑表面及肿瘤（深褐色）病灶

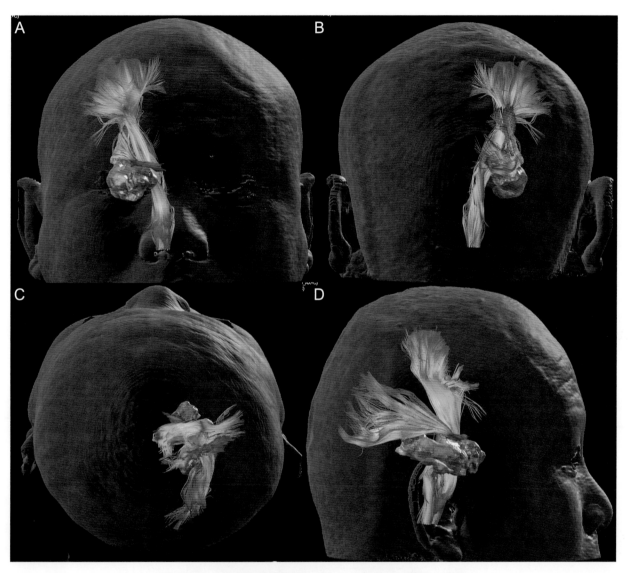

图 15-5-4　患者术前锥体束（蓝色）及视辐射（紫色）重建

增加手术通路的显露。进入侧脑室房部后，海马复合体可以全程显露，完整切除。切除范围外侧至枕颞沟，内侧至丘脑枕和大脑脚侧方环池，前至侧脑室颞角隐窝。杏仁核可以保留。

【手术过程】

1. **麻醉环节** 气管内插管，全凭静脉麻醉。

2. **体位摆放及开颅** 患者取俯卧位，颈部屈曲。磁兼容头架固定，导航注册 (Stealth Station, Medtronic®)（图 15-5-5）。常规消毒辅巾，右侧幕上枕部马蹄形切口，皮瓣翻向颅底方向，颅骨骨窗 4 cm×4 cm，范围内侧至矢状窦和窦汇，下界至横窦，游离骨瓣成形和硬脑膜悬吊。弧形剪开硬膜瓣翻向横窦方向，牵开并固定于皮瓣，充分暴露枕下叶与枕极（图 15-5-6）。

3. **肿瘤切除** 由于患者难治性癫痫发作 2 年，病灶位于颞叶内侧面，且术前 MRI 增强不明显，考虑为低级别胶质瘤可能性大，因此按照低级别胶质瘤所致 TRE 的思路，计划切除颞叶内侧海马复合体结构。剪开硬脑膜后，用脑压板牵开枕叶底面，打开四叠体池，缓慢释放脑脊液，逐渐深入，暴露舌回。导航指引下确认舌回，显微镜下见舌回表面肿胀，脑回增宽，枕颞沟狭窄（图 15-5-7）。电灼切开舌回末梢皮质。CUSA (Integra®) 逐步吸除灰质，即见白质内肿瘤组织（图 15-5-8），色苍白，质地较韧，不易吸除。切除部分肿瘤后进入侧脑室房部，可见侧脑室颞角顶壁、脉络丛以及脉络膜裂所环绕的丘脑等组织（图 15-5-9），注意辨认和保护丘脑。如遇重要血管旁操作时，CUSA 的 tissue select 参数值更高 (+++~++++)，从而有助于保护脉络膜血管。必要时可在皮质下电刺激同时切除肿瘤，CUSA 的 tissue select 设置为低值 (0~++)，以便肿瘤组织快速切除。向前方继续切除邻近的部分海马旁回后部和受累的海马伞-齿状回组织、海马体部和海马头部，达到侧脑室颞角隐窝。此时，以

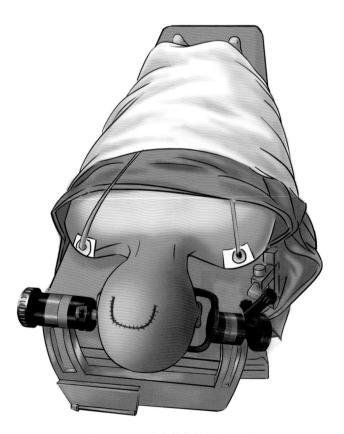

图 15-5-5 患者体位摆放示意图

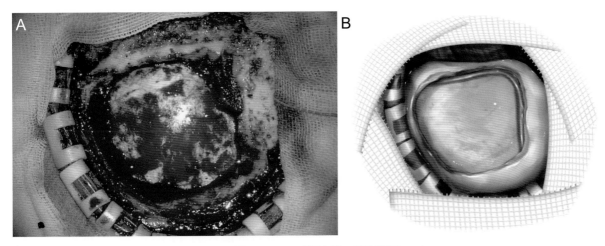

图 15-5-6 开颅皮瓣、骨窗范围

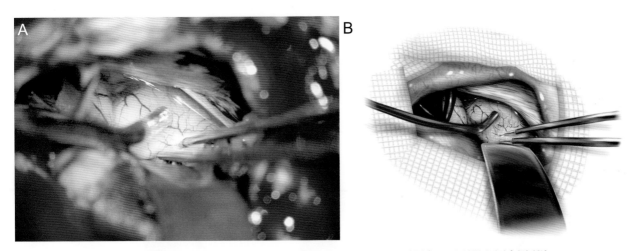

图 15-5-7 显微镜下以脑压板牵开枕下叶底面，见舌回末端皮质增宽，吸引器左侧为侧副沟

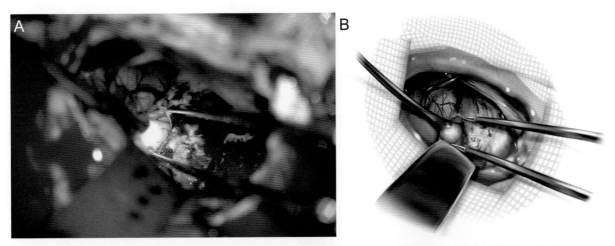

图 15-5-8 切开舌回表面灰质，部分切除海马旁回肿瘤，从底面显露侧脑室，脑室内侧壁象牙白色，
此时有脑脊液溢出，脑压可以迅速降低

侧副沟为外侧界，以四叠体池和环池为内侧界，保护中央核心区的丘脑枕、内侧膝状体、外侧膝状体、纹状体和中脑脚，同时保护侧脑室颞角顶壁的视辐射和外侧壁的纵纹结构。完整切除肿瘤侵犯的海马复合体（海马头、体及托），再次经过导航确认手术范围，包括大部分颞叶内侧结构被切除（图15-5-10）。手术操作全程使用导航定位，可帮助术者判定肿瘤侵犯的范围，并帮助识别重要的解剖结构。术者对颞枕叶底面解剖标记的熟识度是本手术入路成功的关键。

4.止血、术中磁共振检查及关颅　对于CUSA操作后的肿瘤残腔，利用吸引器找到血管残端进行精准止血。尽量减少对脑组织的烧灼，

减轻术后水肿，对轻微渗血的创面涂抹少量流体明胶即可以止血，有时也可以敷以适当裁剪的干明胶海绵片压迫止血。术野以温生理盐水反复冲洗也可以达到止血目的。止血满意后严密缝合硬脑膜，防止硬膜外渗血和脑脊液漏引起的伤口愈合不良或术野感染。经过测量，硬脑膜切口暴露的区域直径仅2 cm左右（图15-5-11）。严密缝合硬脑膜（图15-5-12），行术中磁共振扫描，证实肿瘤影像学切除范围包括颞叶内侧海马复合体结构，达到术前计划（图15-5-13）。故终止手术，骨瓣还纳，分层缝合皮瓣，不放置皮下引流管（图15-5-14）。术后DTI重建提示视辐射纤维束走行同术前，锥体束保护良好（图15-5-15）。

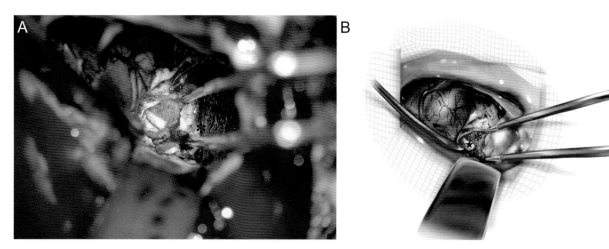

图 15-5-9　扩大侧脑室房部显露，见到侧脑室房部顶壁（★）和脉络膜（＊）

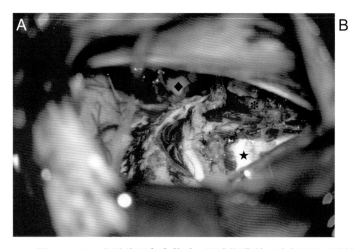
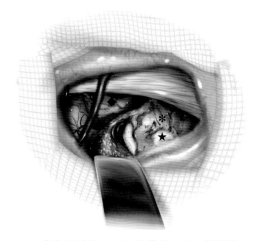

图 15-5-10　切除海马复合体后，见脉络膜裂，后者环绕丘脑枕（★）、中脑大脑脚（＊）、纹状体（◆）等结构

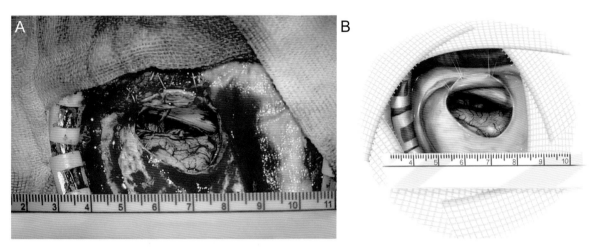

图 15-5-11　硬脑膜剪开的范围直径仅 2 cm 左右

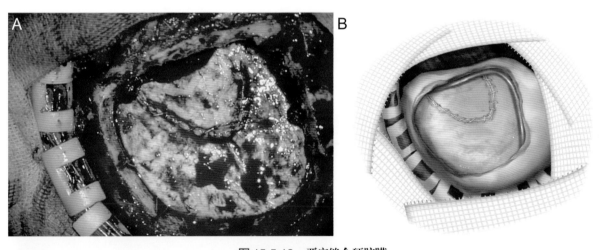

图 15-5-12　严密缝合硬脑膜

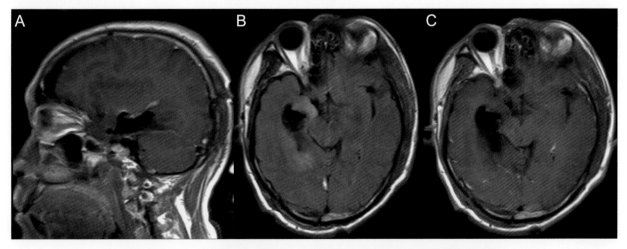

图 15-5-13　术中磁共振扫描提示肿瘤切除范围包括整个海马复合体结构

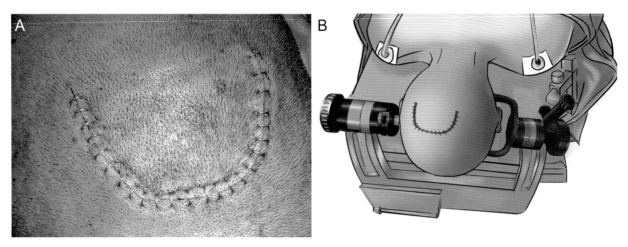

图 15-5-14　帽状建模缝合后，头皮用皮钉缝合

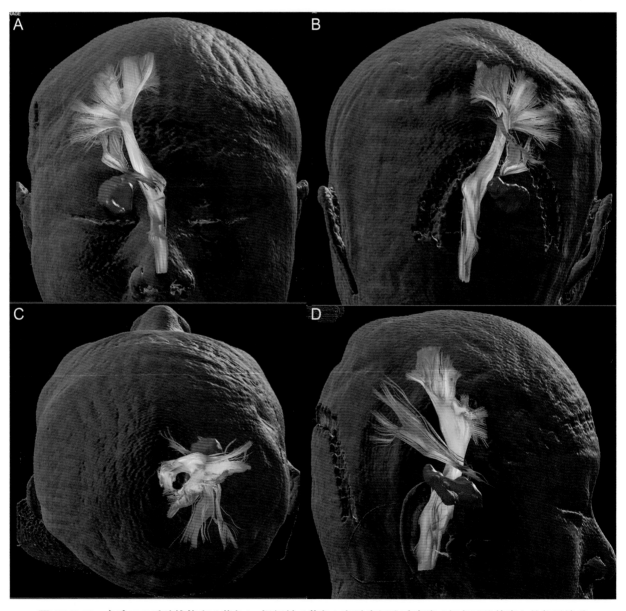

图 15-5-15　术后 DTI 重建锥体束（蓝色）、视辐射（紫色）和肿瘤切除后残腔（红色三维轮廓）的位置关系

【术后治疗与随访】

术后组织病理诊断为"（右侧颞叶）弥漫性低级别胶质瘤：CD34 阳性的低级别神经上皮肿瘤 / 青少年多形性低级别神经上皮肿瘤（PLNTY），WHO 1 级。"（图 15-5-16）分子检测结果：BRAF V600E（野生型），CDKN2A/B 缺失（阴性），建议进一步做 EGFR 家族分子检测后进一步确诊。

分子病理分型结果：IDH 野生型、1p/19q 未发生联合共缺失、TERT 启动子突变型、EGFR 拷贝数扩增型、未同时检出 7 号染色体扩增和 10 号染色体缺失。MGMT 启动子区甲基化阳性。

中枢神经系统肿瘤全基因组 DNA 甲基化聚类分析结果提示，该样本归类于甲基化组：青少年多形性低级别神经上皮肿瘤（polymorphous low-grade neuroepithelial tumor of the young，PLNTY）。拷贝数变异分析（CNV）结果：6、10、13、14 号染色体缺失；7 号染色体碎裂；EGFR 扩增。MGMT 位点甲基化分析结果：MGMT 位点甲基化。

术后患者有短暂视野缺损（图 15-5-17），经过营养神经对症支持治疗，已于出院后明显好转。3 个月后随访，视野显著恢复至接近正常（图 15-5-18）。术后继续服用抗癫痫药物左乙拉西坦 0.5 g bid，无癫痫发作，术后 3 个月复查 MRI 提示肿瘤无进展（图 15-5-19）。

【手术点评】

颞叶内侧选择性海马切除的手术采用最多的是经颞叶入路。该入路的优势是不需要牵拉脑叶，直接切开颞中回行皮质造瘘，暴露海马复合体相对直观。该入路的缺点是需要切开前颞叶外侧面正常脑组织，有可能会影响颞干（temporal stem）

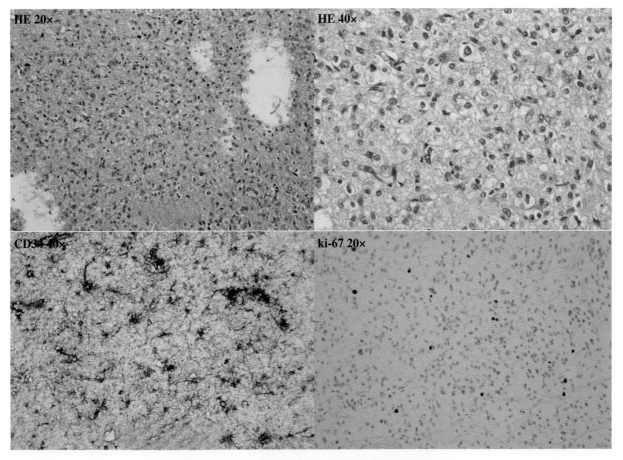

图 15-5-16　石蜡病理切片 HE 染色及免疫组化染色

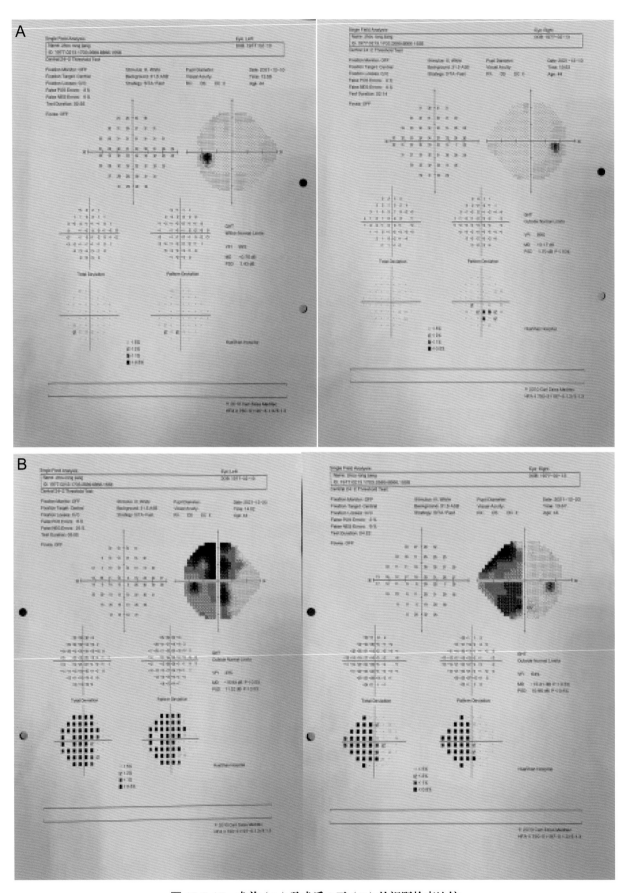

图 15-5-17　术前（A）及术后 3 天（B）的视野检查比较

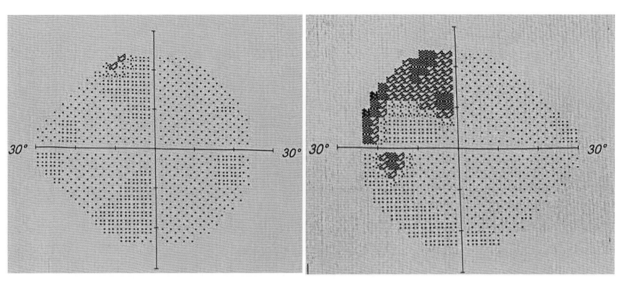

图 15-5-18 术后 3 个月的视野检查

的钩束、下纵束、下额枕束等语言传导束，导致术后言语功能障碍。此外，该入路还可能损伤视辐射中 Meyer's loop，导致双眼对侧视野缺损。对于本案例，我们选择枕下小脑幕上入路，从底面牵开，抬起枕下叶深入舌回和海马旁回，通过打开四叠体池蛛网膜释放脑脊液，使脑组织塌陷。逐步暴露病变脑回，切开舌回末端的皮质，进入侧脑室房部后，进一步释放侧脑室颞角的脑脊液，进一步使脑组织塌陷，使整个手术通道宽敞清晰。本入路的手术通道回避了视辐射纤维束的走行，使侧脑室颞角顶壁和外侧壁的视辐射损伤程度减轻至最低。同时该手术入路不切开颞干和纵纹（sagittal striatum），因此不会影响腹侧语言传导束，术后不会引起语义理解障碍。在导航和电生理监测的辅助下，术中可以进行解剖结构的辅助定位，经颅运动诱发电位可以实时监测患者运动通路的完整性。脉络膜和脉络膜裂是术中重要的解剖标志，可以帮助我们确定中央核心区位置以及丘脑枕、内侧膝状体、外侧膝状体、纹状体

等各部分的结构，同时还可以辨识侧副沟、枕颞沟、海马、海马旁回等相关重要解剖部位。对于海马复合体是完整切除，还是用 CUSA 分块切除，取决于手术类型，前者多用于癫痫外科，后者适用于神经肿瘤外科。

"青少年多形性低级别神经上皮肿瘤（PLNTY）"是一种通常与癫痫相关的年轻患者（大多在 20~30 岁，高龄患者也有报道）的多种形态学改变的肿瘤。该肿瘤中常见 MAPK 通路相关基因改变，包括 *FGFR2* 的融合 [特别是 *FGFR2*：*CTNNA3* 和 *FGFR2*：*SHTN1*（KIAA1598）]。该类肿瘤甲基化谱与节细胞胶质瘤相似度较高。

该患者术前诊断考虑是颞叶内侧面低级别胶质瘤，术后组织病理为低级别神经上皮肿瘤 / 青少年多形性低级别神经上皮肿瘤（PLNTY），进一步的 DNA 甲基化谱检测报告也提示这例与 PLNTY 的甲基化谱有很好的聚类。病理诊断支持术者采用选择性海马复合体切除的手术策略是合理的。

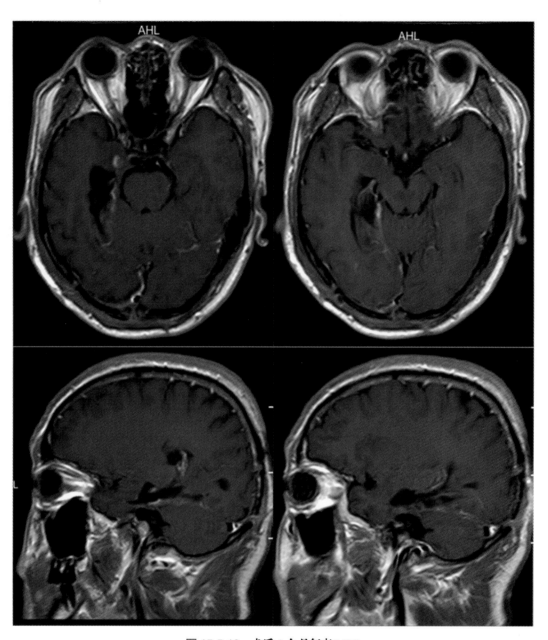

图 15-5-19 术后 3 个月复查 MRI

病例 **6** · 左侧颞叶–岛叶少突胶质瘤

刘熙　金雷　马耐耐　吴劲松

【病例简介】

患者男性，40 岁，癫痫大发作 1 月余。患者 1 个月前无明显诱因出现癫痫大发作，表现为意识不清、四肢抽搐、口吐白沫、双眼上翻，持续约 1 min，后患者自行清醒、表现如常，无后遗症状。患者于当地医院行头颅 MRI 检查提示"左侧颞叶占位性病变，胶质瘤可能"。为进一步诊治，至我院就诊，收入我科，患者诉平时无头痛，无明显头晕、恶心呕吐、肢体无力等，近来无其他不适。

【体格检查】

神志清楚、发育正常、营养良好、回答切题、自动体位、查体合作、步入病房。

神经系统体格检查：颅神经查体阴性，四肢肌力 Ⅴ 级、肌张力正常，四肢深浅反射可引出、反射正常。感觉功能查体正常。双侧 Babinski、Hoffmann 征未引出。

【辅助检查】

头颅 CT：左侧额颞岛叶弥漫性低密度影，密度不均匀、边界不清；侧脑室受压不明显，中线结构居中，提示左侧额颞岛叶占位性病变。

头颅 MRI 平扫及增强：左侧额叶、颞叶及岛叶灰白质处见团块状占位，T1WI 呈等低混杂信号，T2WI 呈高信号，增强扫描未见明显强化（图 15-6-1~ 图 15-6-5）。

头颅 MRS：左侧岛叶 Cho 峰明显升高，NAA 峰降低，Cho/NAA 比值最大为 14.5，提示肿瘤性病灶可能大（图 15-6-6）。

【术前准备及计划】

1. **术前神经心理学评估**　该患者于术前 1 天采用简易精神状态检查（MMSE）评估认知功能，采用汉语失语成套测验（ABC）评估患者语言功能，并评估双侧肢体运动功能。

神经心理学检查：右利手，KPS100/100 分，MMSE 29/30 分，波士顿命名测试（BNT）27/30 分，汉语失语成套测验（ABC）得分：自发言语 20/20 分，复述 99/100 分，命名 96/100 分，失语指数 98.0/100 分（正常 cut-off 值 93.8），提示无汉语失语。评估完成术中语言任务的能力，包括数数、图片命名和文字阅读。

2. **影像学扫描**　术前 1 天在数字一体化神经外科手术中心诊断室内采用 3.0T iMRI（MAGNETOM Verio，Siemens®）采集导航所需的结构像、弥散张量成像（DTI）和任务态功能磁共振成像（fMRI）。在后处理工作站（Syngo MultiModality，Workplace，Siemens®）中利用 DTI 序列重建锥体束、弓状束、上纵束等皮质下通路，利用 fMRI 序列获得语言功能激活区，结合结构像导入术中导航系统中，制订详细的手术方案（图 15-6-7~ 图 15-6-11）。

3. **唤醒麻醉评估和术前宣教**　该例患者手术计划是唤醒麻醉下的语言区肿瘤切除。采用唤醒麻醉的适应证：①功能区或涉及功能皮质及皮质下功能通路的病灶，主要是脑实质内肿瘤（intra-axial neoplasm）手术。功能区主要指优势半球的环侧裂语言区或双侧运动区；②年龄在 14 岁以上；③认知功能基本正常，术前无或轻度语言功能障

T1WI

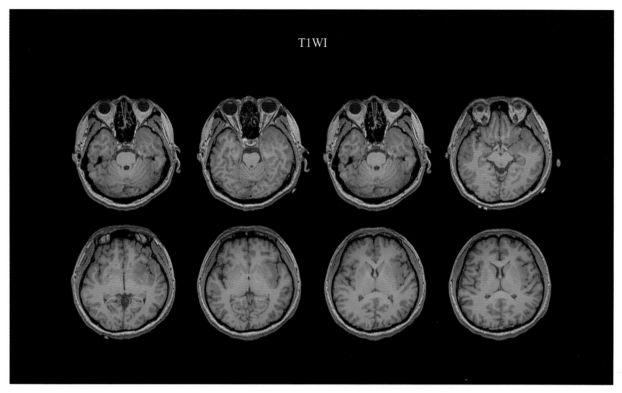

图 15-6-1　患者术前磁共振 T1W 影像（横轴位），显示左侧颞叶-岛叶病变

T1+C

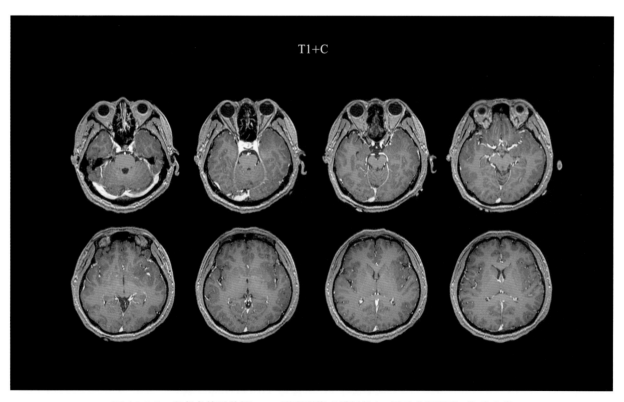

图 15-6-2　患者术前磁共振 T1W 增强影像（横轴位），显示左侧颞叶-岛叶病变

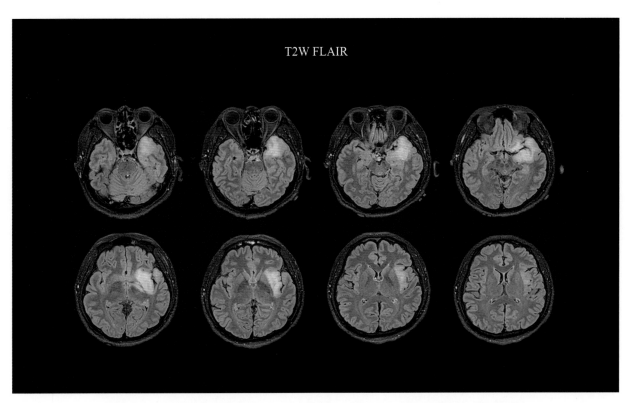

图 15-6-3　患者术前磁共振 T2W FLAIR 影像（横轴位），显示左侧颞叶-岛叶病变

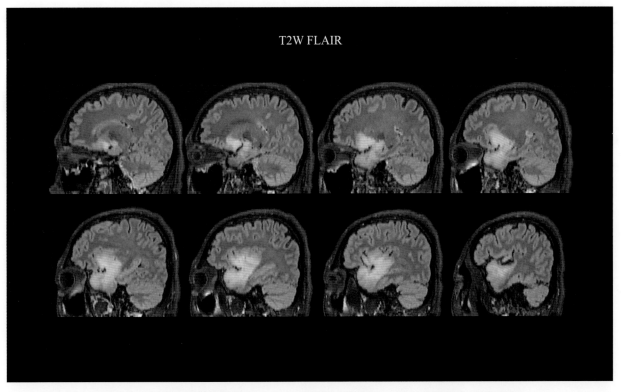

图 15-6-4　患者术前磁共振 T2W FLAIR 影像（矢状位），显示左侧颞叶-岛叶病变

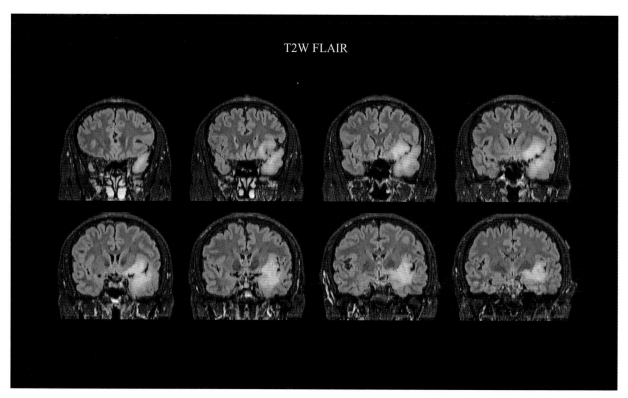

图 15-6-5 患者术前磁共振 T2W FLAIR 影像（冠状位），显示左侧颞叶-岛叶病变

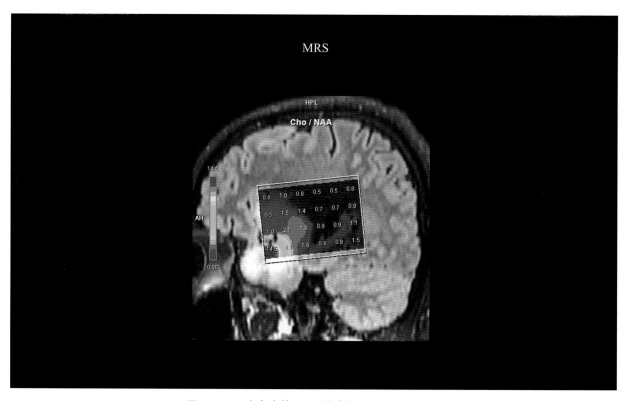

图 15-6-6 患者术前 MRS 检查提示肿瘤可能性大

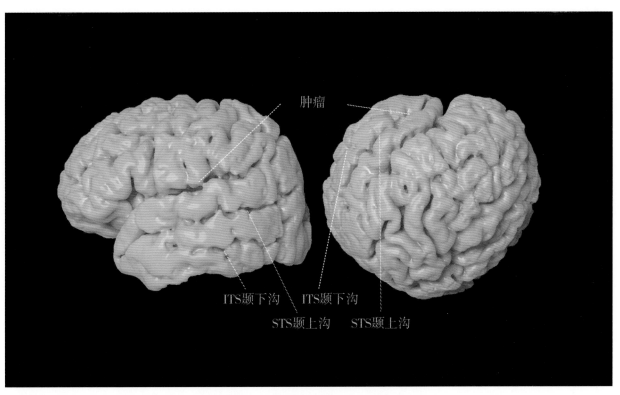

图 15-6-7　肿瘤在大脑中的空间位置关系

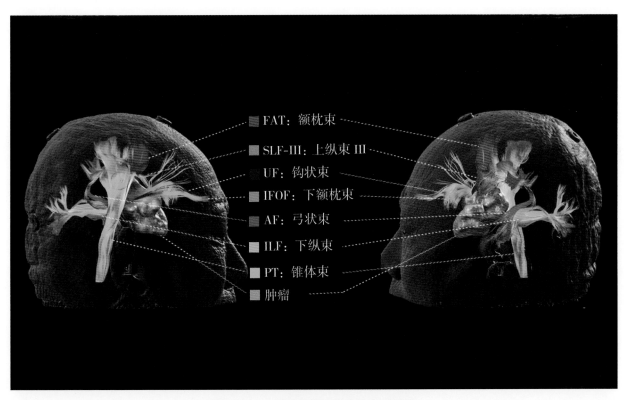

图 15-6-8　肿瘤与各纤维束的空间关系

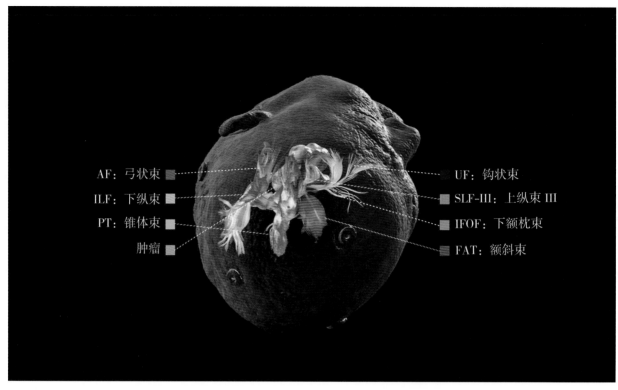

AF：弓状束　　　　　　　　　　　　　　　UF：钩状束

ILF：下纵束　　　　　　　　　　　　　　　SLF-III：上纵束 III

PT：锥体束　　　　　　　　　　　　　　　IFOF：下额枕束

肿瘤　　　　　　　　　　　　　　　　　　　FAT：额斜束

图 15-6-9　患者术前计划仰卧位，头部向病灶对侧旋转 30°

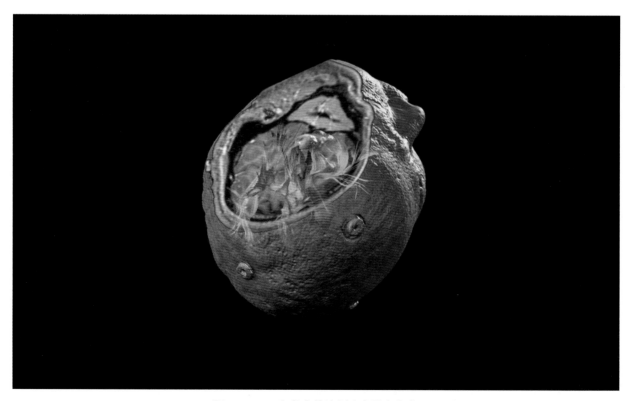

图 15-6-10　患者术前计划改良翼点入路

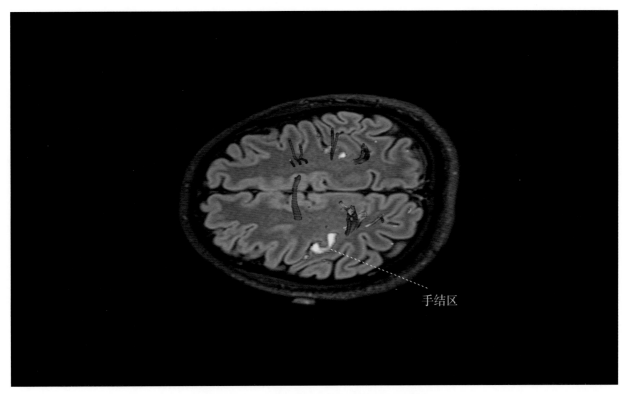

手结区

图 15-6-11　患者手运动任务功能磁共振成像

碍且能够执行术前制订的任务；④患者知情同意。该例患者符合唤醒麻醉手术的适应证。

手术前已对该患者进行唤醒麻醉宣教，使患者提前熟悉术中所需执行的语言任务，减少患者焦虑；唤醒手术前已充分考虑患者的意愿，评估患者配合程度，排除难治性、反复发作性癫痫、困难气道、睡眠呼吸暂停综合征、缺血性心脏病，或心理障碍。

【手术解剖学要义】

本例为颞叶-岛叶胶质瘤。肿瘤主体位于岛叶前部；上界接近环岛上沟，侵袭至额叶外侧眶回；前界至环岛前沟；下界循颞干的钩束侵入颞极和颞叶前部；深面至壳核。本例胶质瘤手术计划行 90% 以上切除，包括颞极、颞极平台、钩回及杏仁核，颞叶切除的后界解剖标志为第一颞横回（Heschl 回），保留颞叶内侧面的海马复合体。额下回眶部做皮质造瘘，显露并切除岛叶前部病灶。本例手术过程中应注意保护岛叶表面的大脑中动脉的 M2 和 M3 段分支，颞极动脉和颞前动脉可以电凝切断，外侧豆纹动脉途经瘤床深面供应基底节，需注意避免损伤。对深部纤维束的损伤风险主要发生在钩束和下额枕束。鉴于本病例为左侧半球病变，围手术期需注意语言功能和认知量表的评估。

【手术过程】

1. **麻醉环节**　术中唤醒麻醉选择监护麻醉技术（monitored anesthesia care，MAC）。详见上篇第 3 章第 2 节。

2. **体位摆放及开颅**　患者取仰卧位，头部向病灶对侧旋转 30°，颈部轻度伸展，确保静脉回流通畅，术侧肩下垫枕。左侧改良翼点切口，根据导航确定颅骨骨窗范围，常规游离骨瓣，额颞骨窗，硬脑膜悬吊于骨窗四周（图 15-6-12）。硬脑膜打开前予静脉快速输注甘露醇 1g/kg，降低颅内压。开始神经电生理监测，躯体感觉诱发电位（somatosensory evoked potential，SEP）相位反转处确定中央沟位置；感觉诱发电位的条形皮质电极置于术野周边硬脑膜下，不影响手术操作的位置，进行持续经皮质运动诱发电位监测（continuous transcortical MEP monitoring）。

3. 皮质电刺激 确定患者苏醒并能配合执行术中任务后，开始运动皮质定位。采用双极电刺激器、监护设备为 Medtronic-Eclipse（Medtronic®）术中神经监测工作站。刺激参数以引出刺激部位附近出现后放电的刺激强度阈值，再以此阈值下 1 mA 为标准刺激电流强度，或以引出运动反应的最小强度为刺激阈值，该患者以 2 mA 刺激强度为起始。

用消毒数字或字母标签标示阳性位点。当手术野刺激语言区时，观察患者语言反应。语言常用的任务包括数数（1~50），图片命名（"这是……"）和单词阅读（这个词汇是……）。刺激时间通常设为 4 s。患者胸前置无线麦克风，便于应答清晰可辨，同时摄像头记录患者语言活动，并监测其面部抽搐情况。阳性结果判定标准：同一部位共刺激 3 次（非连续刺激），如果其中 2 次出现语言功能抑制（语言中断、命名障碍或失读）即认定为阳性区域；言语中断需要与构音障碍进行鉴别，构音障碍多是由于唇、舌、会厌，以及喉部声门的不随意肌肉的运动协调障碍导致。如果皮质暴露范围仅有语言功能阴性区，在肿瘤显露充分的情况下，不再为寻找阳性位点而扩大皮质显露。对于该例患者，在数数和图片命名任务中，电刺激引起数数的中断，数字标签 1 所示；电刺激引起图片命名的障碍则用数字标签 2 标记（图 15-6-13）。

4. 肿瘤切除 为了防止数字标签被冲洗漂

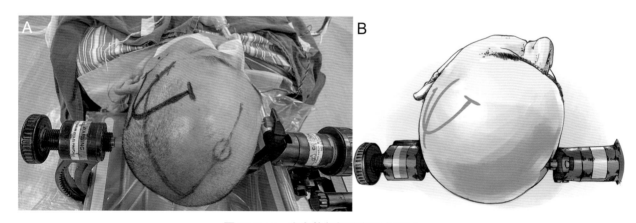

图 15-6-12 患者体位摆放和头皮切口

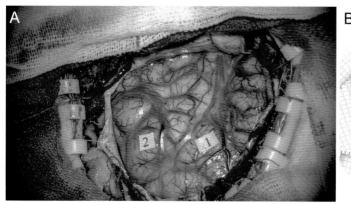
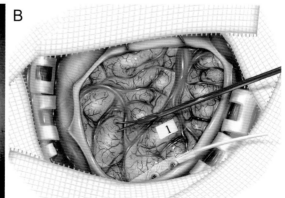

图 15-6-13 双极电刺激器确定语言运动皮质

走，并兼顾术野可视性，我们在重要功能皮质表面用透明塑料薄膜覆盖。避开语言皮质（字母标签2），在 Labbe 静脉前切开颞叶皮质的软脑膜，在皮质下即见肿瘤，呈灰白色，质地韧，血供一般，与周围组织边界不清。以 CUSA 分块切除颞叶外侧、前颞叶和颞叶内侧面肿瘤，以及邻近脑组织结构（图 15-6-14）。同时要求患者执行数数及图片命名任务，以评估语言传导束损伤。将颞叶钩回与杏仁核切除，直至暴露大脑脚。在岛叶的环岛前沟和岛阈表面可见大脑中动脉（MCA）的主干膝部，以及随后分出的 M2 上、下干和岛叶长短回间的 M3 分支，均予以妥善保护。额下回三角部皮质造瘘可以显露第一和第二条岛短回至环岛上沟，环岛前沟和上沟交汇点为岛前点，软脑膜下切除岛叶肿瘤。深部至豆纹动脉外侧支，主要供应壳核。沿颞横回切

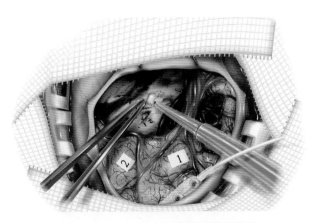

图 15-6-14　CUSA 切除颞叶部分肿瘤

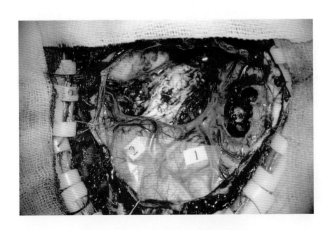

图 15-6-15　肿瘤切除后暴露颅底

除颞叶肿瘤，行径指向岛后点（图 15-6-15）。

5. 皮质下电刺激　使用单极电刺激器在皮质下刺激来定位皮质下的运动通路，皮质下运动通路选用短串刺激：刺激间期 0.5 ms，串刺激 5 个 / 次，频率为 60 Hz。一般认为，刺激点电流强度与传导束间距存在 1 mm/1 mA 的关系，即 1 mA 刺激阳性则离锥体束（皮质脊髓束）距离约为 1 mm。

侧脑室颞角外侧壁打开后，需注意的解剖结构是颞干（temporal stem），包括钩束和下额枕束两个重要的腹侧语义通路，所以要通过图片命名任务完成皮质下语义通路的电刺激定位。侧脑室颞角打开，即可见海马头部，指状隆突清晰可见。皮质下语言通路定位时，推荐采用双极电刺激器。电刺激时，嘱患者执行图片命名任务，通过皮质下刺激阳性的点可确定肿瘤后缘功能边界。额盖深部用单极电刺激，定位可能接近的运动通路（皮质脊髓束）（图 15-6-16）。该例患者皮质下电刺激的结果都是阴性，说明手术没有损伤皮质下语言和运动通路。由于肿瘤形状不规则，且深面血管、神经传导束等结构复杂，推荐采用 CUSA 等体积软脑膜下分块切除，即"雕刻式"手术技巧。

6. 止血、术中磁共振检查及关颅　处理大脑中动脉 M2 和 M3 分支的区域。分离大脑中动脉间隙，逐步暴露并切除位于深面的肿瘤。为避免伤及大脑中动脉及其分支。用 CUSA 切除岛叶肿

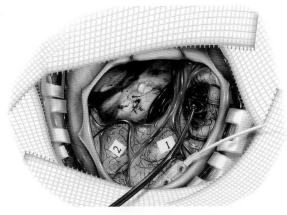

图 15-6-16　皮质下电刺激定位皮质脊髓束

瘤时，组织选择参数设定为高值（+++）以保护侧裂血管。使用小片罂粟碱明胶贴敷大脑中动脉 M2 和 M3 分支，大脑中动脉 M2 和 M3 段的间隙中用 CUSA 吸除肿瘤，使得血管下的各个手术的隧道连通。术野以温生理盐水反复灌洗至清亮。M2 和 M3 分支被架空，深面间隙连通额颞叶手术残腔，注入流体明胶，可以达到满意止血（图 15-6-17）。术野止血确切后，我们移除硬脑膜下条

形电极、透明的塑料薄膜和各个阳性位点的数字标签。术中磁共振证实肿瘤 90% 以上等体积切除（图 15-6-18）。

【术后治疗与随访】

组织病理学基础上完善分子分型，整合诊断为"左侧颞叶-岛叶少突胶质细胞瘤，IDH 突变，1p/19q 共缺失；WHO 2 级"（图 15-6-19）。分

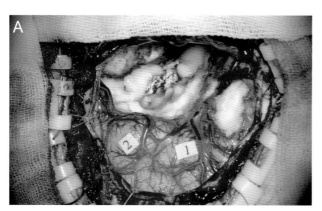
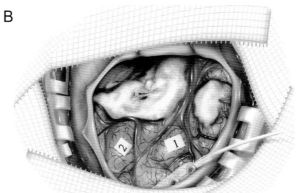

图 15-6-17　手术残腔注入流体明胶止血

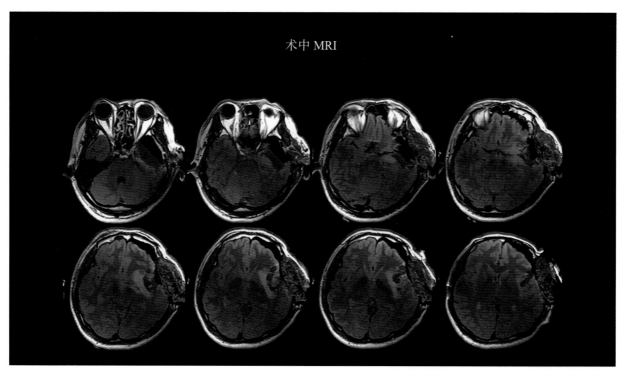

图 15-6-18　术中磁共振显示肿瘤 90% 以上等体积切除

子病理结果：1p/19q FISH 共缺失，*TERT* 突变，FISH-CDKN2A 无纯合性缺失。免疫组化结果（图15-6-19）：GFAP（+），Olig2（+），IDH1（+），ATRX（+/−），p53（−），Neun（−），EMA（−），H3K27M（−），CD34（−），Ki-67（4%+），MSH2（+），MSH6（+），MLH1（+），Pms2（+）。

术后行辅助放疗和辅助化疗，神经肿瘤科医师建议替莫唑胺同步放化疗方案（Stupp regimen）。术后长程随访疗效满意，术后3个月的磁共振影像，见图15-6-20~图15-6-23。

【手术点评】

颞叶低级别胶质瘤，年龄小于40岁，手术应争取最大程度安全切除，以平衡患者的生存获益和功能预后。该患者术前影像显示肿瘤已经侵犯至岛叶，影像学切除目标设为90%以上，是符合临床实际的。由于肿瘤位于优势半球环侧裂语言区，术者采用唤醒开颅联合术中脑功能定位技术保护患者的运动和语言功能，手术方案也是合理的。术后整合病理诊断是"成人型弥漫性少突胶质细胞瘤，IDH 突变和1p19 共缺失"，对应的手术策略应该是"保留功能的前提下，有效切除肿瘤"。术中 iMRI 扫描证实肿瘤切除率90%以上，达到手术目标。患者术后按照诊疗指南，采用了放疗以及替莫唑胺辅助化疗。术后远期 MRI 随访疗效满意。继续定期规律随访该患者。

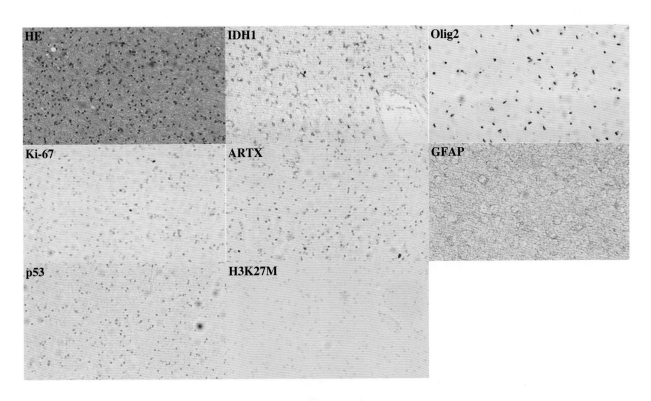

图 15-6-19　石蜡病理切片 HE 染色及免疫组化染色

T1WI

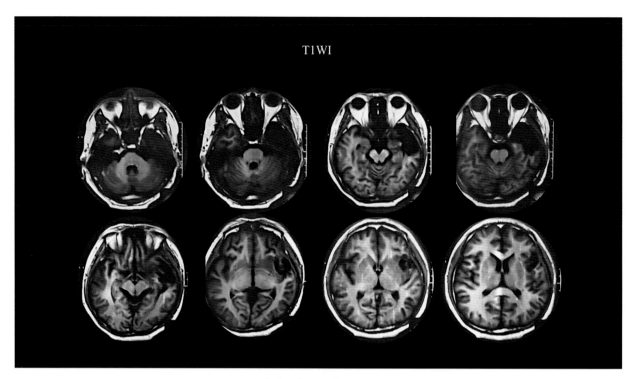

图 15-6-20 患者术后 3 个月磁共振 T1WI 影像（横轴位）

T1+C

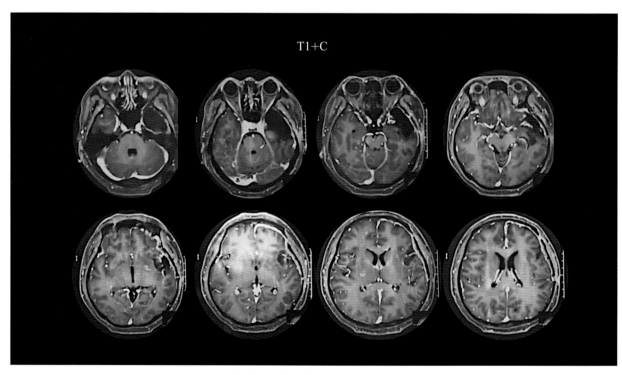

图 15-6-21 患者术后 3 个月磁共振 T1WI 增强影像（横轴位）

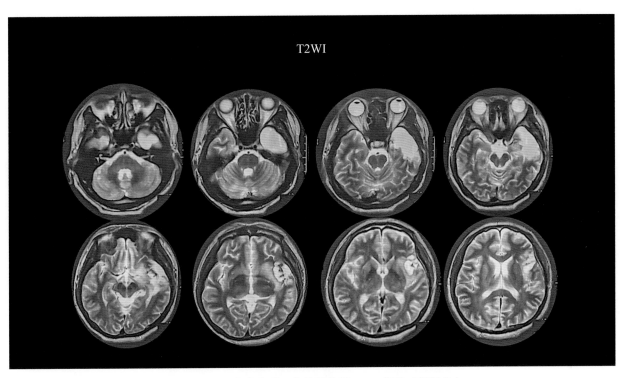

图 15-6-22　患者术后 3 个月磁共振 T2WI 影像（横轴位）

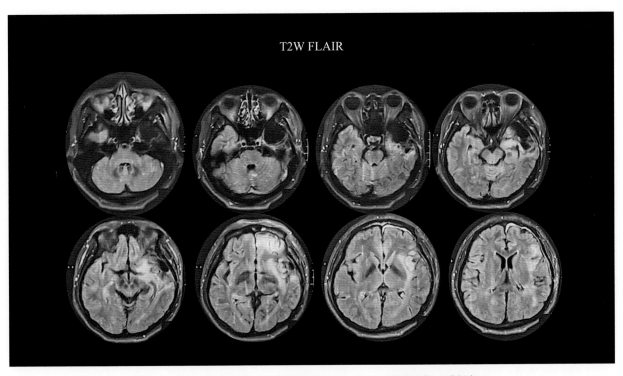

图 15-6-23　患者术后 3 个月磁共振 T2W FLAIR 增强影像（横轴位）

第16章
顶叶胶质瘤手术

病例 1 · 左侧顶上小叶低级别胶质瘤

刘通　金雷　马耐耐　李彦　吴劲松

【病例简介】

患者男性，39岁。体检发现颅内占位1周。患者入院前1周体检行颅脑 MRI 检查提示："左侧顶叶占位，考虑弥漫性胶质瘤"，无头痛、头晕、恶心呕吐、四肢肌力减退等症状，为求进一步诊治，就诊我院，拟诊"左侧顶叶占位，胶质瘤？"收治入院。

【体格检查】

神志清楚，回答切题，自动体位，查体合作，步入病房。

神经系统体格检查：计算正确，颅神经查体阴性，四肢肌力 V 级，肌张力正常，深浅感觉正常。闭目难立征阴性，双侧 Babinski、Chaddock 征未引出，双侧 Hoffmann 征未引出。

【辅助检查】

头颅 CT（图 16-1-1）：左侧顶叶高低混杂密度影，边界不清，脑室脑池无扩大，中线结构居中，提示左侧顶叶占位性病变。

头颅 MRI 平扫及增强（图 16-1-2A~C）：左侧顶叶灰白质处见团片状占位，T1WI 呈等低混杂信号，T2W FLAIR 呈混杂高信号，增强后见病灶中央点状强化结节。

头颅 MRS（图 16-1-3）：左侧顶叶病变处 Cho 峰明显升高，NAA 峰降低，Cho/NAA 比值（Cho-to-NAA index，CNI）最大为 2.84，提示病灶为胶质瘤可能性大。

【术前准备及计划】

1. 术前神经功能评估　患者无明显运动感觉障碍。复合感觉，包括体表图形觉、实体觉、两点辨别觉及皮肤定位觉均正常，视觉及眼球运动正常，语言功能粗测正常，视空间功能正常。考虑到肿瘤位于左侧顶上小叶，与角回、缘上回毗邻，肿瘤涉及该区域的患者常有 Gerstmann 综合征，即出现计算不能、识别手指不能、左右侧认识不能及书写不能，而该患者无上述症状，表现为阴性。

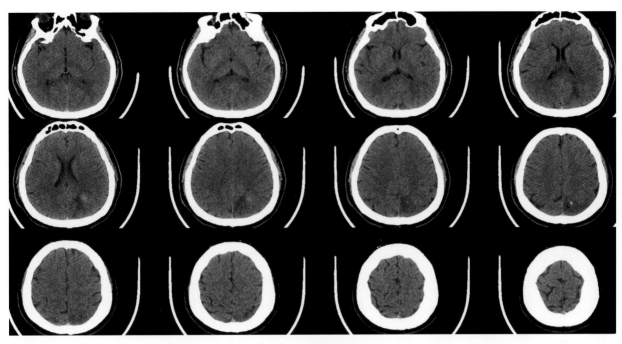

图 16-1-1　头颅 CT 显示左侧顶叶高低混杂密度占位灶

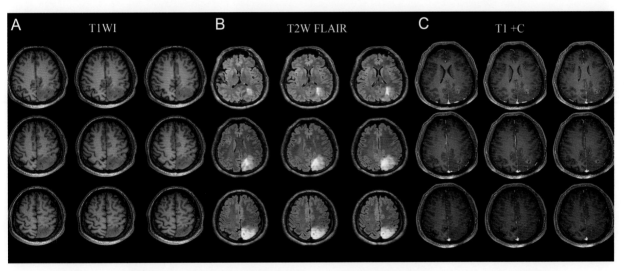

图 16-1-2　左侧顶叶灰白质处见团片状异常信号区，T1WI 呈等低混杂信号，T2W FLAIR 呈高信号，
增强后见病灶中央点状强化结节

2. 影像学扫描　术前采用 3.0 T iMRI 采集导航所需的 T1WI 结构像、DTI 和 fMRI。利用 DTI 重建皮质脊髓束和腹背侧语言通路，根据 3D 重建后的脑表面确定中央前回和中央后回的位置，根据 T2W FLAIR 影像重建肿瘤轮廓，根据 T1 增强重建矢状窦和肿瘤周围引流静脉。术前计划发现肿瘤位于中央后回后方的顶上小叶，锥体束的后方，肿瘤的后缘有一粗大引流静脉汇入上矢状窦，前方中央沟静脉和中央后沟静脉均离肿瘤有一定距离（图 16-1-4）。

【手术解剖学要义】

该例患者病灶主要累及左侧顶上小叶。顶上小叶的动脉血供主要来自大脑前动脉的末端分

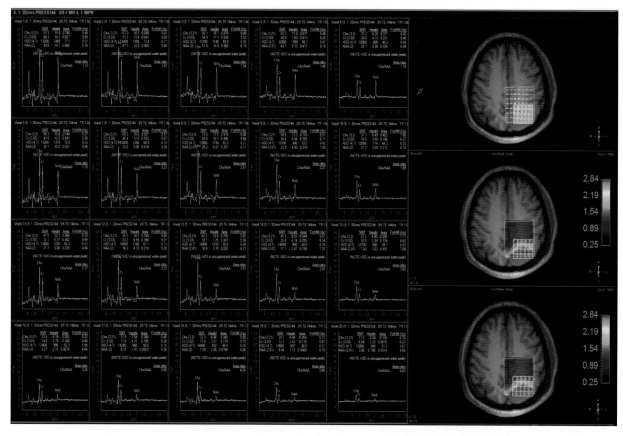

图 16-1-3　MRS 的 Cho/NAA 比值（CNI）最大为 2.84，提示病灶为胶质瘤可能性大

支（胼缘动脉的顶枕支），大脑后动脉的远端分支（顶枕动脉，走行于顶枕沟内）、大脑中动脉的远端分支（走行于顶间沟的外侧面供血）也参与顶上小叶的部分供血。手术切除肿瘤时，注意保护中央沟静脉和中央后沟静脉，以及后方的顶叶桥静脉。肿瘤前方毗邻皮质感觉区，在皮质下靠近运动及感觉传导通路，其中有重要纤维束，主要是位于肿瘤前方的连接中央叶的纤维束，特别是中央前回和中央后回的投射纤维（皮质脊髓束和皮质丘脑束），肿瘤前界切除过程中需进行皮质下电刺激，可精确定位运动通路，从而保护患者运动功能；肿瘤外侧需切除至顶间沟，而上纵束系统以顶间沟为界，分别在顶上小叶和顶下小叶内有纤维束通过，顶上小叶内主要为上纵束第一支（SLF-Ⅰ），即连接顶上小叶和额上回的 SLF-Ⅰ，顶下小叶主要是上纵束第二支、第三支（SLF-Ⅱ

和 SLF-Ⅲ）及弓状束通过，因此，本着损伤最小化的原则，应尽量避免损伤顶下小叶；肿瘤内侧切除至大脑镰，后方切除至顶枕沟。

【手术过程】

1. 麻醉环节　气管内插管，全凭静脉麻醉。

2. 体位摆放及开颅　患者取俯卧位，头架固定。取左顶枕部跨中线弧形切口，根据导航确定颅骨骨窗范围，常规开颅，打开骨瓣，悬吊硬脑膜（图 16-1-5）。马蹄形切开硬膜翻向矢状窦方向，先进行躯体感觉诱发电位（somatosensory evoked potential，SEP）监测，利用相位翻转技术确定中央沟，继而定位中央前后回，神经导航确定肿瘤前界靠近中央后回，后界达顶枕沟（图 16-1-6）。

3. 皮质电刺激　将 SEP 电极片置于皮质与硬

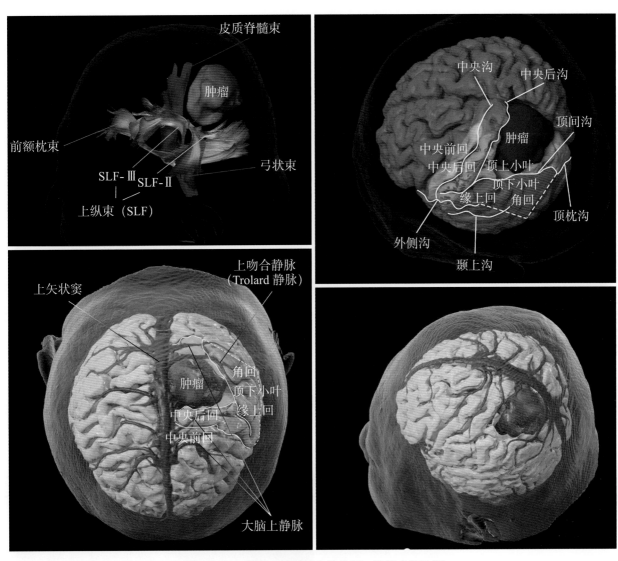

图 16-1-4 患者三维重建个体头模，进行术前计划

膜之间，基于 SEP 在中央区位相倒置的特性，在手术中辨别中央沟，SEP 刺激部位选择上肢腕部尺神经（尺侧腕屈肌腕横纹处或肘部尺神经沟处）和下肢内踝部胫后神经（内踝后 2 cm），刺激波为恒流单相脉冲，刺激强度 15~25 mA，刺激间期 0.1~0.3 ms，刺激频率 2.1~4.7 Hz。记录部位原则为位于记录点下方，位于手术危险区域，以确保监测通路通过位于危险状态的神经区域，本例中为直接皮质记录，使用条形电极，带通滤波范围 30~500 Hz，重复信号平均次数 300~500 次，信号分析时间上肢为 50 ms、下肢为 100 ms。

直接应用 SEP 定位中央沟的条形硬膜下电

极持续运动诱发电位（motor evoked potential，MEP），以直接接触功能皮质表面的 2 点盘形电极为刺激阴、阳极，刺激强度 20~100V，电压自 50V 开始，每次递增 5V，以引出患者对侧肢体稳定的复合肌肉动作电位（compound muscle action potential，CMAP）为基线，在肿瘤切除过程中持续行经皮质电刺激，频率为 1 次 / 分钟，将所获得的 CMAP 与基线比较。在颅内深部接近锥体束手术操作时，增加刺激频率至 5~10 次 / 分钟。需要特别注意的是，双极电凝使用时会影响 CMAP 的波形，通过设置电刺激设备带通滤波器参数以排除干扰波形或在叠加图形中直接删除干扰波；

A

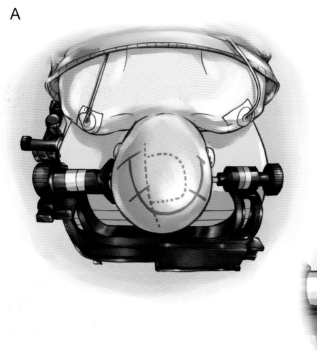

B

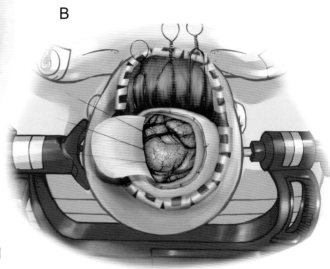

图 16-1-5 患者体位摆放（A）和开颅皮瓣（B）示意图

A

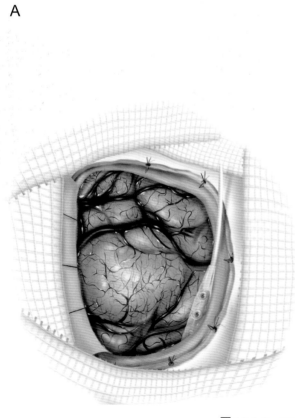

B

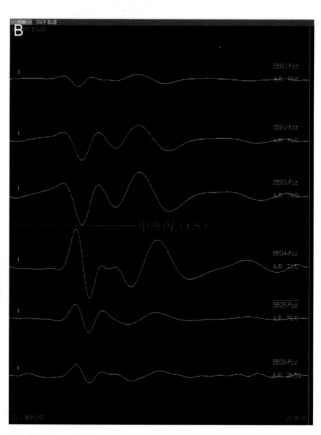

图 16-1-6 SEP 确定中央沟示意图

在接近锥体束的手术操作中使用超声刀，方便即时行 5~10 次 / 分钟的 CMAP 叠加。

4. **肿瘤切除** 导航确定肿瘤边界，并先用双极电凝切开大致肿瘤轮廓的软脑膜，后界避开肿瘤后缘引流静脉，前界避开中央后沟的 Trolard 静脉，然后沿肿瘤边缘切开顶叶皮质和皮质下白质结构（图 16-1-7）。先整块切除肿瘤中央核心部分，随后导航引导下用超声吸引装置（CUSA）进行软膜下雕刻式切除，前界至皮质下电刺激阳性位点，后界达顶枕沟水平，内侧面达大脑镰，外侧扩大直至顶间沟水平（图 16-1-8）。手术操作全程使用导航定位，可以准确帮助术者判定肿瘤侵犯的范围以及周围重要的解剖结构和功能区。

5. **皮质下刺激** 在此例中，肿瘤在皮质下层面靠近锥体束，通过条形电极进行持续运动诱发电位（MEP）术中监测的方法定位锥体束，保证患者运动神经通路的完整性（图 16-1-9~ 图 16-1-11）。需要特别注意的是，MEP 术中监测有一定的麻醉要求，皮质下 MEP 术中监测时吸入麻醉药有较强的抑制作用，一般不推荐使用，通常推荐使用全凭静脉麻醉（total intravenous anesthesia，TIVA）。

使用直接皮质下电刺激（direct subcortical stimulation，DSCS），刺激参数为单极探头的成串刺激，刺激间期 0.5 ms，串刺激 5 个 / 次，频率为 60 Hz，刺激强度与传导束距离存在 1 mm/1 mA 的对应关系，即 1 mA 刺激阳性则离锥体束（皮质脊髓束）距离约为 1 mm，电流强度 < 20 mA。记录采用一对针刺式电极插于需要监测的相应肌肉，记录所获的 CMAP 的波幅和潜伏期。在术区刺激阳性区域放置标签 "P" 作为标记（图 16-1-10）。

6. **止血、术中磁共振检查及关颅** 术野反复以温生理盐水冲洗，直至清亮。止血妥当后用流体明胶敷抹，行术中磁共振（iMRI）扫描证实肿瘤全切除，严密止血（图 16-1-12、图 16-1-13）。

间断严密缝合硬膜，硬膜外止血。骨瓣复位并固定，皮肌瓣复位逐层缝合如常。

【术后治疗与随访】

组织病理学基础上完善分子分型，整合诊断为 "少突胶质瘤，IDH 突变和 1p/19q 共缺失，WHO 2 级"（图 16-1-14）。

术中 MRI 示颅内术后改变，可见局部骨质术后改变，颅内可见积气，术区颅板下可见条片状混合信号区，脑室系统尚可，部分脑沟变浅，中线结构基本居中。同术前 MRI 相比，确认术中肿瘤全切除（图 16-1-15）。依据 MRI 影像进行术后 3D 重建，可见手术全切除肿瘤，未损伤中央后回、上矢状窦及上吻合静脉，手术保留了肿瘤后缘的引流静脉（图 16-1-16）。

术后神经功能评估：重复术前评估方法，未见明显差异。

考虑到患者年龄 < 40 岁，术中肿瘤全切除，术后优先采用 "wait and see" 策略。

【手术点评】

这是一例涉及顶上小叶的低级别胶质瘤，患者年龄 < 40 岁，术前 CT 提示肿瘤病灶中央有少许钙化影，应想到 "少突胶质瘤，WHO 2 级"。虽然少突胶质瘤患者术后生存期与肿瘤是否影像学全切除没有对应关系，但是对于这一例年轻患者，争取肿瘤全切除，可以延缓术后放化疗的介入时间。这对于保护患者生活质量和认知功能非常重要。手术计划切除范围可参考的解剖学边界，前至边缘沟，后至顶枕沟，外侧至顶间沟，内侧至纵裂间，深度可达扣带回压部和胼胝体大钳。术后患者肿瘤切除满意，暂不放化疗，定期随访。随访周期为第 1 年每 3 个月 1 次，第 2 年起每半年 1 次，第 5 年起每年 1 次。如有复发迹象，可以选择放疗或者化疗，也可以再手术。

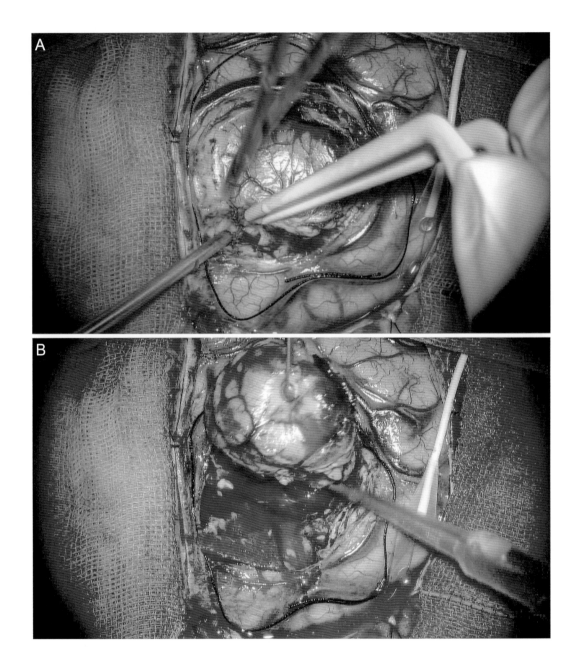

图 16-1-7　电凝切开软脑膜，切除肿瘤核心部分

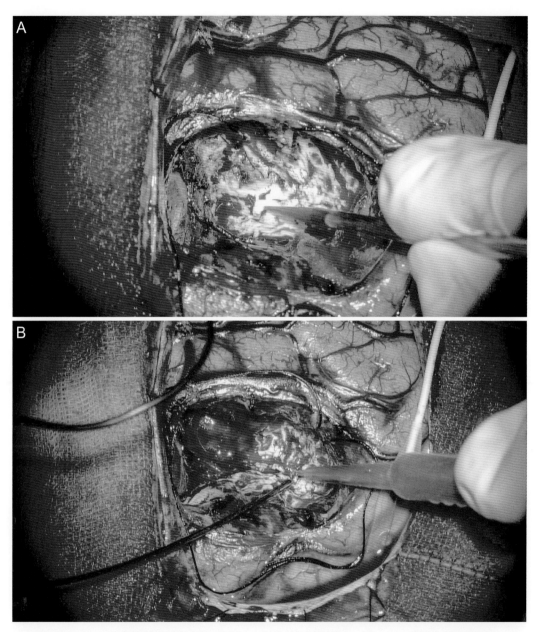

图 16-1-8　术中使用导航定位残余肿瘤，皮质下电刺激同时，用 CUSA 等体积切除肿瘤

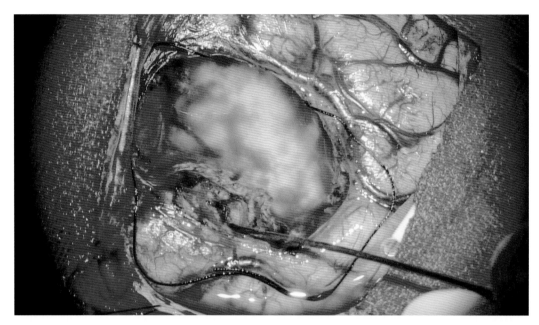

图 16-1-9　皮质下电刺激定位皮质下纤维束

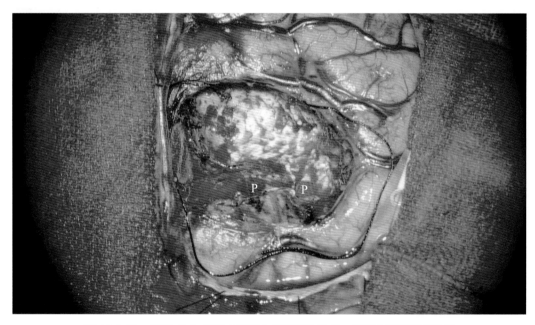

图 16-1-10　标签"P"标记皮质下电刺激阳性位点，提示皮质脊髓束边缘

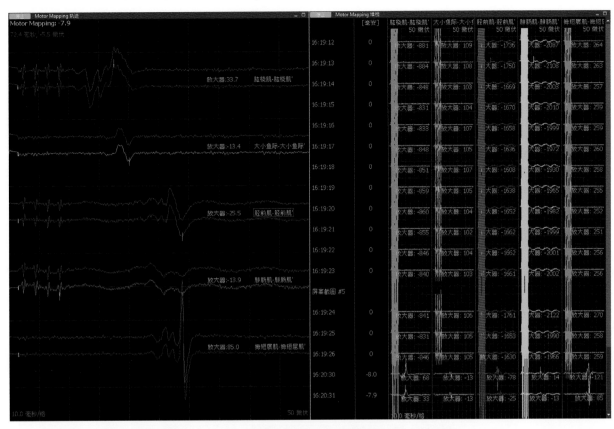

图 16-1-11 术中持续经皮质 MEP 监测运动通路的完整性

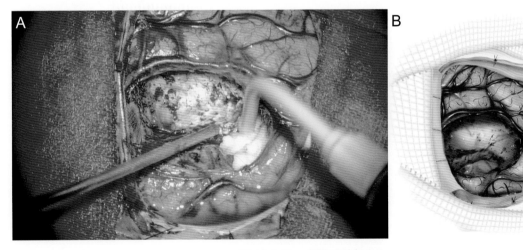

图 16-1-12 术野区严密止血

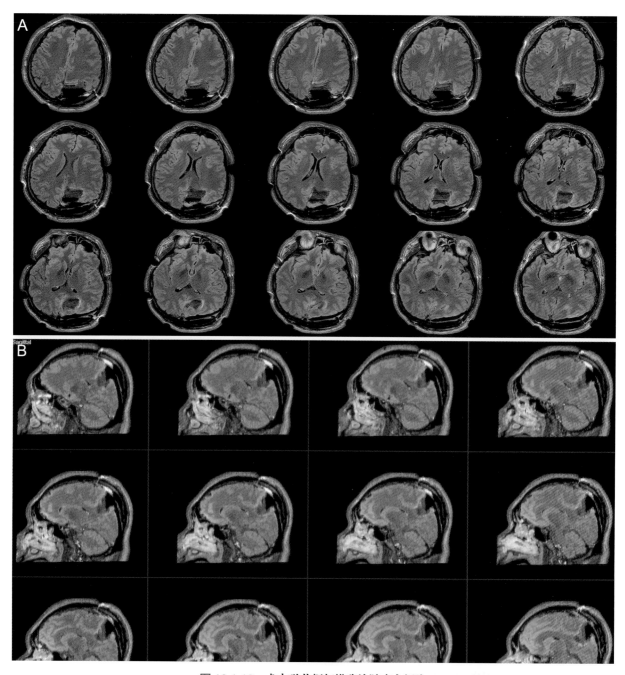

图 16-1-13 术中磁共振扫描确认肿瘤全切除

A.横断位；B.矢状位

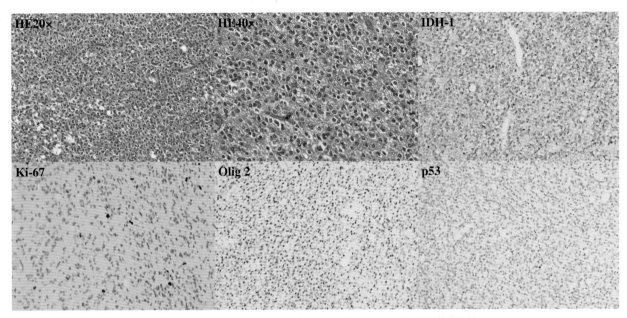

图 16-1-14　石蜡病理切片 HE 染色及免疫组化染色

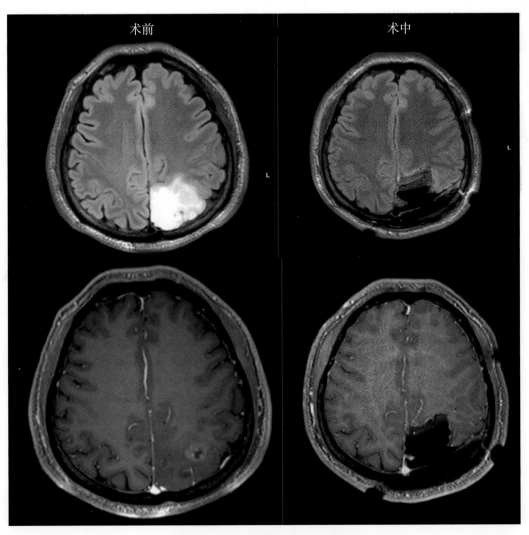

图 16-1-15　术前与术中 MRI 对照

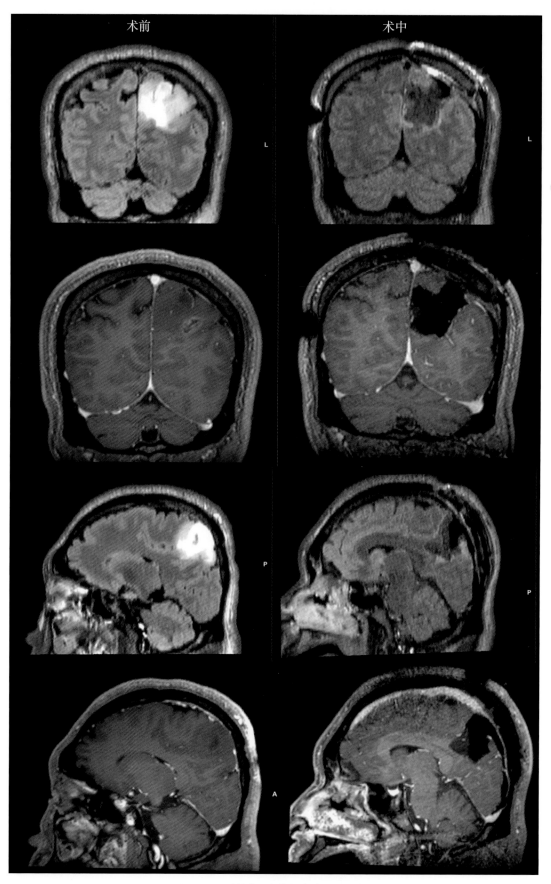

图 16-1-15（续） 术前与术中 MRI 对照

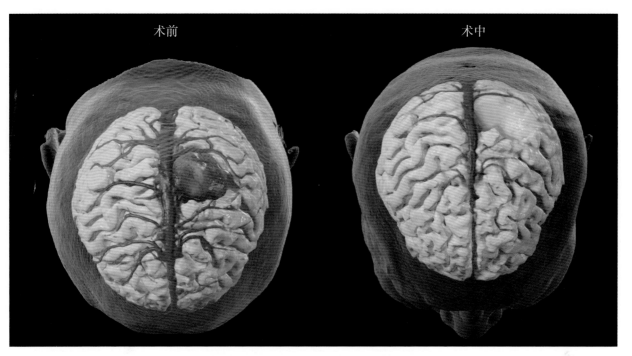

图 16-1-16　术前与术后皮质 3D 重建对照

病例 2 · 左侧中央叶胶质母细胞瘤

赵泽昊 刘衍 李彦 吴劲松

【病例简介】

患者男性，57 岁，右侧上肢无力 1 个月入院。患者 1 个月前无明显诱因下出现右侧肢体活动不利，上肢明显，远端重于近端，不伴麻木等感觉障碍，无头痛、头晕，无恶心、呕吐，无四肢抽搐发作。遂至当地医院就诊，查头颅 MRI 提示"左侧中央区强化病灶"，考虑高级别胶质瘤可能，为求进一步诊疗入院。

【体格检查】

神志清楚，发育正常，营养良好，回答切题，自动体位，查体合作，步入病房。

神经系统体格检查：颅神经查体阴性，右上肢肌力 Ⅲ 级，右下肢肌力 Ⅳ 级，左侧上下肢肌力 Ⅴ 级，肌张力正常，四肢深浅反射可引出，反射正常。感觉功能查体正常。Romberg sign（−），双侧 Babinski、Chaddock 征未引出，双侧 Hoffmann 征未引出。

【辅助检查】

头颅 CT：左侧中央叶见团块状低密度影，边界不清，中线结构居中，提示左侧中央叶占位性病变。

头颅 MRI 平扫及增强：左侧中央回灰白质处见团片状占位，T1WI（图 16-2-1A）呈等低信号，T2W FLAIR（图 16-2-1B）呈等高信号，增强扫描（图 16-2-1C）可见一明显环形强化灶，其下可见卫星强化灶，中线结构尚居中。

头颅 MRS：左侧中央回 Cho 峰明显升高，

NAA 峰降低，Cho/NAA 比值最大为 2.28，提示病灶倾向肿瘤可能性大（图 16-2-1D）。

【术前准备及计划】

1. 术前评估 该患者于术前 1 天采用简易精神状态检查（MMSE）评估认知功能，并评估双侧肢体运动功能。

2. 影像学扫描 术前一天在数字一体化神经外科手术中心诊断室内采用 3.0T iMRI（MAGNETOM Verio，Siemens®）采集导航所需的结构像、弥散张量成像（DTI）和任务态功能磁共振成像（fMRI）。在后处理工作站（Brainlab Elements，Brainlab®）中通过增强 MRI 重建颅内血管，评估术区相关的重要血管的走行（图 16-2-2A）；利用 DTI 序列重建锥体束、额斜束、弓状束、上纵束等重要皮质下通路（图 16-2-2B），结合结构像导入术中导航系统中，制订详细的个体化手术方案。

3. 唤醒麻醉评估和术前宣教 该例患者手术计划是唤醒麻醉下的感觉运动区肿瘤切除。采用唤醒麻醉的适应证：①病灶位于或邻近脑功能区。功能区主要指优势半球的环侧裂语言区或双侧运动区；②年龄在 14 岁以上；③认知功能基本正常，术前无或轻度语言、运动功能障碍且能够完成术前制订的任务；④患者同意接受唤醒麻醉手术。该例患者病灶位于左侧感觉运动区（中央前回、后回）深部，符合唤醒麻醉手术的适应证。

手术前已对该患者进行唤醒麻醉手术宣教，使患者提前熟悉术中所需的语言和运动任务，减少患者焦虑；唤醒麻醉手术前已充分考虑患者的意愿，评估患者配合程度，排除难治性、反复发

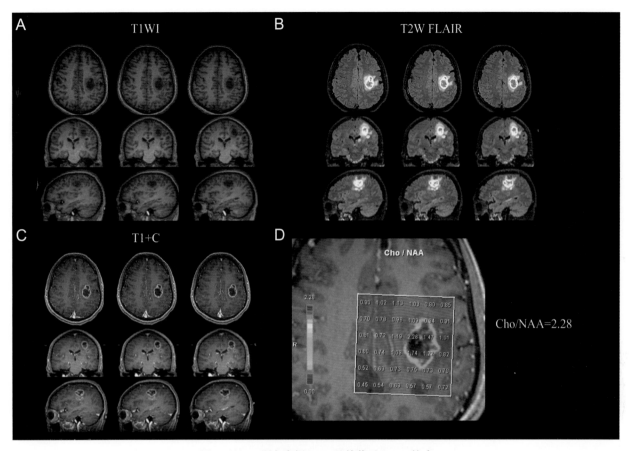

图 16-2-1　患者常规 MRI 结构像及 MRS 检查

作性癫痫、困难气道、睡眠呼吸暂停综合征、缺血性心脏病和心理障碍。

【手术解剖学要义】

中央叶（中央前回、中央后回）大体可被分为三个部分，第一个部分位于额下沟以下水平，涉及口唇、面、喉下颌的运动感觉功能；第二部分位于额下沟与额上沟水平之间，包含控制手部运动的手结区及手部感觉区；第三部分位于额上沟水平以上并向内延伸为中央旁小叶，涉及躯干和下肢运动感觉功能。该例患者病灶主要位于左侧中央叶第一部分与第二部分交界处的深部白质半卵圆区，前方接近额斜束，内侧有锥体束走行，下外侧紧邻语言传导束的弓状束及上纵束第三支（图 16-2-2C）。手术过程中首先需注意确认中央沟、中央前沟和中央后沟，在充分定位皮质功能区后，经手结区以腹侧的口面部感觉运动区（中央叶第一个部分）的非功能皮质造瘘，分块切除肿瘤（图 16-2-2D）。术中注意保护 Trolard 静脉等大的大脑半球外侧组静脉分支、中央沟及中央前沟动脉等重要血管，并进行初始运动皮质以及皮质下运动通路的定位和保护。

【手术过程】

1. **麻醉环节**　术中唤醒麻醉选择监护麻醉技术（monitored anesthesia care，MAC）。详见上篇第 3 章第 2 节。

2. **体位摆放与开颅**　患者取仰卧位，头部向病灶对侧旋转 45°，颈部轻度伸展，确保静脉回流通畅，术侧肩下垫枕。头部剃发，取高左侧额颞顶切口，根据导航确定颅骨骨窗范围（纵裂-中央沟-中央后沟-额上沟），常规开颅，去骨瓣和硬脑膜悬吊（图 16-2-3）。

3. **皮质电刺激**　剪开硬脑膜，暴露手术野

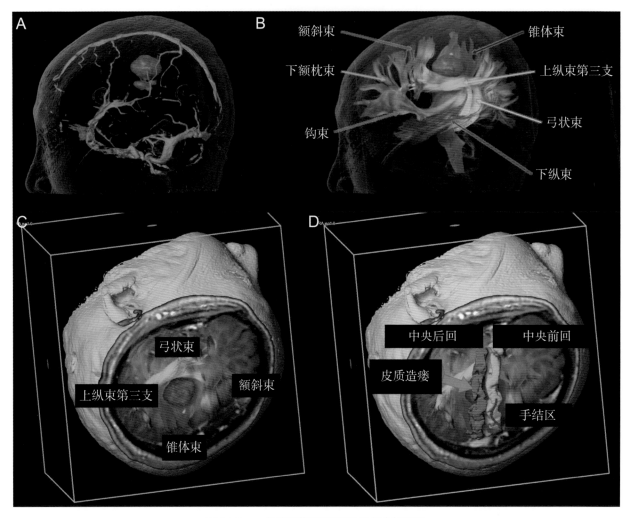

额斜束
下额枕束
钩束
锥体束
上纵束第三支
弓状束
下纵束

弓状束
上纵束第三支
额斜束
锥体束

中央后回
中央前回
皮质造瘘
手结区

图 16-2-2　术前影像学重建及手术路径模拟

皮质（图 16-2-4A）。导航确定肿瘤边界并标记。开始神经电生理监测，躯体感觉诱发电位（somatosensory evoked potential，SEP）确定中央沟；感觉诱发电位的条形皮质电极置于不影响手术操作的位置，进行经皮质电刺激运动诱发电位的连续监测，即持续 MEP。确定患者苏醒并能配合术中执行任务后，开始直接皮质电刺激定位脑功能区。采用双极电刺激器，监护设备为 Medtronic-Eclipse（Medtronic®）术中神经监测工作站。刺激参数以引出运动反应的最小强度为刺激阈值，该患者以 1.5 mA 刺激强度为起始。

术中刺激暴露的中央前回和中央后回以定位运动区和感觉区，刺激持续时间 1 s 左右。患者面前触摸屏内置无线麦克风，便于应答清晰可辨，

同时内置摄像头记录患者语言和病灶对侧肢体活动，并监测其面部抽搐情况。阳性结果判定标准：同一部位共刺激 3 次（非连续刺激），如果其中 2 次出现阳性反应（感觉异常、运动反应）即认定为阳性区域。用消毒数字或字母标签标示阳性位点。若皮质暴露范围仅有运动功能阴性区，不再为寻找阳性位点而扩大皮质显露。该例患者手运动区标记字母 H1、H2（图 16-2-4B）。

4. 肿瘤切除　在中央叶感觉运动区无功能皮质做切口（图 16-2-4C），在导航引导下用 CUSA（Integra，Inc.）分块切除肿瘤（图 16-2-4C）。当肿瘤切除向深面延伸时，使用单极电刺激器皮质下电刺激以及连续运动诱发电位（MEP）监测，来定位皮质下的运动通路（图 16-2-4D、E）。

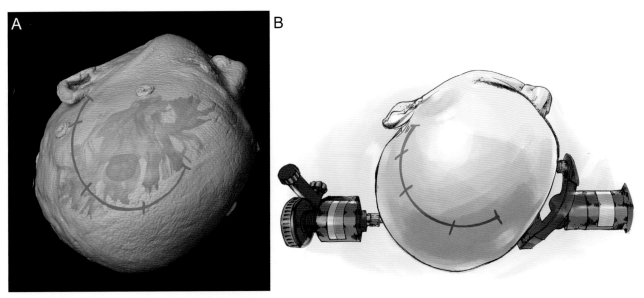

图 16-2-3　患者体位摆放和手术切口示意图

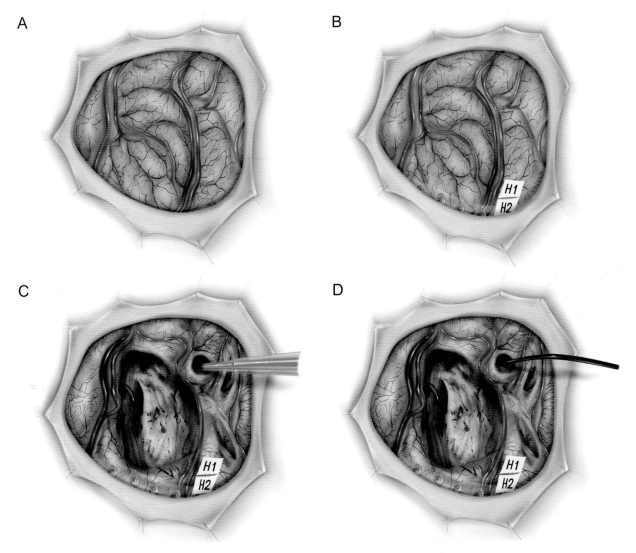

图 16-2-4　电刺激皮质及皮质下定位与经皮质造瘘肿瘤切除示意图

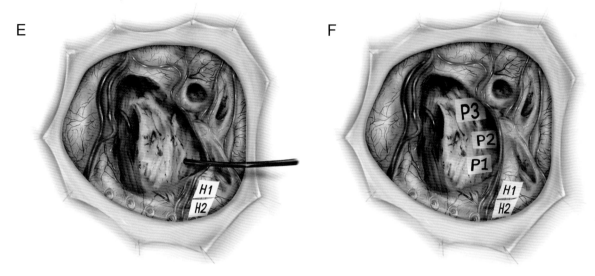

图 16-2-4（续） 电刺激皮质及皮质下定位与经皮质造瘘肿瘤切除示意图

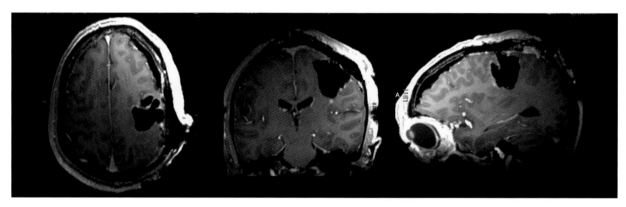

图 16-2-5 术中磁共振显示肿瘤近全切除

选用短串刺激：刺激间期 0.5 ms，串刺激 5 个 / 次，频率为 60 Hz，刺激强度与传导束距离存在 1 mm/1 mA 的对应关系，即 1 mA 刺激阳性则离传导束距离约为 1 mm。皮质下电刺激结果如图 16-2-4F 所示：标签 P1~P3 标示锥体束。当皮质下电刺激出现运动反应或者语言功能障碍时，则肿瘤切除停止向深面及周边延伸。

肿瘤切除过程中处理较大的分支动脉时，CUSA 的 tissue select 参数值设置更高（+++~++++），从而有助于保护血管；执行语言或运动任务同时切除肿瘤时，CUSA 的 tissue select 设置为低值（0~++），以便肿瘤切除。

5. 止血、术中磁共振检查及关颅 术野如有动脉性活动出血，须小心电凝止血。静脉性渗血可以用小明胶片压迫止血。术腔用温生理盐水反复冲洗，直至清亮。移除皮质条形电极、透明的塑料薄膜和各个阳性位点的数字标签，注入适量流体明胶用以止血。术中磁共振（图 16-2-5）证实肿瘤增强病灶全切除，达到术前计划，故终止切除，常规关颅。

【术后治疗与随访】

组织病理学证实为胶质母细胞瘤，WHO 4 级（图 16-2-6）。分子病理检测得出 IDH 野生型，TERT 突变型，ATRX 野生型，EGFR 野生型，MGMT 启动子区甲基化阴性，提示患者放化疗及表皮生长因子受体（EGFR）酪氨酸激酶抑制剂的敏感性和临床获益较差。患者术后行 Stupp 方案治疗：替莫唑胺同步放疗 28 天，随后联合替莫唑胺辅助化疗（5/28 方案）及电场治疗（tumor

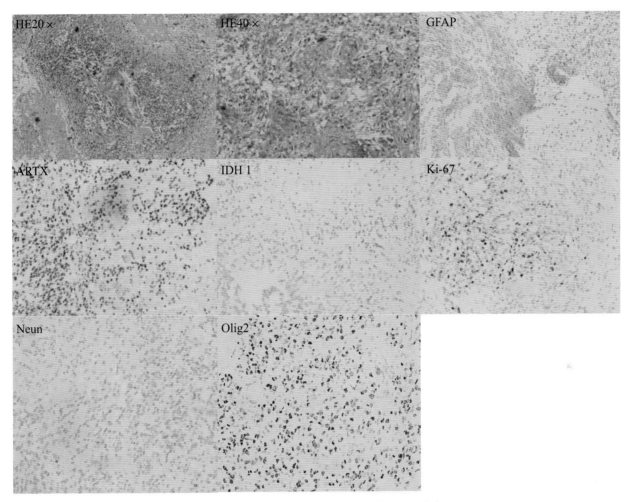

图 16-2-6　石蜡病理切片 HE 染色及免疫组化染色

treating fields，TTF）6 个月。随访显示，患者术后 1 个月内出现一过性的右侧肌力下降，后右侧上下肢肌力逐渐恢复至Ⅳ级（表 16-2-1），较术前好转，影像学评价结果满意（图 16-2-7）。

表 16-2-1　术前及术后近、远期肢体肌力及 KPS 评分比较

评分时间	KPS（分）	右上肢肌力	右下肢肌力	左上肢肌力	左下肢肌力
术前	90	Ⅲ级	Ⅳ级	Ⅴ级	Ⅴ级
术后 1 周	50	0	0	Ⅴ级	Ⅴ级
术后 1 个月	80	Ⅰ级	Ⅲ级	Ⅴ级	Ⅴ级
术后 3 个月	90	Ⅳ级	Ⅳ级	Ⅴ级	Ⅴ级
术后 6 个月	90	Ⅳ级	Ⅳ级	Ⅴ级	Ⅴ级

【手术点评】

胶质母细胞瘤（glioblastoma multiforme，GBM）是最具侵袭能力的、恶性程度最高的胶质瘤种类，多数生长于幕上，呈浸润性生长，常侵犯一个或几个脑叶，可经胼胝体累及对侧大脑半球。由于肿瘤生长较快，患者可在较短时间内出现头痛、肢体无力、意识或言语障碍等症状。对于新发幕上大脑半球 GBM 而言，手术切除是首选的治疗手段。手术肿瘤切除程度（extent of resection，EOR）达 78% 以上才能使患者生存显著获益，而在 EOR 达 78% 以上的患者中，EOR 越高，越能显著增加患者的总生存期。对于功能区的 GBM 而言，手术的目的和难点在于如何在保护功能的

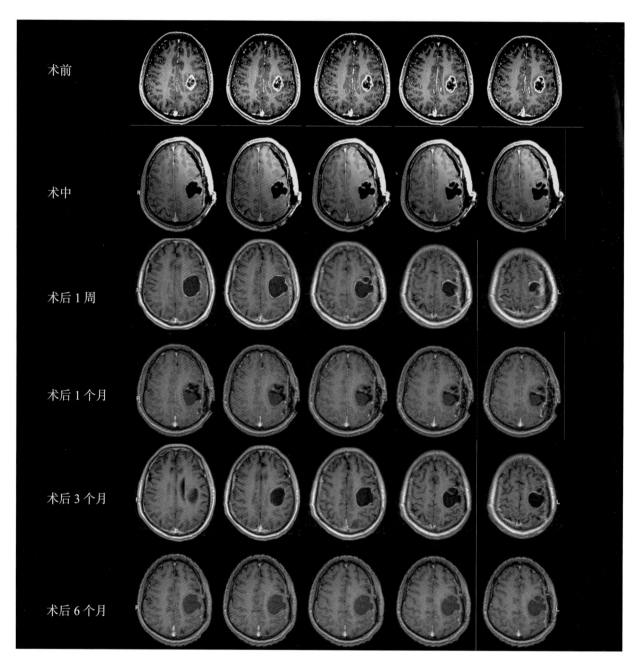

图 16-2-7　术前、术中、术后 6 个月随访增强磁共振对比

前提下达到最大程度的安全切除。本病例是优势半球的中央叶 GBM 患者，我们联合利用多模态影像导航技术、唤醒麻醉、神经电生理监测以及术中电刺激脑功能定位等技术，以达成上述目的。

根据术前的三维重建，该患者的肿瘤位于左侧中央叶第一部分（口、面运动感觉区）与第二部分（手运动感觉区）交界处的深部白质半卵圆区。由于肿瘤的位置较深，需要牺牲一部分皮质区域进行造瘘。考虑到口、面、舌部肌肉运动相关脑干核团受双侧皮质支配，手运动仅受对侧皮质支配，因此，权衡之下我们决定从中央叶（中央后回为主）第一部分的非功能区行皮质造瘘，由深部肿瘤中心向周边进行分块切除。在此手术策略的基础上，首先，我们借助唤醒麻醉下术中皮质电刺激技术，直接、暂时、可重复地诱发患者运动相关的行为学反应，为术中皮质功能区的界定提供了因果验证。其二，术前血管重建显示患者中央叶表面有 Trolard 静脉组和供应大脑中央叶的大脑中动脉 4 级分支，我们在术中皮质造瘘的同时，保留了这些供血动脉和引流静脉，防止

术后中央叶脑梗死或恶性脑水肿的发生。其三，术前纤维束重建提示肿瘤内侧侵犯皮质脊髓束，并将其推挤向内，与患者右侧肢体无力的症状、体征相符；肿瘤前方接近额斜束，下外侧紧邻语言传导束的弓状束及上纵束第三支，我们配合多模态神经导航系统及术中皮质下电刺激对这些关键纤维束进行个体化精确定位和功能保护。其四，术中磁共振扫描验证肿瘤增强病灶及卫星灶全切除。

展示此病例的目的在于，中央叶感觉运动皮质深部肿瘤切除的关键在于权衡最大切除范围与最大程度的功能保护。这依赖于术者在术前、术中对肿瘤本身及其周围正常的功能皮质、皮质下结构和动静脉血管网的甄别。我们在本次手术中，运用了多模态影像导航技术、唤醒麻醉、神经电生理监测以及术中电刺激脑功能定位等先进技术。依靠完备的术前计划、扎实的解剖知识及手术技巧，我们有效保护了中央叶手结区、皮质脊髓束和 Trolard 静脉等，最大限度地降低了患者术后出现长期运动功能障碍的风险。

第17章
枕叶胶质瘤手术

病例 1 · 左侧枕颞高级别胶质瘤次脑叶切除术

马亦信 张晓硌 李彦 王鹏 吴劲松

【病例简介】

患者女性，66岁，2周前痫性发作一次。患者2周前因胸闷、胸痛至当地医院急诊，治疗期间突发全身抽搐，牙关紧闭，呼之不应，持续1 min左右好转，患者无发作时记忆，不伴头痛、头晕及恶心、呕吐，无肢体活动障碍。当地医院急查头颅CT提示左侧枕颞占位，遂转至我院就诊入院。

【体格检查】

神志清楚，发育正常，营养良好，回答切题，自动体位，查体合作，步入病房。

神经系统体格检查：颅神经查体阴性，四肢肌力 V 级，肌张力正常，四肢深浅反射可引出，反射正常。感觉功能查体正常。双侧 Babinski、Chaddock 征未引出。

眼科检查：Vod，1.0；Vos，1.0。右眼周边视野缺损，左眼鼻侧偏盲（图 17-1-1）。OCT：双眼神经纤维层厚度基本正常。

【辅助检查】

头颅 CT（图 17-1-2）：左侧枕颞叶混合密度影，边界不清，提示左侧枕颞叶占位性病变。

头颅 MRI 平扫及增强：左侧枕颞叶见团片状占位。增强扫描（图 17-1-2）见不均匀团块样强化，病灶主体位于左侧枕叶。

【术前准备及计划】

1. 术前评估 该患者于术前 1 天采用西方失语症检查法（western aphasia battery，WAB）评估患者语言功能，并评估视力视野。

2. 神经心理学评估 患者神志清楚，精神可，记忆力、定向力、计算力尚可，口语表达困难，听理解可，WAB 失语症量表评分：①自发言语17分；②听理解149分（是非题54分，听词指认53分，指令执行42分）；③复述82分；④命名51分（物体命名28分，自发命名10分，完成句子5分，反应命名8分）；总 AQ 值75.5分。提示患者处于轻度命名性失语状态。

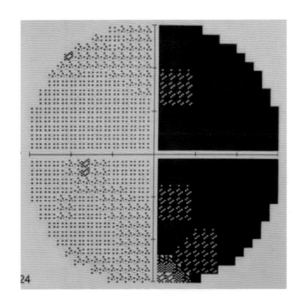
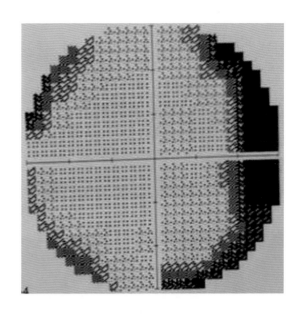

OS   OD

图 17-1-1　患者术前视野检查

3. **影像学扫描**　术前采用 3.0T iMRI（Ingenia 3.0T，Philips）采集导航所需的结构像、弥散张量成像（DTI）和任务态功能磁共振成像（fMRI）。在后处理工作站（Brainlab Elements，Brainlab®）中利用结构像序列重建脑表面、病灶周围脑回及肿瘤病灶（图 17-1-3B、D），利用 DTI 序列重建锥体束、语言相关传导束及视辐射（图 17-1-3C、E），结合结构像导入术中导航系统中，制订详细的个体化手术方案。

【手术解剖学要义】

该例患者病灶位于左侧枕颞叶，其强化灶主体位于左侧枕叶和梭状回。所以在手术策略方面，应在尽可能保留功能区的基础上切除病灶。DTI 序列显示病灶深面有锥体束和下额枕束通过，肿瘤外侧靠近弓状束和上纵束第三支，视辐射位于肿瘤上方侧脑室颞角顶壁及房部的外侧壁处，被肿瘤向上方推挤和破坏，从而造成了患者视野的缺损，视皮质 BOLD 成像提示视觉激活区明显弱于对侧（图 17-1-4）。由于瘤体巨大，其不仅累及多个脑回，对脑表面形态也造成推挤，不易判

断脑沟和脑回，所以在手术过程中需密切注意确认各解剖标志（图 17-1-5）。在切除枕颞叶外侧进入脑室后，注意保护侧脑室的顶壁及脉络丛深面结构。向前颞叶方向扩大切除时，需保护颞叶内侧面的海马头和体部，以及左侧颞横回后部的 Wernicke 感觉性语言区。脉络丛覆盖于海马之上，可以作为辨认海马、脉络膜裂和丘脑的标志。此外，在颞叶底面仔细辨认侧副沟，沿该脑沟至颞角，也可以保护内侧的海马结构。

【手术过程】

1. **体位摆放及开颅**　患者全麻插管完成后，采取俯卧位，头向对侧偏斜 45°，颈部保证足够的伸展以利于静脉回流。在麻醉诱导时，1% 的荧光素钠溶液 0.1 mL 行皮试，确认皮试阴性后再经静脉缓慢推注 150 mg 荧光素钠（2 mg/kg）。根据神经导航勾画出肿瘤与横窦的体表投影，采用左侧枕颞部马蹄形切口（图 17-1-3A）。将针状电极置于头皮 C3~CZ 部位，用于术中持续经颅运动诱发电位（motor evoked potential，MEP）监测，保障和预判患者运动功能的完整性。

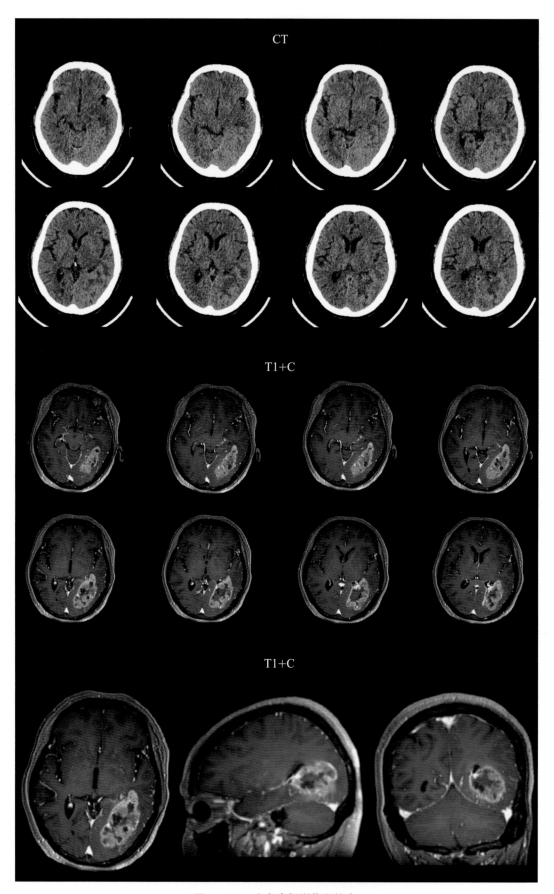

图 17-1-2 患者常规影像学检查

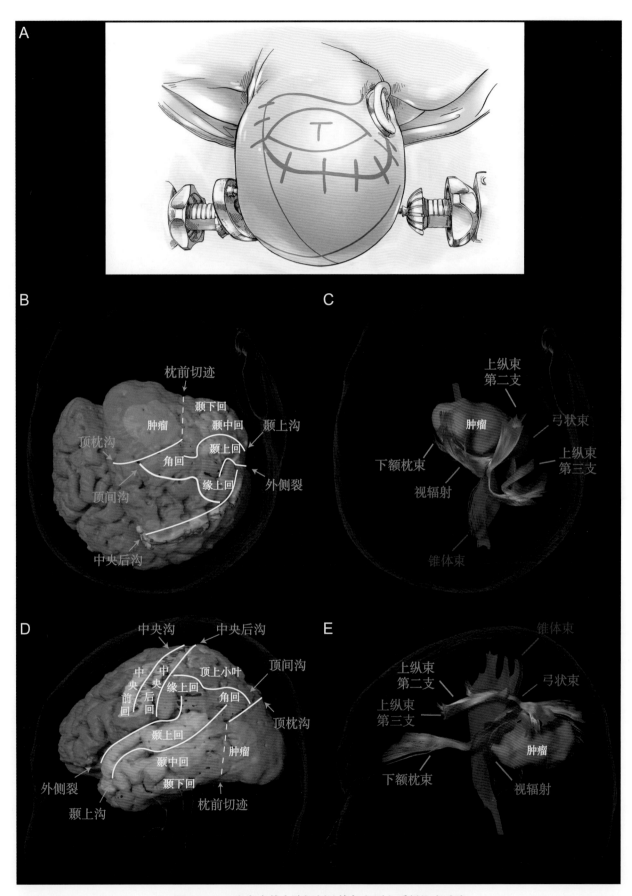

图 17-1-3　患者术前大脑解剖结构与主要白质纤维束重建

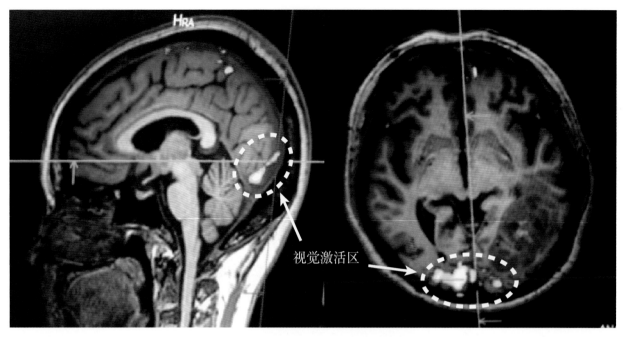

图 17-1-4　患者视觉功能磁共振成像

图为视觉任务下患者的皮质激活区。左侧视觉激活明显弱于对侧，提示病灶对视觉皮质存在推挤及破坏

2. 肿瘤切除　左侧枕颞开颅术完成后，在颞叶后部的表面可以辨认颞上沟，由此切开皮质蛛网膜并沿肿瘤在皮质投影边界游离（图 17-1-6A、B）。皮质下 1 cm 可见肿瘤。显微镜切换至蓝光模式，可见肿瘤呈明显"黄染"。在蓝光模式下用 CUSA（Integra，Inc.）沿肿瘤边界分离（图 17-1-6C），将病灶位于左枕的主体部分整块切除，直至下方暴露中颅底，深部暴露左侧脑室房部。剖开肿瘤标本内部，蓝光模式下观察：可见肿瘤内部有出血坏死，肿瘤核心部分黄染明显，直径已超过 10 cm（图 17-1-6D）。随后用 CUSA 在黄荧光指引下继续向前颞叶方向"雕刻式"切除残余肿瘤，在颞叶外侧面从颞上沟可以一直切除至颞叶下缘，切除颞中回和颞下回，注意保留左侧颞横回后部 Wernicke 区。切除至肿瘤的内侧界时，可以在颞叶底面辨认侧副沟，沿该脑沟至颞角，可以保护颞叶内侧面的海马复合体。侧脑室全程开放，可以避免术后颞角孤立，形成局部梗阻性脑积水，此时可见侧脑室房部的粗大脉络丛组织（图 17-1-6E、F）。持续经颅电生理监测提示上肢（肱桡肌、小鱼际肌）MEP 数值在切除后有所下降但位相不变，考虑为皮质塌陷

造成的影响；下肢（胫前肌、腓肠肌、踇短展肌）MEP 在切除后未受影响。总体上对于运动传导通路的保护满意（图 17-1-7）。最终，按照解剖边界，次脑叶切除左侧枕颞高级别胶质瘤。

3. 止血、术中磁共振检查及关颅　肿瘤达到超全切除后，周边均为相对"正常"脑组织，活动性出血自然缓解，无需做过多的电凝止血措施，一般给予温生理盐水反复冲洗数次后，少量流体明胶涂抹覆盖创面即可。常规关颅后，即刻转入术中磁共振（图 17-1-8）进行扫描，证实肿瘤切除范围满意，达到术前计划（图 17-1-9）。

【术后治疗与随访】

组织病理学诊断为胶质母细胞瘤，Ki-67（热点区 35% +）（图 17-1-10）。结合分子病理参数可得出整合诊断为：胶质母细胞瘤，IDH 野生型，WHO 4 级（图 17-1-11）。依据 WHO CNS5，患者年龄偏大（>65 岁）且伴有 *TERT* 突变、*EGFR* 扩增以及染色体 +7/-10，皆为影响预后的因素，故该患者预后差。患者 MGMT 启动子区甲基化阴性，提示对常规烷基化或甲基化药物敏感性差；

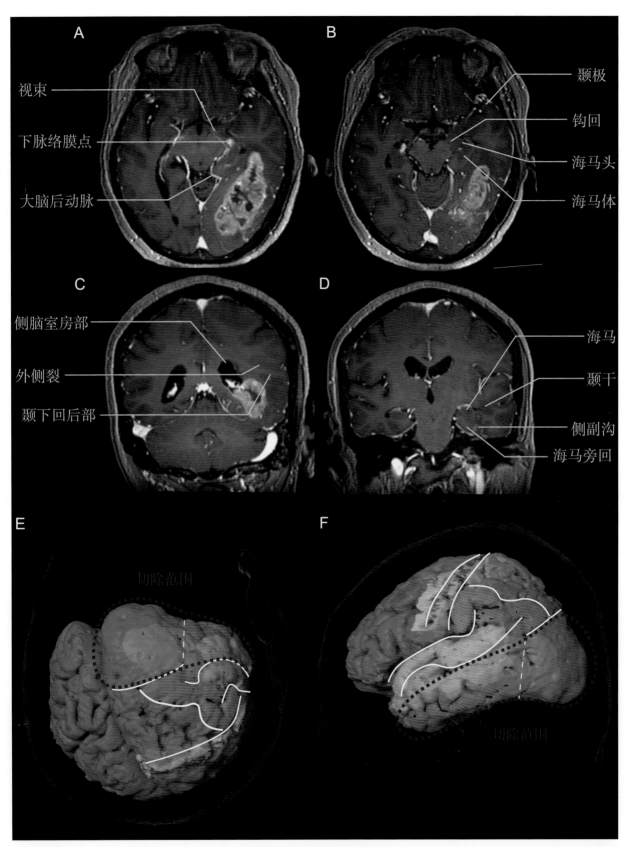

图 17-1-5　重要解剖标志点

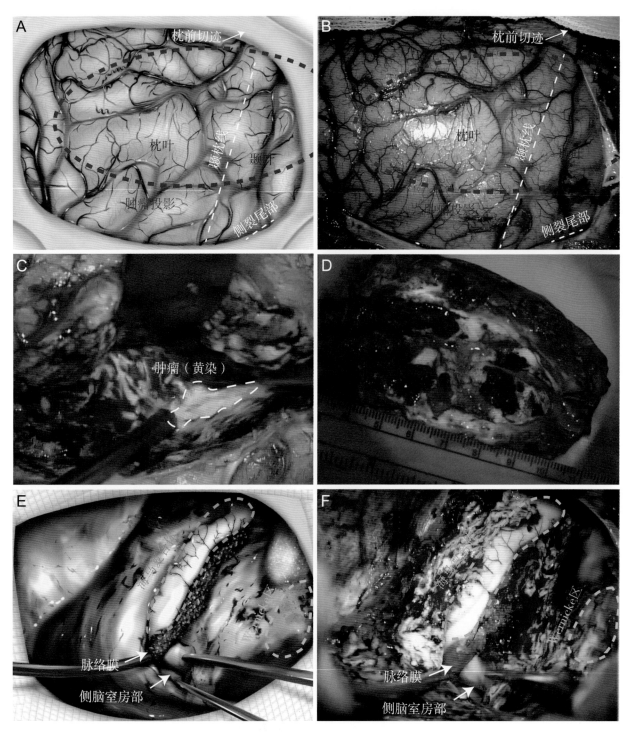

图 17-1-6　术中照片及示意图

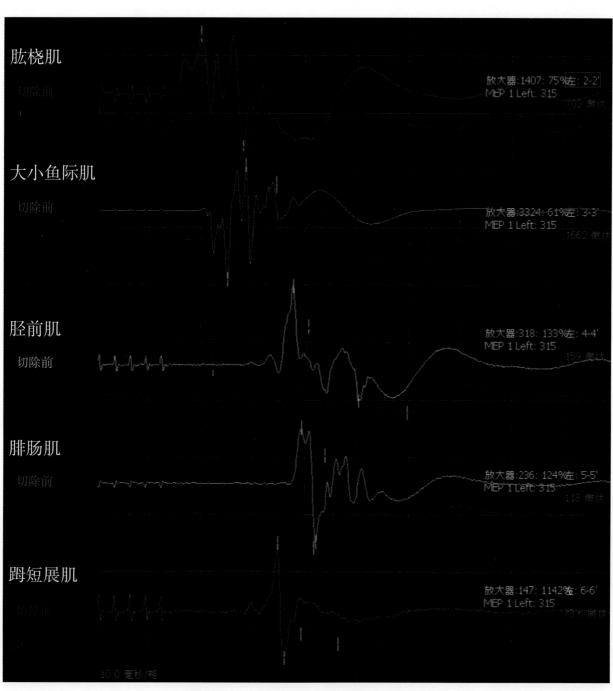

图 17-1-7　术中电生理监测运动诱发电位 MEP

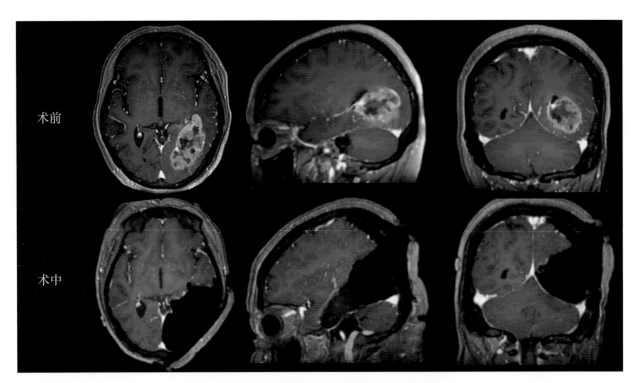

图 17-1-8 术中磁共振 T1W 增强扫描与术前对比

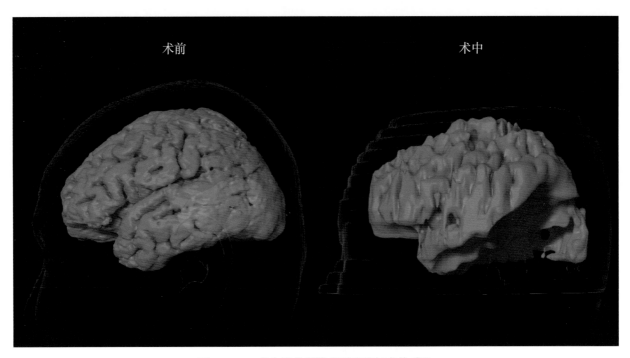

术前 术中

图 17-1-9 术中磁共振脑表面重建与术前对比

患者不伴 *BRAF* V600E 突变，不推荐尝试 BRAF 抑制剂。故该患者术后辅助治疗以三维适形调强放疗为主。

患者术后随访：眼科检查示视野和术前类似（图 17-1-12），影像学评价结果满意（图 17-1-13）。

【手术点评】

左侧枕颞叶恶性胶质瘤手术涉及多个重要结构，包括视辐射、语言运动传导束、海马复合体及感觉性语言皮质 Wernicke 区等。在多模态影像导航、术中神经电生理监测以及术中黄荧光染色等技术的辅助下，术者在完成枕颞病灶次脑叶切除的同时，还能有效保护患者的运动功能，没有加重患者语言及视觉功能的损伤。这是本例手术的亮点。

该手术病例为老年女性，术前计划中多模态

影像清楚地勾画出肿瘤与周边解剖结构的关系。本病例中视辐射位于肿瘤上方侧脑室颞角顶壁及房部的外侧壁处，被肿瘤向上方推挤和破坏，从而造成了患者视野的缺损。我们在术中根据导航联合黄荧光染色定位，先将肿瘤 T1W 增强部分，沿边界完整切除。然后，基于遵循超全切除理念，在 DTI 影像导航的辅助下，沿白质向前颞叶方向扩大切除范围。多模态影像导航和术中持续经颅运动诱发电位（MEP）监测有助于保护邻近的运动通路、语言传导束、视辐射、颞叶内侧海马以及颞横回后部 Wernicke 语言区等。

展示此病例的目的在于，综合应用多模态影像导航、术中黄荧光染色、术中磁共振实时成像和术中神经电生理监测等精准神经外科技术，按照解剖学边界，实现了枕颞叶恶性脑胶质瘤的次脑叶安全切除。

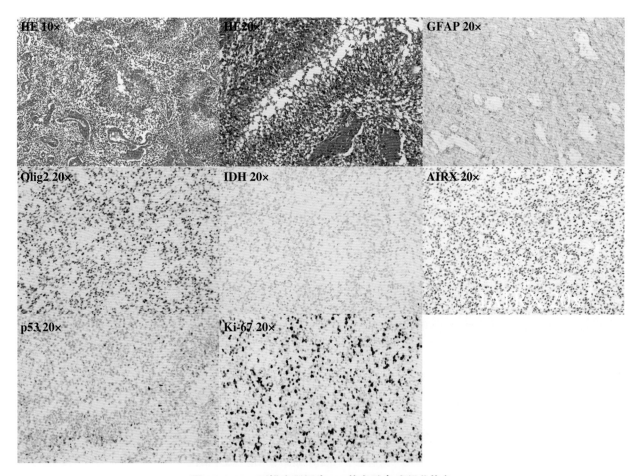

图 17-1-10　石蜡病理切片 HE 染色及免疫组化染色

WHO CNS5 分层诊断

胶质母细胞瘤

WHO 4 级

IDH 野生型，H3.K27（−），H3.G34（−），TERT 突变，
EGFR 扩增，+7/−10 染色体改变，
MGMT 启动子甲基化（−），BRAF V600E（−）

整合诊断：胶质母细胞瘤，IDH 野生型，WHO 4 级

图 17-1-11　WHO CNS5 分层整合诊断

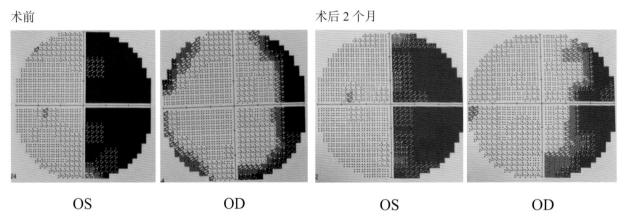

术前　　　　　　　　　　　　　　术后 2 个月

OS　　　　　　OD　　　　　　OS　　　　　　OD

图 17-1-12　术后 2 个月随访视野与术前对比
双眼仍存在同向偏盲

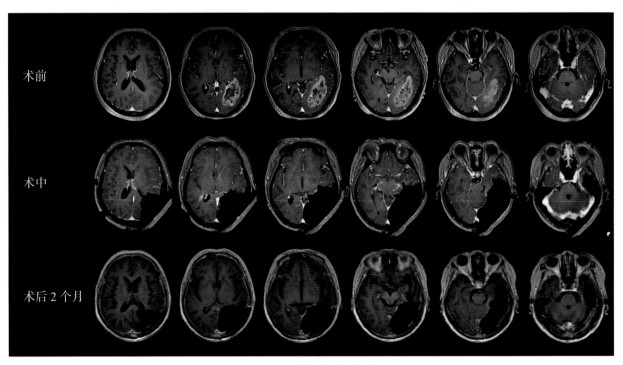

术前

术中

术后 2 个月

图 17-1-13　术后 2 个月随访 MRI 与术前、术中对比
提示术后 2 个月随访时病灶稳定，未见明显进展

第18章
岛叶胶质瘤手术

病例 1 · 经侧裂右侧颞岛叶胶质瘤切除术

卜峻浩 章捷 吴劲松

【病例简介】

患者女性，45岁，1个月前癫痫发作一次。患者1个月前无明显诱因下出现癫痫发作，表现为肢体僵硬，意识不清，口吐白沫，双眼上翻，持续约5 min后自行清醒。患者于当地医院行头颅MRI检查提示右颞岛叶占位，胶质瘤可能。病程中，患者无头痛、恶心呕吐、肢体无力等症状。现患者为求进一步治疗入院。

【体格检查】

神志清楚，发育正常，营养良好，回答切题，自动体位，查体合作，步入病房。

神经系统体格检查：颅神经查体阴性，四肢肌力V级，肌张力正常，四肢深浅反射可引出，反射正常。感觉功能查体正常。双侧Babinski、Chaddock征未引出，双侧Hoffmann征未引出。

【辅助检查】

头颅CT：右侧颞岛叶见低密度影，边界尚清，中线居中，提示右侧颞岛叶占位性病变。

头颅MRI平扫及增强：右侧颞叶及岛叶见团片状异常信号灶，T1WI呈低信号，增强后未见明显强化（图18-1-1A），T2 dark fluid呈高信号（图18-1-1B、C），中线结构尚居中。

头颅MRS：右侧颞岛叶Cho峰明显升高，NAA峰降低，Cho/NAA比值最大为2.88，提示病灶倾向肿瘤可能大（图18-1-1D）。

【术前准备及计划】

1. 术前评估　无特殊，无明显手术禁忌证。

2. 影像学扫描　术前一天在数字一体化神经外科手术中心诊断室内采用3.0T iMRI（MAGNETOM Verio，Siemens®）采集导航所需的结构像、弥散张量成像（DTI）和任务态功能磁共振成像（fMRI）。在后处理工作站（Syngo MultiModality，Workplace，Siemens®）中利用DTI序列重建锥体束（图18-1-2），结合结构像导入术中导航系统中，制订详细的个体化手术方案。

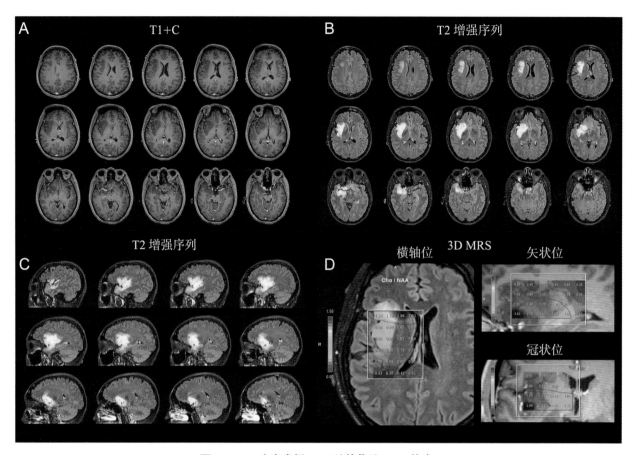

图 18-1-1　患者常规 MRI 结构像及 MRS 检查

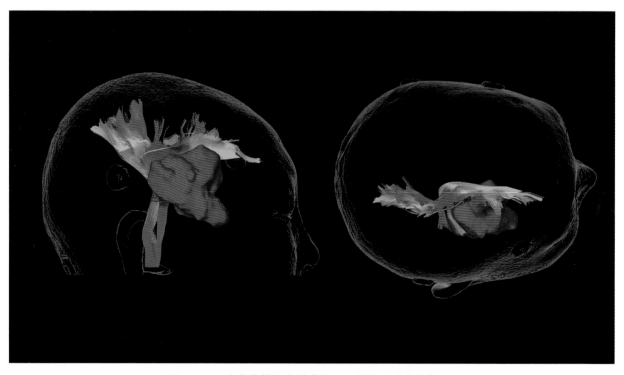

图 18-1-2　患者术前运动通路的 DTI 纤维束示踪成像

【手术解剖学要义】

该患者病灶位于右侧颞叶及岛叶，其表面有额下回、中央前回、颞上回等重要功能皮质，深部紧邻极外囊、屏状核、外囊、豆状核及内囊等结构，其中有钩束、下额枕束、锥体束等关键纤维通路穿过；此外弓状束/上纵束系统、下纵束等纤维通路环绕在病灶周围。因为该例患者的肿瘤位于非优势半球，我们着重采用神经电生理监测技术定位保护中央前回及锥体束，从而避免术后运动功能障碍。

此外，大脑中动脉作为主要的大脑供血动脉之一，其 M2 在岛叶表面走行并发出小的穿支动脉进入岛叶表面供应其皮质。在岛叶深面，豆纹动脉供应内囊和基底节的血供。因此，岛叶胶质瘤手术中对大脑中动脉及其分支的细致暴露和分离对肿瘤切除及术后功能保护具有至关重要的作用。

【手术过程】

1. **体位摆放及开颅** 患者全身麻醉后取仰卧位，头部向病灶对侧旋转 30°，颈部轻度伸展，确保静脉回流通畅，术侧肩下垫枕。头部剃发，右侧改良翼点切口进入，根据导航确定颅骨骨窗范围（颞下沟-侧裂水平支-中央后沟-额上沟），

常规开颅，去骨瓣和硬脑膜悬吊。

2. **神经电生理监测** 剪开硬脑膜，暴露手术野皮质（图 18-1-3）。导航确定肿瘤边界。开始神经电生理监测，躯体感觉诱发电位（somatosensory evoked potential，SEP）确定中央沟；感觉诱发电位的条形皮质电极置于不影响手术操作的位置，进行经皮质电刺激运动诱发电位的连续监测，即持续 MEP。

3. **肿瘤切除** 考虑到该患者的肿瘤主要位于岛叶并累及部分颞极区域，为充分暴露及保护大脑中动脉，我们选择经外侧裂入路配合经颞上回造瘘对肿瘤进行分块切除。首先，用吸引管和双极电凝分离侧裂蛛网膜以打开外侧裂，在操作过程中需注意保护侧裂周围的引流静脉，对跨侧裂的大引流静脉予以保留，经由侧裂可以观察到走行在岛叶表面的大脑中动脉（MCA）及肿瘤组织（图 18-1-4）。随后，在颞上回进行皮质造瘘，在导航引导下用 CUSA（Integra，Inc.）分块切除颞叶及颞盖下方肿瘤。

当经侧裂切除额盖下方的肿瘤时，先用双极电凝切断自大脑中动脉发出的供应岛叶血供的穿支动脉，后用 CUSA（Integra，Inc.）仔细切除包裹在大脑中动脉及其分支上的肿瘤组织（图 18-1-5A~D），充分暴露大脑中动脉 M1 段和 M2 段（图 18-1-6A~D）。肿瘤的切除向深部进行至见到银白

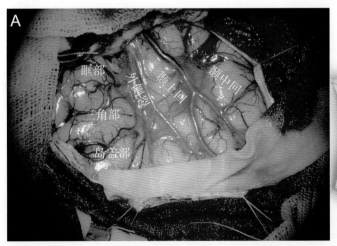

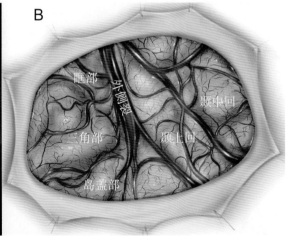

图 18-1-3 患者手术野暴露

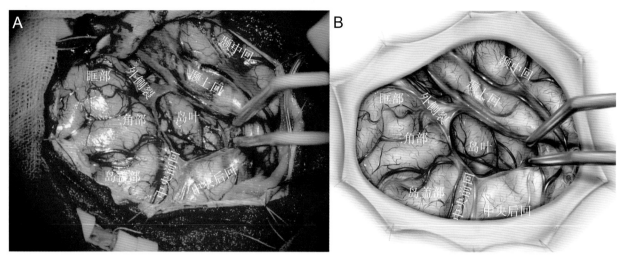

图 18-1-4 打开外侧裂，注意保护外侧裂周围的引流静脉

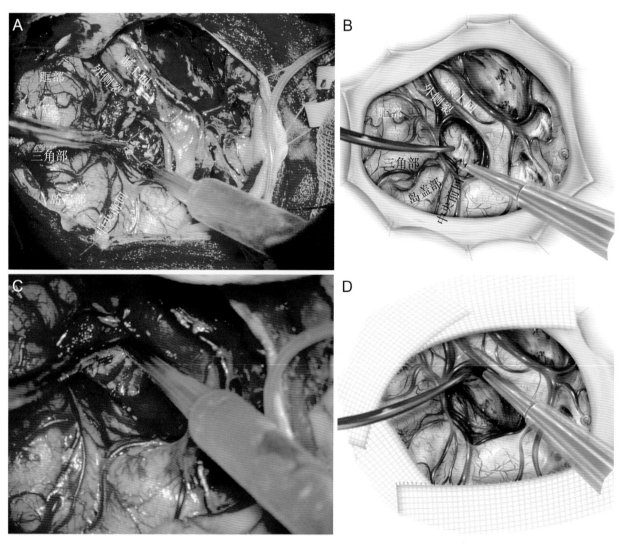

图 18-1-5 CUSA 切除包裹在大脑中动脉及其分支上的肿瘤组织

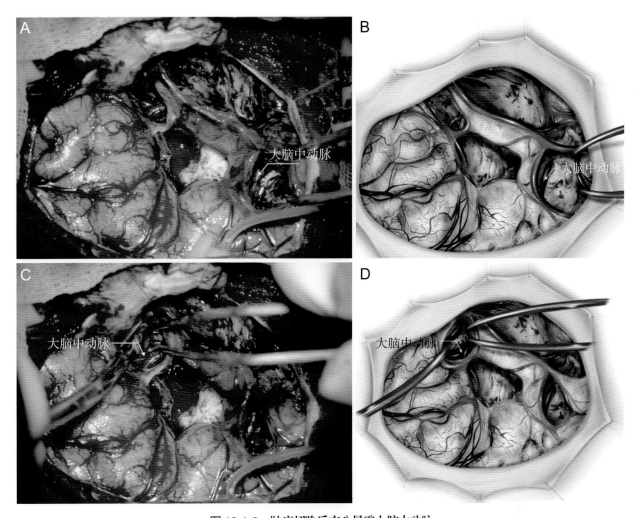

图 18-1-6　肿瘤切除后充分暴露大脑中动脉

色的壳核和纵向走行的外侧豆纹动脉（图 18-1-7），经导航确认切除范围已达到肿瘤的内侧边界，持续 MEP 监测未见异常，提示锥体束保护良好。

肿瘤切除过程中处理较大的分支动脉时，CUSA 的 tissue select 参数值更高（+++~++++），从而有助于保护血管；在其切除其他区域的肿瘤时，CUSA 的 tissue select 可设置为低值（0~++）以便肿瘤切除。

4. 止血、术中磁共振检查及关颅　术野如有动脉性活动出血，须小心电凝止血。静脉性渗血可以用小明胶片压迫止血。术腔用温生理盐水反复冲洗，直至清亮。移除皮质条形电极，注入适量流体明胶用以止血。术中磁共振证实肿瘤近全切除，达到术前计划，故终止切除，常规关颅

（图 18-1-8）。

【术后治疗与随访】

组织病理学证实为弥漫性胶质细胞瘤，WHO 2 级，分子病理检测得出 IDH1 突变伴 1p/19q 共缺失和 TERT 突变，MGMT 启动子区甲基化阳性；提示患者为少突星形细胞瘤，有较好的生存预后及化疗药物敏感性。术后患者运动功能正常，影像学随访结果满意（图 18-1-9）。

【手术点评】

岛叶位于外侧裂的深部，其外侧面被功能性额叶、颞叶、顶叶皮质覆盖，这些皮质脑区广泛参与人类的感觉运动、语言、认知等多项大脑功

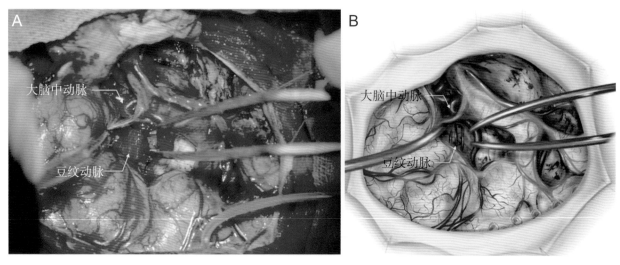

图 18-1-7　肿瘤切除内侧界可见壳核和纵向走行的外侧豆纹动脉

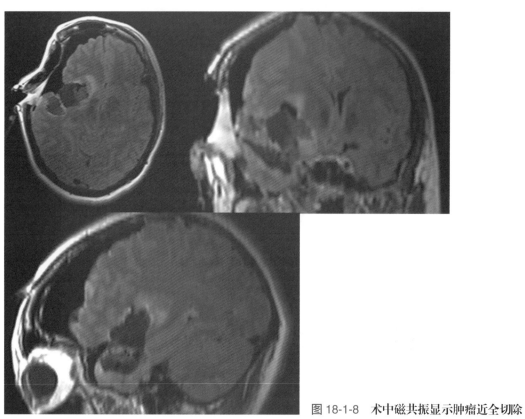

图 18-1-8　术中磁共振显示肿瘤近全切除

能；其内侧面由外向内依次为极外囊、屏状核、外囊、豆状核及内囊等结构，有钩束、下额枕束、锥体束等关键纤维通路穿过；此外弓状束／上纵束系统、下纵束等纤维通路也和岛叶有密切关系。因此，如何在不破坏上述功能结构的同时，完成

对岛叶肿瘤的切除仍是当下胶质瘤手术的难点。本病例是非优势半球的岛叶低级别胶质瘤，我们联合利用多模态影像导航技术和神经电生理监测等技术，在保护患者运动功能的同时，实现最大程度肿瘤安全切除。

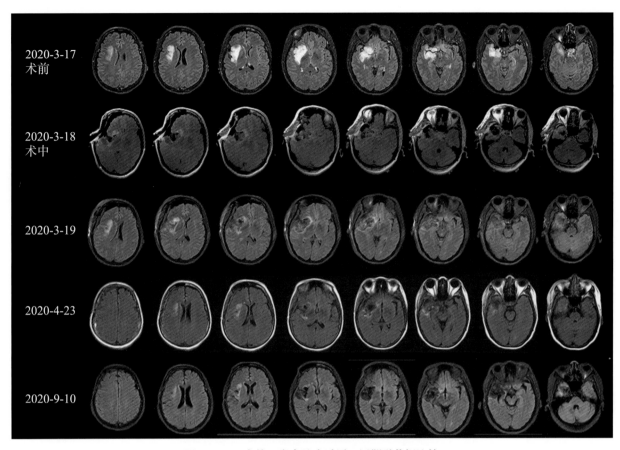

2020-3-17 术前

2020-3-18 术中

2020-3-19

2020-4-23

2020-9-10

图 18-1-9　术前、术中及术后近、远期磁共振比较

　　岛叶周围复杂的动脉结构也给手术增加了难点。大脑中动脉的 M1 段在岛阈附近分叉为上干与下干，并在岛叶表面延伸（M2 段）并发出近百条穿支小动脉供应岛叶皮质，极易在肿瘤切除过程中，因保护不当引起较多出血。Yasargil 曾重点指出每根穿支血管应分别电凝切断，以阻断肿瘤血供。此外，豆纹动脉走行于岛叶深面，常被肿瘤包裹，而电凝这些血管可引起内囊和基底节区梗死，从而导致严重的术后瘫痪。因此，充分暴露大脑中动脉，进而从起始处显露外侧豆纹动脉并对其加以保护对岛叶胶质瘤手术也至关重要。外侧豆纹动脉同时也是岛叶胶质瘤切除深面的标志。在本病例中，我们充分打开外侧裂后，用 CUSA 在大脑中动脉及其分支之间分块切除肿瘤组织，并提高 tissue select 参数以加强对血管的保护。最终大脑中动脉的 M1 段及 M2 段主干暴露满意，并可见到外侧豆纹动脉丛及其深面的壳核，提示肿瘤切除完整。这一操作充分保护了大脑中动脉及其分支，避免了动脉损伤导致的严重术后功能障碍。

　　展示此病例的目的在于，岛叶胶质瘤切除的关键在于避免术后长期功能障碍的发生，这一目标的实现有赖于手术中对岛叶周边复杂的功能皮质、皮质下结构以及大脑中动脉及其分支的保护。我们在本次手术中，借助了多模态影像导航技术及神经电生理监测等先进技术，还依靠扎实的解剖知识及细致的手术操作，有效保护了锥体束、大脑中动脉、豆纹动脉等，最大限度地降低了患者术后出现长期运动功能障碍的可能性。

病例 2 · 经皮质造瘘左额颞岛叶肿瘤切除术

段剑 李彦 冯睿 吴劲松

【病例简介】

患者男性，53 岁，半年内癫痫发作 3 次。患者 2021 年 7 月中旬无明显诱因下出现意识丧失，双眼凝视，持续 15 min；无流涎，无手足抽搐，无发热，无恶心呕吐、肢体无力、大小便失禁等，无言语功能障碍；发作间期患者神志清楚，无反应迟钝。遂在当地医院行头颅 CT 及 MRI，提示"左侧额岛叶 T1WI 低信号，T2WI 高信号，增强后无明显强化，考虑低级别胶质瘤"，目前为进一步诊治收入我科。

【体格检查】

神志清楚，发育正常，营养良好，回答切题，自动体位，查体合作，步入病房。

神经系统体格检查：颅神经查体阴性，四肢肌力 V 级，肌张力正常，四肢深浅反射可引出，反射正常。感觉功能查体正常。双侧 Babinski、Chaddock 征未引出，双侧 Hoffmann 征未引出。

【辅助检查】

头颅 CT（图 18-2-1）：左侧岛叶团片状低密度影，密度不均，边界不清，中线结构居中，提示左侧岛叶占位性病变。

头颅 MRI 平扫（图 18-2-2）：左侧岛叶灰白质处见团片状占位，T1WI 呈等低信号，T2W FLAIR 呈等高信号，增强扫描未见明显强化，中线结构尚居中。头颅 MRS：左侧岛叶 Cho 峰明显

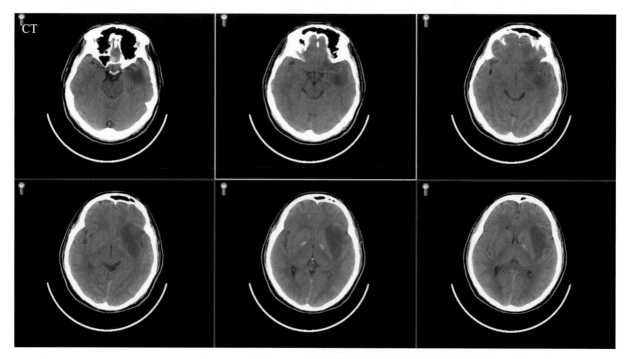

图 18-2-1 术前头颅 CT

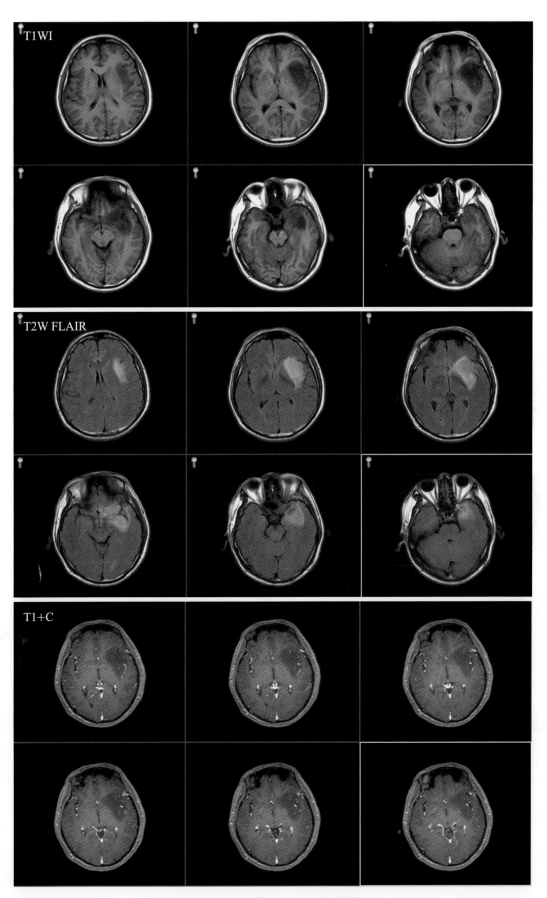

图 18-2-2　术前头颅 MRI 系列影像

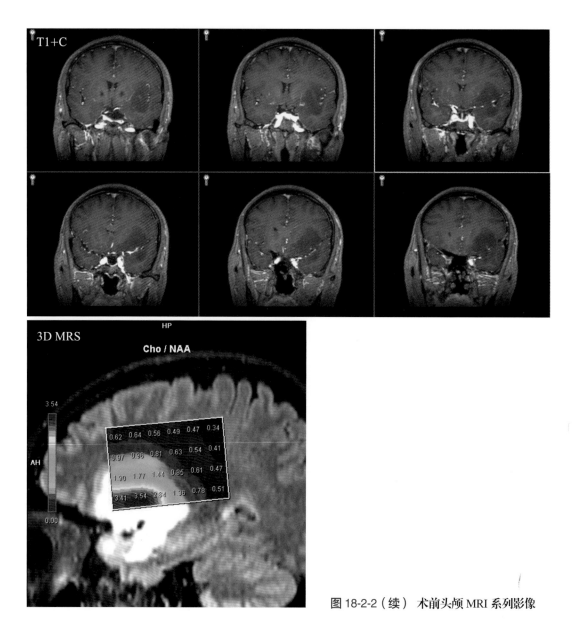

图 18-2-2（续） 术前头颅 MRI 系列影像

升高，NAA 峰降低，Cho/NAA 比值最大为 3.54，提示病灶倾向肿瘤可能大。

【术前准备及计划】

1. **术前评估** 评估完成术中语言任务的能力，包括数数、图片命名和文字阅读。

2. **影像学扫描** 术前一天在数字一体化神经外科手术中心诊断室内采用 3.0T iMRI（MAGN-ETOM Verio，Siemens®）采集导航所需的结构像、弥散张量成像（DTI）。在后处理工作站中利用 DTI 序列重建锥体束、弓状束、上纵束等重要皮

质下通路（图 18-2-3），结合结构像导入术中导航系统中，制订详细的个体化手术方案。

3. **唤醒麻醉评估和术前宣教** 该例患者手术计划是唤醒麻醉下的语言区肿瘤切除。采用唤醒麻醉的适应证：①功能区或涉及功能皮质及皮质下功能通路的脑胶质瘤手术。功能区主要指优势半球的环侧裂语言区或双侧运动区；②年龄在 14 岁以上；③认知功能基本正常，术前无或轻度语言功能障碍且能够完成术前制订的任务；④同意接受唤醒麻醉手术者。该例患者符合唤醒麻醉手术的适应证。手术前已对该患者进行唤醒麻醉手术

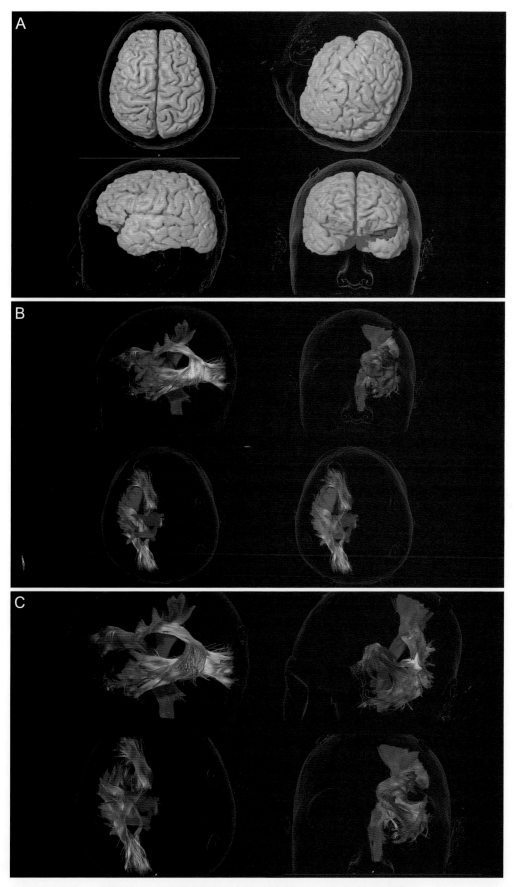

图 18-2-3　患者术前语言和运动通路的 DTI 纤维束示踪成像

宣教，使患者提前熟悉术中所需的语言任务，减少患者焦虑；唤醒手术前已充分考虑患者的意愿，评估患者配合程度，排除难治性、反复发作性癫痫、困难气道、睡眠呼吸暂停综合征、缺血性心脏病，或心理障碍。

【手术解剖学要义】

该例患者病灶主要累及左侧岛叶，术式考虑唤醒麻醉下经额颞叶皮质造瘘肿瘤切除。手术过程中解剖结构首先需注意确认 Broca 区前方额叶岛盖与颞叶岛盖，通过造瘘口沿环岛沟（前沟、上沟、下沟和岛后点）暴露岛叶全貌，并保护其间大脑中动脉（MCA）主干及重要分支，特别是 MCA 岛阈近段发出的豆纹动脉和穿过岛中央沟表面供应白质半卵圆中心的 M2 长穿支必须重点保护。肿瘤大部切除后，颞叶与额叶皮质造瘘腔在 MCA 上下干深面连通。

【手术过程】

1. **麻醉环节** 术中唤醒麻醉选择监护麻醉技术（monitored anesthesia care，MAC）。详见上篇第 3 章第 2 节。

2. **体位摆放及开颅** 患者取仰卧位，头部向病灶对侧旋转 45°，颈部轻度伸展，确保静脉回流通畅，术侧肩下垫枕（图 18-2-4A）。局部理发，左侧额颞部弧形切口，根据导航确定颅骨骨窗范围（关键孔-蝶骨嵴-颞上沟-下 Rolandic 点-中央前回腹侧-额下沟），常规开颅，去骨瓣和硬脑膜悬吊（图 18-2-4B）。

3. **皮质电刺激** 剪开硬脑膜，暴露手术野皮质（图 18-2-5A、B）。开始神经电生理监测，躯体感觉诱发电位（somatosensory evoked potential，SEP）确定中央沟；感觉诱发电位的条形皮质电极置于不影响手术操作的位置，进行经皮质电刺激运动诱发电位的连续监测，即持续 MEP（图 18-2-5C、D）。确定患者苏醒并能配合术中执行任务后，开始运动区定位，采用双极电刺激器、监护

设备为 Medtronic-Eclipse（Medtronic®）术中神经监测工作站。刺激参数以引出刺激部位附近出现后放电的刺激强度阈值，再以此阈值下 1 mA 为标准刺激强度进行刺激，或以引出运动反应的最小强度为刺激阈值，该患者以 1.5 mA 刺激强度为起始（图 18-2-5E、F）。用消毒数字或字母标签标示阳性位点。当手术野刺激语言区时，观察患者语言反应。语言常用的任务包括数数（1~50），图片命名（"这是……"）和单词阅读（这个词汇是……）。刺激时间通常设为 4 s。患者面前触摸屏内置无线麦克风，便于应答清晰可辨，同时内置摄像头记录患者语言活动，并监测其面部抽搐情况。阳性结果判定标准：同一部位共刺激 3 次（非连续刺激），如果其中 2 次出现语言功能抑制（语言中断、命名障碍或失读）即认定为阳性区域；言语中断需要与构音障碍进行鉴别，构音障碍多是由于不随意肌肉的皮质暴露范围仅有语言功能阴性区，不再为寻找阳性位点而扩大皮质显露。该例患者口唇运动区标记字母 M1 和 M2，刺激时引起口唇运动。术中要求患者数数至 50，直到刺激引起数数中断，此为言语中止区，标记数字标签 1、2。再进行图片命名任务，电刺激引起图片命名的中断（图 18-2-5G、H），标记数字标签 3、5 表示这些区域。

4. **肿瘤切除** 考虑可视性和安全性，重要功能区用薄膜覆盖（图 18-2-6A）。导航确定肿瘤边界，予以剪开蛛网膜，保护侧裂血管。在额下回非功能区皮质造瘘，暴露岛叶（图 18-2-6B），注意保护岛叶表面中动脉 M2 和 M3 分支（图 18-2-6C）。同时要求患者执行数数及图片命名任务，使用单极电刺激器在皮质下刺激来定位皮质下的语言通路，选用短串刺激：刺激间期 0.5 ms，串刺激 5 个/次，频率为 60 Hz，刺激强度与传导束距离存在 1 mm/1 mA 的对应关系，即 1 mA 刺激阳性则离传导束距离约为 1 mm。以防语言传导束损伤。同样在颞上回前部造瘘，切除部分颞叶组织以显露颞盖下方岛叶肿瘤，侧脑室颞角开放，深

A

B

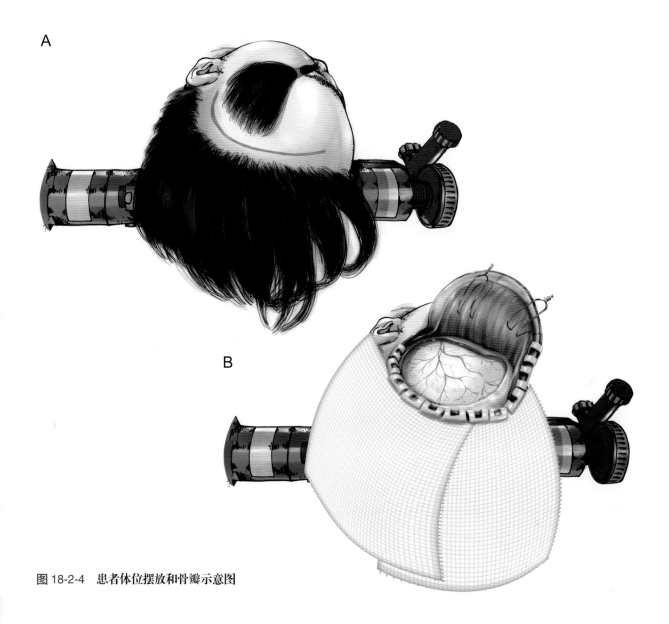

图 18-2-4　患者体位摆放和骨瓣示意图

部海马结构未受肿瘤侵犯，予以保留，以避免损伤患者记忆功能（图 18-2-6D）。暴露好岛叶肿瘤全貌后（图 18-2-6E），分别切除额岛及颞岛肿瘤，沿环岛下沟切除肿瘤的下极，深度不超过侧脑室脉络丛，以避免损伤皮质脊髓束。在切除深部肿瘤手术操作时全程导航定位，适时结合皮质下电刺激定位运动通路。这不仅可以帮助术者判断肿瘤侵犯的范围，而且可以帮助识别重要的解剖结构。额下回三角部非功能区皮质造瘘，向前至环岛前沟。环岛前沟需显露 MCA 膝部，深面至豆纹动脉第一支发出端停止（图 18-2-6F）。环岛上沟前部接近尾状核头部，可见白质深部的灰质核团结构。环岛上沟后部接近豆状核上极，此处有上纵束（SLF-Ⅲ）在皮质脊髓束浅面通过，皮质下电刺激患者可出现语言功能障碍，且先于阳性运动反应，即刻停止。术腔深面至壳核，此处可见白质深部的灰质核团结构，并可见豆纹动脉走行通过。豆纹动脉与岛叶滋养血管走行垂直，管壁菲薄，如有出血电凝较困难，可用小明胶片压迫止血。岛后点是环岛上下沟交汇之处，位于下 Rolandic 点深面，Heschl 回末端。肿瘤切除后可见侧裂池脑脊液溢出。

处理侧裂大脑中动脉时，CUSA 的 tissue select 参数值更高（+++~++++），从而有助于保护侧

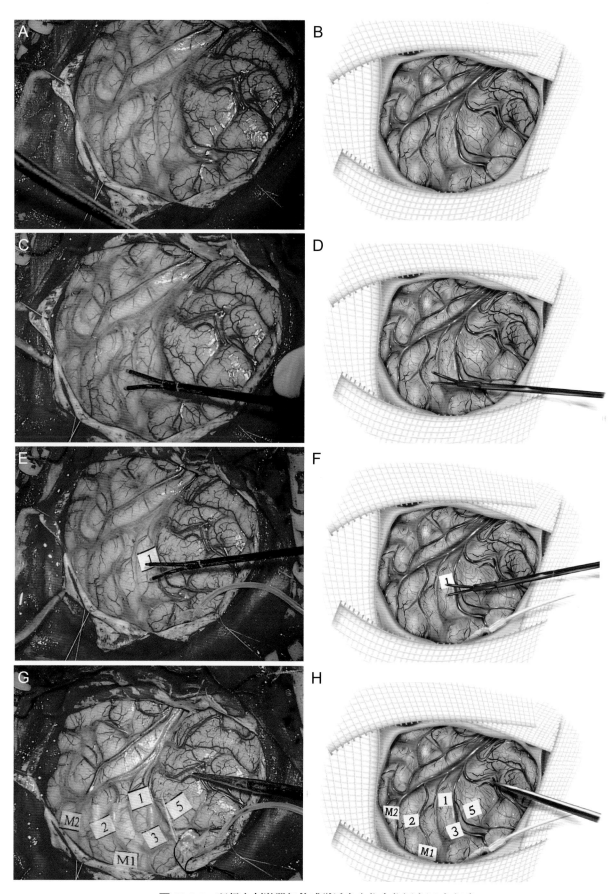

图 18-2-5　双极电刺激器躯体感觉诱发电位定位语言运动皮质

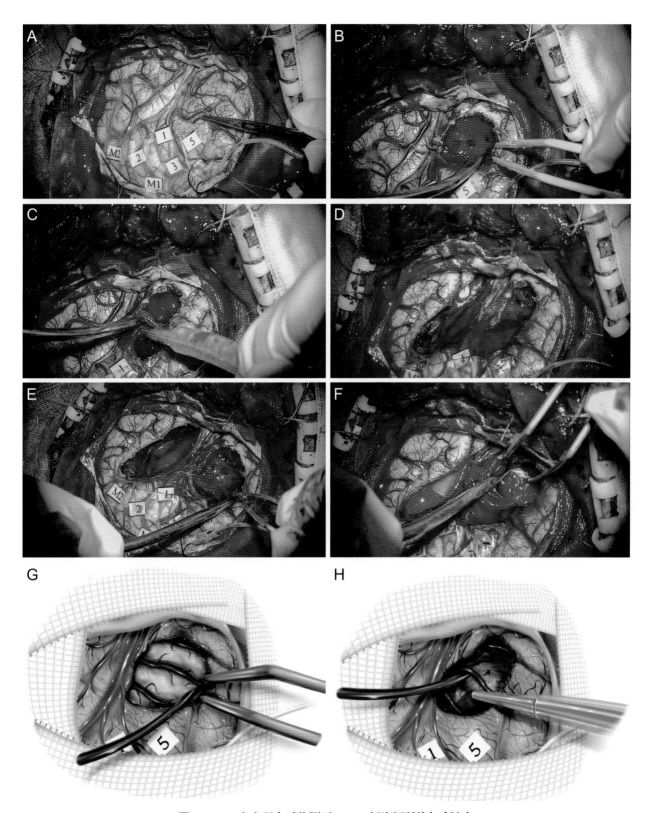

图 18-2-6　电生理实时监测下 CUSA 切除额颞盖岛叶肿瘤

裂血管（图 18-2-6G、H）。肿瘤切除后语言运动功能区及侧裂区血管均保护完好。

5. 止血、术中磁共振检查及关颅　颞叶手术空腔和额叶手术空腔在 MCA 上下干深面连通（图 18-2-7A、B），大脑中动脉 M2 和 M3 段的间隙中用 CUSA 吸除肿瘤，使得血管诸分支游离（图 18-2-7C、D）。此时侧裂诸 MCA 血管分支均架空。如有软膜滋养血管出血，可以小心电凝止血。切忌电凝 MCA 主干，以防止血管痉挛。使用罂粟碱明胶贴敷大脑中动脉 M2 和 M3 段的分支。撤走所有字母和数字标签。术野如有动脉性活动出血，须小心电凝止血。静脉性渗血可以用小明胶片压迫止血。术腔用温生理盐水反复冲洗，直至清亮。移除皮质条形电极、透明的塑料薄膜和各个阳性位点的数字标签，注入适量流体明胶用以止血（图 18-2-7E、F）。术中磁共振证实肿瘤 97% 等体积切除，达到术前计划（图 18-2-8、图 18-2-9），故终止切除，常规关颅。

【术后治疗与随访】

术后组织病理诊断（图 18-2-10）：左侧岛叶星形细胞瘤，WHO 2 级。分子检测结果：IDH R132 突变型，TERT 野生型，*CDKN2A/B* 基因纯和性缺失阴性，*EGFR* 基因未见扩增，*ATRX* 突变型。免疫组化：GFAP（+），Olig2（+），IDH1（+），ATRX（−），p53（+），Neun（−），H3K27me3（+），H3K27M（−），CD34（血管 +），Ki-67（3%+）。分子病理分型结果：IDH 突变型、1p/19q 未发生联合共缺失、TERT 启动子突变型。MGMT 启动子区甲基化阳性，预测该类型对化疗药物替莫唑胺敏感性较好。

术后恢复顺利，按期出院，接受标准 Stupp 方案进行辅助治疗，KPS 评分 100 分。术后 3 个月复查 MRI 提示肿瘤无进展（图 18-2-11）。

【手术点评】

岛叶是低级别胶质瘤好发部位之一，年轻患者多见，合理的手术治疗 10 年存活率可达 80%。岛叶是一个独立脑叶，属于中皮质（mesocortex）。岛叶由环岛前沟、上沟和下沟包绕，3 条岛短回，2 条岛长回，其间脑沟有中动脉 M2/M3 分支通过，至环岛上下沟折返，绕至额盖和颞盖表面。中动脉主干膝部绕岛阈，分为上下干，位于颞盖深面通过。额盖下接近环岛上沟后部，这是距离内囊后肢（皮质脊髓束）最近点。此处还有弓状束和上纵束穿插通过。所以唤醒麻醉手术患者，皮质下电刺激先出现语言功能障碍，然后才出现阳性运动反应。岛叶胶质瘤手术风险高、难度大，需要娴熟地应用解剖学知识和精细的手术技巧。单纯的岛叶胶质瘤起源于岛叶极外囊（extreme capsule）白质，理论上讲，基底节结构被肿瘤推挤至深部，精准手术可以最大程度切除肿瘤，而保全基底节结构。

该手术病例为中年男性，在多模态影像、唤醒麻醉及术中电刺激脑功能定位等技术的辅助下，实现最大程度肿瘤安全切除。术中唤醒麻醉下患者口唇运动，词语产生和图片命名相关脑区通过皮质直接电刺激定位，阳性运动和语言位点保护好以后，就可以皮质造瘘，以充分显露岛叶结构，应用超声吸引器（CUSA）仔细分离切除岛叶的肿瘤，同时保护大脑中动脉及其分支。通过术前导航影像确定切除范围，术中妥善保护患者语言及运动功能。术前白质纤维追踪确定语言和运动通路。术中利用皮质下电刺激及连续运动诱发电位（MEP）监测，保证了皮质下语言和运动通路的完整性。展示此病例的目的在于：岛叶功能区实现最佳的路径精确切除肿瘤，而不损伤病变周围的正常有功能的脑组织，有赖于术中对大脑功能皮质和皮质下通路的精确定位。该例中年男性正因为切除肿瘤过程密切监测语言功能区和运动功能区，才避免患者术后出现永久性神经功能障碍，同时又尽最大可能地切除肿瘤。

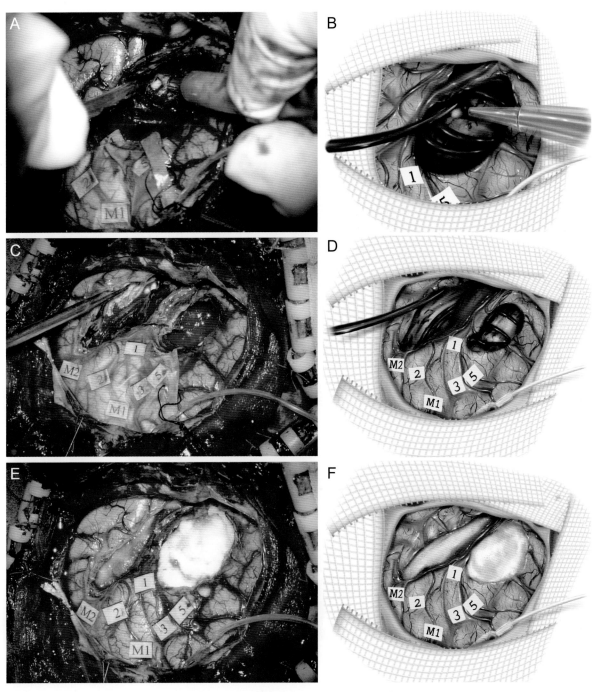

图 18-2-7　手术止血

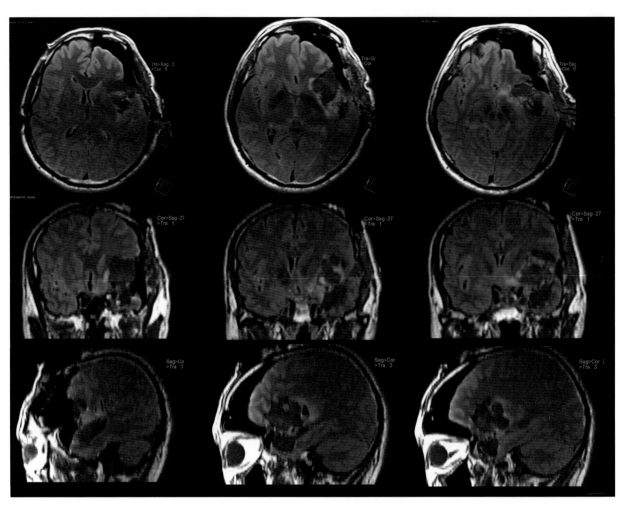

图 18-2-8　术中 MRI 显示肿瘤近全切除

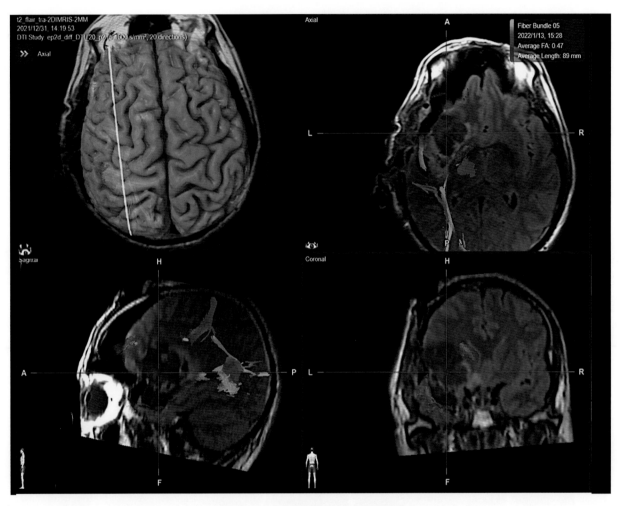

图 18-2-9　肿瘤切除术后纤维束追踪

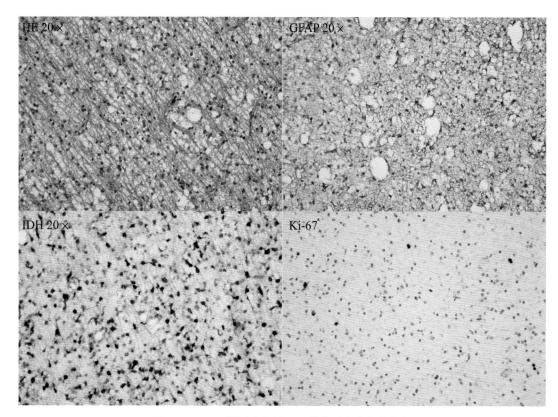

图 18-2-10　石蜡病理切片 HE 染色及免疫组化染色

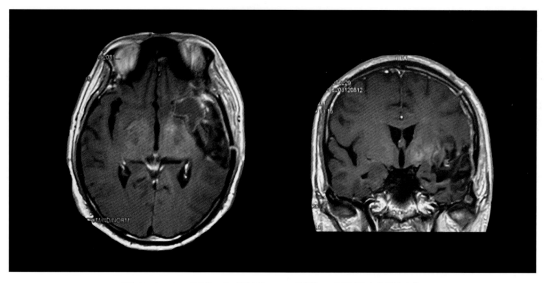

图 18-2-11　术后 3 个月随访 MRI 增强，未见肿瘤复发迹象

病例 3 · 左侧岛叶低级别胶质瘤

龚方源　陈宏　吴斌　吴劲松

【病例简介】

患者男性，37岁，右侧肢体发作性麻木1年余。患者1年前无明显诱因下出现右侧肢体麻木，不伴头晕、头痛及恶心、呕吐，无肢体活动障碍，无四肢抽搐发作，无言语功能障碍。遂患者至外院行头颅MRI提示左侧岛叶占位，考虑胶质瘤可能，现患者为求进一步治疗入院。

【体格检查】

神志清楚，发育正常，营养良好，回答切题，自动体位，查体合作，步入病房。

神经系统体格检查：颅神经查体阴性，四肢肌力Ⅴ级，肌张力正常，四肢深浅反射可引出，反射正常。感觉功能查体正常。双侧病理征未引出。

【辅助检查】

头颅CT：左侧岛叶团片状低密度影，密度不均，边界不清，中线结构居中，提示左侧岛叶占位性病变（图18-3-1）。

头颅MRI平扫及增强：左侧岛叶灰白质处见团片状占位，T1WI呈等低信号（图18-3-2A），T2W FLAIR呈等高信号（图18-3-2B），增强扫描未见明显强化（图18-3-2C），中线结构尚居中。

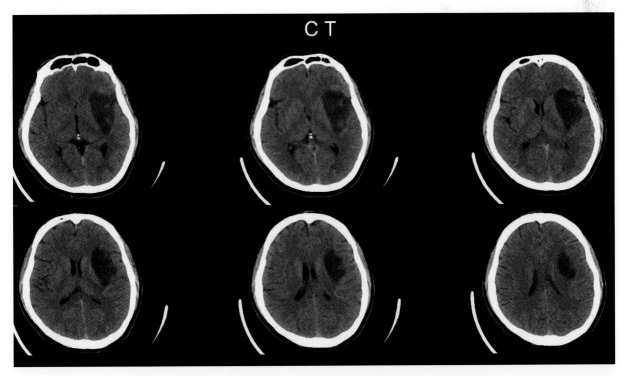

图 18-3-1　患者常规 CT 平扫

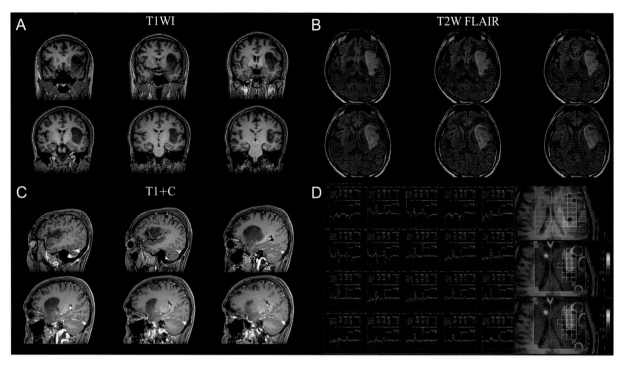

图 18-3-2　患者常规 MRI 结构像及 MRS 检查

头颅 MRS（图 18-3-2D）：左侧岛叶 Cho 峰明显升高，NAA 峰降低，Cho/NAA 比值最大为 1.81，提示病灶倾向肿瘤可能大。

【术前准备及计划】

1.**术前神经心理学评估**　该患者于术前 1 天采用简易精神状态检查（MMSE）评估认知功能，采用汉语失语成套测验（ABC）评估患者语言功能，并评估双侧肢体运动功能。

神经心理学检查：右利手，短程记忆减退，精神情绪低落，MMSE 26/30 分，波士顿命名测试（BNT）27/30 分，汉语失语成套测验（ABC）得分：自发言语 18/20 分，复述 100/100 分，命名 93/100 分，失语指数 94.3/100 分（正常 cut-off 值 93.8），提示轻度命名障碍。评估完成术中语言任务的能力，包括数数、图片命名和文字阅读。

2.**影像学扫描**　术前一天在数字一体化神经外科手术中心诊断室内采用 3.0T iMRI（MAGN-ETOM Verio，Siemens®）采集导航所需的结构像、弥散张量成像（DTI）和任务态功能磁共振成像（fMRI）。在后处理工作站（Syngo MultiModality，Workplace，Siemens®）中利用 DTI 序列重建锥体束、弓状束、上纵束等重要皮质下通路（图 18-3-3），利用 fMRI 序列获得语言和运动功能激活区（图 18-3-4），结合结构像导入术中，导航系统中制订详细的个体化手术方案。

3.**唤醒麻醉评估和术前宣教**　该例患者手术计划是唤醒麻醉下的语言区肿瘤切除。采用唤醒麻醉的适应证：①功能区或涉及功能皮质及皮质下功能通路的脑胶质瘤手术。功能区主要指优势半球的环侧裂语言区或双侧运动区；②年龄在 14 岁以上；③认知功能基本正常，术前无或轻度语言功能障碍且能够完成术前制订的任务；④同意接受唤醒麻醉手术者。该例患者符合唤醒麻醉手术的适应证。

手术前已对该患者进行唤醒麻醉手术宣教，使患者提前熟悉术中所需的语言任务，减少患者焦虑；唤醒手术前已充分考虑患者的意愿，评估患者配合程度，排除难治性、反复发作性癫痫、困难气道、睡眠呼吸暂停综合征、缺血性心脏病，或心理障碍。

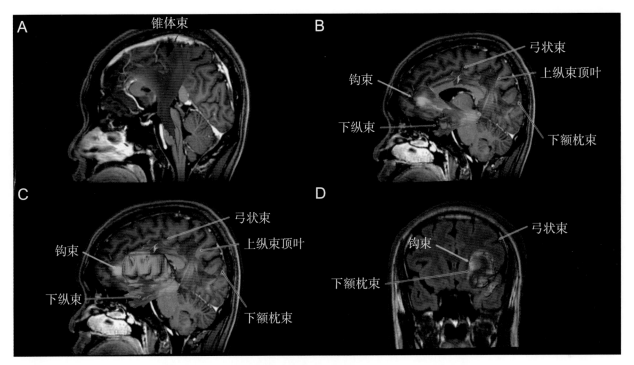

图 18-3-3　患者术前语言和运动通路的 DTI 纤维束示踪成像

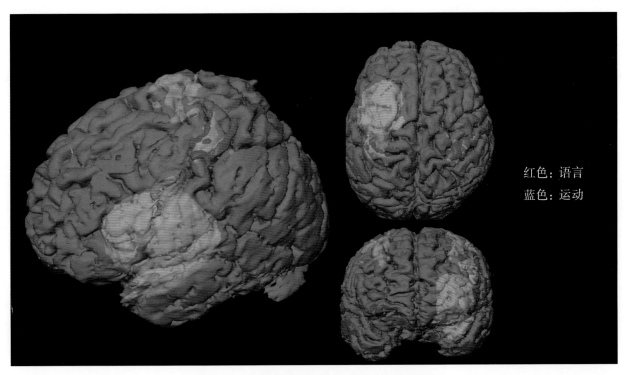

图 18-3-4　患者术前语言和运动功能磁共振成像

【手术解剖学要义】

该例患者病灶主要累及左侧岛叶，术式考虑唤醒麻醉下经额颞叶皮质造瘘肿瘤切除。手术过程中解剖结构首先需注意确认 Broca 区前方额叶岛盖与颞叶岛盖，通过造瘘口沿环岛沟（前沟、上沟、下沟和岛后点）暴露岛叶全貌，并保护其间大脑中动脉（middle cerebral artery，MCA）主干及重要分支，特别是 MCA 岛阈近段发出的豆纹动脉和穿过岛中央沟表面供应白质半卵圆中心的 M2 长穿支必须重点保护。肿瘤大部切除后，颞叶与额叶皮质造瘘腔在 MCA 上下干深面连通。

【手术过程】

1. 麻醉环节　术中唤醒麻醉选择监护麻醉技术（monitored anesthesia care，MAC）。详见上篇第 3 章第 2 节。

2. 体位摆放及开颅　患者取仰卧位，头部向病灶对侧旋转 45°，颈部轻度伸展，确保静脉回流通畅，术侧肩下垫枕（图 18-3-5A）。局部理发，左侧额颞部弧形切口，根据导航确定颅骨骨窗范围（关键孔−蝶骨嵴−颞上沟−下 Rolandic 点−中央前回腹侧−额下沟），常规开颅，去骨瓣和硬脑膜悬吊（图 18-3-5B）。

3. 皮质电刺激　剪开硬脑膜，暴露手术野皮质（图 18-3-6A）。开始神经电生理监测，躯体感觉诱发电位（somato-sensory evoked potential，SEP）确定中央沟；感觉诱发电位的条形皮质电极置于不影响手术操作的位置，进行经皮质电刺激运动诱发电位的连续监测，即持续 MEP（图 18-3-6B）。确定患者苏醒并能配合术中执行任务后，开始运动区定位，采用双极电刺激器、监护设备为 Medtronic-Eclipse（Medtronic®）术中神经监测工作站。刺激参数以引出刺激部位附近出现后放电

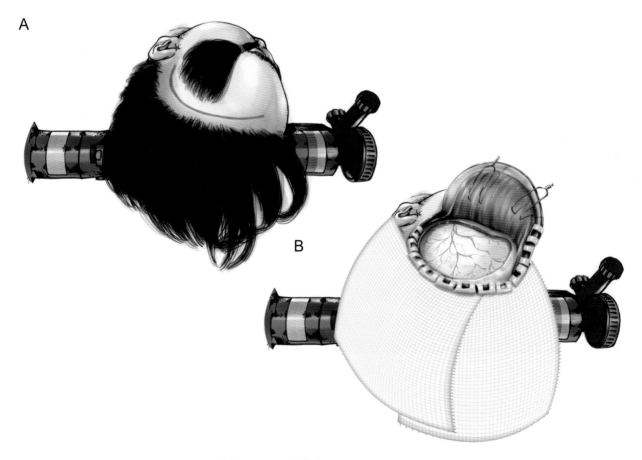

图 18-3-5　患者体位摆放和皮瓣示意图

的刺激强度为阈值，再以此阈值下 1 mA 为标准刺激强度进行刺激，或以引出运动反应的最小强度为刺激阈值，该患者以 1.5 mA 刺激强度为起始（图 18-3-6C）。

用消毒数字或字母标签标示阳性位点。当手术野刺激语言区时，观察患者语言反应。语言常用的任务包括数数（1~50），图片命名（"这是……"）和单词阅读（"这个词汇是……"）。刺激时间通常设为 4 s。患者面前触摸屏内置无线麦克风，便于应答清晰可辨，同时内置摄像头记录患者语言活动，并监测其面部抽搐情况。阳性结果判定标准：同一部位共刺激 3 次（非连续刺激），如果其中 2 次出现语言功能抑制（语言中断、命名障碍或失读）即认定为阳性区域；言语中断需要与构音障碍

进行鉴别，构音障碍多是由于不随意肌肉的皮质暴露范围仅有语言功能阴性区，不再为寻找阳性位点而扩大皮质显露。该例患者口唇运动区标记字母 M，数字标签 1、2 表示引起构音障碍的区域。要求患者数数至 50，直到刺激引起数数中断，标记引起言语障碍的脑区，用数字标签 3、5、6 标示这些区域。图片命名，电刺激引起图片命名的中断，用数字标签 7、8、9（图 18-3-6D）标示。

4.肿瘤切除　考虑可视性和安全性，重要功能区用薄膜覆盖（图 18-3-7A）。导航确定肿瘤边界，予以剪开蛛网膜，保护侧裂血管。在额下回非功能区皮质造瘘，暴露岛叶（图 18-3-7B），注意保护岛叶表面中动脉 M2 和 M3 分支。导航引导下用 CUSA（Integra，Inc.）分块切除额盖下

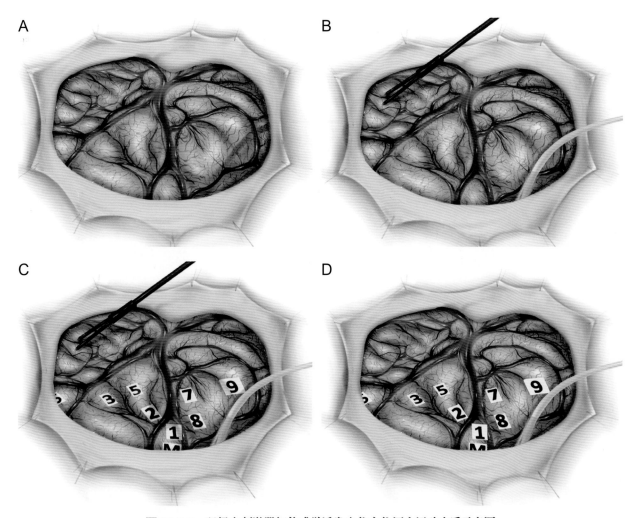

图 18-3-6　双极电刺激器躯体感觉诱发电位定位语言运动皮质示意图

岛叶肿瘤（图 18-3-7C）。同时要求患者执行数数及图片命名任务，使用单极电刺激器在皮质下刺激来定位皮质下的语言通路，选用短串刺激：刺激间期 0.5 ms，串刺激 5 个 / 次，频率为 60 Hz，刺激强度与传导束距离存在 1 mm/1 mA 的对应关系，即 1 mA 刺激阳性则离传导束距离约为

1 mm。以防语言传导束损伤（图 18-3-7D）。同样在颞上回前部造瘘，切除部分颞叶组织以显露颞盖下方岛叶肿瘤，侧脑室颞角开放（图 18-3-7E），深部海马结构未受肿瘤侵犯，予以保留，以避免损伤患者记忆功能（图 18-3-7F）。颞干（temporal stem）是延环岛下沟切除肿瘤的下极，深度不超

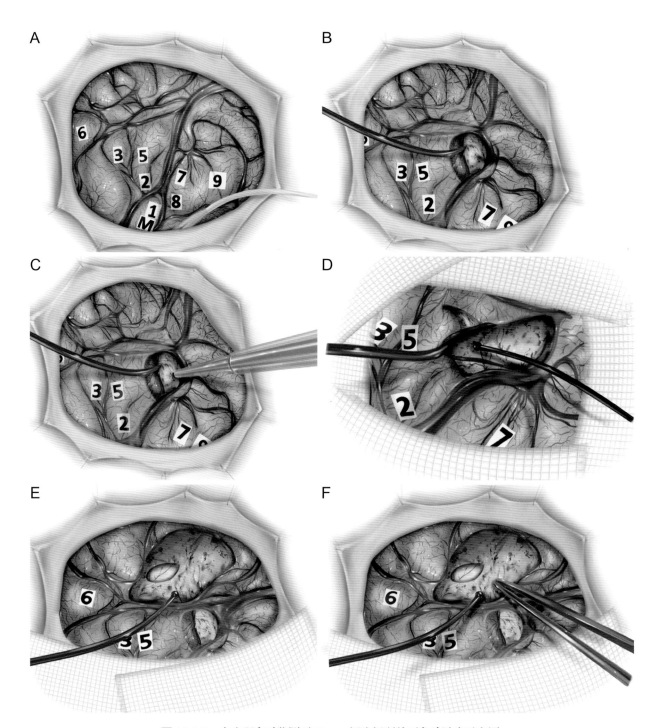

图 18-3-7　电生理实时监测下 CUSA 切除额颞盖下岛叶肿瘤示意图

过侧脑室脉络丛,以避免损伤皮质脊髓束。在切除深部肿瘤手术操作时全程导航定位,适时结合皮质下电刺激定位运动通路。这不仅可以帮助术者判断肿瘤侵犯的范围,而且可以帮助术者识别重要的解剖结构。额下回三角部非功能区皮质造瘘,向前至环岛前沟。环岛前沟需显露 MCA 膝部,深面至豆纹动脉第一支发出端停止。环岛上沟前部接近尾状核头部,可见白质深部的灰质核团结构。环岛上沟后部接近豆状核上极,此处有上纵束第三支(SLF-Ⅲ)在皮质脊髓束浅面通过,皮质下电刺激患者可出现语言功能障碍,且先于阳性运动反应,即刻停止。术腔深面至壳核,此处可见白质深部的灰质核团结构,并可见豆纹动脉走行通过。豆纹动脉与岛叶滋养血管走行垂直,管壁菲薄,如有出血电凝较困难,可用小明胶片压迫止血。岛后点是环岛上下沟交汇之处,位于下 Rolandic 点深面,Heschl 回末端。肿瘤切除后可见侧裂池脑脊液溢出。

处理侧裂大脑中动脉时,CUSA 的 tissue select 参数值更高(+++~++++),从而有助于保护侧裂血管。执行语言任务同时肿瘤切除时,CUSA 的 tissue select 设置为低值(0~++)以便肿瘤切除。肿瘤切除后语言运动功能区及侧裂区血管均保护完好。

5. 止血、术中磁共振检查及关颅 颞叶手术空腔和额叶手术空腔在 MCA 上下干深面连通,大脑中动脉 M2 和 M3 段的间隙中用 CUSA 吸除肿瘤,使得血管诸分支游离(图 18-3-8A)。此时侧裂诸 MCA 血管分支均架空。如有软脑膜滋养血管出血,可以小心电凝止血。切忌电凝 MCA 主干,以防止血管痉挛。使用罂粟碱明胶片贴敷大脑中动脉 M2 和 M3 段的分支。撤走所有字母和数字标签。术野如有动脉性活动出血,须小心电凝止血。静脉性渗血可以用小明胶片压迫止血。术腔用温生理盐水反复冲洗,直至清亮。移除皮质条形电极、透明的塑料薄膜和各个阳性位点的数字标签(图 18-3-8B),注入适量流体明胶用以止血(图 18-3-8C)。术中磁共振证实肿瘤 95% 等体积切除,达到术前计划(图 18-3-9),故终止切除,常规关颅(图 18-3-8D)。

【术后治疗与随访】

组织病理学证实为弥漫性星形胶质细胞瘤,WHO 2 级(图 18-3-10),分子病理检测得出 IDH1 突变伴 MGMT 启动子区甲基化阳性,提示患者有较好的生存预后及化疗药物敏感性。患者暂时未行后续放化疗,半年的随访显示,患者认知功能恢复至术前基线水平(表 18-3-1),影像学评价结果满意(图 18-3-11)。

表 18-3-1 术前、术中、术后近远期认知功能评分比较

评分时间	KPS	MMSE	BNT	AQ
术前	100	30	26	97.5
术后 1 周	40	18	12	65.1
术后 1 个月	100	30	21	92.8
术后 3 个月	100	30	21	93.3

【手术点评】

岛叶是低级别胶质瘤好发部位之一,年轻患者多见,合理的手术治疗,10 年存活率可达 80%。岛叶是一个独立脑叶,属于中皮质(mesocortex)。岛叶由环岛前沟、上沟和下沟包绕,3 条岛短回,2 条岛长回,其间脑沟有中动脉 M2/M3 分支通过,至环岛上下沟折返,绕至额盖和颞盖表面。中动脉主干膝部绕岛阈,分为上下干,位于颞盖深面通过。额盖下接近环岛上沟后部,这是距离内囊后肢(皮质脊髓束)最近点。此处还有弓状束和上纵束穿插通过。所以唤醒手术患者,皮质下电刺激先出现语言功能障碍,然后才出现阳性运动反应。岛叶胶质瘤手术风险高、难度大,需要娴熟的应用解剖学知识和精细的手术技巧。单纯的岛叶胶质瘤起源于岛叶极外囊(extreme capsule)白质,理论上讲,基底节结构被肿瘤推挤至深部,精准手术可以最大程度切除肿瘤,而保全基底节

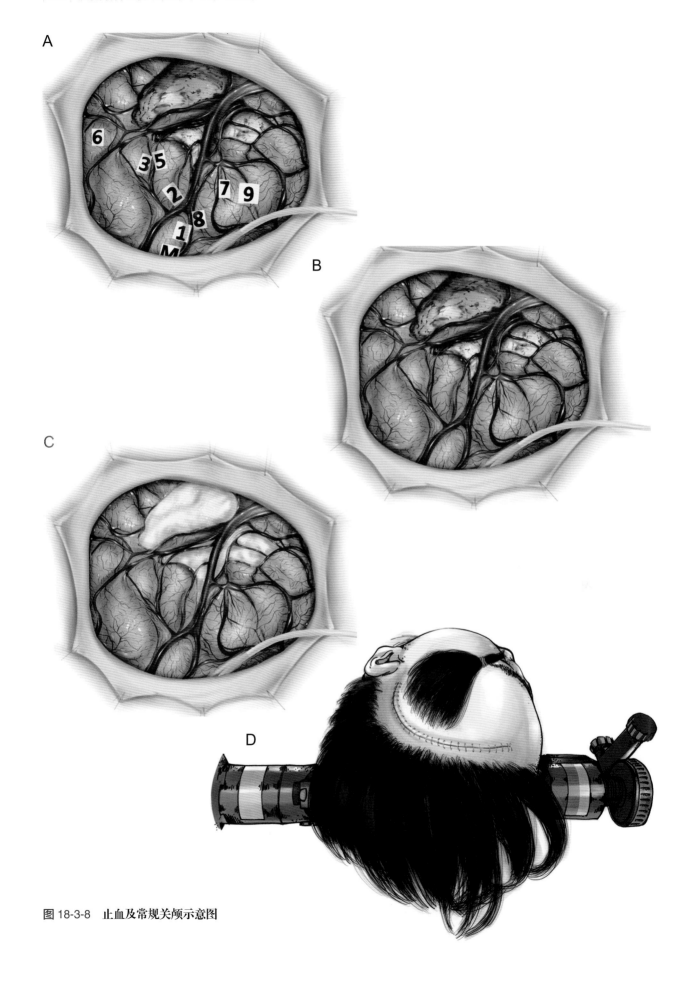

图 18-3-8 止血及常规关颅示意图

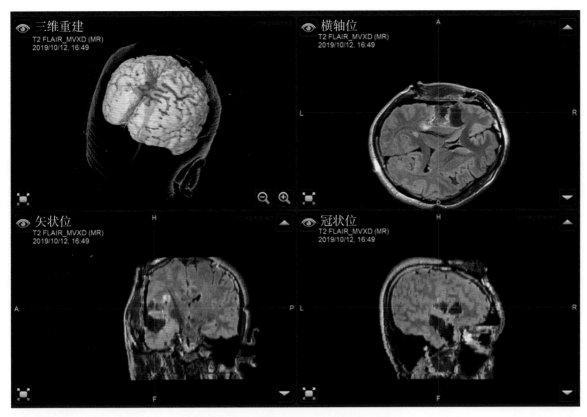

图 18-3-9　术中 MRI 显示肿瘤近全切除

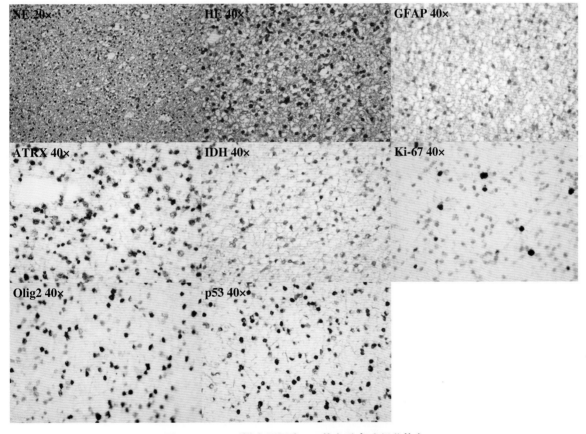

图 18-3-10　石蜡病理切片 HE 染色及免疫组化染色

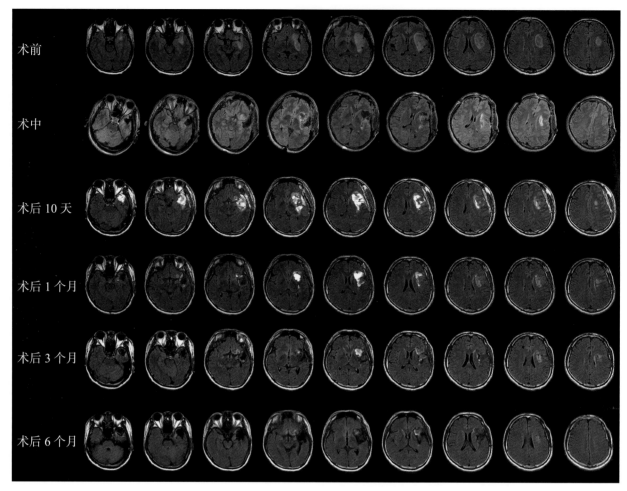

图 18-3-11 术前、术中、术后近远期磁共振比较

结构。

　　该手术病例为青年男性，在多模态影像、唤醒麻醉及术中电刺激脑功能定位等技术的辅助下，实现最大程度肿瘤安全切除。术中唤醒麻醉下患者口唇运动、词语产生和图片命名相关脑区通过皮质直接电刺激定位，阳性运动和语言位点保护好以后，就可以皮质造瘘，以充分显露岛叶结构，应用超声吸引器（CUSA）仔细分离切除岛叶的肿瘤同时保护大脑中动脉及其分支。通过术前导航影像确定切除范围，术中妥善保护患者语言及运动功能。

　　术前白质纤维追踪确定语言和运动通路。术中利用皮质下电刺激及连续运动诱发电位（MEP）监测，保证了皮质下语言和运动通路的完整性。

　　展示此病例的目的在于，岛叶功能区实现最佳的路径精确切除肿瘤，而不损伤病变周围正常有功能的脑组织，有赖于术中对大脑功能皮质和皮质下通路的精确定位。该例青年男性正因为切除肿瘤过程中密切监测语言功能区和运动功能区，才避免患者术后出现永久性神经功能障碍，同时又尽最大可能地切除肿瘤。术后半年随访显示患者恢复高质量的生活状态。术后 4 年半随访未见肿瘤复发。

病例 4 · 左侧颞岛叶低级别成人型弥漫性胶质瘤

张晓硌 吴劲松

【病例简介】

患者男性，39 岁，情绪抑郁及记忆减退 18 个月。患者 18 个月前无明显诱因下出现情绪抑郁和记忆减退，表现为情绪低落，对周围人和事关心减少，家属未引起重视。近 2 个月患者记忆减退明显，表现为近事遗忘。患者于当地医院精神科就医咨询，排除环境、药物等因素后，行头颅 CT 和 MRI 检查，提示左侧颞叶占位性病变，胶质瘤可能。为进一步诊治，至我院门诊，拟诊断"左侧颞叶占位，胶质瘤"收住入院。追问病史，患者病程中始终无头痛、头晕、恶心呕吐、抽搐发作、运动或感觉障碍等症状。

【体格检查】

神志清楚，发育正常，营养良好，回答切题，自动体位，查体合作，步入病房。

神经系统体格检查：颅神经查体阴性，四肢肌力 V 级，肌张力正常，四肢深浅反射可引出，反射正常。感觉功能查体正常。双侧 Babinski 征、Chaddock 征未引出，双侧 Hoffmann 征未引出。

【辅助检查】

头颅 CT：左侧颞岛叶团片状低密度影，密度不均，边界不清，左侧脑室受压，中线结构居中，提示左侧颞岛叶占位性病变。

头颅 MRI 平扫及增强：左侧颞叶及岛叶灰白质处见团片状占位，T1WI 呈等低混杂信号，见少许稍高信号影，T2WI 呈高信号，内见更高信号影，增强扫描未见明显强化，左侧外侧裂、海马、左侧脑室及脑干受压。中线结构尚居中（图 18-4-1）。

头颅 MRS：左侧岛叶 Cho 峰明显升高，NAA 峰降低，Cho/NAA 比值最大为 1.97，提示病灶倾向肿瘤可能大（图 18-4-1）。

【术前准备及计划】

1. **术前评估** 该患者于术前 1 天采用简易精神状态检查（MMSE）评估认知功能，采用汉语失语成套测验（ABC）评估患者语言功能，并评估双侧肢体肌力。评估完成术中语言任务的能力，包括数数、图片命名和文字阅读。

神经心理学检查：右利手，短程记忆减退，精神情绪低落，MMSE 26/30 分，波士顿命名测试（BNT）27/30 分，汉语失语成套测验（ABC）得分：自发言语 18/20 分，复述 100/100 分，命名 93/100 分，失语指数 94.3/100 分（正常 cut-off 值 93.8），提示轻度命名障碍。

2. **影像学扫描** 术前 1 天在数字一体化神经外科手术中心诊断室内采用 3.0T iMRI（MAGNETOM Verio，Siemens®）采集导航所需的结构像、弥散张量成像（DTI）和任务态功能磁共振成像（fMRI）。在后处理工作站（Syngo MultiModality，Workplace，Siemens®）中利用 DTI 序列重建锥体束、弓状束、上纵束等皮质下通路，利用 fMRI 序列获得语言功能激活区，结合结构像导入术中导航系统中，制订详细的手术方案（图 18-4-2）。

3. **MRS 评估** 通过 3D MRS 扫描，根据 Cho/NAA 比值可计算出组织含肿瘤的概率，从而勾勒出脑胶质瘤的代谢边界，在 MRS 代谢影像导航

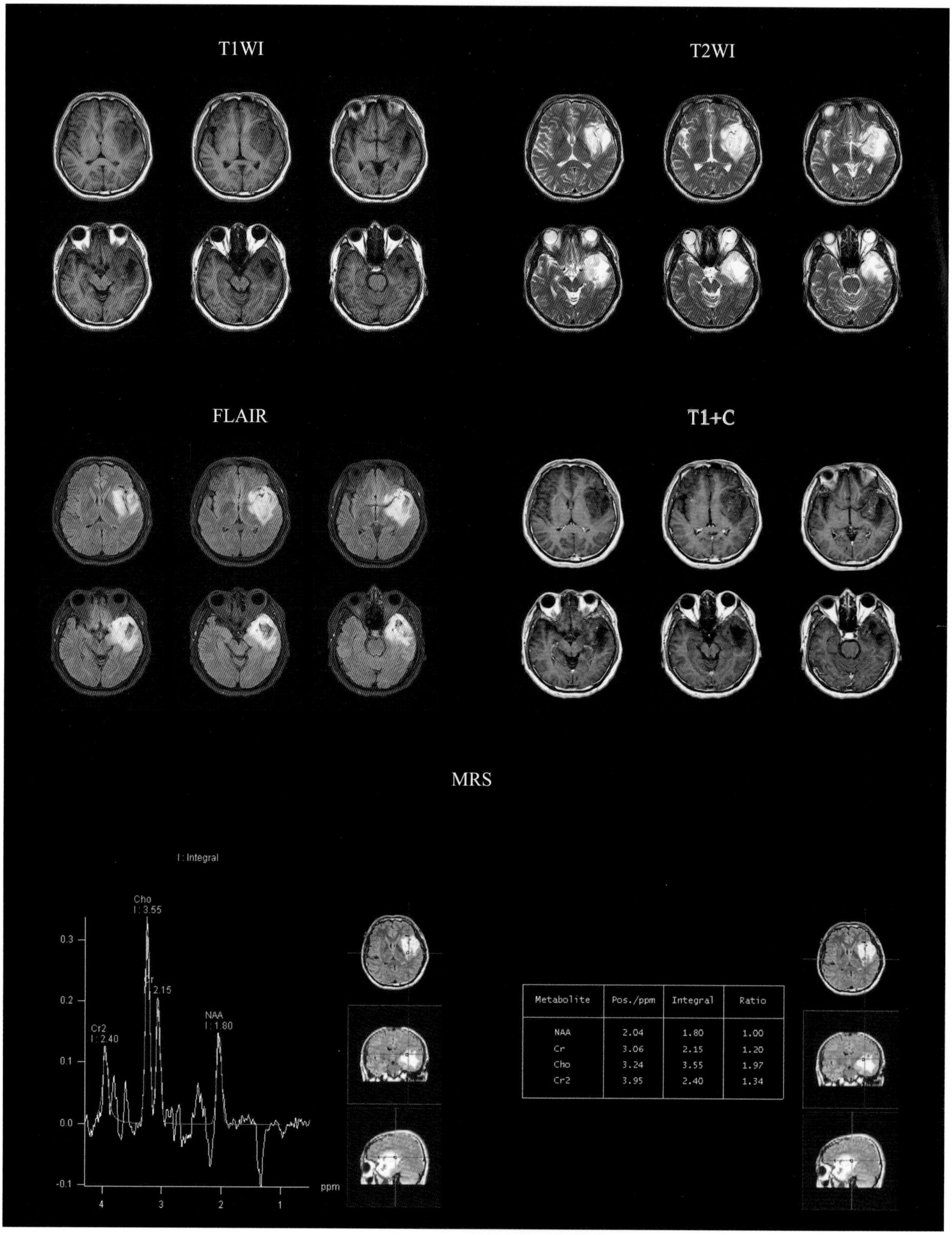

图 18-4-1　患者术前多模态影像

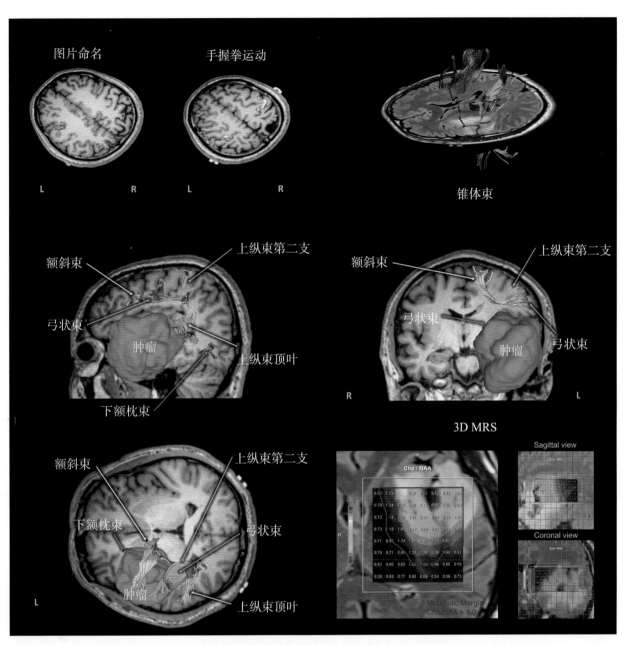

图 18-4-2　患者术前语言运动 BOLD 成像及 DTI 纤维追踪

下可实现依据脑胶质瘤代谢边界定量切除肿瘤，实现脑肿瘤切除范围的定量监控，有效提高肿瘤切除率。该例患者勾勒出胶质瘤的代谢边界取值（Cho/NAA 比值）为 1（图 18-4-2）。

4. 唤醒麻醉评估和术前宣教 该例患者手术计划是唤醒麻醉下的语言区肿瘤切除。采用唤醒麻醉的适应证：①功能区或涉及功能皮质及皮质下功能通路的病灶，主要是脑胶质瘤手术。功能区主要指优势半球的语言区或双侧运动区；②年龄在 14 岁以上；③认知功能基本正常，术前无或轻度语言功能障碍且能够完成术前制订的任务；④同意接受唤醒麻醉手术者。该例患者完全符合唤醒麻醉手术的适应证。手术前已对该患者进行唤醒手术宣教，使患者提前熟悉术中所需的语言任务，减少患者焦虑；唤醒手术前已充分考虑患者的意愿，评估患者配合程度，排除难治性、反复发作性癫痫、困难气道、睡眠呼吸暂停综合征、缺血性心脏病，或心理障碍等。

【手术解剖学要义】

该例患者病灶主要累及左侧颞叶、岛叶，手术相关的应用解剖学要点包括以下内容。

1. 脑沟/脑回 ①左侧颞叶颞上回后部为听觉中枢（Wernicke 区），其前方为颞极平台，Heschl 回可作为定位标志；②颞极沿中颅窝向内侧延续为钩回，钩回的前内侧为前穿质，后内侧为大脑脚，应注意钩回的蛛网膜界面完整性；③切除钩回时以视束为上界做软膜下切除，避免损伤基底节；④岛下沟是岛叶和颞上回的分界，其深部为连接岛叶和颞叶的颞干，颞干由浅至深的纤维层次依次为 U 形纤维、钩束及下额枕束、前联合、视辐射、胼胝体毯；⑤颞干构成侧脑室颞角的顶壁；⑥岛阈是岛前沟与岛下沟的交界处，钩束及下额枕束的主干在岛阈处穿行，岛阈的前内侧为钩回，前外侧为颞极，大脑中动脉的 M1 与 M2 转折形态可以用于定位岛阈。

2. 血管结构 ①大脑中动脉的辨认与保护：

分离外侧裂及处理岛叶肿瘤时需注意保护 M2 段，特别是岛下沟内的下干；切除颞极及钩回时需注意保护 M1 段；②处理岛阈肿瘤时，需注意辨认 M1 段所发出的外侧豆纹动脉，该动脉自岛阈内侧的前穿质进入基底核团，并为内囊供血；③切除钩回时需注意保护蛛网膜界面，以免损伤大脑后动脉及脉络膜前动脉及其穿支血管；④外侧裂浅静脉的颞叶分支引流至蝶顶窦，可予以离断；⑤外侧裂深静脉引流岛叶的静脉血，并在前穿质底面延续为基底静脉，在处理钩回肿瘤时需注意保护。

3. 颞干 手术过程中解剖结构首先需注意颞干，该结构是白质纤维的集合。从浅面至深面可分为五层，第一层弓形纤维（沟通颞叶和岛叶），第二层下额枕束纤维，第三层钩束纤维，第四层前联合纤维，第五层视辐射纤维。术中通过语言任务进行皮质下电刺激可精确定位钩束、下纵束和下额枕束，从而保护患者腹侧语义功能。

4. 脉络膜裂 颞干深面的解剖结构需注意海马及钩回。通过脉络膜裂可辨认海马的位置，脉络膜裂是重要解剖标记，脉络丛自前脉络膜点进入脑室颞角，穿越海马，将海马分为头部和体部。脉络膜裂上方有尾状核尾部进入杏仁核，深面有腹侧纹状体结构，还有内囊后肢通过进入大脑脚。

【手术过程】

1. 麻醉环节 术中唤醒麻醉选择监护麻醉技术（monitored anesthesia care，MAC）。详见上篇第 3 章第 2 节。

2. 体位摆放及开颅 患者取仰卧位，头部向病灶对侧旋转 45°，颈部轻度伸展，确保静脉回流通畅，术侧肩下垫枕。左侧额颞部弧形切口，根据导航确定颅骨骨窗范围，常规开颅，去骨瓣和硬脑膜悬吊。硬脑膜打开前予甘露醇降颅内压（图 18-4-3）。

3. 皮质电刺激 躯体感觉诱发电位（somatosensory evoked potential，SEP）确定中央沟；感

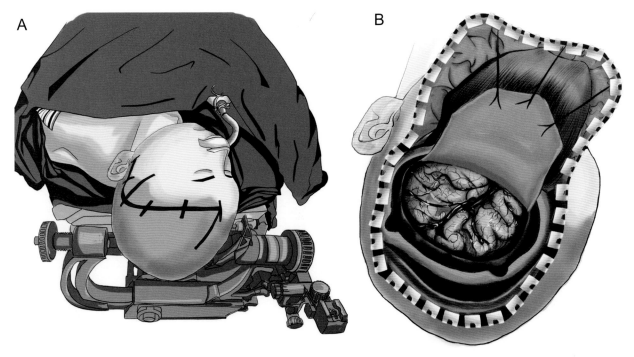

图 18-4-3　患者体位摆放（A）和皮瓣（B）示意图

觉诱发电位的条形皮质电极置于不影响手术操作的位置，进行经皮质电刺激运动诱发电位的连续监测，即持续 MEP（图 18-4-4）。确定患者苏醒并能配合术中执行任务后，开始运动区定位，采用双极电刺激器、监护设备为 Medtronic-Eclipse（Medtronic®）术中神经监测工作站。刺激参数以引出刺激部位附近出现后放电的刺激强度为阈值，再以此阈值下 1 mA 为标准刺激强度进行刺激，或以引出运动反应的最小强度为刺激阈值，该患者以 1 mA 刺激强度为起始。用消毒数字或字母标签标示阳性位点。当手术野刺激语言区时，观察患者语言反应。语言常用的任务包括数数（1~50），图片命名（"这是……"）和单词阅读（这个词汇是……）。刺激时间通常设为 4 s。患者胸前置无线麦克风，便于应答清晰可辨，同时摄像头记录患者语言活动，并监测其面部抽搐情况。阳性结果判定标准：同一部位共刺激 3 次（非连续刺激），如果其中 2 次出现语言功能抑制（语言中断、命名障碍或失读）即认定为阳性区域；言语中断需要与构音障碍进行鉴别，构音

障碍多是由于不随意肌肉的皮质暴露范围仅有语言功能阴性区，因此不再为寻找阳性位点而扩大皮质显露。该例患者口唇运动区标记字母 M，数字标签 12 表示引起构音障碍的区域。要求患者数数至 50，直到刺激引起数数中断，标记引起言语障碍的脑区，数字标签 1、2、3、5 表示这些区域。图片命名和单词阅读任务中，电刺激引起图片命名的中断，用数字标签 6 和 7 标示；电刺激引起单词阅读的中断则用数字标签 8、10、11、13 标示（图 18-4-5）。

4. 肿瘤切除　考虑可视性和安全性，重要功能区用薄膜覆盖。导航确定肿瘤边界，电凝肿瘤边界，切断颞极动脉和颞前动脉，同时保留下吻合静脉和侧裂静脉回流，沿颞上沟纵向切开颞上回皮质，注意保护颞盖下岛叶表面大脑中动脉 M3 分支。导航引导下用 CUSA（Integra®）分块切除肿瘤。同时要求患者执行数数及图片命名任务，以防语言传导束损伤。蝶骨翼暴露后，颅底部分肿瘤切除和电凝小心操作。手术操作全程导航定位的使用，不仅可以帮助术者判断肿瘤侵犯的范

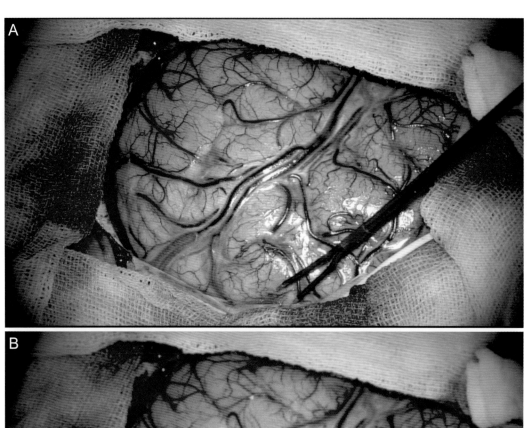

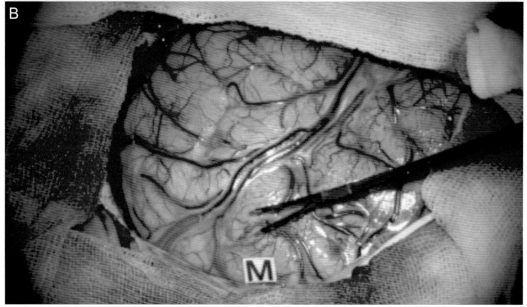

图 18-4-4 双极电刺激器躯体感觉诱发电位定位运动皮质

围，而且可以帮助术者识别重要的解剖结构（图 18-4-6~图 18-4-8）。

处理侧裂大脑中动脉 M2 段上下干以及 M3 段分支血管时，CUSA 的 tissue select 参数值更高（+++~++++），从而有助于保护血管。然而执行语言任务同时肿瘤切除时，CUSA 的 tissue select 设置为低值（+~++）以便肿瘤切除。海马体未受到肿瘤侵犯影响。对于颞叶肿瘤切除术，脉络膜裂是重要解剖标志，脉络丛自下脉络膜点进入脑室颞角，穿越海马，将海马分为头部和体部。脉络膜裂上方是尾状核尾部，深面有腹侧纹状体结构，还有内囊后肢通过进入大脑脚。因此，脉络膜裂是肿瘤切除的上部深面界限。考虑肿瘤尚未侵袭海马，同时保护患者记忆功能，在切除过程中，我们选择保留左侧优势半球海马结构。软脑膜下钩回和杏仁核切除后，通过菲薄的蛛网膜可见第三对颅神经（图 18-4-9~图 18-4-11）。

5. 皮质下电刺激 使用单极电刺激器在皮质

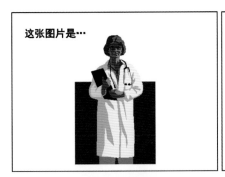

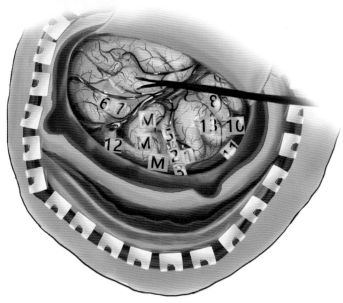

图 18-4-5　双极电刺激器确定语言运动皮质示意图

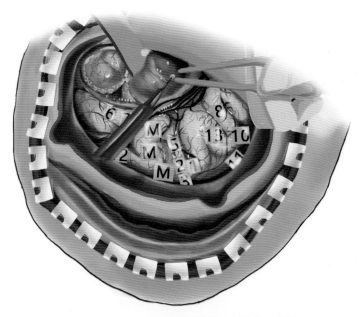

图 18-4-6　CUSA 切除颞叶部分肿瘤示意图

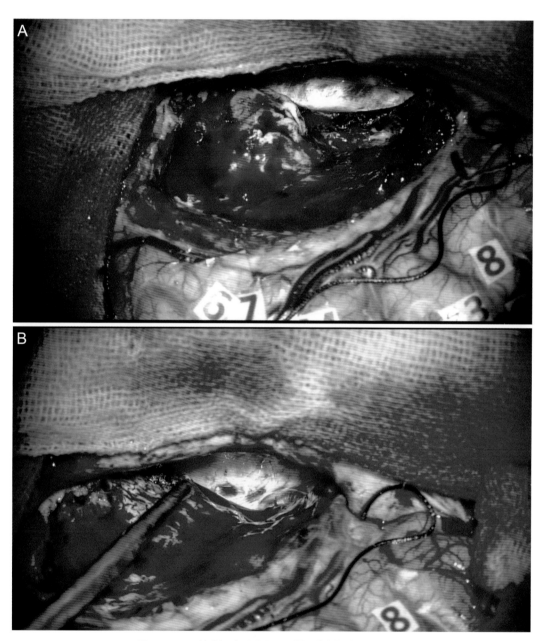

图 18-4-7 颞叶部分肿瘤切除后暴露中颅底蝶骨大翼

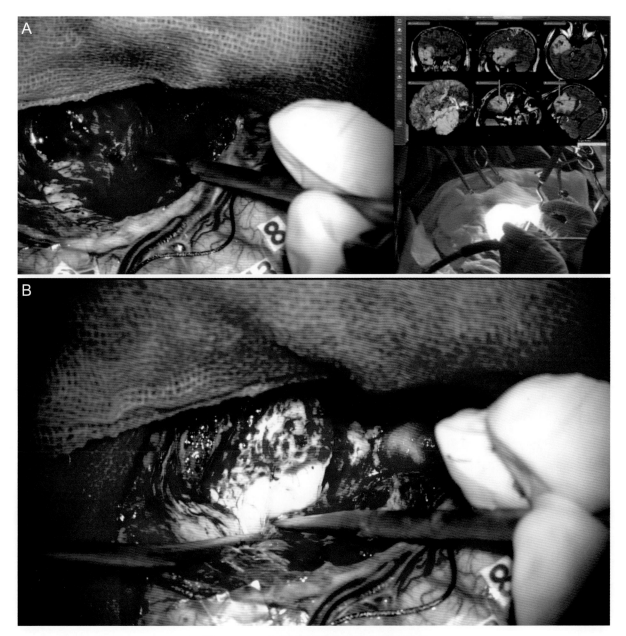

图 18-4-8　术中使用导航设备定位残余肿瘤

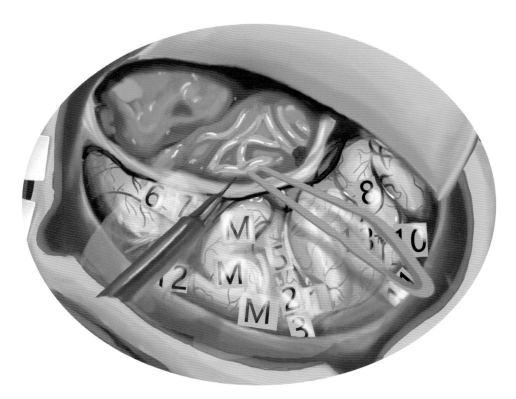

图 18-4-9　处理大脑中动脉 M2 及其分支示意图

下刺激来定位皮质下的运动通路，皮质下运动通路选用短串刺激：刺激间期 0.5 ms，串刺激 5 个 / 次，频率为 60 Hz，刺激强度与传导束距离存在 1 mm/1 mA 的对应关系，即 1 mA 刺激阳性则离锥体束（皮质脊髓束）距离约为 1 mm。侧脑室颞角打开前，需注意的解剖结构是颞干（temporal stem），包括钩束和下额枕束两个重要的腹侧语义通路，所以要通过图片命名任务完成皮质下刺激定位。皮质下电刺激时，嘱患者图片命名，通过刺激阳性的点可确定肿瘤后缘边界。该例患者在前颞叶切除后，术野后缘皮质下电刺激出现图片命名障碍，用字母"L"标记。从解剖位置评估是下纵束前端，遂停止扩大切除范围。术野反复温生理盐水冲洗，直至清亮。术野非动脉性活动出血，一般可以尝试温生理盐水冲洗达到血管血栓形成，自然止血。特别是功能区，应减少盲目电灼创面，增加脑组织热损伤。CUSA 碎吸组织形成的切割面，小血管断端往往比较清晰，必要时可以精准点灼（图 18-4-12）。

6. 止血　处理大脑中动脉分支的区域。分离大脑中动脉并缓慢暴露和切除位于深面的肿瘤。为避免伤及大脑中动脉 M2 段上下干及其 M3 段分支。用 CUSA 切除岛区的肿瘤时，tissue select 设定为高值（+++~++++）以保护血管。使用罂粟碱明胶贴敷大脑中动脉 M2 和 M3 段的分支，大脑中动脉 M2 和 M3 段的间隙中用 CUSA 吸除肿瘤，使血管下的各个手术的隧道上下连通。岛叶的血供并不直接来自于 M2 和 M3 段的分支，而是有岛叶表面的软膜血管供应，一般止血不难。遵循软膜下切除肿瘤原则，可以在尽可能避免电灼的情况下，切除岛叶肿瘤，直抵外囊及壳核。在大脑中动脉 M2 和 M3 段的分支相邻的瘤腔隧道内我们同样以温生理盐水反复冲洗即可止血，然后注入适量流体明胶用以压迫。术野止血干净后我们移除皮质下条形电极、透明的塑料薄膜和各个阳性位点的数字标签。术中磁共振证实肿瘤 95% 等体积切除（图 18-4-13~ 图 18-4-16）。

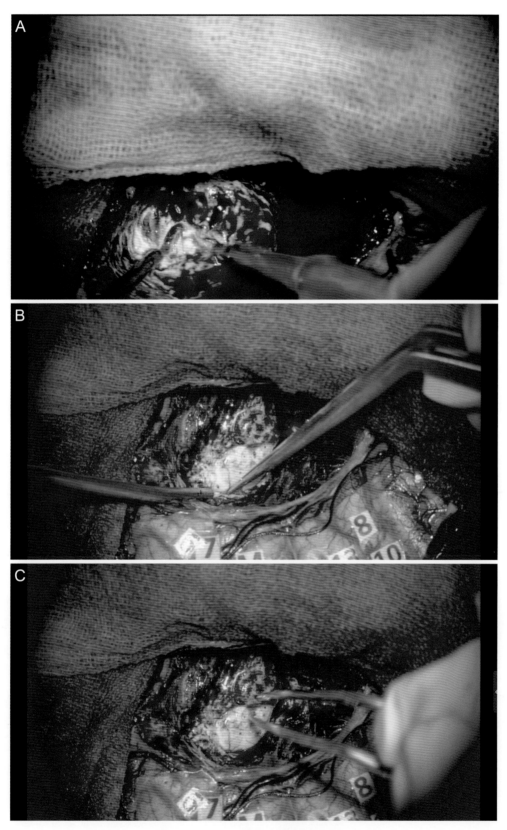

图 18-4-10　显示脉络膜裂及保留海马

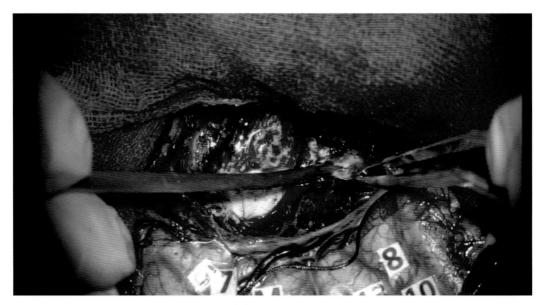

图 18-4-11 切除颞叶钩回和杏仁核后暴露第三对颅神经

【术后治疗与随访】

整合病理学诊断"少突胶质细胞瘤，IDH 突变 +1p/19q 共缺失型，WHO 2 级"（图 18-4-17）。考虑到患者年轻，病灶位于优势半球，且本人对于术后认知功能要求较高等因素，采纳替莫唑胺 75 mg/m²，21/28 剂量–密度方案化疗，作为术后一线辅助治疗策略，放疗暂缓，定期随访。使用化疗药物 6 个疗程后，术后第 6 个月，患者复查磁共振影像，根据脑胶质瘤治疗效果评估 RANO 标准判定 PR（图 18-4-18）。术后 6 个月认知功能评分见表 18-4-1。术后随访 4 年，肿瘤无进展，生活工作能力恢复术前水平。

表 18-4-1 术后 6 个月认知功能评分

评价指标（分）	术前（分）	术后 6 个月（分）
MMSE（30）	26	26
BNT（30）	27	28
自发言语（20）	18	20
复述（100）	100	99
命名（100）	93	87
理解（230）	227	226
失语指数（100）	94.3	96.9

【手术点评】

脑胶质瘤是常见的颅内恶性肿瘤，其致残率和致死率严重威胁患者生命，尤其罹患功能区胶质瘤的患者若术中功能区受到损伤，术后的生活质量将严重下降。功能区胶质瘤手术尤其岛叶功能区手术风险更高、难度更大。目前临床实践强调最大范围安全切除肿瘤，与提高患者术后生活质量并重，所以治疗更加趋于个体化和精准化。

该手术病例，青年男性，在多模态影像技术和唤醒麻醉技术的帮助下，实现最大程度肿瘤安全切除。术中唤醒麻醉下患者口唇运动，词语产生和图片命名相关脑区通过皮质直接电刺激定位，连续运动诱发电位（MEP）监测，保证了重要功能区不受损伤。颞叶肿瘤切除后，利用超声吸引器（CUSA）仔细分离切除岛叶的肿瘤，同时保护大脑中动脉及其分支。通过术前导航影像确定海马不受肿瘤累及，术中妥善保护优势半球侧的海马。术前白质纤维追踪成像确定语言和运动通路，术中利用皮质下电刺激验证语言和运动通路，两项技术的结合实现患者的白质纤维通路的完整。

颞叶内侧（深部）的海马是参与人类学习、记忆（情景、言语）、空间认知等高级功能的重要

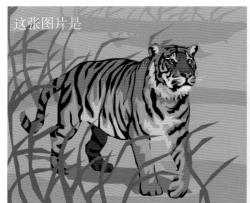

这张图片是

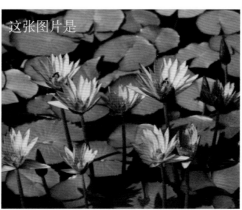

这张图片是

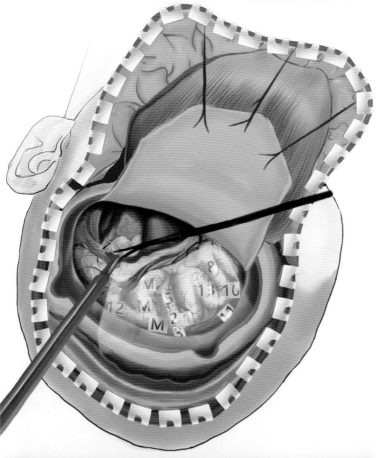

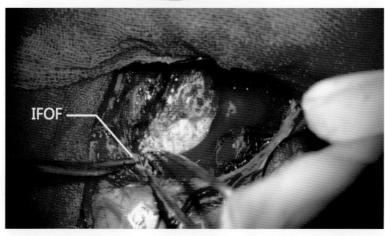

图 18-4-12　皮质下电刺激定位腹侧语义通路——下额枕束

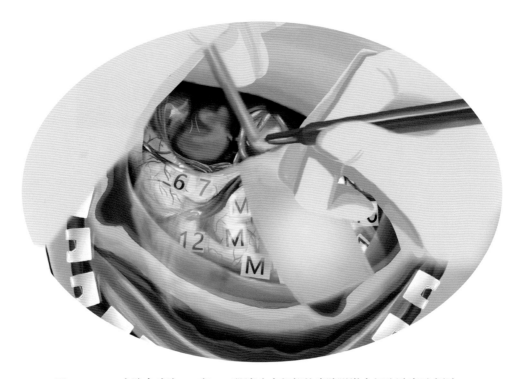

图 18-4-13 大脑中动脉 M2 和 M3 段诸分支相邻的瘤腔隧道内切除肿瘤示意图

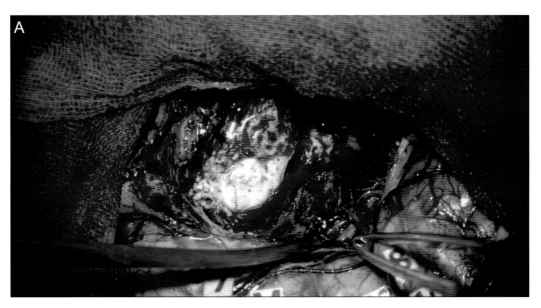

图 18-4-14 大脑中动脉 M2 和 M3 段诸分支贴敷罂粟碱明胶片，预防血管痉挛

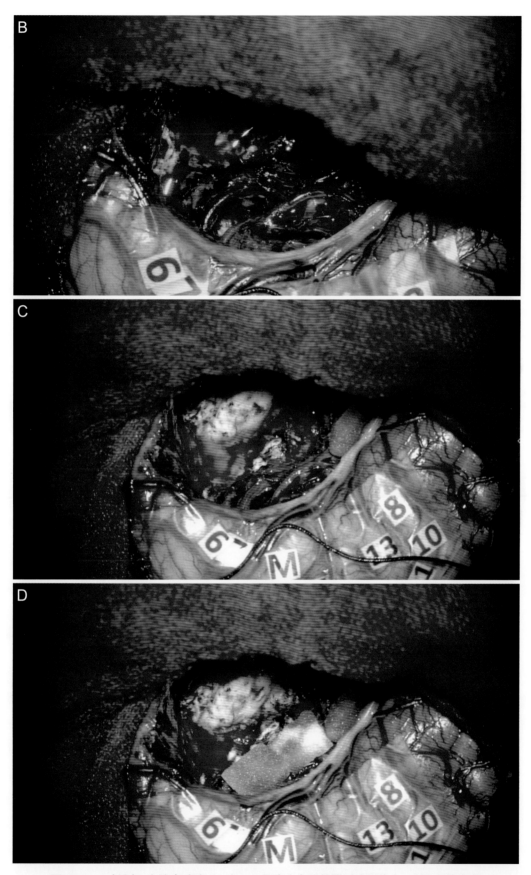

图 18-4-14（续） 大脑中动脉 M2 和 M3 段诸分支贴敷罂粟碱明胶片，预防血管痉挛

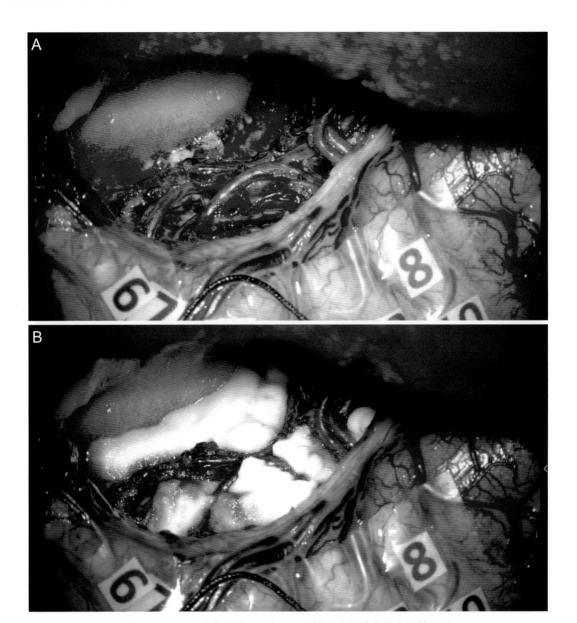

图 18-4-15   大脑中动脉 M2 和 M3 段诸分支间隙内注入流体明胶

结构。优势半球海马结构的损伤可造成全面遗忘症等长期认知功能障碍，同时还可能引起严重的颞叶癫痫症状，因此术中重视对海马的保护十分重要。

优势半球环侧裂区皮质、颞叶皮质及其深部的纤维通路是脑语言网络的主要部分。传统认为：①颞上回背侧的 Heschl 回是听觉的初级感觉中枢；②颞上回后部的 Wernicke 区是听理解的重要皮质中枢；③缘上回及角回可参与图片命名任务；④颞叶基底部的梭状回是视觉物体形成中枢。

优势半球颞叶相关的重要语言纤维通路包括弓状束、上纵束、钩束、下额枕束及下纵束。相对于皮质，皮质下重要语言纤维通路的保留通常更能避免术后长期的语言功能障碍。弓状束是连接额叶的言语产生区域与颞叶的听觉感知区域的关键背侧语音通路，传统认为其投射在颞上回后部，现还包括颞中回、颞下回及颞叶基底面等多个重要语言脑区，这些不同的纤维投射是负责多种模态语音编码的重要通路，术中均应加以保护。术中注意保护弓状束的核心部分（如缘上回后部

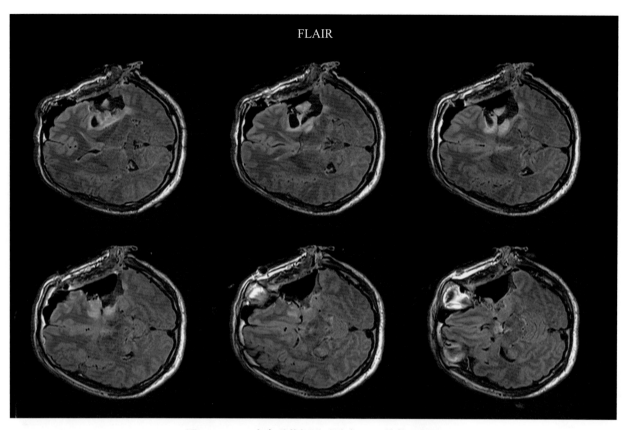

图 18-4-16 术中磁共振显示肿瘤 95% 等体积切除

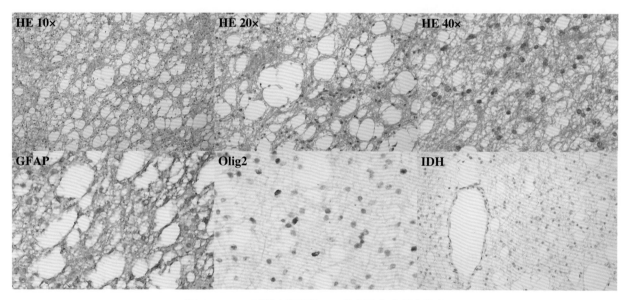

图 18-4-17 石蜡病理切片 HE 染色及免疫组化染色

的深面等）是避免出现术后永久性语言功能障碍（如语音错语、传导性失语等）的关键所在。上纵束的第三支连接顶下小叶和运动前区，参与形成听觉-运动（言语）环路，负责构音的运动编码，其损伤可产生构音障碍。负责大脑语义功能的腹侧通路包括直接通路下额枕束及由下纵束及钩束组成的间接通路。钩束连接颞叶内侧结构与额叶眶回及额极，其损伤可造成言语记忆、图片命名、

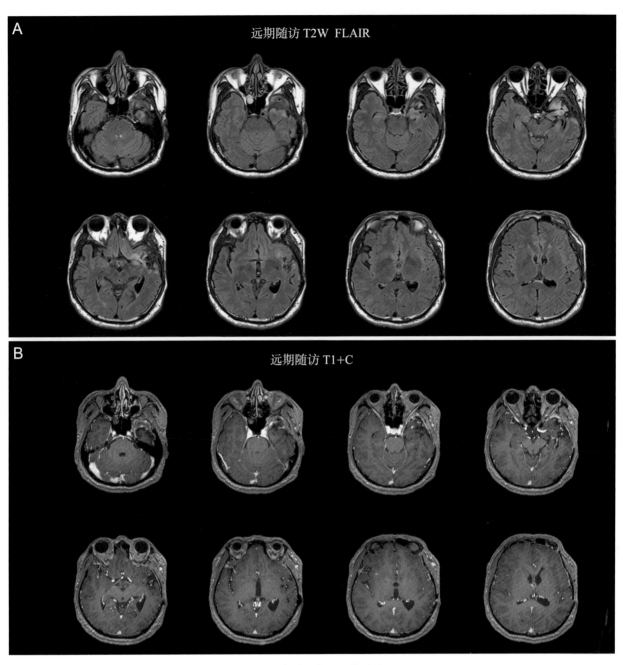

图 18-4-18　术后 6 个月远期随访 MRI

言语流利性等方面的长期功能障碍。下纵束则连接颞叶前部与枕极，其与阅读和句子理解等语义功能关系密切。下额枕束则起自枕叶及颞叶的后外侧区，向前走行于侧脑室颞角外侧壁的外上方，经过外囊的前下方加入颞干，到达额叶眶回及前额叶的背外侧，参与大脑的语义功能，直接电刺激此通路可产生语义性错语。

展示此病例的目的在于，岛叶功能区实现最佳的路径精确切除肿瘤，而不损伤病变周围的正常有功能的组织，有赖于术中对大脑功能皮质和皮质下通路的精确定位。该例青年男性正因为切除肿瘤过程密切监测语言功能区和运动功能区，才避免患者术后出现永久性神经功能障碍，从而保证了患者治疗后期的生活质量。

第19章
扣带回胶质瘤手术

病例 **1** · 左侧前扣带回胶质瘤

龚方源　吴劲松

【病例简介】

患者男性，40 岁，轻度头痛 2 月余。半年前头部体检发现左侧扣带回异常信号，考虑占位性病变可能，近 2 个月以来患者诉轻度头痛，妻子发觉其偶有口齿不清表现，再次行头部 MRI 检查提示左侧前扣带回占位，胶质瘤可能。患者无癫痫、呕吐、肢体乏力、意识障碍等表现，为行手术治疗，拟诊断"左侧前扣带回肿瘤"收住入院。

【体格检查】

神志清楚，发育正常，回答切题，自动体位，查体合作，步入病房。

神经系统体格检查：颅神经查体阴性，四肢肌力 V 级、肌张力正常，四肢深浅反射可引出。感觉功能查体正常。双侧病理征未引出。

【辅助检查】

头颅 MRI 平扫及增强：左侧扣带回前部见团块状占位，T1WI 呈低信号，T2W FLAIR 呈高信号，增强扫描见局部斑片状强化，影像诊断考虑"低级别胶质瘤"可能性大（图 19-1-1）。

【术前准备及计划】

1. 术前评估　前扣带回参与情绪和记忆功能，杏仁核与情绪活动关系密切，因此前扣带部腹侧与杏仁核之间的纤维联系大多与情绪调控功能有关。依据患者抑郁自评量表和焦虑自评量表和神经认知检查，患者无明显精神障碍和意识障碍，即排除了术前影像学检查禁忌。因此，针对扣带回肿瘤病变的患者，术前神经认知检查应尽可能安排且宜尽早执行。

2. 神经心理学检查　右利手，KPS 100 分，MMSE 30/30 分，波士顿命名测试（BNT）21/30 分，汉语失语成套测验（ABC）得分：自发言语 19/20 分，复述 100/100 分，命名 94/100 分，理解 226/230 分，失语指数 96.5/100 分（正常 cut-off 值 93.8），无明显命名障碍。抑郁自评量表 46.7 分（正常低于 53 分），焦虑自评量表 28.75 分（正常低于 53 分）。

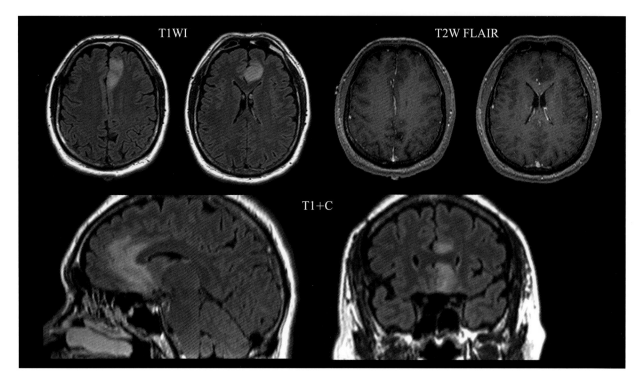

T1WI　　　　　　　T2W FLAIR

T1+C

图 19-1-1　患者术前影像检查磁共振扫描

3. **影像学扫描**　术前一天在数字一体化神经外科手术中心诊断室内采用 3.0T iMRI（MAGNETOM Verio，Siemens®）采集导航所需的结构像和弥散张量成像（DTI）。在后处理工作站（Syngo MultiModality，Workplace，Siemens®）或 DSI Studio 等软件中，利用 DTI 序列重建扣带束、运动网络和语言网络等皮质下重要通路，并仔细观察其与肿瘤的位置关系（图 19-1-2~ 图 19-1-4）。

【手术解剖学要义】

该例患者病灶主要位于左侧扣带回前部，前额叶内侧皮质，DTI 显示扣带束主要位于肿瘤正上方，额斜束位于肿瘤后外、上方。运动传导束主要从肿瘤的后侧通过，与肿瘤存在一定空间距离，语言传导束的弓状束、上纵束、下额枕束、下纵束、钩束均不与肿瘤毗邻。为最大程度保护扣带束和额斜束，术式考虑经大脑半球纵裂入路（longitudinal fissure approach）。手术过程中解剖结构需注意额上回、大脑镰大脑半球纵裂的结构。

皮质的切开点应位于额上回的内侧面，大脑半球纵裂间前额叶部不存在数量复杂的桥静脉或粗大静脉窦，故牵开额上回后通过胼周动脉确定扣带沟的位置，即可准确定位扣带回。此外，扣带回部弥漫性胶质瘤应当注意肿瘤通过扣带束和前额叶皮质联络纤维浸润的结构，包括胼胝体体部、胼胝体膝部、胼胝体嘴部、胼胝体小钳、前额叶内侧皮质、额叶直回等。术中确定前扣带回下方的胼胝体后可以逐层辨认上述重要解剖结构。

【手术过程】

1. **麻醉环节**　气管内插管，全身麻醉。
2. **体位摆放及开颅**　患者取仰卧位，颈部屈曲。磁兼容头架固定，导航注册（Stealth Station 导航系统，Medtronic®）。备皮并切口画线，常规消毒辅巾。冠状切口，皮瓣翻向前额方向，根据导航确定颅骨骨窗范围，内侧稍超过大脑半球中线、游离骨瓣成形和硬脑膜悬吊。居中剪开硬膜瓣翻向两侧并固定牵引，充分暴露额上回（图

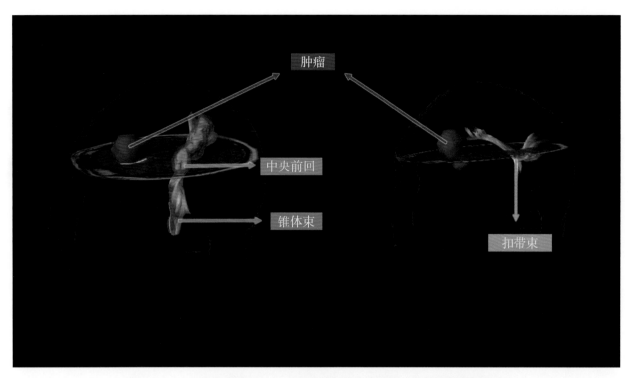

图 19-1-2　患者术前利用 DTI 序列重建扣带束和锥体束与肿瘤的毗邻关系

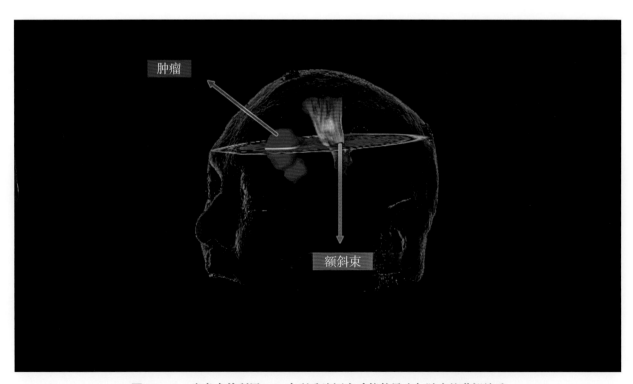

图 19-1-3　患者术前利用 DTI 序列重建语言功能传导束与肿瘤的毗邻关系

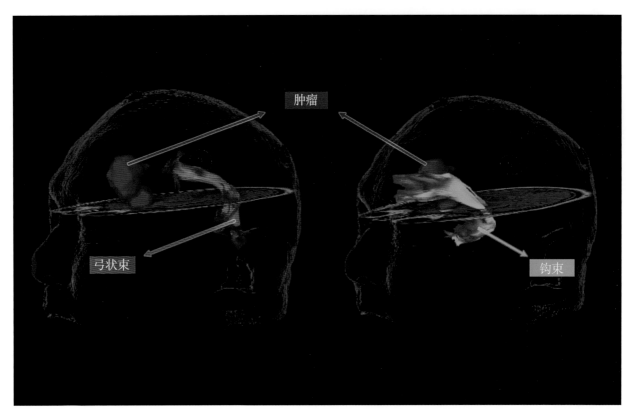

肿瘤

弓状束

钩束

图 19-1-4　患者术前利用 DTI 序列重建语言功能传导束与肿瘤的毗邻关系

19-1-5、图 19-1-6)。

3. 肿瘤切除　大脑半球内侧面铺垫明胶海绵，无损伤牵开额上回（图 19-1-7A、B）。逐渐深入，在导航指引下确认胼缘动脉的位置（图 19-1-8A、B）。辨认扣带沟。切开软脑膜，血管电凝切断后，电灼切开此处皮质。取瘤镊对肿瘤样本采样后，CUSA（Excel-8，Integra Lifescience™）逐步吸除脑组织，即见脑肿瘤组织，色灰白，质地鱼肉状，易吸除，切除部分肿瘤后进入扣带回前部，注意辨认和保护邻近血管。Neuro-CUSA INTEGRA™的设定参数：aspiration，30%；irrigation，3 mL/min；amplitude，30%。如遇重要血管旁操作时，CUSA 的 tissue select 参数值设置为"++++"，该参数适用于保护血管。向下方继续吸出脑肿瘤组织时可见胼周动脉（图 19-1-9A、B），下方结构为胼胝体体部，吸除部分胼胝体体部组织后，达到胼胝体膝部。瘤腔的腹外侧面是胼胝体膝部发出的小钳（forceps minor）。通过导航确认肿瘤的

浸润方向后继续深入，胼胝体膝部前下方有一折叠结构连接着直回和扣带回基底部即为扣带极。看到终板结构后，可见胼胝体上回（灰被）向前绕到胼胝体嘴的下方，移行于终板前方的胼胝体下回（终板旁回）。清理肿瘤组织，可见大脑前动脉的 A2 段及对侧的直回和终板旁回，大脑前动脉 A2 段保护完好（图 19-1-10A、B），导航证实肿瘤已全切除。根据肿瘤浸润程度，手术过程中没有切开胼胝体，而是沿体部、膝部、嘴部逐层深入，保护了胼胝体的脑功能。而肿瘤浸润的扣带回前部、部分胼胝体、小钳、终板旁回被仔细清除。手术操作全程导航定位的使用，不仅可以帮助术者判定肿瘤侵犯的范围而且可以帮助术者识别重要的解剖结构。术者对解剖标记和边缘系统解剖结构的熟识也是本手术入路成功的关键。

4. 止血、术中磁共振检查及关颅　对于 CUSA 操作后的肿瘤残腔，利用吸引器找到血管残端进行精准止血。对轻微渗血的创面以温生理

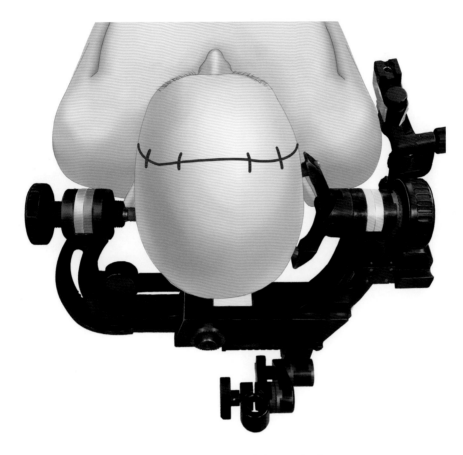

图 19-1-5　患者体位摆放示意图

A

B

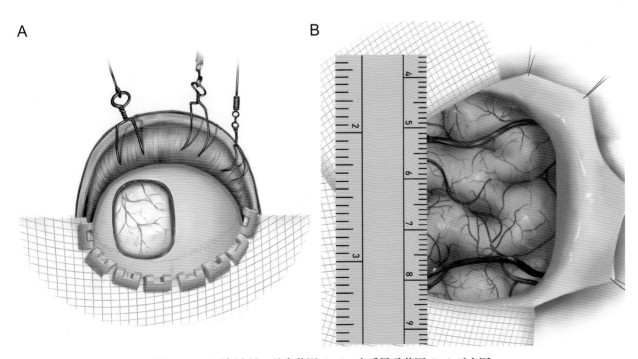

图 19-1-6　开颅皮瓣、骨窗范围（A）、皮质暴露范围（B）示意图

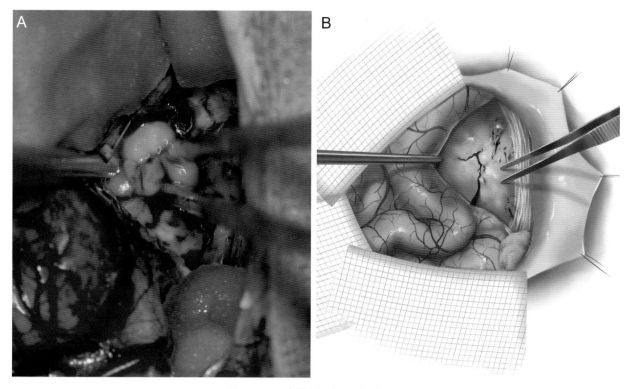

图 19-1-7　牵拉额上回，皮质造瘘

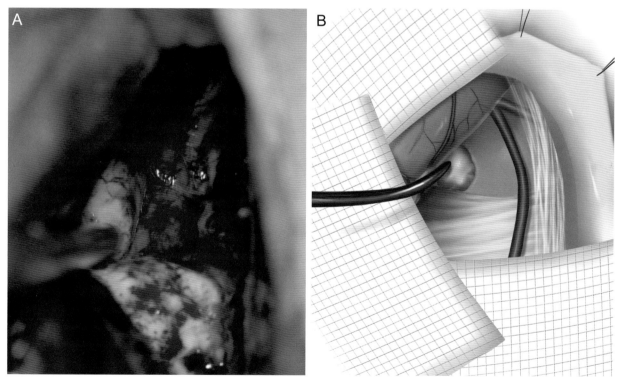

图 19-1-8　内侧额叶肿瘤切除，暴露胼缘动脉

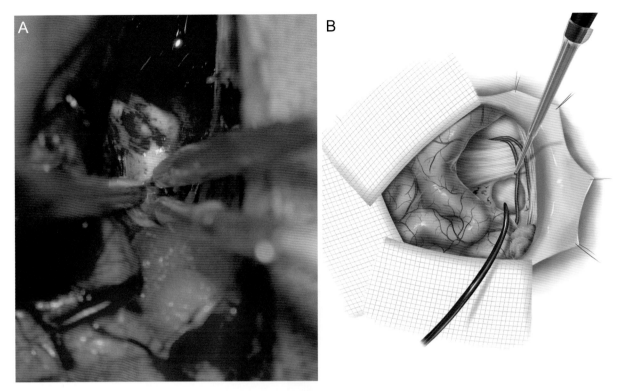

图 19-1-9 扣带回肿瘤切除，暴露同侧大脑前动脉 A2 段和胼周动脉

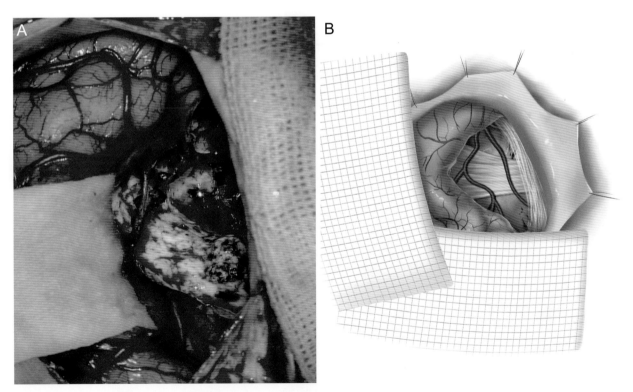

图 19-1-10 胼胝体肿瘤切除，暴露同侧大脑前动脉及分支对侧直回、终板旁回

盐水反复冲洗，直至清亮，涂抹一层流体明胶。有时也可以在流体明胶表面再敷以固体明胶进行局部加压保护（图 19-1-11）。关闭硬脑膜后，行术中磁共振扫描，证实肿瘤全切除，达到术前影像计划。故缝合硬脑膜，骨瓣还纳，反针缝合头皮帽状腱膜，头皮钉闭合头皮切口，不放置负压引流管（图 19-1-12、图 19-1-13）。

【术后治疗与随访】

组织病理学证实"间变性少突胶质细胞瘤，WHO 3 级"的诊断（图 19-1-14）。分子病理学提示：IDH2 突变型，1p/19q 共缺失，ATRX 野生型，TP53 突变型，MGMT 基因启动子甲基化，整合诊断为：间变性少突胶质细胞瘤，IDH 突变型，1p/19q 共缺失。术后行辅助化疗，Stupp 方案 6 个周期。

患者围手术期内无癫痫发作症状，术后按医嘱逐渐减少抗癫痫药的使用至停药。术后第 1 周和术后 3 个月随访头颅增强 MRI，提示肿瘤全切除，无病情复发（图 19-1-15）。

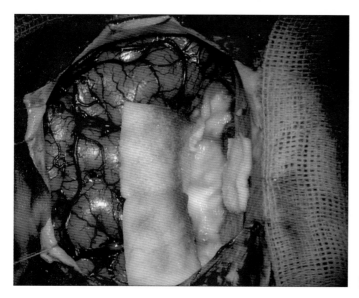

图 19-1-11 肿瘤切除后注入流体明胶止血

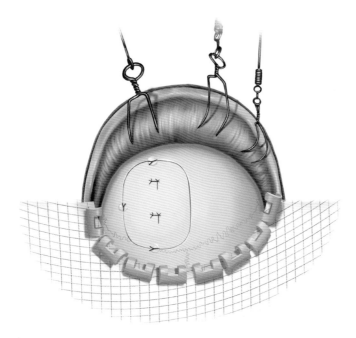

图 19-1-12 颅骨还纳，皮瓣分层缝合及关颅

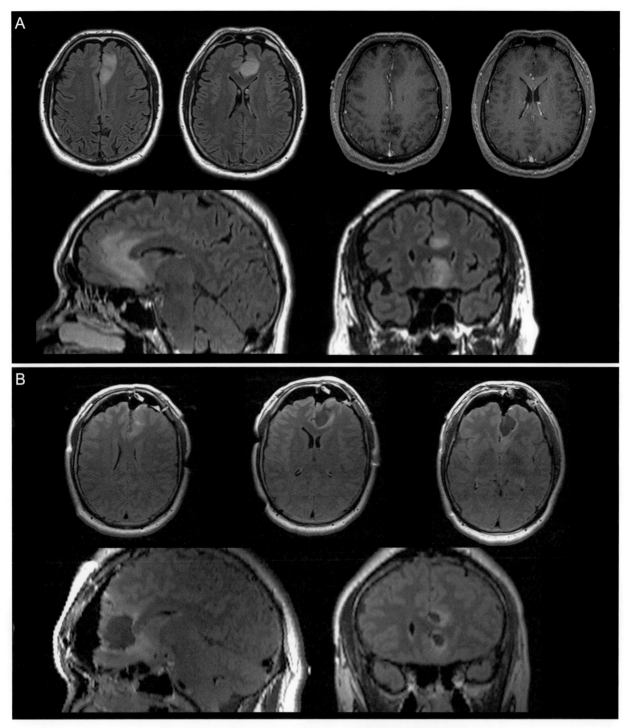

图 19-1-13　术前（A）和术中（B）磁共振肿瘤切除影像对比

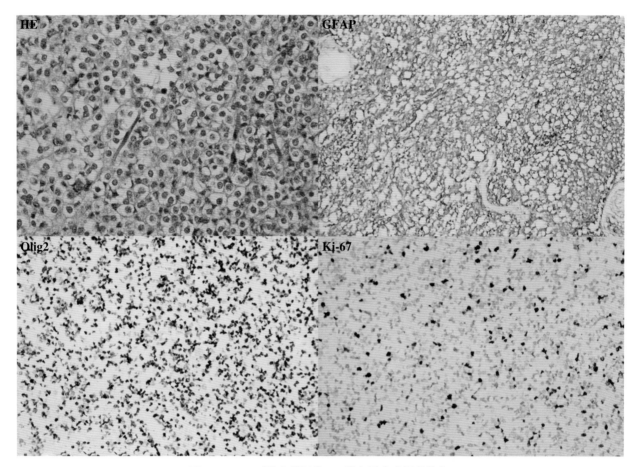

图 19-1-14　石蜡病理切片 HE 染色及免疫组化染色

【手术点评】

　　扣带回及胼胝体手术始终是具有一定挑战性的神经外科手术。挑战在于对大脑半球内侧面和底部的解剖结构的熟识，把握胼胝体的切除程度以避免胼胝体联络功能障碍，也依靠神经外科医生的丰富经验。到达胼胝体膝部和嘴部而不损伤大脑前动脉及其重要分支应是神经外科医师所追求的目标。本例手术中，由于前扣带回肿瘤对额上回浸润较少，如果选择额上回经皮质入路为主要手术入路，由于皮质造瘘，则不可避免会损伤运动前区或辅助运动区。考虑大脑纵裂内侧面伴行静脉少，无粗壮静脉窦，经纵裂入路从理论上可以完全避开对额上回皮质的过度损伤，达到最大程度的功能保护。本入路采用仰卧位头屈曲，术中经由前方，从胼胝体体部到达胼胝体膝部、嘴部和邻近结构。方便术者对额叶底面结构的探查和定位，也能将残余肿瘤和解剖结构暴露充分。在全切除肿瘤的前提下，最大程度地保护了患者的神经功能。

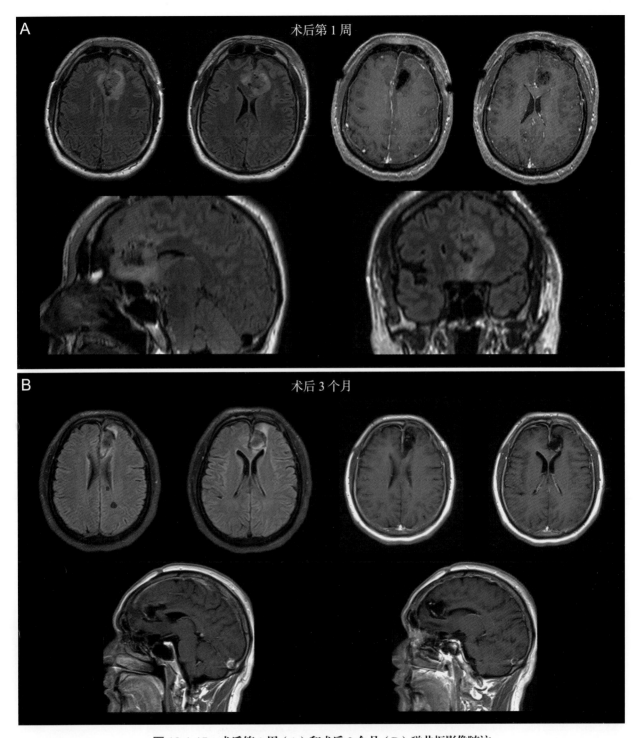

图 19-1-15　术后第 1 周（A）和术后 3 个月（B）磁共振影像随访

病例 2 · 左侧前中交界扣带回胶质瘤

龚方源 陈宏 吴劲松

【病例简介】

患者女性，29 岁，2 个月内头痛发作数次。2 个月前无诱因下出现头痛，头痛不影响正常生活，发作时无恶心、呕吐、肢体抽搐的表现，休息后头痛可缓解，未引起重视。2 个月内反复头痛，程度较前相同，无伴随症状，发作频率为 1 周 2 次，入院前未服用药物对症治疗。例行体检，头部 MRI 检查提示左侧前扣带回占位，低级别胶质瘤可能。为进一步治疗，拟诊断"左侧前扣带回肿瘤"收住入院。

【体格检查】

神志清楚，发育正常，回答切题，自动体位，查体合作，步入病房。

神经系统体格检查：颅神经查体阴性，四肢肌力 V 级、肌张力正常，四肢深浅反射可引出。感觉功能查体正常。双侧病理征未引出。

【辅助检查】

头颅 MRI 平扫及增强：左侧前部扣带回占位，T1WI 呈低信号，T2W FLAIR 呈高信号，增强扫描未见强化，影像诊断考虑"低级别胶质瘤"可能性大（图 19-2-1）。

头颅 MRS：左侧扣带回前部 Cho 峰明显升高，NAA 峰降低，Cho/NAA 比值最大值超过 1，提示病灶倾向肿瘤可能大（图 19-2-2）。

【术前准备及计划】

1. 术前评估 前扣带回和额叶前内侧皮质参

与构成大脑默认网络，而默认网络被认为与自我认知、外部注意等神经认知功能相关。通过术前纤维重建发现，该肿瘤与额斜束位置较近，可能对语言功能存在一定影响，在围手术期准备过程中需要对患者进行神经功能量表检查，包含认知部分和语言部分，明确患者有无明显认知障碍和语言功能障碍，排除了影像学检查禁忌后方可行影像检查。因此针对扣带回肿瘤病变的患者，术前神经认知检查应尽可能安排且宜尽早执行。

2. 神经心理学检查 右利手，KPS100 分，左拳握力 11.7 kg，约 115 N；右拳握力 8.7 kg，约 85 N。患者教育程度硕士研究生，简易精神状态检查（MMSE）30/30 分，波士顿命名测试（BNT）30/30 分，汉语失语成套测验（ABC）得分：自发言语 20/20 分，复述 100/100 分，命名 100/100 分，理解 230/230 分，失语指数 100/100 分（正常 cut-off 值 93.8），无语言和认知障碍。

3. 影像学扫描 术前一天在数字一体化神经外科手术中心诊断室内采用 3.0T iMRI（MAGNETOM Verio，Siemens®）采集导航所需的结构像和弥散张量成像（DTI）。在后处理工作站（Syngo MultiModality，Workplace，Siemens®）或 DSI Studio 等软件中，利用 DTI 序列重建扣带束、运动网络和语言网络皮质下重要通路，并仔细观察其与肿瘤的位置关系（图 19-2-3~ 图 19-2-7）。

【手术解剖学要义】

该例患者病灶大部分位于左侧扣带回前部和中部的交界处，侵犯前额叶内侧皮质较少，DTI 显示扣带束的部分纤维包绕肿瘤，额斜束位于肿

术前 MRI

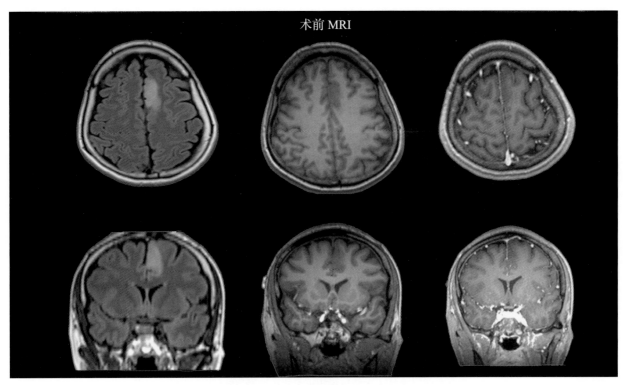

图 19-2-1　患者术前磁共振扫描影像

术前 MRS

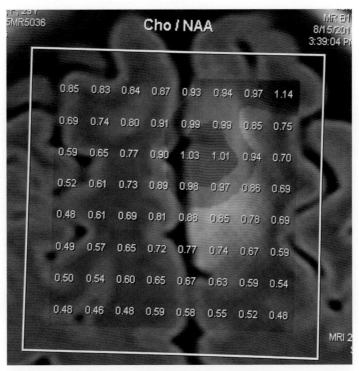

图 19-2-2　患者术前磁共振波谱影像

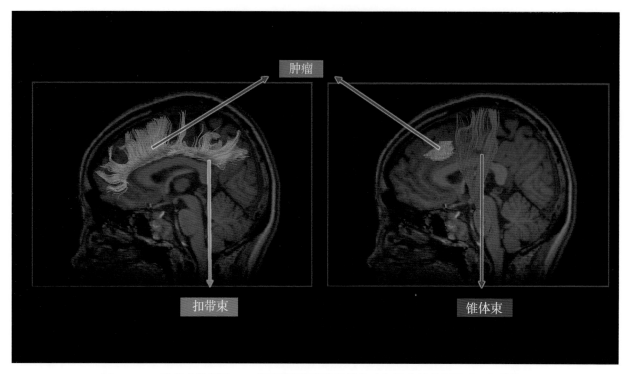

图 19-2-3　患者术前利用 DTI 序列重建扣带束和锥体束与肿瘤的毗邻关系（矢状位）

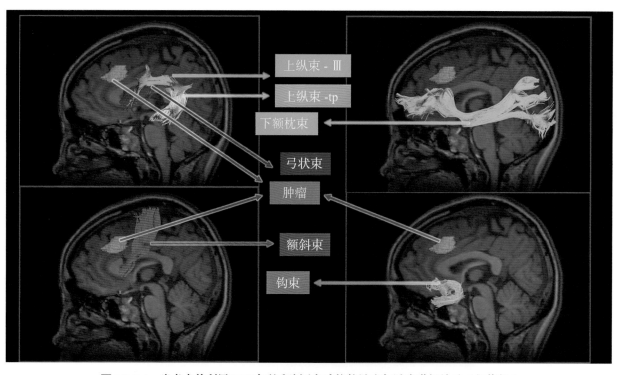

图 19-2-4　患者术前利用 DTI 序列重建语言功能传导束与肿瘤毗邻关系（矢状位）

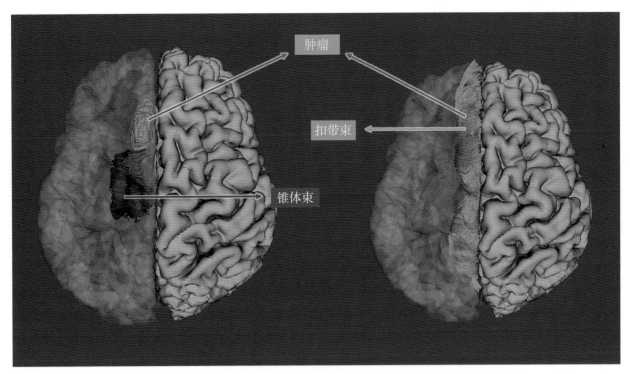

图 19-2-5　患者术前利用 DTI 序列重建扣带束和锥体束与肿瘤毗邻关系

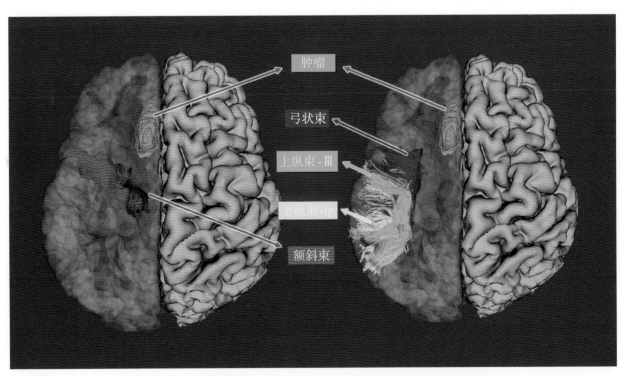

图 19-2-6　患者术前利用 DTI 序列重建语音通路传导束与肿瘤的毗邻关系

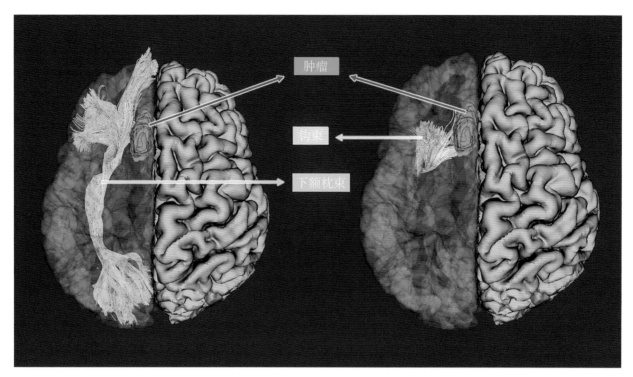

图 19-2-7　患者术前利用 DTI 序列重建语义通路传导束与肿瘤的毗邻关系

瘤后外侧，存在一定空间距离，锥体束与肿瘤后侧边界邻近，弓状束与肿瘤不存在空间相邻关系。这例手术的解剖学要义有两点：第一在于准确识别扣带沟和扣带回，尽可能减少额叶皮质损伤的情况下切除肿瘤，同时最大限度保存辅助运动区和初级运动皮质的功能；第二在于处理肿瘤病灶的血管，准确识别大脑前动脉供应扣带回的 A2 和 A3 段血供分支（额叶纵裂间前、中分支）并尽可能减少不必要的血管损伤，减轻脑血供循环的代偿压力。手术入路选择对额叶皮质损伤较小的经纵裂间入路，手术策略采取唤醒麻醉配合术中神经电生理监测。

【手术过程】

1. **麻醉环节**　术中唤醒麻醉选择监护麻醉技术（monitored anesthesia care，MAC）。详见上篇第 3 章第 2 节。

2. **体位摆放及开颅**　患者取仰卧位，颈部屈曲（图 19-2-8A）。皮下针电极以肌腱、肌腹的方式置于上肢包括前臂屈肌群、拇短展肌、小指展肌；下肢包括股四头肌、胫骨前肌、腓肠肌，针式电极另一端接术中电生理监测仪。磁兼容头架固定，导航注册（Stealth Station 导航系统，Medtronic®）（图 19-2-8B）。局部理发并切口画线，常规消毒辅巾。马蹄形切口，皮瓣翻向前额方向，根据导航确定颅骨骨窗范围（图 19-2-9A），内侧稍超过大脑半球中线、游离骨瓣成形和硬脑膜悬吊。居中剪开硬脑膜瓣翻向两侧并固定牵引，充分暴露额上回皮质后，跨中央沟放置条形电极（图 19-2-9B、C）。

3. **肿瘤切除**　大脑半球内侧面铺垫明胶海绵，利用卷折的明胶海绵片，无损伤撑开大脑镰和额叶内侧面的间隙。在导航指引下确认胼缘动脉的位置，辨认扣带沟。切开扣带沟上方额上回表面的软脑膜，大脑前动脉 A4 段血管电凝切断后，电灼切开此处皮质造瘘（图 19-2-10A、B）。肿瘤组织，色灰白，质地软，易吸除，肿瘤样本取样后 CUSA（Excel-8，Integra Lifescience™）逐步吸除残余肿瘤

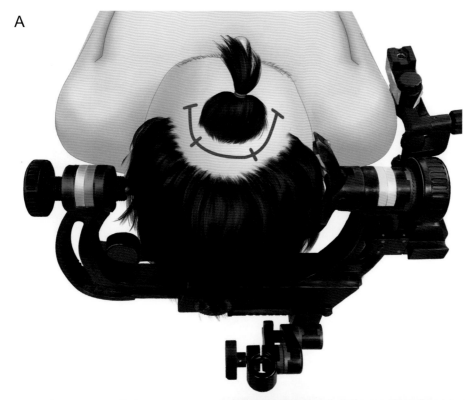

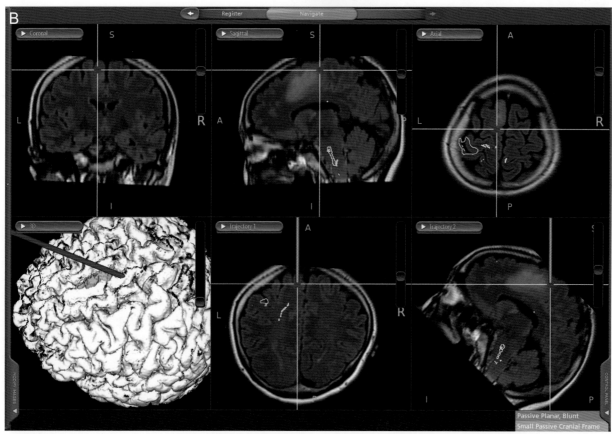

图 19-2-8　患者体位摆放、头架固定和导航注册

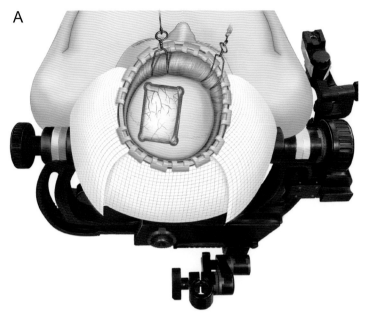

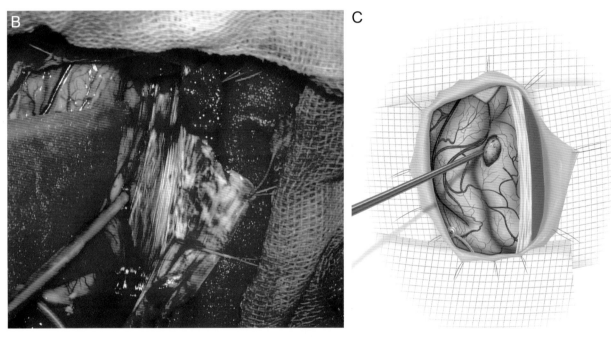

图 19-2-9　手术入路、开颅皮瓣、骨窗和放置条形电极

组织。Neuro-CUSA 的设定参数：aspiration，30%；irrigation，3 mL/min；amplitude，30%。扣带回和前额叶内侧皮质的交界处可见大脑前动脉 A3 段的胼缘动脉，进行血管旁操作时，CUSA 的 tissue select 参数值设置为"++++"，从而有助于保护血管。CUSA 的优势之一在于可实时对肿瘤灶内出血部位止血。向前下方继续吸除肿瘤组织后可见胼周动脉。胼周动脉的外侧可见胼胝体发出的小钳结

构。通过导航确认肿瘤的浸润方向，该肿瘤浸润胼胝体体部，未见胼胝体膝部累及，故手术切除不涉及胼胝体膝部。下一步切除按中扣带回方向进行。术前白质纤维追踪提示肿瘤后界与锥体束接近，因此术中采用单极电刺激器做皮质下电刺激，刺激阳性的区域停止扩大切除。皮质下电刺激参数为：串刺激（5 次 / 串），刺激时长为 500 μs，刺激频率为 250 Hz，刺激强度为 8 mA。该例手术中，肿瘤切

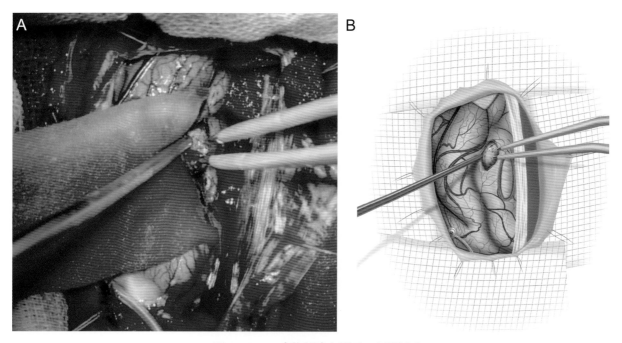

图 19-2-10　牵拉额叶内侧面，皮质切开

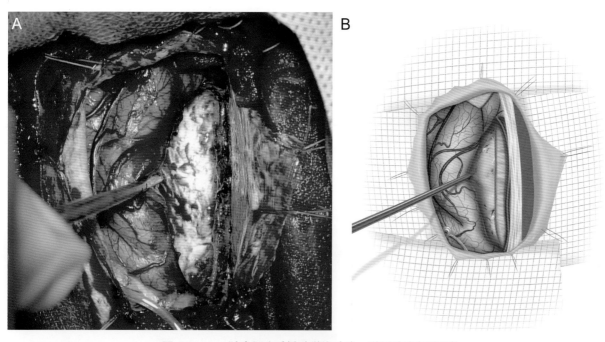

图 19-2-11　肿瘤切除后暴露胼缘动脉、胼周动脉和胼胝体

除到后界时未见皮下电刺激阳性。最终肿瘤切除范围下界至胼胝体池，上界至额上回内侧面，外侧沿胼胝体小钳至皮质肉眼观察正常。扣带沟上的胼缘动脉得以保留，胼胝体表面的胼周动脉保留在蛛网膜外，手术操作不侵扰（图 19-2-11A、B）。

4. 止血、术中磁共振检查及关颅　使用罂粟碱明胶片贴敷胼缘动脉和胼周动脉，防止额叶纵裂间前、中分支血管痉挛。对于 CUSA 操作后的肿瘤残腔，反复温生理盐水冲洗，直至清亮。轻微渗血的创面注入流体明胶即可以妥善止血。关闭硬膜后，行术中磁共振扫描（图 19-2-12），证实肿瘤全切除，达到术前计划。骨瓣还纳固定，分层缝合，头皮钉闭合皮肤切口，不放置引流管。

【术后治疗与随访】

组织病理学和分子病理学证实"左侧扣带回少突胶质细胞瘤，IDH 突变型，1p19q 共缺失，WHO 2 级"的诊断（图 19-2-13）。分子基因指标：MGMT 启动子甲基化，*IDH1* 基因 R132H 突变，1p/19q 染色体杂合性共缺失，*TERT* 基因 C228T 突变。肿瘤达影像学全切除，术后暂时不行辅助放化疗，定期随访。

患者术后第 3 个月随访，神经系统体格检查：颅神经查体阴性，四肢肌力 V 级、肌张力正常，四肢深浅反射可引出。感觉功能查体正常。双侧病理征未引出。

神经心理学检查：右利手，KPS100 分，左拳握力 13.1 kg，约 128 N；右拳握力 12.2 kg，约 120 N。MMSE 30/30 分，波士顿命名测试 27/30 分，汉语失语成套测验（ABC）得分：自发言语 19/20 分，复述 100/100 分，命名 100/100 分，理解 215/230 分，失语指数 96.7/100 分（正常 cut-off 值 100），无语言和认知障碍。影像学提示术后改变，术区无复发（图 19-2-14A）。

患者术后第 6 个月继续随访，神经系统体格检查：颅神经查体阴性，四肢肌力 V 级、肌张力正常，四肢深浅反射可引出。感觉功能查体正常。双侧病理征未引出。

神经心理学检查：右利手，KPS100 分，左拳握力 12.1 kg，约 119 N；右拳握力 13.6 kg，约 133 N。MMSE 30/30 分，波士顿命名测试（BNT）26/30 分，汉语失语成套测验（ABC）得分：自发言语 20/20 分，复述 100/100 分，命名 99/100 分，理解 230/230 分，失语指数 99.8/100 分（正常 cut-off 值 100），无语言和认知障碍。影像学提示术后改变，术区无复发（图 19-2-14B）。患者随访 5 年，未见肿瘤复发。

【手术点评】

单纯性扣带部胶质瘤在胶质瘤患者中并不多见，但是如何在保证不过度损伤扣带回周边重要结构的条件下尽可能切除肿瘤仍具备挑战性，尤

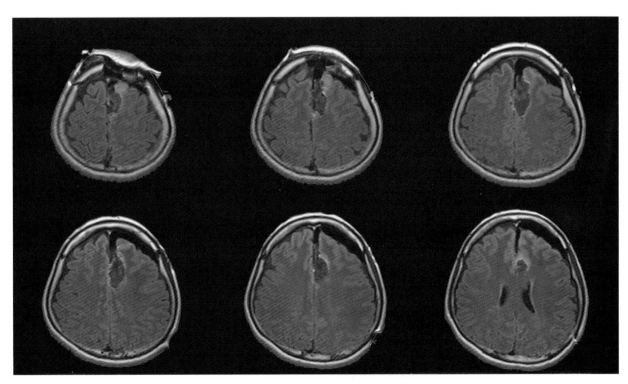

图 19-2-12 关颅后术中磁共振扫描图像

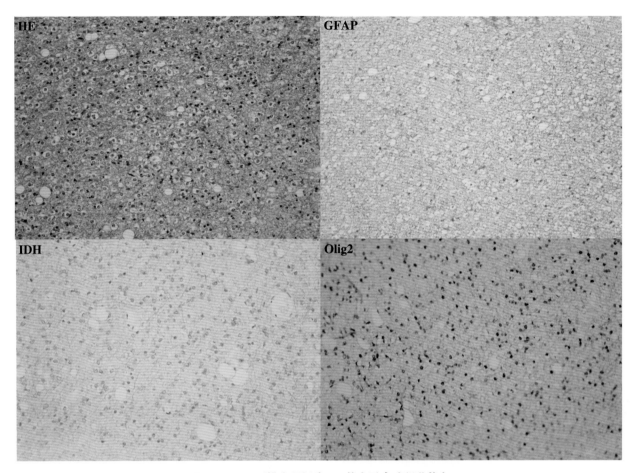

图 19-2-13　石蜡病理切片 HE 染色及免疫组化染色

其是肿瘤靠近语言功能区和运动功能区。利用神经外科新技术、白质纤维追踪、神经导航、术中电生理监测和术中磁共振可以实现扣带回胶质瘤的完美切除。该例年轻未婚女性患者的肿瘤体积较小，最终病理证实为预后较好的"少突胶质细胞瘤，IDH 突变型，1p19q 共缺失，WHO 2 级"，所以该例患者对良好功能预后的追求较老年患者更大。患者的病灶不仅处于左侧优势半球，而且大脑半球额叶内侧面、扣带回前部、胼胝体膝部和体部由大脑前动脉及其分支供血，所以对于大脑前动脉分支的处理应尽可能完善。

该例手术肿瘤内侧界毗邻大脑前动脉 A3 段的胼缘动脉，如果能够保留该条动脉，那么辅助运动区、扣带回中部的血供可以不受到过多影响。同理，肿瘤下界毗邻大脑前动脉 A2 段的胼周动脉（额叶纵裂间前、中分支），如果该条动脉不受损伤，那么胼胝体体部和膝部的血供可以不受影响。因此手术团队认为，对于体积小、单纯型扣带回胶质瘤的类型，实现功能保护目标不仅依赖重要皮质和皮质下纤维束的术中保护，邻近重要血管分支的保护也是手术策略的重要一环。对扣带回或边缘系统解剖结构的认知不仅包含白质和灰质结构的识记，也包含对额叶纵裂间血供分支的认识。

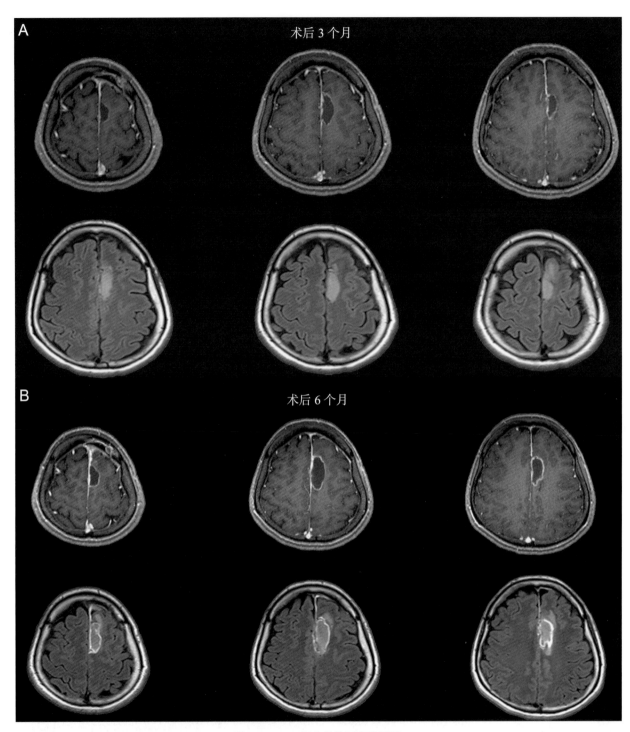

图 19-2-14　术后磁共振影像随访

病例 3 · 左侧中扣带回肿瘤

龚方源　吴劲松

【病例简介】

患者女性，41 岁，右侧肢体反复抽搐发作 10 月余。患者 10 个月前夜间无诱因下出现右侧手脚抽搐伴无力，3 min 后自行缓解，抽搐期间无意识不清、口吐白沫表现，患者及家属未予重视，未就医检查。2 个月前夜间再次出现右侧肢体抽搐伴无力，持续约 10 min，抽搐期间无意识不清、口吐白沫表现。患者于就近医院检查头部 MRI，提示左侧扣带回占位。2 个月前偶有抽搐发作，遂服用抗癫痫药物治疗，丙戊酸钠缓释片 0.5 g bid，服药后抽搐症状未发作。为行手术治疗，拟诊断"左侧中扣带回肿瘤"收住入院。

【体格检查】

神志清楚，发育正常，回答切题，自动体位，查体合作，步入病房。

神经系统体格检查：颅神经查体阴性，四肢肌力 V 级、肌张力正常，四肢深浅反射可引出。感觉功能查体正常。双侧病理征未引出。

【辅助检查】

头颅 MRI 平扫及增强：左侧扣带回中部见团块状占位，T1WI 呈低信号，T2W FLAIR 呈高信号，增强扫描未见强化，影像诊断考虑"低级别胶质瘤"可能性大（图 19-3-1）。

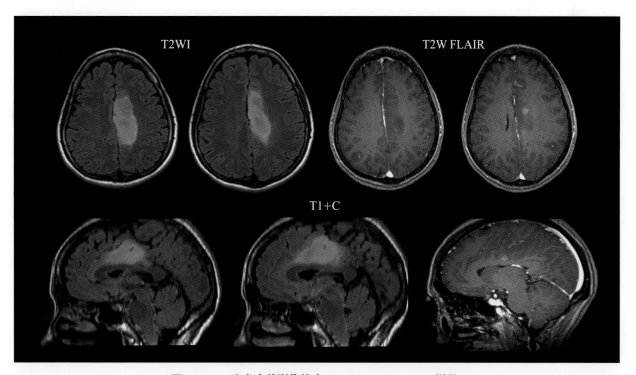

图 19-3-1　患者术前影像检查（T2W FLAIR，T1W 增强）

头颅 MRS：左侧扣带回中部 Cho 峰明显升高，NAA 峰降低，Cho/NAA 比值最大值超过 2，提示病灶倾向肿瘤性病变（图 19-3-2）。

【术前准备及计划】

1. 术前神经心理学评估　该患者于术前 1 天采用简易精神状态检查（MMSE）评估认知功能，采用汉语失语成套测验（ABC）评估患者语言功能，并评估双侧肢体运动功能。

神经心理学检查：右利手，双侧肢体肌力 V 级，左拳握力 29.8 kg，约 292 N；右拳握力 28.9 kg，约 283 N。精神情绪一般，MMSE 22/30 分，波士顿命名测试（BNT）21/30 分，汉语失语成套测验（ABC）得分：自发言语 18/20 分，复述 97/100 分，命名 98/100 分，失语指数 95/100 分（正常 cut-off 值 93.8），无明显语言功能障碍。

2. 影像学扫描　术前 1 天在数字一体化神经外科手术中心诊断室内采用 3.0T iMRI（MAGNETOM Verio，Siemens®）采集导航所需的结构像和弥散张量成像（DTI）。在后处理工作站（Syngo Multi-Modality，Workplace，Siemens®）或 DSI Studio 等软件中，利用 DTI 序列重建锥体束、扣带束、弓状束、上纵束等皮质下运动、语言通路，并仔细观察其与肿瘤的位置关系（图 19-3-3、图 19-3-4）。

3. 唤醒麻醉评估和术前宣教　该例患者手术计划是唤醒麻醉下毗邻中央前区及锥体束的肿瘤切除。手术前对患者进行唤醒麻醉手术的宣教，使患者提前熟悉术中需配合完成的肢体运动任务，减少患者焦虑；充分了解患者的意愿，评估患者配合程度，排除心理障碍。

【手术解剖学要义】

该例患者病灶主要位于左侧中扣带回，DTI 显示皮质脊髓束位于肿瘤外侧界的外侧面、肿瘤下侧界的下外侧，即脑室顶壁、外侧壁处。参与语言传导通路的额斜束主要从肿瘤的前外侧通过。为最大程度保护运动皮质和皮质脊髓束，术式考虑经额上回皮质入路（superior frontal gyrus trans-cortical approach）。手术过程中需注意额上回皮质切开点的选择时应监测运动诱发电位

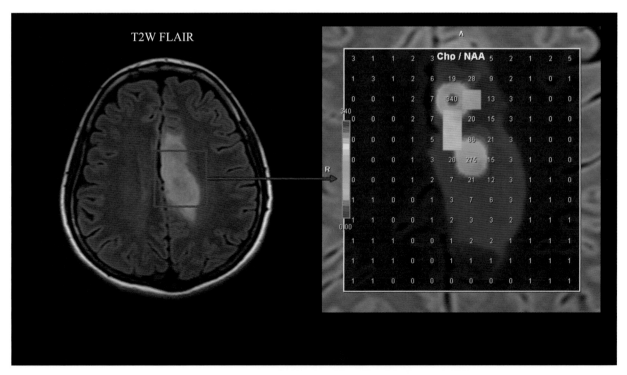

图 19-3-2　患者术前影像检查 MRS（T2W FLAIR，Cho/NAA）

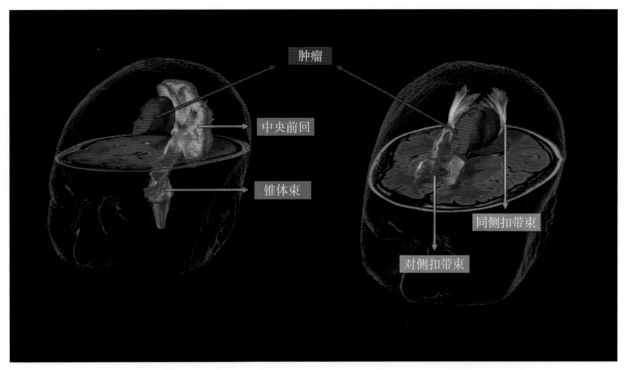

图 19-3-3　患者术前 DTI 纤维示踪成像（锥体束 + 扣带束，及其与肿瘤的位置关系）

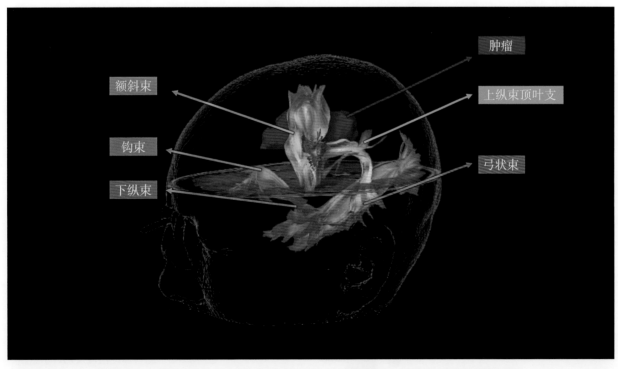

图 19-3-4　患者术前 DTI 纤维示踪成像（语言相关传导束，及其与肿瘤的位置关系）

(motor evoked potential)。处理肿瘤组织外侧界前通过皮质下术中电刺激确定皮质脊髓束的距离，确定肿瘤切除的"安全区"。在清理肿瘤外侧底面的脑组织接近脑室后，注意保护侧脑室体部的外侧壁，可以避免运动通路的损伤。肿瘤的内侧底面可以辨认的重要解剖结构是胼胝体池和象牙白色的胼胝体体部。术中需要注意的血管结构包括胼缘动脉及其分支（如额中间内侧支），前者主要供应扣带回前部和中部的血供，后者供应运动前区的血供。

【手术过程】

1. **麻醉环节** 术中唤醒麻醉选择监护麻醉技术（monitored anesthesia care，MAC）。详见上篇第 3 章第 2 节。

2. **体位摆放及开颅** 患者取仰卧位，上身抬高 30°。皮下针电极以肌腱、肌腹的方式置于上肢包括前臂屈肌群、拇短展肌、小指展肌；下肢包括股四头肌、胫骨前肌、腓肠肌，针式电极另一端

接术中电生理监测仪。磁兼容头架固定，导航注册（Stealth Station 导航系统，Medtronic®）。局部理发并切口画线，常规消毒辅巾。左侧额部马蹄形切口，皮瓣翻向头面部方向，根据导航确定颅骨骨窗范围，跨上矢状窦，游离骨瓣成形和硬脑膜悬吊。弧形剪开硬膜瓣翻向上矢状窦方向并固定牵引，充分暴露额叶（图 19-3-5、图 19-3-6）。

3. **肿瘤切除** 硬脑膜切开以后，我们用双极电刺激器（脉冲频率 60 Hz，刺激强度 5 mA，刺激时间 1 ms）在皮质表面刺激，分别定位支配脚和手的皮质运动中枢。可以看到患者出现了相应的脚和手的阳性运动反应。在旁中央叶刺激的时候可以看到脚的阳性运动反应（图 19-3-7A、B）。导航下定位扣带沟，部分肿瘤侵犯额上回。切除一部分肿瘤以后，就可以比较清晰地暴露扣带沟，扣带沟以上的是额上回，扣带沟以下的是扣带回（图 19-3-8A、B）。额叶内侧面结构的血供主要来自于大脑前动脉的胼缘支。在处理血管的时候，找到胼缘支（callosal marginal artery）发出的四级分支，逐一电凝、剪

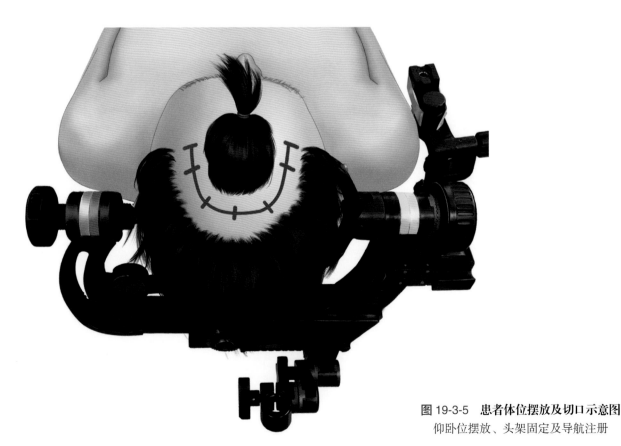

图 19-3-5 患者体位摆放及切口示意图
仰卧位摆放、头架固定及导航注册

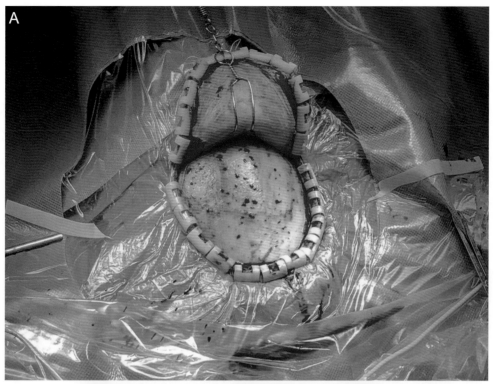

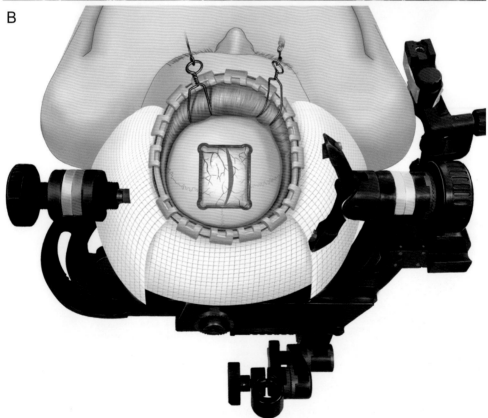

图 19-3-6 开颅皮瓣、骨窗范围，皮质暴露范围

断。软脑膜切开以后，CUSA（Integra®）逐步吸除脑组织，即见肿瘤组织，色灰白，质地软，易吸除，Neuro-CUSA INTEGRA™ 的设定参数：aspiration，30%；irrigation，3 mL/min；amplitude，30%。

部分肿瘤切除以后，用单极电刺激器做皮质下电刺激（串刺激为 5 个 / 次，刺激时间 0.5 ms，脉冲频率 60 Hz，刺激强度 5 mA），目的是寻找运动通路（图 19-3-9A、B）。术野里可以看到有从胼缘动脉发出的大脑前动脉的分支，额中间内侧支（intermediomedial frontal branch），主要供应运动前区（premotor area），大脑的内侧面。保护这根血管，同时用 CUSA 等体积切除肿瘤。皮质下电刺激阳性的区域，用字母标签 P 标记，切除肿瘤的同时用导航确定肿瘤切除的范围。肿瘤的前界不邻近功能区，可适当扩大肿瘤切除范围。肿瘤的外侧后缘，离运动通路比较近，必须一边用单极电刺激器做皮质下电刺激来监测它的运动通路，刺激阳性的区域停止切除。一边用 CUSA 等体积切除肿瘤。

术野的外侧接近侧脑室体部，由于皮质脊髓

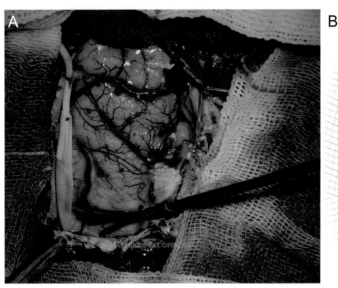
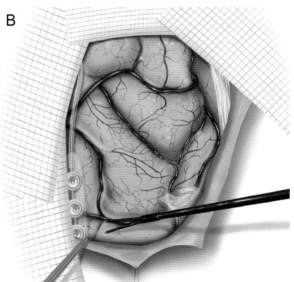

图 19-3-7　皮质暴露，运动皮质定位

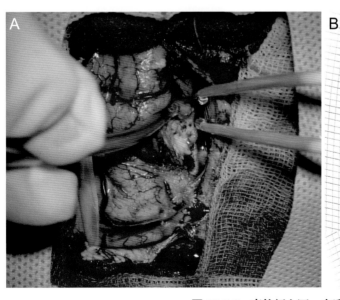
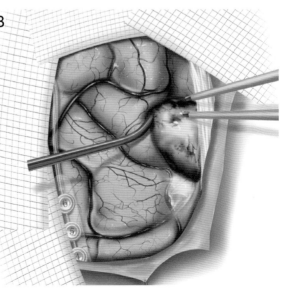

图 19-3-8　牵拉额上回，皮质切开暴露扣带沟

束走行于侧脑室体部的外侧，应注意侧脑室外侧壁的保护，避免肢体特别是手的运动通路的损伤（图 19-3-10A、B）。切除过程中尽量不开放脑室，以减少术后肿瘤细胞的脑脊液播散。皮质下电刺激的刺激强度与传导束距离存在 1 mm/1 mA 的对应关系，即 1 mA 刺激阳性则离锥体束距离约为 1 mm，患者出现了肢体运动阳性的表现时，应及时判定切缘对应的安全距离。

4. 止血、术中磁共振检查及关颅 供应运动前区和大脑的内侧面血供的是额中间内侧支 (intermediomedial frontal branch)。小的穿支动脉直接从主干上发出的可电凝切断，但保持主干的完整。电凝以后血管可能会产生痉挛，可用明胶海绵和罂粟碱制成罂粟碱明胶片贴敷以减少血管的痉挛。对于 CUSA 操作后的肿瘤残腔，利用吸引器找到血管残端进行精准止血。对轻微渗血的创面注入流体明胶用以止血（图 19-3-11A）。硬脑膜缝合后，行术中磁共振扫描，证实肿瘤 95% 等体积切除，累及锥体束，术中皮质下电刺激阳性的区域残余少量肿瘤，达到术前计划（图 19-3-11B）。故终

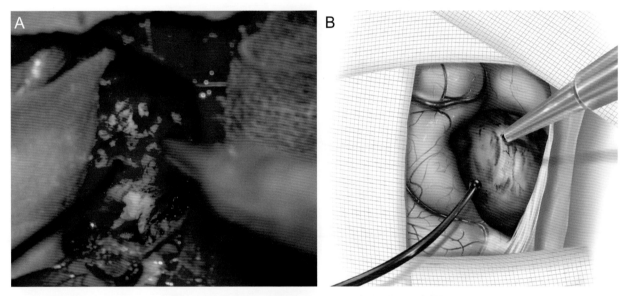

图 19-3-9 切除部分肿瘤、皮质下电刺激和运动刺激阳性

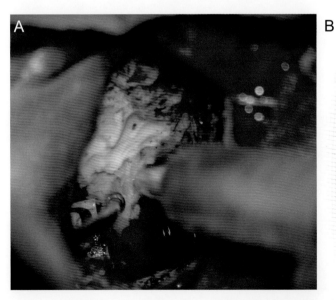
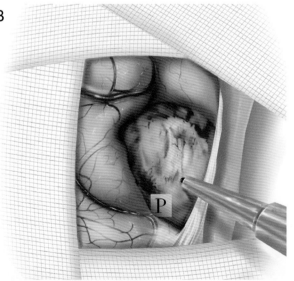

图 19-3-10 切除扣带回部分肿瘤，暴露脑室壁和胼胝体体部结构

止切除，骨瓣还纳，硬脑膜严密缝合，头皮分层缝合，头皮钉闭合头皮切口，皮瓣下不放置引流管。

【术后治疗与随访】

组织病理学提示间变性星形细胞瘤，分子病理学提示：IDH1 突变型，1p/19q 未共缺失，ATRX 突变型，TP53 突变型，MGMT 基因启动子甲基化 65.96%，整合诊断为：间变性星形细胞瘤，

IDH 突变型，WHO 3 级（图 19-3-12）。术后采取标准放疗 + 辅助化疗 Stupp 方案 6 个周期。术后 1 周的磁共振提示肿瘤近全切除（图 19-3-13A）。

患者术后运动功能恢复良好，术后第 3 个月评估：KPS100 分，双侧肢体肌力 V 级，左拳握力 20.1 kg，约 197 N；右拳握力 14.4 kg，约 141 N。精神情绪正常，MMSE 26/30 分，Boston 命名测试 20/30 分，汉语失语成套测验（ABC）得分：自

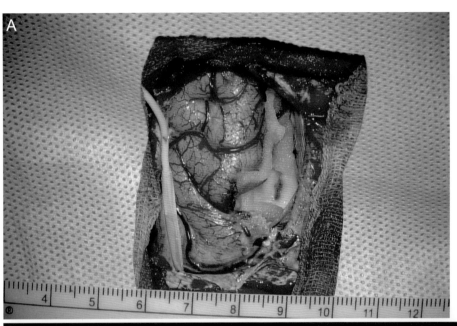

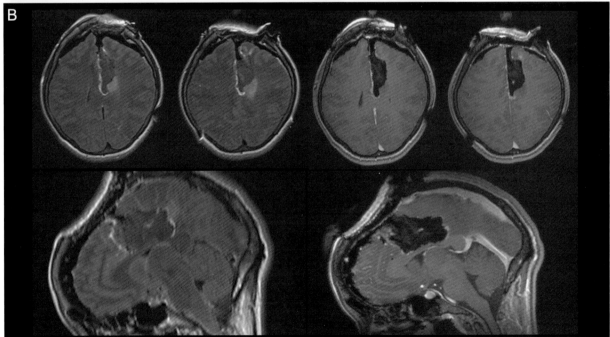

图 19-3-11 切除肿瘤后止血（A）及术中磁共振扫描评估（B）

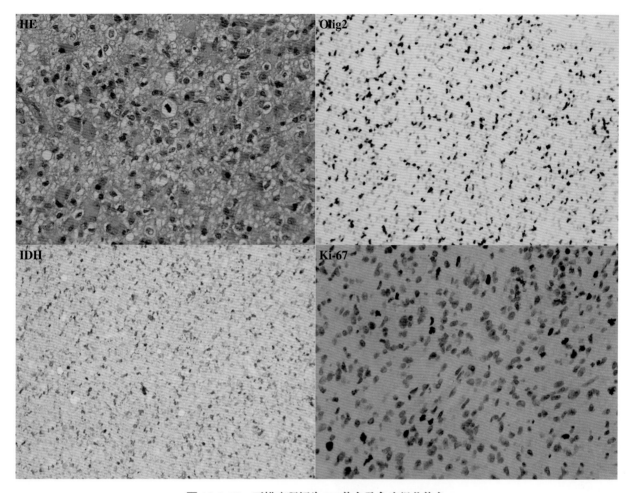

图 19-3-12　石蜡病理切片 HE 染色及免疫组化染色

发言语 17/20 分，复述 97/100 分，命名 91/100 分，理解 225/230 分，失语指数 91.2/100 分（正常 cut-off 值 93.8），综合结论：术后无明显运动障碍和语言功能障碍。术后 3 个月的磁共振提示肿瘤全切除，无复发（图 19-3-13B）。

【手术点评】

扣带回是大脑边缘系统中重要的组成部分，正因为其走行环绕终板、胼胝体嘴部至胼胝体压部，所以扣带回肿瘤的手术策略应分区讨论。中扣带回毗邻中央前回、辅助运动区、运动前区和旁中央叶，发出重要联络纤维至运动控制区，如何尽可能切除中扣带回肿瘤并最大程度保护运动功能不仅是该手术的挑战，也是神经外科医师所追求的目标。术中电生理监测下皮质电刺激和

皮质下刺激是保护运动皮质和运动通路的最重要的手段之一。患者在唤醒麻醉下可实时将运动区定位反馈给手术医生，尤其旁中央叶上运动皮质的定位，这样有助于术者确定皮质造瘘的切缘边界。依靠皮质下电刺激的刺激强度与传导束距离存在 1 mm/1 mA 的对应关系，有助于术者决定肿瘤残腔壁的边界，达到残余肿瘤的最大程度清扫。本例手术采用仰卧位，通过胼缘动脉确定扣带沟，在直接皮质电刺激辅助下确定皮质切开点，避免凭经验直接由额上回皮质切入而产生运动损伤的潜在风险，术中尽可能保护供应半球内侧面血供的额中间内侧支血管。这例手术表明处理中扣带回区手术不仅需要术者熟知该区域的脑区、血管的解剖结构，而且神经外科术中辅助新技术也应不吝使用。

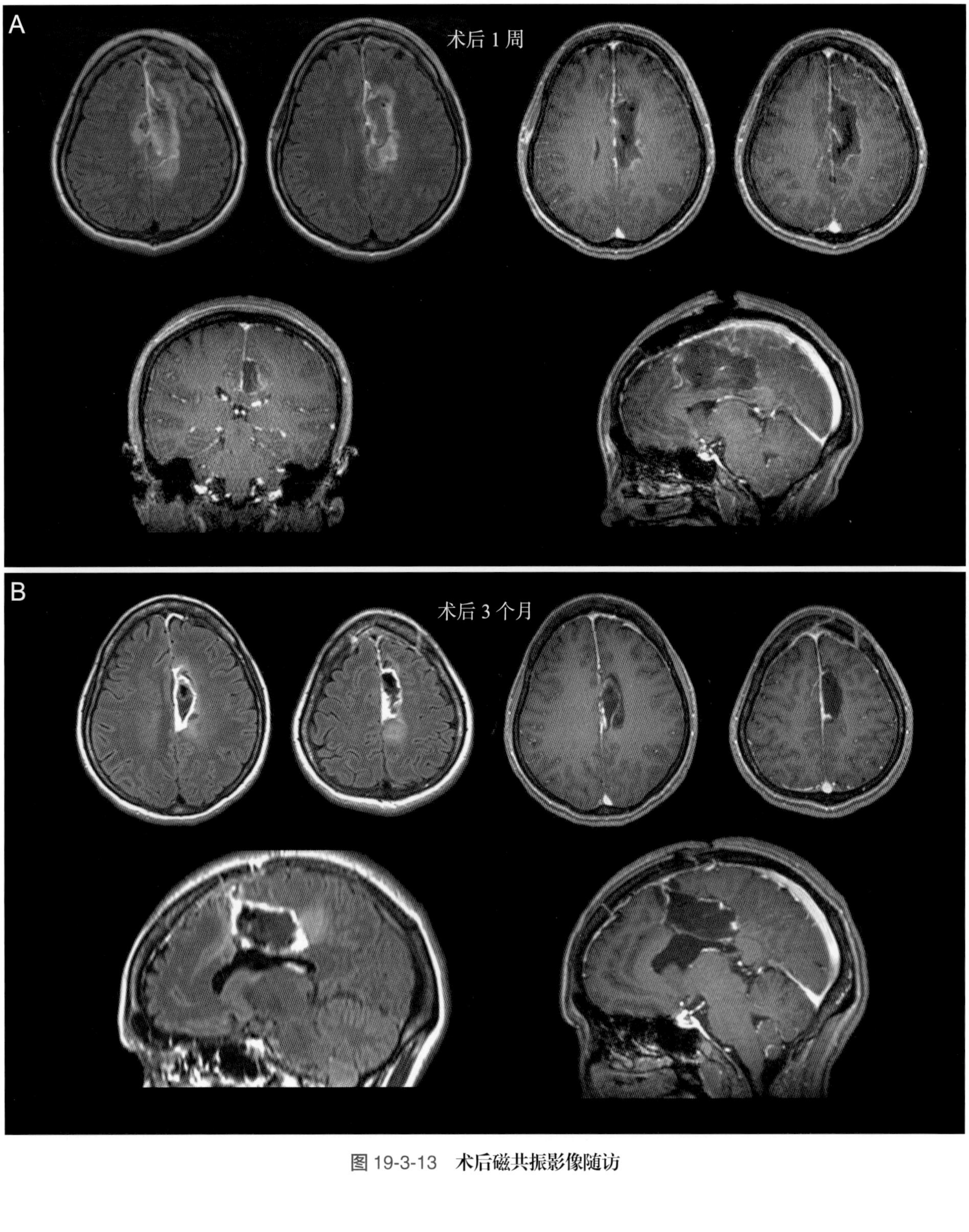

图 19-3-13 术后磁共振影像随访

病例 4 · 右侧后扣带回胶质瘤

龚方源　吴劲松

【病例简介】

患者男性，70 岁，左下肢无力 2 月余。患者 2 个月前无诱因下出现左侧肢体感觉乏力，活动控制不良，自主活动减少，复杂活动如交替活动困难，休息后乏力症状无好转。患者否认肢体乏力时存在抽搐，没有头痛、恶心或呕吐的伴随症状。下肢乏力症状持续 2 个月无好转，患者遂于就近医院查头部 MRI，提示右侧后扣带回占位，高级别胶质瘤可能。为行手术治疗，拟诊断"右侧后扣带回胶质瘤"收住入院。

【体格检查】

神志清楚，发育正常，回答切题，自动体位，查体合作，步入病房。

神经系统体格检查：颅神经查体阴性，肢体肌力 V 级、肌张力正常，四肢深浅反射可引出。感觉功能查体正常。双侧病理征未引出。

【辅助检查】

头颅 MRI 增强：右侧扣带回后部见团块状占位，T1WI 呈低信号，T2W FLAIR 呈高信号，增强扫描见明显强化，影像诊断考虑"高级别胶质瘤"可能性大（图 19-4-1）。

头颅 MRS：右侧扣带回后部 Cho 峰明显升高，NAA 峰降低，Cho/NAA 比值最大值超过 4，提示病灶异常代谢活跃可能大，考虑胶质瘤可能（图 19-4-2）。

【术前准备及计划】

1. 全凭静脉麻醉手术的评估和术前宣教　该例患者手术计划是全麻下毗邻中央后回及锥体束的肿瘤切除。考虑患者高龄，手术前对患者进行神经外科手术的宣教，使患者认识围手术期功能影像检查和认知心理检查的注意事项，减少患者焦虑；充分了解患者的意愿，评估患者配合程度，排除心理障碍。

2. 影像学扫描　术前 1 天在数字一体化神经外科手术中心诊断室内采用 3.0T iMRI（MAGNETOM Verio，Siemens®）采集导航所需的结构像和弥散张量成像（DTI）。在后处理工作站（Syngo MultiModality，Workplace，Siemens®）软件中，利用 DTI 序列重建锥体束、视辐射、扣带束，仔细观察纤维束与肿瘤的位置关系（图 19-4-3~ 图 19-4-5）。

【手术解剖学要义】

该例患者病灶主要位于右侧后扣带回，DTI 显示锥体束主要位于肿瘤正前方，接近侧脑室后角顶壁、外侧壁处，扣带束主要从肿瘤的两侧通过。为最大程度保护锥体束和运动功能，手术采用术中经皮质运动诱发电位（motor evoked potential，MEP）实时监测联合皮质下电刺激技术。后扣带回位于顶上小叶的深面。顶叶的内侧面桥静脉多，静脉窦粗，选用经纵裂入路需要将大脑半球内侧面向外牵拉存在难度并可能导

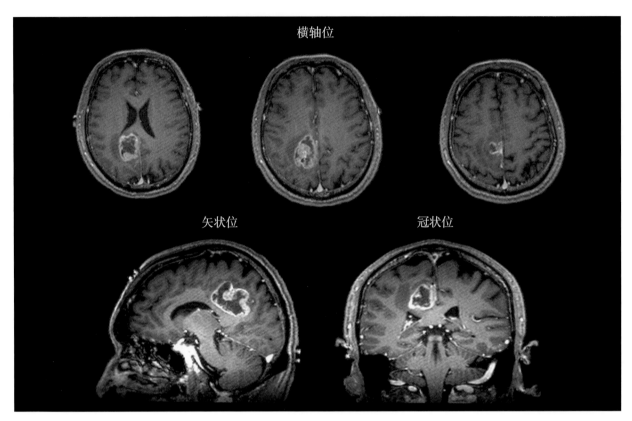

图 19-4-1　患者术前磁共振影像

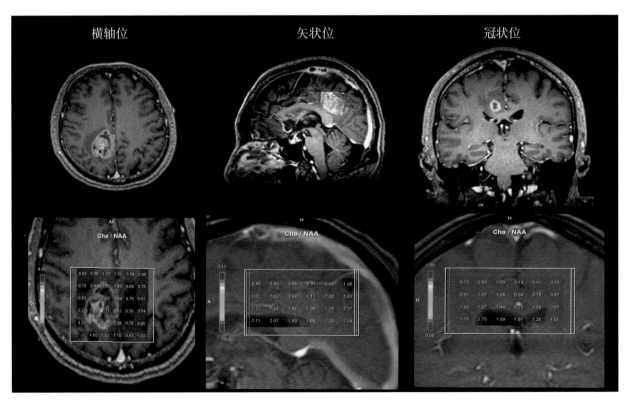

图 19-4-2　患者术前 3D 磁共振波谱影像

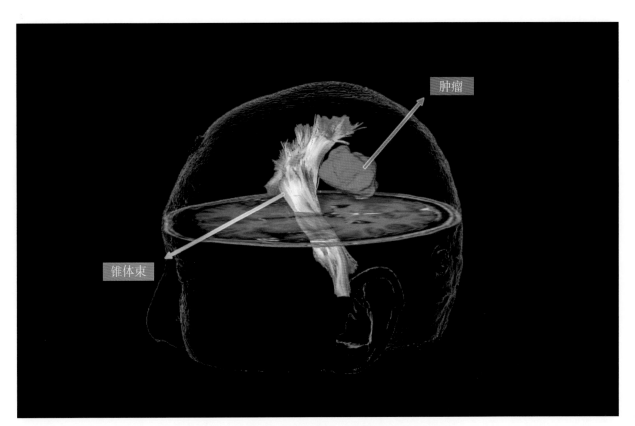

图 19-4-3　术前 DTI 显示肿瘤与患侧锥体束的空间关系

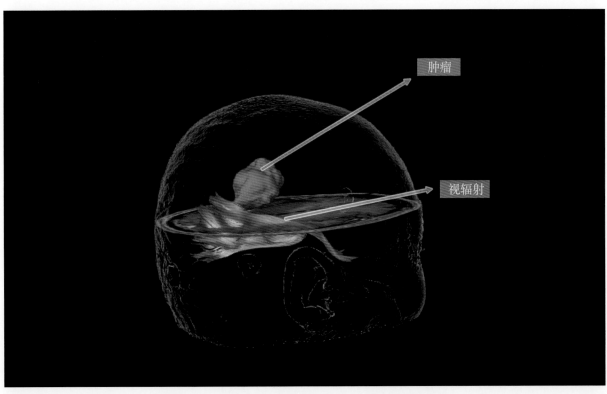

图 19-4-4　术前 DTI 显示肿瘤与患者视辐射的空间关系

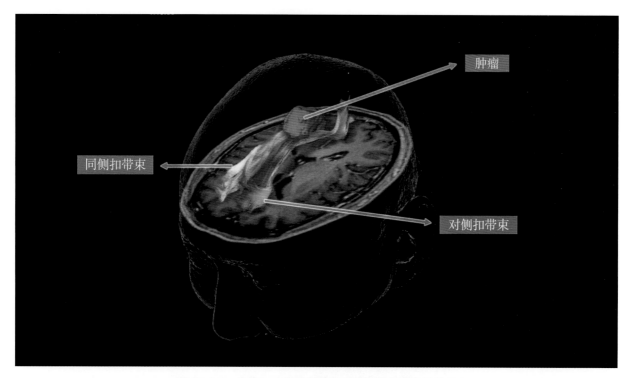

图 19-4-5　术前 DTI 显示肿瘤与双侧扣带束的空间关系

致回流静脉的损伤，回流静脉的出血将导致术者视野不良。因此，这例手术选择经楔前叶皮质造瘘入路（intra superior parietal lobule cortical approach）。手术过程中关于解剖结构需注意楔前叶皮质的切开点位于中央后回的后方。术中需要注意的解剖结构包括中央后回、楔前回、后扣带部、胼胝体体部、胼胝体大钳纤维、胼胝体压部和胼胝体池；需要注意的血管为中央后沟静脉。肿瘤向内侧切除时可确认大脑天幕结构，在切除肿瘤前底面的脑组织进入脑室后，注意保护侧脑室的顶壁、后外侧壁以避免肿瘤细胞进入脑室随脑脊液播散。

【手术过程】

1. 麻醉环节　气管内插管，全凭静脉麻醉。

2. 体位摆放及开颅　患者取俯卧位，颈部屈曲。磁兼容头架固定，导航注册（Stealth Station 导航系统，Medtronic®）。头部备皮并切口画线，常规消毒辅巾。右侧顶枕部马蹄形切口（图 19-4-6A），皮瓣翻向枕部方向，根据导航确定颅骨骨窗

范围，骨窗内侧缘接近矢状窦。游离骨瓣成形和硬脑膜悬吊，弧形剪开硬膜瓣翻向下矢状窦方向并固定牵引，充分暴露楔前回，图中可见中央后沟静脉（图 19-4-7A、B）。经顶叶入路的手术中，外科医生亦可选择中线旁直切口，乳突拉钩撑开切口充分暴露颅骨后做骨窗（图 19-4-6B）。

3. 肿瘤切除　硬脑膜切开以后，导航下定位中央后沟、中央后回、顶上小叶和纵裂。中央后回和中央前回之间放置 6 导联条形电极用于运动诱发电位（MEP）的连续监测。选择中央后沟作为皮质切口，楔前叶皮质造瘘后可探查深部结构，图中皮质切开后即见扣带回肿瘤（图 19-4-8A、B）。肿瘤色灰红色，取瘤镊取肿瘤组织用于快速病理检查。CUSA（Integra Lifescience™）逐步吸除肿瘤组织，肿瘤色灰，质地软易吸除（图 19-4-9A、B）。Neuro-CUSA（INTEGRA™）的设定参数：aspiration，30%；irrigation，3 mL/min；amplitude，30%。瘤腔的内侧面可见大脑镰和较粗的回流静脉，术中注意避免牵拉损伤。经过扩大造瘘口、肿瘤吸除和电凝止血反复步骤后，瘤

A

B

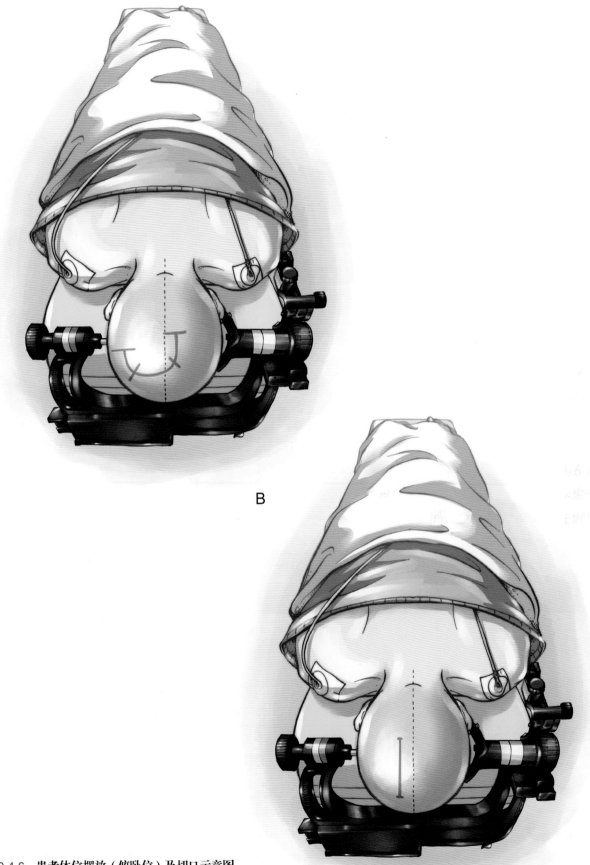

图 19-4-6 患者体位摆放（俯卧位）及切口示意图
A. 马蹄形切口；B. 中线旁切口（备选）

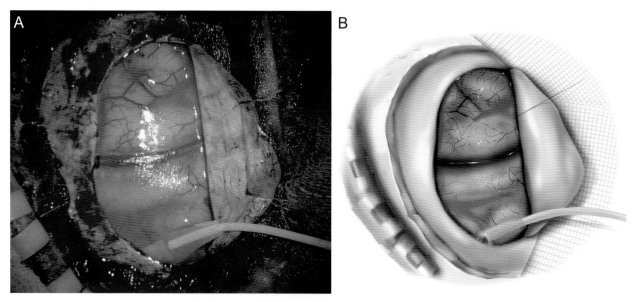

图 19-4-7　开颅皮瓣、骨窗范围，皮质暴露范围

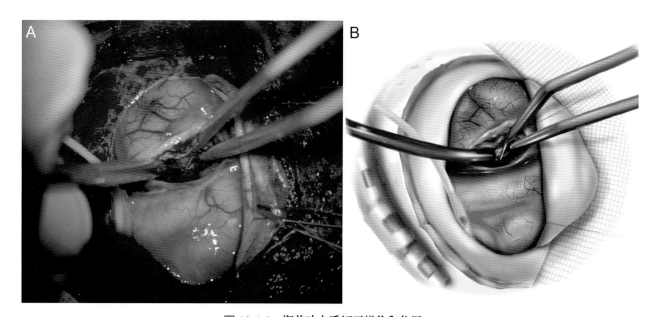

图 19-4-8　楔前叶皮质切开操作和位置

腔底面边界至胼胝体体部和胼胝体压部。胼胝体体部和压部的颜色呈象牙白色，术中根据组织颜色辨认结构后明确切除层次（图 19-4-10A、B）。

　　肿瘤的前界即靠近中央后回一侧做术中单极皮质下电刺激，运动诱发电位（motor evoked potential，MEP）阳性点用字母标签 P1 标示（图 19-4-11A、B）。由于单极皮质下电刺激的刺激强度与传导束距离存在 1 mm/1 mA 的对应关系，此时术中皮质下电刺激的刺激强度参数为 5 mA，证

实阳性位点与皮质脊髓束的距离接近 5 mm，遂停止瘤腔前界的清扫。在处理边缘的残余肿瘤时，证实 MEP 阴性的皮质可做软膜下切除。该病例的肿瘤后界是安全区，应尽可能地切除残余肿瘤，前界靠近皮质脊髓束，须以术中电刺激结果为导向。瘤腔的外侧面沿大钳（major forceps）纤维行肿瘤切除。瘤腔深面前方可见胼胝体沟，即胼胝体池，瘤腔深面后方可见四叠体池（图 19-4-12A、B），处理完毕胼胝体体部和压部的残余肿瘤后，

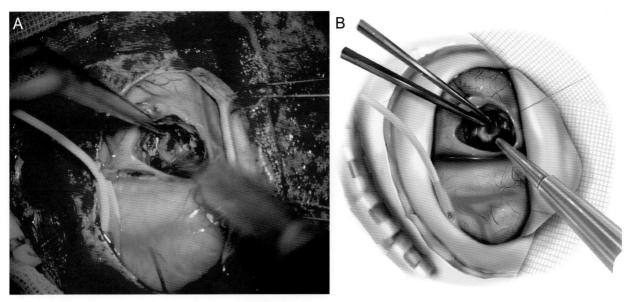

图 19-4-9　CUSA 吸除肿瘤

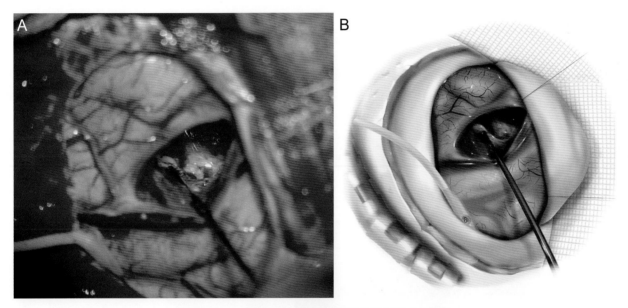

图 19-4-10　部分扣带回肿瘤切除后单极皮质下电刺激

肿瘤切除过程完毕。

4. 止血、术中磁共振检查及关颅　对于 CUSA 操作后的肿瘤残腔,利用吸引器找到血管残端进行精准止血,对于可疑的残留肿瘤组织使用吸引器进行吸除,最终利用导航确认肿瘤是否全部切除。止血完毕后用温生理盐水冲洗,达到瘤腔术野的清晰,随后注入流体明胶用以止血。标尺证实楔前叶的皮质造瘘口约 2 cm(图 19-4-13A、B),满足手术预期。关闭硬膜后(图 19-4-

14A、B),行术中磁共振扫描,证实肿瘤全切除,后扣带回及其邻近的顶叶、胼胝体体部、胼胝体压部浸润肿瘤被切除,达到术前计划(图 19-4-15)。故终止切除,硬脑膜严密缝合,骨瓣还纳,头皮分层缝合,头皮钉闭合头皮切口,皮瓣下不放置引流管。

【术后治疗与随访】

组织病理学和分子病理学证实"右扣带回胶

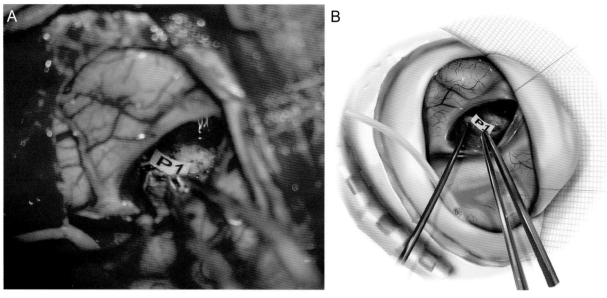

图 19-4-11　肿瘤残腔前界，皮质下电刺激阳性点

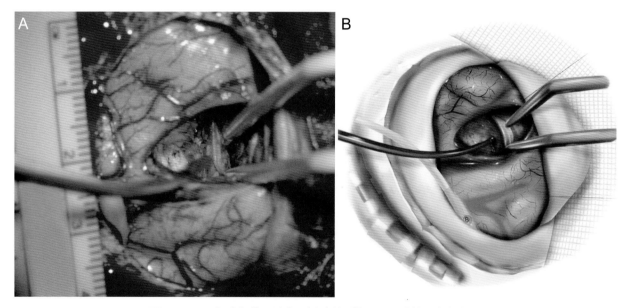

图 19-4-12　切除扣带回肿瘤，暴露胼胝体池、四叠体池和大脑镰

质母细胞瘤，IDH 野生型，WHO 4 级"的诊断（图 19-4-16）。分子基因指标：MGMT 启动子甲基化，*IDH* 基因未突变，1p/19q 染色体非联合缺失，*TERT* 基因未突变，*ATRX* 基因未突变，*TP53* 基因未突变。术后行辅助放疗和辅助化疗，神经肿瘤医生建议替莫唑胺 Stupp 化疗方案。术后 1 周、术后 3 个月、术后 6 个月磁共振影像随访均提示无复发（图 19-4-17）。

【手术点评】

　　扣带回以"扣带状"包绕胼胝体于大脑半球内侧面的前部、中部和后部，针对不同位置扣带回胶质瘤灵活调整手术路径和策略是神经外科医师的一项重要课题。后扣带回空间位置位于顶上小叶深面和枕叶前方，体位选择时较前扣带回肿瘤不同，俯卧位可在术中充分暴露后扣带部和胼

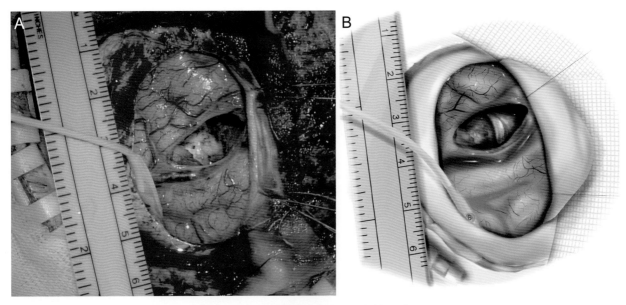

图 19-4-13　肿瘤切除完毕，关颅前皮质切口

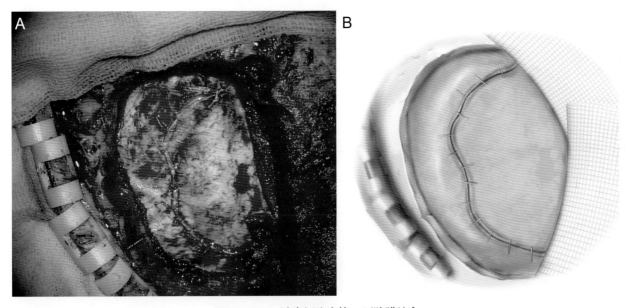

图 19-4-14　肿瘤切除完毕，硬脑膜缝合

胼胝体压部，给予术者较好视野，避免胼胝体压部
的肿瘤残余。其次，前扣带回肿瘤使用的经纵裂
入路，对于后扣带回经纵裂入路可能对中央后沟
静脉和顶叶回流静脉牵拉造成损伤，该例手术灵
活调整为楔前叶经皮质造瘘入路。经顶叶皮质入
路的要点在于皮质造瘘和运动皮质的功能保护。
利用术中电生理运动诱发电位确定皮质造瘘口的

"安全区"，沿着脑沟的方向切开皮质，皮质切开
后暴露深部肿瘤后在瘤腔内操作，利用解剖空间
相对位置和 CUSA 逐步碎吸肿瘤，边缘残余肿瘤
行软膜下切除。这例手术不仅考验了术者对于后
扣带部及其周边解剖结构的熟识度，也再次证明
了利用神经外科新技术在术中脑功能保护中具有
不可撼动的地位。

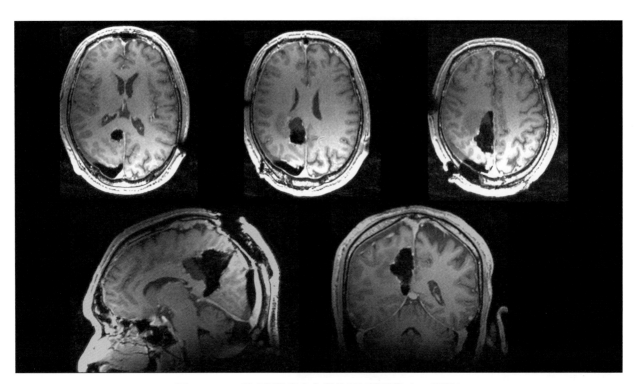

图 19-4-15　肿瘤切除后术中磁共振扫描影像（T1 增强）

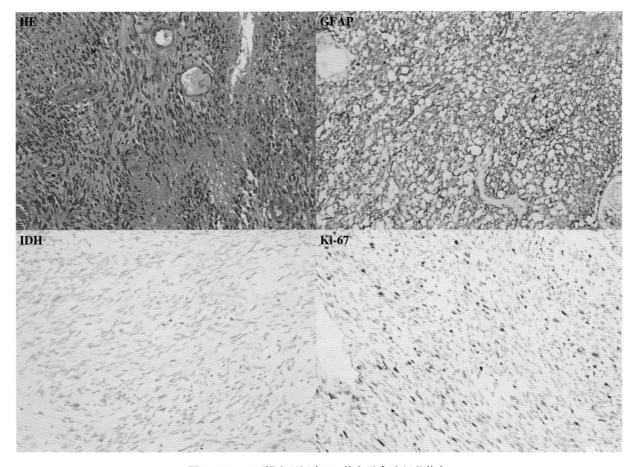

图 19-4-16　石蜡病理切片 HE 染色及免疫组化染色

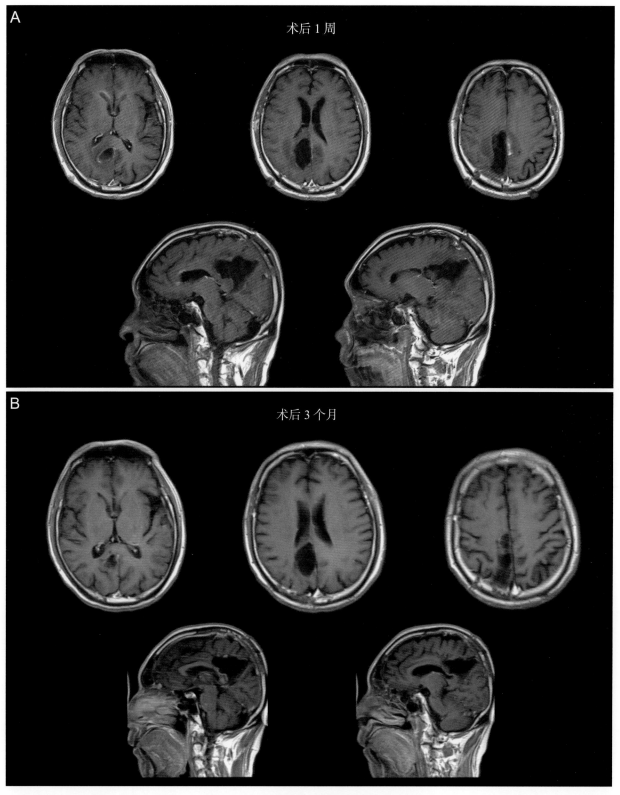

图 19-4-17　术后近远期磁共振影像随访

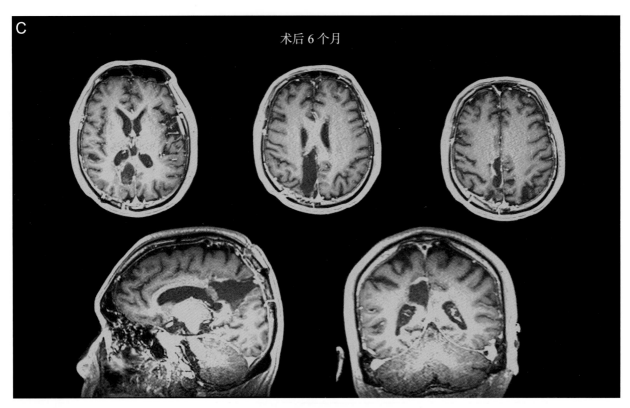

图 19-4-17（续） 术后近远期磁共振影像随访

第20章
中央叶胶质瘤手术

病例 1 · 左侧中央前回间变少突胶质瘤

钱友坤　路俊锋　吴劲松

【病例简介】

患者男性，53岁，主诉："1个月前突发癫痫2次"。患者1个月前无明显诱因下出现癫痫发作2次，表现为右侧上下肢体不自觉抽搐，抽搐由前臂传导至大臂，上肢症状较下肢严重，伴大叫和尿失禁，不伴麻木、幻觉、意识丧失等其他表现，每次症状持续约1min。抽搐后症状在5min内自行恢复正常，无后遗症状。患者于当地医院行头颅MRI提示左侧中央叶占位，胶质瘤可能。患者诉平时无头晕、头痛、无恶心、呕吐，无运动或感觉障碍等症状，近来无其他不适，为进一步诊治，拟诊断"左侧中央叶占位，胶质瘤"收住入院。

【体格检查】

神志清楚，发育正常，营养良好，回答切题，自动体位，查体合作，步入病房。

神经系统体格检查：颅神经查体阴性，四肢肌力V级，肌张力正常，四肢深浅反射可引出，反射正常。感觉功能查体正常。双侧Babinski征、Chaddock征未引出，双侧Hoffmann征未引出。

【辅助检查】

头颅CT：左侧额叶团片状低密度影，密度不均，边界不清，中线结构居中，提示左侧额叶占位性病变（图20-1-1A）。

头颅MRI平扫及增强：左侧额叶灰白质处见团片状占位，T1WI呈等低混杂信号，T2WI呈不均质稍高信号，左侧额叶和顶叶其余部分未见受压，中线结构尚居中（图20-1-1B、C）。

头颅MRS：左侧额叶中央前回Cho峰和NAA峰均降低，Cho/NAA比值为0.908，建议进一步检查（图20-1-1E）。

头颅PET/CT：静脉注射^{18}F-FET 20 min后行脑部PET/CT显像，示左侧额叶近中央沟见放射性摄取异常增高灶，SUV最大值3.95（T/N=4.6），摄取范围约2.1 cm×1.4 cm×2.1 cm（图20-1-1D）。首先怀疑是肿瘤性病变。

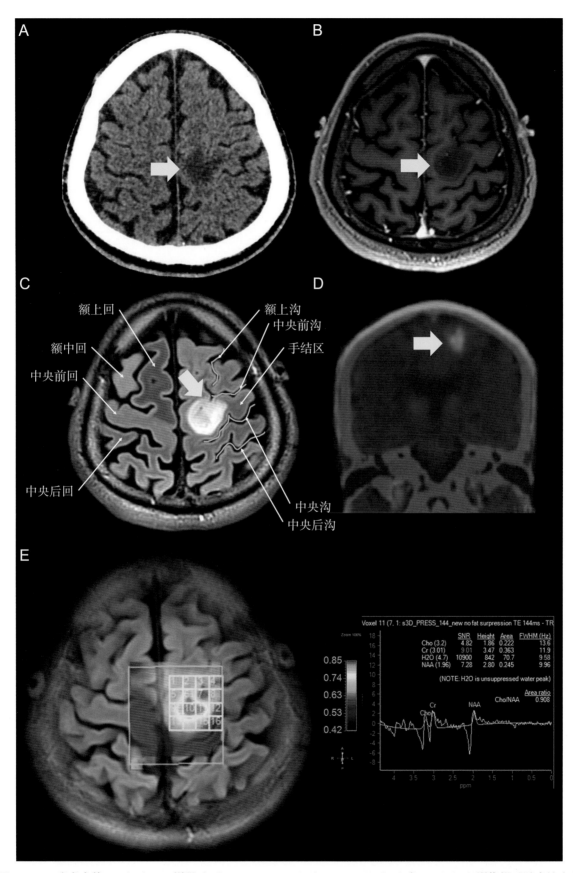

图 20-1-1 患者术前 CT（A），T1 增强（B），T2W FLAIR（C），FET-PET（D）和 MRS（E）影像提示肿瘤性病变
T2W FLAIR（C）上对肿瘤周围脑沟、脑回进行了标注

【术前准备及计划】

1. 术前评估　评估患者术前双侧肢体运动功能均正常。评估完成术中唤醒任务的能力，包括按照指令运动手指。

2. 影像学扫描　术前采用 3.0T iMRI (Ingenia 3.0T，荷兰飞利浦公司) 采集导航所需的结构像、弥散张量成像 (DTI)。在后处理工作站 (Brainlab Elements，Brainlab®) 中利用 DTI 序列重建锥体束、额斜束、下额枕束等皮质下通路，结合结构像导入术中导航系统中，制订详细的手术方案 (图 20-1-2)。

3. 唤醒麻醉评估和术前宣教　术前对该患者进行唤醒麻醉手术宣教，使患者提前熟悉术中所需的运动任务，减少患者焦虑；唤醒麻醉手术前充分考虑患者的意愿，评估患者配合程度，排除困难气道、睡眠呼吸暂停综合征等。

【手术解剖学要义】

中央前回介于中央前沟和中央沟之间，是运动皮质的主要脑区。Wilder Penfield 等人在 20 世纪 40 年代进行了一系列开创性的工作，运用术中电刺激揭示大脑皮质的功能分布，并绘制了著名的"运动区小人图"。他们发现在中央前回的运动功能分布与实际肢体位置恰好倒置，负责面部口唇运动的脑区在中央前回下部，负责躯干和下肢运动的脑区在中央前回上部和旁中央小叶，负责上肢运动的脑区在中间。额上沟后端与中央前沟交汇点所对应的中央前回具有特征性的形状，也称为"Ω"区，是手运动区。在手术过程中，应用电生理方法进一步确定手运动区是本手术的要点。

该患者病灶主要累及左侧中央前回手结运动区附近，考虑到运动功能的保护，故行唤醒手术。手术过程中需仔细定位手和下肢的运动区，避开运动区后行肿瘤切除；由于肿瘤位于中央叶，因此切除深部肿瘤时需要注意肿瘤周围皮质脊髓束的保护。通过皮质下电刺激可确定皮质脊髓束的位置，防止损伤。由于近来的证据显示额斜束的切除并不会造成术后远期的功能障碍，故在本病

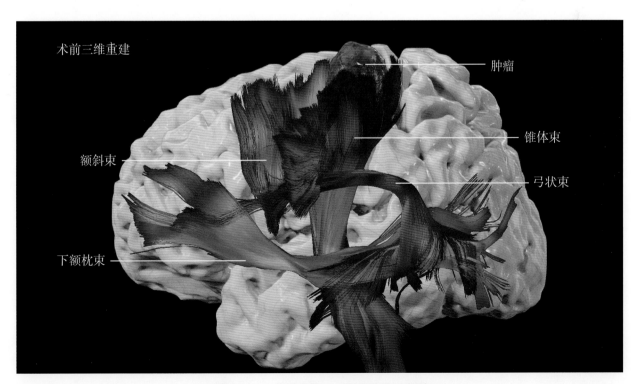

图 20-1-2　患者术前 DTI 纤维追踪示意图

例中额斜束的保护可不作为优先考虑。

【手术过程】

1. **麻醉环节** 唤醒麻醉的具体用药参见上篇第 3 章第 2 节。

2. **体位摆放及开颅** 患者取仰卧位，头部向病灶对侧旋转 15°，颈部屈曲。取高左侧额顶弧形切口进入，根据导航确定颅骨骨窗范围，常规开颅，硬脑膜悬吊，硬脑膜打开前予甘露醇降颅内压（图 20-1-3）。

3. **皮质电刺激** 剪开硬脑膜时停止静脉用药，待患者清醒并能配合术中执行任务后，开始运动区定位。

首先采用条形电极片行相位倒置技术确定中央沟的位置，确定中央前回后，采用双极电刺激器沿中央前回、中央后回确定手和下肢的运动区及感觉区。刺激参数以引出运动反应的最小强度为刺激阈值，该患者以 1 mA 刺激强度起始，即可引出运动反应，故确定 1 mA 为刺激强度。

用消毒数字和字母标签标示阳性位点。该例患者大拇指、中指运动皮质标记为 H1 和 H2。手腕运动皮质标记为 H5 和 H6。手腕和掌心感觉皮质标记为 S1 和 S2。定位结束后导航下确定肿瘤的范围，随后将条形电极置于不影响手术操作的位置，进行经皮质电刺激运动诱发电位的连续监测，即持续 MEP（图 20-1-4、图 20-1-5）。

4. **肿瘤切除** 将功能区和 Trolard 引流静脉用脑棉保护。导航确定肿瘤边界，远离运动功能区 3~5 mm 双极电凝烧灼肿瘤表面的蛛网膜，随后采用 CUSA（Integra®）等体积切除肿瘤，显微镜下仔细辨认肿瘤组织和正常组织。前方浅表切除至中央前沟软脑膜，深部切除至正常脑组织后进一步扩大。外侧、内侧和后方采用 CUSA 边切除边嘱患者进行右手和右侧下肢运动，直到肉眼下判断达到正常脑组织，术中患者对侧上肢活动自如，右下肢运动减弱，遂用单极电刺激器进行皮质下电刺激（5 mm），电刺激提示阳性，于是停止切除。温生理盐水反复冲洗进行止血，随后瘤腔予

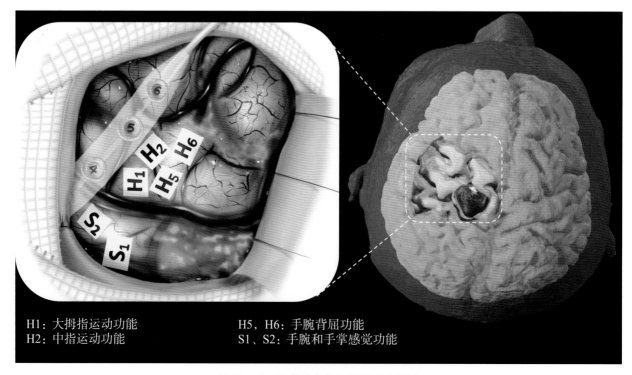

H1：大拇指运动功能 H5，H6：手腕背屈功能
H2：中指运动功能 S1、S2：手腕和手掌感觉功能

图 20-1-3 患者手术体位和切口示意图

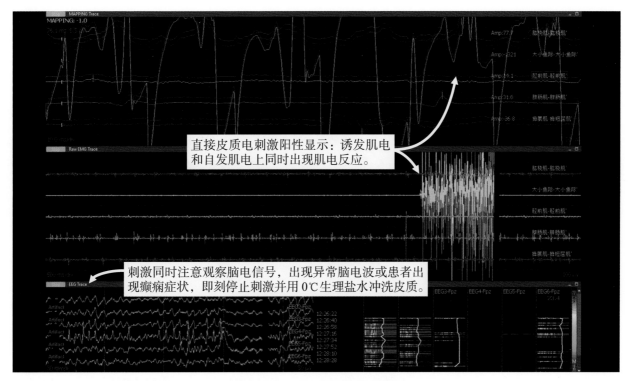

图 20-1-4　患者术中电生理监测

以流体明胶注入止血。术中 MRI 扫描提示肿瘤达到近全切除（图 20-1-6~ 图 20-1-11）。

【术后治疗与随访】

术后评估：术后第 2 天意识清醒，GCS 评分 15 分，右上肢肌力为Ⅳ级，右下肢肌力为Ⅲ级，无语言功能障碍。术后 1 周右侧肌力恢复正常，上下肢肌力为Ⅴ级。影像学提示术后改变（图 20-1-12）。

组织病理学和分子病理学提示：弥漫性高级别胶质瘤，WHO 3 级或以上，IDH-1 突变型，1p/19q 联合共缺失，MGMT 启动子甲基化，TERT 突变型（图 20-1-13）。

依据《脑胶质瘤诊疗指南（2022 年版）》诊断为：少突胶质细胞瘤，IDH 突变和 1p/19q 联合缺失型，WHO 3 级。

术后依标准 Stupp 方案进行 30 天联合放化疗（6-MV VMAT，30 次，共照射 6 000 cGy），后继续 6 个疗程的替莫唑胺化疗（250 mg/d，治疗 5 天休息 23 天）。半年后随访，患者情况良好，无不适及功能损伤。影像学提示术后改变，术区无复发（图 20-1-14）。

【手术点评】

此例患者肿瘤位于中央叶（Rolandic 叶）的躯干运动区。因此借助多种模态的脑功能定位与保护技术，可以有效回避中央前回的手结区（hand knob）和旁中央叶的下肢运动区。全切除肿瘤，但不产生永久性的肢体偏瘫后遗症。此外，中央沟内大脑中动脉 M4 分支的保护，也是手术成功的关键。

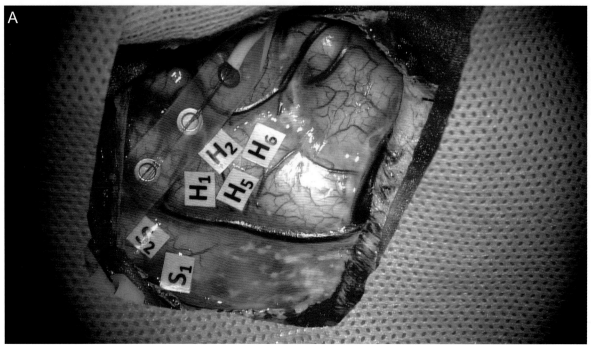

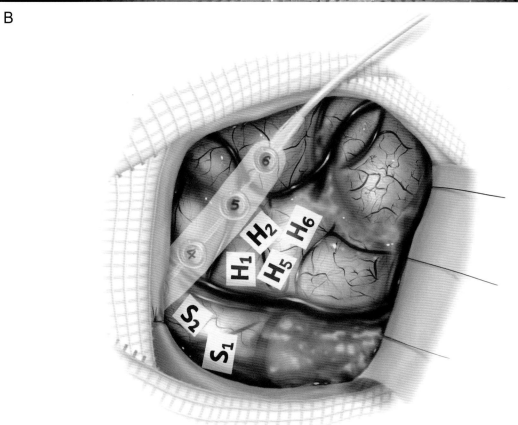

图 20-1-5 术前皮质直接电刺激确定周围功能区

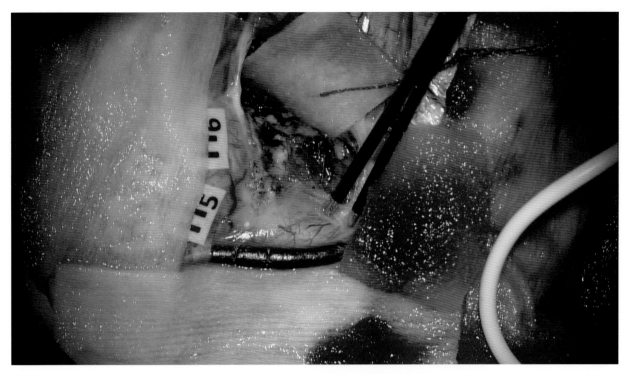

图 20-1-6　术中皮质直接电刺激确定周围皮质功能情况

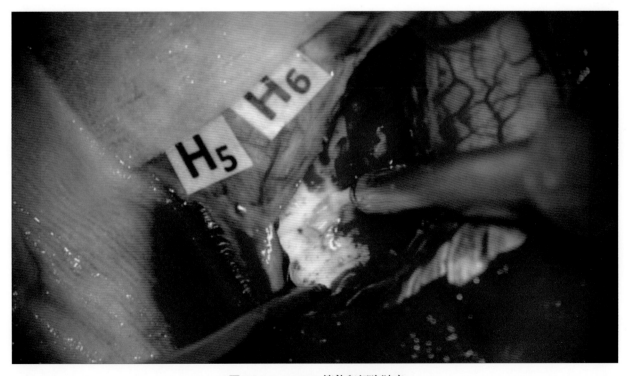

图 20-1-7　CUSA 等体积切除肿瘤

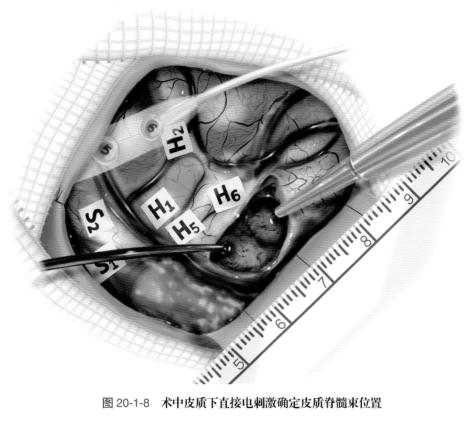

图 20-1-8　术中皮质下直接电刺激确定皮质脊髓束位置

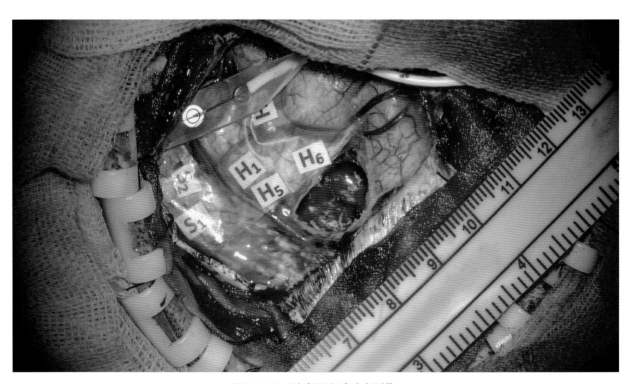

图 20-1-9　肿瘤切除后手术图像

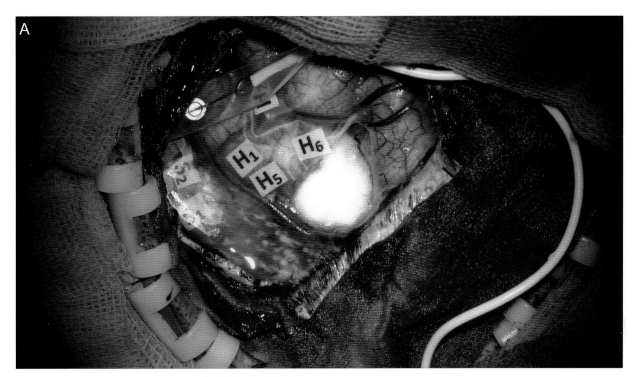

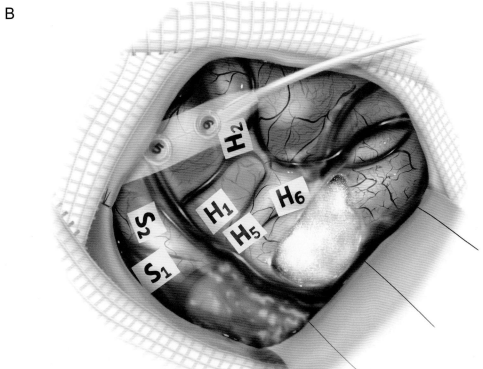

图 20-1-10　术野止血后反复冲洗，注入流体明胶

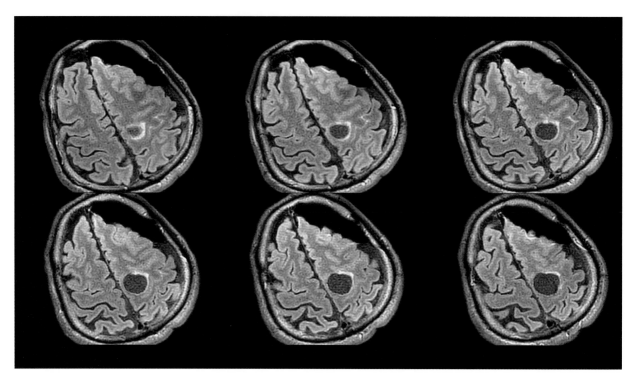

图 20-1-11 术中磁共振显示肿瘤近全切除

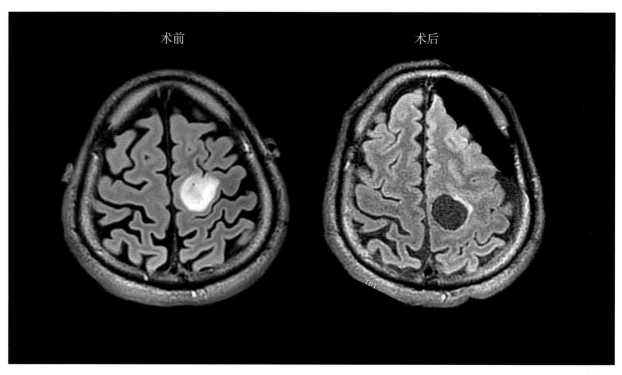

图 20-1-12 术前和术后 MRI 比较

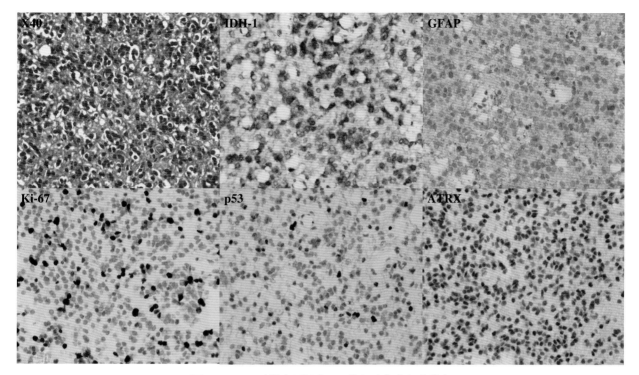

图 20-1-13　石蜡病理切片 HE 染色及免疫组化染色

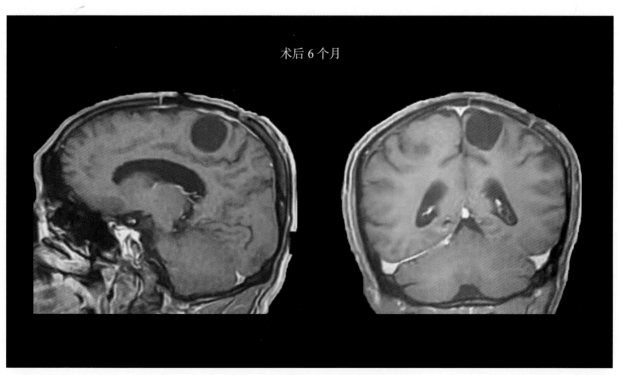

图 20-1-14　术后 6 个月 T1W 增强影像

病例 2 · 右侧中央叶毛细胞星形细胞瘤

朱凤平　吴劲松

【病例简介】

患者男性，27 岁，间歇性左侧肢体抽搐 3 周。患者 3 周前无明显诱因下突发左侧肢体抽搐，持续 3 min 左右好转，不伴头痛、头晕及恶心、呕吐，无失语。患者伴有左侧上肢无力，查头颅 MRI 提示右侧额叶占位，胶质瘤可能。现患者为求进一步治疗入院。

【体格检查】

神志清楚，发育正常，营养良好，回答切题，自动体位，查体合作，步入病房。

神经系统体格检查：颅神经查体阴性，左上肢肌力Ⅳ级，左下肢肌力Ⅴ级，右侧上下肢肌力Ⅴ级，肌张力正常，四肢深浅反射可引出，反射正常。感觉功能查体正常。Romberg sign（−），双侧 Babinski 征、Chaddock 征未引出，双侧 Hoffmann 征未引出。

【辅助检查】

头颅 MRI 平扫及增强：右侧中央前回灰白质处见团片状占位，T1WI 呈等低信号，T2W FLAIR 呈等高信号，增强扫描可见一不规则强化灶，周围水肿信号，中线结构居中（图 20-2-1、图 20-2-2）。

【术前准备及计划】

1. 术前评估　该患者于术前 1 天采用简易精神状态检查（MMSE）评估认知功能，并评估双侧肢体运动功能。

2. 影像学扫描　术前一天在数字一体化神经外科手术中心诊断室内采用 3.0T iMRI（MAGN-ETOM Verio，Siemens®）采集导航所需的结构像、弥散张量成像（DTI）和任务态功能磁共振成像（fMRI）。在后处理工作站（Syngo MultiModality，Workplace，Siemens®）中利用 fMRI 定位运动激活区（图 20-2-3），利用 DTI 序列重建锥体束、额斜束、弓状束、上纵束等重要皮质下通路（图 20-2-4），结合结构像导入术中导航系统中，制订详细的个体化手术方案。

3. 唤醒麻醉评估和术前宣教　该例患者病灶位于右侧感觉运动区（中央前回、后回）深部，需要唤醒麻醉手术。术前对该患者进行唤醒麻醉手术宣教，使患者提前熟悉术中所需的运动任务，减少患者焦虑；唤醒麻醉手术前充分考虑患者的意愿，评估患者配合程度，排除困难气道、睡眠呼吸暂停综合征等。

【手术解剖学要义】

中央叶包括中央前回、中央后回、中央旁小叶，对应的是运动感觉皮质，是最重要的脑功能区之一。中央叶的外侧面由中央前回和中央后回组成，前界是中央前沟，后界是中央后沟，中央沟为界将中央前回和中央后回分开。中央沟恒定，是连续的脑沟，它不直接与外侧裂交叉，深部与岛中央沟平行。中央沟的位置可由上、下 Rolandic 来确定：上 Rolandic 点位于鼻根与枕外隆凸连线中点后方 2 cm 上；下 Rolandic 点在颧弓上缘与上 Rolandic 点连线的中点上。两者连线即为中央沟。在外侧裂、中央前回和中央后回结合构成中央下回。中央沟和中央前回有相同的方向和轨迹，有两个膝状弯曲，上半部分稍微凸向后，下半部分

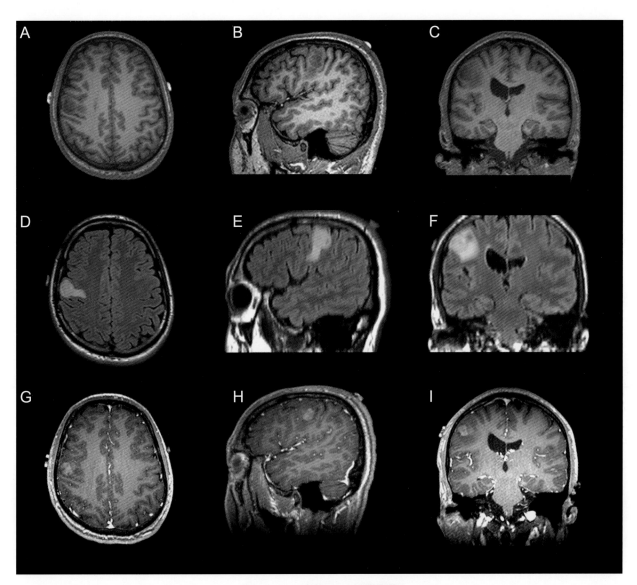

图 20-2-1　术前 MRI 结构影像

A、B、C. 水平位、矢状位、冠状位 T1；D、E、F. 水平位、矢状位、冠状位 T2W FLAIR；G、H、I. 水平位、矢状位、冠状位增强 T1

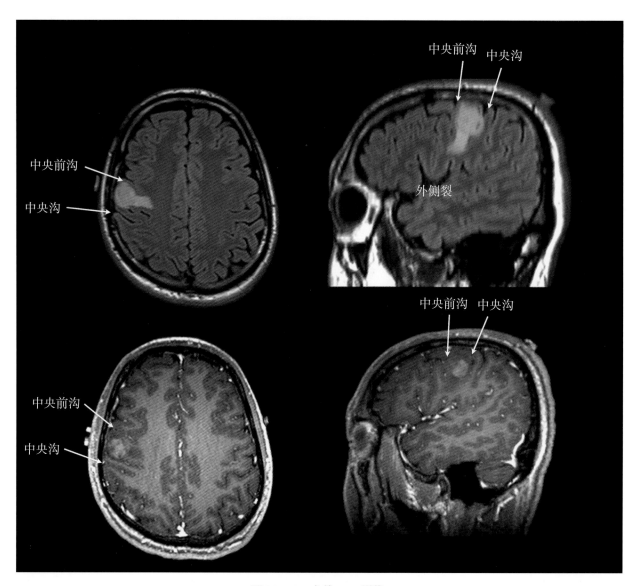

图 20-2-2　术前 MRI 影像

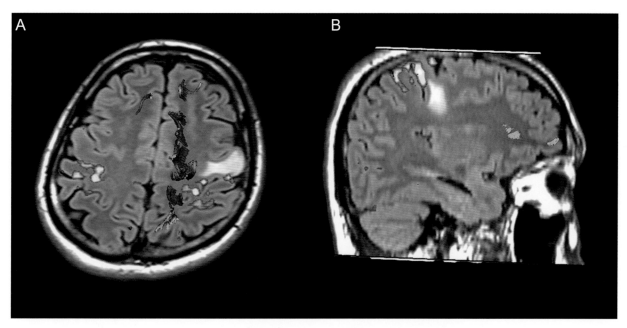

图 20-2-3　术前功能磁共振显示双侧手运动激活皮质区

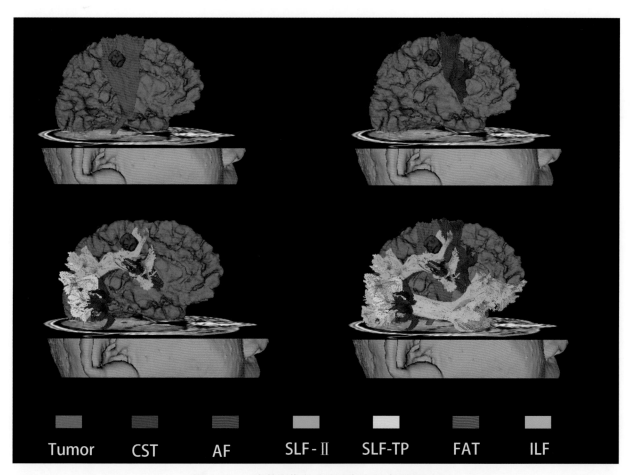

图 20-2-4　术前影像学重建肿瘤及皮质下纤维束

稍微凸向前，上膝部构成了"Ω"区，即手结区，该区域可通过冠状缝进行定位，对判断中央前回位置及手功能区意义重大。中央前沟为不连续的脑沟，位于额下回岛盖部的后方。术前应详细研究影像学上肿瘤的具体位置，肿瘤周围结构的比邻关系。尤其是该区域位置的肿瘤，常引起中央沟推移，手术中应仔细辨认。此外，通过体感诱发电位位相倒置技术可以帮助定位中央沟的位置。

【手术过程】

1. 麻醉环节　术中唤醒麻醉选择监护麻醉技术（monitored anesthesia care，MAC）。详见上篇第 3 章第 2 节。

2. 体位摆放及开颅　患者取仰卧位，头部向病灶对侧旋转 45°，颈部轻度伸展，确保静脉回流通畅，术侧肩下垫枕。头部剃发，取右侧额颞叶切口，根据导航确定颅骨骨窗范围（纵裂-中央沟-中央后沟-额下沟），常规开颅，硬脑膜悬吊（图 20-2-5）。

3. 皮质电刺激　剪开硬脑膜，暴露手术野皮质。导航确定肿瘤边界并标记。开始神经电生理监测，躯体感觉诱发电位（somatosensory evoked potential，SEP）确定中央沟；感觉诱发电位的条形皮质电极置于不影响手术操作的位置，进

行经皮质电刺激运动诱发电位的连续监测，即持续 MEP。确定患者苏醒并能配合术中执行任务后，开始直接皮质电刺激定位脑功能区。采用双极电刺激器，监护设备为 Medtronic-Eclipse（Medtronic®）术中神经监测工作站。刺激参数以引出运动反应的最小强度为刺激阈值，该患者以 1.5 mA 刺激强度为起始。

术中刺激暴露的中央前回和中央后回以定位运动区，刺激持续时间为 1 s 左右（图 20-2-6A、B）。同一部位共刺激 3 次（非连续刺激），如果其中 2 次出现运动反应即认定为阳性区域。用消毒数字或字母标签标示阳性位点。该例患者手运动区标记为数字 2，口唇运动区标记为数字 1 和 3（图 20-2-6C、D）。

4. 肿瘤切除　暴露肿瘤区域皮质，在导航辅助下勾勒肿瘤范围，双极电凝烧灼蛛网膜界面，在肿瘤区域无功能皮质做切口，在导航引导下用 CUSA（Integra，Inc.）分块切除肿瘤。当肿瘤切除向深面延伸时，使用单极电刺激器皮质下电刺激来定位皮质下的皮质脊髓束（图 20-2-6E、F）。皮质下电刺激结果：标签 P 标示锥体束（图 20-2-6G、H）。当皮质下电刺激诱发出对侧肢体的阳性运动反应或复合肌肉动作电位时，停止手术切除。

5. 止血、术中磁共振检查及关颅　术野如

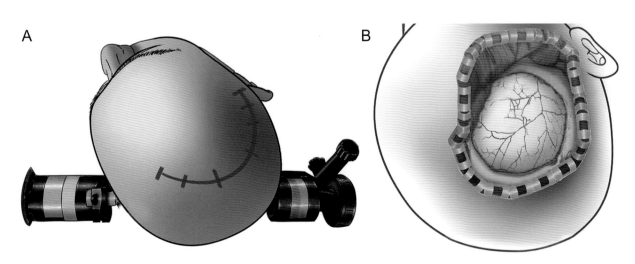

图 20-2-5　患者体位摆放和手术切口示意图

有动脉性活动出血，须小心电凝止血。静脉性渗血可以用小明胶片压迫止血。术腔用温生理盐水反复冲洗至清亮。移除皮质条形电极、透明的塑料薄膜和各个阳性位点的数字标签，注入适量流体明胶用以止血。行第一次 iMRI 扫描发现 T2W FLAIR 影像仍有异常残留（图 20-2-7）。更新导航影像，进一步切除可疑残余肿瘤，直至切除满意，第二次 iMRI 扫描证实肿瘤达 T2W FLAIR 影像边界切除，常规关颅（图 20-2-8）。

【术后治疗与随访】

组织病理学证实为毛细胞星形细胞瘤，WHO 1 级（图 20-2-9）。分子病理检测得出 IDH 野生型，TERT 野生型，MGMT 启动子区甲基化阳性，BRAF V600E 野生型，*BRAF-KIAA1549* 融合基因突变。考虑到患者为年轻男性，手术切除程度满意，给予患者随访，未行放化疗。随访显示，患者术后 1 周内出现一过性的左侧肌力下降，后左侧上下肢肌力逐渐恢复至 V 级（表 20-2-1），较术前好转，影像学评价结果满意（图 20-2-10）。

表 20-2-1　术前及术后近、远期肢体肌力及 KPS 评分比较

评分时间	KPS（分）	左上肢肌力	左下肢肌力	右上肢肌力	右下肢肌力
术前	90	IV 级	V 级	V 级	V 级
术后 1 周	50	0	0	V 级	V 级
术后 1 个月	80	III 级	III 级	V 级	V 级
术后 3 个月	90	IV 级	IV 级	V 级	V 级
术后 6 个月	90	V 级	V 级	V 级	V 级

【手术点评】

毛细胞星形细胞瘤是一种缓慢生长，预后较好的儿童型低级别胶质瘤，肿瘤分级是 WHO 1 级。毛细胞星形细胞瘤好发于儿童及青少年，也有病例发生于成年人，占全部胶质瘤的 5%~ 6%，67% 发生于小脑，少部分也可发生于幕上。幕上肿瘤全切除后，10 年生存率可达 100%。本例患者肿瘤正位于中央前回，如何在肢体运动功能保护的前提下达到最大程度的安全切除是手术治疗的难点。

在该例患者手术中，综合使用唤醒麻醉，多模态影像导航，术中电生理监测等技术。首先行直接皮质电刺激，定位出手和口唇运动区并予以妥善保护，在无功能区域中央叶表面进行皮质切口造瘘，从肿瘤核心区域向外侧脑沟分块切除，不突破肿瘤边界。在接近锥体束时，同步进行皮质下电刺激，当皮质下刺激阳性时，停止继续向深部进行手术切除并行 iMRI 扫描判断切除范围，保证了手术安全和最大程度的手术切除。供血中央叶的动脉多起源于大脑前动脉和大脑中动脉的皮质支，包括中央动脉、中央旁动脉等，而此处的静脉回流存在大量的变异，中央沟静脉、中央前沟静脉、中央后沟静脉等组成了 Trolard 静脉，又称上吻合静脉，是大脑半球表面最大的吻合静脉，最终回流入上矢状窦。如果比较粗大的上吻合静脉损伤，会导致静脉性中央叶梗死，造成术后发生严重的肢体功能障碍。手术过程中，在肿瘤切除时，遵循"从脑回到脑沟"原则，避免突破软脑膜，是保护引流静脉行之有效的方法。因此，对于中央叶胶质瘤的手术切除，除了需要借助唤醒麻醉、多模态影像引导及术中神经电生理监测等技术外，对重要血管尤其是引流静脉的保护也是手术成败的关键。

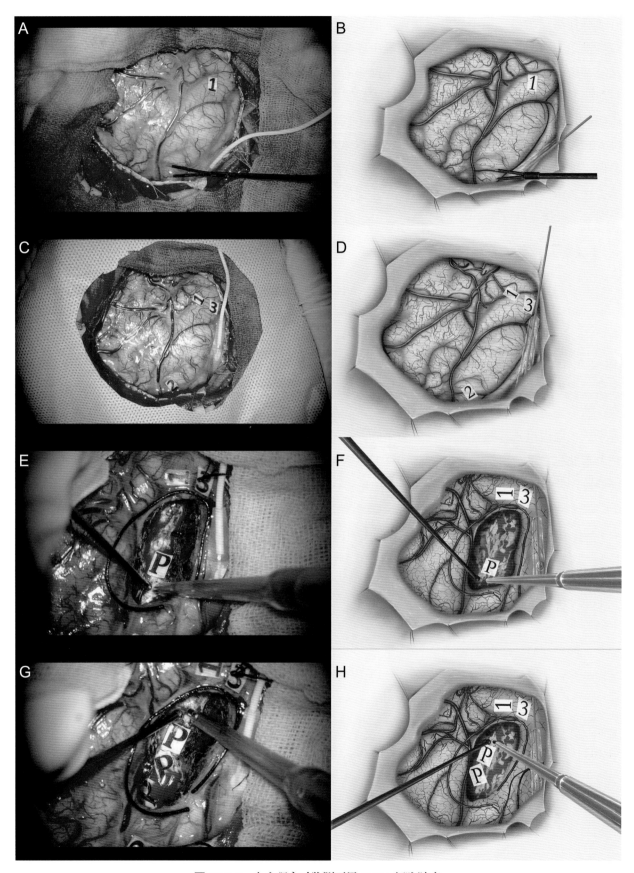

图 20-2-6　电生理实时监测下用 CUSA 切除肿瘤

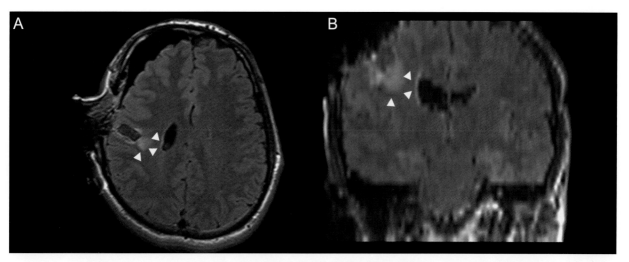

图 20-2-7　第一次 iMRI 扫描发现 T2W FLAIR 上可疑的残留肿瘤，三角形标注残余肿瘤

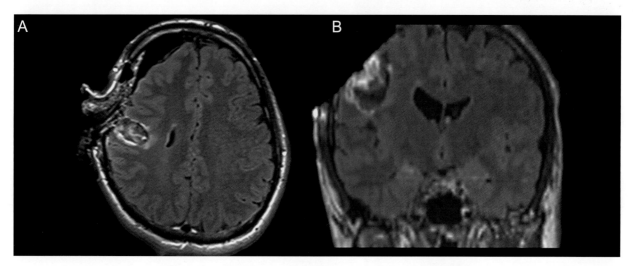

图 20-2-8　第二次 iMRI 扫描发现 T2W FLAIR 上肿瘤全切除

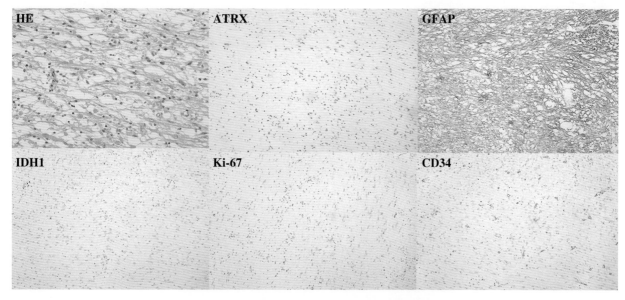

图 20-2-9　石蜡病理切片 HE 染色及免疫组化染色

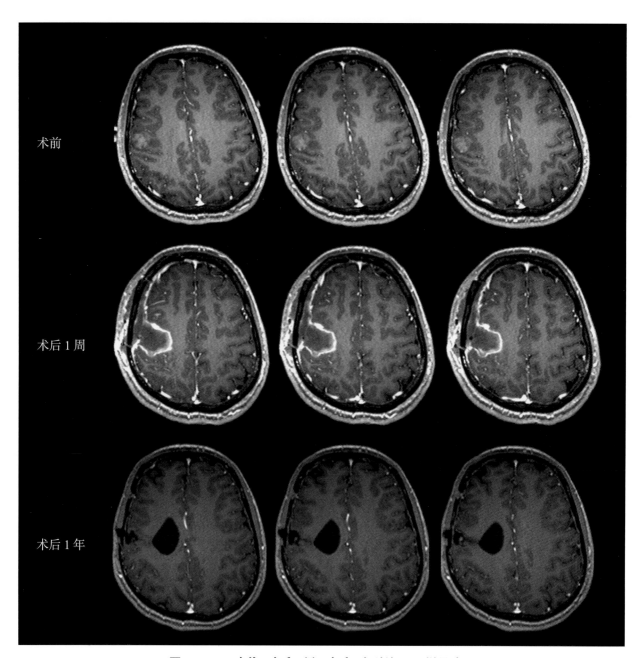

术前

术后1周

术后1年

图 20-2-10　术前、术后 1 周、术后 1 年随访 MRI 增强对比

病例 3 · 左侧额上回后部及中央前回低级别胶质瘤

刘飞利　李彦　吴劲松

【病例简介】

患者女性，38 岁，体检发现左侧额叶病变 2 周。平日无头痛、头晕，无恶心、呕吐，无面部及肢体抽搐，无肢体麻木、乏力，无言语表达障碍，无发热、寒战。行头颅 CT 及 MRI 检查提示左侧额上回后部及中央前回异常信号，考虑低级别胶质瘤可能。为求进一步诊疗收住入院。

【体格检查】

神志清楚，精神好，发育良好，言语流利、对答切题，自动体位，查体合作。

神经系统查体：GCS 15 分，颅神经查体均为阴性，四肢肌力 V 级，肌张力正常，感觉功能正常。四肢生理反射正常。双侧 Hoffmann 征、Babinski 征阴性。

【辅助检查】

头颅 MRI 及增强扫描：左侧额上回后部及中央前回灰白质交界区见团片状病灶，T2W FLAIR 呈高信号，增强扫描无明显强化，病灶内侧至纵裂近旁中央小叶，外侧至额上沟，后外侧与手结 "Ω" 区关系密切，深部达胼胝体（图 20-3-1A~D）。

头颅 MRS（图 20-3-1E）：左侧额上回及中央前回异常信号区 Cho 峰升高，NAA 峰降低，Cho/NAA 比值最大为 0.88，病灶定性仍不明确，倾向于低级别胶质瘤。

【术前准备及计划】

1. 术前评估　患者语言、认知功能和四肢运动功能良好。

2. 影像学扫描　利用 DTI 序列重建皮质脊髓束（PT）、额斜束（FAT）、上纵束（SLF）等重要皮质下通路（图 20-3-2），利用 fMRI 序列获得语言与运动功能激活区（图 20-3-3）。可见肿瘤位于左侧额上回后部（辅助运动区，SMA），与中央前回初级躯干运动区关系紧密。额斜束在肿瘤的前方，皮质脊髓束（运动通路）在肿瘤后方（图 20-3-2）。BOLD 显示手运动激活区（手结）位于肿瘤外侧，语言激活区散布在肿瘤前方以及外侧额中回（图 20-3-3）。导入术中导航系统中，制订个体化手术方案。

3. 唤醒麻醉评估和术前宣教　为了更好地保护患者对侧肢体的运动功能，该例患者计划采用唤醒麻醉手术。术前对患者进行唤醒麻醉适应证评估：①病灶位于左侧额上回后部辅助运动区，后方与初级运动区关系密切，为重要脑功能区，适合行唤醒麻醉手术；②患者年龄大于 14 岁，认知功能正常，无语言功能障碍，无运动功能障碍，能够完成术前制订的运动任务；③患者同意接受唤醒麻醉手术。因此，该例患者符合唤醒麻醉手术的适应证。

术前对患者进行唤醒麻醉手术宣教，充分评估患者的主观意愿和配合程度，并排除了难治性、反复发作性癫痫、困难气道、睡眠呼吸暂停综合征、缺血性心脏病和心理障碍等不适合唤醒麻醉的情况。同时让患者在术前熟悉术中所需的运动任务，提高术中的配合度，也可减少患者的焦虑。

【手术解剖学要义】

该例患者病灶位于左侧额上回后部的辅助运

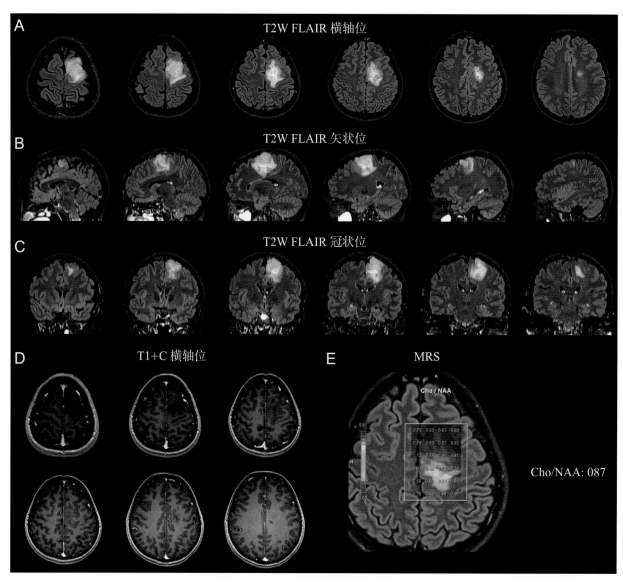

图 20-3-1 患者 MRI 结构像及 MRS 检查

动区，且肿瘤后方侵犯中央前回支配躯干运动的初级运动皮质，外侧紧邻中央前回支配对侧手运动的初级运动皮质，肿瘤的后外方深面是运动通路——皮质脊髓束（PT），肿瘤前方深面靠近额斜束（FAT）和上纵束的第一支（SLF-Ⅰ）和第二支（SLF-Ⅱ）。手术中首先需确认中央沟、中央前沟、额上沟和手结，利用术中导航和神经电生理技术充分定位肿瘤边界及肿瘤周围脑功能区后，经肿瘤区域无功能皮质表面行软脑膜切开，分块雕刻式切除肿瘤，从脑回切向脑沟，以软脑膜为界。术中注意保护大的引流静脉，同时还需要借助皮

质下电刺激进行皮质下运动通路定位与保护。根据术前影像学计划，该患者肿瘤无法达到全切除，后外侧及深部会有残留。

【手术过程】

1. 麻醉环节　采用唤醒麻醉技术，详见上篇第 3 章第 2 节。

2. 体位摆放及开颅　患者取仰卧位，上半身抬高 30°，颈部屈曲 15°，头部向病灶对侧旋转 15°，确保颈部静脉回流通畅（图 20-3-4），气道压 < 20 cm H_2O。左侧额叶过中线弧形切口，根据

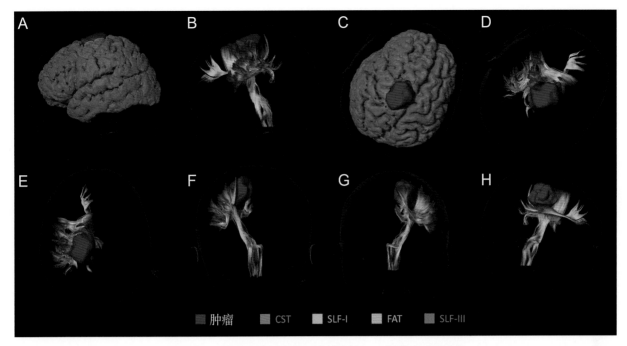

图 20-3-2　患者术前语言和运动通路的 DTI 纤维束示踪成像

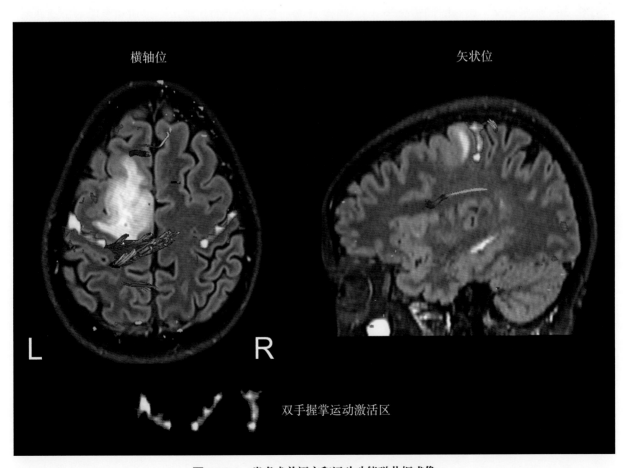

图 20-3-3　患者术前语言和运动功能磁共振成像

导航确定颅骨骨窗范围，骨窗内侧至中线。常规开颅，形成骨瓣和硬脑膜悬吊。

3. 皮质电刺激 剪开硬脑膜，暴露术野皮质。导航确定肿瘤边界（图 20-3-5）。采用神经电生理技术进行皮质定位，首先，躯体感觉诱发电位（somatosensory evoked potential，SEP）确定中央沟，并将感觉诱发电位条形皮质电极置于术野后方不影响手术操作的位置，术中进行经皮质电刺激运动诱发电位的连续监测，即持续 MEP。然后，麻醉医师使患者苏醒并能配合术中执行任务后，开始直接皮质电刺激定位脑功能区。该患者采用双极电刺激器，术中神经监测工作站为 Medtronic-Eclipse（Medtronic®）。刺激参数以引出运动反应的最小强度为刺激阈值，该患者以 1.5mA 刺激强度起始（图 20-3-6A、B）。

刺激术野暴露的中央前回和中央后回以定位正性运动区和感觉区，刺激时间设置为 4 s。阳性结果判定标准为同一部位共刺激 3 次（非连续刺激），如果其中 2 次出现阳性反应（正性运动反应、感觉异常）即认定为阳性区域。用字母标签标记为阳性位点（图 20-3-6C、D）。该患者手运动皮质区标记为字母 H1~H3（图 20-3-6E、F，图 20-3-7），标签 S1、S2 所在区域局部电刺激可引起手麻（图 20-3-6E、F）。

4. 肿瘤切除 标记区域的重要脑功能区用透明薄膜覆盖加以保护，在肿瘤区域的无功能皮质切开软脑膜，在导航引导下，执行运动任务的同时，用 CUSA（Integra，Inc.）分块切除肿瘤（图 20-3-8A、B），从脑回向脑沟进行雕刻式切除（图 20-3-8C、D）。CUSA 设置为组织选择（tissue select），以便肿瘤切除，邻近大的引流静脉，开启血管保护功能。该例患者手术难度在于肿瘤切除后界和外侧界的把握，在保护对侧肢体运动功能的前提下，尽可能多地切除肿瘤组织。肿瘤切除的后界，中央前回支配躯干运动的初级运动皮质受肿瘤侵犯可以切除，后方以中央沟软脑膜为界。当肿瘤切除向后外侧界及深部延伸时，尤其注意让患者执行病灶对侧肢体的运动任务，并使用单极电刺激器在皮质下监测皮质脊髓束的位置，以保护患者对侧肢体运动功能。当肿瘤切除向外侧界延伸时，让患者主要执行病灶对侧上肢运动任务，以保护手的初级运动皮质和皮质下运动通路。内侧以大脑镰为切除边界，当向肿瘤后内侧界切除时，让患者主要执行病灶对侧下肢运动任务，以保护脚的初级运动皮质和皮质下运动通路。肿瘤切除的前界以导航为参考，同时参考中央前沟引流静脉的位置，做等体积切除，并根据术中分子病理结果，必要时做扩大切除。皮质下电刺激选用短串刺激：刺激间期 0.5 ms，串刺激 5 个 / 次，频率为 60 Hz，刺激强度与传导束距离存在

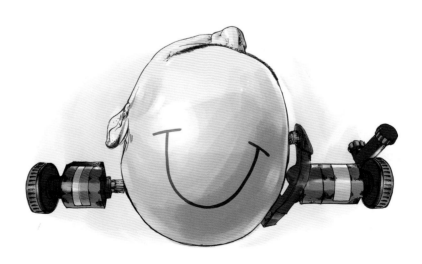

图 20-3-4　患者术中体位示意图

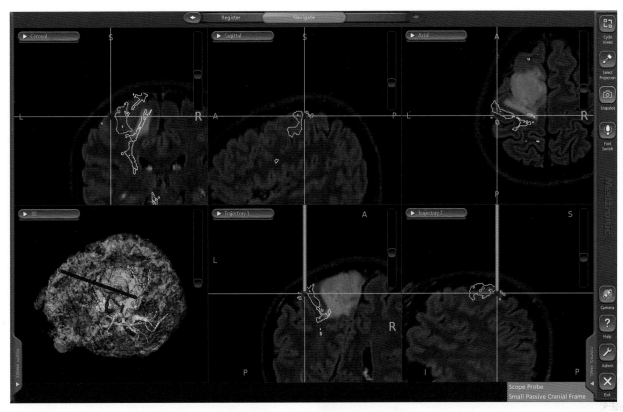

图 20-3-5　术中导航定位肿瘤边界

1 mm/1 mA 的对应关系，即 1 mA 刺激阳性则离传导束距离约为 1 mm。当皮质下电刺激 6 mA 为阳性或出现运动反应时，则肿瘤切除停止。皮质下电刺激结果如图 20-3-8E、F 所示：标签 P1 标示皮质脊髓束手运动阳性位点（图 20-3-9），P2、P3 为下肢运动阳性位点（图 20-3-10）。

5. 止血、术中磁共振检查及关颅　术中注意保护中央沟静脉和其他重要皮质引流静脉。术野如果有动脉性出血，则电凝止血。如果有静脉性渗血，则使用明胶海绵压迫止血。术毕瘤腔用温生理盐水反复冲洗至清亮。注入适量流体明胶用以止血。术中磁共振（图 20-3-11）证实肿瘤大部分切除，后外侧有少量残留，达到术前计划，停止手术，常规关颅。

【术后治疗与随访】

患者术后神志清楚，四肢肌力 V 级，语言功能正常，认知功能正常。组织病理学为"弥漫性胶质瘤，少突胶质细胞瘤表型，WHO 2 级"（图 20-3-12），分子病理提示 1p/19q 共缺失，IDH1 132H 突变，TERT C250T 突变，伴 MGMT 启动子区甲基化阳性，整合病理诊断为"少突胶质细胞瘤，IDH 突变和 1p/9q 共缺失，WHO 2 级"。病理诊断提示该患者有较长期的生存预后，并对放疗及化疗药物敏感。术后 1 个月患者在当地医院接受放疗，放疗处方剂量为 95%PGTVtb 54Gy/27f，95%PTV 49.95Gy/27f。放疗结束后，接受 6 个周期口服替莫唑胺化疗，方案 240~360 mg/ 日 ×5 日 /28 日。规律影像学和门诊随访 2 年余，影像学评价结果达到 PR 水平（图 20-3-13）。

【手术点评】

该病例的难点及特点是在辅助运动区及中央前回支配的躯干初级运动皮质实现精准切除肿瘤，是一例经典的功能区肿瘤切除案例，充分体现保护功能前提下的肿瘤最大范围切除理念。详尽的

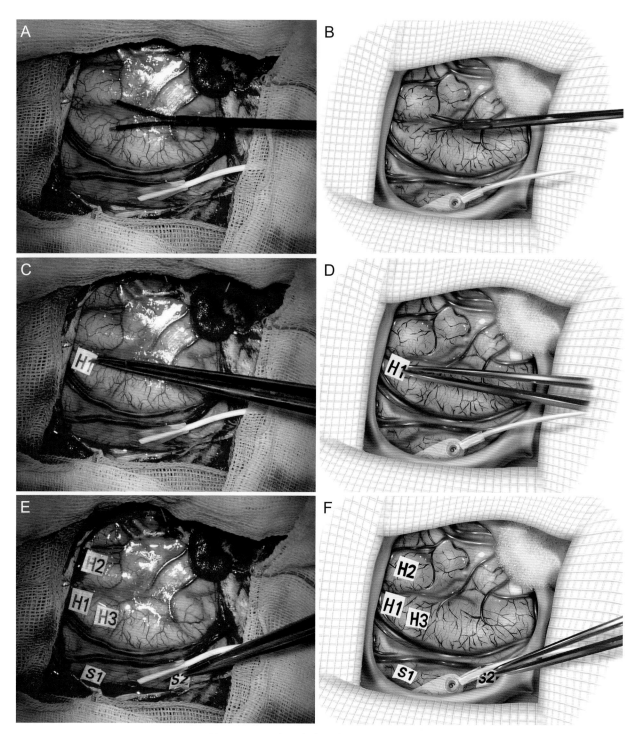

图 20-3-6 双极电刺激器定位运动感觉皮质

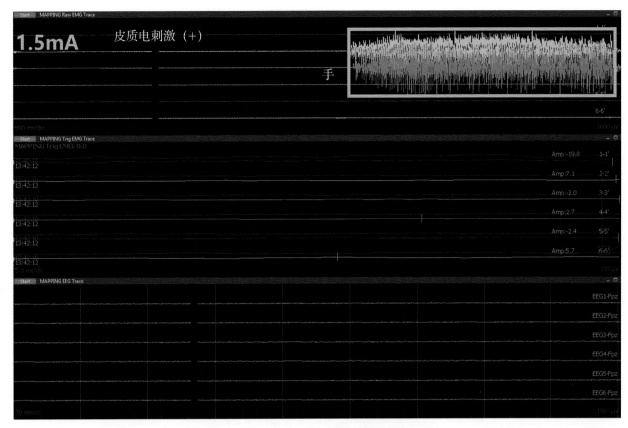

图 20-3-7　直接皮质电刺激器定位手运动区

手术计划是功能保护必不可少的，神经导航技术、唤醒麻醉和术中神经电生理技术对于功能皮质和皮质下重要传导通路的精确定位和保护至关重要。该例青年女性患者采用了正性和负性运动反应定位策略，术中密切监测皮质和皮质下的阳性运动反应位点和感觉异常位点，最大限度地保护了正性运动区、感觉区以及相应的纤维束，避免患者术后出现运动功能障碍。

此病例肿瘤主体位于辅助运动区（SMA），中央前回支配躯干的初级运动皮质受累。术中需重点保护支配对侧肢体运动的初级运动皮质，中央前回支配躯干的初级运动皮质受肿瘤侵犯，术中可以切除，应用 CUSA 由无功能脑回向脑沟行雕刻式切除，以中央沟软脑膜为界，行软膜下切除，术后对患者影响较小。SMA 在皮质位于额上回后部，后界为中央前沟，外侧以额上沟为界，内侧是大脑镰。术中容易损伤后外侧和后内侧支配对侧手脚运动的手结及旁中央小叶，也容易损伤后外侧深部的皮质脊髓束而导致术后运动功能障碍。术前多模态影像学重建技术明确了手结、椎体束与肿瘤的位置关系，术中神经导航完成定位，直接皮质电刺激定位重要的脑功能区并予以保护，皮质下电刺激和经皮质持续运动诱发电位（MEP）监测，配合术中唤醒执行制订的运动任务，是该例肿瘤切除过程中保护皮质脊髓束完整性的重要手段。此外，额斜束（FAT）和负性运动区的损伤可能导致术后辅助运动区综合征（SMA syndrome）。该例患者术中负性运动反应定位未发现负性运动区，FAT 在肿瘤前方有一定距离，术中不扩大切除可以保护。最后术中 MRI 明确肿瘤为 90% 以上切除，后外侧及深部有少量残留。术后整合病理诊断为"少突胶质细胞瘤，IDH 突变和 1p/9q 共缺失，WHO 2 级"，手术达到"最大范围安全切除"的预期目标。

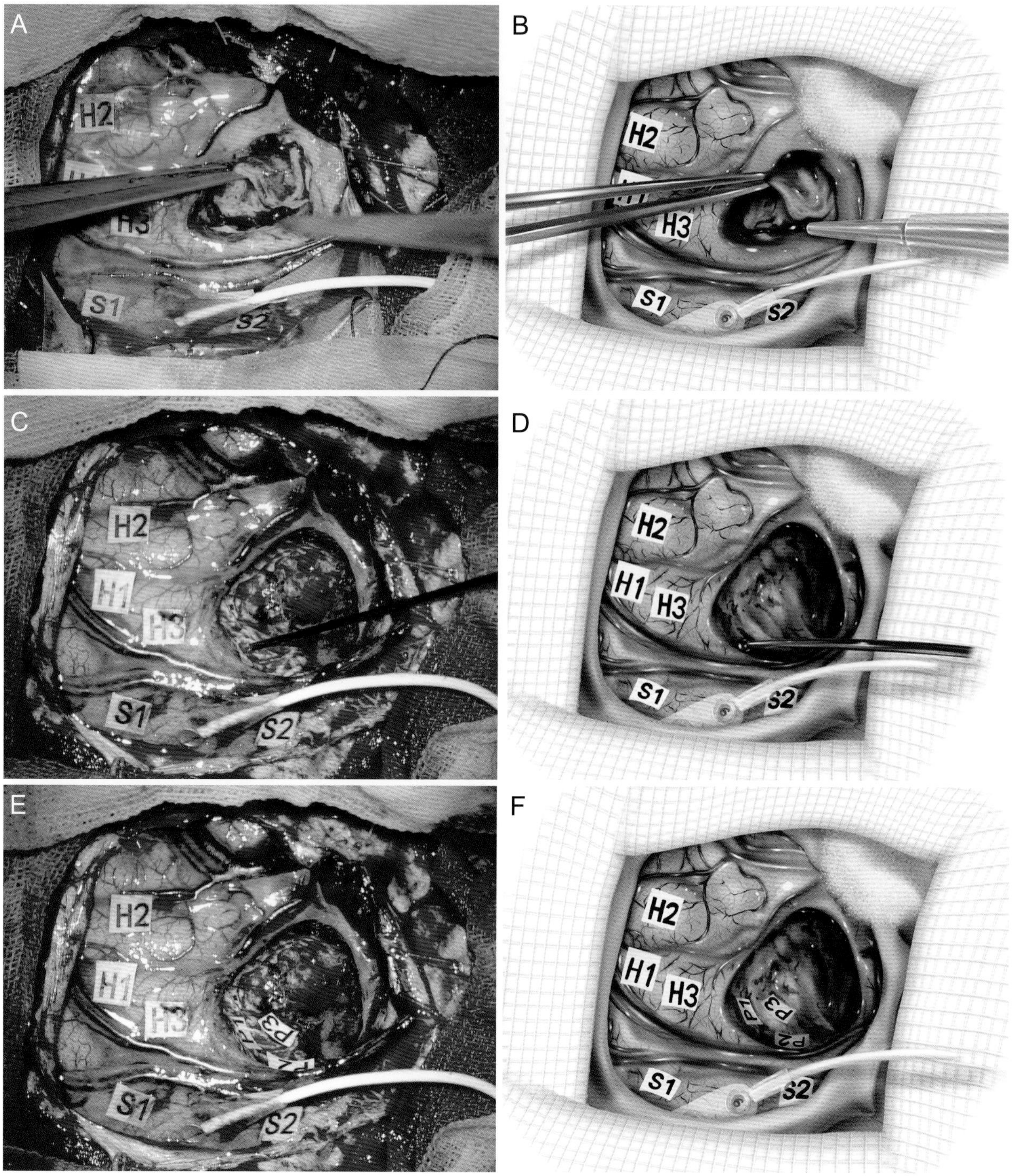

图 20-3-8 电生理实时监测下 CUSA 切除辅助运动区肿瘤

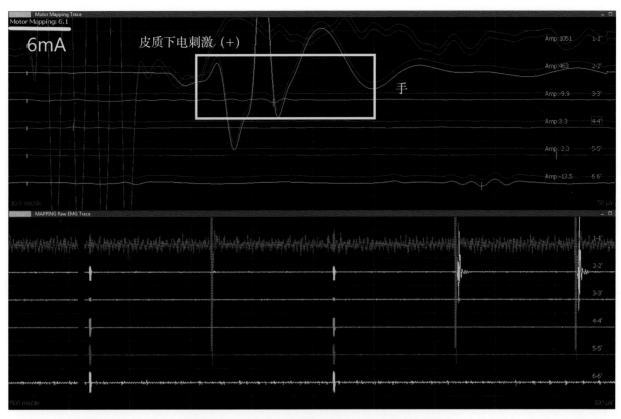

图 20-3-9　皮质下电刺激椎体束手运动阳性位点

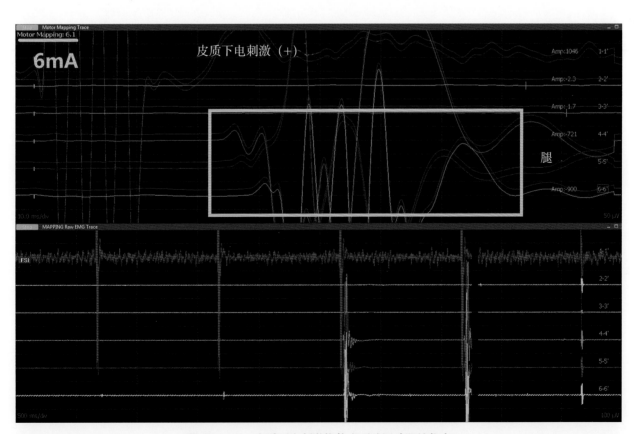

图 20-3-10　皮质下电刺激椎体束下肢运动阳性位点

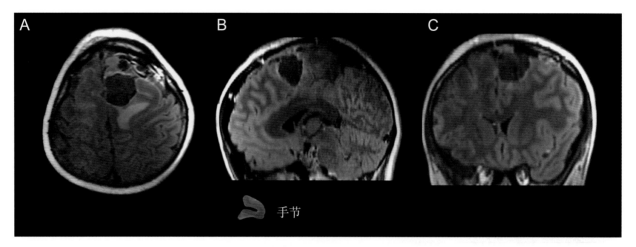

图 20-3-11　术中磁共振显示肿瘤大部分切除

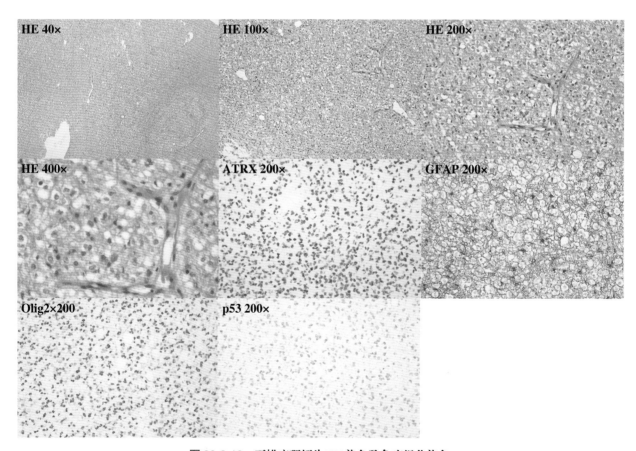

图 20-3-12　石蜡病理切片 HE 染色及免疫组化染色

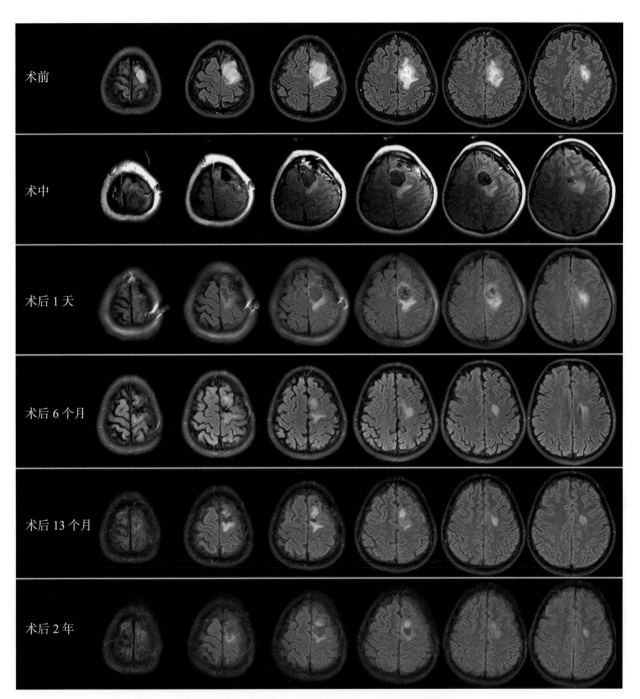

图 20-3-13　术前、术中及术后近、远期磁共振比较

第21章
丘脑胶质瘤手术

病例 1 · 经纵裂胼胝体入路丘脑胶质瘤切除术

杨陆昊　章捷　吴劲松

【病例简介】

患者男性，56 岁，体检发现颅内占位 2 周。患者 2 周前于当地医院体检，查头颅 MRI 提示："右侧丘脑实质性占位，T1WI 呈低信号，T2WI 呈高信号，考虑胶质瘤可能。"追问病史，患者无头痛、头晕，无恶心、呕吐，无肢体感觉及运动障碍，无四肢抽搐发作等症状。

【体格检查】

神志清楚，发育正常，营养良好，回答切题，自动体位，查体合作，步入病房。

神经系统体格检查：颅神经查体阴性，四肢肌力 V 级，肌张力正常，四肢深浅反射可引出，反射正常。感觉功能查体正常；双侧 Babinski 征、Chaddock 征未引出，双侧 Hoffmann 征未引出。

【辅助检查】

头颅 CT（图 21-1-1A）：右侧丘脑肿胀，内见类圆形低密度影，边界尚清，右侧脑室受压，局部中线结构稍向左偏移，提示右侧丘脑占位性病变。

头颅 MRI 平扫及增强：右侧丘脑内见类圆形占位，T1WI（图 21-1-1B）呈等低信号，T2W FLAIR（图 21-1-1C）呈高信号，增强（图 21-1-1D）扫描未见明显强化，右侧脑室受压，局部中线结构稍向左偏移。

头颅 DWI（图 21-1-1E）：右侧丘脑见类圆形稍低信号影，提示肿瘤细胞密度不高。

头颅 MRS（图 21-1-1F）：右侧丘脑占位，NAA 峰明显降低，Cho 峰明显升高，Cho/NAA 比值最大为 4.54，提示病灶倾向肿瘤可能大。

【术前准备及计划】

1. 术前评估 术前评估患者内分泌功能状态（指标均正常），完善垂体前叶激素水平相关检查。于术前 1 天采用简易精神状态检查（MMSE）评估认知功能，采用爱丁堡利手检查、KPS 评分等对患者利手及功能状态进行综合评估，并评估患者双侧肢体运动功能及心肺功能。患者右利手，KPS 100/100 分，MMSE 29/30 分。患者心肺功能

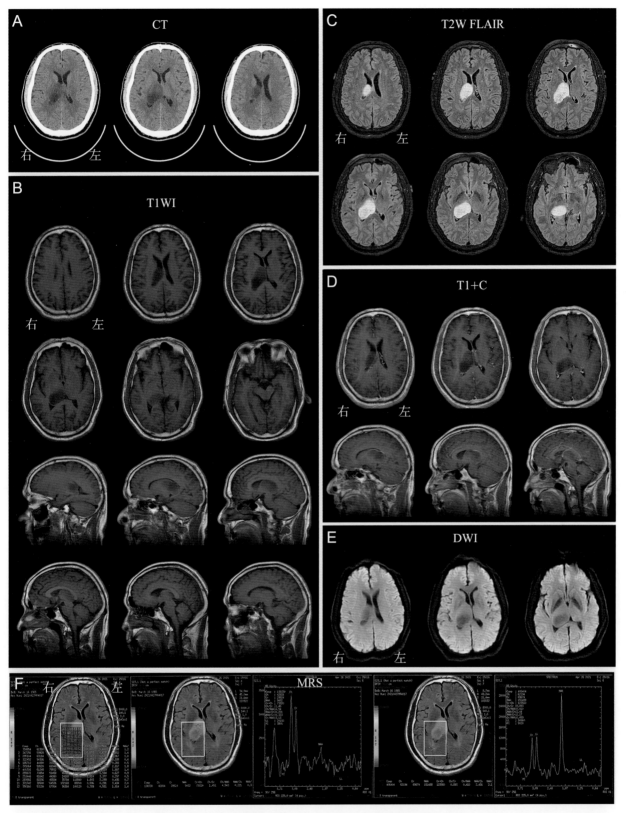

图 21-1-1　患者术前头颅 CT、常规 MRI 结构像及 MRS 检查

及双侧肢体运动功能良好。

2. **影像学扫描**　术前一天在数字一体化神经外科手术中心诊断室内采用 3.0T iMRI（MAGNETOM Verio，Siemens®）采集导航所需的结构像和弥散张量成像（DTI）。在后处理工作站（Syngo MultiModality，Workplace，Siemens®）中利用 DTI 序列重建皮质脊髓束（corticospinal tract，CST）等重要皮质下通路（图 21-1-2），结合结构像导入术中导航系统中，制订详细的个体化手术方案，包括辅助确定病变体表投影，精确合理设计切口位置与手术入路；术中还可以根据光学探针确定 CST 位置及手术切除深度。

通过 3D-MRS 扫描，根据 Cho/NAA 比值可计算出组织含肿瘤细胞浸润的概率，勾勒出脑胶质瘤的代谢边界，在 MRS 代谢影像导航下可依据脑胶质瘤代谢边界定量切除肿瘤，实现脑肿瘤切除范围的定量监控，有效提高肿瘤切除率。

【手术解剖学要义】

该病例因肿瘤源于丘脑中部，主体突向侧脑室并向中上方生长，故采用经纵裂胼胝体入路。纵裂区解剖的表面有上矢状窦，其位于中线，起

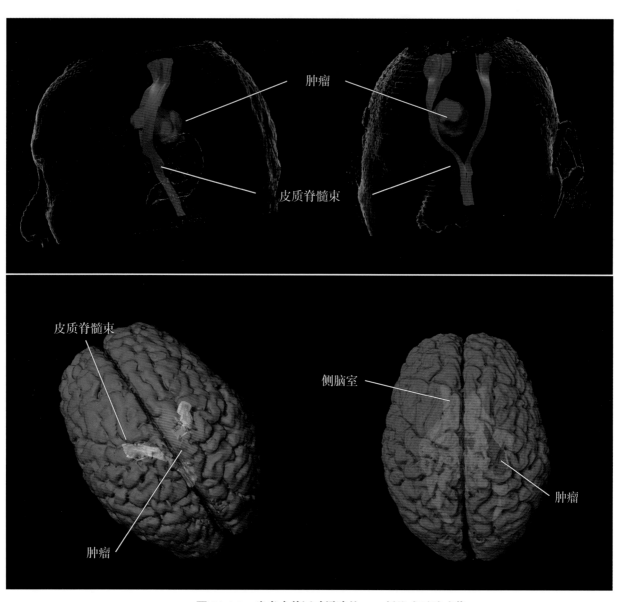

图 21-1-2　患者术前运动通路的 DTI 纤维束示踪成像

始于额窦的后面，在颅骨内侧面的浅沟内向后走行的过程中逐渐增大，周围有皮质桥静脉汇入，开颅时应注意加以保护；深部有围绕胼胝体表面走行的一对胼周动脉，其上方毗邻扣带回，胼缘动脉走行于扣带沟内，分离纵裂时需警惕。

丘脑位于侧脑室的中央，其上表面与后表面分别构成侧脑室体部的底壁和房部的前壁，因此，胼胝体切开可以轻松暴露侧脑室并到达丘脑。丘脑位置较深，是半球中央区的重要结构，周围包括 4 个重要的游离间隙。Yasargil 将丘脑的 4 个游离面分为侧脑室面、脉络膜面、三脑室面及四叠体池面，每一个游离面都能通过经侧脑室入路或经四叠体池入路达到，这样的特殊毗邻关系使丘脑手术入路的选择十分重要。丘脑区域手术关键即在于根据肿瘤的位置，结合术中的个体化经验选择最适合的手术入路，以最近的距离，做到最大的暴露和最小的损伤。此外，脑室暴露的程度与肿瘤边界的把握也至关重要。丘脑的上方、下方和后面分别被侧脑室的体部、颞角及房部围绕，其投影位于中央前后回的下部的深面；丘脑的内侧为第三脑室，三脑室顶部为中间帆，内有大脑内静脉走行。丘脑前内侧界包括孟氏孔（Monro 孔）的后缘，由孟氏孔向后纵行的脉络丛位于丘脑背内侧缘，其所在的脉络膜裂为丘脑与穹窿间沟通三脑室及众多脑池的薄弱间隙；丘脑下方由前至后分别是下丘脑及中脑，故应以中间块或后联合水平作为肿瘤切除的腹侧界标志；视束沿丘脑下外侧表面的前半部分走行，在外侧后下角与外侧膝状体汇合；丘脑外侧部由内囊覆盖（约占丘脑表面的 50%），其腹外侧面有重要的丘纹静脉走行，位于丘脑与尾状核之间的浅沟中；丘脑枕的后方为侧脑室房部，其边界是脉络膜以及脉络膜后内侧动脉。

【手术切除策略】

丘脑肿瘤手术应以安全范围内的最大化切除为基本原则，该病例为单侧成人丘脑胶质瘤，肿瘤主体由丘脑起源并凸向内侧第三脑室，应尽可能全切除肿瘤，预期可以延长患者总生存期。

此手术策略的关键在于手术入路的选择，该病例因肿瘤向前上生长，主体突向侧脑室体部，故采用经纵裂胼胝体入路，该手术入路充分利用了脑组织潜在腔隙，避免了皮质的切开，减少了手术创伤，避免术后癫痫的发生。中线部位视野相对较开阔，可充分暴露视野，清晰显露脉络丛、脉络膜裂、穹窿、孟氏孔、丘纹静脉、尾状核体部等重要结构。必要时还可以对三脑室进行探查，甚至三脑室底造瘘。但这个入路也可能损伤胼胝体、桥静脉或胼周动脉及分支；胼胝体切开一般不超过 2 cm，过度切开可能造成裂脑综合征（split-brain），术后出现性格、智力和情绪改变，也可表现为记忆障碍与缄默等症状。因此，具备良好的解剖知识，拥有熟练的显微技能，选择正确的手术入路，能一定程度降低术后并发症的发生率。

【手术关键步骤】

1. **体位摆放及开颅** 患者全身麻醉后取仰卧位，头抬高 20°，颈部轻度伸展，确保静脉回流通畅，头架固定。导航注册，取同侧额部弧形切口，根据导航确定颅骨骨窗位置与范围，常规开颅，右额骨瓣成形（图 21-1-3A），过中线，后缘不超过冠状缝后 1 cm，注意保护矢状窦，准备长条明胶海绵与可吸收止血纱（速即纱）覆盖于矢状窦上。导航下勾勒肿瘤的投影（图 21-1-3B），以矢状窦为基底 U 形剪开硬脑膜瓣并翻向矢状窦，用缝线悬吊，显露右侧额叶（图 21-1-3C、D），注意保护纵裂间汇入矢状窦的桥静脉。硬脑膜打开前予甘露醇降颅内压。

2. **分离纵裂与暴露胼胝体** 在纵裂内同侧放置脑压板，并轻轻牵拉，放置前我们在牵开板下方及术野前后界纵裂内塞入湿润的明胶海绵卷，柔性撑开纵裂间隙，以助于更好地显露与止血。接着，沿大脑镰向外侧外耳孔连线方向一边轻轻

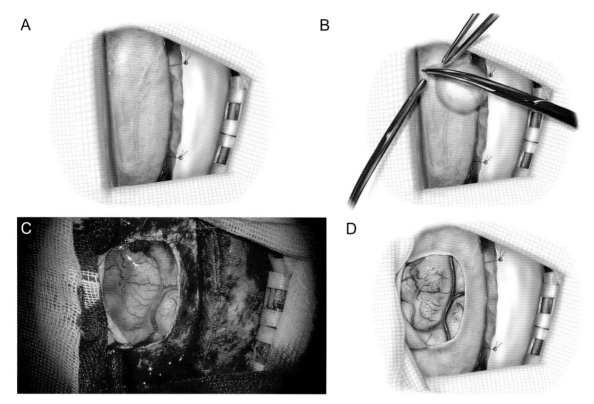

图 21-1-3 常规开颅，显露额叶

A.右额骨瓣成形，过中线；B.导航下勾勒肿瘤投影，剪开硬脑膜；C、D.硬脑膜"U形"剪开，翻向矢状窦，缝线悬吊，显露右侧额叶

推进脑压板，一边钝性分离纵裂，注意保护同侧大脑半球；精细锐性分离蛛网膜束带附着的扣带回皮质，游离胼周动脉，充分显露胼胝体中线。胼胝体呈无血管的象牙白色匀质结构，注意与扣带回皮质进行区分（图 21-1-4）。

3.切开胼胝体与显露丘脑 略偏向同侧用剥离子纵向钝性切开胼胝体（图 21-1-5A、B），切口控制在 2 cm 以内，进入同侧侧脑室，释放脑脊液，脑压降低后，侧脑室体部下壁即见丘脑，其表面有数支丘脑浅静脉，首先辨认脉络丛、穹窿、孟氏孔、丘纹静脉等重要解剖标志（图 21-1-5C、D）。本例入路因偏向丘脑中后部，仅见内侧纵行的脉络丛，术中注意保护。接着用导航探针初步确定切口中心，切缘所在丘脑位置及丘脑脑室面范围。

4.肿瘤切除 于丘脑背侧侧脑室面先以双极电凝烧灼表面的室管膜与小血管，应用显微剥离子紧贴肿瘤表面剥开表层正常白质，见灰红色肿瘤，先行快速冰冻病理检查，暴露肿瘤上半部后，电凝肿瘤表面血管，继续利用剥离子靠近丘脑边界在瘤内安全区域游离肿瘤，并以取瘤钳进入肿瘤中心分块取出肿瘤，遵循"肿瘤内减压"原则，待内部肿瘤体积缩小后再使用双极电凝向深部肿瘤边缘进行点灼止血，并逐步牵开脑板，调整显微镜视角，扩大显露范围。该病例肿瘤质地较软，血供一般，在分离肿瘤边缘时以吸引器吸除并用双极电凝点灼，切除肿瘤同时止血。接近肿瘤移行带时避免无目的电凝，防止损伤邻近重要结构（图 21-1-6）。该患者肿瘤主体呈膨胀性生长，占丘脑大部分区域，对周围邻近丘脑外脑组织结构破坏较少，选择此入路方式视野较广，且容易到达肿瘤四周假包膜边缘，能更好地分离肿瘤。

丘脑内壁毗邻第三脑室，在本例分离到内侧边界时，我们通过菲薄的脉络膜见三脑室后部顶

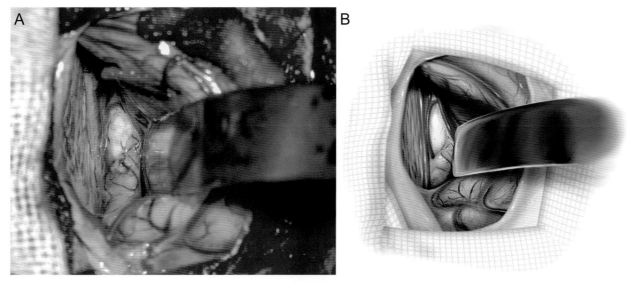

图 21-1-4　分离纵裂及胼周动脉至胼胝体

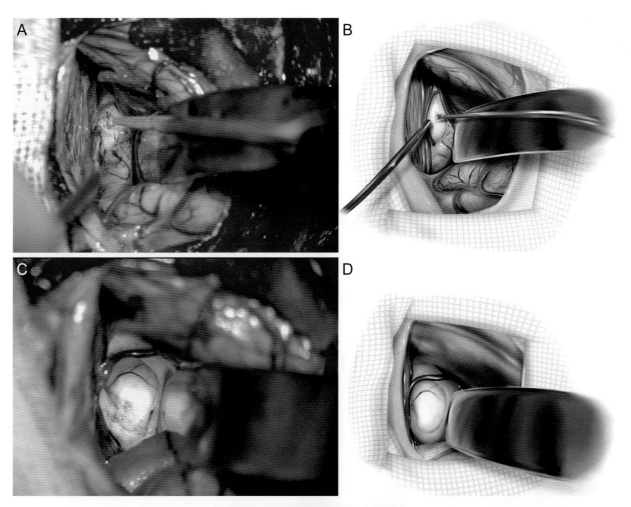

图 21-1-5　胼胝体切开与丘脑显露

A、B. 平头剥离子纵行劈开胼胝体体部；C、D. 进入侧脑室后显露背侧丘脑

壁粗大的大脑内静脉，以此作为背内侧界解剖标志，分离时注意不过度侵扰或损伤静脉（图21-1-7C、D）；而丘脑浅面内侧我们以脉络丛（脉络膜裂）为腹内侧界解剖标志以保护内侧静脉及穹窿等重要神经结构。因丘脑外侧界毗邻内囊，因此外界分离是手术的关键部分，我们通过多次使用导航探针确定肿瘤外界及锥体束的位置，结合术中电生理监测运动通路完整性（图21-1-8），仔细切除肿瘤外界，同时浅面可将丘纹静脉作为腹外侧界的解剖标志以保护其外侧重要结构。丘脑肿瘤前界和后界均有脑室游离面，分别毗邻侧脑室额角与房部，相对较容易辨识与分离。待最后切除肿瘤腹侧边界时，以中间块和后联合水平为标志并结合神经导航进行，避免损伤下丘脑与中脑（图21-1-7A、B）。切除至肿瘤外侧边缘时可进一步调整脑压板，轻柔牵开额叶皮质，以增加显微镜的投射角度。

5. 止血、术中磁共振检查及关颅 术野中仔细电凝点灼小动脉止血，也可适当以小片干明胶压迫静脉性出血点，以防止术区出血溢入脑室内。重点保护脑室周围主要静脉。视野内止血完善后，术腔用温生理盐水反复冲洗，直至清亮（图21-1-9A、B）。在瘤腔内注入适量流体明胶用以止血（图21-1-9C、D），注意流体明胶不可溢出丘脑手术残腔，进入侧脑室内，导致脑脊液循环梗阻。

术中磁共振（图21-1-10）证实肿瘤近全切除，达到术前计划，故终止切除。对侧脑室额角置脑室管接Ommaya囊埋于额部头皮下备用。同侧脑室内留置外引流管一根，术后3~5天酌情拔除。硬脑膜严密缝合，常规关颅。

【术后治疗与随访】

组织病理学证实为高级别胶质瘤，NOS；WHO分级: 3级或以上（图21-1-11）。免疫组化结果: GFAP（+），Olig2（+），IDH1（－/+），ATRX（+），p53（少+），Neun（－），H3K27me3（+），H3K27M（－），INA（－/+），Ki-67（18%+）。分子病理提示: IDH1野生型，IDH2野生型，1p/19q未联合缺失，ATRX突变型，TERT启动子突变（C228T），TP53突变型，H3F3A野生型，HIST1H3B野生型，MGMT基因启动子甲基化阴性，BRAF野生型，EGFR突变型。整合病理诊断为: 胶质母细胞瘤，IDH野生型，WHO 4级。术后1周的影像学（MR增强扫描）结果满意，提示肿瘤完整切除（图21-1-12）。

【手术点评】

丘脑并非胶质瘤手术禁区，但也并非所有的丘脑胶质瘤都可以从手术中得到生存获益。丘脑胶质瘤的手术适应证还没有统一的共识或者指南。

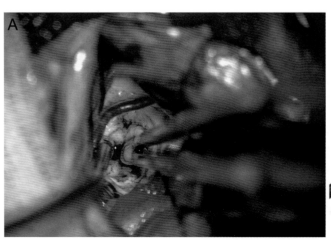
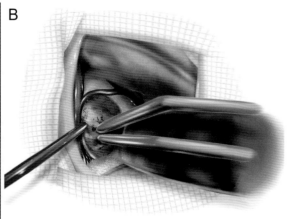

图 21-1-6 切开丘脑背侧，见灰色肿瘤组织，分块切除，电凝止血

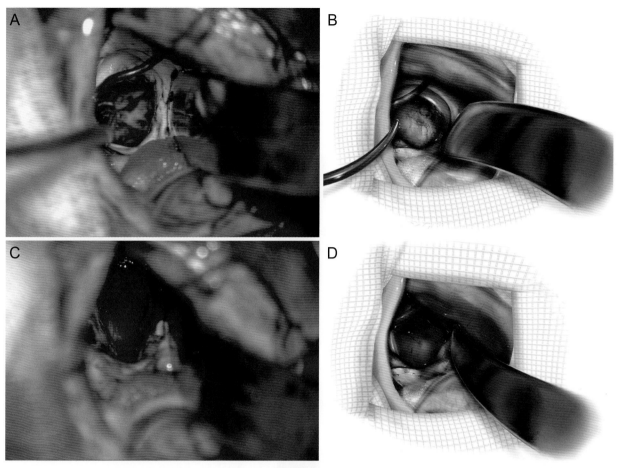

图 21-1-7 切除肿瘤至脉络膜裂

A、B. 肿瘤切除内侧面与深面；C、D. 肿瘤切除腹内侧界见纵向走行的大脑内静脉

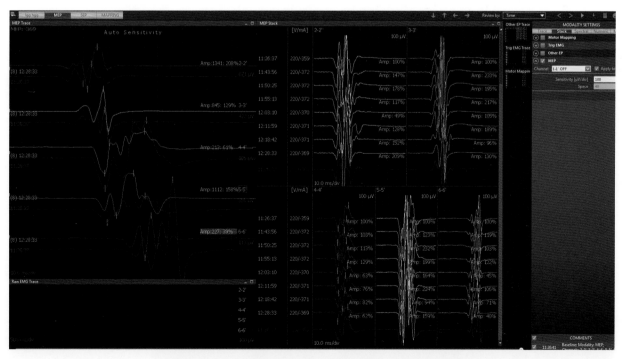

图 21-1-8 术中持续 MEP 电生理监测证实运动通路完整

一般认为单侧局限内生性丘脑胶质瘤是符合手术指证的。手术采用经胼胝体纵裂间入路，自由度较大，视野可以从前丘脑到丘脑枕，从三脑室的大脑内静脉到外侧的丘纹静脉。手术要注意邻近重要结构的保护，例如外侧面的皮质脊髓束。手术还要避免干扰正常脑脊液循环，防止术后脑

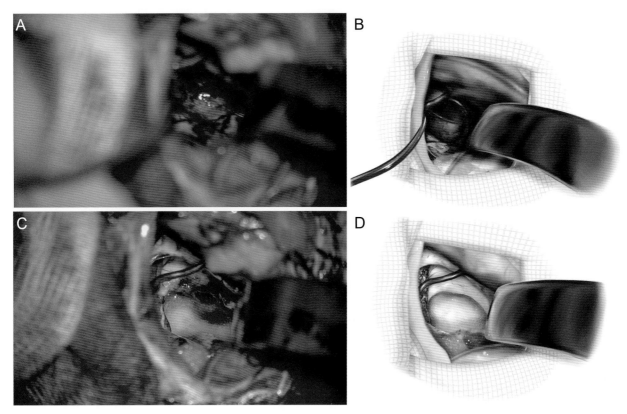

图 21-1-9　止血
A、B.肿瘤充分切除并止血，生理盐水冲洗瘤腔；C、D.流体明胶注入丘脑手术残腔

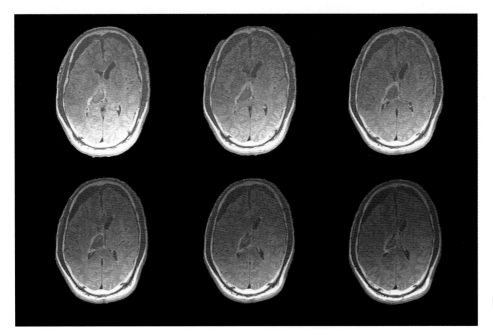

图 21-1-10　术中磁共振
显示肿瘤近全切除

积水。丘脑手术残腔尽量不要与侧脑室相通，保留丘脑表面室管膜的完整性。丘脑属于间脑，供血不丰富，瘤腔内避免过度烧灼，注入适量流体明胶是最佳的止血策略。丘脑手术对于大脑核心区解剖知识要求高，掌握了三维解剖空间的预判力，手术风险就在可控范围内。

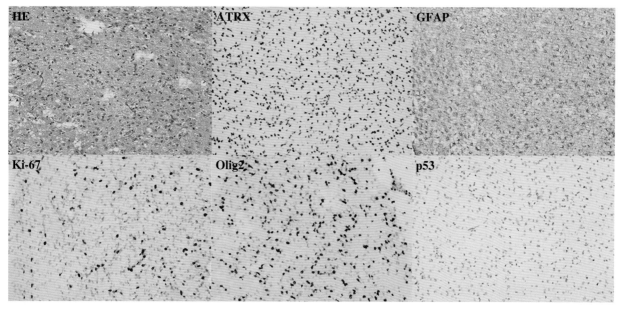

图 21-1-11 石蜡病理切片 HE 染色及免疫组化染色

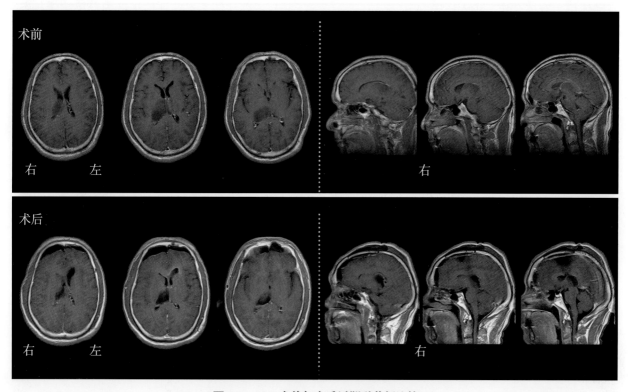

图 21-1-12 术前与术后近期磁共振比较

病例 2 · 左侧丘脑胶质瘤

杨陆昊　章捷　吴劲松

【病例简介】

患者男性，68 岁，间歇性头晕 1 个月。患者 1 个月前无明显诱因出现阵发性头晕，无头痛，无恶心、呕吐，无天旋地转等感觉，无四肢运动障碍、无共济失调，无痛温觉、浅感觉异常，无四肢抽搐发作，遂至当地医院检查头颅 MRI 提示："左侧丘脑类圆形占位，T1WI 呈低信号，FLAIR 边缘稍高信号，增强后病灶区环形强化，考虑恶性肿瘤可能"。为进一步诊治转至我院。

【体格检查】

神志清楚，发育正常，营养良好，回答切题，自动体位，查体合作，步入病房。

神经系统体格检查：颅神经查体阴性，四肢肌力 V 级，肌张力正常，痛温觉、深感觉及浅感觉功能查体正常；四肢深浅反射可引出，病理征未引出。

【辅助检查】

头颅 CT（图 21-2-1A）：左侧丘脑见类圆形低密度影，边界清，左侧侧脑室略受压，局部中线结构无明显偏移，提示左侧丘脑占位性病变。

头颅 MRI 平扫及增强：左侧丘脑见类圆形异常信号占位，最大直径 3cm，T1WI（图 21-2-1B）呈等低信号，T2WI（图 21-2-1C）及 FLAIR（图 21-2-1D）呈等高信号，增强扫描（图 21-2-1E）见病灶边缘不规则环形强化。左侧脑室受压，考虑胶质瘤可能性大。

头颅 DWI（图 21-2-1F）：左侧丘脑见类圆形占位，实性部分呈高信号，ADC 图（图 21-2-1G）呈低信号，提示肿瘤实性部分细胞密度较高，周围无明显水肿区。

头颅 MRS（图 21-2-2）：左侧丘脑占位，病灶区 NAA 波峰明显降低，Cho 峰明显升高，Cho/NAA 比值最高为 3.7，提示高级别胶质瘤可能。

全身 ^{18}F-FDG PET/CT：左侧丘脑囊实性占位，囊壁放射性摄取不均匀异常轻度增高，SUV 最大值为 5.8，左侧侧脑室受压改变（图 21-2-1H）。余全身未见放射性摄取异常增高灶。结合病史，考虑颅内原发性病变。

【术前准备及计划】

1. 术前评估　术前评估患者内分泌功能状态，完善垂体前叶激素水平相关检查（指标均正常）。于术前 1 天采用简易精神状态检查（MMSE）评估认知功能，采用爱丁堡利手检查、Karnofsky 功能状态评分（Karnofsky performance score，KPS）等对患者利手及功能状态进行综合评估，并评估患者双侧肢体运动功能及心肺功能。患者右利手，KPS 90/100 分，MMSE 28/30 分。患者心肺功能及双侧肢体运动功能良好。

2. 影像学扫描　术前一天在数字一体化神经外科手术中心诊断室内采用 3.0T iMRI（MAGNETOM Verio，Siemens®）采集导航所需的结构像和弥散张量成像（DTI）。在后处理工作站（Syngo MultiModality，Workplace，Siemens®）或 Brainlab、DSI studio 等软件中，利用结构像与 DTI 序列重建三维肿瘤（图 21-2-1I）、大脑皮质、肿瘤周围重要结构，包括锥体束（pyramidal tract，PT）、视

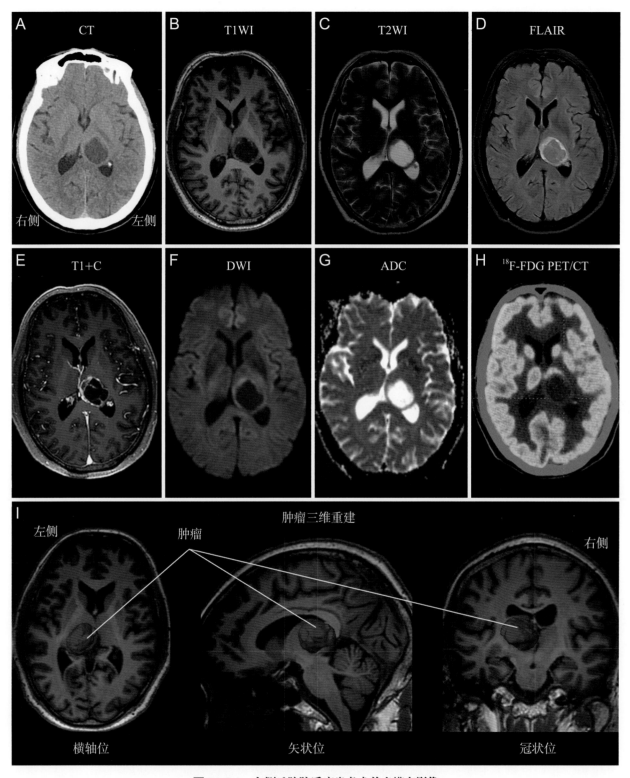

图 21-2-1　左侧丘脑胶质瘤患者术前多模态影像

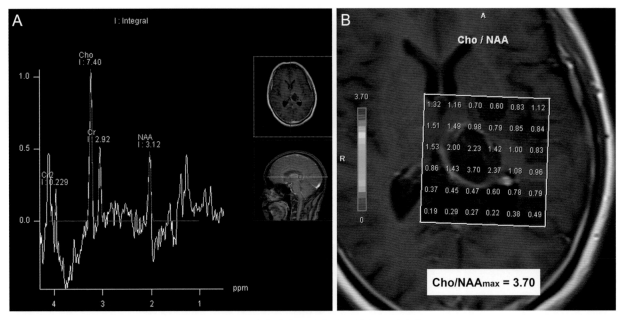

图 21-2-2　左侧丘脑胶质瘤患者术前磁共振波谱成像（MRS）

A. 单体素 MRS（single-voxel MR spectroscopy），Cho/NAA 比值大于 2.5，应考虑高级别胶质瘤可能；B. 多体素 MRS（multi-voxel MR spectroscopy），以 Cho/NAA 比值伪彩图表示（红色代表最高值），提示左侧丘脑肿瘤区域 Cho/NAA 比值最高为 3.70，位于肿瘤主体部分；Cho：cholin，胆碱；Cr：Cr2，creatin，肌酸；NAA：N-acetyl-aspartate，N - 乙酰天门冬氨酸；Cho/NAA$_{max}$：表示 Cho 与 NAA 比值的最大值；R：right，右侧

辐射（optic radiation）等重要皮质下通路，仔细观察肿瘤与其周围重要结构的位置关系（图 21-2-3、图 21-2-4）。

　　通过 3D-MRS 扫描，根据 Cho/NAA 比值可计算出组织含肿瘤细胞浸润的概率，勾勒出脑胶质瘤的代谢边界，在 MRS 代谢影像导航下可实现依据脑胶质瘤代谢边界定量切除肿瘤，实现脑肿瘤切除范围的定量监控，有效提高肿瘤切除率。

　　3. 入路、体位摆放及切口设计　丘脑肿瘤手术策略与入路的选择除了强调结合术者个体化经验外，应始终坚持"以最近的距离，做到最大化的暴露与最小化的损伤"原则。前提为术前充分评估肿瘤与其周围重要结构的位置关系，尤其是纤维束。我们重建了头皮、三维脑表面、丘脑肿瘤、脑室系统及周围重要纤维束（锥体束与视辐射），更准确地进行入路的设计（图 21-2-4A~C）。首先，根据肿瘤主体的生长方向，可将丘脑胶质瘤的手术入路分为前方入路、侧方入路及后方入路；也可根据是否皮质造瘘分为经皮质入路、经

脑沟或经纵裂池入路。本例中肿瘤位于左侧优势半球，经皮质入路的方式，包括经额叶、颞叶等均容易造成语言功能区的损伤而出现术后失语；此外，肿瘤呈膨胀性生长，占据丘脑大部分区域，通过皮质入路时手术路径较长，容易出现视野盲区，脑实质损伤也相对更大。三维重建提示锥体束被推挤至肿瘤前外侧方，而视辐射则位于肿瘤的后下、外侧方。通过经额叶与经颞叶皮质入路分别容易损伤锥体束与视辐射，造成患者术后偏瘫、视野缺损等并发症。而选择经顶间沟入路，相对更易避免对纤维束的损伤，但同样存在功能皮质损伤的风险，其手术路径也相对较长；其次由于该入路路径垂直于肿瘤长轴，造瘘面积更大，更易造成语言区及回流静脉的损伤，在路径进入深部时还易出现丘脑 / 下丘脑结构失认导致正常间脑结构损伤。若选择后纵裂入路，虽然可避免皮质的切开与纤维束的损伤，但容易对中央后沟静脉和顶叶回流静脉造成牵拉。考虑到本例肿瘤体积中等，肿瘤紧贴侧脑室壁，未明显突向外侧

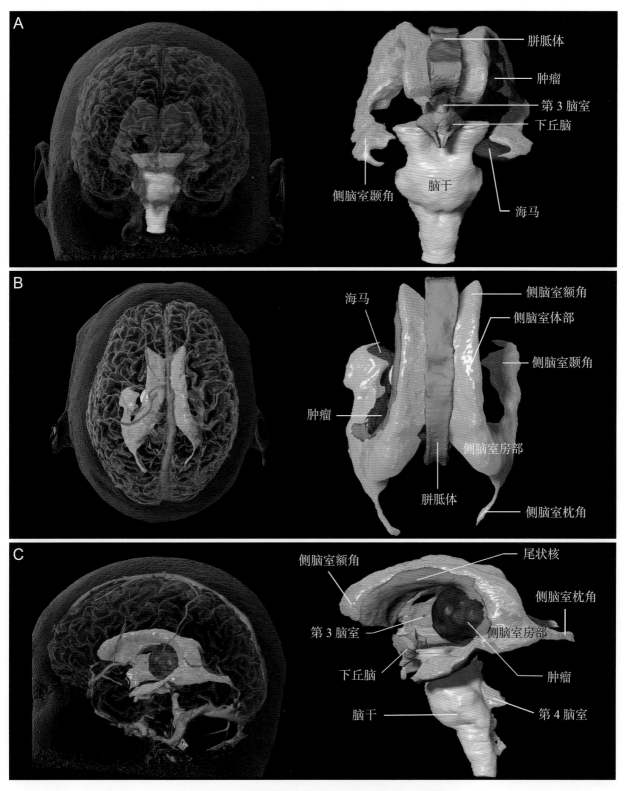

图 21-2-3　左侧丘脑肿瘤及周围重要解剖结构三维重建

通过术前结构影像重建三维脑表面、丘脑肿瘤、脑室系统、深部引流静脉系统及肿瘤周围重要解剖结构。图左侧分别从大脑半球前面观（A）、上面观（B）和左侧半球外侧面观（C），肿瘤位于侧脑室中央，内侧面紧贴三脑室壁，大脑纵裂浅面有上矢状窦（蓝紫色）位于中线，起始于额窦后方，向后走行过程中逐渐增宽，并有皮质桥静脉汇入。图右侧为左侧解剖结构区域相对应的放大图，肿瘤周围毗邻众多结构，内侧为三脑室壁，上方及后方分别为侧脑室体部与房部，前下邻近下丘脑，下方紧邻脑干，下外侧缘毗邻侧脑室颞角与海马

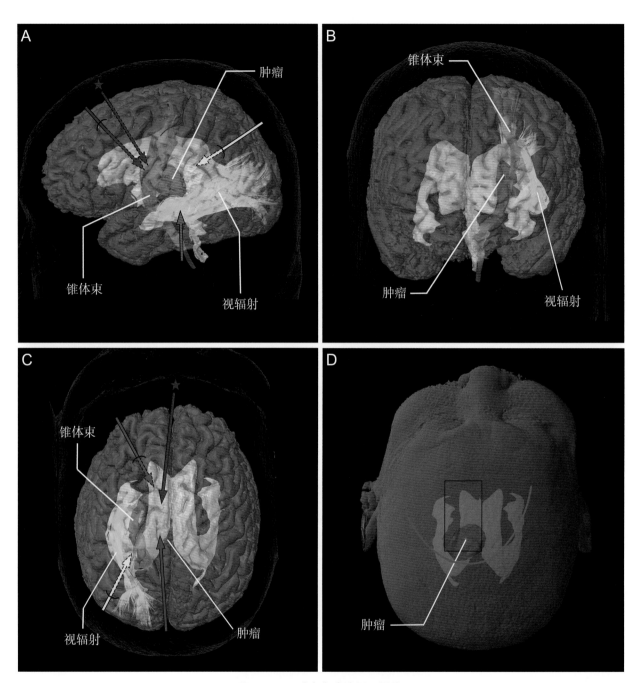

图 21-2-4 手术入路及切口设计

通过术前结构影像、DTI 重建三维脑表面、丘脑肿瘤（红色）、脑室系统（银白色）及周围重要纤维束（锥体束、视辐射）；分别从左侧大脑半球外侧面观（A）、前面观（B）和前上方观（C），丘脑肿瘤（红色）位置深在，被侧脑室（银白色）呈"C形"包绕，肿瘤的投影位于中央前后回的下部的深面（红色实线表示中央沟）；肿瘤周围毗邻锥体束与视辐射，三维重建提示锥体束（彩虹色）被推挤至肿瘤前外侧方，而视辐射（绿色）则位于肿瘤的后下、外侧方；到达肿瘤区域通常使用的手术入路分别用 5 种不同颜色的箭头表示：包括本例所采用的经前纵裂胼胝体入路（红色带☆箭头），经额上沟侧脑室入路（蓝色箭头），经顶间沟侧脑室入路（黄色箭头），经颞上沟侧脑室入路（橙色箭头）及经后纵裂胼胝体入路（绿色箭头）；三维重建辅助确定肿瘤体表投影（D），精确合理设计手术切口（蓝色曲线）及骨窗（黑色矩形），白色区域表示侧脑室

方基底节区，上部未超出胼胝体体部及压部的下缘，综合考虑选择经前纵裂胼胝体入路（图 21-2-5），无需切开皮质，适合于优势半球侧肿瘤，术中可对丘纹静脉、大脑内静脉、脉络丛等重要解剖结构显露清晰，利用纵裂天然间隙可以较轻易到达肿瘤假包膜边界，实现肿瘤的全切除。

将影像后处理结果导入术中导航系统中，制订详细的个体化手术方案，包括辅助确定病变体表投影，精确合理设计切口与骨窗位置。患者取仰卧位，屈曲 15°～20°，取双额弧形切口（图 21-2-4D）。术中还可以根据导航及皮质下电刺激确定锥体束位置及手术切除深度。

【手术解剖学要义】

1. 纵裂入路解剖　纵裂位于大脑中线，将大脑分为左右半球。颅骨解剖标志为冠矢点及矢状缝，但亦会有偏差，需结合其他中线结构如眉间点及鼻尖确认，有导航时建议导航明确。开颅时骨瓣内侧须暴露上矢状窦以增加颅内操作空间。上矢状窦位于中线，起始于额窦后方，向后走行过程中逐渐增宽，并有皮质桥静脉汇入。冠状缝前方矢旁静脉较为稀疏，因此经纵裂入路选择前纵裂即冠状缝前方，以避免重要的桥静脉、中央后沟静脉等窦旁结构牵拉损伤。纵裂深部扣带回层面有大脑前动脉 A3 段的胼缘动脉，毗邻扣带沟，是识别更深面的胼周动脉的路标，这是大脑前动脉 A2 段紧贴胼胝体上表面走行的一对动脉，其上方毗邻扣带回，此动脉间则是胼胝体中线。分离纵裂时需仔细辨认胼缘动脉和扣带回以及胼周动脉和胼胝体。胼胝体色亮白，与扣带回明显不同，以扁平显微剥离子纵行钝性剖开胼胝体，长度为 1.5～2 cm 即可进入侧脑室体部。

2. 侧脑室解剖　侧脑室将丘脑呈"C 形"包绕，丘脑位于侧脑室中央。侧脑室体部、房部及颞角分别位于丘脑的上方、后方及下外侧方。丘脑周围包括四个重要的游离间隙（free surface），Yasargil 将丘脑的四个游离面分为侧脑室面、脉络膜面、三脑室面及四叠体池面，每一个游离面都能通过经侧脑室入路或经四叠体池入路达到，这样特殊的解剖学特点使得丘脑手术入路的选择至关重要。丘脑部分游离的上表面、后表面及小部分下外侧面被覆有室管膜，即丘脑的侧脑室面，分别构成了侧脑室体部的底壁，房部的前壁及颞角顶壁的内侧缘；而胼胝体从大脑的侧面观亦呈"C 形"包绕侧脑室并构成了大部分侧脑室壁，如胼胝体体部构成了侧脑室的顶壁。因此通过经纵裂入路，胼胝体体部进行切开即可轻松暴露侧脑室并见丘脑游离的上表面。进入侧脑室体部后，其内侧壁毗邻第三脑室，由上部的透明隔和下部的穹窿体构成；外侧壁则由尾状核体构成，尾状核体与底壁游离的丘脑上表面之间为一浅沟，即丘脑纹状体沟，沟内为终纹（stria terminalis）与丘纹静脉（thalamo-striate veins）走行。丘纹静脉不仅是大脑深静脉引流系统中的重要分支，也是丘脑游离上表面的背外侧边界及内囊后肢的重要解剖标志，术中切忌损伤。底壁的丘脑上表面内侧缘与内侧壁下部的穹窿体之间存在薄弱的裂隙，即脉络膜裂，其间有从孟氏孔（Monro 孔）后缘向后走行的脉络丛附着，其构成了丘脑内侧重要的解剖标志，可避免损伤穹窿等重要结构。

3. 丘脑解剖边界　丘脑周围毗邻众多重要的神经血管结构，该区域手术关键即在于根据肿瘤的具体位置与周围结构的解剖关系，结合术者个体化经验选择最适合的手术入路，以最近的距离，做到最大的暴露和最小的损伤。此外，脑室暴露的程度与肿瘤边界的把握也至关重要。丘脑的内侧为第三脑室，三脑室顶部为中间帆，内有大脑内静脉走行。丘脑前内侧界包括孟氏孔的后缘，由孟氏孔向后走行的脉络丛位于丘脑背内侧缘、丘脑枕后缘、丘脑腹外侧缘，其所在的脉络膜裂为丘脑与穹窿间沟通第三脑室及众多脑池的薄弱间隙；丘脑下方由前至后分别是下丘脑及中脑，若肿瘤无明显边界，则以中间块或后联合水平作为肿瘤切除的腹侧界标志；视束沿丘脑下外侧表面的前半部分走行，在外侧后

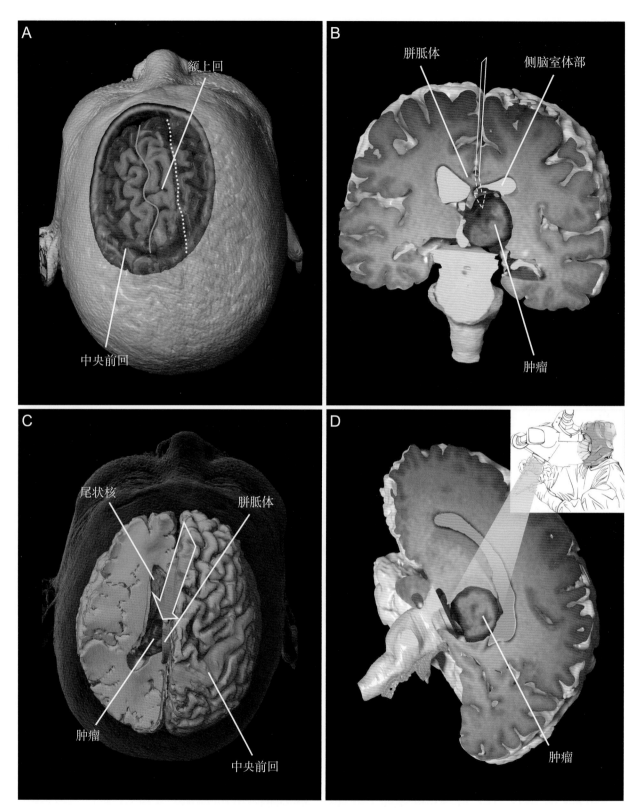

图 21-2-5 经前纵裂胼胝体侧脑室入路方式及其术中视野角度

A. 依据设计切口暴露视野后可见左侧额上回及纵裂，额上回位于中央前回（蓝色阴影区域）前方，纵裂（白色虚线）与额上沟（蓝色实线）之间；B. 经过侧脑室体部及肿瘤的大脑冠状切面；C. 移除经过肿瘤上缘水平面以上的左侧半球，从大脑上面观：深入至两侧大脑半球之间的纵裂间隙底部，切开胼胝体体部即可进入侧脑室体部，从丘脑侧脑室游离面到达肿瘤主体部分；D. 经前纵裂胼胝体侧脑室入路的术中视野角度（蓝白色渐变区域）

下角与外侧膝状体汇合；丘脑外侧大部分被内囊后肢覆盖（约占丘脑表面的 50%），锥体束则是内囊中最重要的神经纤维束，其保护不仅取决于手术入路的选择，还依赖于神经导航与神经电生理技术的应用；丘脑背外侧面有重要的丘纹静脉从前内侧的孟氏孔绕丘脑的前界向外侧走行于丘脑纹状体沟间；丘脑的后部为丘脑枕，后界是其与穹窿脚间的脉络膜裂以及扣带峡深部的脉络膜后内侧动脉。丘脑枕后外侧毗邻侧脑室房部及枕角，后内侧毗邻四叠体池中的松果体及 Galen 静脉、脉络膜后内侧动脉等重要血管（图 21-2-6）。丘脑的腹外侧缘则毗邻侧脑室的颞角与海马结构。

【手术切除策略】

丘脑肿瘤手术应以安全范围内的最大化切除为基本原则，该病例为单侧成人局限内生性丘脑胶质瘤，患者能耐受开颅手术，肿瘤主体由丘脑起源并呈膨胀性生长，凸向侧脑室，有相对可分离边界，尚未侵犯丘脑周围重要神经结构，应尽可能全切除肿瘤，预期可以延长患者总生存期。

此手术策略的关键在于手术入路的选择，该病例因肿瘤侵占丘脑大部分，位于左侧优势半球侧，肿瘤主体突向侧脑室，紧贴脑室壁，内侧小部分凸向第三脑室，外侧未侵犯基底节、内囊等重要神经结构，上部未超出胼胝体体部及压部的下缘，锥体束位于肿瘤前外侧方，故适合采用经前纵裂胼胝体侧脑室入路。同时经纵裂入路的优势还包括可一期在对侧行额角穿刺置入 Ommaya 储液囊，为术后水肿高峰期可能出现的梗阻性脑积水患者行脑室外引流及脑室腹腔分流提供便利条件。该手术入路充分利用了脑组织自然腔隙（纵裂池、侧脑室）与丘脑的游离间隙（侧脑室面），避免了皮质的切开及锥体束、视辐射等重要皮质下纤维的损伤，减少了手术创伤，避免术后偏瘫、癫痫、视野缺损、失语等并发症。大脑前纵裂间桥静脉少，无粗壮静脉窦；中线部位视野相对较开阔，可充分暴露视野，清晰显露脉络丛、

脉络膜裂、穹窿、孟氏孔、丘纹静脉、尾状核体部等重要结构，易于保护。必要时还可以对三脑室进行探查，甚至三脑室底造瘘。但此入路也可能损伤胼胝体、桥静脉或胼周动脉及分支；胼胝体切开一般不超过 2 cm，过度切开可能造成裂脑综合征（split-brain），术后出现性格、智力和情绪改变，也可表现为记忆障碍与缄默等症状。因此，具备良好的解剖知识，拥有熟练的显微操作技能，选择正确的手术入路，能一定程度降低术后并发症的发生率。

【手术关键步骤】

1. **体位摆放及开颅**　患者全身麻醉后取仰卧位，头居中，屈曲 15°~20°，使冠矢点位于最高点，颈部轻度伸展，确保静脉回流通畅，磁兼容头架固定。导航注册（Stealth Station 导航系统，Medtronic®），取双侧额部弧形切口（右侧备 Ommaya 储液囊置入），皮瓣翻向前，根据导航确定颅骨骨窗位置与范围，常规开颅，左额骨瓣成形，内缘达中线，前方达冠状缝前 4 cm，后方达冠状缝后 2 cm，外侧 3 cm（图 21-2-7）。注意保护矢状窦，准备长条明胶海绵覆盖于矢状窦上。导航下勾勒肿瘤的投影，以矢状窦为基底 "U 形" 剪开硬脑膜瓣并翻向矢状窦，用缝线悬吊，显露左侧额上回，注意保护纵裂间汇入矢状窦的桥静脉。对侧 Ommaya 储液囊置入后，予以脑室外引流，再予甘露醇降颅内压。

2. **分离纵裂与暴露胼胝体**　在纵裂内同侧放置脑压板，并轻轻牵拉，脑压板下方脑棉保护，纵裂内置入湿润的明胶海绵卷，柔性撑开纵裂间隙，以助于更好地显露与止血。接着，在冠状缝前方约 2 cm，沿大脑镰向外侧外耳孔连线方向一边轻轻推进脑压板，一边沿中线向下钝性分离纵裂，注意保护桥静脉及大脑前动脉分支；逐步深入纵裂，在扣带回层面可见靠近中线的同侧胼缘动脉，此动脉确定了中线解剖的界面。随后用血管无损伤镊沿着大脑镰轻轻分离胼缘动脉与蛛网

A

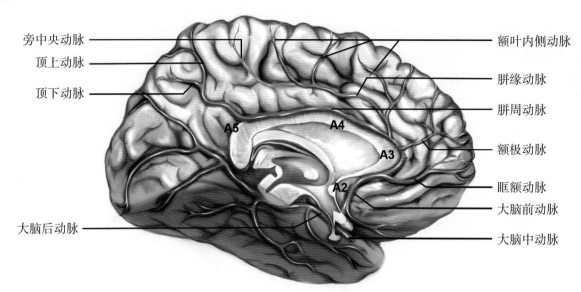

旁中央动脉

顶上动脉

顶下动脉

A5

A4

A3

A2

大脑后动脉

额叶内侧动脉

胼缘动脉

胼周动脉

额极动脉

眶额动脉

大脑前动脉

大脑中动脉

B

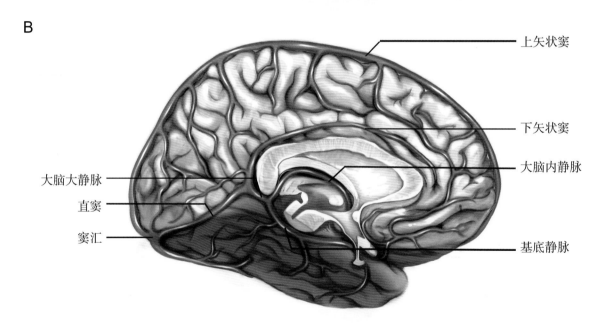

上矢状窦

下矢状窦

大脑内静脉

大脑大静脉

直窦

窦汇

基底静脉

图 21-2-6 大脑半球内侧面动脉及静脉示意图

A. 从大脑半球内侧面观，大脑前动脉（ACA）起自外侧裂内侧端，位于视交叉外侧，前穿质下方；在视神经或视交叉的上方、内侧嗅纹的下方向前内侧走行，进入两侧半球间的纵裂间隙；在进纵裂入口处，通过前交通动脉（AComA）与对侧 ACA 相连，经终板前方在纵裂内继续上行。在终板以上，ACA 围绕胼胝体膝部形成平滑的弯曲，沿胼胝体背侧面向后行于胼胝体周围池中。ACA 在 AComA 水平分为近端段（交通前段）和远端段（交通后段）。近端段即 A1 段，远端段则分为 A2 段（胼胝体下段）、A3 段（胼胝体前段）、A4 段（胼胝体上段）及 A5 段（胼胝体后段）。胼周动脉是 ACA 交通后段的部分（A2~A5），沿着胼胝体上表面走行，其上方毗邻扣带回。胼缘动脉通常起于 A3 段，大致与下方的胼周动脉平行，沿扣带沟走行。ACA 远端段常发出眶额动脉、额极动脉、额叶内侧动脉、旁中央动脉及顶动脉等皮质分支。

B. 从大脑半球内侧面观，额叶内侧静脉引流扣带回以上大脑区域汇入上矢状窦，上矢状窦位于纵裂浅面，起始于额窦后方向后走行过程中逐渐增宽，在枕内隆突处与直窦交汇于窦汇。下矢状窦通常起自胼胝体前部的上方，在大脑镰下缘内向后走行，在胼胝体压部后方与大脑大静脉共同汇入直窦。大脑内静脉起自孟氏孔，在第三脑室顶中间帆内向后走行，离开三脑室进入四叠体池与基底静脉汇合形成大脑大静脉

膜束带附着的扣带回皮质。若粘连明显，则通过精细锐性分离，以避免扣带回皮质软膜下损伤。胼缘动脉分离后下方见一对胼周动脉，沿中线轻柔分开成对的胼周动脉，并在大脑半球侧塞入明胶海绵片保护好同侧胼缘动脉及胼周动脉，以牵开板加以轻柔牵引，充分显露胼胝体中线。胼胝体呈象牙白色匀质结构，注意与扣带回皮质进行区分。导航下确定胼胝体切开部位（图 21-2-6、图 21-2-8）。

3. 切开胼胝体与显露丘脑　略偏向同侧用剥离子纵向钝性切开胼胝体，切口控制在 2 cm 以内，进入同侧侧脑室，释放脑脊液，脑压降低后，侧脑室体部下壁即见丘脑游离的侧脑室面，其表面有数支丘脑浅静脉。首先辨认脉络丛、穹窿、孟氏孔、丘纹静脉等重要解剖标志。本例为经前纵裂侧脑室入路，属前方入路，进入侧脑室后，前外侧见丘纹静脉及尾状核；正中即丘脑侧脑室面；内侧见纵行的脉络丛；前内侧丘纹静脉与脉络丛上静脉（superior choroidal vein）交汇，是孟氏孔的重要定位标志，这些解剖结构术中都需充分保护；受纵裂牵开宽度及胼胝体切口长宽径的影响，侧脑室体部后方为视野盲区。接着重点用导航探针明确肿瘤主体部位，确定手术通道的方向，切口中心、切缘在丘脑侧脑室游离面的投影位置（图 21-2-9）。

4. 切除肿瘤　于丘脑侧脑室面先以双极电凝

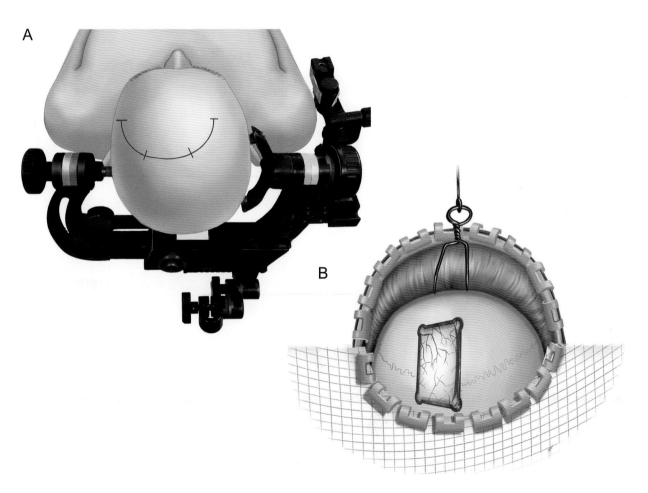

图 21-2-7　患者体位摆放、切口及骨瓣示意图

A. 患者取仰卧位，头居中，屈曲 15°~20°；仰卧位可让术者更易于辨认中线结构的方向；头架固定后，根据术前计划与导航在患者头皮上绘画切口示意图（深蓝色标记）；B. 考虑右侧备 Ommaya 储液囊置入，取双额弧形切口，皮瓣翻向前额方向，根据导航移除左额骨瓣；由于冠状缝前汇入上矢状窦的桥静脉相对稀疏，因此骨瓣通常 2/3 位于冠状缝前方，1/3 位于其后方；注意保护位于中线的静脉窦

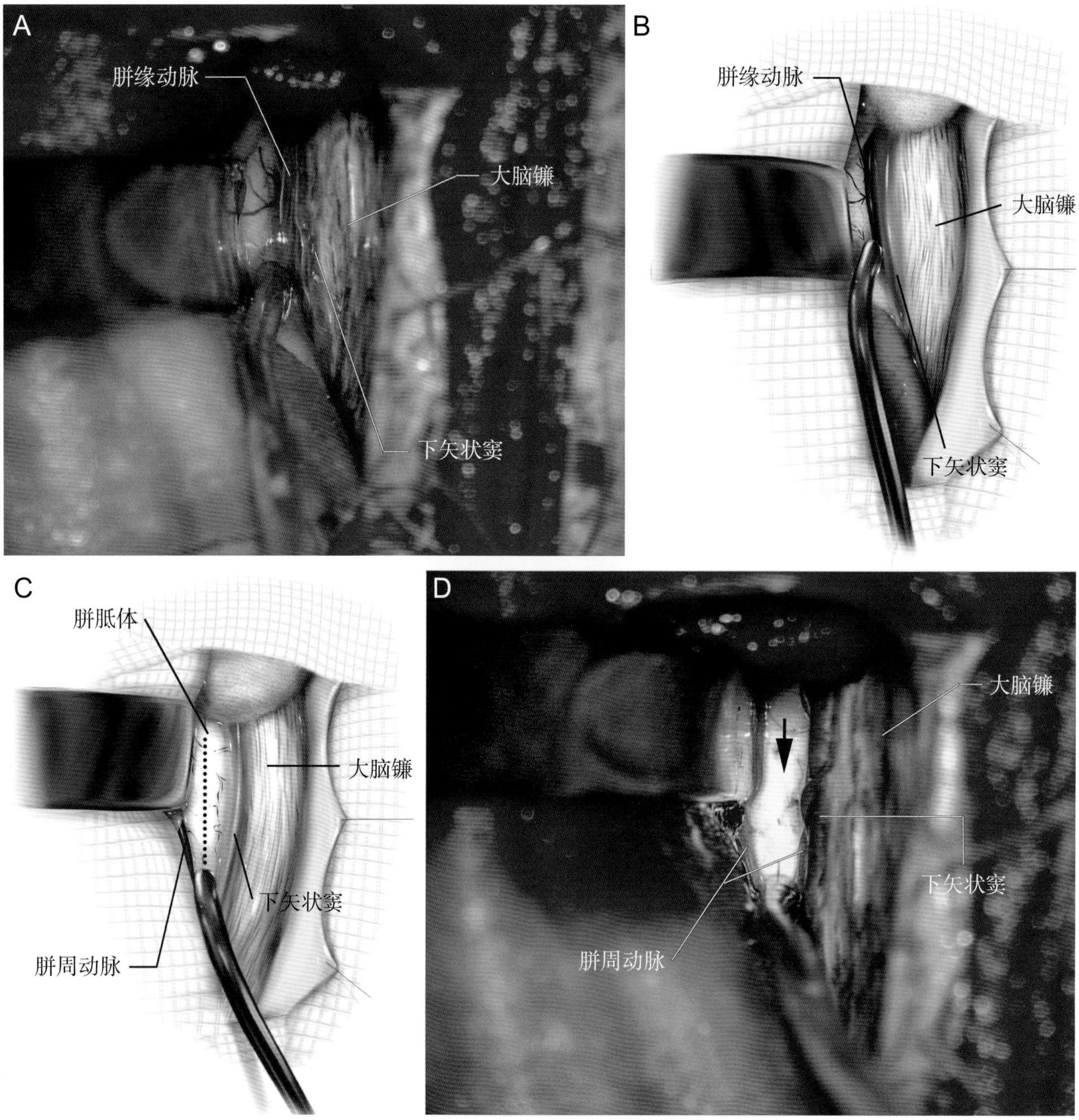

图 21-2-8 逐层分离纵裂至显露胼胝体

A、B.脑压板轻柔分开纵裂后，可在下矢状窦旁近扣带回层面沿中线找到同侧胼缘动脉，并轻轻分离周围附着的蛛网膜束带；C、D.进一步分离至同侧胼缘动脉深部见一对胼周动脉，沿中线在成对胼周动脉之间充分显露亮白色的胼胝体（↓）；导航下确定后续胼胝体切开部位（虚线）

烧灼表面的室管膜与小血管，应用显微剥离子紧贴肿瘤表面剥开表层正常脑实质，见灰红色肿瘤，先行快速冰冻病理检查，暴露肿瘤上半部后，电凝肿瘤表面血管，继续利用剥离子靠近丘脑边界在瘤内安全区域游离肿瘤，并以取瘤镊进入肿瘤中心分块取出肿瘤，遵循"肿瘤内减压"原则，待内部肿瘤体积缩小后，视野逐渐扩大，再使用小功率双极电凝向深部肿瘤边缘进行点灼止血，并逐步牵开脑板，调整显微镜视角扩大显露范围。该病例肿瘤质地较软，血供一般，在分离肿瘤边缘时以吸引器吸除并用双极电凝点灼，切除肿瘤同时止血。接近瘤周移行带时避免无目的电凝，

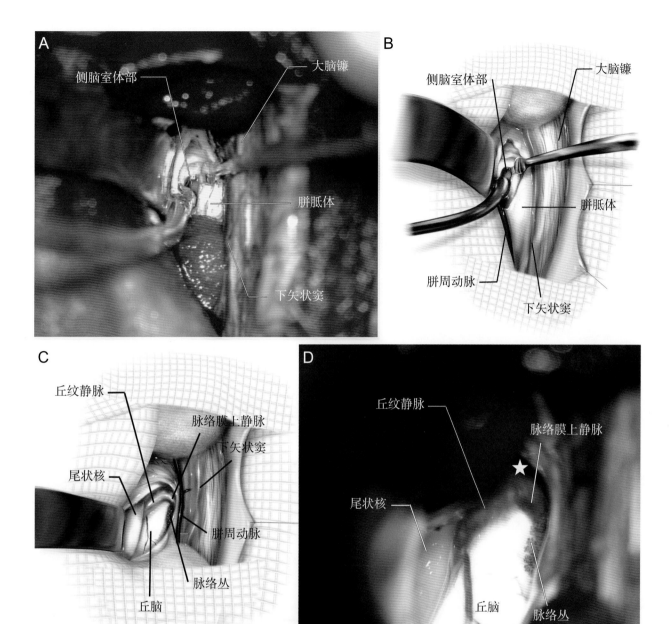

图 21-2-9　胼胝体切开，进入侧脑室体部后清晰显露背侧丘脑、脉络丛、丘纹静脉等结构

A、B. 导航指引下平头剥离子纵向劈开胼胝体体部，范围控制在 2 cm 以内，见清亮脑脊液流出，进入同侧侧脑室体部；
C、D. 进入侧脑室后首先识别丘纹静脉、脉络丛、尾状核等结构；向外走行的丘纹静脉与内侧的脉络丛上静脉（脉络丛）之间夹角区域即为丘脑游离的上表面，静脉角前方毗邻孟氏孔（☆）

防止损伤邻近重要结构。该患者肿瘤主体呈膨胀性生长，占丘脑大部分区域，对周围邻近丘脑外脑组织结构破坏较少，选择此入路方式视野较广，且容易到达肿瘤四周假包膜边缘，能更好地分离肿瘤（图 21-2-10）。

丘脑内壁毗邻第三脑室，切除至肿瘤内界时，

浅面我们以脉络丛（脉络膜裂）为背内侧界解剖标志以保护内侧静脉及穹窿等重要神经结构，深面我们始终沿着肿瘤假包膜边缘进行分离并电凝止血，不突破第三脑室室管膜。丘脑外侧面大部分被内囊所覆盖，因此外界分离是手术的关键部分。本例术前 DTI 提示锥体束未被肿瘤侵犯，且

肿瘤强化边界与其尚有一定空间距离，因此可沿着肿瘤假包膜仔细切除肿瘤外界，并结合术中电生理监测运动通路完整性，同时浅面可将丘纹静脉作为背外侧界的解剖标志，以保护其外侧重要结构（图21-2-11）。肿瘤位于丘脑中后部，经该入路可在术野深部直达丘脑枕，在切除至后界时，肿瘤已部分突破室管膜，透过缺损的室管膜可见

侧脑室房部及胼胝体压部。此手术通道因从前纵裂投射至丘脑枕，相对于中纵裂入路不易到达丘脑腹侧，因而在处理肿瘤后界的同时，始终沿着肿瘤腹侧相对安全的假包膜边界进行分离，可避免损伤丘脑腹侧部重要的下丘脑与中脑结构。切除肿瘤边缘时可通过调整脑压板，轻柔牵开额叶皮质，以增加显微镜的投射角度。术中冰冻病理

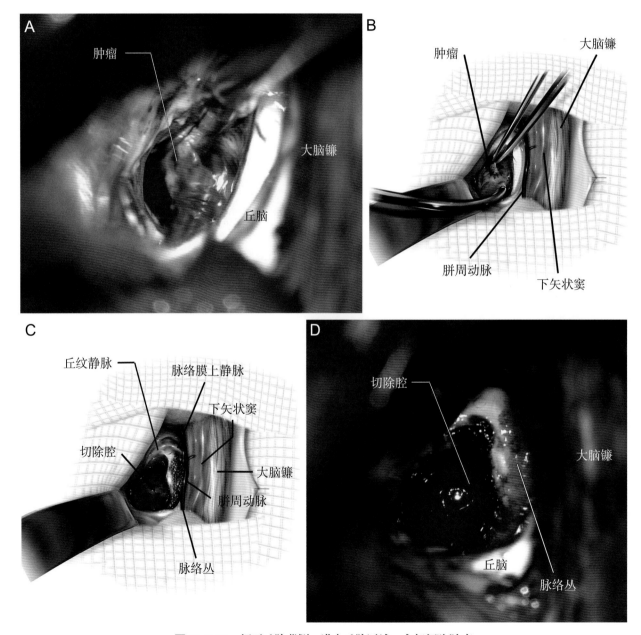

图 21-2-10　切开丘脑背侧，进入丘脑区域，全部切除肿瘤

A、B. 电凝丘脑侧脑室面室管膜，进入丘脑区域，用取瘤镊分块取出肿瘤，适当电凝点灼小动脉止血；C、D. 丘脑血供不甚丰富，从肿瘤内部逐步向外侧切除至肿瘤假包膜边界，最终肿瘤全切除；操作始终在丘脑区域内进行，尽量不越过丘脑边界侵扰周围结构，保护丘脑表面室管膜完整性

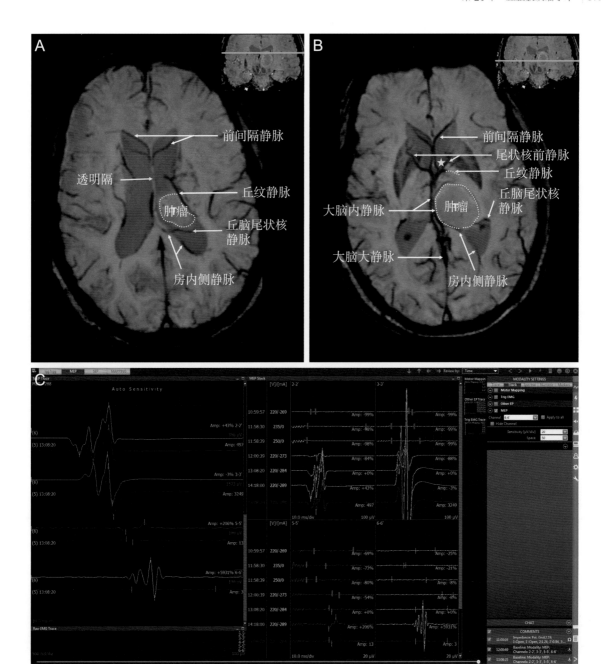

图 21-2-11　丘脑肿瘤切除边界周围重要静脉关系图及术中持续 MEP 电生理监测

通过患者术前磁敏感加权成像（SWI）分别从左侧丘脑上表面水平轴位（A）与丘脑中部水平轴位（B）显示丘脑肿瘤周围侧脑室静脉，主要分为内侧群及外侧群，最终均引流至大脑内静脉，基底静脉及大脑大静脉（Galen 静脉）。外侧群主要包括位于侧脑室额角外侧壁的尾状核前静脉，体部的丘纹静脉、丘脑尾状核静脉，房部的房外侧静脉及颞角的侧脑室下静脉与杏仁核静脉；内侧群主要由位于侧脑室额角的前间隔静脉，体部的后间隔静脉，房部房内侧静脉及颞角的海马横静脉等组成。在侧脑室额角，前间隔静脉沿着透明隔在额角的内侧壁走行，在孟氏孔（☆）附近汇入大脑内静脉。在侧脑室体部，丘纹静脉在孟氏孔（☆）后缘向外及向后走行于丘脑浅面与尾状核之间，是室管膜下静脉；在分离肿瘤前界及背侧时，切勿损伤丘纹静脉。丘纹静脉在孟氏孔附近穿过室管膜与前间隔静脉共同汇入位于内侧三脑室顶（中间帆）的大脑内静脉，因此分离肿瘤内界时尽量保证室管膜完整性，避免损伤大脑内静脉。成对的大脑内静脉起自孟氏孔，在中间帆内向后走行离开三脑室进入四叠体池，在胼胝体压部的下方或后方汇合形成大脑大静脉，该处紧邻丘脑枕的腹内侧缘，因此在分离肿瘤后内侧界，注意大脑内静脉的后段及后方的大脑大静脉。在侧脑室房部与枕角，丘脑肿瘤膨胀性生长，将丘脑尾状核静脉向后方推移，该静脉跨过尾状核沿着肿瘤后界向内向上汇入大脑内静脉。而细小弯曲的脉络丛上静脉在脉络丛内走行至侧脑室房部延续为脉络球，因此在分离肿瘤后界时注意保护丘脑尾状核静脉。肿瘤外侧毗邻锥体束，因此分离肿瘤外界时，通过术中持续 MEP 电生理监测证实运动通路完整性（C）

检查提示"胶质瘤 2 级或以上",最终镜下次全切除肿瘤,保护室管膜相对完整。

5. 止血、术中磁共振检查及关颅 术野中仔细电凝点灼小动脉止血,也可适当以小片干明胶压迫静脉性出血点,以防止术区出血溢入脑室内。重点保护脑室周围主要静脉,包括丘纹静脉、大脑内静脉等,避免术后出现脑肿胀及静脉性脑梗死。视野内止血完善后,在瘤腔内注入适量流体明胶用以妥善止血。术者应注意流体明胶不可溢出丘脑手术残腔,进入侧脑室内,导致脑脊液循环梗阻。关闭硬脑膜后,行术中磁共振扫描,证实肿瘤近全切除,达到术前计划,故终止切除。对侧脑室额角置脑室管接 Ommaya 储液囊埋于额部头皮下备用。同侧脑室内留置外引流管一根,术后 5 天根据引流量及脑影像情况酌情拔除。硬脑膜严密缝合,常规关颅。

术后 48 h 内复查头颅影像学(MR 增强扫描)结果满意(图 21-2-12)。

【术后治疗与随访】

组织病理学证实为弥漫性高级别胶质瘤,胶质母细胞瘤表型,NOS;WHO 分级:4 级。免疫组化结果:GFAP(+),Olig2(+),IDH1(−),ATRX(+),p53(+/−),Neun(−),EMA(−),H3K27me3(+),H3K27M(−),CD34(−),Ki-67(15%+)(图 21-2-13)。分子病理提示:IDH1 野生型,IDH2 野生型,染色体 1p/19q 未联合缺失,H3F3A 野生型,HIST1H3B 野生型,ATRX 野生型,TP53 野生型,CDK4 扩增,TERT 启动子突变(C228T),染色体 7 号获得 /10 号缺失,MGMT 启动子区甲基化阴性,BRAF 野生型。整合病理诊断为:胶质母细胞瘤,IDH 野生型,WHO 4 级。综合考虑肿瘤病理结果,患者年龄,MGMT 启动子区未甲基化,术后建议予以放疗加同步和辅助替莫唑胺(TMZ)化疗(Stupp 方案)。

【手术点评】

在希腊语中,"丘脑"(thalamus)是"主室"(chamber)的意思。这表明丘脑处于脑解剖结构中较为中心的位置,下连中脑和后脑,上接端脑,是"通往意识的大门"。丘脑在形态上为成对的卵圆形灰质团块,是间脑(diencephalon)的主要构成部分。间脑还包括:上丘脑(epithalamus)、底丘脑(subthalamus)、后丘脑(metathalamus)和下丘脑(hypothalamus)。

丘脑位于两侧大脑半球的中央,属于半球中央区(central core)的一部分。其上方为胼胝体,内侧为第三脑室并构成了第三脑室的外侧壁,下方由前至后分别是下丘脑和中脑,并通过下丘脑沟与之分隔。丘脑的外侧为内囊及豆状核。左右丘脑之间通过丘脑间联合(中间块)相连。

在丘脑的内部有一个"Y"形白质板(内髓板),由有髓的传入或传出纤维束构成,将丘脑分为前核群、内侧核群、外侧核群、后核群 4 个部分。这些核群内均有通过细胞构筑学、纤维来源及功能的不同而分的许多核团。丘脑外侧核群中大部分核团是相对更特异性的中继核,其中腹前核主要接受来自黑质网状部及纹状体中的内侧苍白球的纤维,投射到广泛的运动区。腹外侧核主要接受来自苍白球和小脑深部核团的纤维,并投射到运动区,包括前运动皮质和初级运动皮质,参与了运动功能的调控。因此,腹前核和腹外侧核可以被称为"运动丘脑"。腹后核(复合体)是全身躯体感觉的中继站,可接收广泛的躯体感觉传入信号,并投射到躯体感觉的初级皮质,因此也被称为"感觉丘脑"。腹后核可分为腹后内侧核和腹后外侧核。前者主要接收头面部脑神经传入的躯体感觉信号,即三叉丘系的纤维。后者主要接收躯干脊髓传入的躯体感觉,包括传导深感觉的内侧丘系纤维和浅感觉的脊髓丘系纤维。

丘脑位置深在,与侧脑室和第三脑室关系密切。侧脑室呈"C"形包绕丘脑,认识侧脑室的

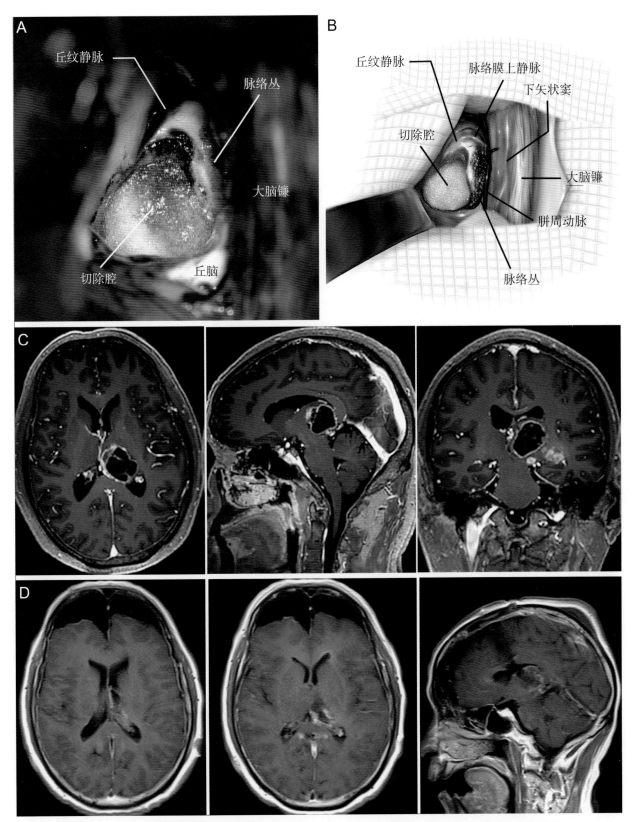

图21-2-12　全切除丘脑肿瘤后流体明胶止血，行术中磁共振扫描，术后48 h内复查头颅影像学

A、B.丘脑血供不甚丰富，视野内适当止血完善后，在瘤腔内注入适量流体明胶用以妥善止血，明胶切忌溢出丘脑手术残腔；C.左侧丘脑胶质瘤患者术前T1WI增强扫描影像，从左至右分别为水平位，矢状位及冠状位；D.术后48h内影像学结果满意，提示肿瘤近完整切除

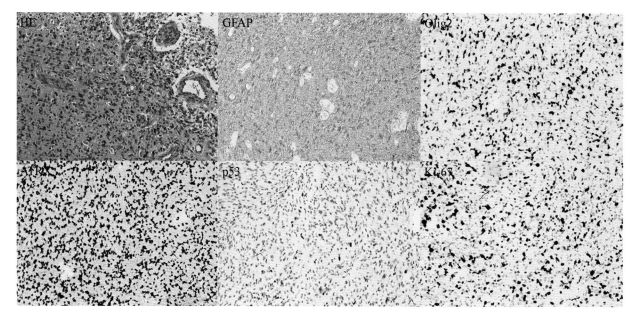

图 21-2-13　石蜡病理切片 HE 染色及免疫组化染色

结构与丘脑的关系对选择与理解丘脑区域手术入路至关重要。丘脑位于侧脑室的中央，侧脑室的额角在丘脑的前上方，体部在丘脑的上方，房部和枕角在丘脑的后方，而颞角则在丘脑的下外侧方。丘脑的上表面构成了侧脑室体部的底，丘脑枕的部分后表面构成了侧脑室房部与枕角的前壁，丘脑的下外表面则构成颞角顶壁的内侧缘。透明隔位于侧脑室额角与体部的内侧壁，海马则位于侧脑室颞角的底。左右半球的丘脑内表面之间为第三脑室。丘脑的前内侧部构成了蒙氏孔的后缘。尾状核和丘脑之间浅沟中的终纹（stria terminalis）构成了丘脑侧脑室面的外界，为丘脑上表面的外侧缘。

丘脑的血供主要来自大脑后动脉的脉络膜后动脉内侧支（posteromedial choroidal artery）、脉络膜后动脉外侧支（posterolateral choroidal artery）、丘脑膝状体动脉（thalamo-geniculate artery）及旁正中动脉（paramedian artery）。前两者供应丘脑的背侧及后部（包括丘脑枕）；后两者分别供应丘脑的下外侧区及旁中央区。丘脑前部腹侧血供来自后交通动脉发出的分支，如丘脑结节动脉（tuberothalamic artery）。丘脑的静脉回流主要通过丘纹静脉（thalamostriate vein）、大脑内静脉（internal cerebral vein）至大脑大静脉（vein of Galen），还有一部分通过基底静脉（basal vein）至大脑大静脉（great cerebral vein）。

丘脑发出丘脑辐射与额、顶、枕及颞叶皮质连接。

娴熟掌握上述解剖学细节对于丘脑手术至关重要。

第 22 章
脑室内胶质瘤手术

病例 **1** · 左侧侧脑室房部胶质母细胞瘤

宋斯达　章捷　王鹏　吴劲松

【病例简介】

患者女性，48 岁，20 天前开始出现间歇性头痛，无明显诱因，头痛并不伴随头晕、恶心、呕吐或四肢抽搐发作等症状。该患者前往当地医院进行了头颅 CT 和磁共振（MRI）检查，结果显示左侧侧脑室存在占位性病变。为了进一步确诊和治疗，患者前来我院就诊，初步诊断为"左侧侧脑室恶性肿瘤"，收住入院。患者平时并无头痛症状，近期也没有明显的恶心、呕吐、四肢无力等不适症状。

【体格检查】

神志清楚，发育正常，营养良好，回答切题，能配合进行体格检查。

神经系统体格检查：颅神经检查结果正常，四肢肌力达到 V 级，肌张力正常，四肢深浅反射正常，感觉功能正常；双侧病理征未引出。

【辅助检查】

头颅 CT：左侧侧脑室房部可见团块状低密度影，边界欠清，密度混杂，CT 值约为 25 HU，最大径约为 4 cm，周围可见轻微水肿。左侧侧脑室略受压。脑中线结构居中。

头颅 MRI 增强：左侧侧脑室房部见团块状占位，T1WI 呈低信号，T2W FLAIR 呈等高信号，增强见侧脑室房部脑室壁明显强化，病灶沿胼胝体压部向对侧生长，中线结构略右偏（图 22-1-1）。

磁共振波谱（MRS）：肿瘤区域 Cho 峰明显升高，NAA 峰降低，$Cho/NAA_{max}=4.33$，提示病灶异常代谢活跃，首诊高级别胶质瘤（图 22-1-3 D）。

【术前准备及计划】

1. 术前评估　患者右利手，术前完善手术准备。全凭静脉麻醉（total intravenous anesthesia, TIVA）。该例患者手术计划是切除左侧侧脑室房部肿瘤。

2. MRS 评估　术前通过 MRS，根据 Cho/NAA 比值计算出组织含肿瘤的概率，从而勾勒出脑胶质瘤的代谢边界。该例患者术前考虑高级别胶质瘤可能大，胶质瘤代谢边界取值（Cho/NAA 比

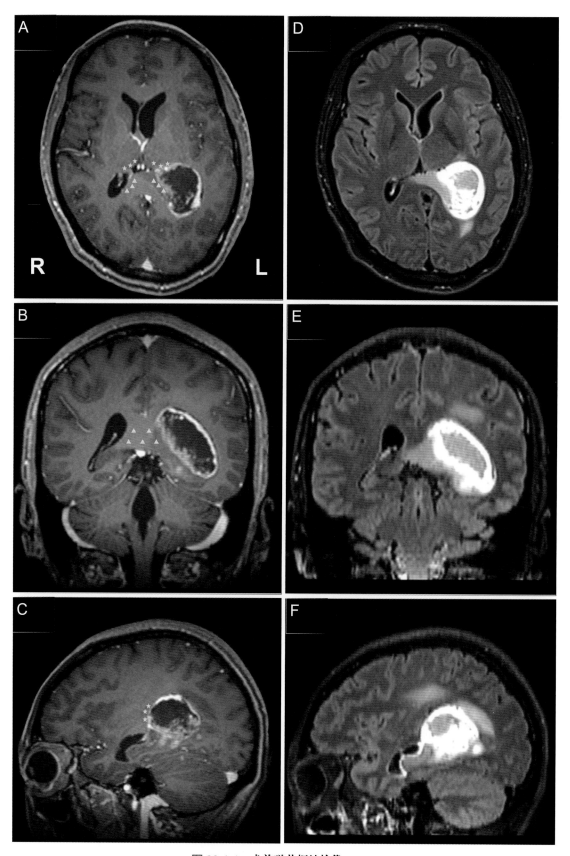

图 22-1-1　术前磁共振结构像

左列分别为 T1W 增强的轴状位（A）、冠状位（B）及矢状位（C）；右列为 T2W FLAIR 增强的轴状位（D）、冠状位（E）及矢状位（F）；☆：丘脑枕；△：胼胝体压部

值）为 1。

3. 影像学扫描 对皮质下通路、肿瘤进行三维重建，并制订可视化术前计划，切除范围需包含全部肿瘤，并保留丘脑、胼胝体、海马等结构（图 22-1-2、图 22-1-4）。运用 3.0T iMRI（MAGNETOM Verio，Siemens®）采集导航所需的结构像和弥散张量成像（DTI），在后处理工作站（Syngo MultiModality，Workplace，Siemens®）软件中，利用 DTI 序列重建锥体束（PT）、弓状束（AF）、下纵束（ILF）、下额枕束（IFOF）等皮质下通路，仔细观察纤维束与肿瘤的位置关系（图 22-1-3A~C），设计手术入路。

【手术解剖学要义】

本例患者的病变主要位于左侧侧脑室房部，根据术前影像考虑高级别胶质瘤。胶质瘤属于白质起源的肿瘤，该例患者的病变起源于左侧侧脑室内侧壁胼胝体毡，基底位于胼胝体大钳、穹窿脚后方的海马旁回后部及邻近的禽距（Calcar Avis），向脑室内膨胀性生长，推挤前方的丘脑，并侵袭部分丘脑枕、胼胝体压部和尾状核尾。锥体束主要位于肿瘤正前方，弓状束、下纵束、下额枕束在肿瘤外侧通过。肿瘤的主要血供为脉络膜前动脉与脉络膜后外侧动脉的分支，静脉引流常累及室壁静脉，并汇聚于丘纹静脉。

由于肿瘤位于侧脑室房部，选择手术入路时有多种选择，包括经前纵裂的前方入路，经顶叶或后纵裂的后方入路以及经颞叶的侧方入路，每种入路都有其优缺点。结合该例患者肿瘤的位置特点，宜采用后方入路，其中可供选择的手术入路有两类：经顶叶入路和经后纵裂入路。经顶叶入路可选择经皮质入路或经脑沟入路，但由于颅

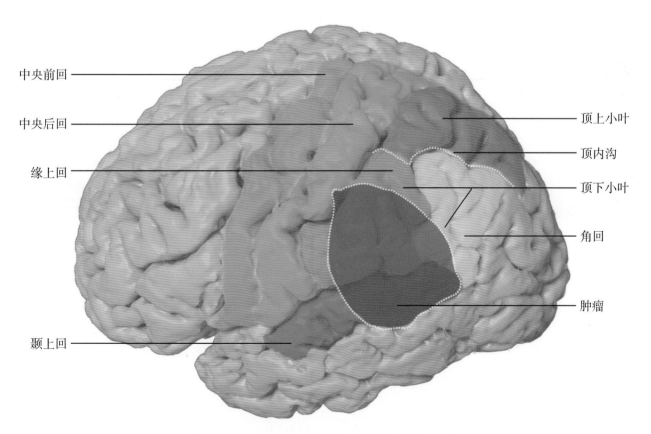

图 22-1-2　肿瘤皮质表面投影与脑沟脑回关系示意图

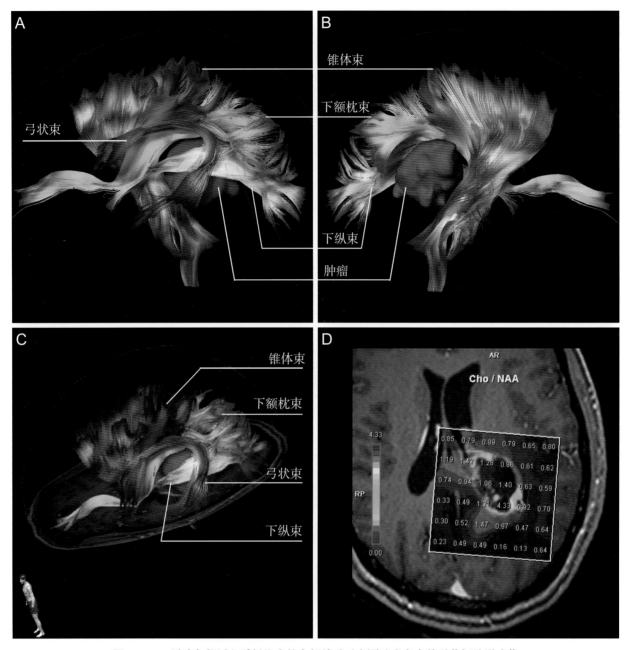

图 22-1-3　肿瘤与邻近白质纤维束的空间关系示意图及患者术前磁共振波谱成像
A. 白质纤维束左侧观；B. 白质纤维束右侧观；C. 三维重建；D. Cho/NAA 代谢图

内动静脉走行于脑沟的表面和深部，在手术过程中，可能会造成脑沟两侧软脑膜血管损伤，出现相应的并发症，因此一般认为经皮质入路更具有优势。对于皮质入路，选择造瘘口的位置也会影响对脑功能的保护。经顶下小叶入路虽然手术路径更短，可减少对正常脑实质的损坏及牵拉造成的挫伤，但增加了损伤弓状束、视辐射的风险；而经顶上小叶入路需要更长的手术路径，但可以减少对上述纤维束的损伤，更好地保护功能；经后纵裂入路包含经胼胝体入路、经楔前叶入路，其优点在于可以避免对视觉及语言功能的损伤，但其操作空间较小，视野窄，且容易损伤四叠体池的静脉，尤其不适用于体积较大的肿瘤，因为牵拉会对脑实质产生破坏。综上所述，本例手术

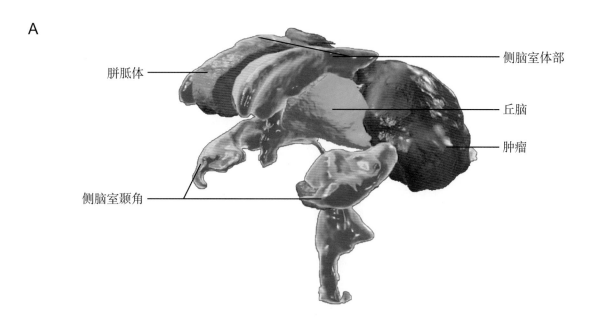

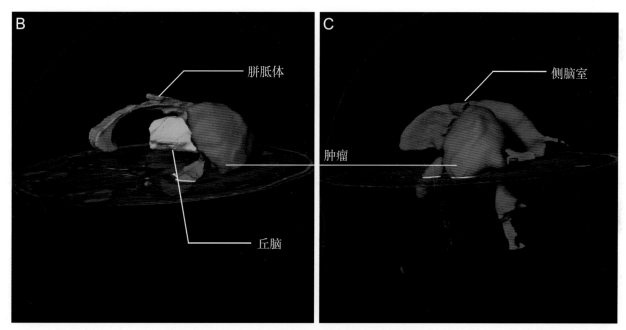

图 22-1-4　肿瘤与邻近边缘系统结构的空间关系

采用经顶上小叶（接近顶内沟）皮质造瘘入路。

　　进入脑室切除肿瘤过程中，需要注意保护肿瘤前方的丘脑，该例患者病变推挤前方的丘脑并侵及丘脑枕。应注意辨别脑室壁及脉络丛，脉络丛附着的脉络膜裂分隔了穹窿脚和丘脑，是保护丘脑的天然解剖标志。同时脉络丛也是丘纹静脉的指示标志，后者是丘脑和纹状体的引流静脉，

应予以保护。胼胝体、穹窿和海马虽然不在该病例的手术路径及肿瘤切除范围之内，但也应重视并采用术中导航技术进行保护。在肿瘤切除时，受深窄的手术通道的影响，常需要将肿瘤分块切除，易引起肿瘤碎屑脱落和出血干扰，要及时处理，减少脑室内积血。侧脑室肿瘤术后可能会因室壁创面过大、颅内感染、引流管留置时间过长

等原因，出现室壁的粘连，从而引发孤立颞角综合征，术者应对其采取适当的防治措施：术中尽量避免或减少对室壁的损伤，术后清除脑室内残留血块和明胶海绵，可留置脑室引流管，但避免留置时间过长或过度引流。

【手术过程】

1. **麻醉环节** 气管内插管，全凭静脉麻醉。

2. **体位摆放及开颅** 患者取俯卧位，术侧肩下垫枕，头部向病灶侧旋转30°，颈部轻度伸展，确保静脉回流通畅，磁兼容头架固定，导航注册（Stealth Station 导航系统，Medtronic®）。根据导航设计切口，局部理发（图 22-1-5A），常规消毒辅巾。左侧顶枕部"马蹄形"切口，皮瓣翻向枕部方向（图 22-1-5B），根据导航确定颅骨骨窗范围，骨窗内侧缘接近矢状窦。常规开颅，皮肌瓣翻开，游离骨瓣成形，"X"形剪开硬脑膜并固定牵引，充分暴露肿瘤区皮质。如图 22-1-5C、D 所示，可见一条大脑上吻合静脉及其分支、顶内沟、顶上小叶。

3. **肿瘤切除** 硬脑膜切开以后，导航下定位肿瘤位置、手术路径及皮质造瘘点。术中使用导航定位系统可以帮助术者确定肿瘤的侵犯范围并辨认重要的解剖结构。本例手术选择顶上小叶作为皮质切口，切开皮质造瘘后即可探查深部结构（图 22-1-6），扩大造瘘口后，术野暴露清晰，可见侧脑室肿瘤表面，肿瘤呈灰红色鱼肉状（图 22-1-7），质地混杂，血供丰富，侧脑室部分边界清楚。用取瘤钳取出部分肿瘤组织用于冰冻病理检查，继续分离肿瘤假包膜边界，注意避免损伤侧脑室壁。从外侧面向侧脑室房部的肿瘤主体行瘤内减压，用超声外科吸引器（CUSA）联合双极电凝交替进行包膜内碎吸，缩小瘤体，术中及时止血并注意避免牵拉损伤。经过肿瘤吸除和电凝止血反复步骤后，肿瘤假包膜皱缩，从外向内，逐步游离肿瘤边界。为防止损伤侧脑室壁及肿瘤碎屑脱落种植，在操作过程中，用明胶海绵暂时隔

离肿瘤游离面与侧脑室壁，扩大操作空间。用取瘤钳清除大部分肿瘤组织。

肿瘤深面与丘脑枕部边界不清，采用 CUSA 和双极电凝局部扩大切除，及时处理出血点，注意保护胼胝体压部、穹窿和海马。用 CUSA 和双极电凝分别暴露肿瘤基底部两侧的侧脑室（图 22-1-8、图 22-1-9），用明胶海绵暂时覆盖，予以保护。后将肿瘤主体游离分块切除，切除过程中沿瘤壁仔细分离，注意保护前方的丘脑枕和外侧的锥体束。清除播散至颞角及侧脑室体部的肿瘤组织以及明胶，打通侧脑室额角、体部、房部和颞角的脑脊液循环，最终实现镜下全切除肿瘤。术中根据组织颜色和质地辨认结构，镜下正常脑室内壁呈象牙白色，肿瘤切除过程完毕。

4. **止血、术中磁共振检查及关颅** 在 CUSA 操作后，对于肿瘤残腔，使用吸引器找到血管残端并小心地进行电凝止血。使用吸引器清除可疑的残留肿瘤组织和进入脑室腔的血块，最后通过导航系统确认肿瘤完全切除。止血完成后，用温生理盐水进行冲洗，确保瘤腔和术野清晰可见。为防止形成孤立颞角，置入一段 5~6 cm 硅胶管沟通颞角和侧脑室房部（图 22-1-10A）。再次探查确认脑室腔内无肿瘤残留与出血后，在侧脑室房部置入一根脑室外引流管，术后引流血性脑脊液 3~5 天，待脑脊液清亮后拔除（图 22-1-10B）。缝合硬脑膜，行 iMRI 扫描，证实肿瘤影像学全切除，达到术前计划（图 22-1-11）。标尺确认顶叶皮质造瘘口大约为 2 cm。然后密切缝合硬脑膜，固定骨瓣，分层缝合皮肌瓣，进行常规的关颅操作。切除后进行磁共振扫描和三维重建，确认肿瘤已达到影像学全切除。

【术后治疗与随访】

与患者术前磁共振扫描对比，术后第 1 天的磁共振增强扫描显示肿瘤全切除（图 22-1-12）。

免疫组化结果：GFAP（+），Olig2（+），IDH1（−），ATRX（+），p53（部分 +），Neun14 神经

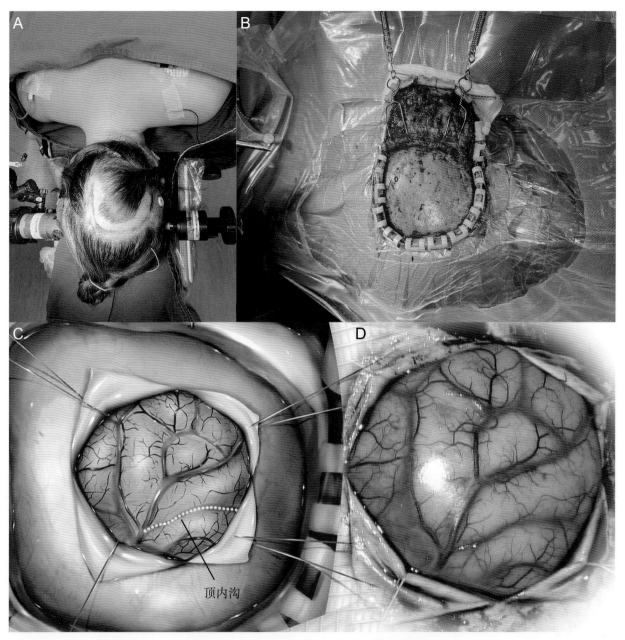

图 22-1-5　患者体位摆放及皮瓣、硬脑膜掀开

A. 患者体位；B. 皮瓣掀开；C、D. "X" 形剪开硬脑膜，暴露顶叶皮质，可见顶内沟

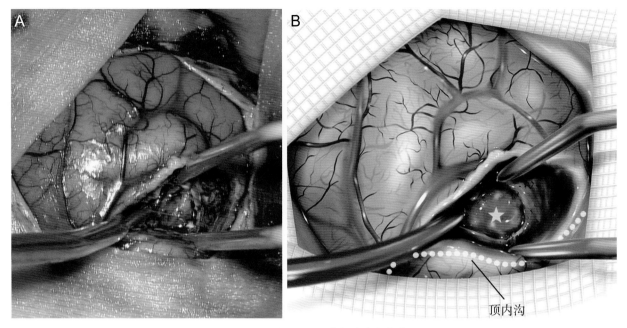

图 22-1-6　经顶上小叶皮质造瘘入路
☆：肿瘤

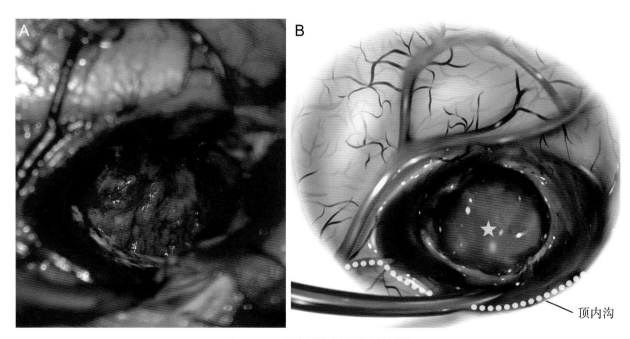

图 22-1-7　肿瘤侧脑室边界及其质地
☆：肿瘤

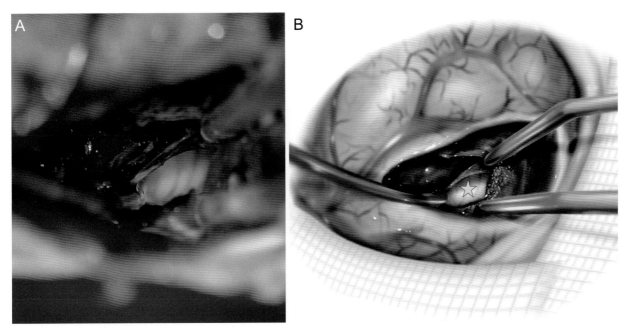

图 22-1-8　肿瘤外侧暴露侧脑室颞角

☆：侧脑室颞角

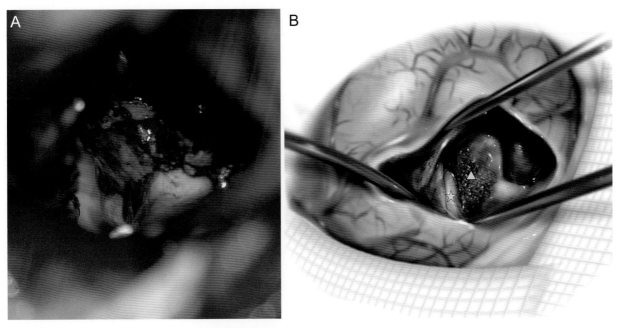

图 22-1-9　肿瘤内侧暴露侧脑室体部

☆：侧脑室体部；△：脉络丛

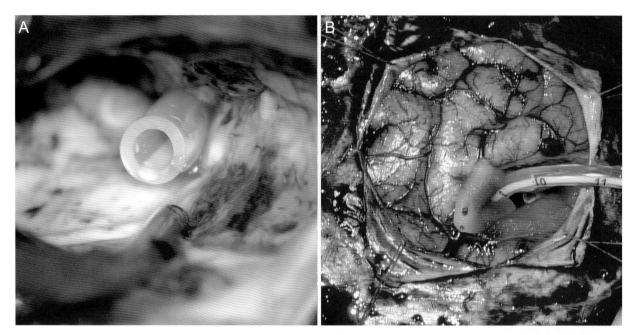

图 22-1-10　脑脊液引流管
A. 颞角–侧脑室房部引流管；B. 脑室外引流管

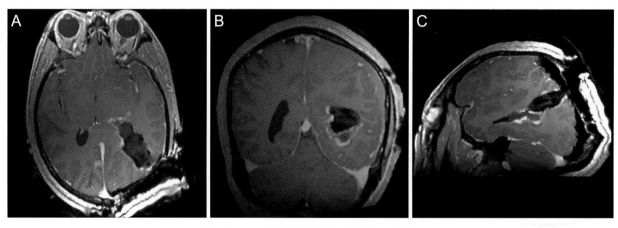

图 22-1-11　术中磁共振结构像（T1 增强）
A. 横轴位；B. 冠状位；C. 矢状位

元 +），EMA（–），H3K27M（–），CD34（血管 +），Ki-67（15%+），MSH2（+），MSH6（+），MLH1（+），PMS2（+）（图 22-1-13）。

EGFR 基因扩增阴性。

分子病理结果：IDH1 野生型，IDH2 野生型，染色体 1p/19q 未发生联合共缺失，TERT 启动子突变（C228T），PIK3CA 突变型，NF1 突变型，Chr7 扩增伴 Chr10 缺失，MGMT 启动子甲基化阴性，BRAF 野生型，TP53 野生型，ATRX 野生型，H3F3A 野生型，HIST1H3B/C 野生型，CDKN2A/B 野生型，Chr1p/19q 未发生联合共缺失。

病理整合诊断为"左侧侧脑室房部胶质母细胞瘤，IDH 野生型，WHO 4 级"。术后患者接受 Stupp 方案标准治疗，即同步放化疗以及辅助替莫唑胺化疗 6 个疗程。

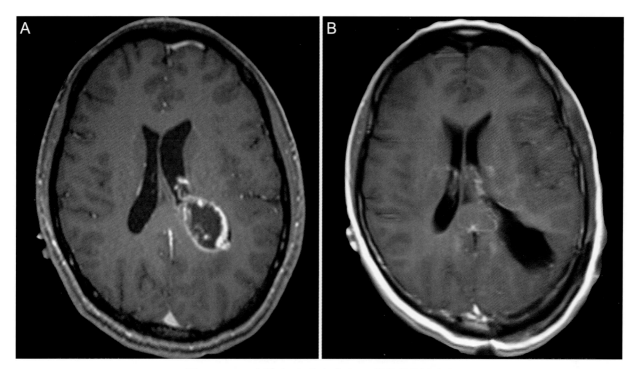

图 22-1-12　术前（A）及术后（B）增强磁共振对比

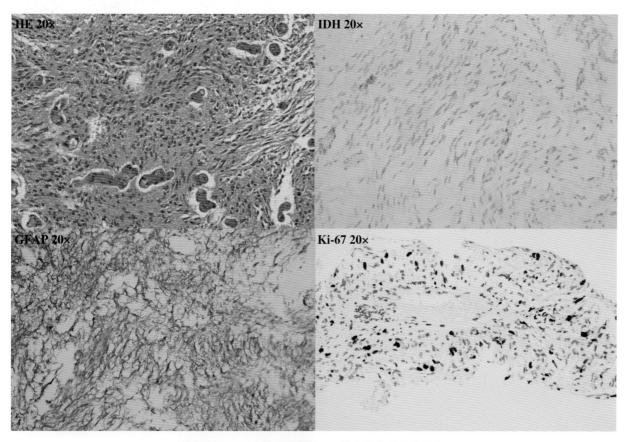

图 22-1-13　石蜡病理切片 HE 染色及免疫组化染色

【手术点评】

该案例病灶起源于胼胝体大钳，突向侧脑室房部，侧脑室内侧邻近的禽距和丘脑枕部均有侵及。手术入路选择经顶上小叶（接近顶内沟）入路。术前切口设计时，需要在体表定位出顶内沟和中央后沟交叉点以及顶枕连线。接近顶内沟做皮质造瘘进入侧额脑室，可以避免损伤外侧的语言通路、视辐射以及前外侧的运动通路。进入侧脑室房部后，首先看到肿瘤表面。此时，先用明胶海绵片保护侧脑室内壁，避免肿瘤碎屑在脑室内种植播散。由于肿瘤体积较大，完整切除困难，采用分块切除可以减少皮质牵拉，本例手术全程无牵拉。肿瘤基底的供血动脉来源于脉络膜后内侧动脉和丘脑穿支动脉，需要妥善止血。肿瘤全切除后，下一个要点是打通脑脊液循环通路。重点在于防止侧脑室颞角孤立。本例患者植入了一段硅胶脑室管，用以连通侧脑室颞角和房部。脑室外引流一般不超过 3~5 天，否则术后感染风险显著升高。